全国高职高专卫生部规划教材
供医疗美容技术专业用

医疗美容技术

主　编　裘名宜

副主编　陈嬝嬝　孙林潮

编　者（以姓氏笔画为序）

王小丽（宜春学院美容医学院）
付　俊（第四军医大学西京医院）
闫润虎（大连医科大学美容医学院）
米雄飞（成都中医药大学附属医院）
孙林潮（长沙亚韩医学美容医院）
肖文靓（广州美莱美容医院）
张　红（盐城卫生职业技术学院）
陈　敏（长春医学高等专科学校）
陈嬝嬝（贵阳护理职业学院）
赵　丽（辽宁中医药大学职业技术学院）
高　旭（山西大同大学医学院）
裘名宜（宜春学院医学院）

人民卫生出版社

图书在版编目（CIP）数据

医疗美容技术/裘名宜主编. —北京：
人民卫生出版社，2010. 7
ISBN 978-7-117-12977-0

Ⅰ.①医… Ⅱ.①裘… Ⅲ.①美容术-高等学校：
技术学校-教材 Ⅳ.①R622

中国版本图书馆 CIP 数据核字(2010)第 085139 号

医疗美容技术

主　　编：裘名宜
出版发行：人民卫生出版社（中继线 010-59780011）
地　　址：北京市朝阳区潘家园南里 19 号
邮　　编：100021
E - mail：pmph @ pmph. com
购书热线：010-59787592　010-59787584　010-65264830
印　　刷：北京铭成印刷有限公司
经　　销：新华书店
开　　本：787×1092　1/16　　**印张：**29
字　　数：705 千字
版　　次：2010 年 7 月第 1 版　2024 年 2 月第 1 版第 16 次印刷
标准书号：ISBN 978-7-117-12977-0
定价（含光盘）：52. 00 元
打击盗版举报电话：010-59787491　E-mail：WQ @pmph. com
质量问题联系电话：010-59787234　E-mail：zhiliang @pmph. com

出版说明

全国高职高专医疗美容技术专业卫生部规划教材于2009年3月启动编写，主干教材共13种。编写原则是以专业培养目标为导向，以职业技能培养为根本，力求体现高职高专教育的特色，内容以“必需，实用”为度，特别强调基本技能的培养，力求将相关内容写细、写透，使学生毕业后能独立、正确处理与专业相关的临床常见实际问题。

依据目前高职院校实际开设的课程以及课时数情况确定教材的种类及字数。为了增强学习效果，《美容人体解剖学》、《美容皮肤治疗技术》、《美容牙科技术》、《医疗美容技术》、《美容中医技术》、《美容医学造型艺术设计》教材配了视听内容丰富的光盘；《医学美学概论》、《美容人体解剖学》、《美容皮肤治疗技术》、《美容中医技术》、《美容化妆品》、《美容医学造型艺术设计》教材配有实训教程；《医疗美容技术》、《美容医学伦理学》教材配有学习指导及习题集。

教材的主编和编者是来自全国各地教学一线的专家学者。在卫生部教材办公室和全国高职高专相关医学类教材评审委员会的组织和指导下，对编写内容的科学性、适用性进行了反复的修改，对教材的体例和形式也进行了规范，以便于师生在教学中参考。

教材目录

医学美学概论	主　编　欧阳学平	副主编	段　渠　王诗晗
美容人体解剖学	主　编　王向义	副主编	章培军　王　岩
美容心理学	主　编　张渝成	副主编	李丽华　兰小彬
美容药物学	主　编　秦红兵	副主编	吴正平　张景云
美容外科学概论	主　编　黎　冻	副主编	顾劲松　吕金陵
美容皮肤治疗技术	主　编　边二堂	副主编	温树田　胡晓军
美容牙科技术	主　编　张秀华	副主编	张　蓉　于　江
医疗美容技术	主　编　裘名宜	副主编	陈嬝嬝　孙林潮
美容中医技术	主　编　刘　宁　聂　莉	副主编	江　琼　王德敬
美容化妆品	主　编　黄丽娃	副主编	李发胜　张春娜
美容医学造型艺术设计	主　编　于　江	副主编	张秀丽　奚晶晶
美容医学伦理学	主　编　奚　红	副主编	李春巧　刘月岩
美容营养学	主　编　晏志勇	副主编	柴茂山　徐　凤　李雪飞

前　言

《医疗美容技术》是全国医学高职院校医疗美容技术专业卫生部规划的系列教材之一，由卫生部教材办公室和人民卫生出版社组织编写。本教材编写遵循思想性、科学性、先进性、启发性和适用性原则，结合医疗美容技术专业的人才培养目标，强调基本理论、基本知识和基本技能，突出高职教育的职业性和技术的应用性。本教材供全国高职高专三年制医疗美容技术专业教育使用，亦可作为美容从业人员和教学人员的参考用书。全书11章。

本教材明确了医疗美容技术的学科任务和实施范畴，介绍了各类医疗美容技术，既归纳了已广泛应用、临床证明疗效可靠的成熟技术，也介绍了一些具有广阔应用前景的新技术。为适应社会需求，书中将美甲、毛发美容及美容机构的经营管理等相关内容纳入本书，既丰富了医疗美容技术的内涵，又拓宽了医疗美容技术专业学生的就业渠道。全书较好地体现了理论与实践相结合，美学与医疗技术相结合的原则，内容翔实，操作指导具体，易于学习和掌握。

为了强化学习效果，我们特在书末附有精心制作的教学光盘，将常用的医疗美容技术操作过程以视频的形式展示给师生，极具实用价值。同时，我们还配套编写了《医疗美容技术学习指导及习题集》，不但明确提出了主教材的教学目标，还兼顾了学生参加职业技能鉴定美容师资格考试的需求。教学光盘由第四军医大学西京医院刘斌教授负责制作，习题集由贵阳护理职业学院陈嬡嬡副教授主编，她们为此付出了艰辛的劳动，用去了大量休息时间，在此谨致以诚挚的谢意！

由于编写校审时间仓促，作者水平所限，尽管我们倾尽全力，但书中不妥或疏漏之处恐在所难免，恳请使用本教材的广大读者批评指正，不吝赐教，以便于修订完善。

袁名宜

2010年3月

目　录

第一章 绪论

一、医疗美容技术的基本概念

医疗美容技术是以医学美学为基础，运用审美心理与医疗美容仪器或用品，维护、改善人体容貌和形体美的一个应用性技术群，是美容医学整体学科中的重要组成部分。

（一）医疗美容技术的任务

医疗美容技术是美容医学整体学科中的一个应用"技术群"，其内涵随着社会需求的不断增长而日渐丰富，包括五方面基本任务：

1. 在医学美学和临床医学理论指导下，逐渐形成和完善医疗美容技术的专业理论；研究各类维护、修复和改善人体美的技术、技巧和方法。

2. 充分运用现有的美容医学中业已成熟的实践技能，发展安全有效的医疗美容技术。

3. 不断提高医疗美容技术的科技含量。虽然医疗美容技术在我国发展迅速，但其理论基础和技术水平还不够完善和成熟，与国际先进水平相比，其技术的科技含量和实践精度还有一定的差距。因此，将医疗美容技术的发展与科学技术的进步同步起来，是一个重要任务。

4. 结合医疗美容技术的临床实践，探索和发展人体美学和美容心理学的内涵。人体美学是医疗美容技术的基础研究内容；美容心理学对于医学美容领域中心理学问题的研究还尚需进一步完善。因此，在医疗美容技术操作中必须重视与人体美学和美容心理学的结合，在提高医疗美容技术的同时，进一步用人体美学和美容心理学理论指导美容技术。只有使求美者和施美者达到美容心理上的沟通和共识，才能获得最佳的美容效果。

5. 进一步科学地借鉴各相关学科的知识和技能手段，例如美容外科、美容皮肤科、美容护理与保健、生物医学工程、体育、美术和造型艺术等相关学科的知识和技能，不断丰富、发展和完善医疗美容技术。

（二）医疗美容技术的实施范围

医疗美容技术的实施范围，可归纳为以下四个部分：

1. 皮肤毛发医学美容技术，包含皮肤专业养护技术、毛发、甲美容技术和美容文饰技术等。

2. 物理化学美容技术，包括激光美容治疗技术、强光美容技术、冷冻美容治疗技术、高频电美容治疗技术、化学剥脱（含中药）美容治疗技术等。

3. 微创或非手术塑形美体技术，包括不切开重睑美容术、注射充填美容技术、吸脂塑形美容技术及其他美体技术。

4. 美容保健技术，如运用微波、蒸汽、针灸、推拿、按摩、药物、食物等方法实施美容保健等。

二、医疗美容技术实施的基本原则

（一）医学审美原则

医疗美容技术以医学为基础，以人体美为其核心和目的，医疗技术则是达到目的的手段，技术的选择、方案的设计、实施的过程都必须围绕着人体美这个主题，医疗美容技术实施中的审美原则也围绕人体美来规定。

1. 双主体原则　任何审美活动都必定包含审美主体和审美客体这两个基本的构成要素，美容医疗实施中的审美活动以求美者的容貌形体作为审美客体，美容医师和求美者都是审美的主体。在审美过程中，美容医师和求美者的审美标准都应该得到充分的尊重和体现，美容医师不能把自己的审美标准和审美感受强加给求美者，求美者也不能强求美容医生完全按照自己的审美要求和审美理想去实施某项自己认为是完美无瑕的美容手术。双方应在某项美容技术、美容手术实施前充分沟通、完全理解、相互信任的基础上达到审美认识的基本统一。

2. 整体美和局部美相结合的原则　从对人体健康状态和审美评价整个过程都应遵循整体与局部并重的原则，既重视局部美化，也不可忽视整体的审美和健康。整体美与局部美相结合是实施美容手术不容忽视的原则。

3. 审美共性与审美个性相结合的原则　任何美都是共性和个性的统一，在医疗美容技术实施中既要反映人体审美的共性要求，又要突显人体美的个性特征。审美共性与审美个性相结合是医疗美容技术实施中审美的又一个十分重要的原则。

（二）美容医学心理诊断和辅导的原则

人们的美容就医行为在实质上是一种美容医学心理的需求，美容医学临床技术实施的心理学目标就是力求最大限度地满足求美者社会审美心理需求。因此，在美容医学临床技术操作的全过程中，美容医学心理诊断和心理辅导必不可少。

美容医学临床技术操作中的心理诊断的目的，是切实把握每一求美者个人的美容医学心理适应证和禁忌证，选择适合于某一医疗美容技术操作的对象，以预防美容医疗纠纷的发生。

美容医学临床技术操作中的心理辅导的基本原则是：舒缓求美者的焦虑情绪，纠正其异常审美心理，在充分沟通的基础上，给求美者以积极的心理指导。

（三）美容医学伦理学原则

医疗美容技术操作的主要目的在于满足求美者的审美心理的需要。因此，在医疗美容技术操作的全过程中应遵循以下伦理学原则：

1. 知情同意原则　求美者对所接受的医疗美容技术操作的优缺点、局限性、并发症及治疗程序等有知情权。医疗美容各科可根据本专科的特点和要求，分别制定知情同意书。必要时，美容医师与求美者双方签订知情同意书一式两份，作为病历资料保存。

2. 局部微创原则　在实施医疗美容技术操作的过程中，应尽量达到创伤最小、美学效果最佳的目的。

3. 整体上的不伤害原则 任何医疗美容技术操作都不能伤害求美者的器官功能和整体健康，更不能危及其生命安全。

4. 尊重和保密原则 医疗美容技术操作者应尊重求美者的隐私权和肖像权。例如，在未经求美者同意，不得在非学术性刊物上公布其术前、术后照片等。

三、医疗美容技术实施中的纠纷及防范

美容医疗纠纷是指在美容诊疗、护理过程中，美容实施者与求美者双方对美容诊疗护理行为结果的认知差异而发生争执。求美者要求追究责任和赔偿，而向卫生行政管理部门提出处理或向司法机关提请司法诉讼的行为。

（一）美容医疗纠纷的分类及原因

美容医疗技术不仅与其他医学临床技术一样存在技术上的风险性，而且由于容貌美丑涉及人们的社会文化心理和审美观念，其纠纷产生的原因比其他临床医疗纠纷要复杂得多。一般来说，根据产生的原因，可以把美容医疗纠纷分为两大类：美容医疗过失纠纷和美容医疗非过失纠纷。

1. 美容医疗过失纠纷产生的原因 医疗美容过失纠纷是因为美容医疗过失直接导致不良后果的纠纷，主要责任人是美容医疗从业人员。美容医疗过失纠纷产生的原因主要有以下三种：

（1）技术或技能原因：技术或技能原因主要是指施术不当引起的医疗纠纷。包括：①适应证选择不当：有些医疗美容技术从业人员专业技术不过硬，虽然主观上很努力，但由于其技术水平不高，在操作过程中不规范、不准确或不娴熟而造成的过失。对适应证及禁忌证（如瘢痕体质者、有心理障碍者等）掌握不当，结果造成美容医疗事故或差错；②术前准备不足：术前准备是保证施术成功的重要条件，术前准备不足也很容易造成医疗纠纷。例如术前没有必要的体检、照相、签字；没有完善的施术设施和器械消毒设备；未备齐术前、术中用药；③美容医师审美能力低：医疗美容技术的核心在于“美”，现有的美容医疗从业人员主要来源于临床各专科医生，系转专业过来的，他们受过正规的医学教育，医学基础比较扎实，有一定的医疗技术水平，但传统的生物医学模式的观念还是根深蒂固，他们中的大部分人美学素养比较欠缺，不注意或不能判断施术的审美效果，因施术部位在术后不能与整体相协调或缺乏美感而与求美者发生纠纷。

（2）美容医患沟通不到位：美容医患沟通直接影响到美容施术方案设计和审美评价，是医疗美容技术实施中不可缺少的一个环节。一方面，施术者借此可以了解求美者的求美动机、审美理想，并对求美者是否存在有心理问题进行排查；另一方面也是为求美者提供一个科学认知的机会。由于医患双方对审美效果的评价不一致引起的美容医疗纠纷并不少见。主要有三种情况：①有心理障碍的求美者没有排查出来，或者未经适当的心理咨询和治疗就进行美容诊疗，求美者因为心理方面的问题而无法客观地评价美容效果，与施术者产生纠纷；②审美沟通不到位，医患双方因对手术结果的审美评价产生分歧而互相指责或埋怨，从而产生摩擦和争执；③求美者的期望值没有调适好：部分求美者由于受一些劣质广告的诱导或者出于求职、婚恋的原因，期望通过美容诊疗能够彻底改头换面，以想象代替现实，美容施术者没有在术前对其期望值进行调整，术后求美者因没有达到预期的效果而与施术者产生

纠纷。

（3）违反规章制度：美容医疗机构一般都有各种工作制度和操作规范，医务人员不按照相关的制度进行工作是造成医疗纠纷的重要原因之一。例如医疗美容技术从业人员违规操作，没有按相关的技术规范程序的要求进行操作，结果造成不良后果。

2. 美容医疗非过失纠纷　造成美容医疗非过失纠纷主要有以下三个方面原因：

（1）医德素养差：医疗美容技术从业人员职业道德素质低下，一些美容医疗机构急功近利，只顾赚钱，盲目施术。有些美容机构的文饰用品不是一人一套，而是多人共用同一文眉针、文饰液，极易造成交叉感染，酿成恶果。更有甚者，推销和使用伪劣的美容护肤品，甚至使用过期变质的美容医疗用品，从而导致严重的容貌损毁事故。

（2）求美者自身的因素：在美容医疗活动中，医疗美容技术实施方没有任何疏忽和失误，仅仅是由于求美者单方面的不满意，也会引起纠纷。医疗美容技术的主要目的不是救死扶伤，而是再造和重塑人体的美感，而人的美感是一种对人体美的直觉，受许多主观因素的影响，与人的心理因素息息相关，其中包括人格特点、社会心理背景、个人审美习惯等方面，心理正常的求美者在术前、术中和术后如果不给予相应的心理辅导，也有可能因为对手术的心理反应过于激烈而产生不良的后果。有时也可以是由于求美者的毫无道理的责难而引起的。

（3）意外情况：医疗美容技术操作和其他医学技术操作一样，其操作过程是非常复杂的，有些美容医疗过程中所发生的变化可以预防，但也有一些情况却难于预见和控制。例如在注射药物或在麻醉过程中，病人会突然出现心跳、呼吸骤停而死亡。经过尸体解剖、病理检查、生化检验、案情调查、病史分析等手段，鉴定结果认为各个方面均符合医疗上的原则和要求，抢救措施也及时、得当、有力。这类情况是属于意外原因引起的，很难防范。

（4）社会方面的原因：由于社会法律制度的不健全，新闻媒体带有倾向性的报道及社会人群对医院和医生的误解等因素引发的美容医疗纠纷。

（二）美容医疗纠纷的防范

1. 严格按“规范”操作　2004年出版的《临床技术操作规范美容医学分册》对医疗美容技术实施过程中的操作规程作出了严格的规范，该“规范”的问世，为评价美容医学业临床技术实施的质量和处理医疗美容事故和纠纷提供了依据。

2. 严格执行执业资格审查制度　医疗美容技术的从业人员应该具备三大基本技能：临床操作技能、医学审美技能、美容医学心理诊断与辅导技能。现有的从业人员，不管是从临床专科转过来的，还是短期培训班培养出来的，在这三大技能中都存有缺陷和不足。从整个社会目前的美容医疗业市场来看，许多地方还没有对医疗美容技术执业人员的资格进行严格的审查和认定，一些没有医疗美容技术执业资格的人也实施医疗美容技术。严格执行执业资格的认定和考核制度无疑是防范美容纠纷发生的基本措施。

3. 重视心理诊断和医患心理沟通　美容医疗机构及其执业人员应该认真把握好心理沟通这一环节。美容医学临床技术操作中的心理诊断的目的，是切实把握每一求美者个人的美容医学心理适应证和禁忌证，选择适合于某一医疗美容技术操作的对象，以预防美容医疗纠纷的发生。有心理障碍的患者，必须要等待其心理疾患解除后方能进行手术。一般正常的求美者，在手术前要进行充分的心理沟通和心理辅导：术前，美容医患双方对手术的方案和手术的风险性基本达到一致的认识，并通过心理辅导舒缓求美者的焦虑情绪，纠正其异常审美心理；术后，美容医患双方对美容手术的结果要达到在评价上的共识，给求美者以积极的心理指导。

4. 加强医疗美容机构的管理，重视医德医风建设。

5. 加强与媒体和社会的沟通，为医疗美容服务创造一个良好的社会环境。

（裘名宜）

2 第二章 医疗美容技术的医学美学基础

第一节　医疗美容技术实施中的医学审美原则

一、美学与医学美学

美，既是美学领域中最基本的概念之一，又是日常生活中的一种最常见的现象。关于"美"的探讨，无论中外皆可谓是古已有之。但是直到1750年，德国学者鲍姆加通发表《Aesthetics》一书之后，"美学"才第一次成为一门学科的命名，也就是说，"美学"这个专门学科才开始被正式认定。因此，鲍姆加通被尊为"美学之父"。

Aesthetics一词的德文原意是"感性学"，首先由日本学者中江肇民（1847～1901）意译成"美学"。他的译法颇能揭示Aesthetics这门学科的本质，所以为汉语学界所完全接受。20世纪初由中国学者王国维把这个词引进我国。

医学美学是医学与美学在研究对象上相互交叉的产物，是美学的一般原理在医学实践中的特殊应用与发展。例如，在口腔科和皮肤科等临床实践中，医务人员的医疗活动不仅致力于患者身体的康复，而且致力于患者形体的美化。其就诊者往往把求医动机与求美动机融为一体，他们要求医生既把自己当作医疗的对象，又把自己当作审美的对象。这种情形，在美容医学的临床实践中更为突出，它的服务对象已不再是传统意义上的"就医者"，而是一类特殊的"美容就医者"。医疗技术已不仅用于治疗身体的疾病，而是用于维护、修复和再造人体之美。医学与美学之间存在着目标的兼容性和功能的互补性。把美学引进医学，是医学发展和美学发展的共同需要，也是时代潮流的大势所趋。

二、医学审美

（一）医学审美的概念

医学审美的含义及基本范畴：

医学审美是一种较特殊的审美活动，是以人的情感为中心的一种综合的审美意识，是人们在参与医学审美实践活动过程中，逐步形成的情感、认识和能力的总和。医学审美具有特定的医学审美目的，把维护人的身心健康作为医学审美的理想终点。

医学审美的基本范畴是指医学审美感受、医学审美趣味、医学审美情感、医学审美能力等基本概念。

（二）医学审美的主要特点

1. 直觉性与理智性的统一　在一般的审美活动中，审美主体通常都不是先有理智的思考和判断才产生美感的。而医学审美的前提之一，便是医学审美主体要具备一定的医学知识、审美技艺和抽象思维的能力，能够有成效地面对医学审美客体。

2. 模糊性与实证性的统一　为了达到医学审美维护和塑造人们身心健康的理想，审美的模糊性将被逐步进行定量化、标准化、客观化的处理，符合医学科学的基本要求。

3. 个性与社会性的统一　医学审美的个性是以社会性为基础的，是个性与社会性的统一。

4. 功利性与非功利性的统一　医学审美是有功利性的，它可以满足审美对象的审美需求，并产生一定的经济效益。如果医学审美的功利性不加限制和管理，就会使审美成为一种利益的滥用手段。倡导医学审美的非功利性，除了陶冶人们的审美情操，提高人们的医学审美素质之外，更重要的是体现人类医学审美创造的纯洁性，从道德意义上去弘扬像人类友爱、救死扶伤、人道主义等非功利性的医学审美理想。

三、美容医疗技术实施中的审美原则

随着现代医学模式的转变，健康观的更新，现代医学审美观应具有以下显著的特征。

1.“健康活力美”是现当代医学审美的核心内容

当代医学美学家们认为“健康活力美”是现代医学审美观的核心内容。其基本点在于：

(1) 以健为美：人们逐渐认识到过于胖或过于瘦都不能视为健康。根据健康规定体重标准，体重指数(BMI)小于等于24，人体不胖不瘦为最美。现代人认为标准的人体骨骼美在于匀称适度，皮肤美在于细腻、光泽、柔韧、看上去为浅玫瑰色最佳。“以健为美”医学人体审美观已成为当今社会的主流。

(2) 以力为美：人们不仅满足于生理健康美，而且追求力量美，因此，具有风采的、富有生命活力的现实的人体美，成了现代医学审美观的主要内容。

2.“整体和谐美”是现当代医学审美的理想追求

(1) 以“形体和谐”为美：现代医学更侧重于人体美的升华，即美化人体，使人的形体整体更趋和谐。“形体和谐美”成了现代人的追求。“和谐美”标准成为美容整形外科医生们的手术设计、手术技巧的最高追求目标。

(2) 以“心理和谐”为美：像我国学者何伦指出那样，人体的美丑不仅仅在于客观生理的存在，还在于自己对自己身体的感受。重塑体像，建立良好体像的目的不仅仅是为了解决体像问题，现代人用整形美容改变自己先天容貌和形体，很大程度是把它作为改变使人感到沮丧疲惫年迈的特征，重新建立自我心理平衡，提高自信心和再生魅力的手段。

3.“自然个性美”是现当代医学审美的时尚境界

(1) 以“自然”为美：优秀的医学美容师精心细致雕琢而展现的人体的最高境界也是自然。当然，这个自然是人工自然，是带上人生命体验营造的自然，是不带人工痕迹的自然，是使人分不清是大自然的造化还是人工巧做的不似自然胜似自然的人体。

(2) 以“个性”为美：现代医学审美观是注重个性美的医学人体审美观。美容医师应在普遍意义“标准人体美”的尺度上，针对不同的手术者，用科学和艺术手段，创造性地塑造出富有个性的人体美，不断追求更高更美的境界。

4. 现代医学审美必须以科学为原则　医学美学研究人体的过程和操作，都是在生理、解剖、医学知识的基础上进行的，要严格按照生物力学原则进行造型，首先是运用先进的技术手段，通过各种科学测量、实验和统计学处理方法，科学地抽练出人体美学参数及其规律，构成一种具有普遍意义的“标准人体美”尺度。

第二节　容貌的医学美学基础

一、容貌轮廓

容貌轮廓主要由头形和面形以及面部的其他特征决定。

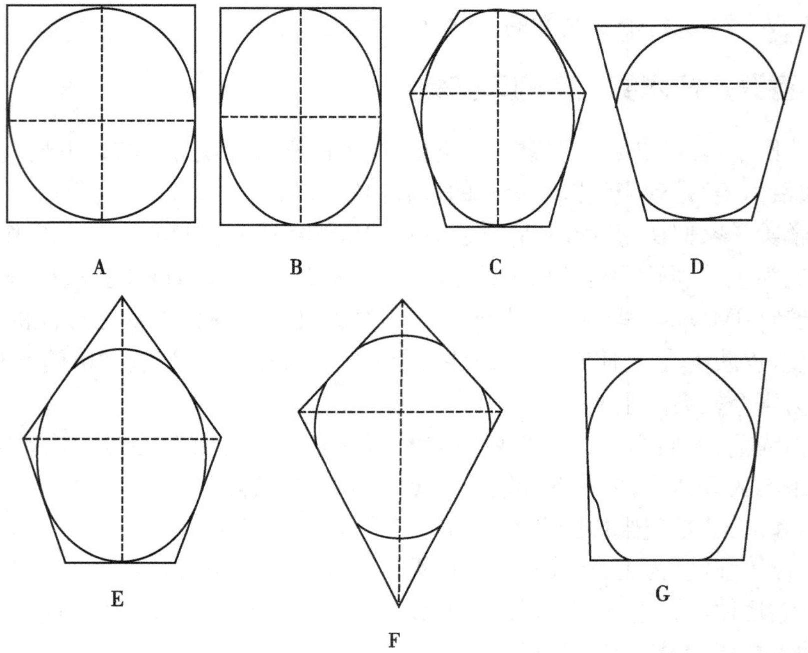

图 2-1　头形分类(顶面观)
A. 球形;B. 椭圆形;C. 卵圆形;D. 楔形;E. 五角形;F. 菱形;G. 盾形

(一) 头形

对头的形态可定性和定量进行观测。定性即观察法,用肉眼观察头顶部,视其顶面观所看到的头形,分为球形、椭圆形、卵圆形、楔形、五角形、菱形和盾形七种(见图 2-1)。

(二) 面形

一般认为高宽比例协调,轮廓线条柔和,五官分布对称为美的面形。对面形的评价分为正面、侧面和水平面。古代画论《写真古诀》用"三停五眼"(图 2-2)来规范面部的长、宽比例。

面部的高度指面部的长短,即从额部正中发缘点至颏下点的距离。面高可分为基本相等的三部分:从发缘点到眉间点、眉间到鼻下点、鼻下点到颏下点各为一份,称为"三停"。

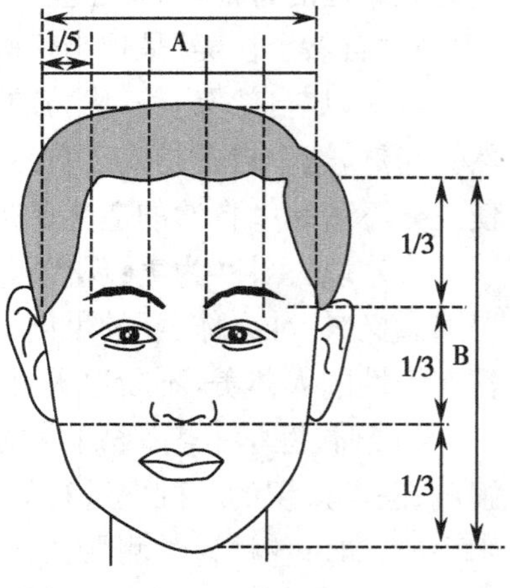

图 2-2　面部"三停五眼"
A. 面宽;B. 面高

面部的宽度是指面部左右侧之间的距离，双耳间正面投影的宽度为五个眼裂的宽度，除双眼外，内眦间距为一眼裂宽度，两侧外眦角到耳部各一眼裂宽度，共是五个眼裂宽度，称“五眼”。面宽也分为上、中、下三部分，上面部的宽度指双侧额骨颞嵴之间的距离，也称为最小额宽；中面部的宽度指左右颧点之间的距离，也称全面宽；下面部的宽度指双侧下颌角之间的距离。

1. 面形正面分类　人的面形各种各样，分类方法很多，有图形分类法、字形分类法、指数分类法、拉丁字母分类法等。

（1）图形分类法：即用几何图形形容面形。根据玻契分类法，将面形分为10种形态（图2-3）。

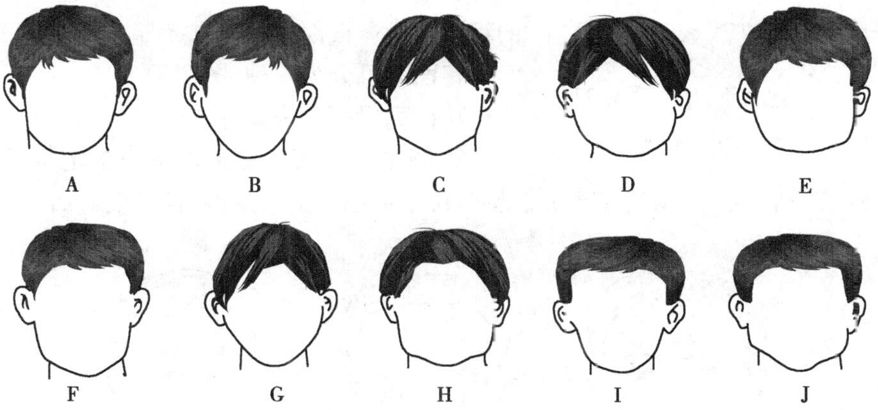

图2-3　面形的图形分类（玻契分类法）
A. 椭圆形；B. 卵圆形；C. 倒卵圆形；D. 圆形；E. 方形；
F. 长方形；G. 菱形；H. 梯形；I. 倒梯形；J. 五角形

（2）字形分类法：即用汉字字形形容面形。元代美术家刘因将人的面形归纳为八个字（图2-4）：“相之大概，不外八格：田、由、国、用、目、甲、风、申。”面扁方为田，上削下方为由，方者为国，上方下大为用，倒挂形长是目，上方下削为甲，腮阔为风，上尖下尖为申。

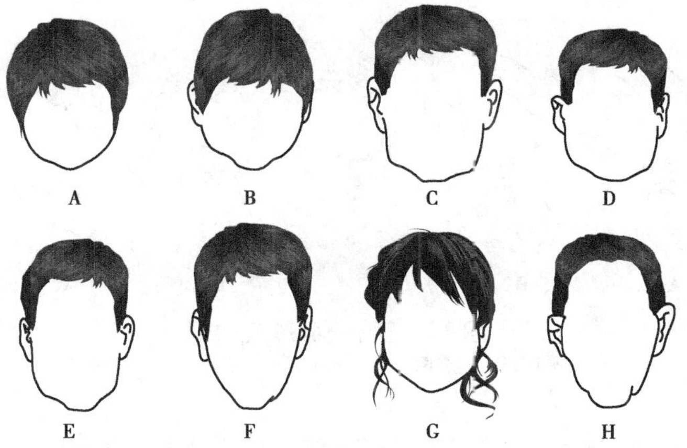

图2-4　面部字形分类法
A. 田字形；B. 由字形；C. 国字形；D. 用字形；E. 目字形；
F. 甲字形；G. 风字形；H. 申字形

2. 面形侧面分类　从侧面看容貌，其前部轮廓是由上停、中停和下停从上至下连贯而成的一条曲线，根据该曲线的大概弧度可分为凸面形（半圆形）、平面形（直线形）和凹面形（新月形）（图 2-5）。

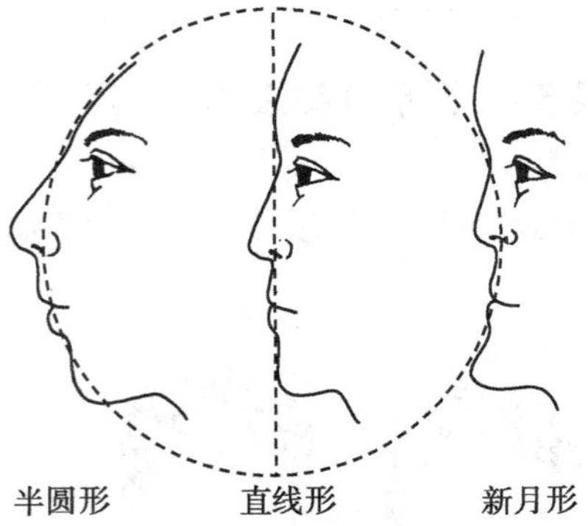

图 2-5　面形侧面分类

3. 面形水平面分类　人平卧，从水平面看容貌，面部可分为三种：①短头形面貌：显得较宽，整个面部较平坦；②长头形面貌：显得较窄，正中部前突明显；③中头形面貌：居二者之间。

（三）面部的其他特征

1. 额部的形态　可从正面和侧面来观察。正面主要看发际的曲线和额的高度，侧面主要看额向前凸的程度以及鼻根部的关系。

正面额可分为 6 种（图 2-6）。

从侧面看可分为 5 种（图 2-7）。

2. 颧部的形态　颧部的形态决定了面部中 1/3 的形态。颧部的形态主要取决于颧骨。颧骨位于面中部的最外侧，其突度对面形影响很大。

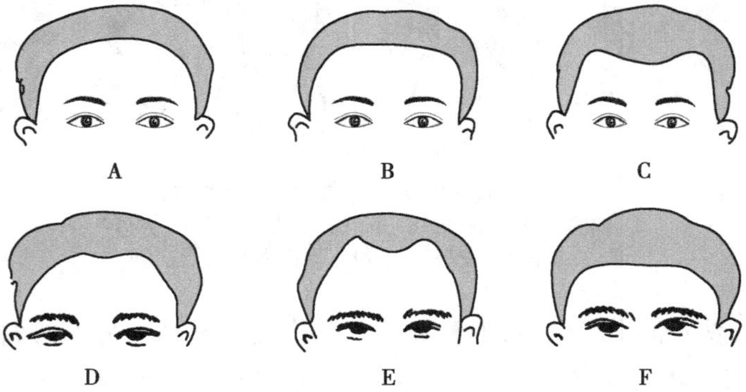

图 2-6　额部正面形态分类
A. 圆额；B. 方额；C. M 形额；D. 富士额；E. 秃头额；F. 贫额

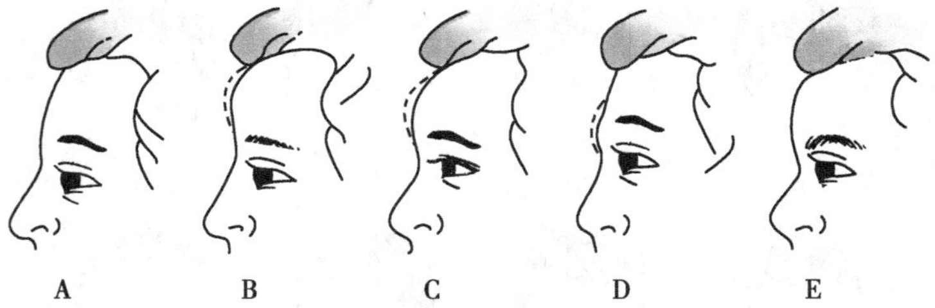

图 2-7　额部侧面形态分类
A. 平额；B. 上突额；C. 中突额；D. 下突额；E. 全突额

3. 颊部的形态　颊部主要指眶下鼻旁及颧部以下的范围，颊部形态主要由颊肌和颊部脂肪决定。颊部从正面观分为四型：①椭圆脸颊；②方形脸颊；③高颧脸颊；④圆形脸颊。

4. 下颌部的形态　颏部决定面下前部的轮廓，颏部的外形轮廓可以反映出人的性格特征和气质。从正面观，颏部的形态可分为五型(图 2-8)。

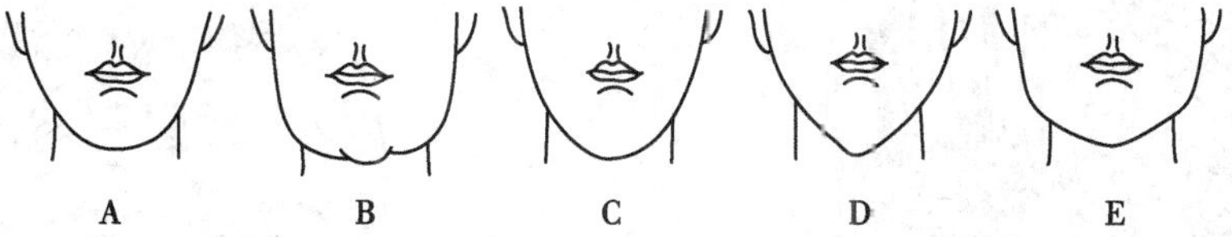

图 2-8　颏部正面分型
A. 圆颏；B. 鼓颏；C. 长颏；D. 尖颏；E. 方颏

从侧面观，颏的形态可分为六型(如图 2-9)。

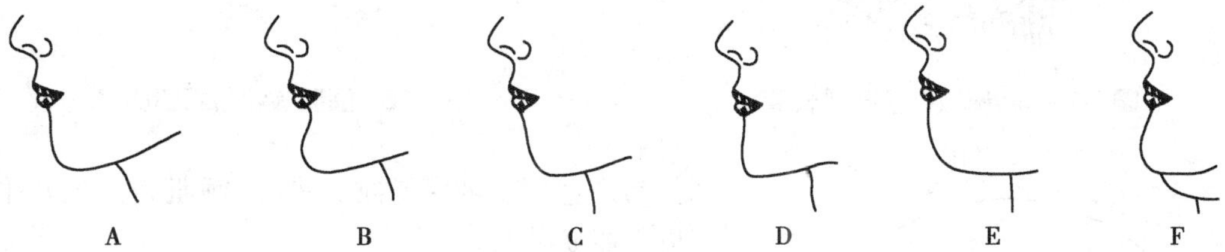

图 2-9　颏部侧面分型
A. 标准颏；B. 凹形颏；C. 小颏；D. 平颏；E. 圆颏；F. 重颏

二、容貌的解剖学基础

(一) 头面部的骨骼

头面骨骼是形成容貌的支架。对容貌轮廓影响较大的骨骼是额骨、颧骨、鼻骨、上颌骨和下颌骨(如图 2-10)。

(二) 面部的软组织结构

1. 皮肤　面部皮肤具有不同走向的皮纹，由于后天因素的影响，还出现体位性、动力性、动性皱纹，面部的皱纹大都与表情肌纤维的方向垂直(如图 2-11)。因此皮肤护理的按摩方向应与表情肌方向一致，以防止或减少皱纹的产生。而面部手术切口方向应尽可能与皮纹一致(如图 2-12)，以使切口的瘢痕隐蔽，在无皱纹时，切口则应与表情肌方向垂直。

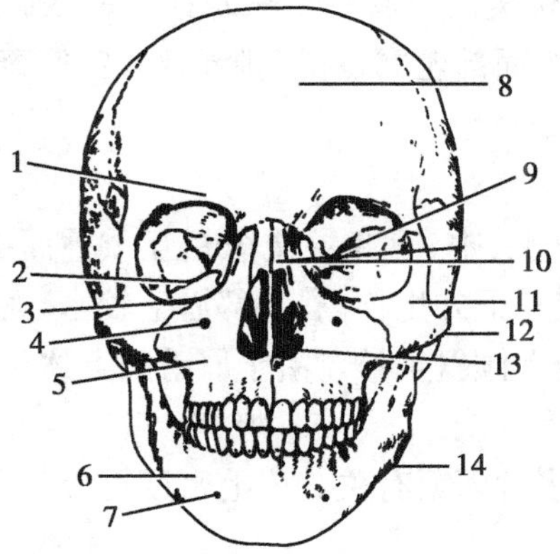

图 2-10　颅面骨正面观
1. 眶上孔；2. 眶下裂；3. 眶下缘；4. 眶下孔；5. 上颌骨；6. 下颌骨；7. 颏孔；8. 额骨；9. 蝶骨；10. 鼻骨；11. 颧骨；12. 颧弓；13. 鼻腔；14. 下颌角

2. 皮下脂肪　面颈部各区皮下脂肪量有较大差异，可分为多脂肪区、少脂肪区和无脂肪区(图 2-13)。

多脂肪区：由眼轮匝肌下缘、鼻唇沟外侧、颧大肌内侧形成的三角形凹陷区是面部皮下脂肪最厚的部位，脂肪平均厚度为 0.8cm。

少脂肪区：颞区缺乏皮下脂肪。在皮肤和颞浅筋膜之间，仅有少量的薄层脂肪分布。

无脂肪区：口轮匝肌和眼轮匝肌表面几乎无皮下脂肪分布，真皮和轮匝肌纤维直接连接。因此这两个

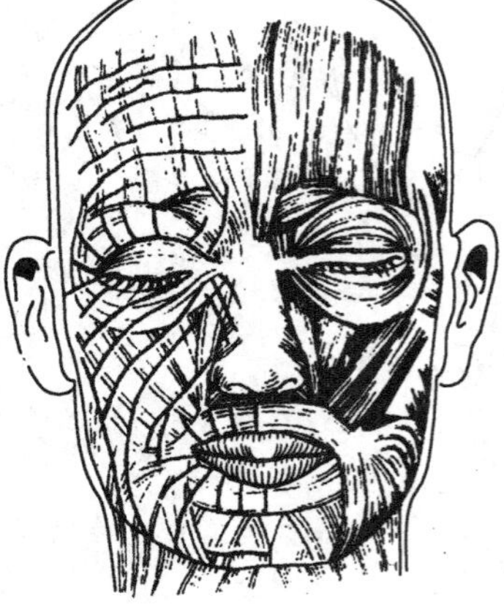

图 2-11　面部皱纹与面部表情肌

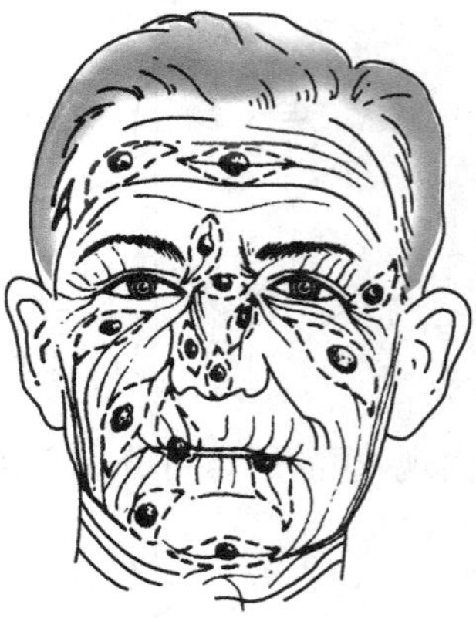

图 2-12　面部皱纹与面部切口

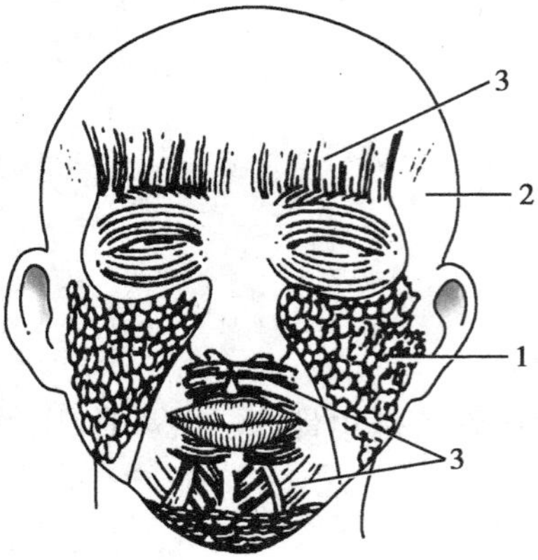

图 2-13　面部皮下脂肪分布

1. 多脂肪区；2. 少脂肪区；3. 无脂肪区

部位易产生短小细密皱纹。另外，额肌表面也几乎少有皮下脂肪分布。

3. 表情肌　面部表情肌大部分起自骨面，止于皮肤，表浅而菲薄，主要位于口周和眶周，呈环形或放散状排列，起到缩小或扩大裂孔的作用，其运动非常细微而敏捷，从而表达喜、怒、哀、乐、惊等表情。对面形有影响的咀嚼肌是咬肌。当双侧咬肌肥大时，会显得下面部变宽，单侧咬肌肥大，则呈现畸形面容。

三、眉部

（一）眉的美学意义

眉在颜面五官中起着重要的协调作用。粗细适中浓淡相宜、线条优美的双眉对于顾盼神飞的双眸来说，就像绿叶之于牡丹，衬托得双眸更加明媚迷人，使整个面部轮廓显得明晰而和谐，使容貌增添风采。

（二）眉的形态特征

眉毛属硬质短毛，其自然生长规律是一根根短毛，分上、中、下 3 层交织相互重叠而成。眉头部分较宽，眉毛斜向外上方；眉梢部分基本一致斜向外下方生长；眉腰部眉毛较密，大体上是上列眉毛向下斜行，中列眉毛向后倾斜，下列眉毛向上倾斜生长。由于眉毛的上述长势和排列，使眉头部颜色重于眉梢，而眉腰部色最深，其上下较淡。

眉毛的密度、长短、粗细、色泽与种族、性别、年龄等多种因素有关。眉毛密度可分三级：a. 稀少；b. 中等；c. 浓密。

（三）眉形分类

1. 国人常见的眉形有以下八种：

(1) 标准形：给人以舒展、大方、优美的感觉。

(2) 下斜形（八字形）：眉梢低于眉头，双侧观看似八字，容易给人留下滑稽、悲伤的印象。

(3) 向心形：两眉头距离过近，超过内眼角位置较多，显得紧张、压抑、过于严肃。

(4) 粗短形：给人以刚毅、强悍印象，但不温柔。

(5) 连心形：两眉头连成一体，虽有刚毅之气，但往往易给人造成"凶相"之感觉。

(6) 散乱形：眉毛分布散而无序，显得迟钝、精神不振、无俊秀之气。

(7) 离心形：两眉头距离过宽，显得五官布局松散而不协调，甚至有痴呆的感觉。

(8) 残缺形：因眉毛缺乏整体感而有碍美观。

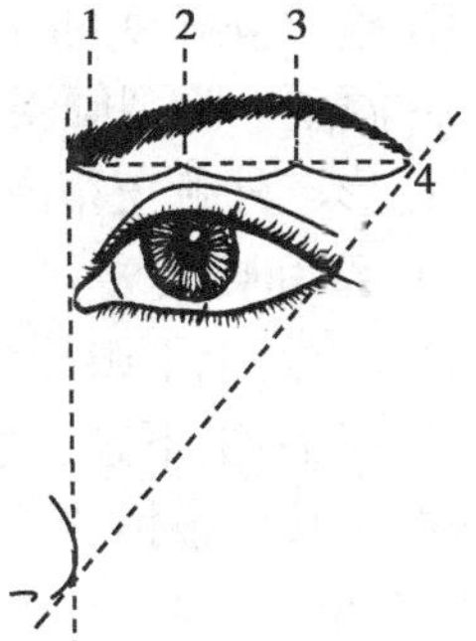

图 2-14　眉的标准位置

1. 眉头；2. 眉腰；3. 眉峰；4. 眉梢

2. 理想的眉形　一般认为，应该是眉头在眼睛内眦角上方，稍稍偏里些，眉梢位于眼睛外眦角与鼻翼外侧的连线的延长线上，若将眉长分成三等份，眉峰的位置应在自眉梢起的外、中 1/3 的交点处(图 2-14)。

四、眼部

(一) 眼的美学意义

眼睛充满了美学法则，双眼左右对称；眼裂宽窄、高低，眉眼距离及其与五官、面形等遵循一定的比例。眼是表情器官，在人类情感思想交流中具有特殊的重要作用，眼睛还是容貌的中心，是容貌美的重点和主要标志。

(二) 眼睑的形态特征

眼睑俗称眼皮，为眼球前薄而可动的帘状皱襞。分为上下两部，上睑宽大，形态及活动幅度变化明显，在相当程度上决定眼睑外形的整个特点，对眼形与容貌美影响很大。

根据有否皱襞和皱襞形态特点上睑形态可分单睑型、重睑型、内双型和多皱襞型四类。单睑又可根据上睑皮肤紧张松弛程度及皮下脂肪多少分为正力型、无力型(皮肤松弛型)和超力型(俗称肿眼泡)。

睑缘和睫毛及其与周边关系构成眼部的基本形态特征。

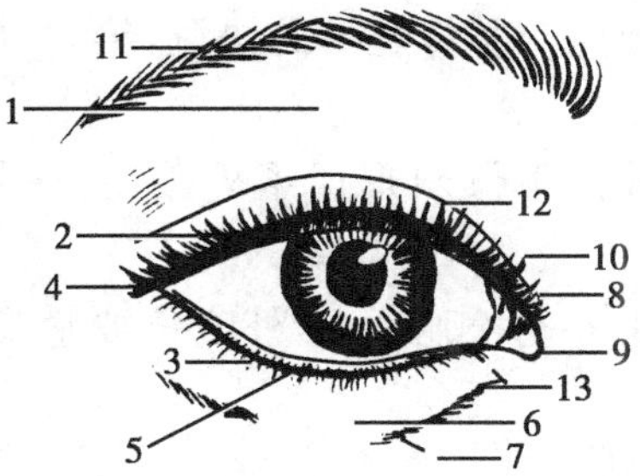

图 2-15　眼睑的外部标志

1. 上睑；2. 上睑缘；3. 睫毛；4. 外眦；5. 下睑缘；6. 下睑；7. 下睑沟；8. 泪阜；9. 内眦；10. 半月状皱襞；11. 眉；12. 上睑沟；13. 泪点

1. 眼睑表面标志　在眼睑皮肤表面可观察到一些皱褶，如上睑睑眶沟、重睑沟、下睑沟、鼻眶窝、下睑颧沟等(图 2-15)。

2. 眦角和睑裂

(1) 眦角：内眦呈钝圆的马蹄形，外眦呈锐角，眼睁大时夹角为 60°，平视时为 30°～40°。

(2) 睑裂高度、宽度：睑裂高度指眼睛平视正前方时，上下睑缘间距离，平均为 7～12mm。一般分为 3 型：A. 细窄型；B. 中等型；C. 高宽型。细窄的睑裂多见于亚洲黄种人，高宽型则是黑种人特点。

睑裂宽度指睑裂内外眦水平间距离，平均为 25～30mm，其宽度与面宽比例符合"五眼"者为美。

（3）睑裂倾斜度：指内外眦角位置的高低程度，一般分为3种类型：A. 水平型；B. 外倾型；C. 内倾型。睑裂倾斜以外眦略高于内眦2～3mm，内外眦连线与水平线夹角在10°左右为美。此形态外眦角稍向上翘，呈“丹凤眼”，无论男女均是美眼的形态之一。

3. 睑缘和睫毛

（1）睑缘：上下眼睑的游离缘叫睑缘。

（2）睫毛：上下睑缘生有睫毛，排列成2～3行，协同眼睑对角膜、眼球有保护作用，故被称作眼的哨兵。根据睫毛向前伸出的方向，可将上睑睫毛分为三型：A. 上翘型；B. 平伸型；C. 下倾斜型。

（三）眼形分类

眼形美学的分类，依据眼睛位置大小、眼睑、睑裂的形态变化，可以有多种分类。国人常见的眼形有以下几种：

1. 标准眼　又称杏眼，眼睛位于标准位置上，睑裂宽度比例适当，较丹凤眼宽，外眦角软钝圆，黑眼珠、眼白露出较多，显英俊俏丽。

2. 丹凤眼　属美眼一种，外眦角大于内眦角，外眦略高于内眦，睑裂细长呈内窄外宽，呈弧形展开。黑珠与眼白露出适中，眼睑皮肤较薄，富有东方情调，形态清秀可爱。无论男女均为标准美形眼之一。

3. 吊眼　也称上斜眼。外眦角高于内眦角，眼轴线向外上倾斜度过高，外眦角呈上挑状。正面观看呈反“八字”形。显得灵敏机智，目光锐利，但有冷淡、严厉之感。

4. 细长眼　又称长眼，睑裂细长，睑缘弧度小，黑珠及眼白露出相对较少。这种眼形往往显得没神。

5. 眯缝眼　如果细长眼的长宽比例均缩小，就成了“眯缝眼”，眯缝眼睑裂小狭短，内外眦角均小，黑珠、眼白大部分被遮挡，眼球显小。显得温柔和气，但有畏光之感。缺乏大眼睛的神采和应有的魅力。

6. 圆眼　也称荔枝眼、大眼。睑裂较高宽，睑缘呈圆弧形，黑珠、眼白露出多，使眼睛显得圆大。给人以目光明亮，有神过于机灵之感，但相对缺乏秀气。

7. 突眼　睑裂过于宽大，眼球向前方突出，黑珠全暴露，眼白暴露范围也多，若黑珠四周均有眼白暴露则俗称“四白眼”。

8. 小圆眼　主要特征是睑裂高宽度短小，但本身比例尚适度。睑缘呈小圆弧形，眼角稍钝，黑珠白露出少，眼球显小。整个眼形呈小圆形态，影响与整体脸形的协调，给人以机灵、执著印象，但缺乏神采和魅力。

9. 垂眼　也称下斜眼。外眦角低于内眦角，眼轴线向下倾斜形成了外眼角下斜的眼形。

10. 三角眼　一般眦角多正常，主要由于上睑皮肤中外侧松弛下垂，外眦角被遮盖显小，使眼裂变成近似三角形，中老年人多见。

11. 深窝眼　主要特征是上睑凹陷不丰满，西方人多见。

12. 肿泡眼　眼睑皮肤显肥厚，皮下脂肪臃肿，鼓突，使眉弓、鼻梁、眼窝之间的立体感减弱，外形不美观。

13. 近心眼　主要特征是内眦间距过窄，两眼过于靠近。

14. 远心眼　主要特征是内眦间距过宽，两眼分开过远。

（四）眼睑的应用解剖

1. 眼睑的解剖层次　由浅入深，眼睑的结构分别为皮肤、浅筋膜、眼轮匝肌眼睑部纤维、肌下结缔组织、睑板及睑板腺、眶隔和睑结膜。上眼睑还含有提上睑肌和平滑肌。

2. 眼睑的血管和神经

（1）血管：眼睑动脉主要有眼动脉的分支（睑内侧动脉）和泪腺动脉的分支（睑外侧动脉）。静脉：眼睑的静脉较动脉粗而多（图 2-16）。

（2）睑部感觉神经：眼睑的感觉神经纤维来自三叉神经的眼支和上颌支。上睑主要由眶上神经支配，其内侧由滑车上、下神经支配，外侧由三叉神经眼支的泪腺神经支配。下睑主要由眶下神经支配，其内、外侧附近分别由滑车下神经和颧面神经支配（图 2-17）。

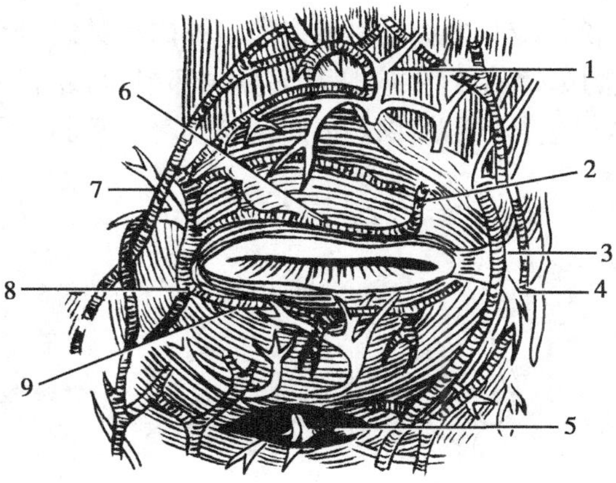

图 2-16　眼部的血管

1. 眶上动脉；2. 睑内侧动脉；3. 内眦静脉；4. 内眦动脉；5. 眶下动脉弓；6. 上睑动脉弓；7. 颞浅动脉分支；8. 睑外侧动脉；9. 下睑动脉弓

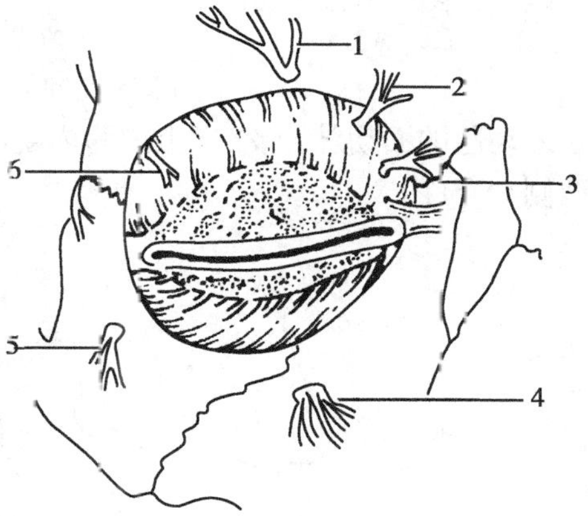

图 2-17　眼睑感觉神经

1. 眶上神经；2. 滑车上神经；3. 滑车下神经；4. 眶下神经；5. 颧面神经；5. 泪腺神经

五、鼻部

（一）鼻的美学意义

外鼻呈三棱锥体形，高耸而突出，居颜面正中显要位置，占据了整个面部五官的制高点和中心点，使其最具立体感，鼻子起着对称中轴的重要作用，其位置决定整个面容的均衡性和对称性。

（二）外鼻的形态特征

外鼻形态包括鼻根、鼻背（鼻梁）、鼻尖、鼻翼、鼻孔等几部分（图 2-18）。鼻根至鼻尖为鼻长，两鼻翼外侧缘间的距离为鼻宽，鼻高分为鼻根高度和鼻尖高度。

鼻梁的形态大体分为三类，即凹形鼻梁、直形鼻梁和凸形鼻梁。每一类又分许多形。

鼻尖形态分为三种类型：①尖小型：鼻尖尖而小；②中间型：鼻尖大小中等，圆尖适度；③钝圆型：鼻尖肥大钝圆。根据鼻尖的方向又可分为上翘型、水平型和下垂型。

鼻基底：主要指鼻小柱和两鼻孔的外侧缘的位置，一般分为三种类型：①上翘型；②水平

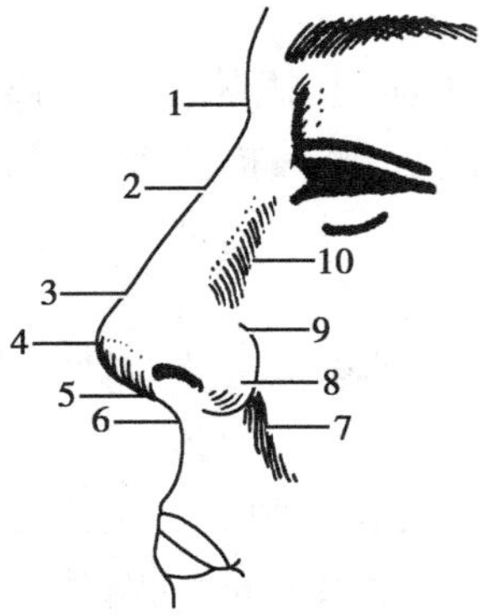

图 2-18　外鼻的表面标志

1. 鼻根；2. 鼻背；3. 鼻尖上区；4. 鼻尖；5. 鼻小柱；6. 鼻唇角；7. 鼻唇沟；8. 鼻翼；9. 鼻翼沟；10. 鼻面沟

型；③下垂型。

鼻翼形态分为三种类型：①狭窄鼻翼：宽小于两内眦间距；②中等鼻翼：两者几乎等长；③宽阔鼻翼：宽大于两内眦间距。就鼻翼的突度而言，可分为不突、微突和甚突。

（三）鼻形分类

鼻的分型方法有多种，按照东方人的外鼻特点而分为九类常见的鼻型（图 2-19）。

（四）鼻部应用解剖

1. 外鼻的支架　外鼻的支架包括鼻骨及邻近骨骼和鼻软骨（图 2-20）。

2. 外鼻的软组织结构　由表及里由皮肤、浅筋膜、鼻肌、鼻背筋膜和骨膜构成。

3. 外鼻的血液供应　外鼻的血液有来自颈内动脉的眼动脉分支向下形成的鼻背动脉，供应鼻背部鼻根部组织；还有来自颈外动脉的面动脉分支，向上成为内眦动脉，供应鼻下部组织。内眦动脉与鼻背动脉在鼻部两侧吻合（图 2-21）。

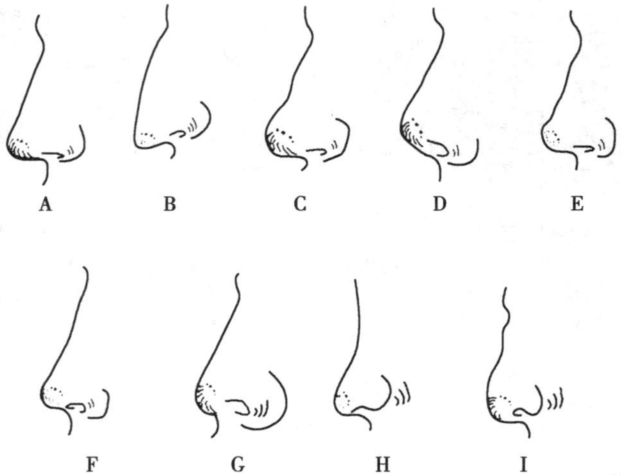

图 2-19　鼻形

A. 理想型鼻形；B. 鹰钩鼻；C. 蒜形鼻；D. 朝天鼻；E. 小翘鼻；F. 小尖鼻；G. 狮子鼻；H. 鞍鼻；I. 波状鼻

此外，来自面动脉的上唇动脉和鼻小柱动脉，沿鼻翼软骨的上、下缘分布。鼻部的静脉回流，有一部分经内眦静脉到眼静脉，再由眼静脉至海绵窦；另一部分回流至翼静脉丛，最后也至海绵窦。该区静脉无静脉瓣，所以称为“危险三角区”。

4. 外鼻的神经支配　鼻部所有的肌肉运动均由面神经支配。外鼻的感觉神经（图 2-22）有：滑车下神经，支配鼻根部的感觉；眼神经的鼻支和筛前神经的外侧支，共同支配鼻背、鼻翼和鼻尖部的感觉。此外，上颌神经的眶下神经，支配鼻翼部和鼻外侧壁的感觉。

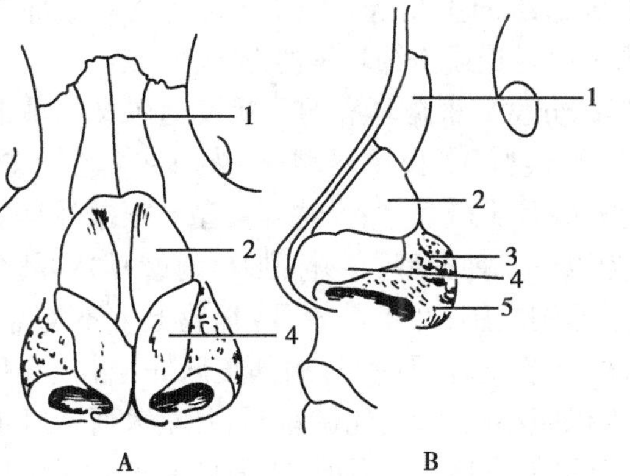

图 2-20　外鼻骨性支持结构
A. 正位；B. 侧位　1. 鼻骨；2. 鼻侧软骨；3. 小翼软骨；4. 大翼软骨；5. 皮下组织

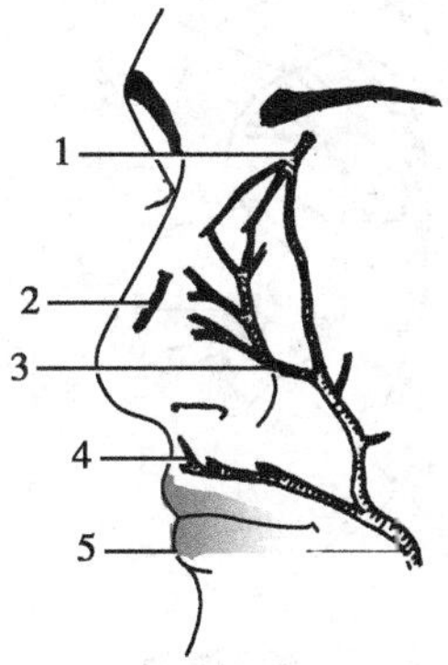

图 2-21　外鼻的动脉
1. 鼻背动脉；2. 鼻外动脉；3. 鼻侧动脉；4. 鼻中隔动脉；5. 面动脉

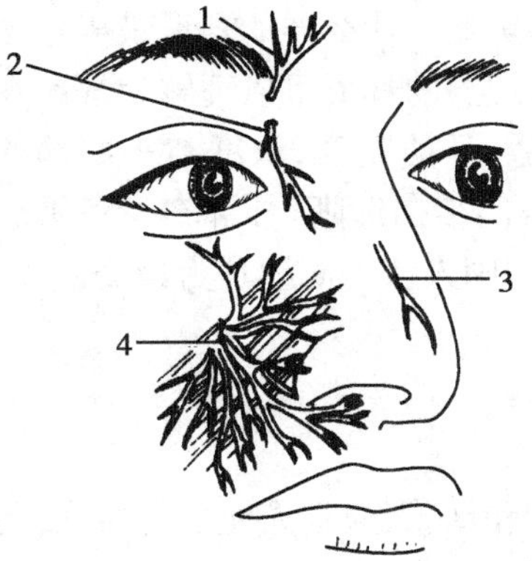

图 2-22　外鼻的感觉神经
1. 滑车上神经；2. 滑车下神经；3. 筛前神经；4. 眶下神经

六、外耳

（一）耳廓的美学意义

外耳有美化容貌的重要功能，一般人所说的五官端正，也包括外耳的端正、漂亮在内。人们用佩戴耳饰、装饰性眼镜等方法来衬托外耳及容貌之美，并用耳廓来衬托各式短款发型。

（二）耳廓的形态特征

1. 耳廓形态标志（图 2-23）　耳廓位于头颅两侧，可分为前外侧和后内侧面。前外侧面呈不规则凹形，周缘卷曲称耳轮，下端连于耳垂。耳轮的后上有时可见一小结节，称耳廓结节，也称达尔文结节。耳轮上方向前内弯曲终止于外耳道口的上方，称为耳轮脚。耳轮脚将外耳道周围低凹的耳甲分成上下两部分，上为耳甲艇，下为耳甲腔。耳甲平均深度为 15mm。环绕耳甲外侧的隆起部分为对耳轮，对耳轮与耳轮平行。对耳轮向前向上又分为上、下二脚，二脚之间为三角窝。耳轮与对耳轮间的凹沟为耳舟。外耳道前方有一突起称耳屏，其对侧也有一突起，为对耳屏。耳屏与对耳屏间的凹陷称屏间切迹。耳廓最下方不含软骨的部分为耳垂。

2. 耳廓外展程度　耳廓的外展程度依据其与颞部所形成的角度分为三种类型：a. 紧贴型：耳廓横轴与颞部所形成的角度不超过 30°；b. 中等型：耳廓横轴与颞部所形成的角度在 30°～60°之间；c. 外展型：耳廓横轴与颞部所形成的角度在 60°以上。

（三）外耳的分型

1. 耳垂形态分型　耳垂的形态变异很大，其大小位置也不尽相同。有的人甚至根本无耳垂。耳垂附着于面部的皮肤的程度亦不同，从完全游离、部分粘连乃至完全粘连，其与面部所形成角度的变异也大。根据耳垂形态的不同，可分为三种：a. 圆形（卵圆形）：耳垂向下悬垂呈圆形；b. 方形（附连方形）：耳垂与颊部皮肤相连接几乎成一直线；c. 三角形（附连三

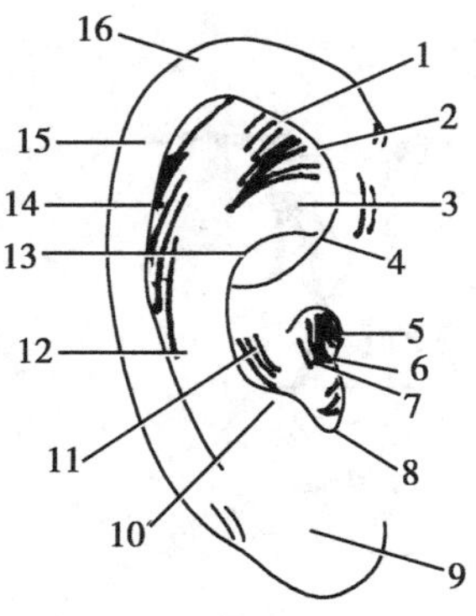

图 2-23 耳廓外形及各部位名称

1. 对耳轮上脚；2. 三角窝；3. 对耳轮下脚；4. 耳轮前脚；5. 耳屏上切迹；6. 外耳门；7. 耳屏；8. 耳屏间切迹；9. 耳垂；10. 对耳屏；11. 耳甲腔；12. 对耳轮；13. 耳甲艇；14. 耳舟；15. 达尔文结节；16. 耳廓

角形)：耳垂下部边缘向上吊起，大部分或完全与颊部皮肤相连。佩戴耳饰可以衬托或修饰耳垂的形态。

2. 耳廓形态分型　根据耳廓的形状及达尔文结节的形态可分为六型：①猕猴型；②长尾猴型；③尖耳尖(达尔文结节)型；④圆耳尖型；⑤耳尖微显型；⑥缺耳尖型。根据外耳的基本形态，一般分为以下 5 种类型。①标准耳(海螺耳)：耳廓均等，无耳尖，给人以秀美之感；②不等轮耳：耳轮上下不均等，虽然文雅，但显软弱；③连垂耳：耳垂与颊部皮肤完全相连，几乎看不到耳垂，给人以胆小的印象；④游垂耳：耳垂大而圆且下垂感强，完全游离于颊部皮肤。中国人认为此耳是高贵的象征；⑤招风耳：外耳与颅侧壁的角度增大，超过 30°，耳廓上部呈扁平状态，给人以笨拙之感。

耳的形态因种族、地区、年龄、个体、性别及遗传因素等影响而呈现出不同特征。耳的审美观念也受上述诸多因素以及社会文化、宗教习俗等观念的影响。什么样的耳形最美？这似乎并无一特别的定论。所以，理想的耳形可以理解为耳廓在头颅侧面的位置、倾斜角度合适，耳的宽度、长度与头面部的宽度、长度比例相协调，耳廓外形圆滑、无耳尖，耳部轮廓及解剖结构清晰，耳廓本身各组成部分之间比例关系协调，耳垂长度占全耳长度的 1/5 左右。中国人认为海螺耳为最美。

七、唇部

(一) 唇的美学意义

口唇是一个多功能的混合性器官，也是最具色彩、表情和动感、最引人注目的器官，是构成人的容貌美的重要部位之一，嘴唇的形态、色泽、结构的完美与否对容貌美影响很大。

(二) 唇的形态特征

1. 唇的正面观　当上下唇轻轻闭拢，正面观看(红)唇形轮廓时可分为三型：方唇、扁平唇、圆唇。

2. 上唇高度　上唇皮肤的高度，即鼻小柱根部至唇峰的距离(不包括红唇部)，我国成年人上唇平均高度为 13～20mm。

3. 唇厚度　指口唇轻闭时，上下红唇中央部的厚度，分四型：a. 薄唇：厚度在 14mm 以下；b. 中厚唇：厚度在 15～18mm 之间；c. 厚唇：厚度在 19～22mm；d. 厚凸唇：厚度在 22mm 以上。国人上唇厚度平均为 5～8mm，下唇厚度为 10～13mm。下唇一般比上唇厚，男性比女性厚 2～3mm。

4. 唇侧面观分型

(1) 上唇侧面观：指上唇皮肤部的侧面观察的形态，根据此部位前凸程度，可分为以下类型：A. 突唇型：上唇皮肤部明显前突，其中突出凹型占 45.5%，突出直型占 24.8%，突出凸型占 9.5%；B. 笔直型：上唇皮肤部大体呈笔直形态，占 19.3%；C. 后缩型：上唇皮肤部后缩，占 1.0%。

(2) 下唇侧面观：分 3 种类型。A. 凹型：占 59.0%；B. 直型：占 29.0%；C. 凸型：

占12.0%。

唇的侧面形态并不完全取决于面部骨骼的结构和牙齿的生长状态，而且还有明显的种族差别。白种人多为直型唇，而黑种人多为凸型唇，黄种人则多为轻度凸型唇。某些黄种人唇凸很明显，但却无突颌和门齿前突征象。凸唇的比例随年龄增长而减少。

5. 口裂宽度　指上下唇轻闭时，两侧口角间距离。可分三型：a. 窄小型：宽度在30～35mm之间；b. 中等型：宽度在36～45mm之间；c. 宽大型：宽度在46～55mm之间。理想的口裂宽度，即口角间距大约相当于两眼平视时两瞳孔的中央线之间的距离。

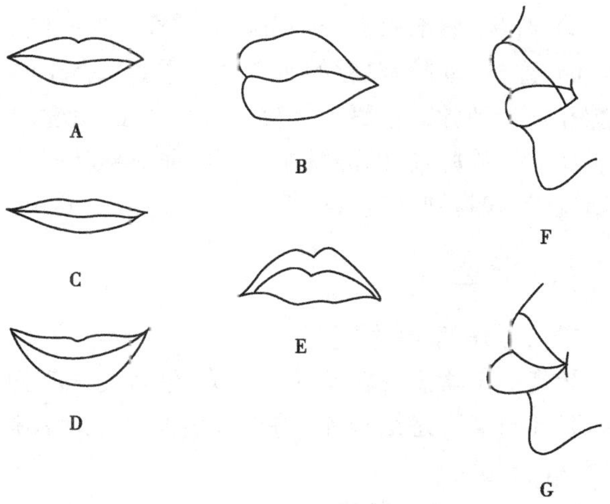

图2-24　唇形分类

A. 理想唇型；B. 厚唇型；C. 薄唇型；D. 口角上翘型；E. 口角下垂型；F. 尖突型；G. 瘪上唇型

（三）唇形分类

唇形依据其高度、厚度、前突度、口裂宽度等有不同分类方法。一般生活中常见的唇形大致有七种（图2-24）。

（四）唇部解剖

唇的表面标志：口唇部系指上、下唇与口裂周围的面部组织，分上唇、下唇、口裂（两唇之间的横行裂）、口角（口裂的两端）（图2-25）。

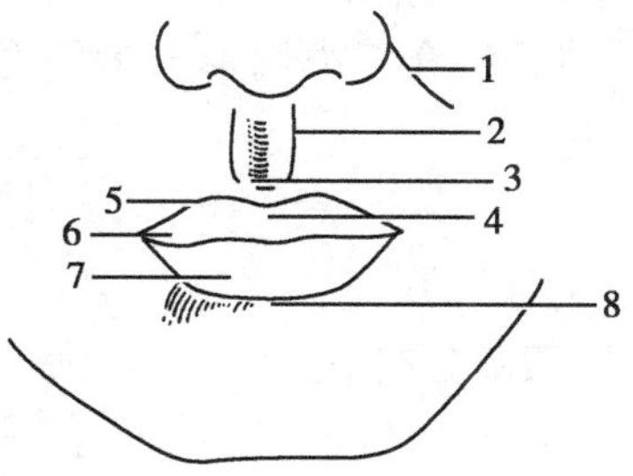

图2-25　唇的表面标志

1. 鼻唇沟；2. 人中嵴；3. 人中凹；4. 唇珠；5. 上唇缘弓；6. 上唇；7. 下唇；8. 唇颏沟

（1）上唇的表面标志：人类上唇的形态变化大，形态标志明显，对唇形美影响大。上唇的表面有人中、唇缘弓、唇珠三个重要结构。

（2）下唇的表面标志：下唇形态变化较小，形态结构也较上唇简单。下唇在颏部之上，与颏部之间形成一沟，名曰唇颏沟，此沟存在与否，过浅或过深对容貌美有直接影响。下唇唇缘弓（唇红线）微隆起呈弧形，这也是下唇形态美的重要标志。红唇部较上唇稍厚，突度比上唇稍小，高度比上唇略短，与上唇对应协调。

（3）唇的应用解剖

1）红唇部：为口唇轻闭时，所见到的赤红色口唇部。红唇部皮肤极薄，没有角化层和色素，因而能透过血管中血液颜色形成红唇。红唇和白唇之间有一条清晰的红唇缘，呈弓形，但是无明显的唇峰弯曲，红唇中间1/2部分有细密的皱纹。

2）黏膜部：系口腔黏膜延续部分。在唇的里面，为光亮粉红色，黏膜下层富于黏液腺，同时有上下唇动脉形成的动脉弓。在上下唇正中各有一条垂直的韧带，分别称上唇系带和下唇系带。

3）皮下组织：唇部皮下筋膜组织较疏松，介于皮肤和肌层之间，炎症时常呈明显水肿。

4）肌层：主要为口轮匝肌，但并非单纯的括约肌，而是由几层不同方向的口周肌束参与组成；口轮匝肌与其附近的面部表情肌一起对开闭口、各种面部表情、吐纳、发音等生理功能具有重要作用。口周的皱纹呈放射状，与肌肉方向相垂直。

5）神经：唇部感觉分别由眶下神经和颏神经支配。口唇部肌肉运动由面神经支配。

6）血管：动脉：口唇的血液供应主要来自于面动脉的分支上、下唇动脉，此外，还来自眼动脉和眶下动脉。上唇动脉较为粗大迂曲，沿途向上发出隔支和翼支，分布于鼻中隔的前下份和鼻翼。静脉：唇的静脉血主要经面前静脉回流。唇部静脉与眼静脉有广泛吻合，当面静脉回流受阻时，则逆流入海绵窦。

八、牙齿

（一）牙的美学意义

牙齿的美学意义在于其形态美、色泽美、排列美及由此产生的对容貌美的增色和烘托效应。各牙自然形态结构和功能巧妙结合，上、下颌同名牙的对称、均衡、排列，则形成和谐、多样统一的整体美。

（二）牙的形态特征

1. 牙齿的排列及咬合　上下颌牙齿都排列成弓形，称为牙弓。上下牙齿互相接触的方式，称咬合关系。

2. 牙齿的形态　恒牙有切牙、尖牙、前磨牙和磨牙四个类型。

3. 牙齿的颜色　自然牙一般呈良好光泽的浅黄、浅白和淡黄色。

（三）牙列的分型

根据六个前牙的排列形态，可将牙列分为三种基本类型：a. 方圆形：四个牙齿的切缘连线略直，从尖牙的远中才弯曲向后，下颌前牙也具有相同特征；b. 尖圆形：自上颌侧切牙的切缘即明显弯曲向后，使前牙段的弓形呈尖圆形排列；c. 椭圆形：介于方圆形与尖圆形之间、自上颌侧切牙的远中逐渐弯曲向后，使前牙段的弓形较圆。

（四）牙齿的解剖

1. 表面解剖　牙齿分为牙冠和牙根两部分，两者交界处为牙颈。

2. 牙齿组织解剖　牙齿由牙釉质、牙本质、牙骨质和牙髓四部分组成。

第三节　形体的医学美学基础

一、颈部的美学意义及特征

（一）美学意义

颈部是人体的外露部分之一，其形态通常与容貌美相联系，头颈通常被看做一个独立的审美单元，在人体美中占有比较重要的地位。颈部上界是下颌缘和枕骨粗隆，下界是锁骨和第7颈椎脊突。

（二）美学特征

颈部呈圆桶状。在人体直立位，从侧面看，颈部是略向前倾的平行四边形；从正位看，是上窄下宽的梯形。女性颈部稍细长，平滑细腻。

（三）形态分类

根据其形态特征，可分为正常颈、细长颈、粗短颈、探颈、仰颈、斜颈和缩颈等。

1. 正常颈　颈部前凸适宜，前弯距在3～5cm之内，颈的粗细与头部大小和肩宽相和谐，头和颈的长度约等于身高的1/6。

2. 细长颈　见于瘦长体型人。此类人颈椎长度较大，皮下脂肪少，颈肌不发达，致头和颈的长度大于身高的1/6。细长颈可以通过颈部健美训练和增加饮食使颈肌和皮下脂肪的容积增加，从而使细长颈的形态美得到改善。

3. 短粗颈　多见于超力体型和肥胖体型。此类人颈肌发达，皮下脂肪较厚，颈椎的长度较短，使头颈胸之间的节奏感减弱。减肥治疗有益于短粗颈的形态改变。

4. 探颈　是比较常见的不良形态，多见于先天性驼背体型的人，也可见于颈椎外伤后、颈椎异常发育和感染性疾病，以及颈部肌肉神经疾变。颈部骨骼和肌肉的异常发育病理性改变使颈部向前探出，儿童及青年人的先天性驼背畸形引起的探颈可以通过体姿训练得以矫正。有的因后天性原因引起的探颈，可通过去除病因得以恢复正常。

5. 仰颈　先天性仰颈少见，多见于颈椎和颈后软组织疾病患者，该类患者颈部呈后仰状，同时有胸部前挺。

6. 斜颈　在临床上非常常见，原因有先天性斜视、脊椎发育畸形、单侧颈肋畸形、继发性或急性斜颈（冷风侵袭、感染、创伤、瘢痕）、肌性斜颈、痉挛性斜颈、精神性斜颈。这些不同形式的斜颈，主要是单侧因素引起的，以肌性斜颈最为多见。

7. 缩颈　常见于短颈和习惯性耸肩，表现为颈部不舒展。挺胸、抬头、降肩训练可以改善缩颈。

8. 蹼颈　为多见于女性的颈部双侧皮肤蹼状畸形，患者可为单纯性蹼颈，也见于Turner综合征，Lierich-Noonan综合征。通过美容外科手术可获得正常颈部外形。

（四）生理变化

进入中老年的人，颈部可发生以下变化。

1. 颈部肥胖。

2. 颈部皮肤松弛。

3. 颈部萎缩。

二、胸部的美学意义及特征

（一）美学意义

胸部构成躯干的大部分。发育良好的健美胸部对人的体形、体姿乃至精神面貌都产生影响。胸部有典型的性别差异，体现性别美。男性发达的胸肌是力量的象征、阳刚之气的表现；女性饱满起伏的胸部不仅体现阴柔之美，而且是生殖崇拜对象。在人体美学的评价上，胸围是一个重要的数学参数。

（二）美学特征

胸部上界为锁骨平面，下界为肋弓下缘，呈上窄下宽的扁桶状体。在人体审美上，通常将肩部与胸部一并审查。所以从整体上看，胸部是上宽下窄的倒梯形，上角为两侧肩峰，下角为两侧肋弓下角。女性胸廓小，肋弓尖明显内收，故女性胸部的倒梯形外观更明显，而且腰部显得比较细。与腹部比较，胸长与腹长相等，故显得女性腰际高。

（三）形态分类

胸部的形态可分为正常胸、扁平胸、桶状胸、鸡胸、漏斗胸和不对称胸等。

1. 正常胸　胸廓前后径与横径之比为 3∶4，胸骨较平，胸肌结实而丰满。

2. 扁平胸　胸廓前后径与横径之比明显小于 3∶4，胸部平坦，两肩高耸，锁骨突出。

3. 桶状胸　胸廓前后径异常扩大，甚至等于或超过胸廓横径，形如圆桶。

4. 鸡胸　胸廓侧壁向内凹陷，胸骨向前突起，形如鸡的胸廓。

5. 漏斗胸　胸骨下端向内凹陷，形如漏斗。

（四）生理变化

胸部是不易发生形态变化的部位，但可以出现病理性变化。病理性变化有以下形式：慢性呼吸系疾病导致的桶状胸，外伤、结核可导致的胸廓畸形以及肥胖症者胸围增加等。

三、乳房的美学意义及特征

（一）美学意义

乳房美是胸部整体形态美的重要组成部分，是区别男女胸部的整体形态美的主要部位。

女性乳腺发育形成乳房，是女性成熟的标志。青春期女性乳房本身就是天然雕饰的艺术品，同时也是构成胸部侧面曲线的最主要结构，具有重要的美学价值。现代女性对乳房的重视程度超过历史任何时期，乳房不仅是重要的第二性征，而且对现代女性的气质和心理健康有重要影响。丰满的双乳是女体一个重要的局部，它们使人联想到爱与哺乳。乳房的美学特征是非常易变的，所以乳房保健和乳房美容是医学美容的一项重要内容。

（二）美学特征

乳房分为乳头、乳晕、乳房体部和乳房尾部。乳房是女性胸部曲线美的重要组成部分，丰满而健美的乳房是成熟女性的标志。发育良好的女性乳房，乳头大，表面略呈棕红色桑葚状外观，少数为艳丽的玫瑰红色或粉红色，生育后呈棕褐色。

（三）形态分类

1. 成年女性乳房根据其前突度，可分为 3 型：①圆盘形：乳房前突长度小于乳房基部的半径，多见于黄种人。②半球形：乳房前突长度等于基部的半径，多见于白种人。③圆锥形：乳房前突长度大于基部的半径，多见于黑种人。

2. 根据乳房中轴线与胸壁之间的下方夹角的大小，也可分为 3 型：①挺立型：夹角为直角；②下倾型：夹角小于 90°，而大于 45°；③悬垂型：夹角小于 45°。

（四）生理变化

成年已育女性乳房发生以下变化：

1. 乳房萎缩。

2. 乳房下垂。

3. 乳房肥大。

四、腰腹部的美学意义及特征

（一）美学意义

腰腹部是重要的美学观区，腹部和腰线是构成人体曲线的中间部分，也是体型改变中最早出现变化的部位。腰围是躯干三围之一，是人体美学评价的重要数学参数，也是评估人体肥胖度的指标。在人体头高比例上,脐是人体从上到下的第三个头高分界线。在人体美学的数学法则上,脐是分割人体全长的黄金点。

(二) 美学特征

在解剖学上,腰部在第1～第5腰椎范围。在形体美学上,腰多指肋弓最低点至髂后上棘之间的狭小区域。腰椎前凸与骶椎后凸构成"S"形曲线。腰围是反映腰腹部形态的重要指标,女性理想腰围约60cm。腹部的表面特征与皮下脂肪及腹肌有关。女性皮下脂肪较厚,腹肌薄弱,腹部表面圆润平滑,小腹向前微凸。

(三) 形态分类

1. 腰的形态分类　以女性为例,根据腰围大小,将腰分为三种:①具有平均腰围(约60cm)为正常腰;②低于平均值为细腰;③大于平均值为粗腰。人体美评价中的理想腰围一般低于平均腰围。

2. 腹部形态分类　一般按腹前外侧壁隆突的程度将腹部分为以下5型:

(1) 舟状腹:腹前外侧壁松软而薄,肌肉不发达,皮下脂肪贫瘠,前腹呈凹陷状,仰卧时更明显。此种腹型见于身体瘦弱者或营养不良者。

(2) 扁平腹:腹前壁稍微隆起,上、下腹壁在同一冠状面上,两侧腹直肌轮廓可见,正中线的纵沟浅而宽。皮肤富有弹性,皮下脂肪适量且分布较均匀,脐呈凹陷状。此种腹在形态上最为理想,多见于青年和肌肉发达者。

(3) 蛙状腹:腹前外侧部整体明显膨隆,腹壁肥厚,皮下脂肪丰盛,腹部皮褶厚度男性大于1.5cm,女性大于2.0cm,不见腹肌轮廓,脊柱腰由可前移,俗称"将军肚"。见于一般肥胖者。

(4) 悬垂腹:腹部皮肤松弛,皮下脂肪显著增厚,尤以下腹为甚。前腹明显膨隆,但腹下部前突更甚并有下垂之势。脊柱腰曲亦有前移,见于显著肥胖者。

(5) 蛛形腹:腹部极度向前并向两侧膨隆,形如蜘蛛肚。皮肤松弛,皮下脂肪大量堆积,髂嵴不显,脊柱腰曲明显前弯。腹部皮褶厚度男性为2.8cm以上,女性在4.0cm以上,腹围显著大于胸围。此种腹型见于肥胖病患者。

显然,上述各类腹型除扁平腹以外,其他都与形体美格格不入。

(四) 生理变化

随着年龄的增长,腰腹部主要表现为皮下脂肪慢性沉积,腹肌松弛,腹腔内容物容积增加,腰围增加。只有少数人出现皮下脂肪减少和腹肌萎缩。腰腹部皮下脂肪厚度增加通常是不均匀的,通常有五种类型:

1. 局限性腹部肥胖　发生在脐与耻骨之间上半部分,位置居中,是最多见的腹部。

2. 下腹部肥胖　发生下腹部,整个小腹部皮下脂肪明显增厚,多伴有腹肌松弛,着衣时易见小腹膨隆。

3. 葫芦形腹部　肥胖发生在脐上和脐下区。形成位置居中的两块腹部脂肪隆起,形如葫芦状。

4. 广泛性膨隆　见于重度肥胖者,全腹皮下脂肪沉积,形成蛙腹,俗称"将军肚"。

5. 重度腹部膨隆　见于重度肥胖者,全腹皮下脂肪大量沉积,并出现腹部下垂,严重者形成袋状腹,影响日常生活,是手术切脂减肥的适应证。

五、骨盆部的美学意义及特征

（一）美学意义

骨盆部是人体横向最明显的骨性膨出部位。在人体审美上，骨盆部与下肢形态相联系，髂后上棘至足跟的距离为下半身长度。在美学上，如果说男性有发育健全的腰背部，则女性就有发育优良的骨盆部。骨盆部有明显的性别差异。骨盆部最大围度叫臀围，是人体美评价和肥胖程度的重要数学参数。

（二）美学特征

骨盆由坐骨、髂骨、耻骨和骶骨组成。在形体上将骨盆部分为三个区：臀区、髋区和耻骨会阴区。骨盆形态具有性别特征，从正面观，女性骨盆呈扁方形，前倾角较大。女性耻骨联合部前凸明显，另由于阴阜部皮下脂肪垫较厚，所以阴阜部外形较男性丰满。女性典型阴毛分布呈倒三角形，但有多种分布形式。女性髂骨明显外展，髋部较宽，外凸的髂部与明显下凹的腰线成“S”形曲线。女性臀部的皮下脂肪厚、臀肌肌腹短，臀部外凸明显，与前曲的腰椎线形成“S”形曲线。女性臀下皱襞和臀沟较深。

（三）臀部形态分类

健美的臀部是个体美的重要标志之一，臀围是显示人体曲线美的重要三围之一，尤其对于女性美显得更为重要。一般据女性臀部的形态，体积和皮肤的弹性，分为四型。

（1）上翘型：臀部宽大而浑圆，向后上微翘。

（2）标准型：臀部宽大而浑圆，不向后上外翘。

（3）下垂型：脂肪含量多，皮肤松弛，臀部软组织下垂。

（4）扁平型：脂肪含量少，肌肉不发达，臀围小。

女性臀部上翘型为美。

（四）生理变化

进入老年期髋部和臀部以肥胖变化为主。髂脊沿线可有块状皮下脂肪堆积，臀部多为广泛性皮下脂肪堆积。臀部组织松弛，出现臀下垂，臀下皱襞加深。消瘦体型者也存在臀下垂现象。

六、臂部的美学意义及特征

（一）美学意义

上肢是人体最具活动度的部位，也是最大功能区。上肢可进行复杂而精细的劳作，可做人体艺术造型，还起着平衡身体和传达人的情感的作用。

（二）美学特征

在人体正立位，双上肢自然下垂时，肘部与肋弓尖等高，腕部与耻骨等高，掌骨小头与臂下皱襞等高。双上肢外展时，两侧中指尖间距等于人体全长。男性的上肢肌肉和骨骼外形较为显露，肩平，关节韧带张力大，故动作较生硬。女性肩部较低平，上肢纤细，皮下脂肪层较丰满，肌肉不发达，外表圆浑；关节韧带较松，肘关节提携角大，活动灵巧。

（三）形态分类

根据肘关节的形态将臂部分为三种类型。

（1）欠伸型：当两臂用力水平伸展时，上臂与前臂不在一条直线上，前臂稍向上曲。

(2) 直伸型:两臂用力水平伸展时,上臂与前臂在同一直线上。

(3) 过伸型:两臂用力水平伸展时,上臂与前臂不在同一直线上,前臂稍向下曲。

(四) 生理变化

臂部的生理变化主要是老化性改变。表现为皮肤松弛,肌肉萎缩,组织弹性降低。上肢外展时可见上臂内侧皮肤软组织下垂。肥胖者表现为臂部周径增大,皮肤粗糙干燥。

七、手部的美学意义及特征

(一) 美学意义

手部是精细的功能器官,在大脑皮质有较大的感觉和功能投射区,能进行复杂的运动和接受精细的感觉。手是最重要的人体语言表达工具,在人际交流中发挥作用。手也是受装饰部位和日常美化部位,手的动姿和美化可以部分反映人的修养。

(二) 美学特征

正常手从正面观,手指并拢时长宽之比为 4∶3,手指充分展开时长度与宽度相等。从近端指横纹做单指测量,小指长度等于拇指长度。在 5 个手指中,中指长度最大。手掌外形呈狭长状六边形,女性手外形娇小,指修长,指头尖,关节灵活,皮下脂肪厚,外形丰满,手背肌腱显露不明显。

(三) 形态分类

手形是指手掌和手指整体外形特征的总称。手形随种族及区域差异较大,也受个体差异影响,故形式各异。通常将手形分为以下几类:

(1) 方形手:整体呈方形,外观宽阔,手指根部与尖端几乎等粗。

(2) 长方形手:整体呈长方形,手掌窄长,手指亦较长,手指粗细较一致,外观光滑。此型手女性多见,手部轮廓优雅漂亮。

(3) 圆锥形手:整体呈圆锥形,各部结构自手掌向远侧逐渐变窄,关节不明显。

(4) 竹节形手:整体修长,各指关节粗大突出,呈竹节状。

八、腿部的美学意义及特征

(一) 美学意义

腿也是体型美的重要表达区,女性修长的下肢不仅能体现自然形态美,而且在人体美造形中发挥重要作用。腿的形态还影响到衣服的选择。

(二) 美学特征

大腿周围皮下脂肪和肌肉分布比较均匀,外形规则,呈上大下小的圆锥形结构。两脚跟并拢直立时,大腿内侧间缝约 1～3cm。

小腿外形主要受小腿后侧肌群影响,皮下脂肪和小腿外侧肌群对小腿外形影响较小。小腿的基本外形呈梭形。

(三) 形态分类

1. 大腿形态分类　根据大腿形态、长度与人体的比例关系,可将大腿分为五种类型。

(1) 正常腿:大腿长度为身高的 1/4,且比例匀称,粗细适宜。两脚跟并拢直立时大腿内侧间缝约 1～3cm,腿围正常范围。

(2) 长腿:大腿长度超过身高的 1/4,而且身材越高,其大腿所占身高比重越大。

（3）短腿：大腿长度小于身高的1/4。

（4）粗腿：皮下脂肪厚，肌肉发达，腿外观粗大，两脚跟并拢直立时大腿内侧皮肤贴合，无大腿间缝，腿围超过青年平均值。

（5）细腿：皮下脂肪薄，肌肉不发达，双腿无丰满感，两脚跟并拢直立时大腿内侧间缝明显增宽，腿围低于青年平均值。

2. 小腿形态分类　通常将小腿按形态分为4型。

（1）球状型：肌肉发达，小腿肚明显隆起。

（2）长梭型：肌肉不发达，小腿肚不明显。

（3）短梭型：小腿上部肌肉较发达，下部肌肉较差，小腿肚明显。

（4）臃肿型：整个小腿呈肥胖、臃肿状，多为病态。

（四）生理变化

大腿和小腿是全身老化出现较晚的部位。人体发育完成后，腿部的变化主要随人体肥胖而增粗，随人体消瘦而变细。高龄女性的下肢老化表现为皮肤肌肉松软，皮肤变薄。

九、脚部的美学意义及特征

（一）美学意义

脚在人体负重、平衡和弹跳中发挥重要作用，所以脚的形态进化结果完全脱离了灵长类动物的特征。脚的结构美在审美中是最重要的。

（二）美学特征

足部的骨骼多，软组织少。足的外形具有性别差异。男性足部宽大而厚壮，足趾粗而方。女性足狭小而薄，足趾细长，趾头略尖，前伸明显。

（三）形态分类

1. 正常足　足的形态正常，足弓的高度在正常范围内，一般以正常范围的高值为美。足底印迹实验可见最窄处宽度与相应空白区宽度之比为1∶2。

2. 扁平足　足弓高度低于正常范围，足底印迹最窄处与相应空白区的宽度之比为1～2∶1，或更大比例。

3. 高弓足　足弓高度超过正常范围，足底印迹最窄处很小或等于零。

（四）脚部生理变化

足的生理变化主要是皮肤老化及足外形的改变。老化性改变有以下表现：足背皮肤皱纹增多，趾甲变形。足底组织变薄，角化层增厚，皮肤干裂，胼胝形成。

（闫润虎）

3 第三章 常用美容护肤品

第一节 概　　述

一、美容护肤品概念

美容护肤品是在医学美学理论指导下，为清洁、保护、营养和改善皮肤，以达到维持皮肤柔软、光滑、润泽、富有弹性等目的而外用的一些物品。也有美容专家认为，美容护肤品是“为了保持人体的清洁，美化人体，使之增加魅力，改变容貌或保持皮肤或毛发的健康，在身体上涂抹撒布的物品。”根据护肤的作用机制不同，又将美容护肤品分为清洁类护肤品、美容保养润肤类护肤品、美容治疗类护肤品等。

二、美容护肤品作用机制

1. 美容清洁护肤作用　人体皮肤的正常代谢、皮脂腺与汗腺的分泌、加之外界灰尘、微生物等，在皮肤表面会沉积一些不清洁的皮垢、脏物。这其中包括有蛋白质、脂类、尿酸及盐类物质，会分解成酸、碱、醛等而散发汗臭味，并堵塞毛孔、汗孔，导致人体不适或损及肌肤功能，影响美容，所以要经常洗澡，换干净衣物。在劳动、运动或炎热环境中，要随时清洗，消除污垢，保护皮肤清洁卫生。尤其在人体暴露部位，如头部、面部、手部等处，更要经常保持清洁。若接触了灰尘、化学等有害物质，应及时选用合适的清洁皂或相应的酸、碱性皂进行洗涤，以清除灰尘、污物及对人体皮肤有损害的物质。

人体皮肤清洁剂除日常用的清洁皂外，可用药皂（含硫黄、六氯酚、硼酸、甘草酸等）洗涤，对皮肤表面既可起到清洁作用，又有消毒抑菌作用。若在清洁剂中加些油脂、硬脂酸、杏仁油等脂类物质，或直接用奶油类清洁剂，可在皮肤表面形成很薄的透明薄膜，既有清洁作用，又有防止微生物寄生在皮肤上，中和或缓解外界有害物对皮肤的损伤，从而起到清洁、护肤、美容作用。

2. 美容滋养健肤作用　人体皮肤在不同的年龄、部位、季节、环境会有不同的改变，尤其头、面、手等外露部位的皮肤更易有相应的变化，甚至是有损肌肤容貌的改变，因此对皮肤进行适宜的滋润养护是一项非常重要的美容措施。如在护肤品中适当加入维生素、蜂蜜、人参、珍珠、胎盘、花粉、灵芝、银耳、当归、超氧化物歧化酶（SOD）等营养健肤物质，经皮吸收后可增强皮肤细胞活性，促进蛋白质的合成，改善皮肤营养状况，达到滋润健肤作用。若再加入一些甘油酯、橄榄油、茶多酚、丝肽、曲酸、维生素 C 以及其他特殊添加剂等，可增强皮肤的生理功能，促进新陈代谢和血液循环，使皮肤柔润光滑，色泽鲜亮，富有韧性与弹性，并能减少皱纹，延缓皮肤衰老，以达到护肤健肤、美容养颜之目的。

3. 美容护肤治疗作用　护肤品除用于日常美容保养、润肤、修饰外，还可加入一些预防或治疗性药物，用于常见的损容性皮肤病，如头部皮脂多、脱屑、瘙痒、脱发等；面部皮肤粗糙、皮脂多、粉刺、雀斑、黄褐斑等；手部皮肤粗糙、干裂、脱屑等，从而达到既有美容护肤作用，又能起到预防和治疗某些损容性皮肤病的作用。

4. 美容修饰养颜作用　日常生活中广泛应用一些带有颜料、香味的化妆品，即生活美容化妆品，可起到美化皮肤、毛发、指甲，修饰遮盖的作用，如胭脂、香脂、粉底霜、眼影、口红、眉笔、睫毛膏、指甲油等。头部毛发可用各种香波、护发素、染发剂、烫发剂、焗油剂等改善和保护头发质地，增强头发的韧性、弹性和色泽，将白发、黄发染黑或根据各自的审美观染成自己喜欢的颜色，烫成自己喜欢的发型，给人以美感。

三、美容护肤品配制的主要原料

美容护肤品的构成可分为基质原料和辅助原料两类。前者是主体，决定了护肤品的剂型和性质；后者是根据需要加入具有某些功效、色香的辅助性原料。两者是相辅相成，不可替代，构建成美容护肤品的完美整体，应用于美容临床与美容生活中。

1. 基质原料　这是美容护肤品的主要物质，配方中占有较大的比例。常用的是乳剂，即将油相类物质与水相类物质经乳化剂乳化为膏状或乳状物，形成油包水型(脂)和水包油型(霜)两种乳剂，这是目前美容临床中最常用的护肤品基质。其次是油脂(如橄榄油、甘油、液状石蜡、蜂蜡、高级脂肪酸、丙二醇等)、粉剂(如氧化锌、滑石粉、高岭土、钛白粉、淀粉等)，其他还有蒸馏水或去离子水、乙醇、丙酮、甲苯等。

2. 辅助原料　这类原料又可分两部分，其主要的是功效性辅助原料，如根据需要在基质中加入一些润肤性、防皱性、滋补性、收敛性、色素性、香味性、治疗性或促进吸收性原料；另一些辅助原料是为了使护肤品不变形、不变质、不变色等加入的保湿剂、防腐剂、抗氧化剂等。

四、美容护肤品的剂型

美容护肤品的剂型多种多样，如乳剂、膏剂、粉剂、油剂、溶液剂、乳液剂等，但总体分为两种类型，即固体类护肤品与液体类护肤品。

1. 固体类护肤品　此类的剂型较多，常用的是乳剂、膏剂、面膜、粉剂，此外还有皂类(如香皂、肥皂)、硬膏(如唇膏)、锭状(如口红、胭脂、粉饼)、笔状(如眉笔、眼线笔、睫毛笔、唇线笔等)、胶状(如发型凝胶、指甲油等)。

目前美容医疗与美容生活中最常用的护肤品剂型为乳剂，即油和水的乳化剂。油和水本是不相溶的，但加入乳化剂后，两者成分子结合状态，即成为一种膏状乳化体，称为乳剂。乳剂分为两种，一种为油分子分散于水分子中，形成水包油型(O/W)乳剂，洁白细腻，涂敷皮肤后类似霜样，或似雪花样很快消失，称霜或雪花膏。此剂本身即有护肤功能，如润肤养护作用，保持皮肤水分，使其柔软、不起皱、不干燥、不粗糙等。以此为基质还可加入一些水溶性或脂溶性润肤、护肤、治疗性化学药品、中药等，可作为各种用途的美容护肤霜。乳剂的另一种是水分子分散于油分子中，形成油包水型(W/O)乳剂，光滑细腻，亦叫香脂或冷霜，由于其含脂量较水包油型多，所以对皮肤滋润、柔软、防皱、防干燥作用更好。

乳剂是由水相与油相乳化形成，其理化特性非常适用于人体皮肤。因为正常人体皮肤表面就有皮脂分泌形成的脂膜，亦呈油和水的乳化状态，因此乳剂外涂后既可与脂膜相融，增强润肤养护作用，又可使所含的护肤、治疗、修饰性成分贴近表皮，利于吸收，增强美容护肤效能。

2. 液体类护肤品　是以水、油脂或乙醇为基质，加溶一些护肤、养颜、修饰物质形成的美容护肤品，常见的有香水、花露水、养发水、香波、乳液、头油、防晒油、蛤蜊油、唇油、指甲油、睫毛油等。配制中要按配方严格操作，充分溶解，否则会出现沉淀，影响美容护肤效果。对于一些难溶或不溶性物品，则需加助溶剂，常用的如三氯甲烷、乙醚等。

液体护肤品还有洗剂、水白粉等，是在水中加入一些不溶性矿物质或植物，如氧化锌、炉甘石或中药等。由于不能溶解而处于沉淀状态，使用前需摇荡混合均匀，才能外用。

目前一些美容护肤品加入了喷雾剂，即成为喷雾型美容护肤品，如定型喷发水、摩丝、香水、啫喱水等。

五、美容护肤品的种类

美容护肤品的种类繁多，根据不同使用目的，不同的性别、年龄、季节、部位及不同皮肤性质、不同审美要求而分为不同的美容护肤品，常用的有以下几种。

1. 不同部位使用的美容护肤品　可分为美容皮肤护肤品、美发护肤品、美甲护肤品、美容修饰化妆品、口腔卫生用品、特殊用途美容护肤及治疗性用品。

2. 日常生活护肤品　通常将日常生活中用于皮肤、毛发、甲护理与修饰的物品称为生活护肤品或生活化妆品。根据剂型一般分为膏类护肤品、霜类护肤品、液体类护肤品等。根据酸碱度可分为酸性、中性、碱性护肤品。

3. 不同功能与用途的美容护肤品　主要有基础美容护肤品、美容修饰品、美发与护发品、药用护肤品。

（1）基础美容护肤品：主要是润肤护肤品、清洁护肤品、营养护肤品。润肤护肤品包括雪花膏、冷霜、乳液、化妆水、面膜等；清洁护肤品包括皂类、洁面乳、洁肤乳等；营养护肤品有营养霜、营养膏、营养乳液、营养面膜等，加入的营养成分如灵芝、人参、珍珠、麦芽油、芦荟、鹿茸等天然物品，其有效成分经皮肤吸收后，可增强皮肤细胞活力，促进血液循环与新陈代谢，起到润肤、健肤、延缓皮肤衰老的作用，从而达到美容护肤目的。

（2）美容修饰品：亦称修饰化妆品，主要是在视觉上带给人们美感，产生愉悦的心情，这种愉悦的心情有助于神经体液的良性调节，加强整体的修饰美化作用。常用的有胭脂、粉饼、眼影、唇膏、指甲油、眼线笔、眉笔、香水等。

（3）美发与护发品：主要用于头部毛发的美容，常用的有护发素、发油、发乳、染发剂、烫发剂、焗油、香波、洗发液等。可使头发保持健康、柔韧、光滑、亮泽，并根据不同的审美观形成不同的发型与发色。

（4）药用护肤品：是一类兼有滋润皮肤与美容治疗的护肤品。主要是根据皮肤组织的结构与生理功能及某些皮肤不良表现或病理状况，在相应的护肤剂中加一些既有美容护肤作用，又有一定治疗与预防功能的药物。如今这样的美容护肤品种类越来越多，应用也越来越广泛，用于防皱、除皱、增白、祛斑、防紫外线、防治粉刺、抑汗除臭等，常见的有防皱霜、增白霜、祛斑霜、防晒霜、除臭乳等。

第二节 清洁类护肤品

人体皮肤与外界接触，会沾染周围环境中灰尘、微生物等，加之皮肤自身的腺体分泌物，待脱落的角质细胞等，构成皮垢、汗垢、油垢，日久会损害皮肤的健康与功能，也有损人体容貌。清洁类护肤品就是用于清洁、养护人体皮肤，尤其用于日常清洗不净的附着在皮肤表面的尘埃、皮垢、黏着的角质细胞、皮肤的氧化分解物、残留的化妆品、胭脂、粉底、油彩等。美容护肤三部曲的洁肤、爽肤、润肤中，首要的就是清洁护肤，以保持皮面洁净，腺体导管与毛孔通畅，皮肤生理功能得以发挥，使其处于正常健美状态。美容护肤中对于清洁类护肤品的要求是：①质地细腻，外观悦目，无杂质，无不良气味；②使用方便，易于涂抹，无不适感，无刺激性；③能迅速去除皮肤表面与毛孔中皮脂、皮垢、化妆品残留物等。

一、美容清洁皂

美容清洁皂是一类表面活性剂型清洁剂，根据其 pH 值不同可分为碱性皂、中性皂、弱酸性皂。按其功能与使用目的又分为保湿皂、祛斑皂、抑菌皂、除臭皂等。按皂体的物理形态还可分为固体皂、液体皂、乳膏皂等。美容护肤品对清洁皂的要求是：①酸碱性皂应是弱酸性、弱碱性，无刺激性；②皂体应是水溶性，能产生细小而丰富的泡沫，清洁功能良好；③清洁后局部无不良感。

1. 主要成分　酸性皂中多含有高级脂肪酸，如硬脂酸、脂肪酸、月桂酸、肉豆蔻酸等；碱性皂中则含有氢氧化钾、氢氧化钠及其他有机碱等。多数皂类为了增强清洁功能而加有表面活性剂，如月桂基硫酸钠、烷基醚硫酸钠、烷基糖苷等。润肤功能强的皂类加有高级脂肪醇、精制羊毛脂、卵磷脂等。保湿性好的皂类加有甘油、丙二醇、山梨糖醇等。其他还可加防腐剂、抗氧化剂、香精等。

2. 作用特点　清洁皂内含有表面活性剂，质地细腻，形体润滑，能产生细小丰富的泡沫。由于去污功能强，对于水溶性皮垢、油性脂垢的清洗功能好，且使用方便，可用于全身各部位的清洁。多数美容清洁皂内加有润肤剂与保湿剂，含碱量低，性质温和，对皮肤刺激性小，有较好的护肤性与保湿功能。某些药物性皂内还加有抑菌剂，如硫、六氯酚、苯酚，可抑制某些致病微生物的繁殖，对皮肤有消毒、抑菌效果。透明皂中含有不饱和酸类油脂，如牛脂、蓖麻油、橄榄油等，制作时不经盐析过程，并加入多元醇类透明剂，皂体呈透明状，形态外观好，且应用时光滑细腻，无刺激性，清洁功能好。目前年轻人在清洗面部时多采用液体皂或乳膏皂，清洗中尚可用手指屈面或掌部轻轻按摩揉搓，使液体或半液体皂均涂面部，清除皮脂、皮垢，既起到洁肤美容效果，又在按摩中有护肤健肤作用，可谓一举两得。

3. 清洁皂的选择与使用方法　对于不同的清洁护肤皂应根据皮肤类型、年龄、季节、环境选择，如油性皮肤者宜用碱性清洁皂；中性皮肤或干性皮肤者宜选中性皂、保湿皂、润肤皂；老年人、秋冬、干燥环境宜用保湿皂、润肤皂、液体皂；年轻人、夏季、环境卫生条件较差者可用药皂清洁；皮肤嫩薄、敏感者选不含香精、香料，性质温和的中性皂。

先用温水湿润皮肤，再将固体清洁皂在手中搓出泡沫后涂于皮肤。若用液体皂或乳膏皂则均匀薄涂，再用手或洁面巾作圈状轻揉、按摩、搓洗 1 分钟左右，以清除皮垢、油垢、尘埃、脱落的角质细胞、残留的化妆品等，然后再用温水清洗干净。一般人体早晚各清洗 1 次，炎热季节、青年人和油性皮肤者或工作生活环境较差者，还可适当增加清洗次数。

4. 注意事项　清洁护肤中各种皂类不宜过多涂搓，且忌过猛揉搓，以免对皮肤产生刺激，有损美容。根据需要选择相应皂类、皂体，但使用次数不宜过频或过度使用清洁皂，不但无助护肤美容效果，反而会破坏皮肤结构与防护功能，局部出现干涩、粗糙、色暗，失去光泽、柔润和弹性，伤害容貌，损及美容。皮肤经清洁皂清洗干净后，还可适当外涂保湿、滋润性护肤品，延伸美容护肤功效。

二、美容清洁霜

美容清洁霜为乳剂，是用于清洗皮肤表面皮脂、支垢、尘埃等，同时具有美容护肤作用。清洗过程是经溶解或乳化的方式进行，性质温和，使用方便，清洁功能好。

1. 主要成分　是由油相和水相经乳化作用相溶，油与水之间呈分子结合状态，呈现水包油型(O/W)或油包水型(W/O)乳膏或乳液。油相中主要包括硬脂酸、蓖麻油、液状石蜡、固体石蜡、橄榄油、羊毛脂等，水相包括蒸馏水、甘油等，乳化剂常用三乙醇胺、吐温类等。

2. 作用特点　美容清洁霜中含有油相成分和水相成分。根据相似相溶的原理，其中油相物溶解油溶性污垢，可迅速清除沉积在皮肤表面的油脂、支垢、毛孔内皮脂、残存的油性化妆品等；水相物溶解水溶性污垢，可清除皮肤表面尘埃、角质物等。由此可见，美容清洁霜是在中性或弱酸性条件下进行清洗，与皮肤 pH 值范围(pH 5.5～7.0)相近，对皮肤刺激性小，清洁功能好。美容清洁霜还有一个功能，即在清洗后在皮肤表面留存一层薄膜，可起到滋养润肤作用，具有很好的美容养颜效果。

3. 清洁霜的选择与使用方法　对于各种清洁霜应根据皮肤性质选择，如干性皮肤宜用油包水型(W/O)清洁霜，因其含脂类物质较多，滋润效果好；油性皮肤则用水包油型(O/W)清洁霜，清洗后局部清爽光滑；卸妆清洁也应根据化妆品是油性或水性选择，前者选油包水型，后者选水包油型，即可将化妆品残留物清洁干净。

先用温水湿润皮肤，均匀薄涂清洁霜，然后用手指屈面或掌部轻轻打圈或按摩、搓揉，清洁霜与皮面垢物充分接触融合，约 1～3 分钟后，清水洗净即可。除用手清洗外，也可将清洁霜涂于棉片或洁面巾上，擦拭皮肤 1～3 分钟，再用清水洗净。目前有些清洁霜涂用按摩后，再用脱脂棉片或优质纸巾拭去，即可将清洁霜及其清除物一起擦去，不必再用水洗，皮肤表面留一层薄膜状霜，使局部无干燥绷紧感，可起到美容护肤作用。

美容清洁霜在应用中勿过多涂用，较薄一层即可，用手或洁面巾按摩搓拭时要轻柔，不要用力过重或粗暴涂搓，以免损伤皮肤。敏感体质者或对清洁霜过敏者勿用。

三、美容洗面奶

美容洗面奶是一类性质温和，兼备美容皂的清洗力和清洁霜的滋润美容效果，所以是清洁与护肤美容都比较好的清洁剂，目前在美容护肤中应用甚广。洗面奶品种较多，根据不同皮肤性质分为油性皮肤用洗面奶、中性皮肤用洗面奶、干性皮肤用洗面奶；按美容护肤品的功能又分为保湿洗面奶、美白洗面奶、祛斑洗面奶、防皱洗面奶、粉刺洗面奶；根据年龄性别还可分为男士用、女士用、老年人用、婴幼儿用洗面奶；还可根据添加不同的养容物质分为柠檬洗面奶、青瓜洗面奶、人参洗面奶、洋甘菊洗面奶、珍珠洗面奶等。近年来还开发出一些新的产品，如洁面乳、洁面凝胶等。

1. 主要成分　美容洗面奶配制的基本原料是四种，即油脂类、表面活性剂、碱性物和水分。油脂类主要是高级脂肪酸，包括硬脂酸、月桂酸、肉豆蔻酸、棕榈酸、油酸等；表面活性剂有烷基糖苷、月桂基硫酸钠、氨基酸素等；碱性物为氢氧化钠、氢氧化钾及其他有机碱类等；水分是经蒸馏过滤的精制水。

美容洗面奶除上述主要起清洁功能作用的成分外，还要加美容护肤与保湿的成分，如润肤剂可加精制羊毛脂、脂肪酸酯、卵磷脂等；保湿剂有甘油、山梨糖醇、聚乙二醇、焦谷氨酸钠等。根据需要还可加些其他成分，如防腐剂、抗氧化剂、促进透皮吸收剂、香精、香料等。这些原料可使美容洗面奶剂型保持稳定，不腐败、不变质，增加皮肤的吸收，挥发香味，给人以良好的美容享用感。

2. 作用特点　美容洗面奶一般为弱酸性或中性乳液状，主要利用其中所含的表面活性剂清除皮肤表面的污垢，而达到清洁作用。另外还含有润肤、保湿、养容成分，不使皮肤干燥，而呈现润滑、光泽、护肤美容作用。近年来应用洁面乳、洁面霜、洁面摩丝、洁面凝胶者较多。这些美容清洁剂是利用表面活性剂与泡沫的洗洁作用，洁面效果好，且质地细腻，具有良好的泡沫性、流动性、延展性、渗透性。在清洗按摩搓拭中，对皮肤有很好的清洁性、护肤性、保养性。由于其中含有脂类、营养、香精等成分，这种美容清洗剂色泽洁白、香气淡雅、使用方便，在清除皮肤表面皮垢、皮脂、尘埃、化妆品残留物后，还具有滋润、保湿、芳香、亮泽作用，所以是良好的美容清洁护肤品。

3. 洗面奶的选择与使用方法　美容洗面奶品种繁多，功能各异，应根据皮肤性质、季节、年龄选择相应的洗面奶，如干性皮肤、冬季干燥季节、年龄较大者应选用含脂较多的润肤性、营养型洗面奶；中性皮肤、春季、中年人应选用油性适中、营养型洗面奶；油性皮肤、炎热夏季、青年人应选择脱脂力强、洁面功能好、具有收敛性的洗面奶；敏感性皮肤要选择含化学物或其他成分少的洗面奶，以免引起皮肤过敏，损及容貌，影响美容。

先用温水湿润皮肤，取少量洗面奶在掌中搓匀起沫，然后用双掌及手指在面部均匀涂搓，并轻柔按摩1～2分钟，然后用清水洁面。有些洗面奶可不再用清水洗，用棉片或面纸巾拭净即可。

4. 注意事项　使用洗面奶清洁皮肤时切勿滥用，要讲究科学应用，根据自身皮肤状况选择适合的洗面奶品种。清洗时勿多用，少量涂匀，轻力搓拭，使洗面奶与皮肤表面皮垢充分接触，增强清洁功效。按摩时动作要轻柔、缓慢，既将清洁剂搓拭均匀，又可健肤护肤，增强美容效果。使用后若出现红斑、瘙痒、脱屑等皮损，即不要再使用该品种洗面奶，选择其他美容清洁剂。

第三节　保养润肤护肤品

保养润肤类护肤品是指具有滋润、营养、保护皮肤功能的护肤品，是目前最常用的美容护肤品。这类护肤品的作用主要表现为：①保湿作用：涂用该类护肤品后在皮肤表面会形成一层薄膜，可减少皮肤水分散发，从而起到保湿护肤功能；②润肤作用：由于这类护肤品中多含有油脂类物质，涂用后可软化角质层，使皮肤滋润、柔软、亮泽，防止起皱、老化，从而起到润肤护肤功能；③营养作用：护肤品中添加有促进皮肤新陈代谢与血液循环、激活皮肤细胞生理功能、增加肌肤所需营养的成分，从而起到营养护肤功能；④保护作用：涂后形成的薄膜可阻隔外界环境对皮肤的损伤，如尘埃、紫外线、微生物、冷热及干湿变化，从而起到抵御外部不良因素刺激的保护功能。因此可见，保养润肤类护肤品对人体皮肤具有综合性美容护肤功能。

一、美容护肤液

美容护肤液是一类具有营养、收敛、保湿作用液体性美容护肤品，皮肤美容护理中应用较广，称其为“最具流动性的美容品”。美容护肤液的外观形态可分为乳化型、透明型和多层型三种。①乳化型护肤液：含脂类物质较多，液体呈稀牛奶样，又称乳白润肤水，润肤效果好，使用者较多；②透明型护肤液：含脂量较少，主要是给皮肤补充水分，涂后有清爽、芳香感觉；③多层型护肤液：是精制粉质原料与化妆水相结合的品种，使用前需摇匀，涂后有凉爽感，同时具有收敛、保湿遮盖等美容护肤作用。

1. 主要成分 美容护肤液是一类液体状护肤品，水是主要成分。由于是用于美容护肤，所以对水的质量要求高，要使用精制水，如蒸馏水、去离子水，配制比例约占 80%。其他成分有：①保湿剂：如甘油、丙二醇、透明质酸、乳酸钠、可溶性胶体蛋白等，具有吸湿、保温、防止水分过多挥发的功能；②收敛防腐剂：包括乙醇、乳酸、硼酸、芦荟、阳离子表面活性剂等，具有清爽、紧肤、收敛毛孔、抑菌功能；③其他添加剂：根据需要加水溶性美白防晒物、滋养美容物，如氧化锌、氨基酸、樟脑、珍珠及一些天然植物汁等，由此可配制成多种功能的美容护肤品，以满足人体美容护肤的需求。

2. 作用特点 美容护肤液根据其功能分为三种类型：①柔软美容护肤液：亦称营养性美容护肤液，其作用特点是保持皮肤清洁、柔软、湿润；②收敛美容护肤液：其作用特点是抑制皮脂、汗液的过多分泌，使皮肤清洁、光滑、亮泽；③清洁美容护肤液：其作用主要是清洁皮肤及卸妆。美容护肤液亦可根据其酸碱度分为酸性护肤液、中性护肤液、碱性护肤液，前者多为收敛类护肤液；中性护肤液多为柔软类护肤液；碱性护肤液多为清洁类护肤液。

美容护肤液多为液体状，通常在清洁皮肤后使用，局部不形成薄膜，但仍可给皮肤补充水分，保持角质层柔软。若在化妆前涂用，可达到收敛、紧肤，不会形成脱妆。美容护肤液中添加的营养成分，可起到滋润、养容、护肤作用。

3. 护肤液的选择与使用方法 对于干性皮肤、中性皮肤、老年人皮脂分泌明显减少者、寒冷干燥的秋冬季节首选柔软类护肤液，保湿与软化角质层功能较好；油性皮肤、中青年、潮湿炎热季节宜选收敛类、清洁类护肤液，清洁皮肤表面尘埃、皮脂、脱落角质细胞的功能较好。

使用美容护肤液前先清洁皮肤，然后在一侧手掌心滴少许护肤液，用另一手的指端蘸取护肤液轻轻均匀拍于皮肤表面。也可用脱脂棉面片浸湿护肤液后均匀涂布。目前有一种压喷式护肤液，喷雾状均匀喷涂于皮肤表面，使用方便，效果良好。

4. 注意事项 护肤液涂量宜少不宜多，并应根据自身皮肤状况选择适宜的护肤液。多层型护肤液应先摇匀再涂用。外用护肤液后若出现红斑、瘙痒等表现，应查找致敏原，慎用或不用该类护肤品。

二、美容乳液

美容乳液是一类呈半液体状的液态乳剂，亦称为奶液、蜜液、香乳。主要用作润肤、保湿、养容，因此在美容护肤品中分为润肤美容乳液、保湿美容乳液、营养美容乳液等。加入其他成分后还可称珍珠美容蜜乳、人参美容乳、丝素美容香乳、杏仁美容奶液等。

1. 主要成分　美容乳液是一种油相与水相的乳剂，油相中主要有硬脂酸、精制蓖麻油、高碳醇等，具有润肤保湿作用；水相中主要有精制水、甘油、液状石蜡等；乳化剂多用三乙醇胺、吐温类；其他成分有香精、色素等，及对皮肤具有促进代谢、增强细胞生理功能的营养性物质。

2. 作用特点　美容乳液为半液体状，质地流滑，色泽洁白，细腻温和，在室温条件下流动性和稳定性好，无析水现象。使用中与皮肤亲和性好，无黏滞油腻感，无刺激性，既不影响汗液排泄，还有防止水分过度挥发的保湿作用，使皮肤柔润光泽。

美容乳液品种较多，功能各异，适用性也有区别，与其他护肤品比较各有特点。在皮肤补充水分方面与美容护肤液类似，但防止水分挥发功能好，所以保湿作用明显，主要用作保湿护肤。目前应用的美容乳液还具有较好的延展性与渗透性，易于涂抹贴近皮肤，又使其及所携带的营养物质容易透皮吸收，增强美容护肤效果。

3. 美容乳液的选择与使用方法　美容乳液既有保湿功能，又有润肤作用，所以应用范围较广。青少年应选择植物性润肤剂；青年期所选的乳液中不宜含太多营养物质；中老年人为防皱纹的出现与增多，宜选营养物质较多的乳液，以促进细胞活性与新陈代谢。使用时应先清洁皮肤，取适量乳液均匀薄涂，辅以轻柔按摩，使乳液及其中保湿、润肤、营养物质与皮肤紧贴，促进吸收，增强美容保湿与润肤效果。

4. 注意事项　根据不同的皮肤性质、年龄段选择合适的美容乳液。敏感性皮肤者或应用后有不适感者应慎用或不用，以免对皮肤造成损伤，影响美容。

三、美容润肤霜

美容润肤霜是一类具有滋润与保护功能的美容护肤品，应用很广泛，适合于大部分人群皮肤的使用。润肤霜种类较多，根据需求分为日霜、晚霜、营养霜、润湿霜等。

1. 主要成分　润肤霜的基本成分是三种，即油相、水相与乳化剂，油相除常用的基本原料外，还使用蜂蜡、貂油、精制羊毛脂、卵磷脂、白油及植物油、合成油等，以增加润肤霜的油脂成分，增强润肤护肤作用；水相亦是除常用原料外，增添天然调湿因子成分，如吡咯烷酮、羧酸衍生物等保湿性成分，防止表皮水分蒸发，保持皮肤润泽光亮；乳化剂则采用皂化型、非离子型，或两者合用，如三乙醇胺、月桂酯(吐温-20)、硬脂酸酯(吐温-60)、聚山梨酯(吐温-80)、月桂酸酯(司盘-20)、单油酸酯(司盘-80)等。除以上三种主要成分外还可添加营养成分，如维生素 A 与 E、蜂王浆、水解蛋白、珍珠、人参等。由此配制成一类养容、护肤、润肤霜。

2. 作用特点　美容润肤霜是一类保持皮肤水分，补充油脂及营养成分，使皮肤润泽、光滑、亮丽，呈现美容护肤效果。这些润肤霜形体细腻光亮，气味芳雅，易于涂用，且延展性好，吸收性好，性质温和，无刺激性。润肤霜的酸碱度适中，多为中性，部分为弱酸性或弱碱性，其 pH 值与皮肤相近，利于与皮肤表面贴近、结合、吸收。润肤霜的主要作用是通过赋予皮肤润肤保湿性脂膜，既有滋养润泽作用，又能防止表皮水分挥发，促进角质层水合作用，增强了细胞的活性与新陈代谢，从而使皮肤滋润、柔软，富有弹性。润肤霜中还含有营养成分，可补充皮肤所需或缺失的营养物质，并具有促进代谢、增强血液循环、延缓皮肤老化、阻止或减弱外界因素对皮肤的损伤，使皮肤处于健美状态。

3. 润肤霜的选择与使用方法　润肤霜的品种较多，使用人群很广。在应用中要根据皮肤性质、年龄、季节及各自的需求选择相适宜的润肤霜，如干性皮肤者、老年人、秋冬季节宜选含脂较多的润肤霜；油性皮肤者、青年人、夏季天气炎热时，宜选含脂量较少的润肤霜；中性皮肤者、春季、中年人可选含脂适中的润肤霜。年轻人主要以滋养保湿为重点，多选润湿露、保湿霜；年老者宜用含有营养成分的润肤霜，增加皮肤细胞活性，防起皱、抗老化。部分润肤霜要在昼夜间区别使用，如日霜适于白天涂抹，尤以防晒、保湿、护肤为主要目的；晚霜适宜晚间使用，多在睡前或卸妆后涂用，以保湿、修护、养颜为主要目的。

润肤霜的使用方法也应讲究科学性，追求较好的美容效果。先清洁皮肤，再均匀薄涂润肤霜，并用手指腹侧轻柔按摩皮肤，其顺序要先颊部，后额部、鼻旁、上下颌，时间 2 分钟左右，使润肤霜涂遍整个护肤部位，并充分与皮肤接触，增强滋润、保湿与吸收作用，促进美容护肤效果。

4. 注意事项　美容润肤霜首先要选择适合自己使用的品种，涂抹量宜少不宜多，一定均匀涂搓，适宜按摩，否则不仅无益，反而损伤容貌，影响美容。对于敏感性皮肤或有其他皮肤疾病者勿用或慎用。

四、美容雪花膏

美容雪花膏是一种类包油型（O/W）乳剂类美容润肤品。因其细腻洁白如霜，涂在皮肤表面犹如雪花般消失，故名雪花膏。由于含油脂少，有爽滑舒适感，因此对于皮脂分泌活跃的青年人或油性皮肤者也较为适用，广泛应用于美容润肤品中。

1. 主要成分　①水相原料中主要是精制水，占 70%左右。其次是保湿剂，（如甘油、山梨醇等）及一些水溶性营养物，还可加透明质酸，具有保持和调节皮肤角质层的代谢与含水量，防止皮肤干燥及不良脱屑；②油相中有硬脂酸、十八醇、液状石蜡、固体石蜡、精制植物油等；③乳化剂多用三乙醇胺。另外再加一些香精、香料，起到芳香作用。

2. 作用特点　美容雪花膏由于含水量大，涂用后水分逐渐蒸发，在皮肤表面会留下一层肉眼看不到的硬脂酸、保湿剂、营养素等形成的薄膜，保持水分，润泽皮肤，防止干裂、脱屑，所以美容润肤效果好。美容雪花膏质地洁白细腻，膏味芳香高雅，涂用后润泽清爽，舒适宜人，且稳定性、延展性好。雪花膏品种较多，根据成分、结构、色泽、香型、添加剂及其功用的不同，可分为普通型美容雪花膏、营养型雪花膏、增白型雪花膏、男士雪花膏、婴幼儿雪花膏等。

3. 美容雪花膏的选择和使用方法　美容雪花膏中含水分多，油脂少，所以适用于青年皮脂分泌旺盛期及油性皮肤者、炎热多汗的夏季，而干性皮肤者、寒冷干燥季节、年老皮脂分泌较少者不宜用雪花膏。

美容雪花膏在涂用前要清洁干净皮肤，用双侧示指及中指蘸取适量雪花膏均匀薄涂于皮肤表面，然后用手指自上而下轻柔按摩，或由内向外打圈并轻轻按摩。这样既可使雪花膏涂匀贴近皮肤表面，又可在按摩中加快局部血液循环，促进肌肤新陈代谢与细胞活性，有助营养物质的吸收，增强美容护肤效果。

4. 注意事项　美容雪花膏涂抹的量不宜过多过厚，以免某些物质在局部浓度过高，刺激皮肤，引起不良反应，有损美容。按摩应轻柔，循肌肤纹理及经络，不要用力过大、过猛，粗糙按擦，以免损伤皮肤。

美容雪花膏中添加剂不宜过多，尤其不要加入有害物质，如铝、铅、汞、砷、强酸、强碱等。这些物质的长期使用，不但无益美容，反而会损伤皮肤，殃及美容。敏感性皮肤者使用前应做皮肤过敏试验，阴性者方可使用。应用期间发生过敏等不良反应者，即停止使用，改用其他美容护肤品。

五、美容精华素

美容精华素是从某些动物或植物中提取的对人体皮肤具有美容护肤作用的精华，含有多种维生素、氨基酸、蛋白质及其他一些营养素，对皮肤具有保护、滋润、补充营养、增强代谢功能等作用，是目前较常用的美容护肤品。

1. 主要成分　植物性精华素多取其根、茎、果实、果核等；动物性精华素则取其皮、毛、骨、胎盘等，经精细加工后按比例或浓度添加入美容外用基质中，如常用的乳剂（可选水包油型 O/W 或油包水型 W/O），即制成精华素美容护肤品。

2. 作用特点　动植物中所含的对人体皮肤有用物质主要是各种蛋白质，如骨胶蛋白、皮毛胶原蛋白、活细胞素以及各种维生素等。这些物质可促进皮肤细胞的生长，增强其活力及新陈代谢，改善皮肤的生理功能，减少皱纹，淡化色素，延缓皮肤衰老。同时还能调节与平衡皮肤表面的酸碱度，补充天然调湿因子，保持水分，增强美容护肤功能。

3. 美容精华素的选择与使用方法　美容精华素的应用要根据不同人体的皮肤性质选择：①中性皮肤和干性皮肤，宜选植物精华素，以增强皮肤的活力与弹性；②油性皮肤要选果酸类、芦荟类等植物性精华素，以促进代谢，调节皮脂分泌，收缩毛孔；③中老年人衰老性皮肤要选动物性胶原性精华素，可以增强皮肤胶原蛋白和弹力蛋白的结构与功能，减少皱纹，保持水分，延缓皮肤衰老；④皮肤颜色深暗或有色斑者，宜选祛斑精华素，以淡化色素，抑制色斑，促进皮肤光洁亮丽。

精华素的使用可直接均匀涂抹，并适当加以轻柔按摩，促进皮肤吸收。也可结合应用离子导入仪、超声波美容仪等美容仪器设备，增强美容护肤效果。

4. 注意事项　美容精华素在涂用前，要先将皮肤清洁干净。涂用量不宜过多过厚，要均匀薄涂，轻柔按摩，切忌粗糙涂搽。配合使用美容仪器要掌握好适应证、输出功率、操作技术与时间。对于敏感性皮肤要慎用，或使用后有不良反应、不适感觉者则不宜再用。

六、美容面膜

美容面膜是一类涂于皮肤表面的成膜材料，可将局部皮肤与外界空气隔绝，增加皮肤温度与湿度，使涂在皮肤表面或面膜中的美容营养物质贴近皮肤，便于渗透与吸收，能够起到清洁、保养、润肤、护肤等美容作用。

1. 主要成分　面膜常与倒模结合使用，即先在皮肤表面均匀薄涂含有美容营养物质的霜、乳液等，再涂一层较厚的倒模材料，凝固形成面膜。这种倒模材料是由石膏经精细加工制成粉状，用水适量调成糊状，涂用后 5～8 分钟凝固成形。美容护肤结束时可将面膜整体揭除，其形状如面廓模型，称为倒模。这样的美容护肤法亦称面膜倒模。

目前常用的面膜多单独使用，其成膜材料可有高岭土、滑石粉、氧化锌粉、淀粉、海藻酸钠、聚乙烯醇、羧甲基纤维素、二氧化钛、甲壳质等，再根据美容需要加入动物性、植物性、矿物性、中药等美容营养、润肤、护肤类物质，配制成各种面膜材料，供美容者选择。

2. 作用特点　美容面膜是由各种可溶性材料、赋形剂、营养护肤的物质构成，形成的面膜或倒模可使局部皮肤与外界空气隔绝，增高局部皮肤的温度和湿度，促进血液循环、新陈代谢及各种皮肤生理功能，同时使面膜中各种营养护肤性物质有效渗入或吸收入皮肤，增强细胞活性与功能。揭去倒模或除去面膜，可将皮肤表面及毛孔内的皮垢、皮脂、皮屑、尘埃等随之清除干净，使皮肤表面清洁、滋润、光泽、亮丽。所以定期使用美容面膜具有良好的美容护肤功能。

3. 美容面膜的选择与使用方法　美容面膜种类较多，功能及美容效果也有区别，可根据美容者的皮肤状况及美容目的适宜选择。①根据面膜的理化性质分为硬膜（亦称热膜、倒模粉）、软膜。前者基质主要为石膏粉，加水调成糊状涂用后会凝固成模；后者基质则多为淀粉；②按剂型分类有粉状面膜、乳状面膜、膏状面膜、面膜巾等；③根据加入的各种美容营养物质分为化学面膜、中草药面膜、植物面膜、矿物质面膜、海洋生物面膜、动物面膜、生物面膜、类激素面膜；④根据美容面膜的防病治病作用分为美容面膜、养颜面膜、祛斑面膜、消粉刺面膜、抗衰老面膜、防过敏面膜等。因此，美容面膜是一类品种较多，用途广泛，功能各异的美容护肤品。

美容面膜在生活美容与医疗美容中均广泛应用，既可在美容院中做，又可在家庭中自行使用，当然还是专业美容做效果好。使用方法应注意其科学性、技巧性，尽可能配合应用一些美容仪器，可明显增加美容效果。使用程序一般是：①清洁皮肤；②薄涂一层磨皮膏，用手指腹侧轻柔按摩，或用电动磨皮刷轻柔摩擦皮肤；③清除磨皮膏；④薄涂含有营养素的润肤霜、奶液、护肤液、精华素等，用手指或面巾轻柔按摩 1～2 分钟，也可用离子喷雾机喷面 3～5 分钟；⑤将倒模粉调成糊状，水与粉的比例是 60ml 水中加石膏粉 100g，调好后迅速均匀涂在皮肤表面，厚度约 0.5～1.0cm，约 8～10 分钟后凝固。保护好眼睑、鼻孔、口唇处，勿涂石膏糊；⑥约 30 分钟后揭去石膏模，清洗皮肤，薄涂润肤、护肤霜或奶液。若使用的是其他面膜（软膜），在清洁皮肤后将所选择的面膜薄涂或敷于面部，露出眼、鼻、口，待成膜后 30 分钟，将面膜自上而下剥离或用吸水海绵擦除，温水清洗，再薄涂温和润肤、护肤霜或奶液。

4. 注意事项　美容面膜种类多，所含成分及功能各异，要根据皮肤状况、年龄、季节、美容目的选择适宜的面膜。在美容院由美容师进行面膜美容，效果好。若在家中自行进行面膜美容，要经美容师培训后再自行操作。敏感性体质者慎用或不用面膜美容。使用面膜后若皮肤出现红斑、瘙痒、脱屑等不适感，即应停止使用，改用其他美容护肤方法。

第四节　去角质类护肤品

人体皮肤最外层的组织称角质层，其结构紧密、光滑润泽、有韧性，是很重要的保护层，也是人体美的重要载体之一。但由于年龄、职业、气候、环境、某些皮肤病等可使角质层发生变化。其中最常见的是角质层增厚，致使皮肤干燥、粗糙、色黄、僵硬，给人体带来不适感，也有损容貌。对于这样的皮肤变化，我们就可以适当应用一些去角质类的美容护肤品，以去除增厚的角质层，增强皮肤的新陈代谢，使之光滑、润泽、有弹性，既给人体带来舒适感，又增强美容外观。常用的去角质层护肤品有以下几种。

一、磨砂膏

磨砂膏是在清洁护肤品的基础上加入矿物性或植物性微粒子而制成的一种清除老化、增厚性角质层的膏状洁肤品。也可在洗面乳液中加入有机物弹性微小粒子，使之亦有去除角质层作用，称为磨砂型洗面奶。根据微粒的大小，分为三种，即粗砂型、中砂型、细砂型，另据其香型还可分为柠檬磨砂膏、青瓜磨砂膏、杏蜜磨砂膏等。

1. 主要成分　基质采用乳剂中霜(O/W)或香脂(W/O)，起摩擦作用的微粒物可用各种米壳粉、果壳粉、橄榄壳粉、骨粉、碳酸钙粉、石英粉、聚乙烯粉等。将这些物质加工成精细微型圆粒，在高倍显微镜下观察其颗粒呈圆形或椭圆形，不能有异形或棱角，以免在摩擦皮肤时损伤皮肤。

2. 作用特点　利用乳膏剂中的矿物性或植物性微小粒子在皮肤表面温和的摩擦作用，去除皮肤表层沉积的污垢，如灰尘、皮脂及老化增厚的角质层，淡化皮肤色素。同时亦能增强皮肤毛细血管血液循环及新陈代谢，促进皮肤对美容营养物质的吸收，使皮肤有明显的清洁爽快感，呈现出光滑、润泽、柔软、鲜亮感，具有良好的美容护肤作用。

3. 使用方法　常规清洁皮肤，离子蒸气喷雾面 3～5 分钟，使皮肤湿润软化，薄涂磨砂膏后用手指轻轻滑动按摩，亦可用磨砂毛刷、美容磨皮机。操作中由里向外、由上至下作圆圈状按摩，尤其对油性皮肤者额部、鼻周、口周作重点按摩，即力度稍大或多重复几次。按摩约 3～5 分钟后，清洗干净，薄涂一些美容保湿护肤品。

4. 注意事项　要根据人体各自的皮肤性质、年龄、季节，选择适宜的磨砂膏，如含有植物性微粒的磨砂膏具有弹性好、刺激小、比较温和柔韧，适用于干性或敏感性皮肤。含有机合成型颗粒的磨砂膏具有一定的吸附作用，可吸除皮脂、汗液等皮肤分泌物，还可清洁毛孔、汗孔内积存物，所以对油性皮肤者效果好。磨砂膏使用次数不宜过频，一般油性与中性皮肤每 1～2 周一次，干性皮肤每 3～4 周一次。对于敏感性皮肤、毛细血管明显扩张或有其他皮肤病者，不宜使用磨砂膏。磨面操作时，要避开眼周，磨砂膏不要涂揉入眼内，以免微粒刺激眼睛。按摩时亦要保护好眼睛及眼睑皮肤，因眼周皮肤细薄，不宜用磨砂膏。应用磨砂膏后局部若出现红斑、瘙痒等不良反应，此后则勿再使用此类磨砂膏。

二、磨皮膏(液)

磨皮膏又称去死皮膏，磨皮液又称去死皮液或脱屑液，是一种去除老化、增厚性角质层的美容护肤品。

1. 主要成分　磨皮膏是由高分子化合物如聚乙烯制成，具有较强的黏附力，能清除皮垢与即将脱落的角质细胞。磨皮液则由微酸性海藻胶、润滑脂、金盏花素等制成。

2. 作用特点　磨皮膏(液)具有较强的黏附性、湿润性与清洁功能及轻微的磨滑作用，性质温和，不损伤皮肤。既能清除皮肤表面增厚老化的角质层及皮垢，又能软化滋润皮肤，使表皮光滑亮泽。磨皮膏常用于油性皮肤与角质层增厚明显者；磨皮液则对干性皮肤、油性皮肤、敏感性皮肤均可应用。

3. 使用方法

(1) 磨皮膏：清洁皮肤后离子蒸气喷雾 2～3 分钟，将膏体均匀薄涂待干，并保持 5～8 分钟，然后顺着皮肤纹理将其轻轻揉搓，即可将磨皮膏连同脱落的皮屑、皮垢清除掉。最后用清水洗干净，薄涂保湿护肤霜或液。

（2）磨皮液：清洁皮肤后，用脱脂棉片浸湿磨皮液后敷于皮肤表面，并轻压使其与皮肤间不留空隙，保持3～5分钟后，取下棉片，清洗干净。

4. 注意事项　磨皮膏要薄涂均匀，不宜过厚。揉搓中动作要缓慢，用力要轻。磨皮液敷用后要及时清洗，停留时间不宜过长，以免酸性液对皮肤造成损伤。应用磨皮膏（液）后局部若出现红斑、瘙痒等敏感现象时，此后则不要再用此类护肤品。

第五节　治疗类美容护肤品

治疗类美容护肤品是根据皮肤的组织结构、生理特性、代谢过程等，加入一些对于常见的、多发的损容性皮肤病起到预防或治疗作用的药物。这类护肤品作用温和，使用方便，兼有美容护肤作用与防病治病效果。

一、抗粉刺护肤品

抗粉刺护肤品是在美容护肤品中加入一些防治粉刺的药物成分，用于面部有粉刺的美容者。粉刺是日常生活中对痤疮的俗称，亦称暗疮、米疮、青春痘等，是青少年面部最常见的损容性皮肤病。皮疹主要是红色丘疹、丘脓疱疹、黑头粉刺、白头粉刺等。其原因多由青年人内分泌紊乱，即雄性激素水平增高，致皮脂分泌量增加及角质层增厚，毛囊口缩小，皮脂淤积在毛囊内，引起嗜脂类痤疮杆菌或其他细菌感染，加之皮脂分解氧化成酸性物质刺激毛囊形成毛囊炎，出现上述损容性皮损。这样的患者除经美容皮肤科医师给予治疗外，在美容护肤品中加入防治这些皮损的药物，可起到预防和减轻粉刺的美容效果。

1. 主要成分　在美容护肤性霜、膏、液中适量加入螺内酯（安体舒通）、樟脑、西咪替丁、维生素B、乙烯雌酚、维A酸、甘草酸、升华硫磺、甲硝唑等。

2. 作用特点　抗粉刺类护肤品有粉刺霜、粉刺露、粉刺乳、粉刺液、粉刺面膜等，含有对皮肤具有滋润、养护、保湿等美容护肤作用的成分，再加入具有防治粉刺的物质。其中有些成分可抑制皮脂分泌，调节脂肪代谢及表皮角化过程，使角质层变薄，毛囊口通畅，减轻皮脂淤积；有些成分可消炎止痒，抑制细菌繁殖，减轻局部红斑与炎症。

3. 抗粉刺护肤品的选择与使用方法　根据皮肤类型及面部皮疹状况选择适宜的抗粉刺类护肤品。①油性皮肤，且粉刺较红者宜选含有螺内酯、维生素B、西咪替丁、乙烯雌酚、升华硫磺或甲硝唑的美容护肤品；②皮肤干燥，粉刺颜色淡者要选含有樟脑、甘草酸、维生素B、甲硝唑类美容护肤品；③粉刺以黑头粉刺、白头粉刺为主者，宜选含有樟脑、维A酸、升华硫磺等成分的美容护肤品。

抗粉刺护肤品在使用时，要先将皮肤清洗干净，再将护肤品薄涂于皮损处，并轻柔按摩3～5次，以使防治性药物贴近皮肤，增加皮肤的渗透性和吸收率，增强防治粉刺及护肤的美容效果。

4. 注意事项　抗粉刺护肤品中含的润肤性、防治粉刺的成分较多，在应用时以涂在粉刺皮损处皮肤为主，不宜在整个面部涂抹，且涂用量应适中。对于敏感性皮肤者慎用或勿用。若外用后局部炎症加重，出现新的皮疹或瘙痒，应立即停用，并给予适当治疗。

二、祛斑增白护肤品

祛斑增白护肤品是在美容护肤品中加入减轻或祛除皮肤色素沉着的药物成分，用于皮肤有点片色素沉着斑的美容者。皮肤色素沉着比较常见，表现有多种多样，如内分泌紊乱或长期日光照射引起的黄褐斑；遗传性的雀斑；外用化妆品致敏或长期外用糖皮质激素形成的激素依赖性皮炎所致的色素沉着斑；年龄大者皮肤衰老形成的老年斑等，均可形成大小不等、颜色深浅不一的色素沉着斑，明显影响患者的容貌，有损美观。这类患者除美容皮肤科医师给予针对性治疗外，在美容护肤品中增添祛斑增白性药物，也具有一定的预防和治疗色素斑的美容效果。

1. 主要成分　在美容护肤品性霜、膏、液中增添适量的祛斑增白性药物，如化学性的有二氧化钛、壬二酸、维生素C、半胱氨酸、氢醌、曲酸、熊果苷、超氧化物歧化酶；中草药有人参、丹参、珍珠、芦荟、桂皮、当归、甘草等。这些成分分别具有防遮紫外线、抑制酪氨酸酶活性、减弱黑素的生成，并有增强血液循环、促进表皮细胞新陈代谢及增加细胞的活性功能，从而起到祛除色素沉着斑，增白皮肤的美容效果。

2. 作用特点　祛斑增白护肤品有祛斑霜、祛斑洗面奶、祛斑露、祛斑面膜等。应用较多的是祛斑霜，在皮肤表面停留的时间长，治疗性药物浓度较高，吸收率也好，因此祛斑效果好。祛斑霜一般分日用霜与夜用霜两种，前者以祛斑、防晒、保湿为主，既可祛除黑素斑，又可防止皮肤干燥；夜霜除祛斑功能外还添加营养素，养容润肤与护肤的功能较突出。

3. 祛斑增白护肤品的选择与使用方法　应根据色素斑的原因及表现选择适宜的祛斑增白护肤品。①日晒后所致色素沉着或在室外工作者，宜选含有祛斑药（如氢醌、壬二酸、曲酸等）和防晒物质（如二氧化钛、氧化锌等）的祛斑护肤品；②由于妊娠等内分泌紊乱所致的色素沉着，应选含有壬二酸、超氧化物歧化酶或中草药成分的祛斑护肤品；③敏感性皮肤者外用致敏性化妆品或糖皮质激素依赖性皮炎所致的色素斑，可选含有曲酸、熊果苷、维生素C、超氧化物歧化酶的祛斑护肤品；④年龄大皮肤老化形成的色素斑宜选含有超氧化物歧化酶、半胱氨酸及中草药的祛斑护肤品。

祛斑增白护肤品在使用时要先清洁皮肤，取适量祛斑霜均匀涂抹，重点是色素斑部位，并稍作轻柔按摩，以促进局部血液循环，增强祛斑有效成分的渗透与吸收。若用祛斑面膜，也要在局部清洁、按摩等皮肤护理后，用祛斑霜作底，再敷盖面膜，待凝固、冷却成模（膜）后20分钟揭去，洗净面部，再涂用滋润保湿性护肤品。

4. 注意事项　祛斑增白护肤品内所含成分较多，为防止过敏反应，在使用前要详细阅读说明书，了解其性能及适应证、使用方法。必要时先做皮肤过敏试验，如在耳后或前臂内侧皮肤试用2～3天，无阳性反应，方可外用于面部。使用时不要涂的过多过厚，适量薄涂均匀即可。应用期间尽量不要再用其他护肤品，不要晒太阳。涂用后局部若出现红斑、刺痒等不良症状，应及时停用，给予对症治疗，改用其他祛斑增白护肤品。

三、防晒护肤品

防晒护肤品是指在美容护肤品中添加具有阻遮、吸收、反射紫外线的成分，避免或减轻紫外线对皮肤的损伤、晒黑等损容表现。日光中紫外线分长波紫外线（UVA，波长320～

400nm)、中波紫外线(UVB,波长 290～320nm)、短波紫外线(UVC,波长 200～290nm)。其中 UVC 被大气层臭氧层吸收,不能到达地球表面,因此造成人体皮肤损伤的主要是 UVA 与 UVB。UVA 主要使皮肤色素加深,UVB 主要使皮肤产生红斑。紫外线对皮肤损伤的作用机制是光毒性反应或光变态反应,还可影响免疫系统,损伤表皮细胞核内 DNA,促进黑素细胞合成与分泌黑素颗粒,从而出现皮肤红斑、色素加深、组织增生、皮肤老化、诱发皮肤癌变等。因此,为防止紫外线长期大量照射,适当应用防晒护肤品对人体既有美容护肤功能,又有防止皮肤细胞癌变的作用。

1. 主要成分　美容护肤品中常用的防晒剂可分为两类,即化学性防晒剂和物理性防晒剂。前者的作用机制是吸收紫外线,常用的有对氨基苯甲酸、水杨酸苯酯、肉桂酸、二羟丙酮等,能吸收使皮肤产生红斑的 UVB。2-苯丙三唑、二苯甲酮等能吸收使皮肤黑素增加的 UVA,从而可防止皮肤被日光晒红或晒黑。物理性防晒剂主要作用机制是反射紫外线,即将紫外线散射回去,减少对皮肤的损伤作用,常用的有二氧化钛、氧化锌等。将这些防晒剂加入美容护肤品中,配制成防晒护肤性霜、膏、露等。

2. 作用特点　防晒护肤品种类较多,可有防晒霜、防晒乳、防晒露、防晒凝胶等。防晒效果的好坏主要指标是国际上制定的 SPF 值,即防晒系数,或称防晒率。防晒系数值越大,其防晒效果越好;防晒系数值越小,防晒效果越差。防晒护肤品还分为防止晒红和防止晒黑两类,前者含有 UVB 的吸收剂和阻遮剂,可防日晒后红斑,不防晒黑;而防止晒黑护肤品中含有 UVA 的吸收剂和阻遮剂,因此能防日晒后黑素沉着。但多数防晒护肤品兼有防护 UVA 与 UVB 的成分。

3. 防晒护肤品的选择与使用方法　首先应根据不同的季节、环境、紫外线强度及皮肤对紫外线的敏感度选择合适的防晒护肤品。长时期在室外工作者,尤其是在野外、沙漠地域工作,为防各种紫外线对皮肤的损伤,如红斑、色素加深、皮肤老化、表皮细胞恶变等,要坚持外用防晒护肤品,且应选择既能防 UVA,又能防 UVB 的护肤品。在室外停留时间短暂者,选择防 UVB 护肤品即可。

对于防晒品防晒系数(SPF)的选择,在一般情况下,SPF 值在 8～12 的防晒品适用于普通皮肤的防晒要求;对紫外线敏感者可选 SPF 值为 12～20 的防晒品;如果是在野外沙漠、海滨、雪地等环境下,SPF 值应选大于 20 的防晒品。在炎热多汗季节,由于汗水的原因,防晒品会被汗液稀释或流淌他处,应及时清洗后重新涂防晒品。

防晒护肤品在使用前要先清洁皮肤,其用量比日常护肤品要多一些,稍厚一点。除面部是重点防晒部位外,其他裸露处也要涂用,如颈部、上胸部、手部、前臂等处,最好在出门前 10 分钟就将防晒品涂好。如果外用的是单纯的防晒剂,尤其是防晒系数较高的制品,在使用前要先薄涂剂型相似的护肤品,如防晒品是水包油型霜剂(O/W),而护肤品也要用水包油型的霜剂。这样直接接触皮面的是美容护肤品,外覆防晒品,既能润肤护肤,又能防止紫外线。

4. 注意事项　皮肤较白皙者容易晒成红斑,而肤色深者易晒黑,因此,不愿晒红或晒黑者均应注意防晒品的应用。防晒只能减轻紫外线对皮肤的损伤,所以在上午 11 点至下午 2 点日光中紫外线强度最大时,尽管涂用了防晒品,也应避免强阳光直接照射,或凭借太阳帽、头巾、防紫外线伞、面罩等辅助防晒。夏季阴天或多云时紫外线仍可到达地球表面,即使在冬季阳光较弱,仍含有不同强度的紫外线。所以对紫外线敏感者一年四季均可使用适宜的防晒护肤品。

防晒护肤品中含有的化学成分较多，所以使用前应先做皮肤斑贴试验，阳性反应者勿用该种防晒品。使用中若出现皮肤红斑、瘙痒等症状时应及时停用。从室外回室内休息时，应将防晒品清洗干净。

四、除臭护肤品

除臭护肤品主要是指清除人体腋臭的护肤品。腋臭的产生是由于腋窝部毛发区内顶泌汗腺的分泌物，经细菌分解后产生不良的汗臭味。而在部分人群内具有一种特殊的臭味，类似狐狸的臭味，俗称狐臭。这种特殊腋臭有遗传性，是一种常染色体显性遗传病，在有些民族与地域中十分常见。腋臭尽管不影响人体健康，但给人带来诸多不便与影响，因此也成为美容者要求护理与治疗的重要内容之一。腋臭的消除主要靠手术疗法及其他理化技术治疗。此外，除臭护肤品则成为特殊腋臭者与普通腋臭者的选择。

1. 主要成分　除臭护肤品的主要成分有三部分：①抑汗剂：其功能是抑制汗腺的分泌。由于腋窝部顶泌汗腺、皮脂腺、小汗腺比较多，分泌物也比较多，且处于皱窝内，不易挥发干燥，因此，汗液量减少，臭味自然会减轻。常用的药物有氯化铝、硫酸铝、柠檬酸铝、羟基苯磺酸锌等。②抑菌或杀菌剂：腋窝部汗液分泌多，温暖潮湿，有利于细菌的生长繁殖。尤其是一些非致病性嗜脂类菌，可以分解皮脂，产生臭味，所以局部外用抗菌药是很重要的，常用的有新霉素、六氯酚、硼酸、苯酚、间苯二酚等。③除臭剂：使用一些分解产生臭味的脂肪酸或抵消臭味散发的药物，常用的有氧化锌、滑石粉及中草药，如丁香、藿香、广木香、土大黄、蛇床子等，还可加入香料、香精，散发香味，掩盖、淡化腋臭味。

2. 作用特点　除臭护肤品中含有止汗、抑菌、消散臭味的成分，可配制成霜剂、粉剂、乳液剂、溶液剂、喷雾剂等。在局部涂用可以抑制汗腺分泌，减少汗液等代谢产物的积存，同时具有抑菌及消散、淡化臭味作用。因此，可以明显减轻腋臭味的产生与散发，避免使周围人群感到不快，很受腋臭者的欢迎。

3. 除臭护肤品的选择与使用方法　除臭护肤品的种类与剂型较多，可根据自身腋臭情况及年龄、季节、所处工作环境与社交场所选择。青年人、炎热多汗季节要选除臭效果好，药物浓度较高的护肤品；年龄较大者、凉爽少汗季节可选普通除臭护肤品；在出席交际场所或需与人群近距离接触者要选除臭并浓香型护肤品；一般场合可选香型较清淡的除臭护肤品。

除臭护肤品使用前先清洗腋部，然后将除臭护肤品均匀涂布或喷洒两侧腋窝，轻柔按摩，以促进局部皮肤吸收与渗透。涂抹范围以毛发处为重点，若腋毛长而密者，可剪短或刮去腋毛。一般腋臭者每周涂用2～3次即可，重症或炎热多汗季节可每天使用。

4. 注意事项　除臭护肤品只适用于腋窝部，不可大范围或全身使用。多用在炎热的夏季，秋季凉爽时少用或不用。腋窝处皮肤皱褶，易形成潮湿、浸渍或摩擦，对除臭护肤品也易形成过敏或刺激反应，因此要选择比较温和，刺激性小的除臭剂。用前可先在前臂处小面积试涂，观察2～3天无反应时再用在腋部。局部若出现红斑、瘙痒等不良反应，即应停止使用此类除臭护肤品，并及时清洗，必要时外用抗过敏性外用药。

五、抗皮肤衰老护肤品

抗皮肤衰老护肤品是指在养容护肤品中添加抗皮肤老化的物质，起到延缓皮肤衰老的作用。人体衰老是自然规律，不可抗拒。但能否延缓、减慢或减轻衰老，是医学界早已研究的重要内容之一，已获得可喜成效。皮肤是人体的重要器官，是容貌美观的重要载体。皮肤是否健美已成为人类身心健康的重要标志之一。人到老年，皮下组织减少，皮肤变薄、干燥、粗糙、松弛、皱纹及弹性减弱，明显失去青壮年时丰满柔润、富有弹性、光滑亮丽的表现。

人体皮肤衰老的原因迄今尚未完全明确，从人的生理生化演变过程揭示，有自由基学说、程序衰老学说、免疫学说等。目前认为对细胞的生长、代谢起决定作用的特殊蛋白质、酶、细胞因子等随着年龄的增长而逐渐发生变化，使得人体渐渐缓慢进入衰老状态。但医学科学的发展，以仿生法研究出一些生化活性物质，可参与细胞的组成与代谢，增强细胞与组织的活力，替代衰退的细胞，抑制和延缓人体衰老。常用抗皮肤衰老护肤品可起到减慢或减轻皮肤的衰老的作用。

1. 主要成分　在护肤品中添加的抗皮肤衰老性物质，有许多种类，①细胞生长因子：主要有表皮生长因子（EGF）、碱性成纤维细胞生长因子（BFGF）、表皮营养因子（EHF）等，可促进皮肤中表皮与真皮的新陈代谢及延缓肌肤衰老过程；②蛋白质：主要是胶原蛋白、水解蛋白（如牛筋蛋白水解液）、弹性蛋白、丝素蛋白等，可增加和改变皮肤内结缔组织的结构和生理功能，防止皮肤老化；③酶：主要有蛋白酶、弹性蛋白酶、超氧化物歧化酶等，有较好的抗皮肤衰老效果；④其他抗衰老素：如透明质酸、甲壳素、螺旋藻、蜂胶、人参、花粉、胚芽等，对人体皮肤具有多种营养功能。

2. 作用特点　抗皮肤衰老护肤品根据其所含的抗衰老物质的不同，可配制成多种护肤品。①以细胞生长因子为主的抗衰老护肤品对皮肤有多种生物功能，可以促进皮肤细胞活性与生理功能，改善微循环，增强营养、代谢、生长、分化及弹性，延缓或减缓皮肤的衰老；②以各种蛋白质为主的抗衰老护肤品，可为皮肤细胞，尤其是纤维类细胞提供营养素，增加和改变皮肤内结缔组织的微细结构和生理功能，增强弹性与韧性，减缓皮肤松弛、皱纹等老化表现；③以各种酶为主的抗衰老护肤品，主要是促进皮肤的生物代谢，清除代谢产物，激活细胞功能，使皮肤保持活力，抗衰老、抗皱纹。将这些有利于皮肤生长代谢、增强活力的物质适当添加到美容护肤剂中，配制成霜、膏、乳、液，外用皮肤表面，尤其是暴露部位的面、颈、手部皮肤，可有效减慢、减轻皮肤的衰老过程，起到美容护肤功能。

3. 抗皮肤衰老护肤品的选择和使用方法　要根据不同的年龄、皮肤状况选择适宜的抗衰老护肤品，如青壮年宜选择蛋白质类与酶类的护肤品，以增强皮肤的结构和生理功能，保持正常的新陈代谢过程，防止皮肤衰老；中老年人应选择含有细胞因子的护肤品，可激活细胞的生理功能，改善微循环，促进皮肤的生长、代谢，有利于延缓皮肤的衰老；生活中营养状况不良，环境比较差的人群应以蛋白质和其他抗衰老素护肤品为主，可给皮肤细胞补充生长、代谢中所需的物质原料，减缓、减慢皮肤衰老。总之对皮肤应用这些抗衰老护肤品，尽管不能永驻青春，但可有效延缓皮肤衰老。

抗皮肤衰老护肤品需要长时期使用，每次应用前先清洁皮肤，将皮脂、皮屑、皮垢、尘埃等清洗干净，再涂用抗衰老护肤品，每日 1～2 次，均匀薄涂于皮肤表面，轻柔按摩 1～2 分钟。若再间断性加用面膜，可进一步增强美容防皱效果。

4. 注意事项　要根据不同季节与皮肤选择抗衰老护肤品的剂型，如夏季、油性皮肤者宜选霜剂型；秋冬、干性皮肤宜选冷霜或奶液型。涂用量不宜过多，均匀薄涂一层即可。由于所含成分较多，对于敏感皮肤者慎用，或选择比较温和的品种。在使用中若出现红斑、瘙痒等不良反应者，即应停止使用，改用其他美容护肤方法。

第六节　美容常用精油

精油是将高香度植物的花瓣、枝叶、根茎、果实、种子、树脂（汁）等经高科技方法提炼出的高浓度、高香气物质，也称植物精油。这些植物都可进行光合作用，它的细胞能分泌具有芳香味的分子，聚集成香囊，散布在花瓣、枝叶、果实、根茎中，是纯天然的高级香味精油。

一、精油的提取与分类

美容精油是从某些植物的花、叶、果、茎、根中提取的具有挥发性香味的油性物质，即天然植物性芳香精油。对精油的提取加工过程及工艺要求很高，如在相关季节采集花瓣、枝叶、果实、种子、根茎、树脂（汁）等，再经晒干、阴干、风干或鲜湿时粉碎，通过蒸馏法、挤压法、冷浸法或溶剂提取法等提炼、萃取其具有挥发性芳香味的物质，再经提纯、去杂质、浓缩而成高精度、高浓度、高香味油性物质，即可稀释配制加入美容护肤品中，增强其美容、护肤、芳香效果。

美容精油根据其组成可分为两类。

1. 单方精油　单一品种的植物花、果、子、枝、根提炼的精油，称单方精油。这属于纯精油，对皮肤常有较强的刺激性，香味太浓，呛鼻，所以多数不能直接外用。经用溶剂或基础油按一定浓度稀释的精油（薰衣草和茶树精油可不用稀释），称为单方直用型精油。这是按美容护肤及芳香种类调配好的精油，可直接外用于人体部位的美容护肤精油。

2. 复方精油　2 种以上品种的植物提炼的纯精油相混合，称复方纯精油或混合精油，多数不能直接外用。这样的复方精油配方常含有 2～4 种精油，是根据某些植物油的香型调配，相互间有相辅相成的协调作用，增进与改变香型或呈多味香型。复方精油按一定浓度稀释调配成可外用的精油，称复方直用型精油，可直接外用于人体皮肤。

上述单方或复方精油的稀释剂多用非挥发性植物油，称之为基础油，如橄榄油、蓖麻油、杏仁油、葡萄核油等。这类油对人体皮肤具有滋润、营养、护肤作用，由此配制的外用型精油，既有润肤、护肤作用，又散发宜人芬芳味，所以是良好的芳香美容护肤品。

二、精油的作用特点

植物精油的油分子很小，非常容易溶于基础油及乳化剂、乙醇。外用时能与皮脂混合，渗入皮肤。除滋润肌肤，散发芳香味外，还能强化人体生理与心理机能，促进细胞活力与再生，增强机体免疫力。此外，芳香味还具有清洁空气、消毒、抑菌的作用。

常用美容护肤性芳香精油及其作用特点见表 3-1。

表 3-1 常用美容护肤性芳香精油及作用特点

植物名称	美容护肤作用特点
百里香	促进皮肤新陈代谢，延缓皮肤老化
迷迭香	延缓皮肤皱纹，去除头皮屑
茉莉	增强皮肤细胞活力及弹性
檀香	适用于干性或老化性皮肤
薰衣草	能促进皮肤细胞活力，调节皮脂，减轻毛孔阻塞
鼠尾草	增强皮肤细胞活力，祛斑、增白皮肤
没药	保湿防皱，改善皮肤干燥、粗糙，防老化
薄荷	清洁皮肤，调节皮脂代谢与分泌
紫檀木	增强皮肤细胞活力，减缓皱纹，消除黑眼圈
橙花	增进细胞再生，并有保湿、美白作用
广木香	疏通毛孔，可减轻痤疮或皮肤炎症
杜松	调节皮脂分泌，可用于油性皮肤
肉桂	抗皮肤老化、皱纹，减轻痤疮
天竺葵	增强皮肤细胞防御功能，止痒，抑制细菌
玉兰花	增强人体免疫功能，抑制细菌
尤加利	抑制细菌，减轻痤疮
丁香	保湿，润肤，改善皮肤粗糙

其他常用精油还有洋甘菊、依兰、苦橙叶、野姜花、百合、桂花、兰花、玫瑰、铃兰、茶树、茶花、紫罗兰、柠檬、甜橙、香芋、佛手柑、红柑、蜜柑、西柚、甜杏仁、葡萄核等。

三、精油的使用方法

精油有宜人的芳香味，可采取喷洒、湿敷、按摩、熏蒸、吸入等方法，香化肌肤、衣物、居室，调理人体身心与肌肤健康。

1. 外涂法　根据个人需要选择某香型单方或复方直用精油，也可将精油加入美容护肤霜、膏、乳液中，均匀薄涂皮肤表面，每日 1～2 次。既有护肤、润肤、防皱、保湿等美容效果，又有宜人香味。目前美容护肤品中绝大多数加有不同香型、不同浓度的精油，受到美容者的欢迎。但在选用时一定要根据不同的季节、性别、年龄、部位、护肤品剂型等，选择自己喜欢的香型，外用可增强美容护肤效果。常用的有紫罗兰、玉兰花、百里香、檀香、丁香等。

2. 按摩法　选择某香型单方或复方直用精油，薄涂面部或头部、腋部、颈部、躯干等处，然后用双手指腹或掌部轻柔按摩 2～3 分钟，使精油能较多渗入表皮。其功能可有增强皮肤活力，滋润皮肤，消散躯体汗臭味，延长香味存在时间，延缓皮肤衰老及起皱。常用的有百里香、迷迭香、玉兰花、檀香、茉莉等。

3. 喷洒法　选择某香型单方或复方精油，按适宜浓度稀释后，装入喷雾瓶中，喷洒在皮肤及衣物、床上用品、家具、地毯、书柜或宠物身上，可起到消毒祛臭、芳香飘溢、身心愉悦、改善生活环境。常用的有迷迭香、柠檬、甜橙、薄荷、天竺葵等。

4. 湿敷法　选择宜用于面部的直用水溶性精油，稀释在温开水或冷开水中，搅匀后，浸入面巾，拿出拧至半干，敷在面部，用双手轻轻按压 1～2 分钟后，再浸入精油水，再敷，如此反复 10～20 分钟。精油温热敷法可促进血液循环，增加精油的渗透性，增强润肤、留香美容效果；精油冷敷法可使精油接触渗入皮肤，能够起到护肤、芳香美容效果。常用的有熏衣草、茉莉、紫罗兰、天竺葵、玫瑰、柠檬等。

除上述常用方法外，还有香薰炉熏香法、漱口法、吸入法、沐浴法等可供美容者选择。

四、注意事项

1. 精油浓度　首先，区别清楚是直用精油还是纯精油。一定要根据说明书严格稀释浓度，并在不同年龄、不同部位使用不同的浓度。

2. 致敏性　皮肤敏感者要先作过敏试验。按一定浓度在前臂小面积涂用，12～24 小时看局部有无红斑、瘙痒等阳性反应，皮试结果是阴性者方可使用该品种的精油。若使用某种精油局部出现不良反应，即应清洗，并外用抗过敏药。反应严重者请美容皮肤科医师诊治。

3. 光敏性　部分植物精油外用后具有光敏性。主要是阳光中紫外线照射发生光化学反应或光毒性反应，局部出现红斑、肿胀、水疱等。对光敏性精油避免在白天或暴露部位外用，如青柠、佛手柑、苦橙等。

4. 保存　精油应装在深色玻璃器皿内，密闭存放，并避免高温、阳光照射或不洁污染。

第七节　美容护肤品配制原则

美容护肤品属于化妆品范畴，所以其质量控制，卫生标准等法定条款应遵循国家有关化妆品的法定项目。国家卫生部于 1987 年颁发实施中华人民共和国《化妆品卫生标准》，规定了化妆品卫生化学标准和微生物学质量标准，同时限定了化妆品成分中的禁用物质、限用物质、暂用着色剂、限用防腐剂、限用紫外线吸收剂等。1989 年卫生部颁发中华人民共和国《化妆品卫生监督条例》，将化妆品纳入国家卫生监督体制。1999 年 11 月，卫生部又在原《化妆品卫生标准》的基础上修订颁发了《化妆品卫生规范》，为保障人民身体健康，确保化妆品的卫生质量与使用安全，从行政法规上加强了化妆品的卫生监督管理。这些标准、规范和监督条例就是美容护肤品配制时必须遵循的法规原则。

一、美容护肤品的卫生规范

1. 安全要求　对使用处皮肤不能产生刺激、致敏、伤害等损害性表现，且无感染性。

2. 禁用物质　禁止使用对皮肤及身体有害的原料，严格遵守《化妆品卫生规范》中限定的禁用物质与限性物质。

3. 微生物限定　眼部、口唇等处用护肤品及婴幼儿用护肤品细菌检查总数不得大于 500CFU/ml 或 500CFU/g；其他护肤品细菌检查总数不得大于 1000CFU/ml 或 1000CFU/g；真菌和酵母菌总数不得大于 100CFU/ml 或 100CFU/g；每克或每毫升护肤品中不得检出金黄色葡萄球菌、绿脓杆菌和大肠埃希杆菌。

4. 有害物质限定　汞＜1mg/kg、铅＜40mg/kg、砷＜10mg/kg、甲醇＜2000mg/kg。

5. 包装材料　内外包装材料必须整洁、干净、无毒、无害。并注明美容护肤品名称、生产企业、产地、批号、有效期限、主要成分与功效、使用方法、注意事项、偶见不良反应等。

二、美容护肤品质量控制

美容护肤品质量要求非常重要，一定按国家标准控制质量，为美容者提供良好的美容护肤品。

1. 原料要求 美容护肤品的原料要根据效能需求进行选择。各种原料的美容护肤特性都将在产品中表现出来，是决定美容效果的关键因素。原料的质量要符合国家标准，严格筛选优等品，无毒、无害、无污染、无杂质，由此决定美容护肤品质量的好坏。原料制作要按要求精细加工，不能损坏质量，保持优良功效，便于配制与使用。总之，为保障美容护肤效果良好，原料质量的好坏是非常重要的物质基础。

2. 配方原则 美容护肤品的配方结构，要根据美容护肤的目的、功效、性质及剂型原则来决定。一种美容效果良好的护肤品，其配方结构一定是科学的、合理的，配伍符合国家标准。配方中的成分选择、比例或浓度的确定，制剂质量的控制都要有科学依据，功效验证，副作用与不良反应的观察，严格按照美容护肤品的高标准精细计算、准确组合，以保障美容护肤品的良好效果。

3. 配制工艺 美容护肤品的制作工艺要有科学性。操作过程的任何一道程序都要有科学依据、设计方案、流程控制、质量监督。各种原料的选择与加工，要高标准，严要求。对于配制的浓度、比例、温度、时间等都要精确细致。总之，美容护肤品配制过程也要符合国家标准，全程监督任何一个操作环节，保障制作质量，配制生产出合格的美容护肤品。

4. 产品质量控制 美容护肤品的整体质量必须符合国家标准，尤其是美容护肤的效果，即美容者应用后能否达到预计的美容功效。此外，成品的安全性、稳定性、使用性也是质量控制的组成部分。产品的外观也有质量要求，如粉剂的颗粒大小、摩擦度、杂质、气味等；膏、霜、液的色泽、水分、黏度、透明度、延展性、香味、pH 值等均要符合质量要求，成为合格的美容护肤品。

5. 产品包装要求 一种好的美容护肤品也要有优良的包装。首先包装材料必须符合国家标准，对产品及人体均是无害、无毒、无近期及远期副作用，并能按期有效地保存所容纳的美容护肤品。内装容器如瓶、盒、罐及外装盒的形状、色调、图案、文字等也要给人以美感，设计要美观、雅致、整洁、干净、实用、方便。

三、美容护肤品禁用物质

国家卫生部颁发的《化妆品卫生规范》中规定有 421 种(类)物质和 73 种中草药禁止用于化妆品原料。药物中主要包括：激素类药、麻醉药、神经类药、抗过敏药、抗肿瘤药、抗生素药、有毒中草药、农药及杀虫药、放射性物质、重金属元素、致癌物、有毒化学物等。常见的药品有：甲氨蝶呤、二甲基亚砜、乙酰胆碱、士的宁、对硫磷、雌激素、肾上腺素、阿托品、氟尿嘧啶、秋水仙碱、除虫菊、保泰松、麻黄碱、滴滴涕、汞和汞化合物、砷和砷化合物等。这些禁用物质若加入美容护肤品中长期使用，不但妨害人体皮肤与黏膜，有损美容，还会对体内组织、器官、生理功能等产生不良影响，甚至造成急慢性损伤或远期危害。因此在设计美容护肤品配方时必须严格注意禁用物质，保证其安全性。

四、美容护肤品限用物质

卫生部《化妆品卫生规范》规定化妆品中限用物质有 67 种，即这些物质可用，但其浓度或比例不能超过限定的水平。由于美容护肤品在人体皮肤长期外用，这些限用品若超量，就会使人体产生某些不良反应，如刺激性、腐蚀性、过敏性或其他毒副作用。如铅不得超过 40mg/kg，甲醇不得超过 2000mg/kg，对苯二胺在染发剂中最大允许浓度是 6%，且不可染睫毛和眉毛，用前要做过敏试验。因此，《化妆品卫生规范》中对这些限用物质规定了最大允许使用浓度、使用范围和限制条件及必要的说明，美容护肤品在设计配方时必须严格遵照执行。

五、美容护肤品限用着色剂

卫生部《化妆品卫生规范》规定化妆品中暂用着色剂原料有 157 种，其功能是赋予美容护肤品一定颜色，改善色泽，增强美感，赏心悦目，提高产品质量。着色剂分为三类：①天然色素：是直接取自动物或植物组织的色素，对人体皮肤一般无损害，是目前应用较广的色素；②有机合成色素：常用的是以煤焦油为原料制成，通称焦油色素或苯胺色素，长期或高浓度外用对人体有一定的毒性与致癌作用，目前已较少应用；③无机颜料：主要为无机化合物，又称矿物性色素，其中有些含有重金属元素，如汞、铅、砷等，长期或高浓度外用对人体亦有危害性，目前也已较少应用。这些着色剂是美容护肤品的重要配方成分，应严格按国家标准设定配方，明确其名称、使用范围和限制条件，剂量精确，增进美容护肤效果。

六、美容护肤限用的防腐剂

美容护肤品中多数含有蛋白质、脂类、维生素、蜡质等和水，一些微生物可以在其中繁殖，使护肤品腐败变质，这就需要添加防腐剂。卫生部《化妆品卫生规范》规定化妆品中限用防腐剂有 55 种，并列出了名称、限用范围、使用条件及最大允许浓度。

美容护肤品中防腐剂可分为有机性和无机性两大类。有机防腐剂主要有醇类、酚类、酯类、酸类、醛类等；无机防腐剂多用硼酸、碘酸钠、硫酸镁等。美容护肤品中所用防腐剂的质量要求很高，要无色、无毒、无刺激；抑菌效果要好，且有效期要长；配伍无禁忌，溶解度高；既不能有损护肤品剂型及美容效果，又不能对人体产生任何副作用及不良反应。

七、美容护肤品原料配伍禁忌

美容护肤品种类繁多，功能各异，配方各式各样。这样众多的原料相溶、相合在一起，其性能可否配伍，是否发生物理性或化学性变化，如分层、沉淀、变色、产气、凝聚、离散等，这会影响产品质量与美容护肤效果。因此，在设定配方时一定要注意各原料间的配伍禁忌。

常用美容护肤品配伍禁忌见表 3-2。

表 3-2　常用美容护肤品配伍禁忌表

原　料	配伍禁忌
硼砂	甘油、山梨醇、刺梧桐胶
铝	乙醇、异丙醇
碘	不饱和化合物
碱	酯、乳酸、山梨醇、卵磷脂、海藻酸钠、蛋白降解物、季铵盐类化合物
碳酸盐	甲基纤维素
磷酸盐	甲基纤维素
酸	酯、琼胶、明胶、卵磷脂、梨子胶水、聚乙烯醇、海藻酸钠、蛋白质和蛋白质降解物
油酸	过氧化氢
油酰醇	十六烷基硫酸钠
铁盐	酚类、脂肪、三乙醇胺、季铵盐类化合物
铅盐	阿拉伯树胶、羧甲基纤维素
钙盐	脂肪族烷基芳基磺酸盐
氯酸钾	有机化合物
蛋白质	碱类、甲醛、酚类、电解质、离子型表面活性剂
电解质	聚乙烯醇、海藻酸钠
乙醇	海藻酸钠
季铵盐类化合物	滑石、磷脂、镁盐、高岭土、纤维素、蛋白质、阴离子表面活性剂
明胶	鞣酸、阿拉伯树胶、西黄蓍胶
肥皂	羊毛脂、乳酸钠、电解质、重金属离子、十二烷基硫酸钠
酚类	鞣酸、西黄蓍胶、甲基纤维素、乙烯吡咯烷酮、聚氧乙烯化合物、非离子型表面活性剂

（高　旭）

4 第四章 面颈肩部护理

第一节 面、颈、肩部皮肤应用解剖

一、面、颈、肩部皮肤解剖

皮肤覆盖于体表，是人体最大的器官，约占个体体重的16%。成人皮肤总面积约为1.5m²。皮肤的厚度因部位不同而异，不包括皮下组织约为0.5～4mm，年龄、性别和营养均可影响皮肤的厚度。儿童比成人的皮肤薄，女性比男性的皮肤薄，四肢屈侧的皮肤较薄，而眼睑、乳房、外阴的皮肤最薄，手掌、足跖则最厚。正常皮肤表面可见许多纤细的皮沟；皮沟将皮肤划分为细长略隆起的多角形或菱形的皮嵴，在皮嵴上可见到许多凹陷小孔，即为汗腺孔。皮肤从外向内分为三个部分，依次为表皮、真皮、皮下组织(图4-1)。

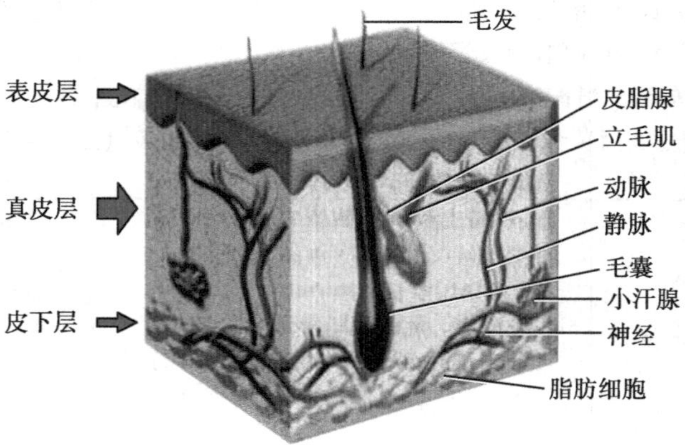

图4-1 皮肤解剖结构的模式图

(一) 表皮

在组织学上属于复层扁平上皮，主要由角质形成细胞、黑素细胞、朗格汉斯细胞、梅克尔细胞等构成。

1. 角质形成细胞　是表皮的主要成分。根据角质形成细胞的发展阶段和特点，可将表皮分为五层，由深至浅依次为基底层、棘层、颗粒层、透明层、角质层(图4-2)。

2. 黑素细胞　位于基底层，黑素细胞内含有特征性黑素小体，是产生黑色素的场所。1个黑素细胞可通过其树枝状突起向周围约10～36个角质形成细胞提供黑素，形成一个表皮黑素单元。黑素能遮挡和反射紫外线，借以保护真皮及深部组织。不论何种皮肤，它们的黑色素细胞数目与黑色素的形成都是相同的。人的肤色不同，主要是由黑色素细胞中的黑色

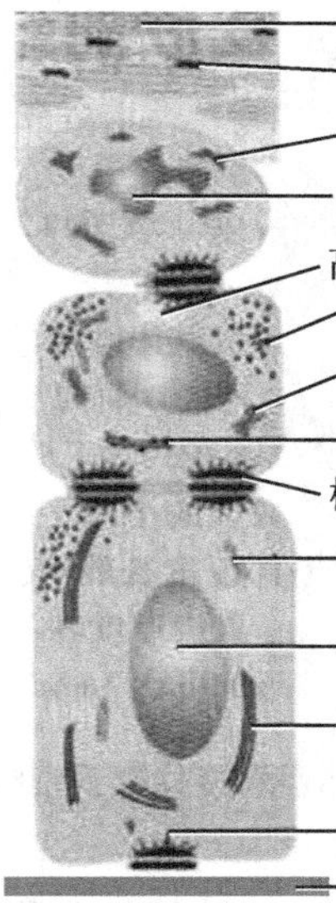

图 4-2 角质形成细胞形态结构的模式图

素颗粒以及黑色素细胞在表皮层内所处的位置而决定的。

3. 朗格汉斯细胞 多分布于基底层以上的表皮中，能吞噬皮内异物并传递抗原信息。其功能近似巨噬细胞，与免疫监视及免疫功能有关。

4. 梅克尔细胞 在鼻尖等感觉敏锐部位密度较大，可能具有感觉传导作用。

（二）真皮

主要由结缔组织组成，包括胶原纤维、网状纤维、弹力纤维及基质，其中胶原纤维最为丰富。真皮结缔组织内含有丰富的血管、淋巴管、神经、肌肉及感觉神经末梢。真皮对皮肤营养起着主要作用。真皮层内含有全部皮肤组织 60%的水分，使皮肤富于湿润和弹性。真皮厚度约为表皮的 15～40 倍。真皮浅层较薄部分称为乳头层；深层较厚部分称为网状层。由于结缔组织的纤维束呈不同方向排列，使皮肤具有一定方向的张力线。若按张力线方向（即沿皮纹）作皮肤切口，则创口愈合后瘢痕不明显。真皮胶原纤维和弹力纤维具有抗拉性和弹性，皮下又有柔软的脂肪组织，故可以减缓外来机械性冲击和压迫；皮肤的坚实和弹性，主要由真皮所决定。

（三）皮下组织

又称皮下脂肪层，由疏松结缔组织及脂肪小叶构成。其厚薄与性别、年龄、营养及身体部位有关。有缓冲外力撞击、防止热量扩散及储存能量作用。

（四）皮肤附属器

包括毛发、皮脂腺、汗腺和甲。

二、面颈部肌肉及与皱纹的关系

肌肉可分两类：随意肌和不随意肌。随意肌受意识控制，不随意肌受内脏神经支配，不受意识控制。

头部的肌肉属随意肌，它可分为面肌和咀嚼肌两部分。

面肌大部分起自颅骨的不同部位，止于皮肤，表浅而菲薄，主要位于口、眼、鼻等裂孔周围，可分为环形肌和辐射肌两种，起到缩小或扩大裂孔的作用。同时牵动面部皮肤表达喜、怒、哀、乐等各种表情，故面肌又叫表情肌。

面部动力性皱纹与面部表情肌有着密切的关系，即皱纹的方向和表情肌纤维的方向呈垂直或者切割状。

1. 额部

（1）额肌

解剖特点：额肌起自头顶部帽状腱膜，肌纤维向前下方，止于眉部皮肤，呈放射状分布。

损美问题：额肌收缩时，向前牵拉帽状腱膜，可上提眉部，使额部皮肤产生横纹，即额纹，俗称抬头纹，与额肌纤维走行方向垂直。

（2）皱眉肌

解剖特点：皱眉肌位于眼轮匝肌眶部及额肌的深面，两侧眉弓之间，起自额骨鼻部，止于眉内侧半的皮肤。

损美问题：皱眉肌收缩时牵拉眉向内紧缩眉头，易在眉间形成"川"字形眉间纹，多为2～3条，主要为垂直走向，但下部纹常向两侧略呈八字形展开。

（3）降眉肌

解剖特点：为额肌的延续部分。起自鼻骨下部的鼻背筋膜和鼻背板的上部，于中线两侧向上，其肌纤维与额肌内侧部的肌纤维相连续，止于眉间部皮肤。

损美问题：收缩时牵拉眉间皮肤向下，使鼻根部左右内眦连线上方形成横纹，常为1～2条，称为鼻根纹。

2. 眼部

解剖特点：眼部的眼轮匝肌为环形纤维，位于眼眶周围，呈椭圆形扁肌，分眶部、睑部和泪部三部分。其作用是收缩时可闭合眼睑。

损美问题：眼睑纹分布于上、下睑皮肤，为眼轮匝肌收缩所致。上睑纹细密明显，中间部呈垂直向，内侧部稍向内上方辐射，外侧部亦逐渐向外上方散开。下睑纹稍粗浅，呈垂直状或稍斜向外下，如有眼袋时皱纹不明显。鱼尾纹呈粗细不等的条纹状，沿外眦部放射状排列，闭眼时因眼轮匝肌收缩致纹理更为明显。随着年龄的增长，皮肤弹性降低而松弛，鱼尾纹会逐渐加深并向两侧延伸。

3. 口部

解剖特点：口轮匝肌或称口括约肌，为椭圆形的环形扁肌，围绕口裂，由数层不同方向的肌束组成。

损美问题：上、下唇周皮肤放射状皱纹，唇部因缺乏皮下组织，故皱纹呈现出密而细的特点，唇红处较明显。

4. 面颊部

解剖特点：提上唇肌位于眶下部的皮下，是近似长方形的扁肌。

损美问题：提上唇肌收缩时可上提上唇，牵引鼻翼向上，使鼻孔开大，同时加深鼻唇沟。鼻唇沟纹位于鼻唇沟外侧缘，即颊脂垫与口轮匝肌相交处的皮肤皱襞，多为一条，是面中部衰老的最重要征象。但年轻人在不笑时可消失。中年起则逐渐显露，不笑时也可存在，笑时则更明显。鼻唇沟纹若下延至下颌体下缘，则应视为明显老化的现象。鼻唇沟纹是上唇外上侧呈放射状排列的表情肌收缩所致，年老者也有与皮肤重力性皱纹混为一体。颊纹位于颊部鼻唇沟的外侧，为一或数条。其产生原理同鼻唇沟纹，但出现较晚。瘦的人颊纹较为明显。

5. 颈部

解剖特点：颈阔肌主要位于颈部皮下，宽而菲薄。颈阔肌收缩可使颈部皮肤出现横行或斜行颈部纹。

损美问题：人们在工作、日常动作中大多数时间低着头，颈阔肌完全是松弛的，容易导致肌肉下垂、皮肤衰老。颈部肌肉上下走行，随年龄增加颈横纹增多。

三、面、颈、肩部按摩常用穴位

经络内属五脏六腑，外络四肢面颊，沟通内外，遍布全身，是全身气血运行的大小通路，是按摩起效的作用基础。通过按摩手法，刺激特定的穴位，可以调节脏腑功能，促进气血运行，使人体各部分的功能活动保持协调和相对平衡。

（一）头面部按摩常用穴位（图4-3）

1. 印堂（图4-4）

部位：两眉头连线的中点。

主治：前额痛、鼻部疾病、颜面痤疮。

功效：祛风热，宁神志，除皱润面。

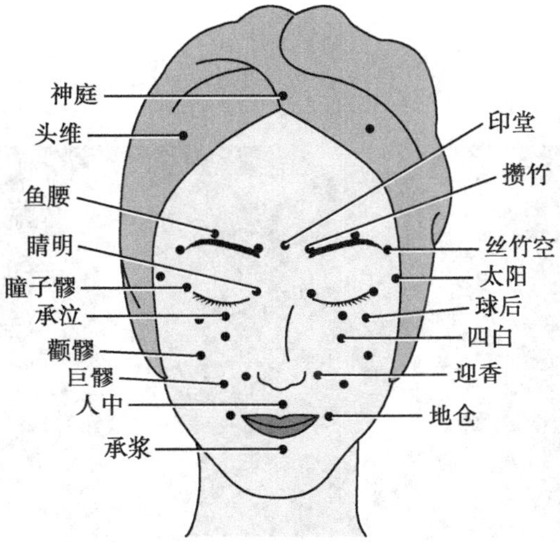

图4-3 头面部穴位模式图

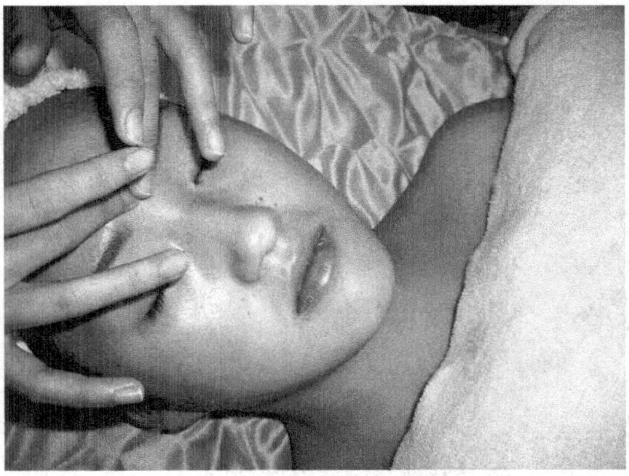

图4-4 印堂

2. 攒竹（图4-5）

部位：眉头凹陷中。

主治：雀斑、头痛、目眩、消除眼睛疲劳及水肿。

功效：消除皱纹、明目。

3. 鱼腰（图4-6）

部位：眉毛正中处。

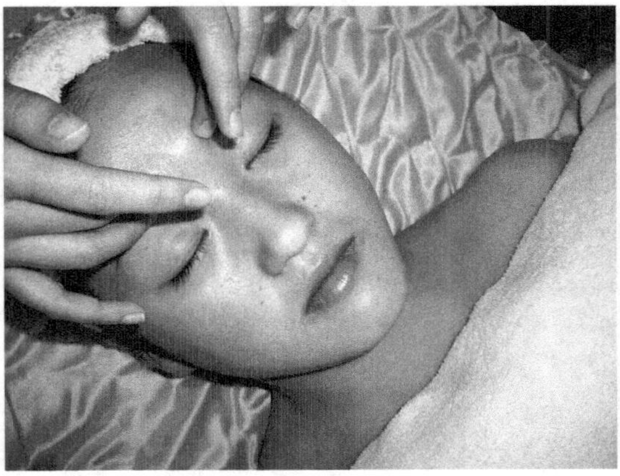

图4-5 攒竹

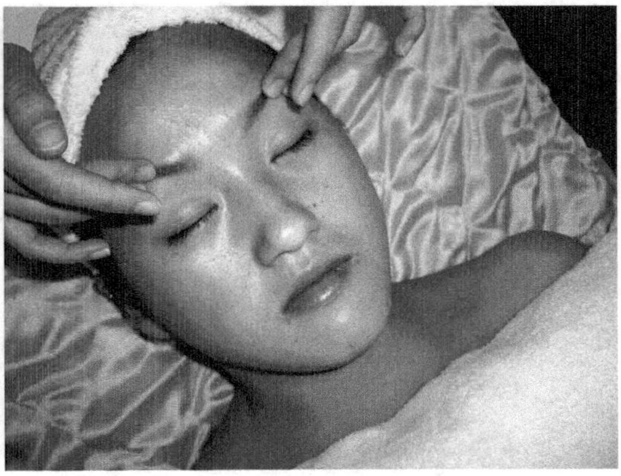

图4-6 鱼腰

主治：面部皱纹、面瘫、额部斑块、额部粉刺。

功效：防皱、明目、生眉。

4. 丝竹空（图 4-7）

部位：眉梢处。

主治：眼角皱纹、脱眉、倒睫、黄褐斑。

功效：消除皱纹、润泽肌肤、明目、改善皮肤细胞活力。

5. 太阳穴（图 4-8）

部位：眉梢与外眦角之间，向后约 1 横指的凹陷处。

主治：眼角皱纹，黄褐斑。

功效：消除疲劳、醒脑、提神、明目。

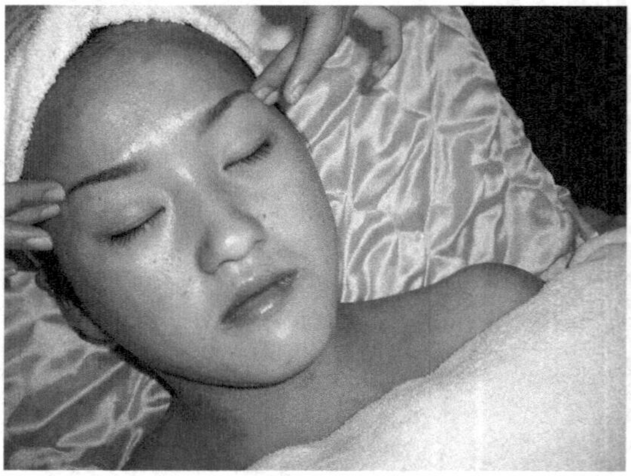

图 4-7　丝竹空

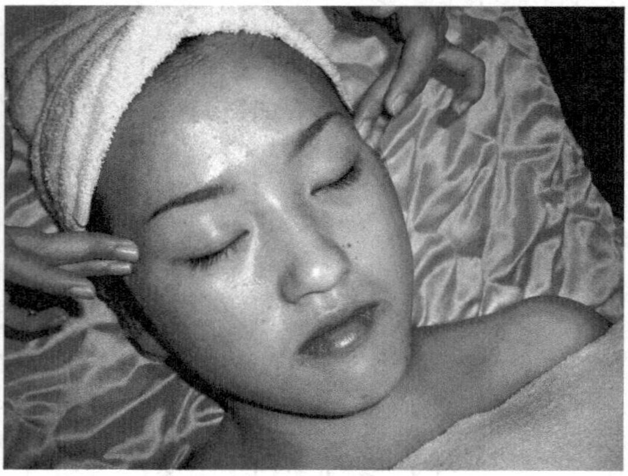

图 4-8　太阳穴

6. 瞳子髎（图 4-9）

部位：眼外眦角眶骨缘上。

主治：眼角皱纹、黄褐斑、雀斑、额部痤疮。

功效：明目减皱，令脸色红润，消除疲劳及鱼尾纹。

7. 球后（图 4-10）

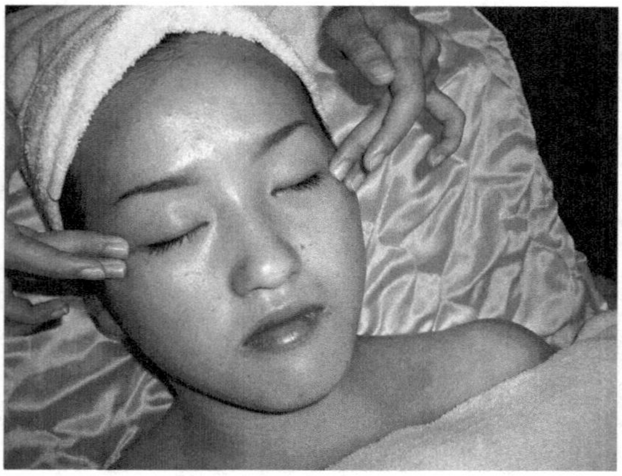

图 4-9　瞳子髎

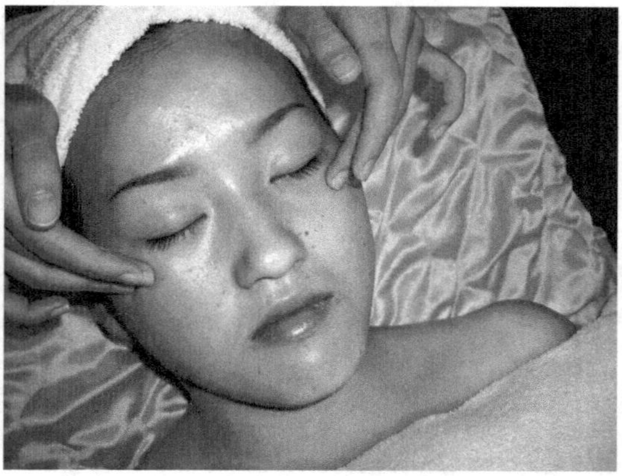

图 4-10　球后

部位:眶内,眶下缘外 1/4 与 3/4 内交界处。
主治:眼角皱纹,雀斑,黄褐斑,眼袋。
功效:消除眼袋、黑眼圈,明目。
8. 承泣(图 4-11)
部位:目正视,瞳孔直下眶骨缘上。
主治:眼袋、黄褐斑、眼睑水肿、口眼歪斜。
功效:消除眼袋、黑眼圈,明目。
9. 四白(图 4-11)
部位:目正视,瞳孔直下,相当于眶下孔凹陷中。
主治:雀斑、黄褐斑、面部皱纹。
功效:增强皮肤弹性张力,防止色斑。
10. 睛明(图 4-12)
部位:眼内眦角稍上方凹陷处。
主治:视力减退、色盲、夜盲。
功效:明目、消除眼袋、保持眼部皮肤弹性。

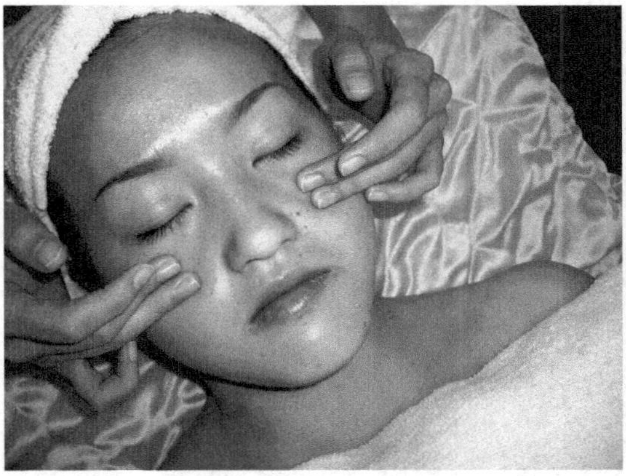

图 4-11　承泣、四白

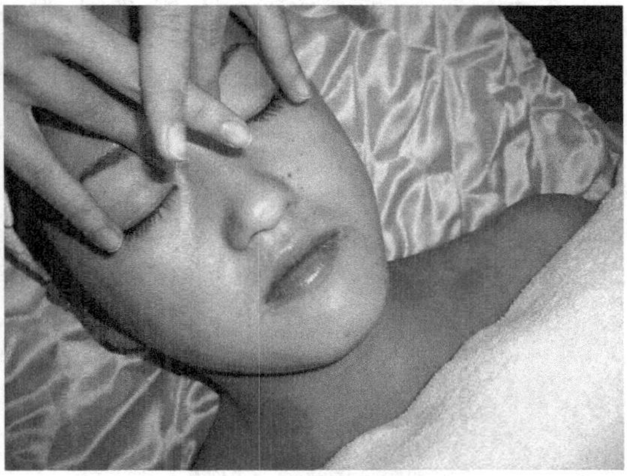

图 4-12　睛明

11. 迎香(图 4-13)
部位:鼻翼外缘中点旁开 0.5 寸,当鼻唇沟中。
主治:鼻塞、鼻痛、脸皱、面癣。
功效:治皮肤敏感,消除痤疮。
12. 巨髎(图 4-14)
部位:目正视,瞳孔直下,颧骨下缘凹陷中。
主治:齿痛、唇颊肿痛。
功效:改善眼口下垂。
13. 颧髎(图 4-15)
部位:目外眦直下,颧骨下缘凹陷中。
主治:口眼歪斜、颊肿、唇肿。

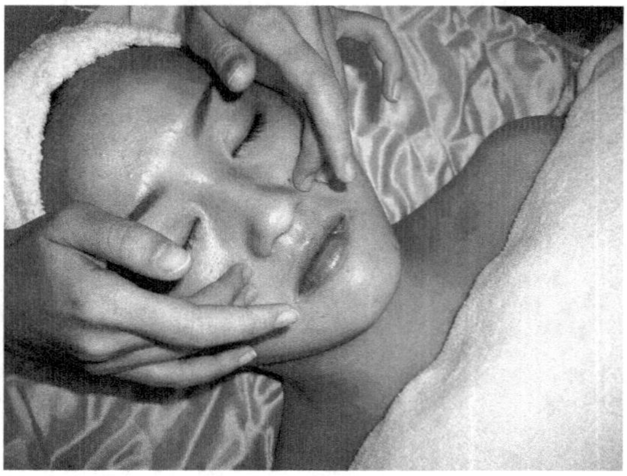

图 4-13 迎香

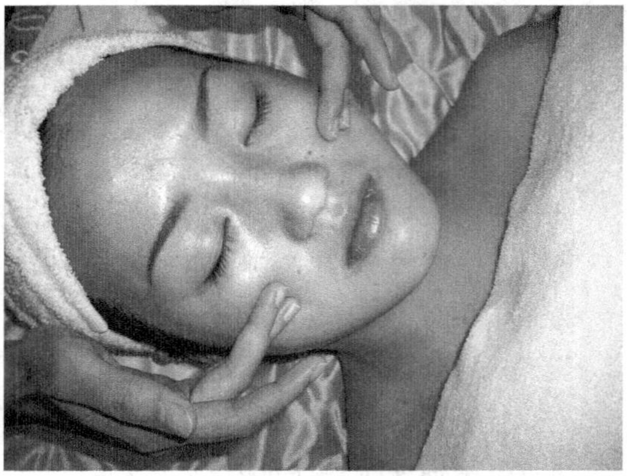

图 4-14 巨髎

功效：祛风消肿，清热明目，还可用于面部除皱。

14. 人中(图 4-16)

部位：人中沟的上 1/3 与中 1/3 交点处。

主治：癫狂、昏迷、牙关紧闭、嘴歪斜、腰脊酸痛。

功效：清神志，开关窍，止疼痛。

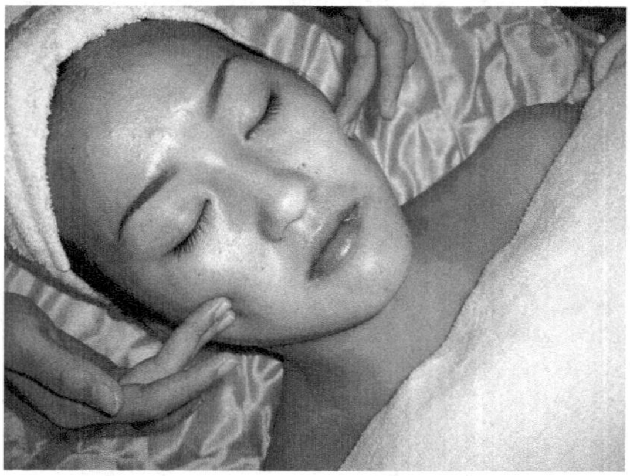

图 4-15 颧髎

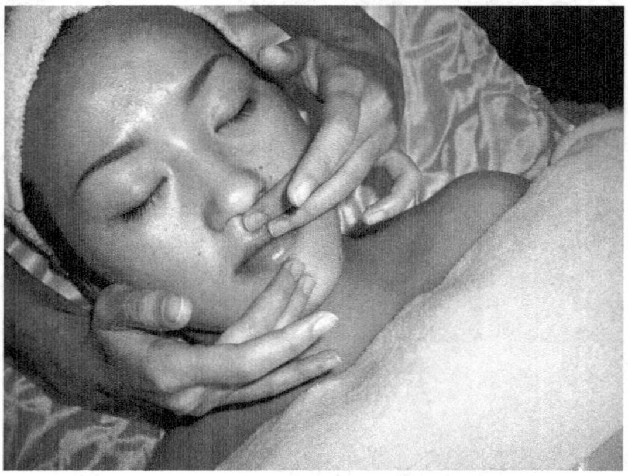

图 4-16 人中、承浆

15. 承浆(图 4-16)

部位：下颏正中，下唇缘下凹陷处。

主治：癫狂、嘴歪、脸肿、口疮、下颌部暗疮。

功效：排毒，强壮身体，润肌，消双下巴。

16. 地仓(图 4-17)

部位：口角旁开 0.4 寸。

主治：流口水、唇部皱纹及口唇下垂。

功效：预防感冒、支气管炎、嘴歪。

17. 颊车(图 4-18)

部位：下颌角稍上方一横指凹陷中，咀嚼时咀嚼肌隆起最高点处。
主治：嘴歪、牙关紧闭、牙痛、面肌麻痹、面肿、面癣。
功效：润泽皮肤，预防颊肌松弛，防暗疮。

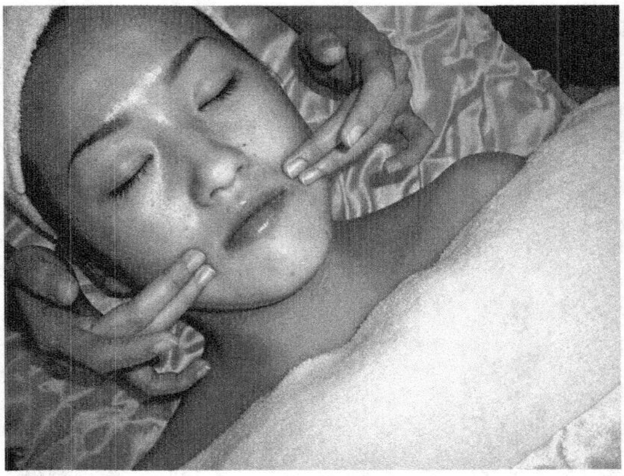
图 4-17 地仓

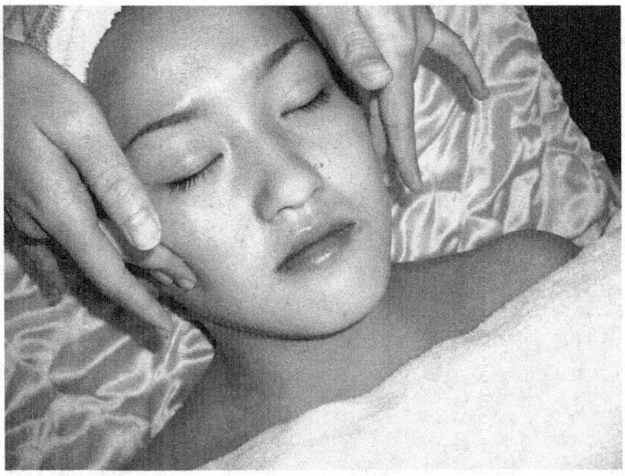
图 4-18 颊车

18. 翳风（图 4-19）
部位：耳廓的后下方，耳垂根后方的凹陷处。
主治：耳鸣、耳聋、口噤不开、颊肿、下颌急痛、口眼歪斜、牙痛。
功效：疏风通络，开窍益聪，镇痛。
19. 耳门（图 4-20）
部位：耳前小瓣之上缺口处。
主治：口周肌肉痉挛、颌肿痛、耳聋、耳鸣。
功效：聪耳，开窍，提高听力。

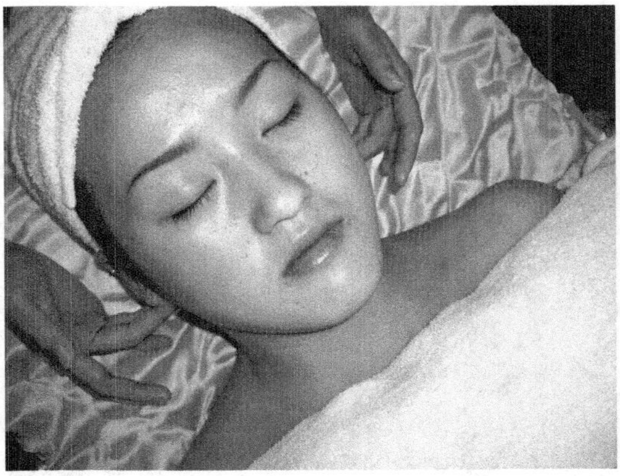
图 4-19 翳风

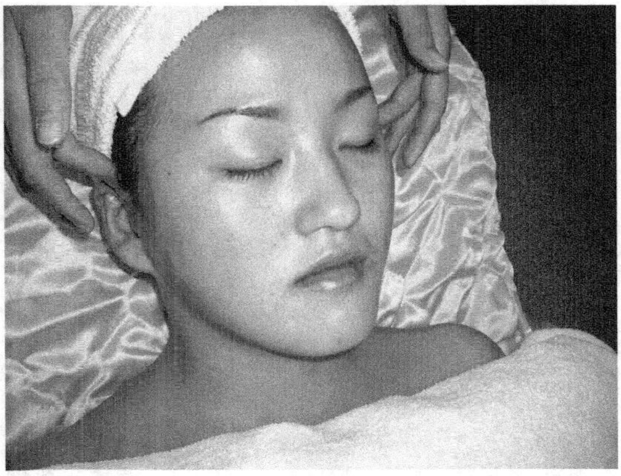
图 4-20 耳门

20. 听宫（图 4-21）
部位：耳屏前，下颌骨髁状突的后方，张口时呈凹陷处。
主治：耳聋、耳鸣、心腹满痛、牙痛。

功效:安神活络,聪耳开窍。

21. 听会(图 4-22)

部位:耳前方,耳屏间切迹前方与下颌角髁突的后缘;张口凹陷处。

主治:耳鸣、耳内疼痛、下颌关节炎、口眼歪斜、牙痛、腮肿。

功效:疏经活络,开窍益智。

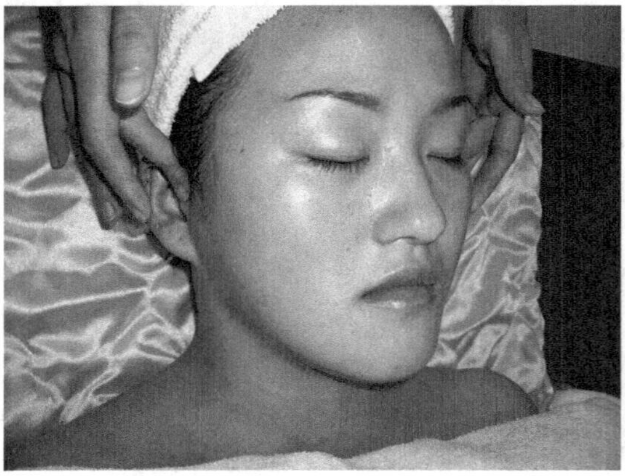

图 4-21 听宫

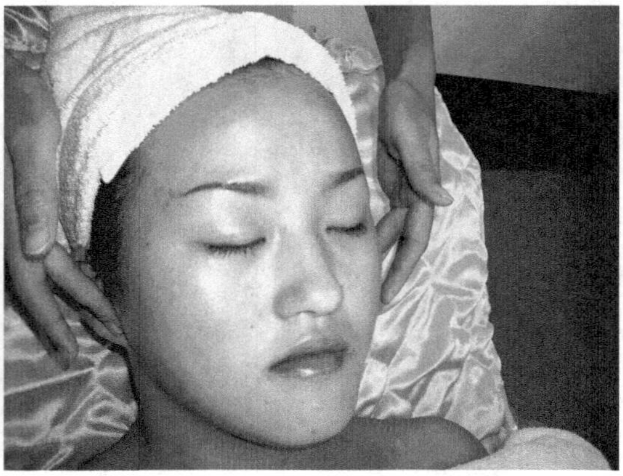

图 4-22 听会

22. 下关(图 4-23)

部位:在颧骨弓之下缘凹陷处。

主治:面黑、面癣、面部皱纹、口疮、痤疮。

功效:治耳鸣、耳聋、齿痛、颈项痛。

23. 上关(图 4-24)

部位:在耳前,下关直上,当颧弓上缘微上方之凹陷处。

主治:解痉止痛。

功效:治头痛、耳鸣、耳聋、齿痛、癫痫。

24. 神庭(图 4-25)

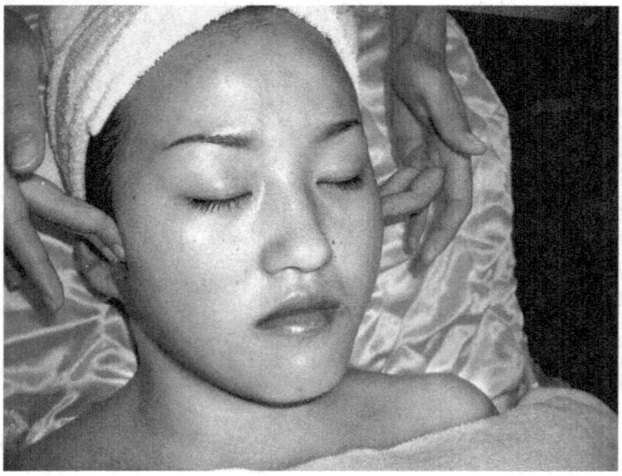

图 4-23 下关

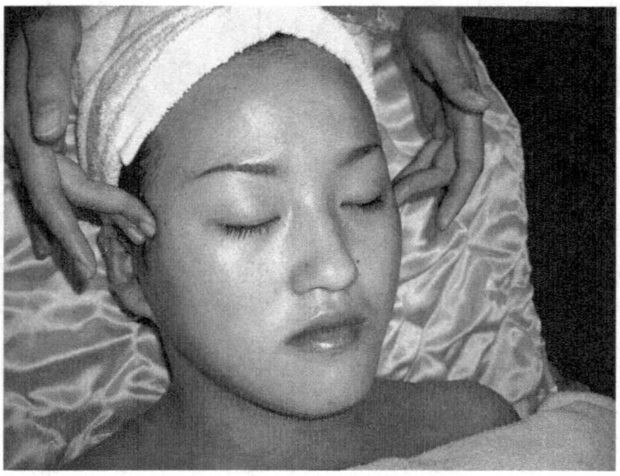

图 4-24 上关

部位：前正中线入前发际 0.5 寸。
主治：头痛、眩晕、失眠、癫痫。
功效：强身、防衰老、镇痛。
25. 头维（图 4-26）
部位：头侧位，额角发际上 0.5 寸，头正中线旁 4.5 寸处。
主治：面神经麻痹、偏头痛、目痛多泪、眼睑跳动。
功效：改善面部皱纹。

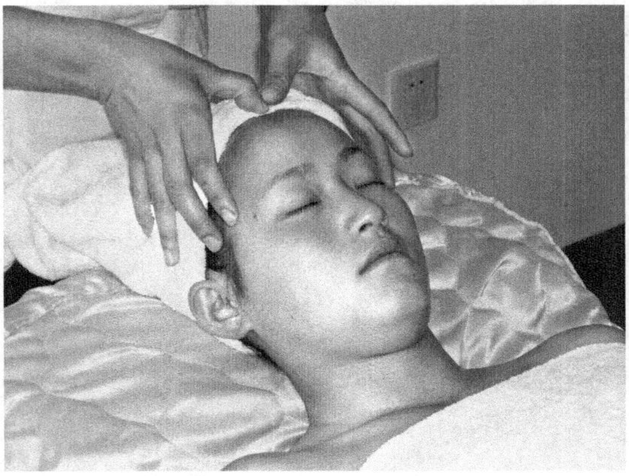

图 4-25　神庭

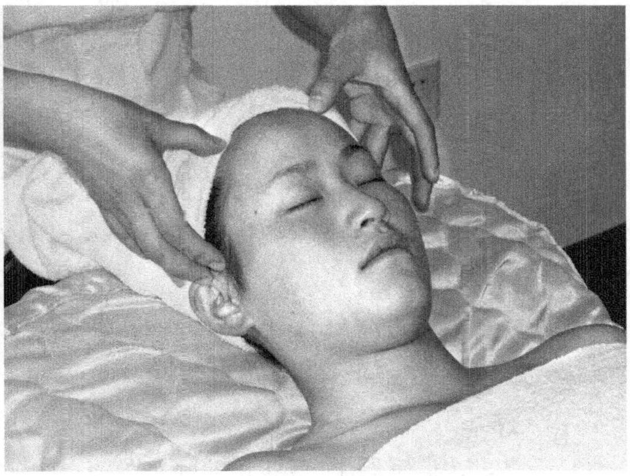

图 4-26　头维

26. 百会（图 4-27）
部位：两耳尖连线与头部正中线之交点处。
主治：头痛、眩晕、中风不语。
功效：强身、醒脑、治头痛。
27. 风池（图 4-28）
部位：平风府，胸锁乳突肌与斜方肌之间凹陷中。
主治：脱发、斑秃、痤疮、面瘫、面肌痉挛、风疹、神经性皮炎。

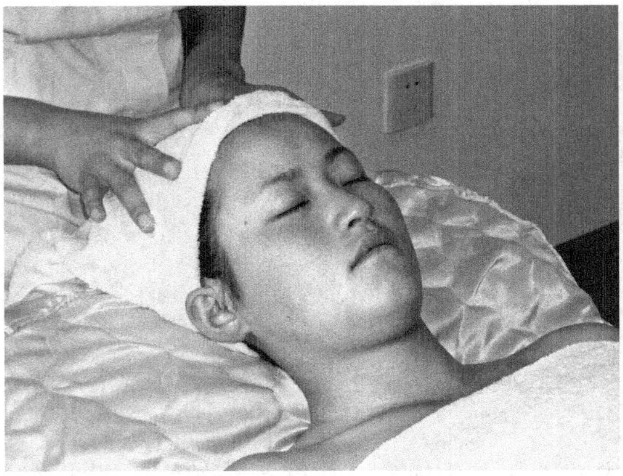

图 4-27　百会

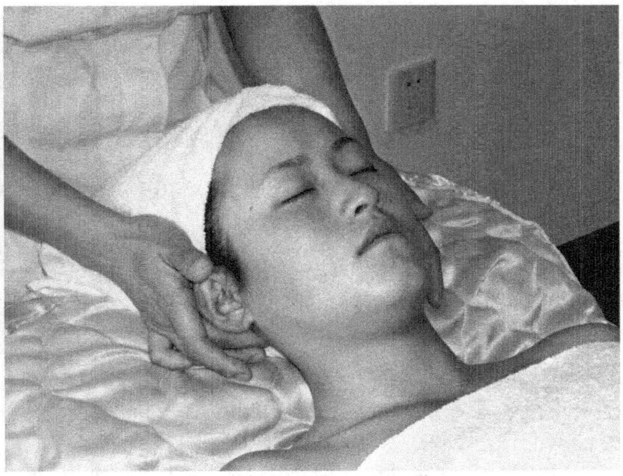

图 4-28　风池

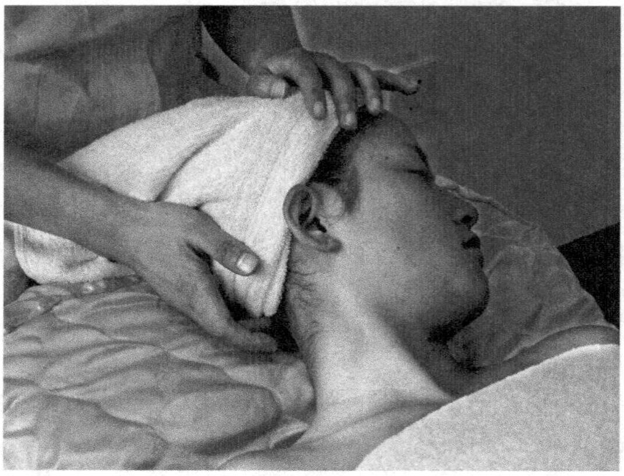

图 4-29　风府

功效：祛风解表，清脑明目。

28. 风府（图 4-29）

部位：在顶部，后发际正中直上 1 寸。

主治：头痛、项强眩晕、咽喉肿痛、失音、卒中。

功效：镇静、宁神、解痉。

（二）肩、颈部按摩常用穴位

1. 大椎穴

定位：第 7 颈椎棘突下。

功效：肩背疼痛、发热、咳嗽、中暑。

2. 肩中俞穴

定位：大椎穴旁开 2 寸处取穴。

功效：颈椎病、肩背疼痛、落枕、感冒、咳嗽。

3. 肩外俞穴

定位：第 1 胸椎棘突下旁开 3 寸处取穴。

功效：肩背酸痛、颈项僵直。

4. 肩井穴

定位：大椎与肩峰连线的中点。

功效：肩背疼痛。

5. 巨骨穴

定位：在锁骨肩峰端与肩胛冈之间的凹陷处。

功效：肩背疼痛、活动不利。

6. 肩髎穴：

定位：肩峰后下方，上臂平伸时，在肩后呈凹陷处取穴。

功效：肩关节及上肢外侧疼痛。

7. 肩髃穴：

定位：肩部三角肌上部中点，肩峰与肱骨大结节之间，肩关节外展 90°时，在肩峰凹陷处取穴。

功效：颈椎病、落枕、肩背疼痛。

8. 气舍穴

定位：锁骨内侧端上缘，胸锁乳突肌胸骨头与锁骨头之间取穴。

功效：颈项僵直、咽喉肿痛、气喘。

9. 廉泉穴

定位：在喉结上方舌骨上缘凹陷处取穴。

功效：舌下疼痛、咳嗽、舌干口燥。

四、皮肤生理及老化

皮肤的衰老是由自然因素或非自然因素造成的皮肤老化现象。皮肤组织的生成期大约结束于 25 岁，被称为皮肤的转折期。所以皮肤的衰老即从 25 岁开始。此后，生长与老化同时进行，真皮弹力纤维、胶原纤维逐渐变粗减少，40岁以后皮肤老化逐渐明显，程度因人而异。

（一）影响面、颈、肩部皮肤衰老的因素

1. 年龄因素　皮肤老化一般从25岁开始，30岁以后，颈部皮肤上开始出现网状细纹，肌肉逐渐松弛下垂，皮下脂肪减少，随着年龄的不断增加，常会在两侧颈阔肌的近中缘形成两条下垂的皮肤皱纹。

2. 环境因素　长期阳光照射、风吹雨淋可使胶原纤维减少、弹力纤维变性，导致皮肤松弛和老化，形成皱襞、眼袋等。

3. 代谢障碍　如维生素A摄取不足或吸收障碍，可导致上皮细胞增生角化，皮肤干燥、粗糙或脱屑而出现明显皱纹。维生素E、维生素C不足时可使色斑形成、毛囊角化、皮肤粗糙、皱纹早现等。

4. 吸烟、刺激性饮食　尼古丁能收缩血管，减少皮肤营养和氧气供应，长期吸烟者比不吸烟者早10～15年出现皱纹；过度饮酒、喝浓茶、咖啡等，都容易对皮肤产生刺激而促使其衰老。

5. 精神紧张、睡眠不足　会使汗腺、皮脂腺的分泌失调，皮肤局部的营养及抵抗外来刺激的能力下降，出现皮肤萎缩、干燥。

6. 迅速减肥或缺乏锻炼　体重迅速减轻，易使皮肤松弛而形成皱纹，长期静坐可致皮肤血循环不良，出现早衰。

7. 丰富的面部表情　如大笑、眯眼、皱眉等都会导致面部皮肤产生相应皱纹，如鱼尾纹、额纹、"川"字纹、鼻唇纹等，初期为暂时性，若长期持续出现，可形成固定皱纹。

8. 皮肤保养不当　长期用太热的水或肥皂洗面，过多的皮肤按摩或按摩手法不正确，滥用化妆品均易导致皮肤老化，使皱纹增加。

9. 疾病因素　一些慢性消耗性疾病如肝病、肾病、结核、癌症等，可引起全身营养不良，皮肤组织的血液供应、激素水平、营养状态明显下降，细胞发生萎缩、变性，皮下脂肪减少、肌肉松弛导致皮肤失去弹性而出现皱纹。

10. 不良习惯　高枕、躺着看书或电视、长时间伏案学习或工作等也会使颈部皮肤形成横向皱纹。

（二）皮肤组织老化的表现

1. 皮肤组织衰退　皮肤的厚度随年龄的增加而全层逐渐减少。人在20岁时表皮最厚。40～50岁，皮肤开始老化变薄：表皮细胞形态与大小不一，增殖减少，颗粒层可逐渐萎缩到消失，棘细胞生存期缩短，角质层对某些化学物质的通透性增加。表皮细胞核分裂增加，导致黑色素增多，故老人的肤色越来越深。由于细胞代谢减弱，老化细胞附着于表皮角质层不脱落，使皮肤表面失去柔润而变粗糙、无光泽。真皮在30岁时最厚，随着年龄增长，真皮层结缔组织减少，弹力与胶原纤维变性、缩短、数量减少，脆性增加，使皮肤逐渐失去弹性和张力，导致皮肤松弛与皱纹产生。

2. 生理功能低下　皮脂腺与汗腺的分泌物组成了皮肤表面的皮脂膜，皮脂膜使皮肤表面显得润泽光滑，并可保护皮肤。伴随老年化的到来，皮脂腺、汗腺功能衰退，汗液与皮脂排出减少，皮肤失去润泽变得干燥。血液循环功能减退难以补充皮肤必要的营养，老年人皮肤在损伤时修复较慢。

3. 皱纹　人体皮肤衰老的重要征象是出现皱纹。面部皱纹是面部皮肤变化的明显标志。青春期由于皮肤水分含量较多、弹性好，面部不易出现皱纹，但若皮肤过度失去脂肪，也可致皮肤干燥，形成暂时性皱纹，也叫假性皱纹，经适当的皮肤护理可以消失。进入中年以后，随着皮肤日趋老化，可形成永久性皱纹，也叫真性皱纹，在额部、眼角、口角、颊部是最易发生的部位。皱纹的形成与遗传、种族等先天因素及皮肤护理、情绪等后天因素有关。坚持皮肤护理可延缓皱纹的发生，而固定的深皱纹可通过美容外科手术消除。

（1）皮肤分裂线：皮肤分裂线是一种与生俱来的、肉眼不可见的皮肤内张力线。经显微镜观察证实皮肤分裂线的排列方向依赖于皮肤真皮内纤维的排列方向。

（2）体位性皱纹：随体位改变而出现的皮肤皱纹称为体位性皱纹。主要出现在颈部。正常人刚出生其颈部即有1～3条横向皱纹，属正常生理现象。但随着年龄增长和颈阔肌长期收缩，可使横纹变深，加之横纹间皮肤松弛而成更多的横向皱纹。产生体位性皱纹的主要原因是“运动”和“松弛”。皮肤在处于松弛状态时，自然形成宽窄、长短和深浅不等的皱纹；当皮肤被拉紧时，皱纹也随即消失；当体位发生改变时，皱纹也随部位发生改变。

（3）动力性皱纹：产生动力性皱纹是面部表情肌收缩牵拉的结果。动力性皱纹的出现即为老化的征象。其出现时间的早晚和轻重程度因人而异，与体质、情绪、职业等有关。经常夸张性的面部表情可以加速动力性皱纹的提早出现或程度的加深。常见较明显的动力性皱纹有：额纹、皱眉纹、眼角的鱼尾纹、眼睑皱纹、颊部皱纹、鼻唇沟皱纹、颏部皱纹、唇部皱纹等。

（4）重力性皱纹：重力性皱纹多发生在骨骼较突出和肌肉较多部位，因骨骼和肌肉萎缩对皮肤的支撑作用减少，皮肤弹性下降，加上重力作用使皮肤松弛下垂。多在40岁以后逐渐发生，随着年龄的不断增长，重力性皱纹越来越多。但在体弱多病和重症营养不良的情况下，年轻人也可出现此类皱纹而呈现出未老先衰的征象。常见较明显的重力性皱纹有：眼睑部位的“肉眼泡”、颏部的“重下颌”、颈部的俗称为“火鸡颈”等。

第二节 皮肤类型及健美标准

一、皮肤的类型及特点

根据皮肤含水量、皮脂分泌的情况和皮肤敏感的程度，可将皮肤分为五种类型：

1. 中性皮肤　是最理想的皮肤类型，皮脂分泌量中等，皮脂与水分经常保持平衡状态，皮肤的含水量为25%左右，皮肤pH值在5～5.6之间，皮肤表现不干不油，皮肤红润细腻，富于弹性，毛孔较小，对外界刺激不敏感。多见于青春期前的儿童。

2. 干性皮肤　皮脂分泌量少，含水量在10%左右，严重者不足10%。pH值4.5～5，皮肤白皙，毛孔细小而不明显，皮肤比较干燥易生细小皱纹，毛细血管表浅易破裂，对外界刺激比较敏感。干性皮肤可分为缺水性干性皮肤（多见于35岁以上的人）和缺油性干性皮肤（多见于25～35岁的人）。日晒严重会发红、灼痛、继发黑色素沉着；化妆品使用不当会起红斑；但不易长粉刺、痤疮，上妆后不易脱妆。

3. 油性皮肤　皮脂分泌量多，pH值5.6～6.6，肤色较深，毛孔粗大，皮肤细腻光亮，不易起皱纹，对外界刺激不敏感，多见于青春期、中年及肥胖者。由于皮脂分泌过多，易生粉刺、痤疮、酒渣鼻和疖子等皮肤病，上妆后易脱妆。

4. 混合性皮肤　兼有油性和干性皮肤的特征。多见于25～35岁的人，面部T形区（额头、鼻子、口周、下巴）呈油性状态，眼部及两颊呈干性。冬季倾向于干性，夏季倾向于油性。

5. 敏感性皮肤　此类肌肤皮肤菲薄，甚至两颊及上眼睑处可见微细的毛细血管，皮脂分泌差，缺乏光泽，皮肤敏感性高，稍受刺激就容易引起红斑，水肿和瘙痒。敏感性皮肤在使用药物和化妆品时应特别谨慎，以免引起化妆品性皮炎。

二、皮肤的健美标准

健美的皮肤首先是健康、正常、自然、匀称，此外还可用以下标准来衡量。

1. 湿润　在很大程度上取决于皮脂膜和角质层内的水分含量。对皮肤来说，皮肤的含水量是皮肤重量的70%。保持皮脂膜的完整性和角质层水分适宜在皮肤润泽上具有重要意义。年龄增长、季节变换、洗脸、沐浴、化妆等均影响皮脂膜的形成和角质层水分的丢失。因此，有效合理地补充皮肤水分和保护皮脂膜是皮肤光滑、滋润的前提。

2. 弹性　皮肤充实、紧张而有弹性是青春的表现。皮肤富有弹性是免于出现皱纹、防止皮肤松弛的先决条件。年轻人由于皮肤脂肪丰富，皮肤全层较厚，真皮弹力纤维、胶原纤维数量多，血运丰富，新陈代谢旺盛，因而显得光滑平整饱满；随着年龄增长，皮肤脂肪少，皮肤全层变薄，真皮弹力纤维及胶原纤维变性、缩短、失去弹性，肌肉松弛，血流变缓，新陈代谢减弱，故皮肤松弛、皱纹增多。

3. 肤色　肤色健康均匀。决定肤色的主要因素有黑素、血液和皮肤的透明度等。通常黄种人以白为美，而白种人却追求晒黑的皮肤为健康美。

4. 光泽　富有光泽的皮肤是具有生命活力的体现，给人一种容光焕发、精神饱满而自信的感觉，它向人们传递着生理、心理状态健康的美感信息。

5. 细腻　细腻、柔嫩、光滑的皮肤无论是从视觉还是从触觉的角度来讲，都给人无限的美感。

6. 体味　体味主要由皮肤的汗腺、皮脂腺的分泌物所产生。体味可分为生理性、病理性、情感性3类。生理性体味是人体健康信息的反映；病理性体味是人体疾病状态的反映；情感性体味因某些特殊情感的变化而变化。

三、影响皮肤美的因素

白皙、红润、柔嫩、光滑、细腻有弹性的皮肤是审美中最为理想的皮肤。但是，在生活中，真正完美的皮肤十分少见。

1. 内源性因素　包括遗传因素、病理生理因素、心理因素等。

(1) 遗传因素：皮肤与遗传关系密切。不少皮肤病与遗传因素有关，如鱼鳞病、银屑病、毛囊角化病、雀斑等，都直接影响皮肤的健美。

(2) 病理生理因素：机体各器官的病变，可通过皮肤的色素、斑疹等形式表现出来，影响皮肤的美观。

(3) 心理因素：心理因素可影响皮肤细胞的新陈代谢。情绪低落会导致皮肤色素的代谢障碍而引起皮肤灰暗、色素斑形成、颜色加深或影响到皮脂的代谢而引发痤疮等。

2. 外源性因素　包括理化因素、生物学因素和光老化因素。

(1) 理化因素：皮肤可因外界物理化学因素的刺激而损伤。诸如：炎热潮湿季节由于汗孔闭塞引起汗液潴留可产生痱子；药物、染料、美容化妆品等可引起接触性皮炎。

(2) 生物学因素：人体皮肤常常被生物和病原微生物侵扰。如：花粉过敏可引起荨麻疹;细菌感染可引起毛囊炎及脓疱疮;病毒感染可引起扁平疣;真菌感染可致癣等。

(3) 光老化因素:紫外线按波长可分为三种:长波紫外线(UVA 波长>320nm)、中波紫外线(UVB,波长 290～320nm)、短波紫外线(UVC,波长<290nm)。三种紫外线中,长波紫外线一年四季都存在,它对皮肤的损伤最弱;UVB 对皮肤的损伤较强,可使皮肤晒伤,容易导致皮肤老化;UVC 对皮肤的损伤最强,但它被臭氧层吸收所以极少到达地球表面。

四、不同类型皮肤的护理

皮肤护理的主要意义在于正确地保养和护理皮肤、正确地选择和使用护肤和化妆用品,实现科学美容。

1. 中性皮肤的护肤强调合理的保养,按不同季节选择合适的护肤品,避免使用疗效型护肤品。

2. 干性皮肤护肤重点在于保湿、滋润。护肤品选择含油脂偏重的为主,如油包水型乳剂或油性护肤品,皮肤干燥明显时可适当服用维生素 A 和维生素 E。勿过度搓洗。避免使用刺激性强的护肤品。

3. 油性皮肤护肤重点在于良好的清洁。至少每天洗脸两次,使用清洁作用强的洗面奶等洁肤品。使用含油脂少的护肤品。饮食方面不宜多食高糖、高脂肪和刺激性食物,应多吃蔬菜和水果。

4. 混合性皮肤的正确护理方法是分区形式保养护理,面部额区、鼻及其近旁和口周(T 形区)是油性皮肤区域,按油性皮肤护理原则处理,面颊、眼周等处是干性皮肤区域,按干性皮肤护理原则处理。实际生活中这样做比较困难,可按偏干性或偏油性皮肤进行护理。

5. 敏感性皮肤的护理应重在减少刺激、避免过敏因素,避免使用含酒精、香料或成分复杂的护肤品。在使用新购买的、未使用过的化妆品前先进行斑贴实验,确认无刺激、无过敏后再使用。

五、不同年龄皮肤的特征及护理要点

1. 婴幼儿期　婴幼儿皮肤薄嫩,一般不应经常性使用护肤品,冷干燥季节必要时可用含油脂较重的宝宝霜。

2. 儿童期　皮脂腺处于不活跃期,皮脂生成减少,皮肤易干燥,必要时搽油脂面霜以减轻皮肤干燥不适。

3. 青春期　皮脂腺分泌旺盛,易发生粉刺、痤疮、脂溢性皮炎等皮肤病,此期皮肤护理的重点是保持清洁。不宜经常使用化妆品,不主张使用特殊用途化妆品如去斑、减肥、丰胸等用品。

4. 成人期　根据不同的皮肤性质和类型进行护理和保养。

第三节　面部皮肤护理

一、皮肤护理的常用器具

专业皮肤护理在美容护肤室进行。其主要设备有:美容床、美容凳、喷雾仪、超声波美容

仪以及皮肤测试仪等。主要用品用具有：75%浓度的酒精或其他消毒药品、消毒棉球、镊子（图 4-30）、大毛巾、小方巾（图 4-31）、面膜刷（图 4-32）、面膜碗、调膜棒（图 4-33）、棉棒（图 4-34）、棉片（图 4-35）、暗疮针（图 4-36）、洗面奶（图 4-37）、按摩膏（图 4-38）、面膜（图 4-39）等。

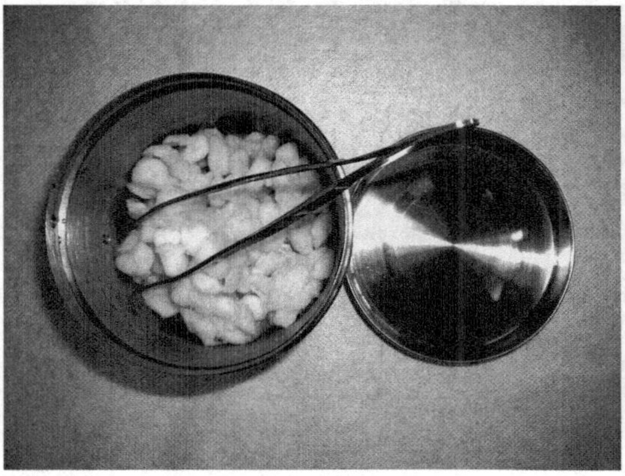

图 4-30　消毒用品

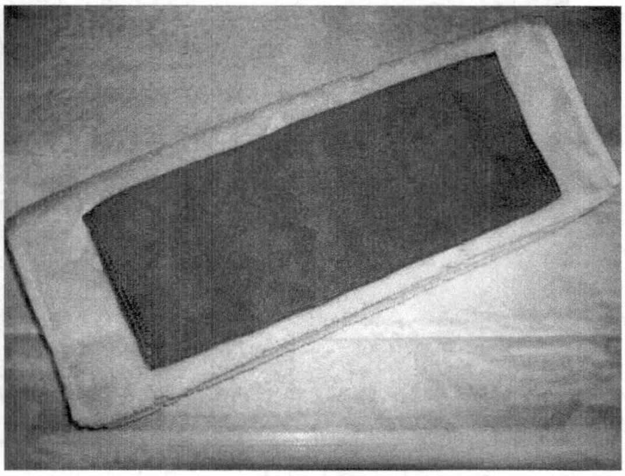

图 4-31　大毛巾、小方巾

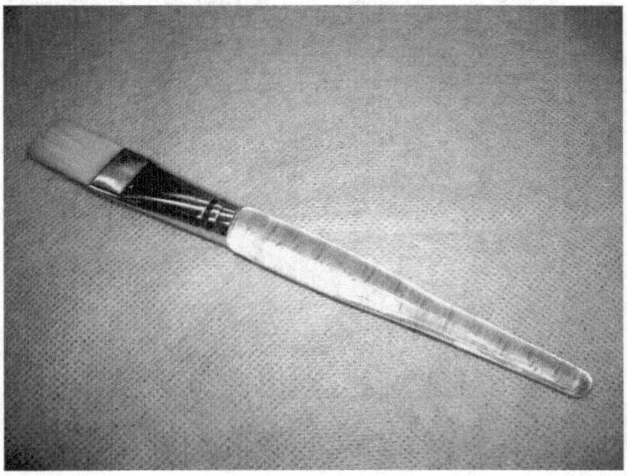

图 4-32　面膜刷

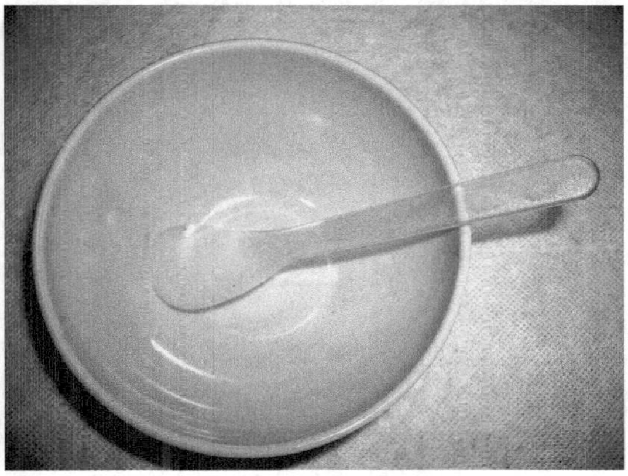

图 4-33　面膜碗、调膜棒

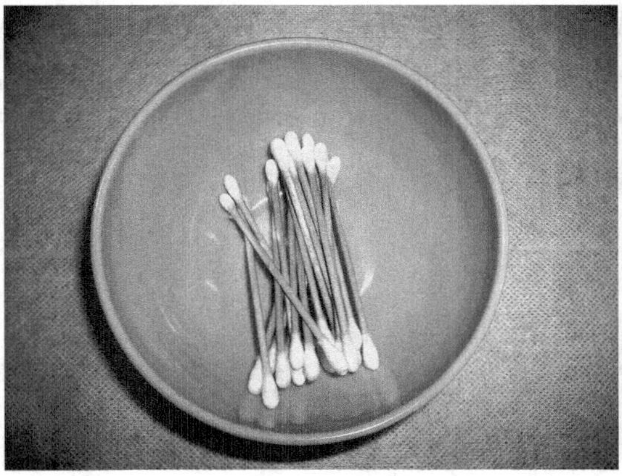

图 4-34　棉棒

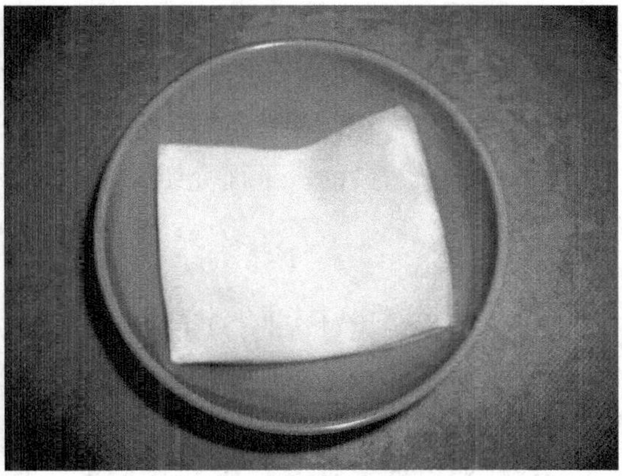

图 4-35　棉片

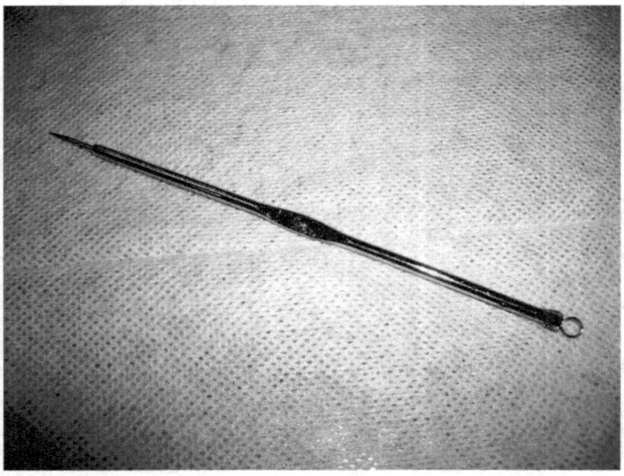

图 4-36　暗疮针

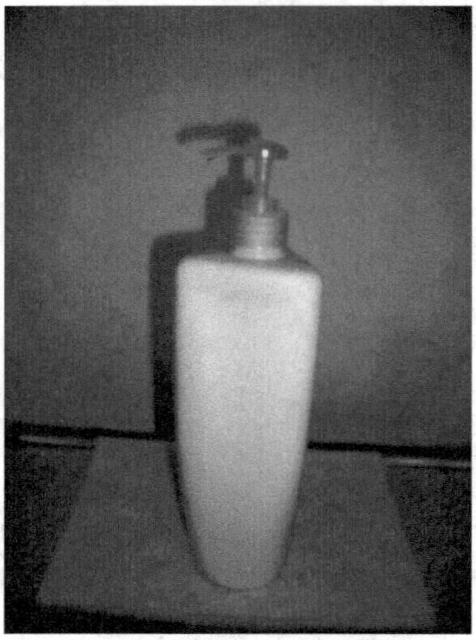

图 4-37　洗面奶

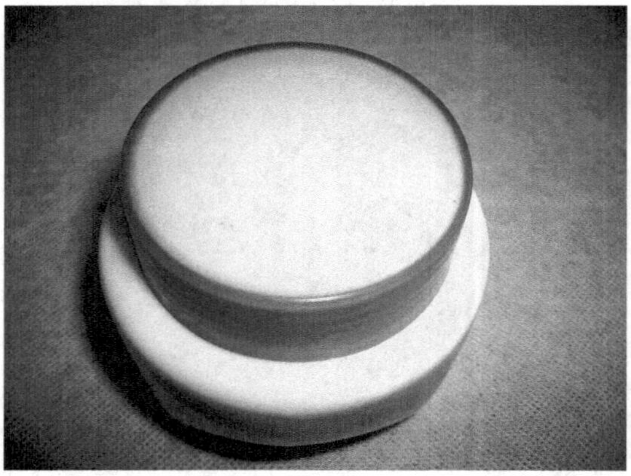

图 4-38　按摩膏

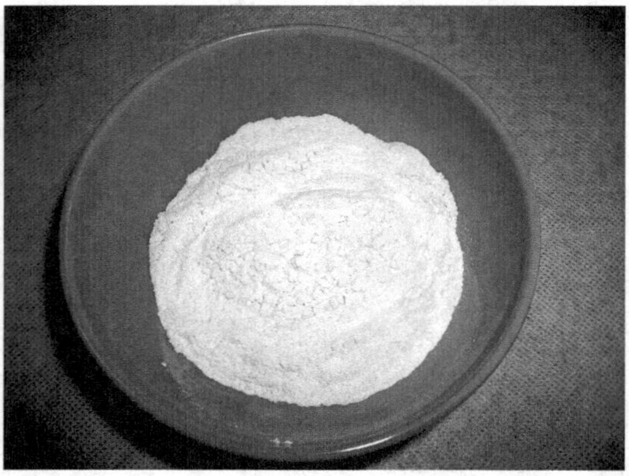

图 4-39　面膜

二、皮肤护理手操

面部皮肤护理是依靠美容师的双手来完成的，优美、娴熟的手法，增添了美容师优雅、从容的气质。手指动作要能灵活地适应面部五官的位置。根据皮肤所在位置及状态的不同，调整按摩手法和力度，保持节奏平稳，动作协调。美容师可以通过手操练习，时刻保持双手修长、圆润、柔软、灵活。下面介绍一套简单、有效的手操。一共有 10 个训练动作，按四八拍节奏完成。

1. 甩手

方法：两手臂相对弯曲，双手放在胸前快速上下、左右甩动。

作用：使手部血液循环加快，活动手腕关节。

2. 旋腕

方法：双手握拳放于胸前，先内旋再外展。

作用：可使手腕肌肉灵活。

3. 流星球样动作

方法：假设中指上套有一个流星球，先将小球抛出，手指尽量张开，随后双手尽力回收将小球紧握在拳中。

作用：可强健手腕、手掌、锻炼掌指关节。

4. 对掌推掌

方法：双手在胸前合掌，右手腕用力向左边推两次，然后转由左手腕用力向右边推两次，整个过程保持双手合并。

作用：此动作可以运动手腕及手掌，增加手的灵活性。

5. 指交叉，前前后后

方法：双手十指交叉于指根部，掌心向内放于胸前，手臂水平伸出，肘关节伸直；然后手臂收回，交叉的十指贴在胸前。

作用：锻炼手臂、手腕，令手指更加柔软灵活。

6. 指交叉，上上下下

动作：双手十指交叉于指根部，掌心向下放于胸前，手臂上抬至手指平下颌的高度；然后手臂尽力向下，肘关节伸直。

作用：锻炼手臂、手腕，令手指更加柔软灵活。

7. 指交叉，波浪形动作

动作：双手十指交叉于指根部，掌心向下放于胸前，右手手腕先上抬再放松下垂，带动交叉的手指完成连绵起伏的波浪形动作。

作用：锻炼手臂、手腕，令手指更加柔软灵活。

8. 正轮指

动作：双手十指用力张开，掌心向下放于胸前，食指、中指、无名指、小指依次向拇指方向内收。

作用：锻炼手腕，增加手指的灵活性和协调性。

9. 反轮指

动作：双手十指用力张开，掌心向下放于胸前，小指、无名指、中指、食指依次外展。

作用：锻炼手腕，增加手指的灵活性和协调性。

10. 抚

动作：双手十指自然并拢，掌心向下放于胸前，手臂和手腕带动手指上下交替向上、向内、向外三个方向轻柔地抚摸。

作用：锻炼手腕、手指的柔软性和协调性。

三、皮肤护理的程序

1. 分析皮肤类型(图 4-40)，制定护肤计划。
2. 准备工作(图 4-41、图 4-42、图 4-43)。
3. 消毒(图 4-44)。
4. 清洁皮肤(图 4-45)。
5. 爽肤(图 4-46)。
6. 颜面蒸汽浴(图 4-47)。

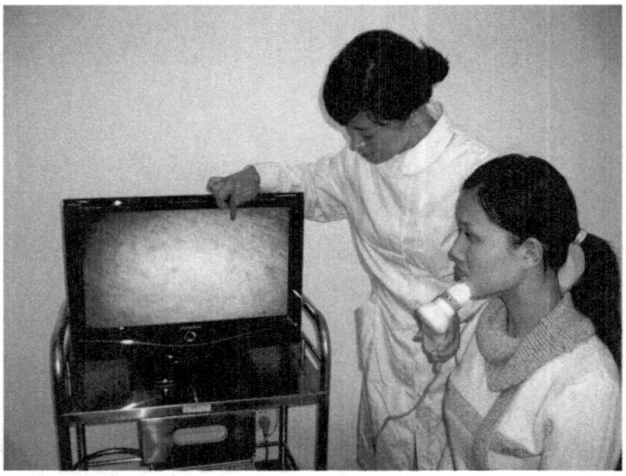

图 4-40　分析皮肤类型

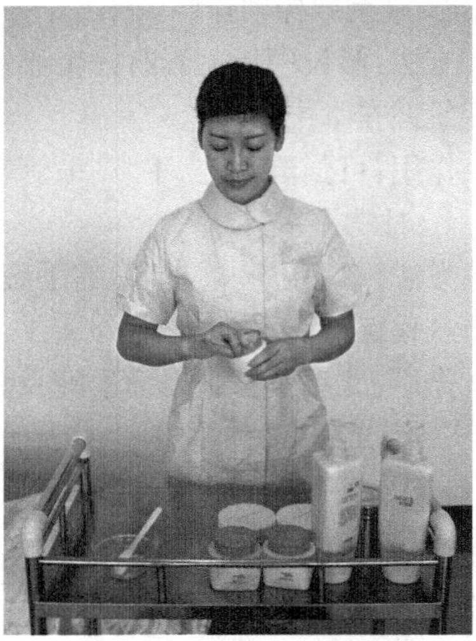

图 4-41　用品用具准备

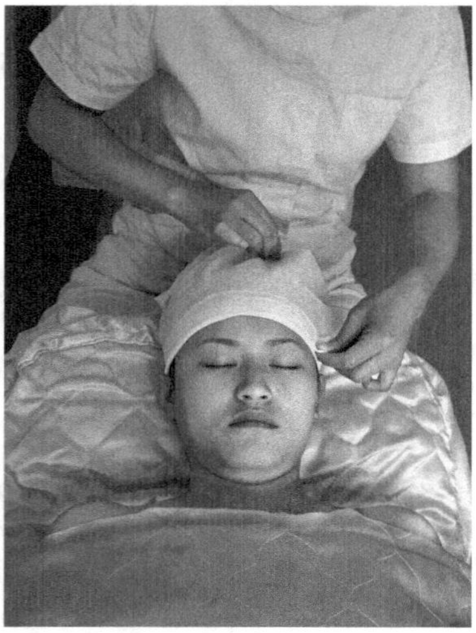

图 4-42　包头巾

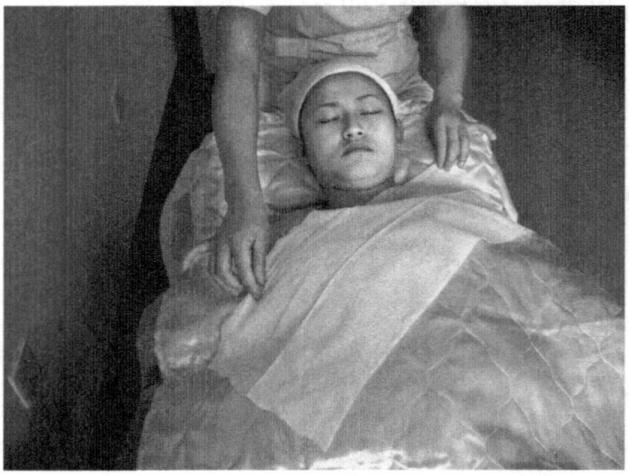

图 4-43　铺胸巾

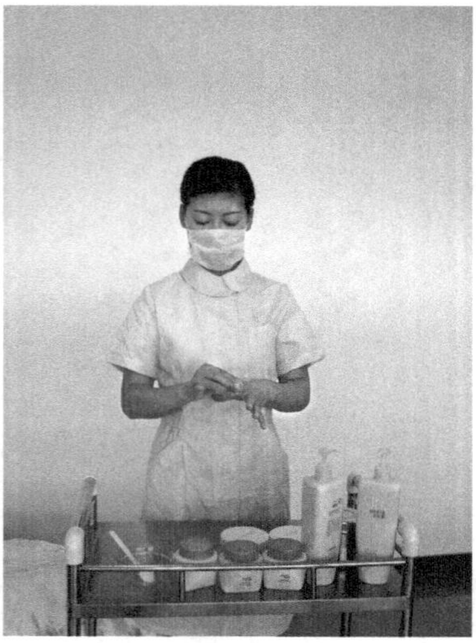

图 4-44　消毒

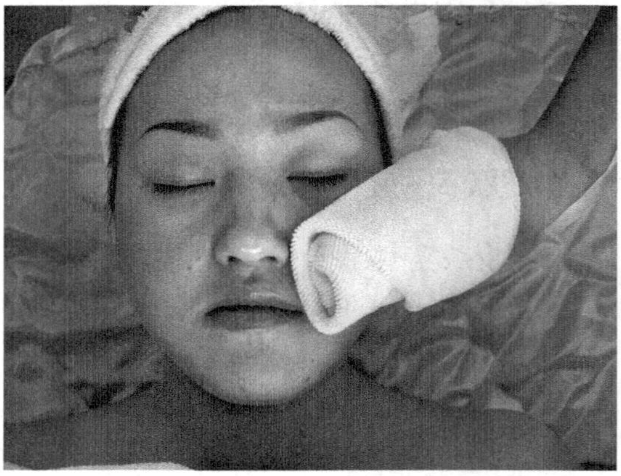

图 4-45　洁面

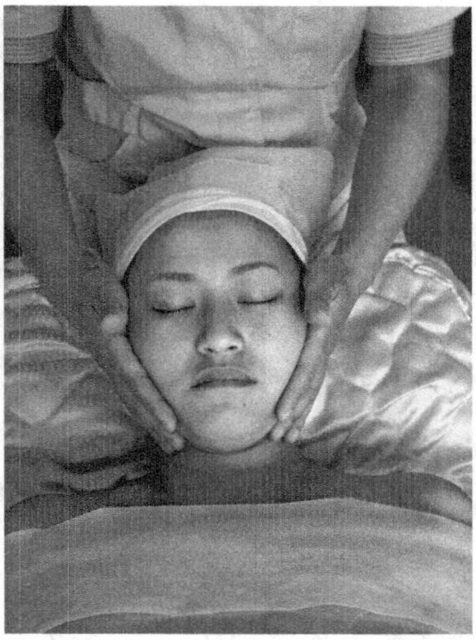

图 4-46　爽肤

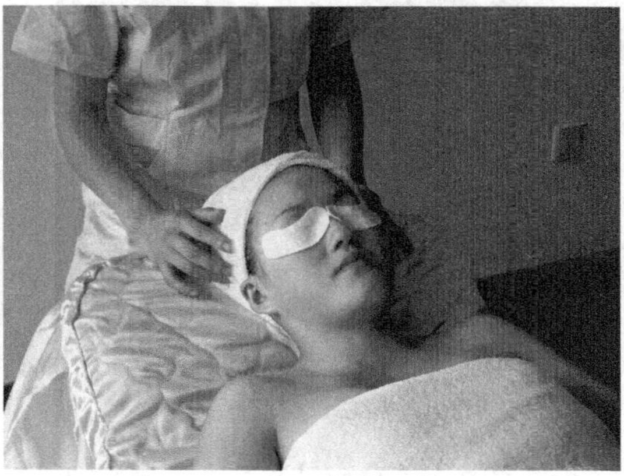

图 4-47　颜面蒸汽浴

7. 深层洁肤(图 4-48)。

8. 按摩皮肤(图 4-49)。

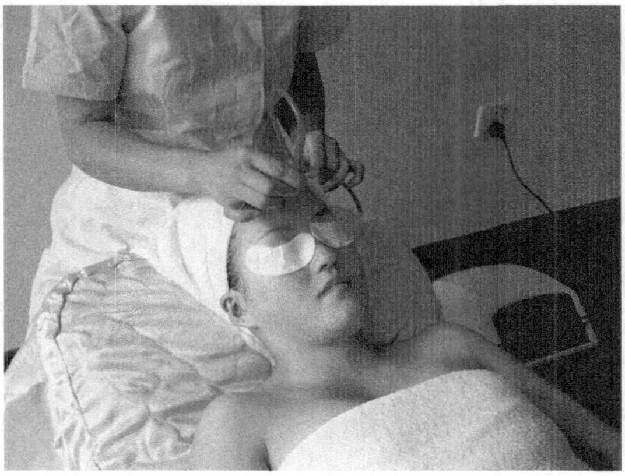

图 4-48　深层洁肤

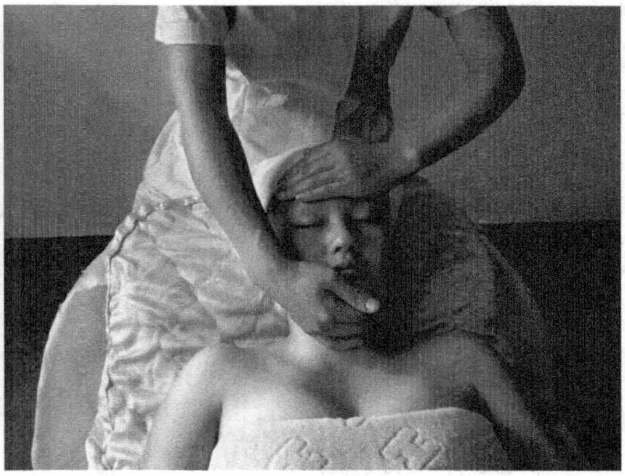

图 4-49　按摩皮肤

9. 美容仪器护理(图 4-50)。

10. 上面膜(图 4-51)。

11. 调理、滋润皮肤。

12. 头部、颈、肩部按摩。

在实际操作中,有时不完全遵循上述 12 个程序。如:深层洁肤不必每次都做,美容仪器根据皮肤护理的需要选择使用,而有一些特殊的皮肤护理,又会增加一些操作步骤。需根据具体情况而定。

四、分析皮肤类型并制定护肤计划

美容求美者第一次皮肤护理之前,需要进行皮肤分析与检测,可以指导美容师正确选择

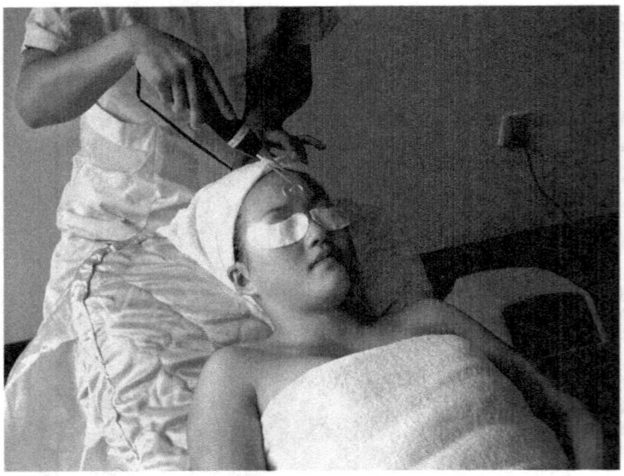

图 4-50 美容仪器护理

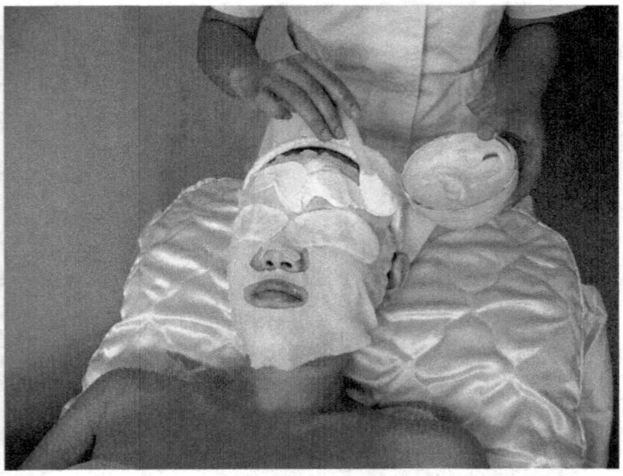

图 4-51 上面膜

和使用护肤品及制定适宜的皮肤护理方案，从而达到最好的美容效果。每一个护理疗程结束后，都可以再做一次皮肤分析与检测，以观察护理后的效果，对进一步选择护理产品也是很有必要的。

（一）皮肤类型的测试方法

1. 肉眼观察法　主要根据第三节中干性、中性、油性、混合性、敏感性 5 种类型皮肤的特点进行分析判断。熟悉各类型皮肤的特点是目测时诊断皮肤类型的主要依据。作为临床美容医师必须培养自己的目测能力，因为这样可以随时随地不受时间、地点的限制对皮肤进行诊断。

2. 洗脸测定法　用洗面奶彻底清洁面部后，用毛巾将水擦干，皮肤会出现紧绷感，不涂任何护肤化妆品，观察皮肤紧绷感消失的时间，以此大致判断皮肤的干油程度。如紧绷感在 20 分钟内消失属油性皮肤；30 分钟消失属中性皮肤；40 分钟消失属干性皮肤。

3. 纸巾测试法　洗脸后半小时用纸巾轻压鼻翼两侧及面颊，然后观察纸巾上呈现的透明点多少。油性皮肤油脂透明点较多，每平方厘米 5 点以上，多时可融合成片；干性皮肤无油脂点或较少，每平方厘米 2 点以下，中性皮肤油脂点介于上述两者之间。

4. 电脑皮肤测试仪

（1）皮肤测试仪的工作原理：皮肤测试仪主要由紫光灯管和一个 30～100 倍的放大仪构成，并配备一台显示器或电视机。是基于不同物质对光的吸收、反射的差异原理及紫光的特点而工作的。不同的皮肤性质在吸收紫光后会显示出不同的颜色，还可以清晰地看到皮肤的状态——色斑面积大小及位置的深浅、皮丘的大小、痤疮的深浅等。可作为诊断皮肤类型的依据。

（2）操作方法及注意事项：皮肤清洁后用湿面片盖住被测者眼部，美容师手持皮肤测试仪，当探头轻触皮肤时，便可在监视器上清晰地看到皮肤的状态。观察测试仪下皮肤的颜色。测试时间最长不能超过 2 分钟。有色斑的皮肤不宜使用。

（3）在测试仪紫外线光管照射下，不同的皮肤性质会在显示器上显示出不同的颜色。面部反映出的亮点，一般是化妆品的痕迹或灰尘。紫色——敏感皮肤；青紫色——干性皮肤；深紫色——超干性皮肤；青黄色——油性皮肤；青白色——健康的中性皮肤；橙黄色——粉刺皮脂部位；褐色、暗褐色——色素沉着部位；浮悬的白色——表面角质老化。

5. 电脑皮肤分析系统　还有专为皮肤科医生和美容顾问设计的电脑皮肤分析系统。高质量的图像显示患者皮肤分析特征，可及时发现皮肤问题，帮助皮肤科医生和美容顾问选择正确的处理方法；能准确测试皮肤六大成分参数含量：油脂、水分、黑色素、酸碱度、弹性、温度；电脑通过皮肤探测器收集面部皮肤各方面的材料，进行综合分析判断，得出准确结论，测试结果自动打印，可给出参考值与被测对象的偏差值。

（二）填写美容求美者资料登记表

美容护理或治疗的成功大部分是基于美容师治疗时对面部皮肤状态的了解以及给予顾客的建议。由于影响皮肤诊断的因素很多，正确快速诊断肤质，要注意内在及外在的两种因素，需要对美容求美者的生理状况、身体变化及情绪状态有一定的了解。为了增加对美容求美者的认识，确保从美容中获得最大的效果及美容安全，美容师要积极与美容求美者对话，了解记录美容档案，皮肤诊断资料，存在的不正常、敏感性及先前过敏反应的记录等（表 4-1）。

表 4-1　美容院美容求美者资料登记表

美容求美者编号：	
美容产品：	办卡次数：
姓名：	年龄：
性别：	电话：
皮肤诊断资料：	
皮肤过敏史：	
主要美容经历：	
日常护肤用品：	
日常化妆用品：	

（三）面部皮肤护理方案的制订

面部皮肤护理方案一般是美容师根据美容求美者皮肤的性质、特点及皮肤存在的问题，结合美容求美者的消费需求和经济状况等因素，因人而异制定的具有针对性的皮肤护理计划。

1. 皮肤护理计划应包含以下内容

（1）明确面部皮肤护理目的，护理过程分为几个疗程，每一个疗程的护理重点是什么。

例如为一位痤疮与色素沉着共存的美容求美者制定的皮肤护理计划。护理目的是：去除色素沉着；改善肤质；去除痤疮留下的色素沉着；美白皮肤。第一疗程：清洁皮肤，清除白头、黑头粉刺；平衡油脂分泌；保持毛孔通畅；对炎症部位进行消炎杀菌。第二疗程：收缩毛孔，改善肤质；去除色素沉着。第三疗程：美白、保湿、控油。

（2）每一疗程的护理次数、护理方法、步骤、选用什么产品、仪器。

（3）为美容求美者制定家庭护理计划，提出日常护理的建议。

2. 皮肤护理卡的制作　各美容机构制定的面部皮肤护理方案形式不一，可以根据实际情况自行设计和制作。

（1）对美容求美者进行简单询问。

（2）利用计算机现场制作皮肤护理卡或填写打印好的皮肤护理卡。

（3）制作皮肤护理卡具有实用性和可操作性。

（4）护理卡准确反映模特皮肤性质及存在问题，提出护理最佳方案。

五、皮肤护理前的准备工作

美容师搞好个人卫生，穿好工作服，佩戴好上岗证，化淡妆上岗。

1. 电源、用电设备的准备　将仪器、设备擦拭干净；检查电源；插好电源；将仪器设备附件、附属用品配齐、就位。

2. 美容用品用具的准备　调整好美容床的位置、角度，更换并整理好床上用品，要求干净、整洁、适用；将皮肤护理所需的各种用品、用具备齐（表 4-2），摆放好，便于随时取用。

表 4-2　护肤用品、用具准备

序号	用品、用具	序号	用品、用具
1	毛巾 3 条	8	洗面乳
2	洗面海绵 1 对	9	化妆水/收缩水/玫瑰水/熏衣草花水
3	棉片、纸巾、棉棒、挖棒	10	去死皮膏/去死皮液/去死皮啫喱/磨砂膏
4	酒精棉、镊子	11	按摩膏/按摩油/按摩啫喱
5	面膜碗	12	营养/美白/去斑精华液
6	刮板	13	电离面膜/软膜/硬膜
7	卸妆水（油）	14	润肤霜

3. 引导顾客做好皮肤护理前的准备　顾客保存好自己的贵重物品，换上美容院专用长裙，平躺在美容床上，美容师为顾客包头巾、铺胸巾。

（1）包头巾的方法：

1）用毛巾包头：双手持毛巾的一个宽边向外折 3cm 左右的边，置于顾客头下、折边在下与后发际平齐。手全掌顺顾客额头将头发捋向脑后，左手将毛巾左角沿发际压住头发拉至额部（图 4-52）。同样用上述方法拉起毛巾右角（图 4-53），压在左角上（图 4-54），并塞入毛巾左角折边中（图 4-55）。

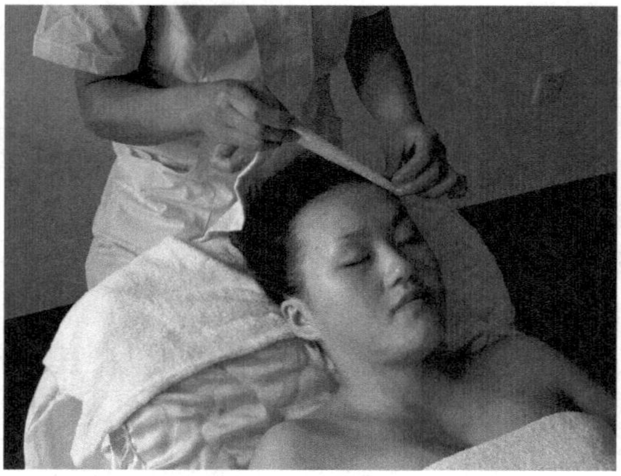

图 4-52　包头巾（1）

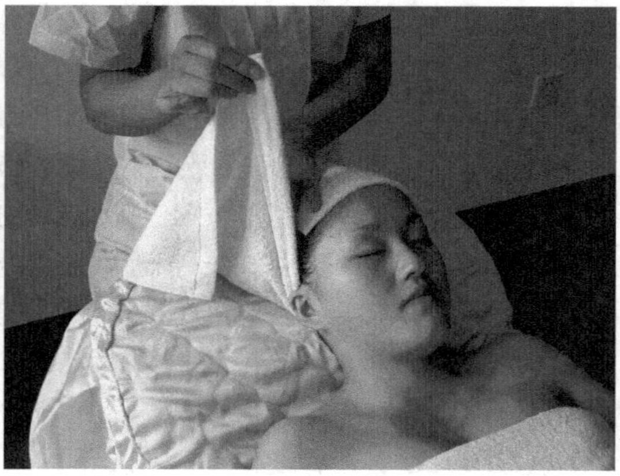

图 4-53　包头巾（2）

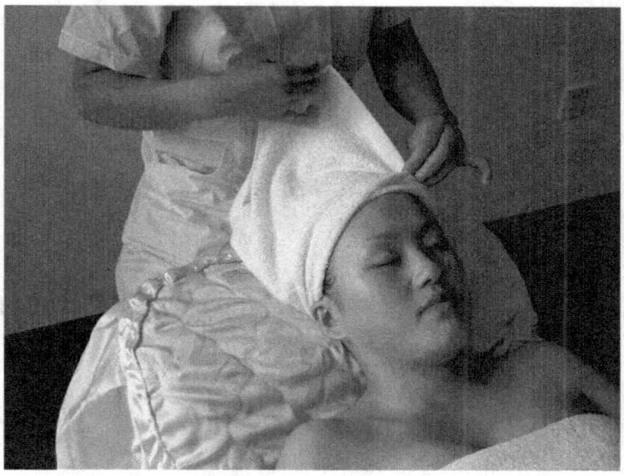

图 4-54　包头巾(3)

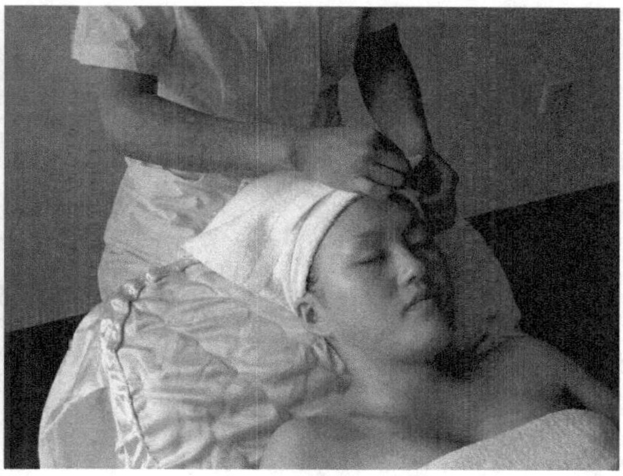

图 4-55　包头巾(4)

双手拇指、食指扣住毛巾边缘，轻轻将边缘移至发际处(图 4-56)。同时两个中指分别伸入毛巾中将顾客耳垂或佩戴的耳饰抚平。迅速检查一下包头效果，要求：松紧适度，不露头发，最大限度地将面部皮肤暴露在毛巾以外。

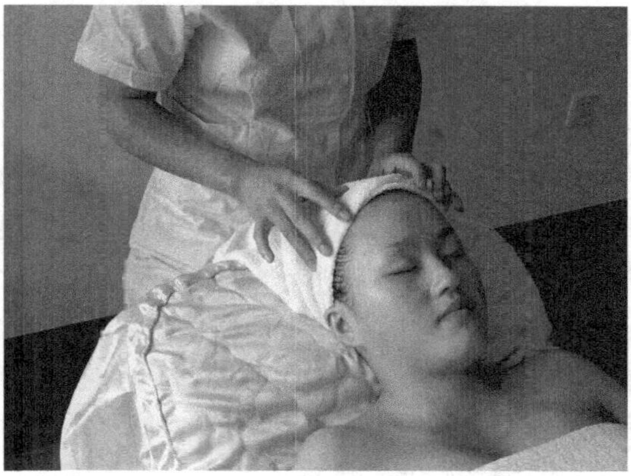

图 4-56　包头巾(5)

2）发带固定头发：使用宽边的弹性发带，从发际处将头发固定在里边，也是一种简便易行的方法。

(2) 铺胸巾的方法：双手持毛巾一个宽边的两端点，将毛巾放于胸前，与颈部呈 45°角(图 4-57)。右手将所持一角向耳后方向折叠(图 4-58)。

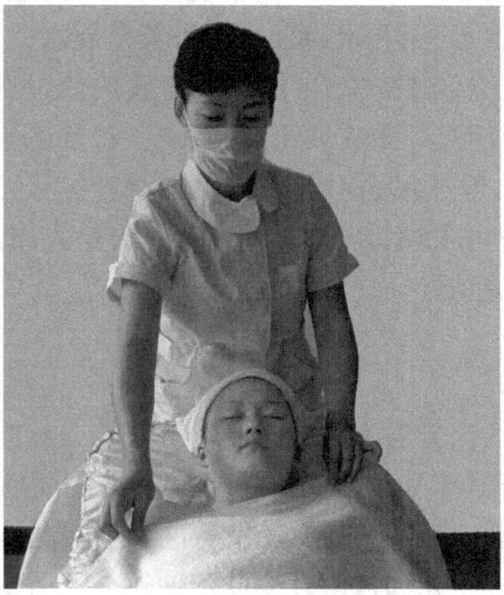

图 4-57　铺胸巾(1)

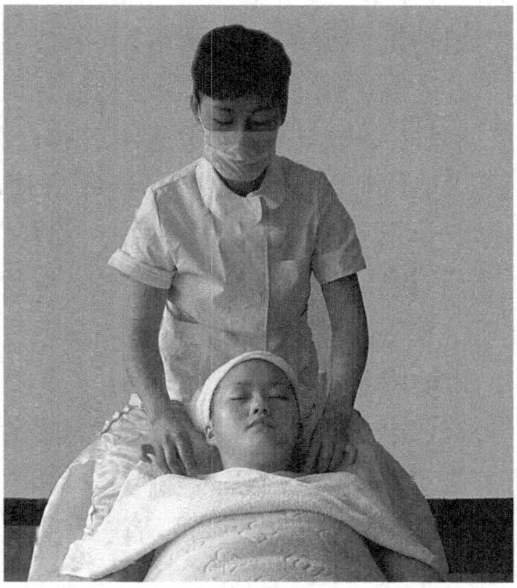

图 4-58　铺胸巾(2)

六、消毒

1. 与顾客肌肤直接接触的美容床单、美容用毛巾、美容衣等一人(客人)一套,用过后即清洗、消毒。

2. 美容师为每一位客人进行皮肤护理前必须认真洗手并消毒手指和指甲。

3. 皮肤护理用品用具每次使用前均应经过清洁、消毒。

4. 与肌肤直接接触的仪器、设备附件每次取用前,均应用75%的酒精或其他方法进行消毒。

七、清洁皮肤(卸妆、洁面)

(一) 皮肤清洁美容的作用

面部皮肤暴露于空气中,空气中的污物、尘埃、细菌等附于皮肤表面,加上自身分泌的油脂、汗液、死细胞等等,可能影响其正常功能,出现各种皮肤病,因此,皮肤清洁美容是非常重要的。

皮肤清洁是利用水及各种洁面剂,运用人工清洁或仪器清洁等手段,彻底清除皮肤表面的污垢、油脂、化妆品及老化的角质层等,保持皮肤的清爽、洁净舒适,舒缓放松肌肤,为进一步的皮肤护理做准备。清洁皮肤可分为浅层清洁、深层清洁,可根据不同情况采用人工或仪器清洁。人工清洁时,动作的规范性对清洁效果有很大影响,规范的操作、有技巧的按摩手势配合顾客的呼吸频率进行,可避免对肌肤的过度刺激,同时,也可调节美容求美者的心情,真正享受皮肤护理的第一步。而仪器清洁皮肤,虽简便快速,但对干性、衰老性、暗疮皮肤和年长顾客因其刺激性大,应慎用或禁用。在美容院的皮肤护理工作中,洁肤是皮肤护理的第一步,是一个非常重要的基础环节。

(二) 清洁用水的选择

1. 水质的选择　水有硬水和软水。含钙镁离子多的是硬水,含钙镁离子少的是软水。软水性质温和,对皮肤无刺激性。硬水可使皮肤干燥,且易发生湿疹和皮炎。此外,香皂在硬水中溶解不佳,清洁效力明显降低。所以,清洁皮肤应选择软水,如果选择硬水,需经过加工后才能使用。纯净水、自来水、蒸馏水、雨水等是软水,而井水、泉水、海水等是硬水。

2. 水温的选择　最适水温34℃。过冷的水(水温低于20℃),能改善皮肤的热量调节,锻炼皮肤使之健康,但不利于清洁皮肤,而且过分使用会导致皮肤干燥、苍老。过热的水(水温高于38℃),有助于洗涤油脂,能更好地清洁皮肤,但热水易引起皮肤毛细血管扩张,皮肤细胞脱水,面部肌肉松弛出现皱纹。如果条件允许,可采用冷热水交替洗,方法是先用热水洗面、颈后,再以冷水漂洗。既能很好地清洁皮肤又能增进皮肤健美。

(三) 皮肤清洁美容的用品、用具及使用方法

1. 卸妆用品

(1) 浅层洁肤品　除去皮肤表面的污物、油脂及化妆品等。

1) 香皂:香皂碱性较大,清洁效果好,较适用于男性及油性皮肤,但因其刺激性亦大,不能直接将其涂擦于皮肤上,可清洗双手、湿润面部后,将香皂擦在双掌上,揉搓起泡抹于面部,轻揉并清水洗净之。忌直接将香皂涂抹于皮肤。婴儿和过敏性皮肤可使用婴儿香皂。

2) 洗面奶:为美容院常备洁肤品,性质温和,刺激性小,不同类型皮肤选择不同成分的

洗面奶。因其中含液状石蜡，不易清洗且易阻塞毛孔，故需认真清洗，不可残留面部。

3）清洁霜：性质介于前二者之间，因其主要成分为矿物油，可以清除油脂，去污力强，刺激性小，常用于卸妆或化妆前洁面操作，可将皮肤表面的污物溶于清洁霜中，再用清水洗净面部即可。

（2）深层洁肤品：除去坏死的皮肤角质层，清除毛孔内污垢。

1）磨砂膏：使用方法是浅层清洁及蒸面后，取适量磨砂膏"五点法"分别涂于前额、双颊、鼻头、下颏部，然后双手中指和无名指指腹均匀抹开，同"清洗皮肤"手法进行，时间3分钟左右。避开眼周，"T"形部位使用时间稍长。最后，彻底清洗干净。

2）去角质水、去角质膏：使用方法是浅层清洁及蒸面后，取产品适量均匀涂于面部停留片刻(时间视产品说明而定)，一手食指、中指绷紧局部皮肤，另手中指、无名指指腹将绷紧处的产品轻轻抹搓，残余物以清水彻底洗净即可。抹搓方向为自下向上、自中间部位向两边。

2. 卸妆用具

（1）洁面纸巾的使用方法：柔软优质的纸巾用于擦拭顾客面部的污物、汗液、油脂等，要用时需缠绕于手指上，或脱屑拉抹去死皮膏时垫于面部皮肤四周，避免污染顾客衣物。

（2）清洁棉片的使用方法：清洁棉片是洁肤的常备用品之一，可用于擦拭顾客面部的水渍及产品，亦可固定于食指上清洁皮肤。要选择棉质上等，触感温和无刺激，棉面无小结，符合卫生标准者。操作方法：

1）制作5～7cm的方形棉片若干，浸湿拧干待用。

2）用棉片分别包住中指、无名指，并分别由食指、中指和无名指、小指夹牢棉片两端。

3）运动中指、无名指指腹进行擦拭即可。

（3）洗面海绵的使用方法：作用类同清洁棉片，但注意使用前后需彻底清洗消毒，使用过程中须浸水拧干，避免水滴随意甩滴。

（4）洁面毛巾(小方巾)的使用方法，要求整齐、牢固、迅速，5秒钟内结束操作。

1）小方巾对折成三角形。

2）掌心向下，食指和中指夹住小方巾。

3）将小方巾上端向下绕过食指、中指、无名指，然后在无名指与小指间将小方巾的另一角向上卷起。

4）用中指按住小方巾的一角。

5）将长出手指的小方巾部分向手背折下，并用中指压住固定。

3. 卸妆　主要针对有化妆的顾客进行先卸妆的工作，一般以一次性使用的化妆棉蘸眼部卸妆液、卸妆水、洗面奶或清洁霜进行。要求卸妆彻底，动作轻柔，勿将洁肤品流入顾客口、鼻、眼中。用纸巾或湿毛巾、湿棉片轻擦以清除面部汗垢、油脂。

（1）湿棉片对折成双层，垫于顾客下眼线，闭眼(图4-59)。左手固定之，右手持沾有眼部卸妆液的棉签顺睫毛生长方向下向外扫，清除睫毛膏，可重复进行(图4-60)。同法清洗另侧。

（2）持蘸有眼部卸妆液的棉签或湿棉片由内至外清洗上眼线、眼影及眉毛(图4-61、图4-62、图4-63)。

（3）撤去湿棉片，睁眼。一手轻拉下眼皮，清洗下眼线(图4-64)。

（4）一手轻轻按住唇角，另手持蘸有卸妆液(或洗面奶或清洁霜)的湿棉片从一侧唇角

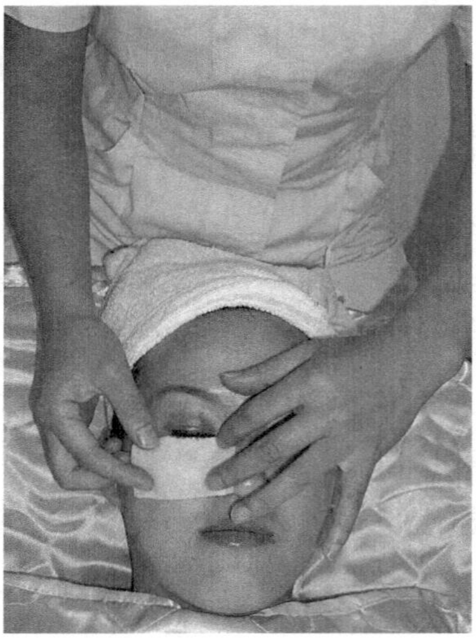

图 4-59 垫棉片

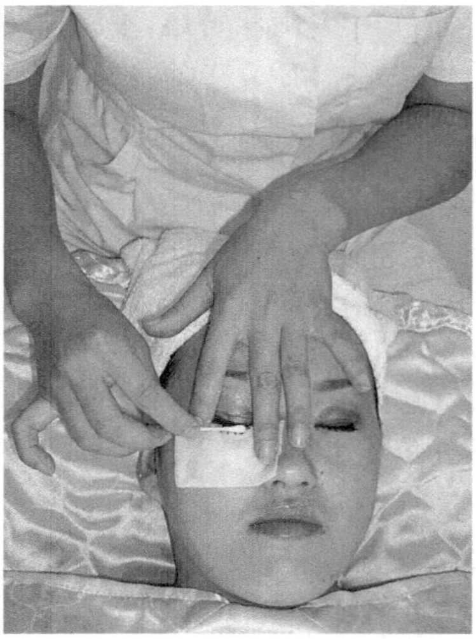

图 4-60 卸睫毛膏

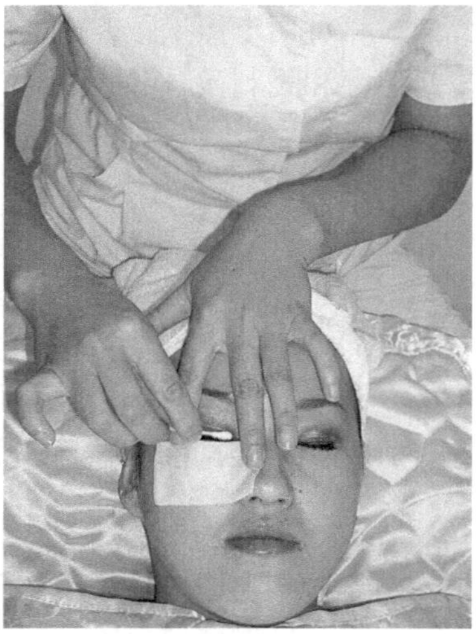

图 4-61 卸上眼线

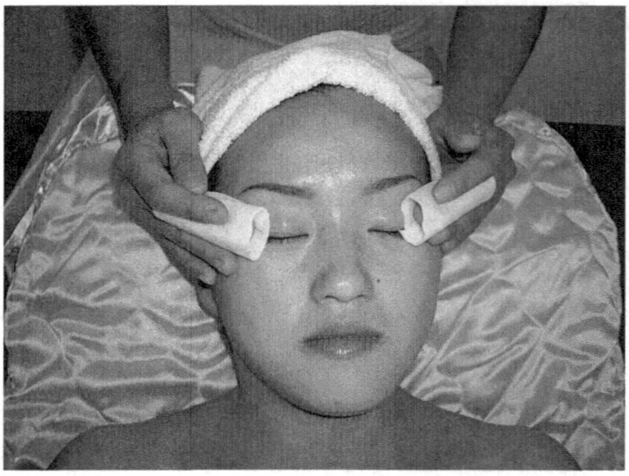

图 4-62 卸眼影

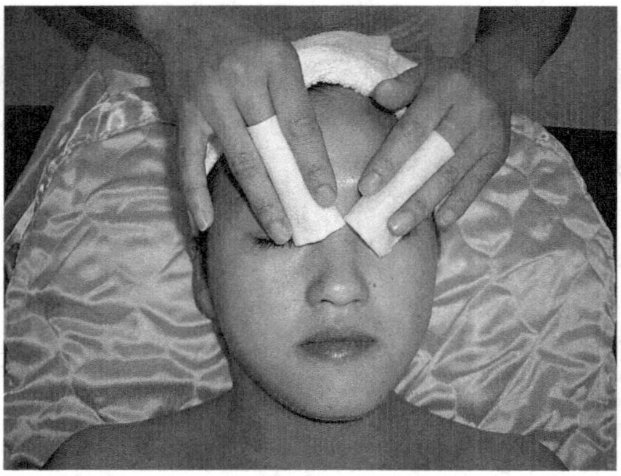

图 4-63 卸眉毛

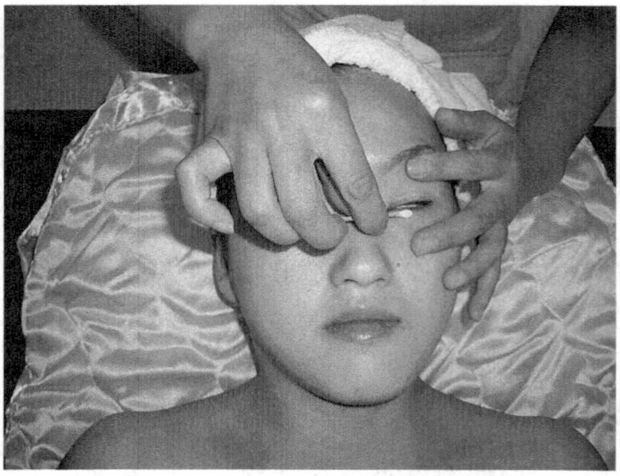

图 4-64 卸下眼线

拉抹至另侧以清除唇膏口红(图 4-65)。

(5) 双手各持蘸有卸妆液(或清洁霜)的湿棉片,从颈部开始,到两颊,然后移至鼻子、前额,清除面部化妆品(图 4-66)。

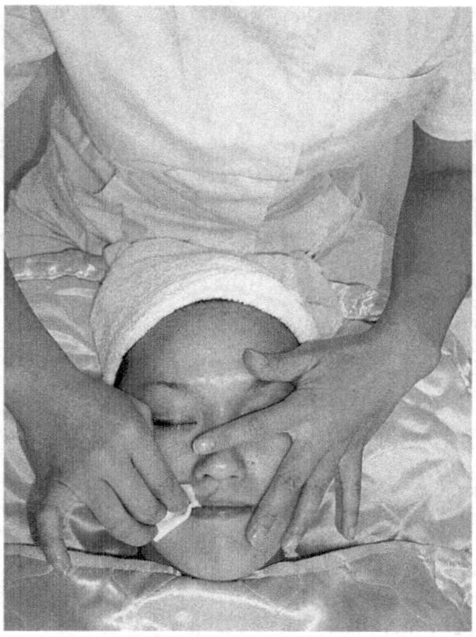

图 4-65　卸口红

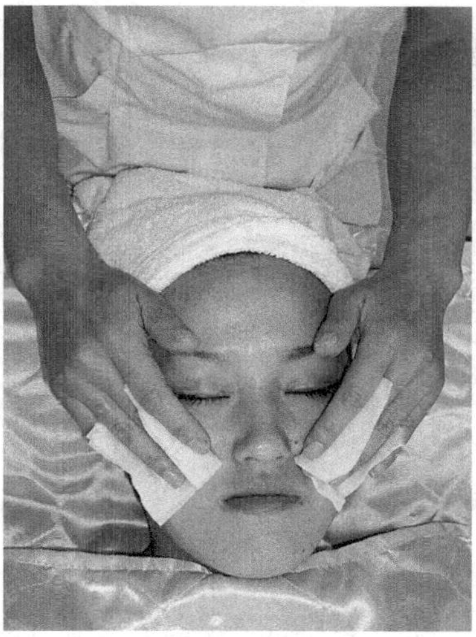

图 4-66　卸面部化妆品

4. 清洗皮肤(浅层清洁)　用洗面奶或清洁霜等彻底清洁皮肤表面的灰尘、油污。要求产品选择正确,动作熟练、准确,步骤清晰,有条理,以 3～4 分钟为宜。洁面的程序一般由额至下巴依次为:前额、眼部、鼻部、双颊、口周、下颏。具体步骤如下:

(1) 放置洗面奶:取适量洗面奶"五点法"分别涂于前额、双颊、鼻头、下颏部,然后双手中指和无名指指腹均匀抹开(图 4-67)。

(2) 洗额部:手竖位。双手中指、无名指指腹从眉心拉抹至额中发际线处,再向两边摩小圈至太阳穴,反复数次(图 4-68)。

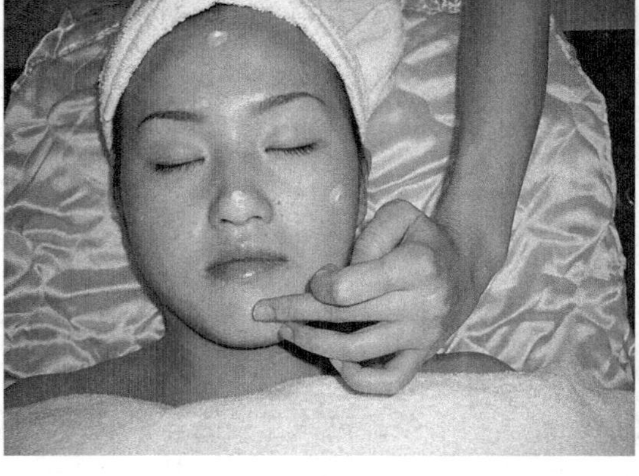

图 4-67　放置洗面奶

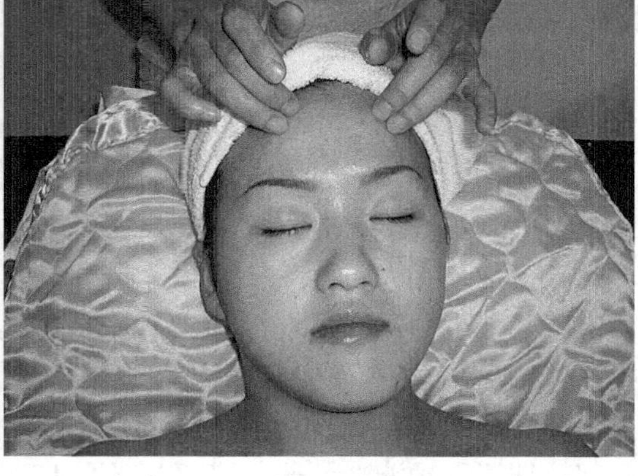

图 4-68　洗额部

(3) 洗眼部:双手中指、无名指指腹从印堂穴开始,顺时针方向,在眼部打圈涂抹。注意:拉抹到眼内侧至眉心时,无名指抬起,只用中指,避免洗面奶流入眼内(图 4-69)。

(4) 洗鼻部:中指指腹抹至眉心时,双手拇指交叉,用中指指腹上下轻推重拉鼻翼两侧,并在鼻翼两侧反复分别向外、下打小圈清洗鼻头;两手抬起,手横位,中指指腹交替从鼻尖至眉心清洗鼻梁或大拇指指腹反向清洗之,反复数次(图 4-70)。

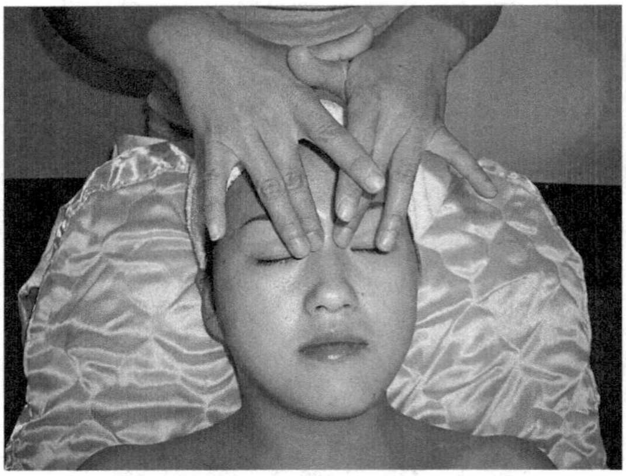

图 4-69 洗眼部

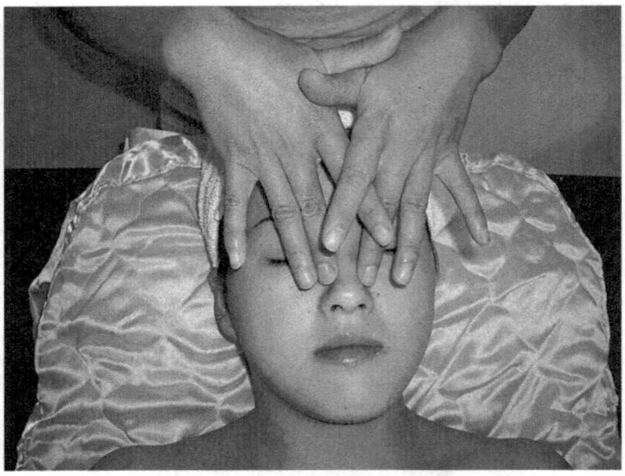

图 4-70 洗鼻部

(5) 洗面颊:中指、无名指指腹在面颊沿"三线"打小圈:下颏至耳垂;嘴角至耳乳突;鼻翼至太阳穴,反复数次(图 4-71)。

(6) 洗口周:手横位。中指、无名指并拢,以指腹从下颏中部向嘴角拉抹,在上唇自嘴角抹向人中,然后,指腹又从人中抹至下颏中部,反复数次(图 4-72)。

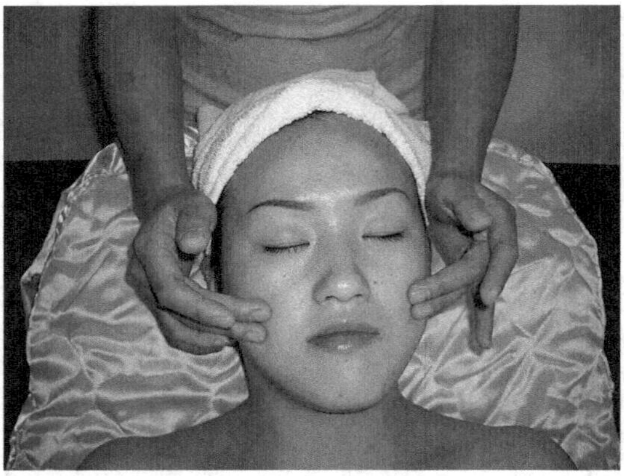

图 4-71 洗面颊

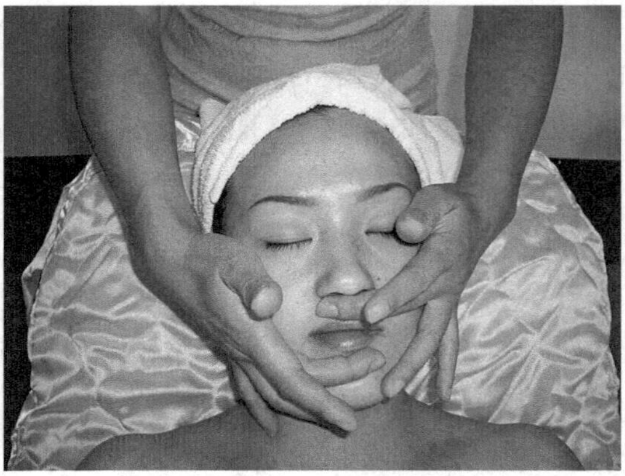

图 4-72 洗口周

(7) 洗下颌:手横位。中指、无名指并拢,以指腹从下颌中部向耳垂打小圈清洗数次;五指并拢,双手交替从一侧耳根沿下颌拉抹至另侧耳根,反复数次(图 4-73)。

(8) 洗颈部:手横位。五指并拢,双手交替从一侧耳根沿颈部拉抹至另侧耳根或交替从颈部拉抹至下颏清洗颈部,反复数次(图 4-74)。

八、爽肤

美容师的双手蘸收缩水轻拍皮肤,或者用真空吸啜仪的喷雾功能将皮肤滋润液等液状

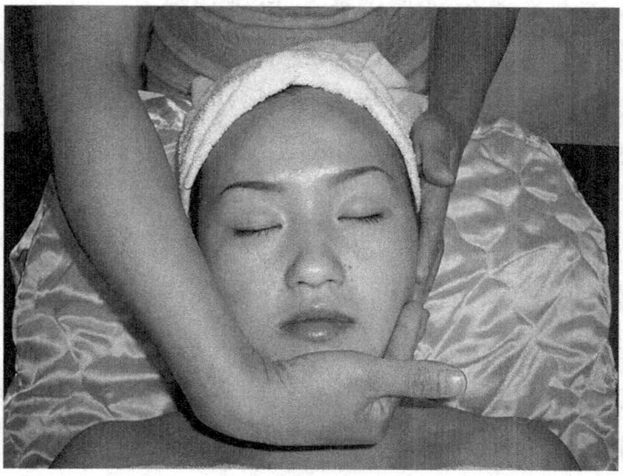

图 4-73　洗下颌

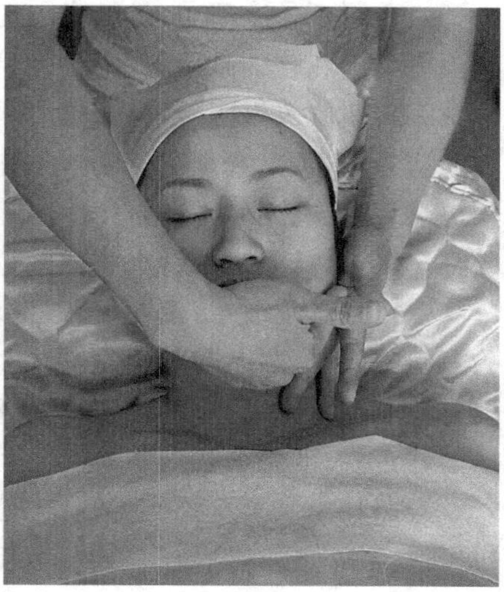

图 4-74　洗颈部

护肤品喷射在皮肤上。

1. 爽肤护肤品　常用的有化妆水、爽肤水、收缩水、平衡保湿水、玫瑰花水、熏衣草花水等。

2. 爽肤的作用

(1) 滋润、收敛皮肤。

(2) 调节皮肤的 pH 值。

九、颜面蒸汽浴

清洁皮肤后，可单独进行 3～5 分钟的蒸面程序。

1. 蒸气美容的原理

(1) 蒸气的热效应：它能使毛囊，毛细血管扩张，细胞膜的通透性增加，血液循环加快。也能使组织温度增高，氧离曲线右移，有利于氧合血红蛋白释放氧，以提高血氧含量而增加皮肤的代谢功能。

(2) 蒸气的冲击力：它对皮肤能产生轻微的震动，有利于皮肤对水分及药物分子的吸收。同时对皮肤也有一定的按摩作用。

(3) 蒸气的低渗作用：蒸气美容仪使用的蒸馏水和产生的蒸气，其渗透压为 0，低于生理状态下皮肤的渗透压。根据渗透原理，蒸气分子向皮肤细胞内渗入而补充皮肤细胞中的水分，滋润皮肤。

2. 蒸气美容的方法

(1) 自然蒸气焗面：烧一壶水，利用水沸腾时自然升起的蒸气，让面部置于蒸气上方，这时可用一块大毛巾将自己的头与冒着蒸气的水壶或盆围住，形成一个筒状，让蒸气不断上升到脸部，可保持十分钟左右。

(2) 热毛巾敷面：选择两条较厚、彻底消毒的毛巾，大小以覆盖整个面部为宜。毛巾在热水中浸透拧干后将毛巾对折两次敷在脸部，毛巾中部盖于额、眼部，两端向下、向内对折，露出嘴、鼻孔。交替使用，热敷 10 分钟。注意毛巾的温度勿过高过低。

(3) 负氧离子冷喷美容:是应用现代化超声雾化技术,使凉水在超声雾化作用下,产生大量负氧离子和超细微粒的水雾。冷雾可改善油性皮肤、镇静消炎、治疗暗疮、收缩毛孔以及滋润细嫩肌肤效果明显,是雾化治疗和现代家居生活环境改善的首选仪器。

(4) 蒸气美容:它是在特制的各种类型的蒸气美容仪内加入蒸馏水和不同用途的药物,利用电热装置加热后产生的蒸气,通过离子化后经金属管道喷雾而出,对面部或病变皮肤进行喷雾熏蒸,以补充皮肤的水分和给药,达到护肤、治疗和美容的目的。其操作方法是在容器内注入适量的蒸馏水,接通电源,打开开关;喷头与面部皮肤的距离,一般以 0.3~0.5 左右为宜;每次喷雾熏蒸的时间为 10~15 分钟,过敏性皮肤则为 3~5 分钟。冬季时间可稍长一些,而夏季时间则应短一些。喷雾熏蒸时,应嘱受术者微闭眼,以免蒸气进入睑膜,球结膜细胞引起水肿;随时密切观察喷雾情况,以免发生意外。

(5) 药物离子蒸气喷雾美容:这是较为先进和较为完善的蒸气美容。它是离子喷雾美容机经过技术改造,可以在蒸气发生装置部分加入中药提取液等药物,在蒸气产生的同时,药物有效成分随蒸气喷雾而出,发挥药物的美容作用。为避免堵塞喷口还可在仪器中加入一个过滤装置,把中药的药渣过滤掉。

3. 蒸气美容的作用

(1) 补充皮肤的水分:使皮肤水分充足,显得饱满,富于弹性。蒸气美容提供的水分,湿度以及离子喷雾时丰富的活性氧均有利于皮肤真皮层弹力纤维功能状态的保持,参与缓解弹力纤维的衰退与老化,增加皮肤的弹性。

(2) 促进皮肤血液循环与代谢作用:蒸气美容时,产生的蒸气具有热力作用,它可使毛细血管扩张,细胞膜的通透性增加,促进血液和淋巴循环。在使用离子蒸气美容时,丰富的活性氧离子也有助于改善皮肤的新陈代谢。改善皮肤的微循环,增强皮肤、神经、血管的营养供应,使皮肤保持红润和光泽。

(3) 软化皮肤:蒸气喷雾可使毛囊及角化细胞软化,有利于在清洁、按摩时彻底清除毛囊深层的污垢和角化细胞,从而使皮肤更清爽、细腻、光滑。

(4) 增加氧离子的吸收与释放:离子化后的蒸气富含有氧离子,喷射时产生的冲击力有利于增强皮肤对氧离子的吸收。加之热效应能加强皮肤有氧代谢,增加氧合血红蛋白在组织中的释氧,皮肤供氧增加,促进上皮细胞的再生。

(5) 促进药物的吸收:蒸汽使毛囊、毛细血管扩张,细胞膜和血管壁的通透性增强,药物分子的穿透能力提高。同时皮肤处于湿润状态有利于药物的吸收而达到提高美容治疗的效果。

(6) 皮肤深层清洁作用:蒸气美容时,产生的雾状蒸气,可使皮肤毛孔及汗孔扩大,皮肤分泌与排泄增加,皮肤内的毒素和废物得以清除。

(7) 改善肤质:皮肤的血液循环、新陈代谢及分泌功能的改善均可改善皮肤的酸碱度和皮肤的性质。另外,活性离子氧对皮脂分泌有一定的抑制作用,还具有消炎杀菌作用,对油性皮肤的调理具有积极作用,尤其对暗疮皮肤的护理有较好的效果。

4. 蒸气美容的应用　蒸气美容有多种方法和作用,主要用于皮肤护理、保健与美容。

(1) 自我皮肤护理:最简单实用的方法是热毛巾敷面或自然蒸面。热气温度应加以控制,避免烫伤脸部。可每周使用 1~2 天,每次 5 分钟左右即可。

(2) 单独皮肤护理:蒸气美容可作为美容院独立服务项目。可应用蒸气喷雾仪器,根据顾客护肤的目的、皮肤性质等选择并制订蒸气美容方案。一般情况下，油性皮肤每周做1次单独的蒸气美容处理。中性皮肤每10天做1次。干性皮肤每15天做1次。每次10分钟左右。

（3）美容护肤程序中的一项内容：蒸气美容多用于皮肤清洁后，需注意在做按摩同时最好不要使用蒸气美容。冷喷还可用于皮肤护理结束后，对面部喷化妆水、收缩水等，起到营养和镇静皮肤的作用。根据美容护肤的要求每周可用1～2次。

（4）治疗或保健作用：主要用于医院，多用药物进行喷雾。如咽喉部的雾化治疗，还可用中草药喷雾治疗某些皮肤病等。

5. 蒸气美容的禁忌证

（1）急性皮肤敏感状态：皮肤处于急性过敏性皮炎状态时，皮肤对热刺激、紫外线等极其敏感，如用蒸气喷雾，红斑、充血、水肿等会加重。此时，可使用负离子冷喷机。

（2）急性皮炎湿疹状态：皮肤表现有水疱、糜烂等湿疹状态时不宜使用蒸气美容。

（3）急性皮肤损伤：如晒伤、外伤等时不能使用蒸气美容。

（4）有高血压、心脏病及呼吸系统疾病者，不能使用蒸气美容。

（5）色斑皮肤、敏感皮肤、微细血管破裂皮肤不能做喷雾。

6. 注意事项

（1）喷雾机应用的时间和距离：皮肤性质不同，喷雾使用的时间、喷口与面部的距离应有所不同。

1）中性皮肤：喷口与面部距离为25～30cm，喷雾使用时间为3～5分钟。

2）油性皮肤：喷口与面部距离为20～25cm，喷雾使用时间为5～8分钟。

3）暗疮皮肤：喷口与面部距离为20～25cm，喷雾使用时间为8～10分钟。

4）干性皮肤：喷口与面部距离为30～35cm，喷雾使用时间为3分钟。

5）敏感皮肤：喷口与面部距离为35cm，普通喷雾使用时间为5～8分钟。

6）色斑皮肤：喷口与面部距离为30～35cm，普通喷雾使用时间为10分钟。

7）微细血管破裂皮肤：喷口与面部距离为35cm，普通喷雾使用时间为5～8分钟。

（2）安全操作要点：

1）认真安置好玻璃烧杯和密封圈，在烧杯内加入蒸馏水，不能超过玻璃烧杯上的红色标线为准，没有红色标线的烧杯，水位注入烧杯的4/5。使用最低水位要高于电热元件，连续使用需加水时，先关闭开关后再加水使用。

2）先开启普通蒸气开关，打开几分钟后便有雾状气体产生，当普通蒸气喷雾产生后，让美容受术者适应2～3分钟后，再打开奥桑开关。

3）在蒸气未喷出，以及不能确定蒸气喷出是否正常时，喷雾机喷嘴千万不能对准美容受术者面部，以免开始喷雾时，可能带出高温水滴，或机器故障喷出沸水而发生烫伤事故。

4）用湿棉片盖住美容受术者双眼，当蒸气均匀喷出后再将喷嘴移至面部，将喷口调至从额头向颈部喷射的角度，并因人而异调好喷口与面部距离。开始计时，最长不超过15分钟。

5）要定期清洗蒸气美容仪的滞积物和水垢，以免通道堵塞，造成喷气不匀，形成水珠喷出。

6）使用完毕后，关闭开关，切断电源。

十、深层洁肤

深层洁肤又称脱屑或去角质，是常见的皮肤护理方法之一。是指通过磨砂膏或去死皮膏、去死皮水、脱屑液等人工方法的应用，清除皮肤角质层内堆积过厚、坏死的细胞，去除皮肤的粗糙、发黄，使皮肤恢复光泽透明洁净，毛孔畅通，帮助恢复皮肤的正常功能。去角质不宜过勤，以免损伤皮肤，根据人的皮肤每3～4周新陈代谢一次的规律进行，夏季、男性、油性皮肤者可酌情增加。眼部因其皮肤组织娇弱，不宜使用。皮肤炎症、外伤、严重痤疮、微细血管破裂皮肤等不宜用。

1. 皮肤脱屑的方式

(1) 自然脱屑：依靠皮肤自身的新陈代谢过程来完成。随着皮肤的不断更新，表皮细胞经一定时间逐渐由基底层生长至皮肤表面，最外层的死细胞不断脱落，由新生细胞补充。此过程一般为3～4周，但某些因素的影响，会导致皮肤的正常功能失常，脱落过程过缓。

(2) 物理性脱屑：利用磨砂膏中细小的砂粒摩擦表皮，用物理的方法使死细胞移位、脱落。此方法刺激性较大，一般适用于油性皮肤。

(3) 化学性脱屑：将含有软化角质细胞成分的去死皮膏、去死皮水、脱屑液等涂于面部，不需摩擦，即可脱屑。此法刺激性小，适用于干性、衰老性及敏感性皮肤。

2. 皮肤脱屑的具体操作方法

(1) 磨砂：磨砂膏膏体中的颗粒具有一定摩擦力，通过物理的机械摩擦作用，去除已老化的上皮、皮肤皱褶处及毛孔深部污垢，有利于皮肤的深层清洁，加速皮肤的新陈代谢。用法：洁面后用蒸气喷雾2～3分钟，使表皮软化；取2～3g磨砂膏，五点涂布于面部，打圈摩擦3分钟左右，注意避开眼周及鼻孔。磨砂膏对皮肤有一定的刺激性，正常上皮细胞的代谢周期为28天，故使用磨砂膏洁面最好每月一次。磨砂膏不适用于过敏性皮肤、干性皮肤和皮肤感染者。

(2) 去死皮：去死皮膏对皮肤具有较强的黏附力，通过化学作用，溶解老化上皮并减淡皱纹。由于其有润滑作用，对皮肤刺激较小，适用于干性、过敏性皮肤。用法：洁面后蒸气喷雾2～3分钟，擦干面部水分，将去死皮膏均匀涂于脸部(眼、口周除外)，待3～5分钟后半干时，沿表情肌走向由下至上，或由内向外用手指轻轻搓去，即可将角化细胞及污垢清除。

十一、面部美容按摩技术

按摩是面部美容术中最重要的一环，也是面部保健最有效的方法之一。

(一) 按摩的作用

1. 促进血液循环，给组织补充营养。
2. 增加氧气的输送，促进细胞新陈代谢正常进行。
3. 帮助皮肤排泄废物，减少油脂的积累。
4. 使皮肤组织密实而富有弹性。
5. 排除积于皮下过多的水分，消除肿胀和皮肤松弛现象，有效地延缓皮肤衰老。
6. 使皮肤得到充分休息，消除疲劳，减轻肌肉的疼痛和紧张感，令人精神焕发。

(二) 按摩介质

常用的有按摩膏或按摩油。按摩介质在按摩过程中起润滑作用，减少手指与皮肤的摩擦力，减少肌肤位移，保护皮肤；给皮肤补充少量营养和水分；内含治疗药物，在按摩过程中渗入皮肤发挥治疗作用。

按摩介质的种类很多，需根据肤质进行合理选择，才能达到最佳的美容效果。例如：防敏按摩膏，适用于敏感皮肤；中药按摩膏，可用于祛斑、祛痘；樟脑按摩油内含樟脑、无碱性，渗透力强，有消毒杀菌减少皮脂分泌的作用。

（三）美容按摩基本手法

按摩的基本方法有两类：仪器按摩和人工按摩。仪器按摩是用电力按摩器对面部进行按摩，利用高频振动来刺激面部皮肤，促进皮肤的血液循环、增加面部的营养供给，并能刺激深层组织，使皮肤密实而有弹性；人工按摩是美容师用双手进行按摩。

面部按摩时，多采用中指和无名指两指的指腹按摩，中指和无名指常被称为美容指；在按抚放松时，则多用整个手掌或大鱼际、小鱼际。按摩流派及手法多样，大致分为中式按摩手法和欧式按摩手法，两者没有本质上的区别，只是中式手法侧重于穴位按摩，欧式按摩手法是以按抚为主。按摩手法没有流行或过时之分，只有正确与不正确的区别。凡是遵循了按摩的基本原则的手法都是正确的手法。

1. 按摩的基本原则

（1）按摩方向由下至上：不做向下用力的动作，以免肌肤松弛，肌肉下垂，加速衰老。

（2）按摩方向由内向外。

（3）按摩方向与肌肉的走向一致，与皱纹的方向垂直。

（4）按摩时尽量减少肌肤的位移。

2. 按摩的基本手法

（1）按抚法：多用指端或手掌，在面部皮肤上缓慢而有节奏的滑行，多用在按摩的开始和结束（图 4-75a、b）。

作用：促进血液循环，使氧气及营养成分涌到按摩部位，促进淋巴的回流，有利于废物的

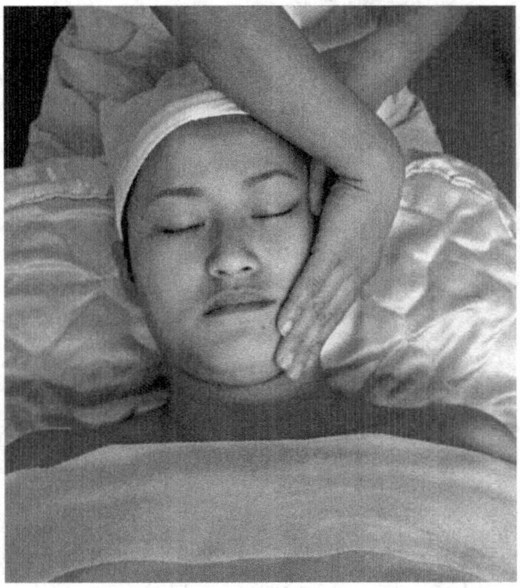

a

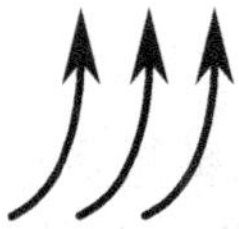

b

图 4-75　按抚
a. 手法图；b. 示意图

排出；刺激皮脂腺、汗腺的排泄，充分滋润皮肤。

（2）打圈法：两手的中指和无名指两指并拢，在面部作画圈运行，摩小圈小而密（图 4-76a、b），也可以摩大圈（图 4-77a、b），多用在面颊部及额部，有一定的力度。

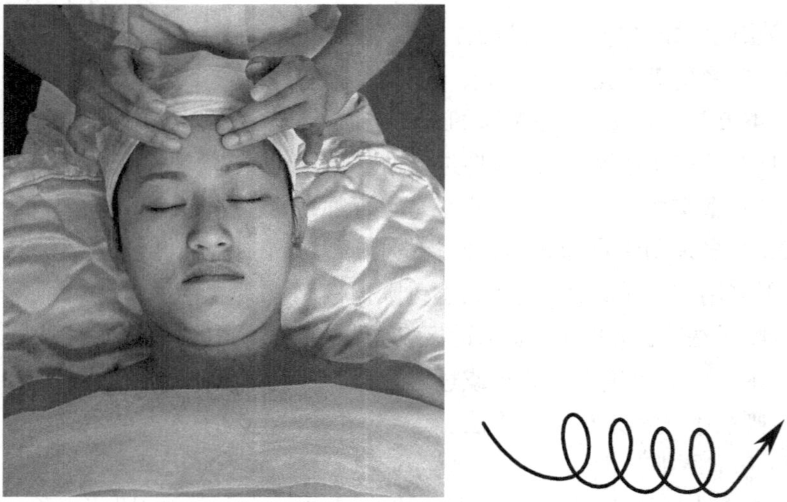

a　　b

图 4-76　摩小圈

a. 手法图；b. 示意图

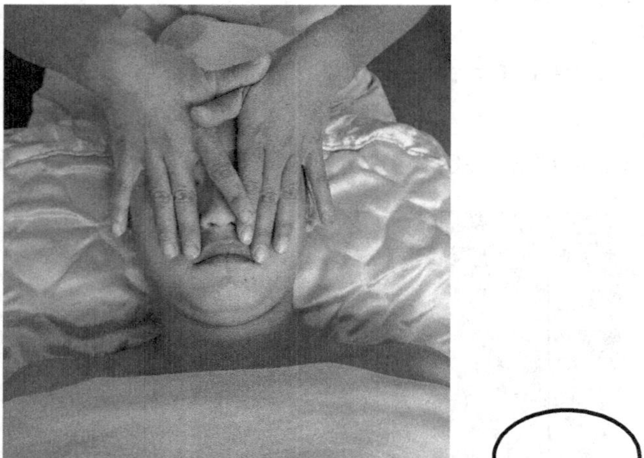

a　　b

图 4-77　摩大圈

a. 手法图；b. 示意图

作用：摩擦生热，促进血液循环，加速新陈代谢，增加皮肤弹力，防止肌肉松弛下坠。

（3）揉捏法：大拇指与其他手指相配合，用指腹的力量，在松弛的肌肉上做指捏、轻推、滚动摩擦等动作，多用于颏部、面颊部，力度适中，动作缓慢，禁用于眼部（图 4-78a、b；图 4-79a、b）。

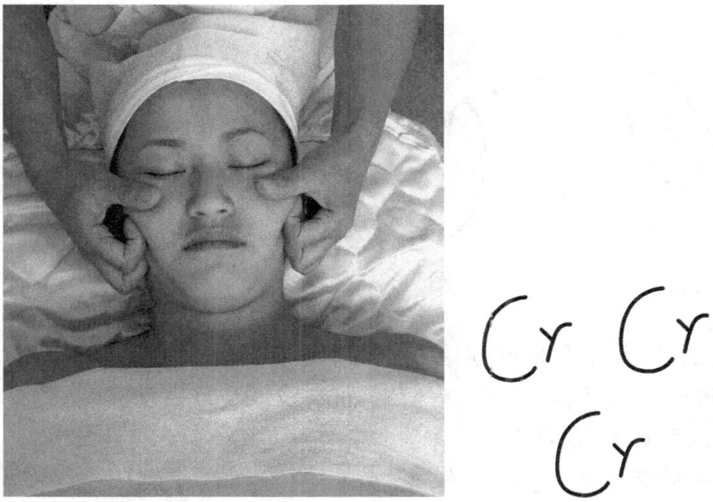

a　　　　b

图 4-78　揉捏
a. 手法图；b. 示意图

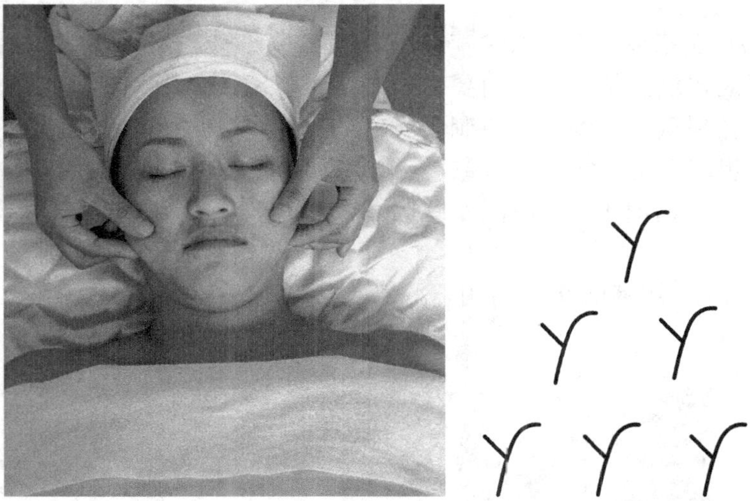

a　　　　b

图 4-79　啄捏
a. 手法图；b. 示意图

作用：提高表皮纤维弹性，防止肌肉松弛，促进新陈代谢，增强细胞的再生能力。

(4) 提弹法：四指指尖在面部轻轻点弹皮肤(图 4-80)或由侧面向上弹拨皮肤，力度适中有节奏(图 4-81)。

作用：刺激皮下肌层，防止肌肉松弛；增强皮肤的吸收功能。

(5) 叩拍法：多用空拳、手掌或小鱼际，在额部、头部、肩、胸部做一定力度的叩击，手腕要放松，力量集中于手掌，

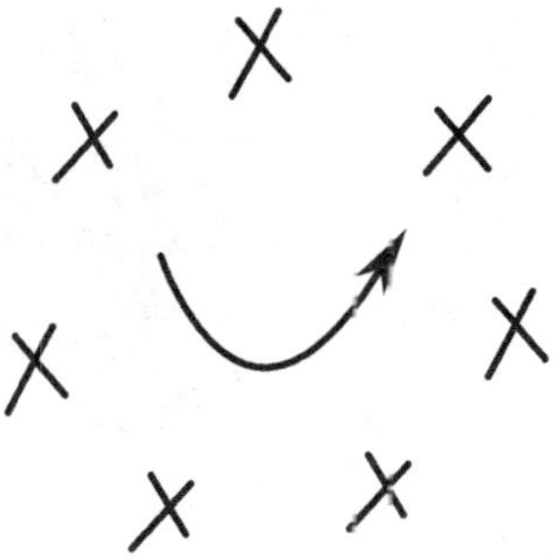

图 4-80　点弹

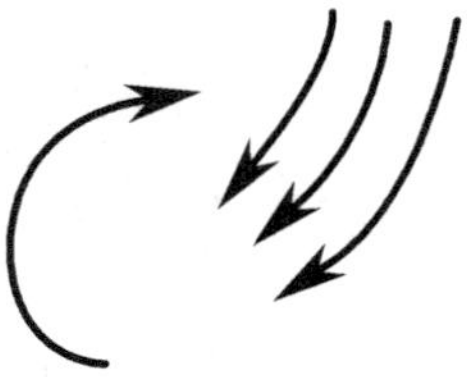

图 4-81 弹拨

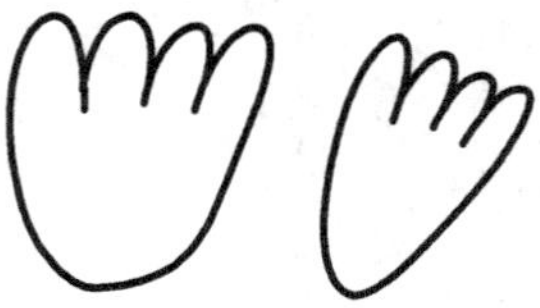

图 4-82 空拳叩击

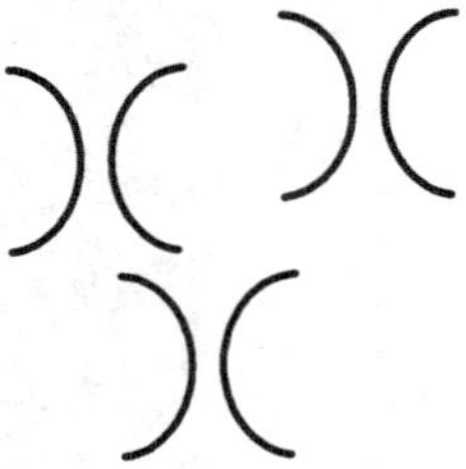

图 4-83 掌侧叩击

使受力部位发生震动，频率要快，触点要有弹性(图 4-82；图 4-83)。

作用：刺激神经系统，消除紧张与疲劳感，促进皮肤生理活动。

(6) 抹法：以手指指尖或手掌，紧贴皮肤表面，来回摩擦，动作连续，一气呵成，如额头、全面部的上下拉抹，眼眶的轮刮等(图 4-84)。

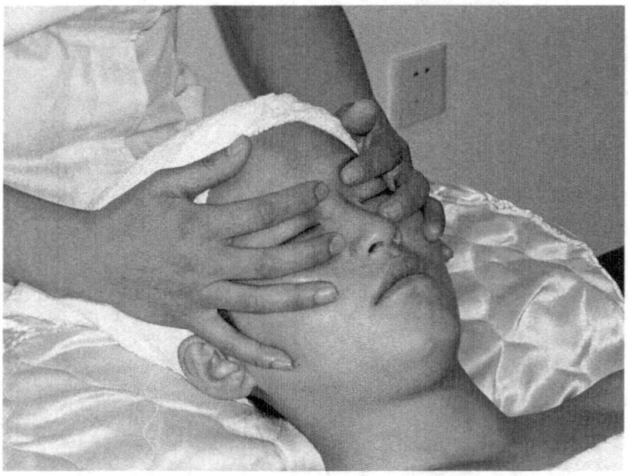

图 4-84 抹法

作用：镇静醒脑，扩张血管，消除皱纹。

(7) 按法：用手指或手掌或肘尖着力于体表某部或穴位上按压，方向要垂直，用力由轻到重、再到轻，使刺激充分到肌体组织深部，常与揉法结合使用。(图 4-85a、b；图 4-86a、b；图 4-87a、b)

作用：通经活络，散瘀止痛，维持阴阳平衡。

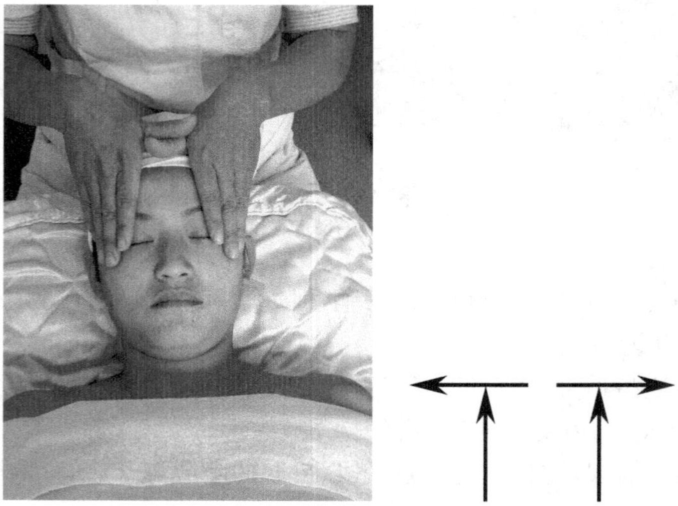

a　　b

图 4-85 按

a. 手法图；b. 示意图

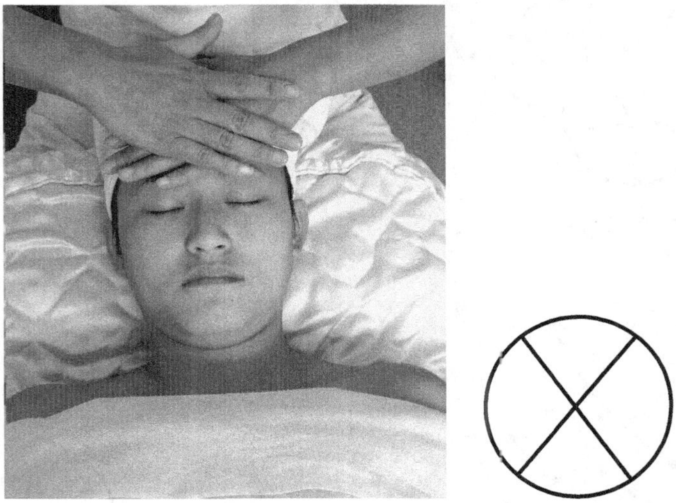

a　　　　b

图 4-86　压

a. 手法图；b. 示意图

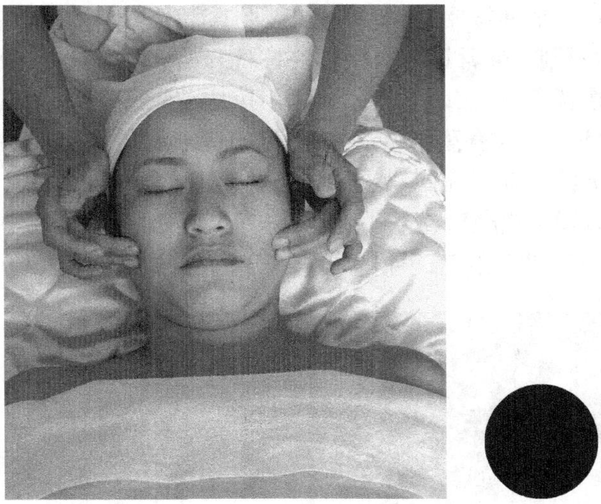

a　　　　b

图 4-87　点按

a. 手法图；b. 示意图

3. 其他面部常用的按摩手法还有：滚法（图 4-88）、交剪手、走“V”字（图 4-89）等，全身按摩常用的按摩手法还有：拿、搓（图 4-90）、揉（图 4-91）等。

（四）面部普通护理

面部美容按摩是皮肤护理的重要内容之一，在世界各地广泛运用。美容师在掌握了面部按摩基本原则和基本手法的基础上，自由选择和组合一定的按摩手法，为不同年龄、不同肤质的人按摩，既使美容求美者舒适享受，又可以取得比较明显的疗效。

面部各部位肌肉的分布和走向各不相同，美容师必须熟悉头面部生理和解剖知识，能准

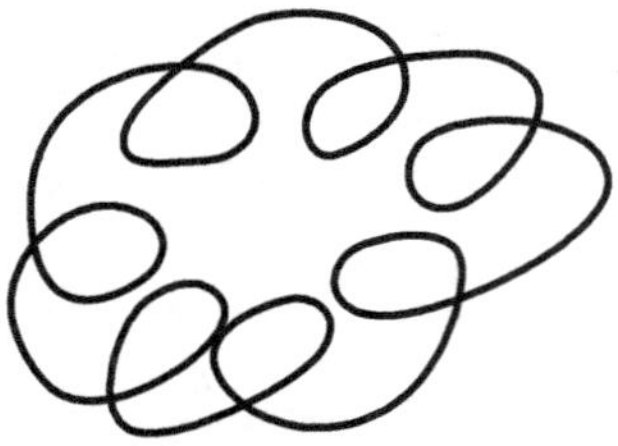

图 4-88 滚法

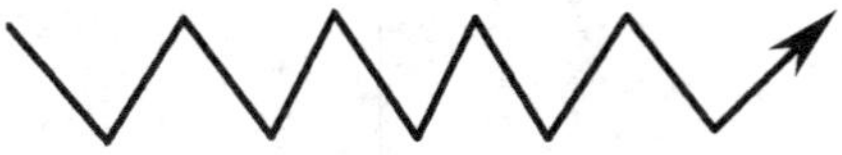

图 4-89 走"V"字

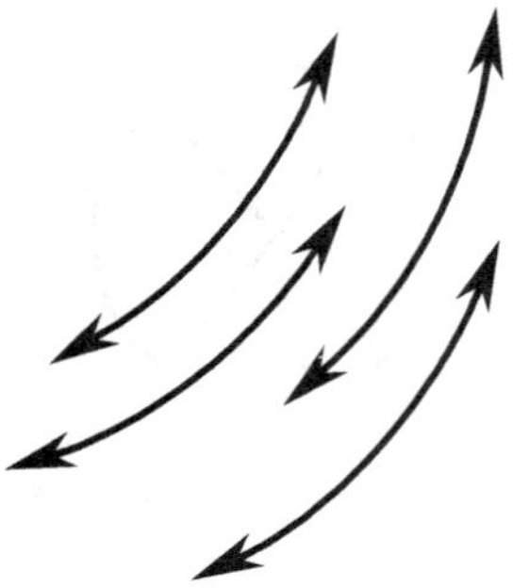

图 4-90 搓

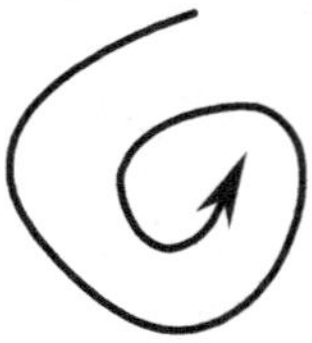

图 4-91 揉

确地进行穴位的定位，才能使按摩达到使皮肤健康、容貌年轻的效果。面部美容按摩应遵循整体→局部→整体的原则。通常以整个面部的按抚开始→局部按摩（额头、眼、鼻、唇、下颌、面颊、颈部、耳部）→按抚结束，按摩动作之间可用按抚动作连接，使整套动作连贯流畅。

面部按摩中式手法之一：美容师端坐在美容求美者头端，腰挺直，两肘关节贴紧身体，并自然下垂，通过腕关节的移动来控制双手法的变换。

（1）面部按抚：取适量按摩膏在双手上均匀抹开，双手竖位，四指并拢，全掌同时从额头经眉心向下沿鼻翼滑至面颊至下巴，手横位拉抹下巴，原路返回，重复 2 次（图 4-92a、b）。

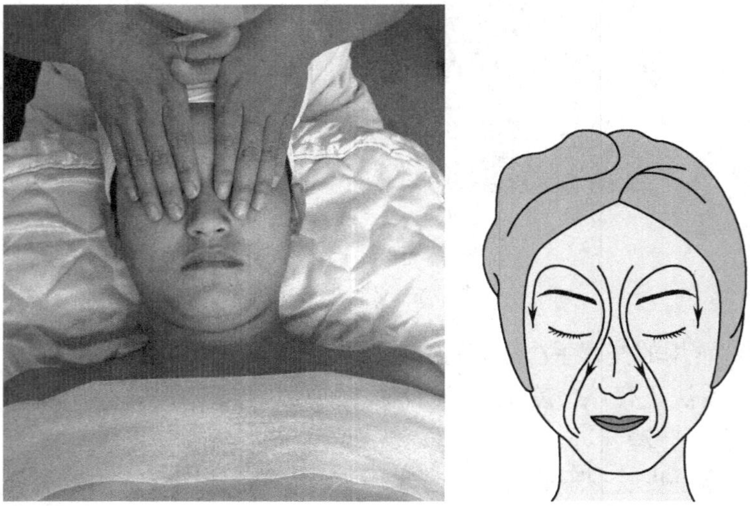

a　　b

图 4-92 面部按抚

a. 手法图；b. 示意图

(2) 摩小圈，点太阳：双手横位，中指、无名指并拢，以其指腹同时从印堂开始在整个额部向两侧打竖圈至太阳穴，揉按太阳穴，重复 5～8 次（图 4-93a、b）。

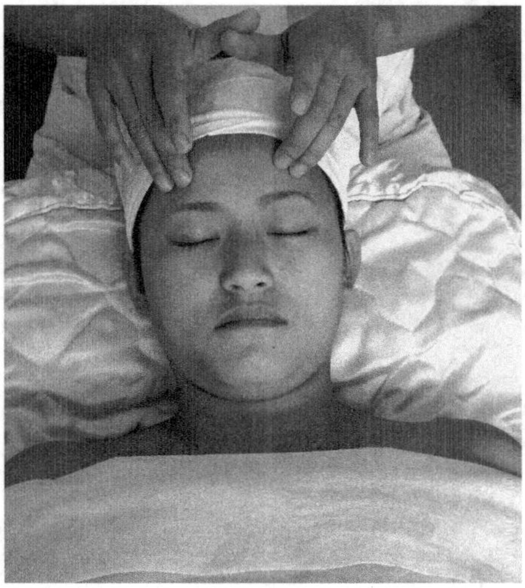

a

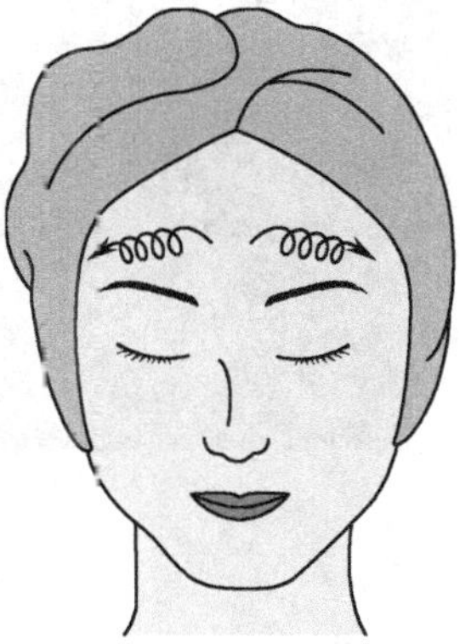

b

图 4-93　摩小圈，点太阳

a. 手法图；b. 示意图

(3) 额头走“V”字：中指、无名指并拢，自左侧太阳穴，由左向右在额部上下交错，轻抹，走“V”字形至右侧太阳穴，然后用同样的手法由右向左返回，重复 5～8 次（图 4-94）。

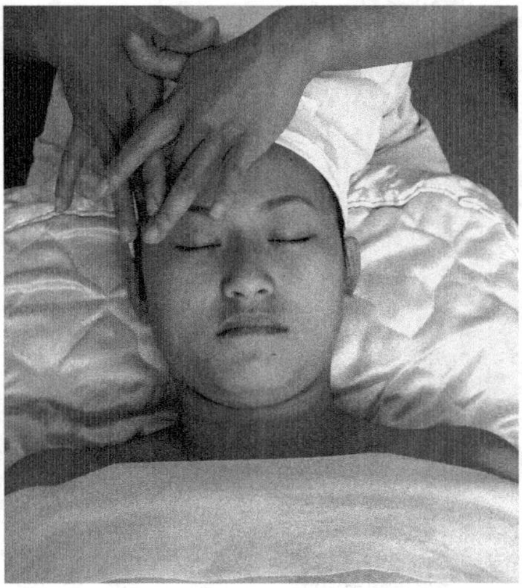

a

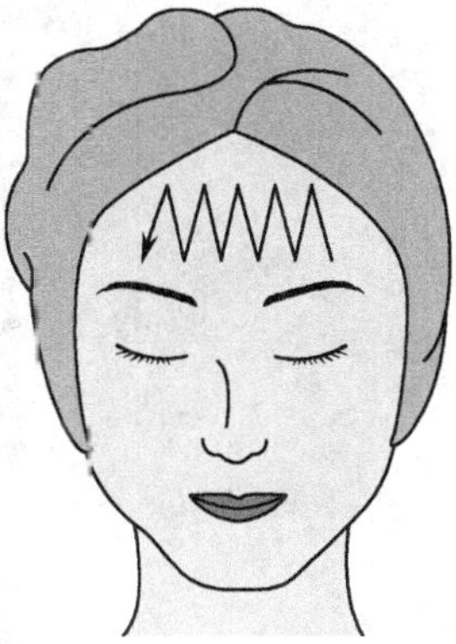

b

图 4-94　额头走“V”字

(4) 摩圈展抬头纹：双手横位，左手中指、无名指分开呈剪刀状放于左额部，右手中指、无名指并拢，以其指腹从右向左摩竖圈，左手随之左移至左侧太阳穴，重复 5～8 次（图 4-95a、b）。

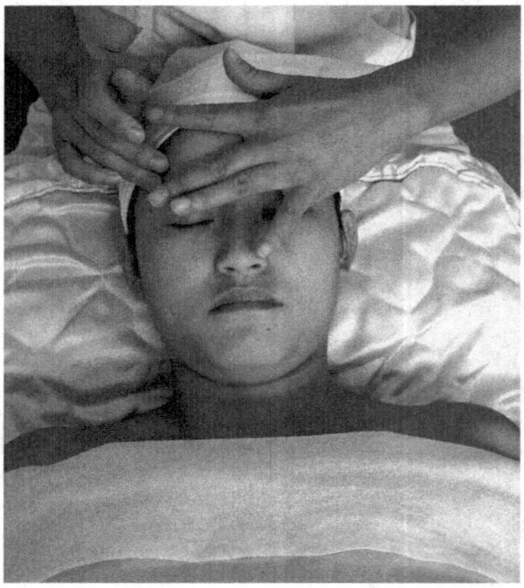

a

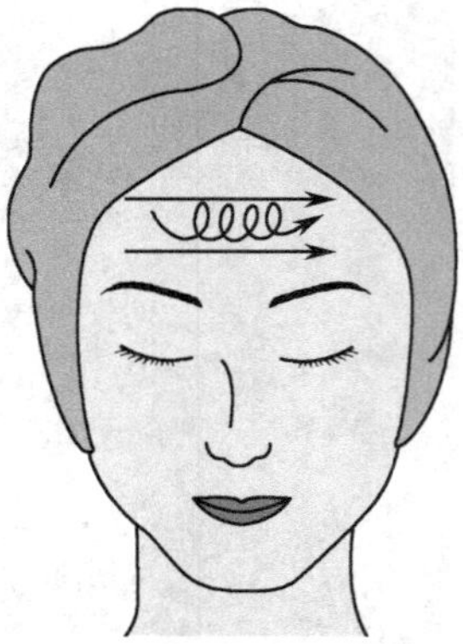

b

图 4-95　摩圈展抬头纹

a. 手法图；b. 示意图

（5）摩圈展眉间纹：双手竖位，左手中指、无名指分开，以其指腹从鼻根部将眉间的“川字纹”轻轻展开，并向上慢慢移动至额中部，右手中指、无名指并拢，以其指腹在中指、无名指之间摩横圈，并随左手由鼻根部慢慢移至额中部，重复 5～8 次（图 4-96a、b）。

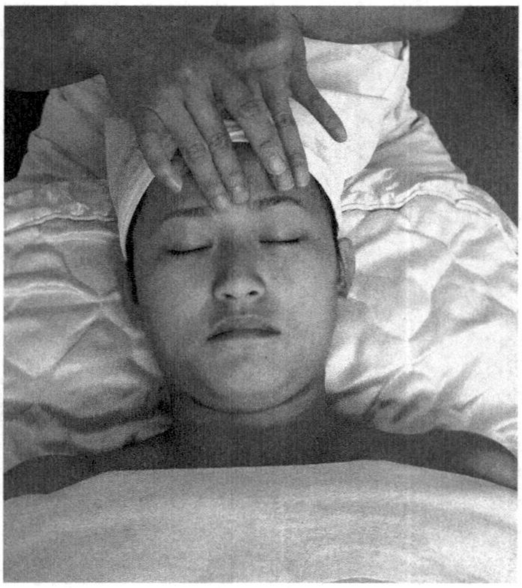

a

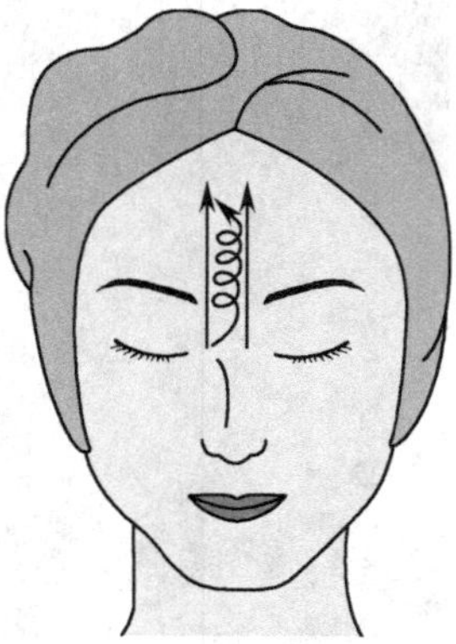

b

图 4-96　摩圈展眉间纹

a. 手法图；b. 示意图

（6）抚额头：全掌着力，双手掌交替轻而滑地从眉骨抚至发际，重复 5～8 次（图 4-97a、b）。

（7）眼部摩反圈，点太阳穴，重复 5～8 次（图 4-98a、b）。

（8）眼部交剪手，重复 5～8 次（图 4-99a、b）。

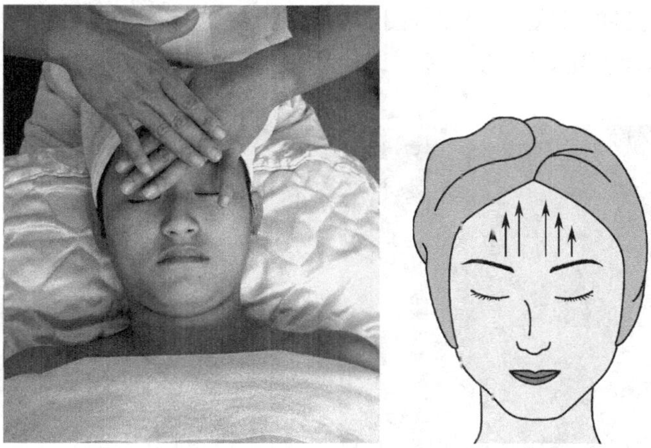

a　　　　b

图 4-97　抚前额

a. 手法图;b. 示意图

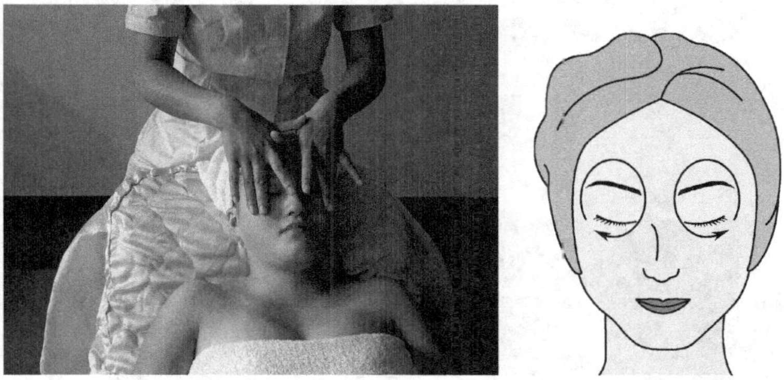

a　　　　b

图 4-98　眼部摩反圈，点太阳穴

a. 手法图;b. 示意图

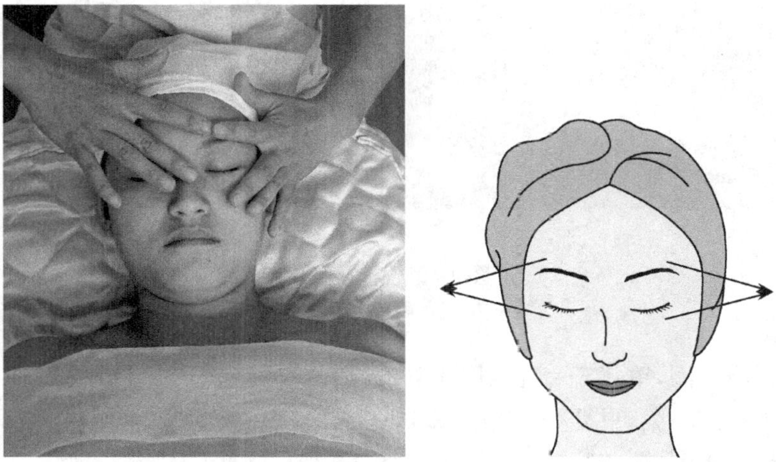

a　　　　b

图 4-99　眼部交剪手

a. 手法图;b. 示意图

(9) 鱼尾纹部拉摩,重复 5～8 次(图 4～100a、b)。

(10) 推按眼球,重复 5～8 次(图 4-101a、b)。

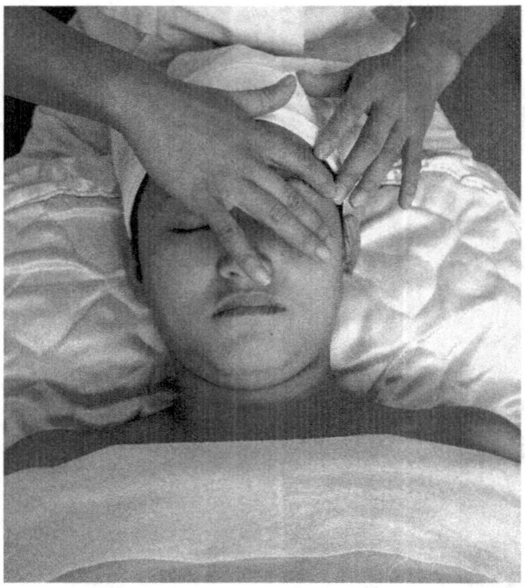
a

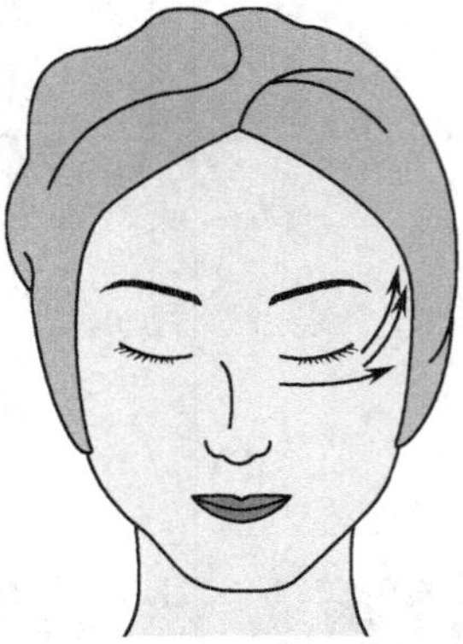
b

图 4-100　鱼尾纹部拉摩

a. 手法图;b. 示意图

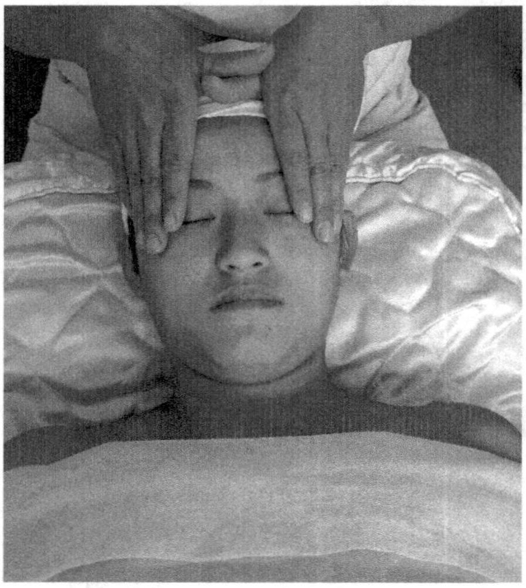
a

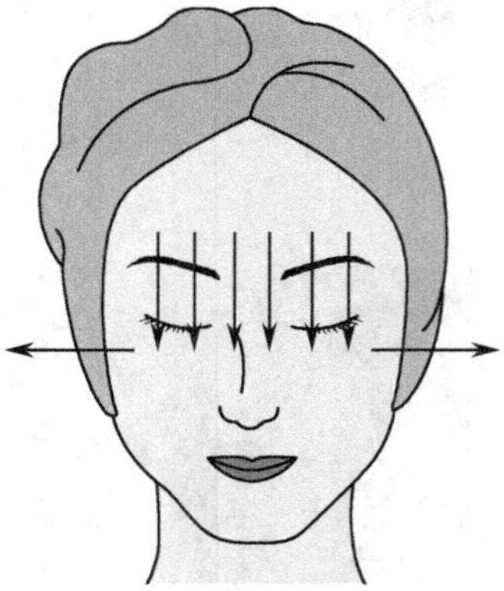
b

图 4-101　推按眼球

a. 手法图;b. 示意图

(11) 鼻翼摩小圈,重复 5～8 次(图 4-102a、b)。

(12) 上下拉抹鼻梁,重复 5～8 次(图 4-103a、b)。

(13) 口周对半圆(图 4-104),交错半圆(图 4-105),重复 5～8 次。

(14) 口周交剪手,重复 5～8 次(图 4-106a、b)。

(15) 面颊沿三线摩圈,重复 3 次(图 4-107a、b)。

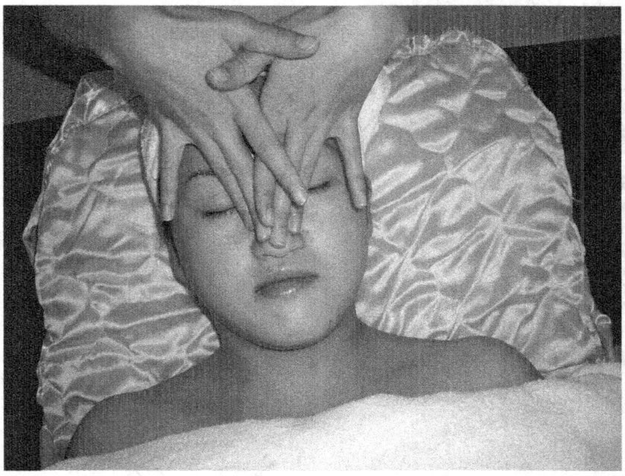
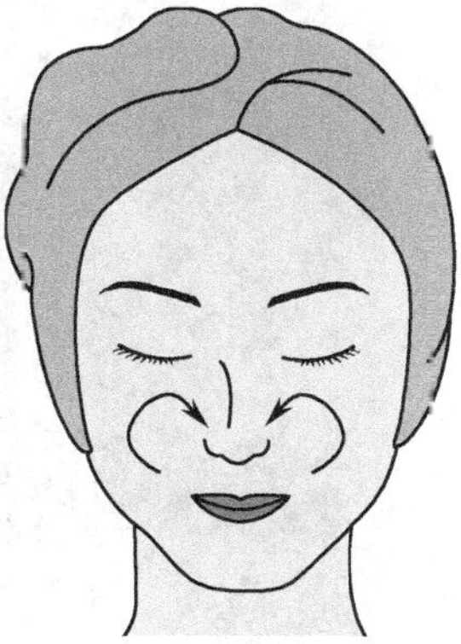

a　　b

图 4-102　**鼻翼摩小圈**
a. 手法图;b. 示意图

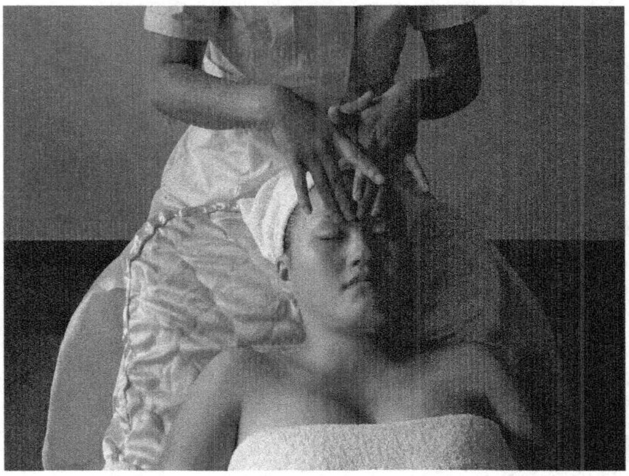
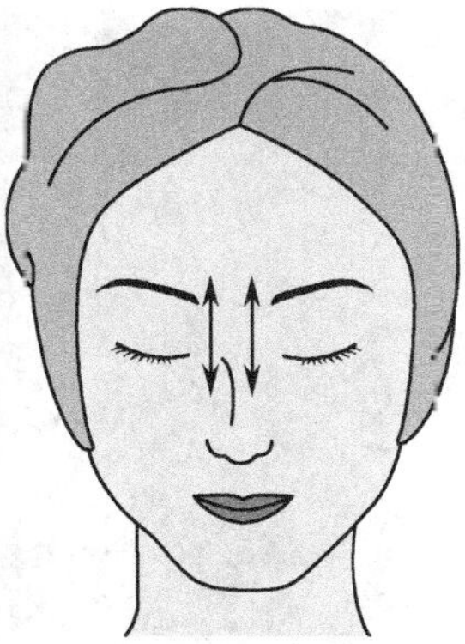

a　　b

图 4-103　**上下拉抹鼻梁**
a. 手法图;b. 示意图

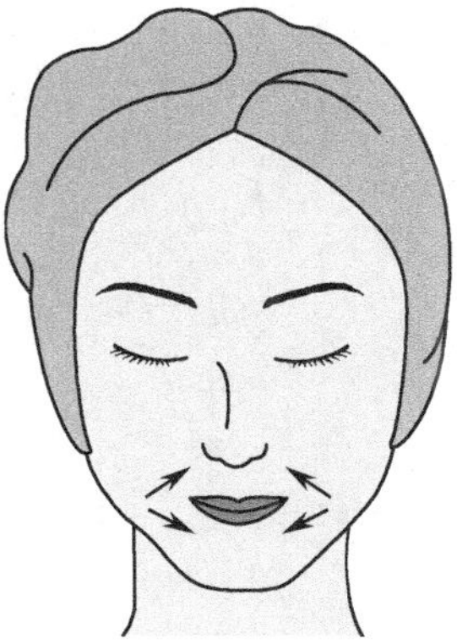

图 4-104　**口周对半圆**

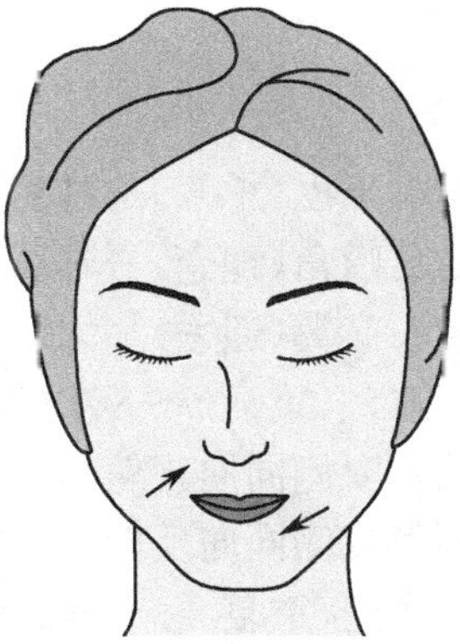

图 4-105　**交错半圆**

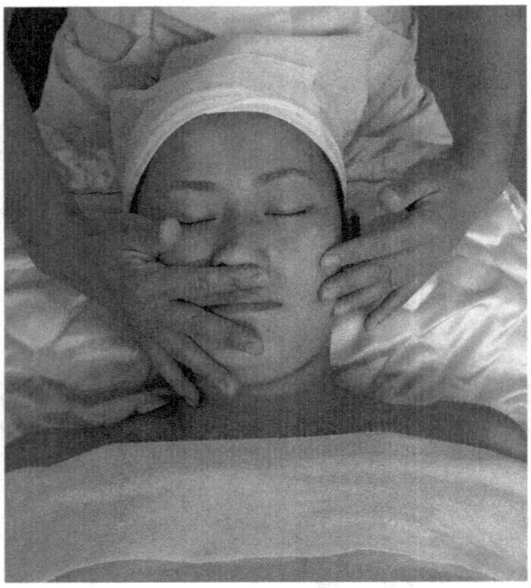

a

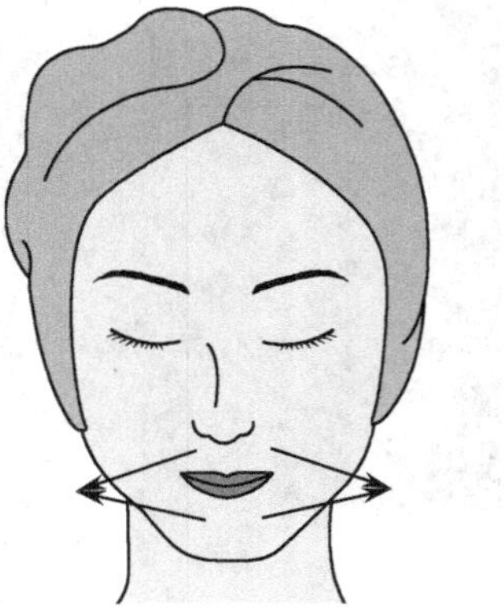

b

图 4-106　口周交剪手

a. 手法图；b. 示意图

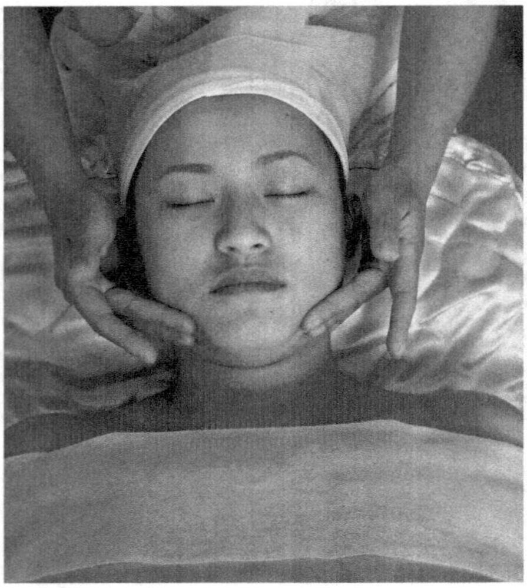

a

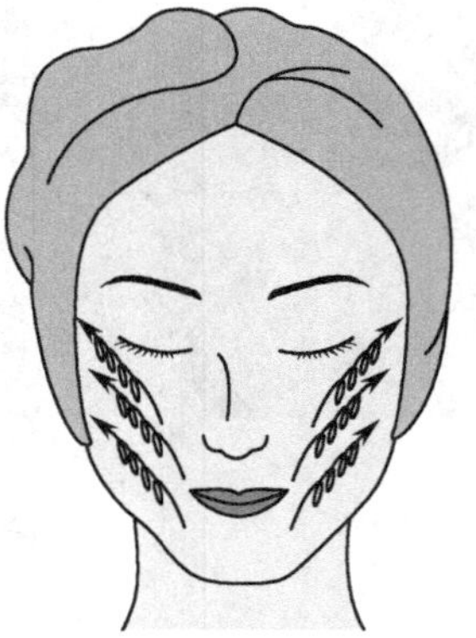

b

图 4-107　面颊沿三线摩圈

a. 手法图；b. 示意图

第一条线：下巴（承浆）—耳后（翳风）；

第二条线：嘴角（地仓）—耳屏（听宫）；

第三条线：鼻翼（迎香）—太阳穴。

（16）滚双颊，重复 5～8 次（图 4-108a、b）。

（17）面颊双侧同向正轮指，重复 5～8 次（图 4-109a、b）。

（18）面颊双侧同向反轮指，重复 5～8 次（图 4-110）。

（19）摩大圈，重复 5～8 次（图 4-111）。

（20）拉抚下颌，重复 5～8 次（图 4-112；图 4-113；图 4-114）。

（21）拉抚颈部，重复 5～8 次（图 4-115a、b）。

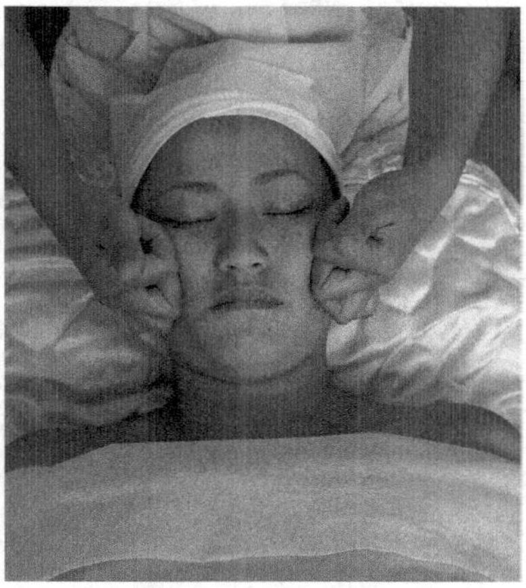

a

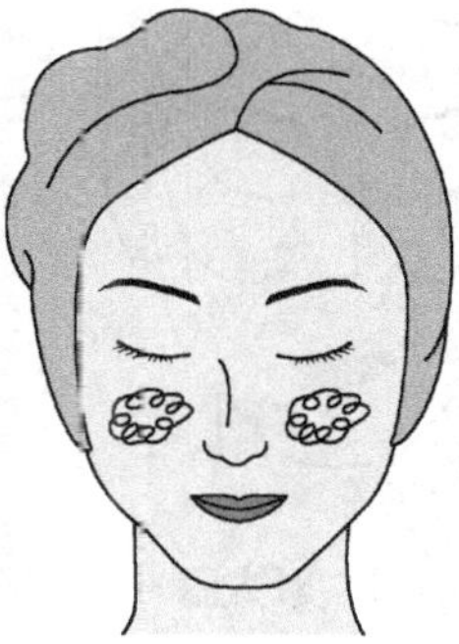

b

图 4-108　滚双颊
a. 手法图；b. 示意图

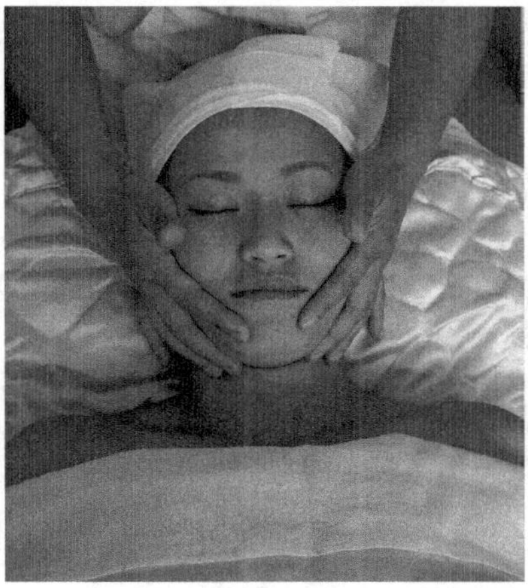

a

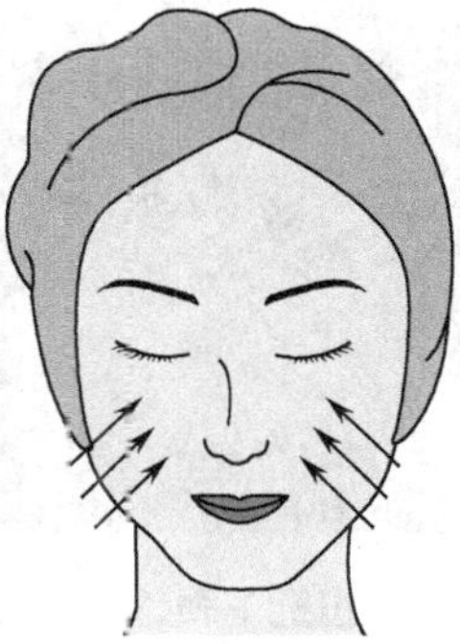

b

图 4-109　双侧同向正轮指
a. 手法图；b. 示意图

图 4-110　双侧同向反轮指

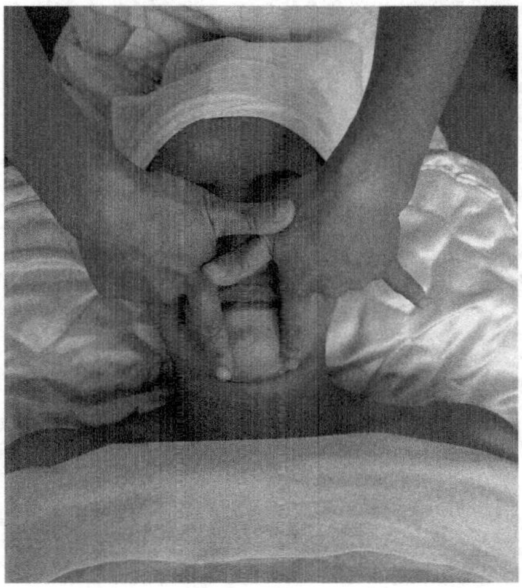

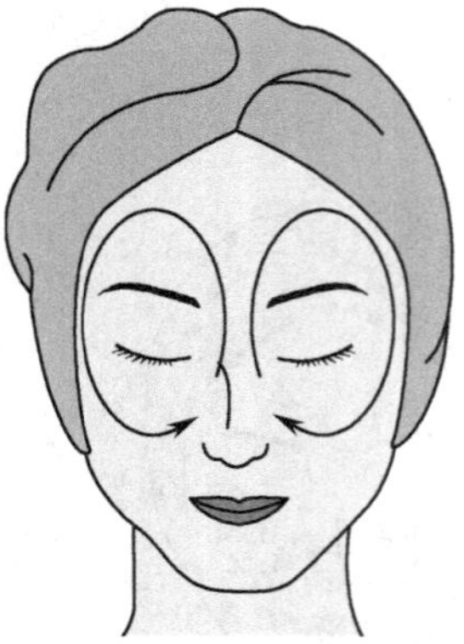

图 4-111　摩大圈

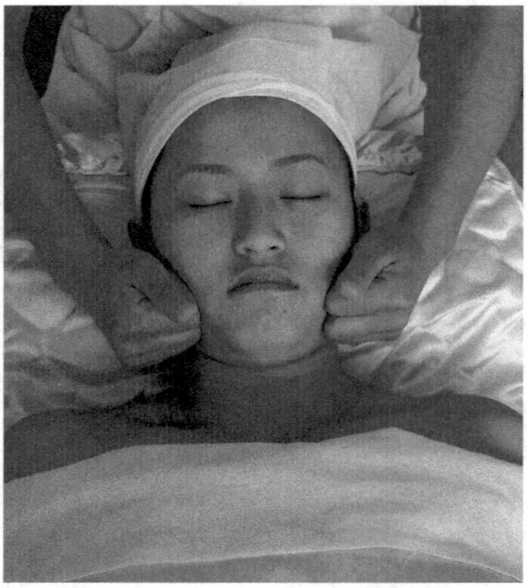

图 4-112　拉抚下颌(1)

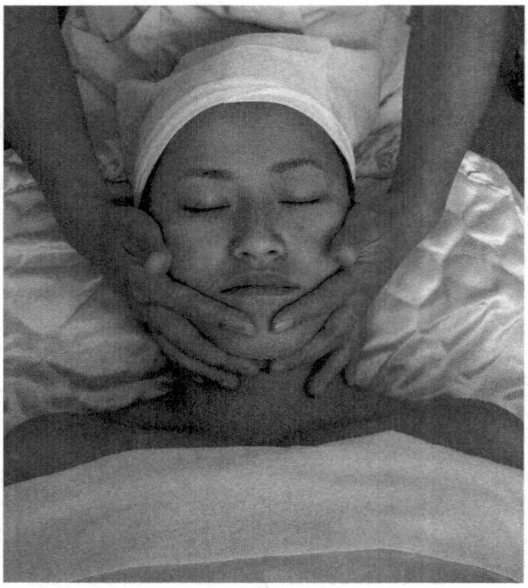

图 4-113　拉抚下颌(2)

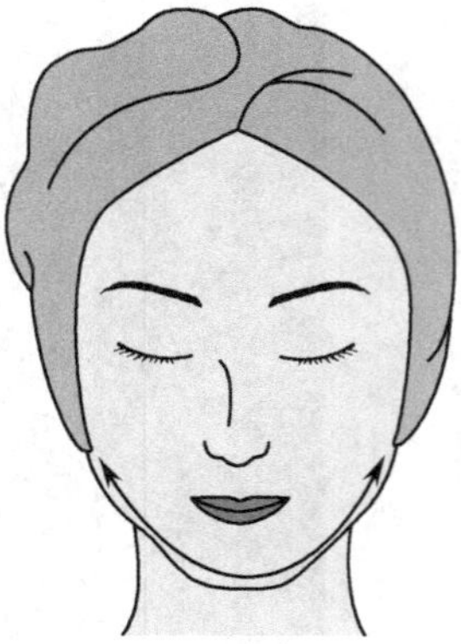

图 4-114　拉抚下颌(3)

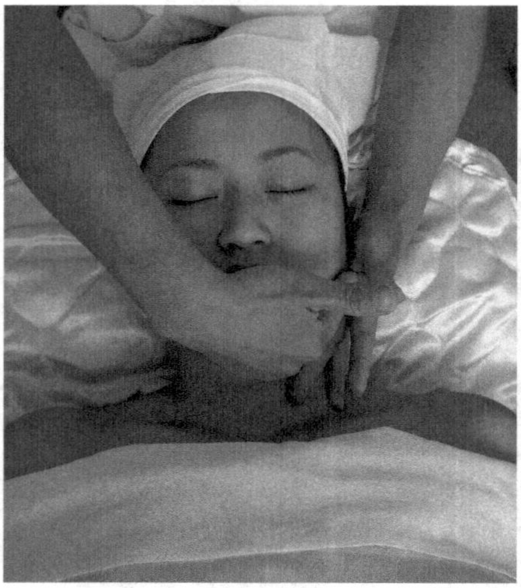

a

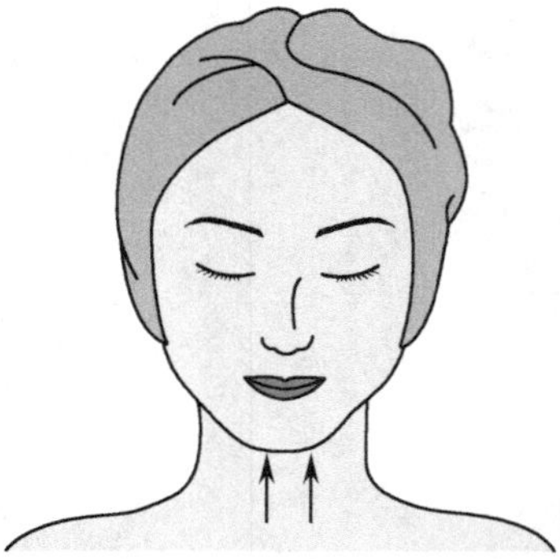

b

图 4-115　拉抚颈部

a. 手法图；b. 示意图

（22）系统按摩面部穴位：手竖位，中指和无名指施力揉按每个穴位5次后点按，点按时力度由轻到重，再由重到轻。按摩顺序：从印堂（图4-116）→攒竹（图4-117）→鱼腰（图4-118）→丝竹空（图4-119）→瞳子髎（图4-120）→球后（图4-121）→承泣、四白（图4-122）→睛明（图4-123）→迎香（图4-124）→巨髎（图4-125）→颧髎（图4-126）→颊车（图4-127）→人中、承浆（图4-128）→地仓（图4-129）→翳风（图4-130）→听会（图4-131）→听宫（图4-132）→耳门（图4-133）→太阳穴（图4-134）。

（23）揉捏耳垂（图4-135），揉捏耳廓（图4-136），重复5～8次。

（24）搓耳根（图4-137）：双手中指、示指轻轻夹住耳朵，在耳两侧的皮肤上来回拉抹，重复5～8次。之后重复面部按抚动作，结束按摩。

（25）面部按抚手法一：手竖位，双手四指依次沿眼眶下缘、颧骨下缘、嘴角水平线摩大圈，按抚面颊。

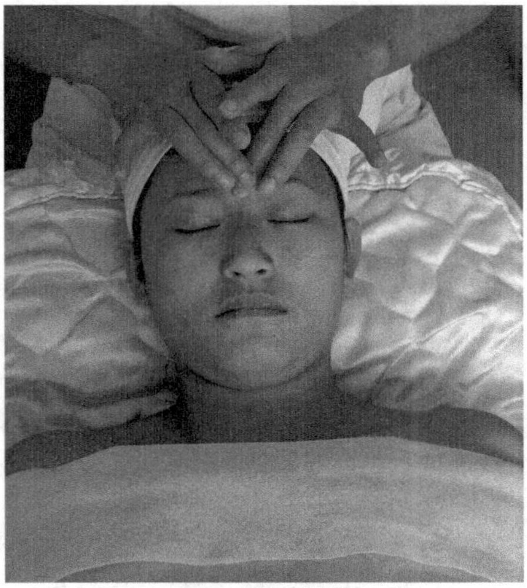

图4-116　点印堂

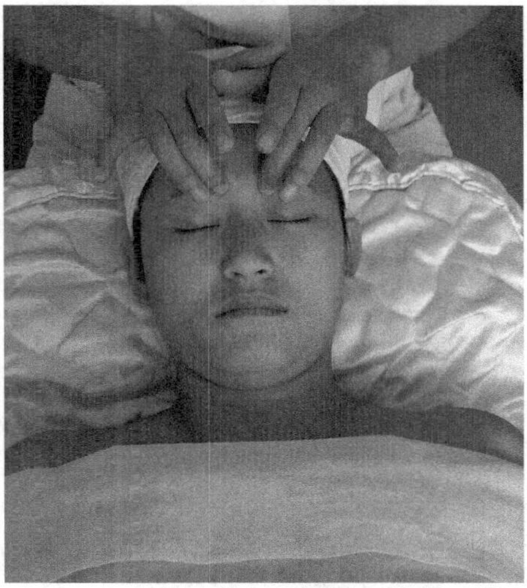

图4-117　点攒竹

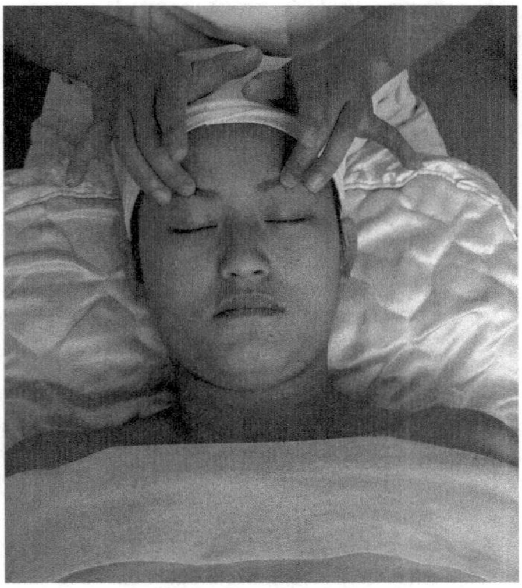

图4-118　点鱼腰

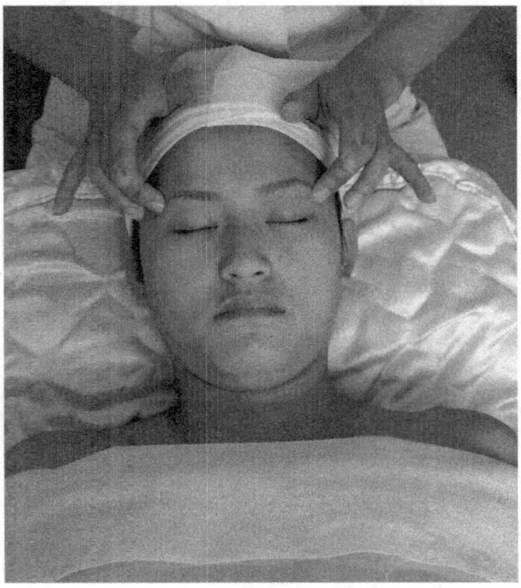

图4-119　点丝竹空

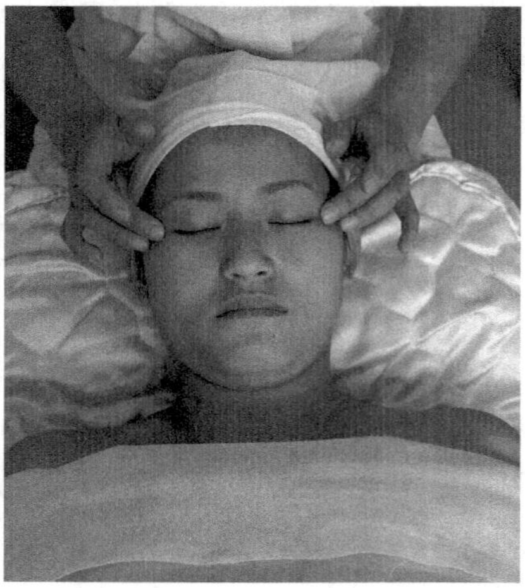

图 4-120　点瞳子髎

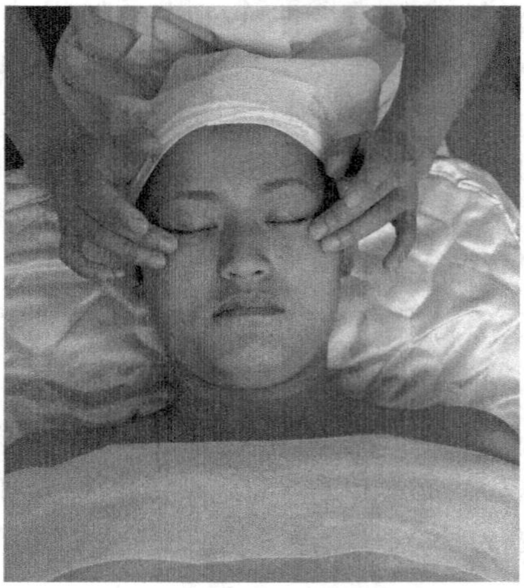

图 4-121　点球后

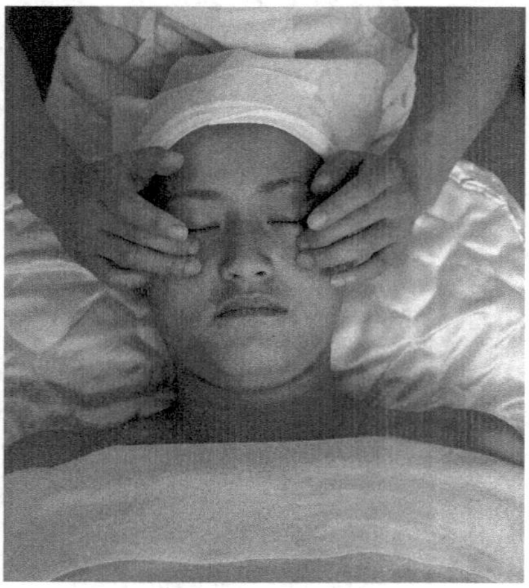

图 4-122　点承泣、四白

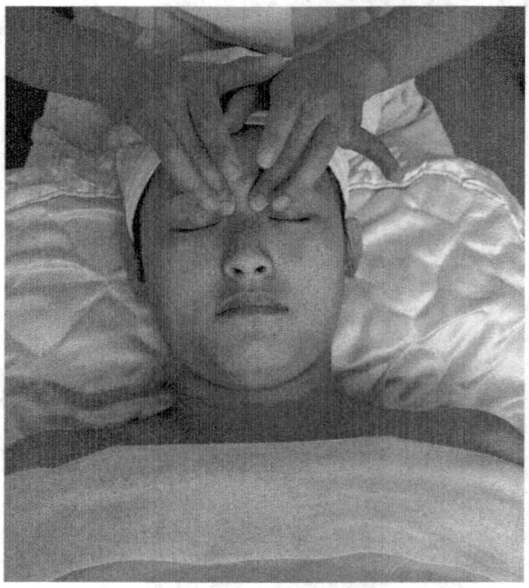

图 4-123　点睛明

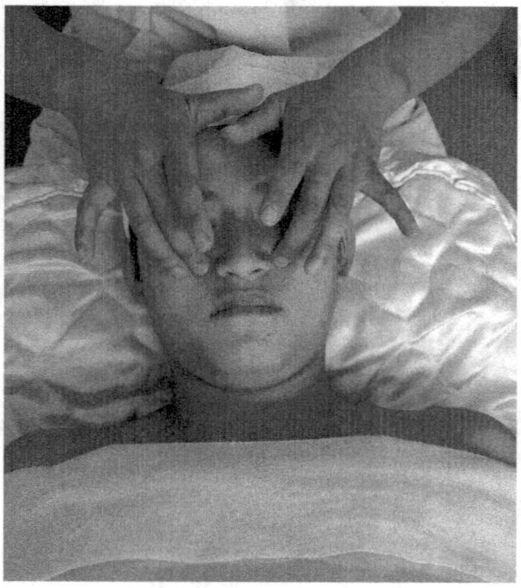

图 4-124　点迎香

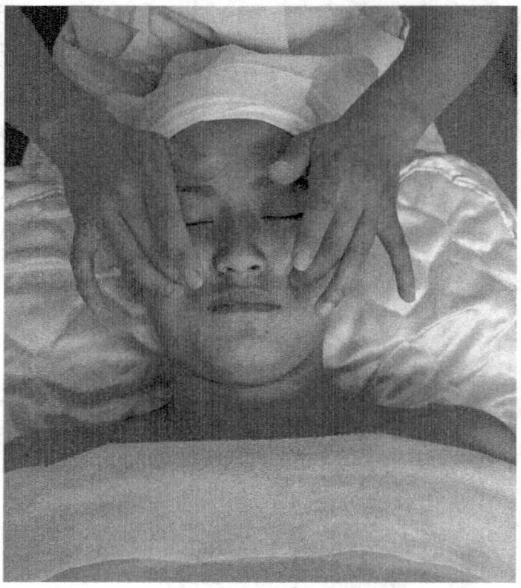

图 4-125　点巨髎

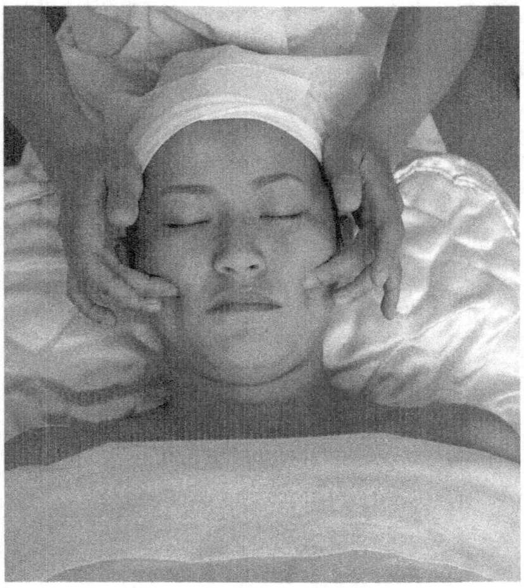

图 4-126　点颧髎

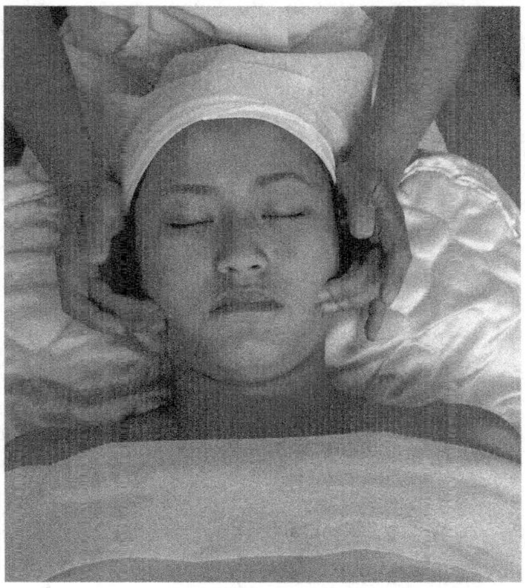

图 4-127　点颊车

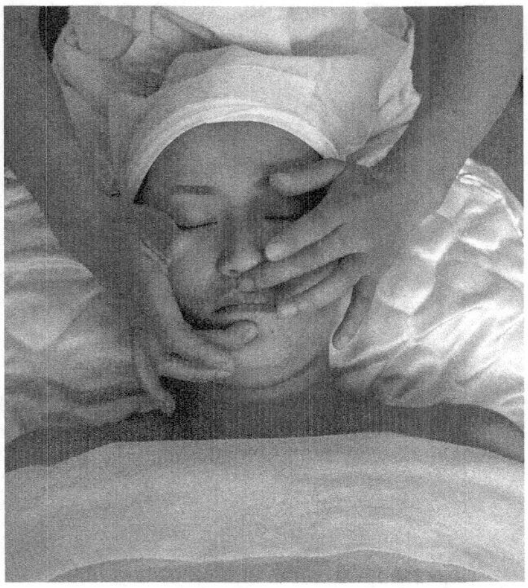

图 4-128　点人中、承浆

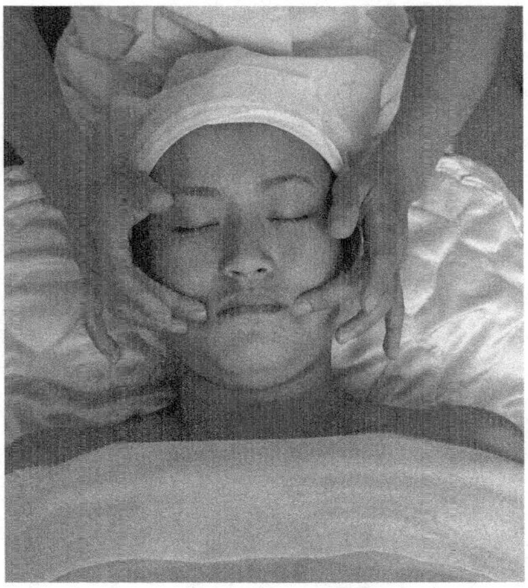

图 4-129　点地仓

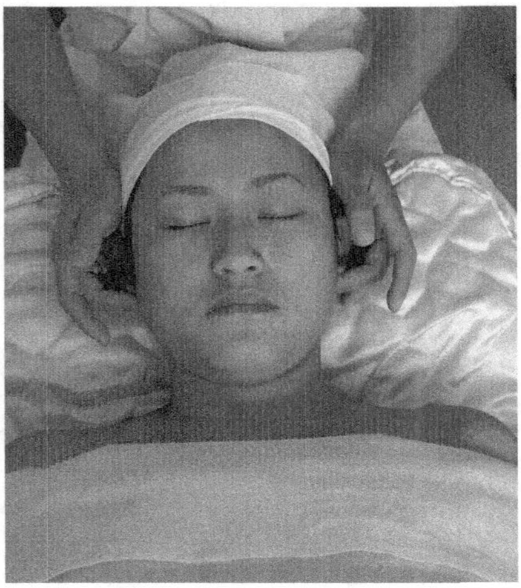

图 4-130　点翳风

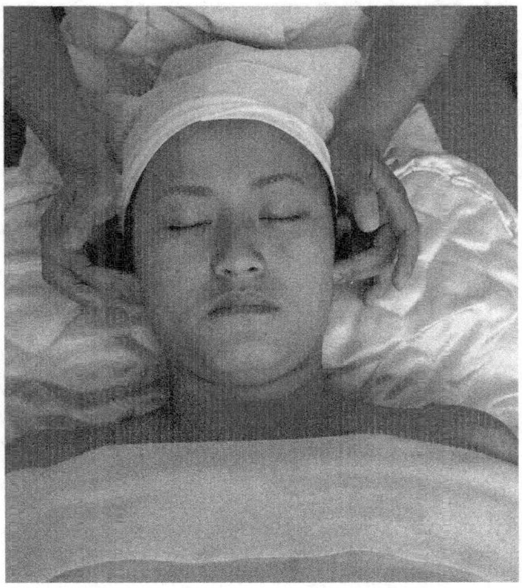

图 4-131　点听会

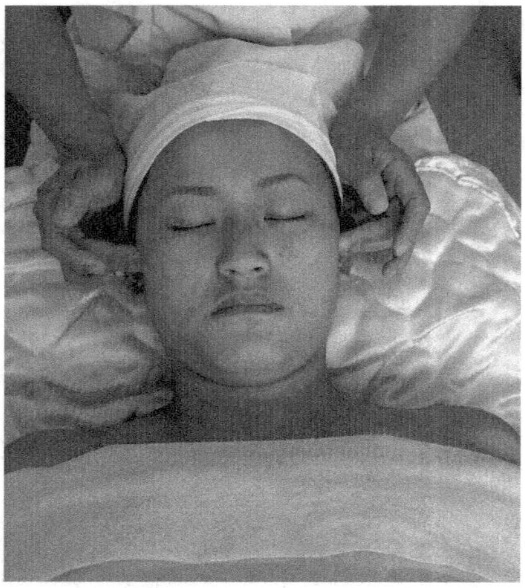

图 4-132　点听宫

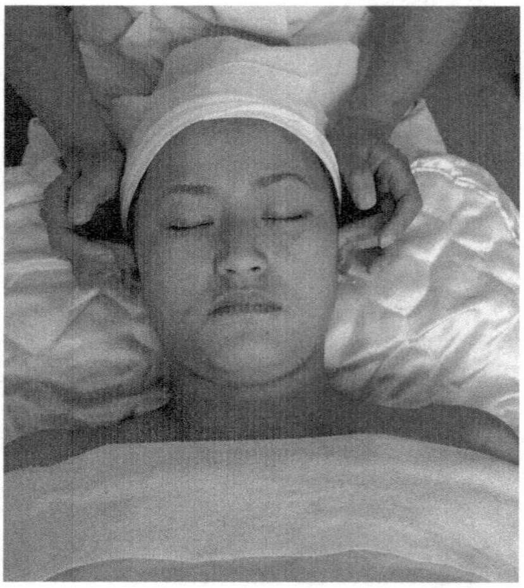

图 4-133　点耳门

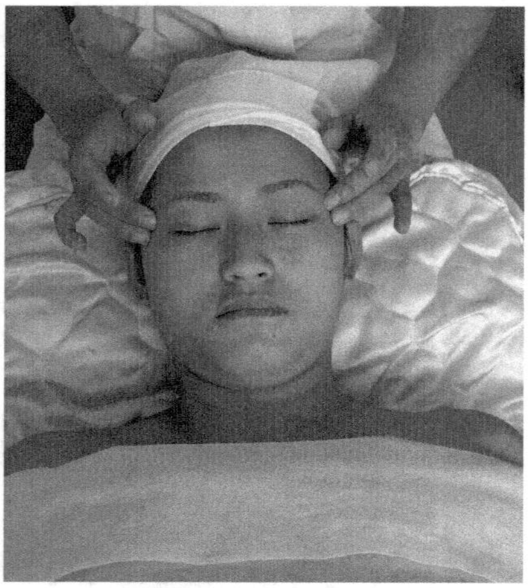

图 4-134　点太阳穴

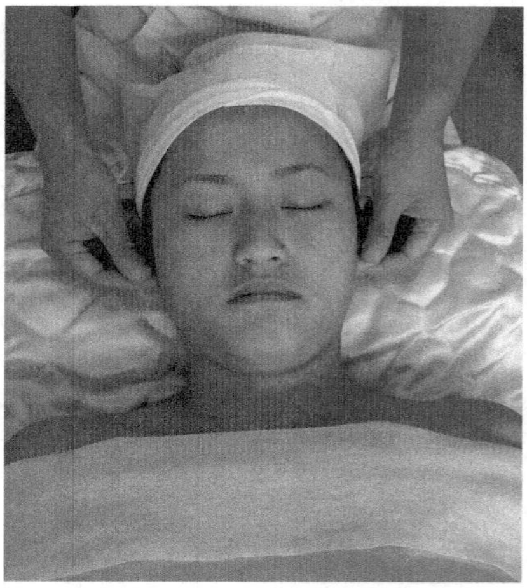

图 4-135　揉捏耳垂

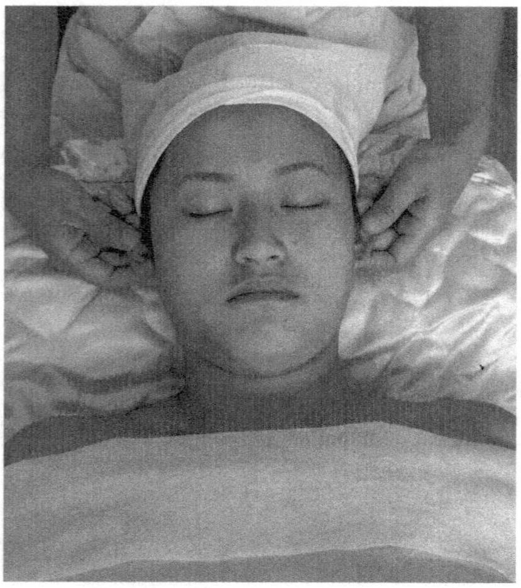

图 4-136　揉捏耳廓

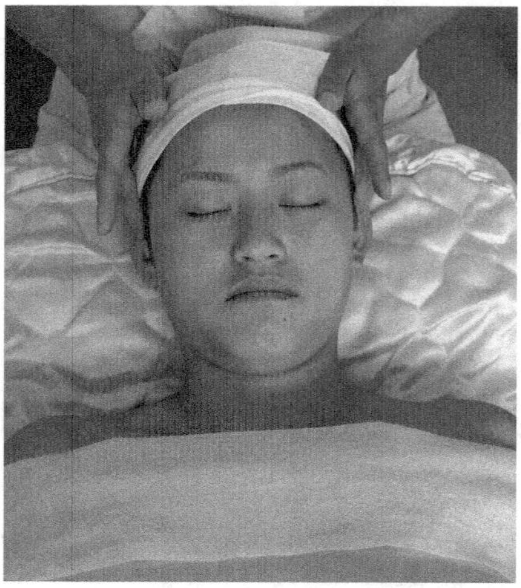

图 4-137　搓耳根

（26）面部按抚手法二：手竖位，双手四指从额头经鼻梁和嘴角按抚至下颌，双手平衡用力修外轮廓，回太阳穴。结束面部按摩。

（五）面部美容按摩注意事项

美容师在为顾客进行面部美容按摩过程中，应注意以下问题：

（1）按摩技巧：①按摩时施力的轻重，要根据按摩的部位，按摩的目的和按摩对象诸方面的情况而定；②按摩时每个手法重复5～8遍，持续一定的时间再换另一个部位。最好能使按摩的部位发热。手法变换、衔接应顺畅连续；③按摩要平稳而又有节奏，不可忽轻忽重，忽快忽慢；④按摩的力度应虚实结合，向上向内按摩时用实力，向下向外时用虚力，防止肌肉下垂；⑤穴位按摩要准，用力要稳，一般是轻按—重点—轻提，也可揉按结合，要有气感。

（2）按摩时间：面部皮肤按摩一般为20～25分钟，按摩时间过长会使皮肤疲劳，导致肌肉下垂，皱纹出现。

（3）按摩次数：一般每周一次，按摩时间太频繁易致皮肤敏感。

（4）按摩的禁忌证：①严重过敏性皮肤；②特殊脉管状态，如毛细血管扩张，毛细血管破裂等；③皮肤急性炎症、皮肤外伤、严重痤疮；④皮肤传染病；⑤一些严重气哮喘病的发作期；⑥其他如循环系统疾病、精神病患者和孕妇。

十二、美容仪器护理

（详见第九章　理化美容技术）

十三、面膜

面膜是一种以药物、营养素混于一定基质中的涂面剂。使用时涂于脸部，面膜在脸部皮肤上形成一层与外界隔离的膜。一段时间后去除，从而达到清洁，营养及治疗皮肤的效果。

1. 面膜的分类　面膜的种类很多，按其性状分类，可分为凝结性面膜、非凝结性面膜，电脑面膜、胶原面膜、中药纱布袋压膜；从功能上可分为保湿、美白、紧肤、去痘、深层清洁面膜；从成分上可分为中草药面膜、矿物质面膜、植物面膜、生物面膜等；凝结性面膜包括：硬膜、软膜、蜜蜡面膜、可干啫喱膜。非凝结性面膜包括：保湿啫喱膜面膜、矿泥面膜、粉膏面膜、油膏面膜、蛋奶面膜、果蔬面膜、中草药面膜。胶朊面膜包括：海藻胶朊面膜和骨朊面膜。

2. 各类面膜的作用

（1）凝结性面膜：涂敷一段时间后，面膜干燥可结成整个膜体可整体剥脱。使用时面膜中的有效成分充分渗透；将皮肤分泌物阻隔于膜体内，使皮肤滋润；在面膜干燥过程中，皮肤收紧，血液循环加快，增强皮肤弹性；当面膜剥脱将皮肤上的老化细胞一起带下，使皮肤清洁。

（2）非凝结性面膜：取材广泛，使用方便，操作简捷，但清除面膜时要反复用清水漂洗。作用：软化角细胞，给角质层补充水分及营养，使皮肤滋润；增强皮肤张力，舒展细碎皱纹；透气性强，可充分利用纯天然物质。

（3）电离面膜：也称为电子面膜，利用电流的热效应而发生作用，使用方便简捷。作用：溶解油性皮肤分泌过盛而排泄不畅的积存于毛孔中的油脂污垢，便于清除；将营养渗透，补充干性皮肤所需要的水分和脂类物质；性能与应用：电离面膜是通过电流而产生作用的，应用于干性皮肤、衰老性皮肤和油性皮肤。敏感皮肤、暗疮发炎皮肤、微细血管爆裂皮肤禁用；眼部要垫湿消毒棉片。

（4）胶朊面膜：可以补充皮肤的水分、矿物质、维生素、胶朊与弹力素等营养成分，发炎的皮肤和有创伤的皮肤不能使用骨胶朊面膜，它会使炎症部位增生，增加创伤程度，产生纤维伤疤。

（5）中药纱布袋压膜：运用不同功效的中药经过研制后装入纱布袋内加以蒸煮，使达到一定温度后敷压于面部。此压膜法对痤疮、黄褐斑、皮肤粗糙或老化有较好的治疗效果。

3．使用面膜的注意事项　①彻底清洁敷膜部位的皮肤；②将包头头巾重新包好，头发全部尽量包入毛巾内，用纸巾将包头头巾四周包严；③了解顾客是否有禁忌证；④调制面膜稀稠适当，倒膜熟练迅速；⑤注意面膜的温度，以免烫伤皮肤；⑥涂用时，一般从额头开始至面颊和下颌、颈部，最后涂鼻、口周；⑦勿使面膜进入顾客眼、口、鼻内；⑧涂好的面膜表面光滑，厚薄均匀，边缘整齐。

4．面膜的使用方法

（1）非凝结性面膜

1）调膜：蛋奶面膜、果蔬面膜一般在使用前临时调制，以免变质；中草药面膜粉可以加纯净水调膜；醋疗系列面膜粉可以加美容醋调膜，用倒膜棒迅速朝一个方向调膜成均匀糊状。

2）用法：涂眼膜或眼部覆盖湿棉片。保湿啫喱膜面膜、矿泥面膜、粉膏面膜、油膏面膜一般为罐装的成品，用调膜棒取适量直接涂于面部即可；蛋奶面膜、果蔬面膜、中草药面膜用消毒、柔软的倒膜帚将膜均匀涂于面部。

3）揭膜：清除面膜时要反复用清水漂洗。

（2）软膜

1）调膜：将适量膜粉置于消毒后的容器中。加入适量蒸馏水或其他流质，用倒膜棒迅速朝一个方向调膜成均匀糊状。

2）敷膜：涂眼膜或眼部覆盖湿棉片。用消毒、柔软的倒膜帚将膜均匀涂于面部。涂抹顺序如前，涂抹方向为从中间向两边，从下向上。

3）揭膜：15～20分钟后，待其全部自然干透，从下向上轻揭膜。

清水彻底洗净，面部拍或喷收缩水、柔肤水，涂营养霜。

（3）硬膜：面部涂抹倒膜底霜。

1）调倒膜粉：倒膜粉250g，加水100ml调成匀浆（图4-138）。

2）先用棉片遮盖眼部，口部，然后由额部倒倒膜浆，再及面颊和下颌直至整个面部。倒冷膜时若顾客恐黑，应空出眼、鼻、口；倒热膜时，空出鼻、口部，其余面部整个倒膜（图4-139）。

3）随后用压舌板将倒膜浆刮匀，浆厚约5mm，变硬20分钟后可完整地从额头往下取去倒膜。

4）揭膜时，顾客做一个微笑动作以松动面膜，再由下至上轻取之。除去面膜时需轻柔操作，以免损伤皮肤。

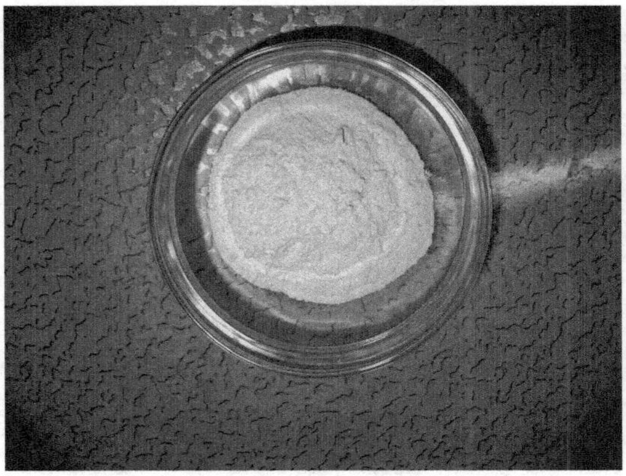

图 4-138　倒膜粉

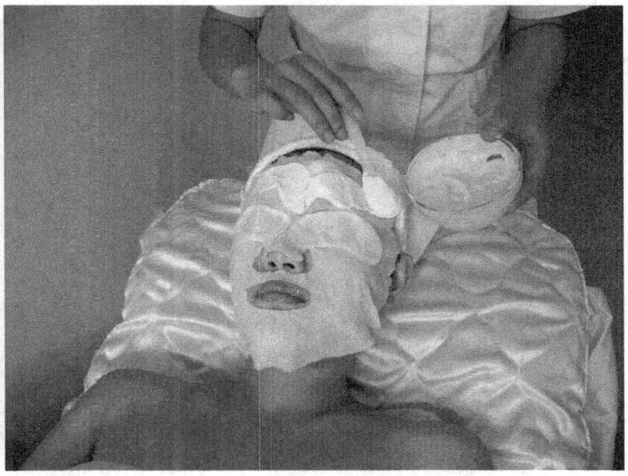

图 4-139　倒硬膜

5）清水彻底洗净，面部拍或喷收缩水、柔肤水，涂营养霜。

（4）蜜蜡面膜

1）面部涂抹底霜并覆盖一湿纱布，露出鼻口部。

2）用蜡疗机（图 4-140）预热蜜蜡（图 4-141），使其融化。

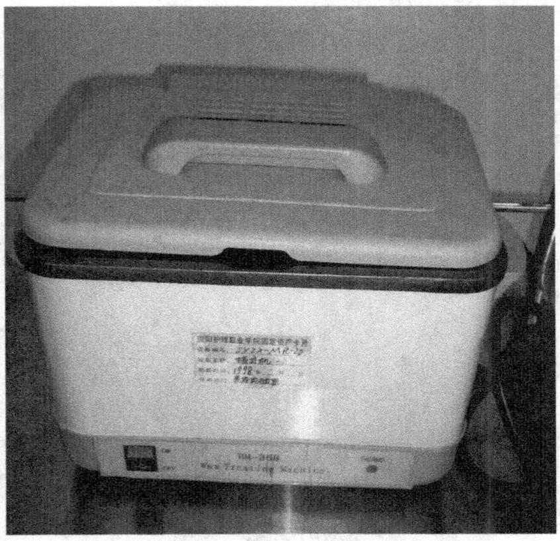

图 4-140　蜡疗机

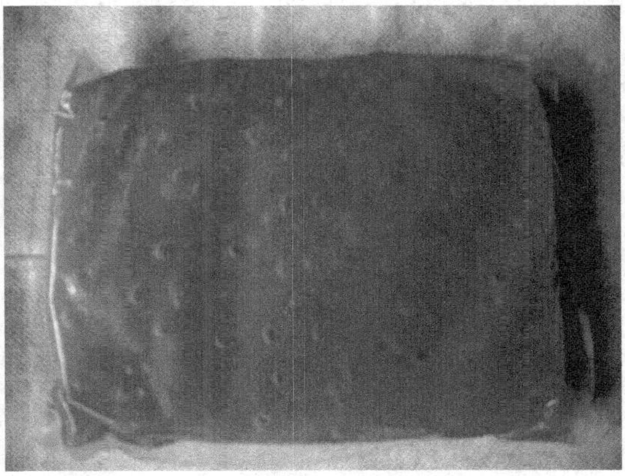

图 4-141　蜜蜡面膜

3）敷膜：取专用倒膜帚蘸取蜜蜡面膜在美容师手背试温度是否合适。蘸取蜜蜡面膜以一个小碗接住避免滴落他处，反复涂抹面部。可覆盖一露出口鼻的保鲜膜促进水分和营养的吸收。

4）揭膜：15～20 分钟后揭膜。顾客做一个微笑动作以松动面膜，美容师双手托住面膜两侧，四指同时着力，将面膜向上轻轻托起揭膜。

清水彻底洗净，面部拍或喷收缩水、柔肤水，涂营养霜。

（5）水膜

1）取面膜碗一个，压缩面罩纸一粒（图 4-142）。

2）根据皮肤性质和皮肤护理目的选择适宜的化妆水：中性、干性、衰老皮肤如需保湿、抗皱、抗衰老可选用玫瑰水（图 4-143）；油性皮肤、痤疮皮肤如需浮出黑头，净化皮肤，平衡油脂可选用芦荟净化液。

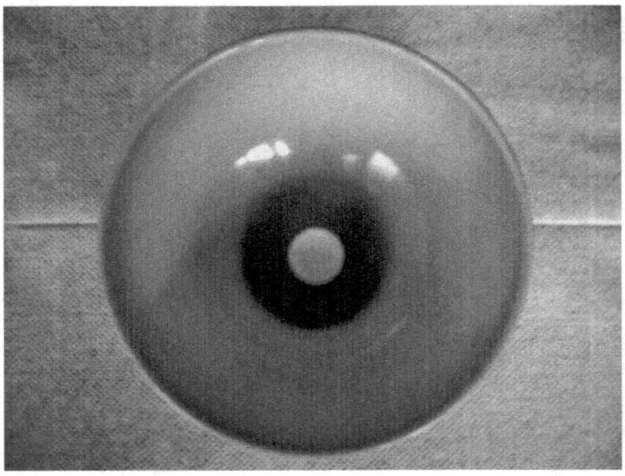
图 4-142　压缩面罩纸

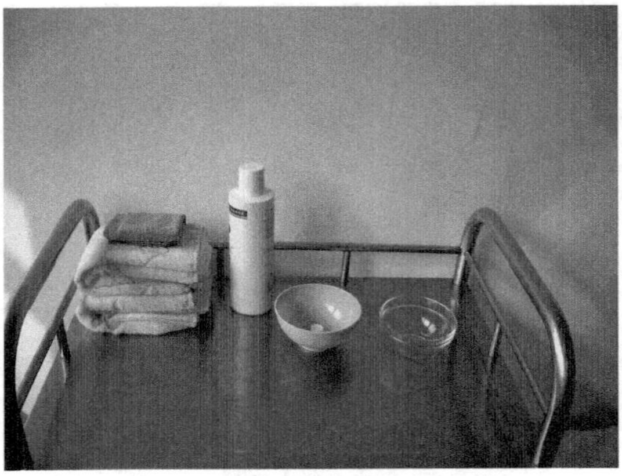
图 4-143　玫瑰水

3）用法：在面膜碗中倒入适量化妆水，放入压缩面罩纸一粒。压缩面罩纸吸水后膨大（图 4-144），美容师用手指将其展开后可得到一张面罩纸，轻轻挤掉多余的水分至不滴水为宜。将面罩纸贴放在美容求美者脸上，露出眼睛、鼻孔和嘴巴的位置（图 4-145）。美容师用手指轻拍面罩纸促进化妆水的吸收。如果感觉水分被吸收得较多，面罩纸不够服帖了，就用吸管吸同种化妆水小心地挤到面罩纸上，保持面罩纸上有足够的水分。

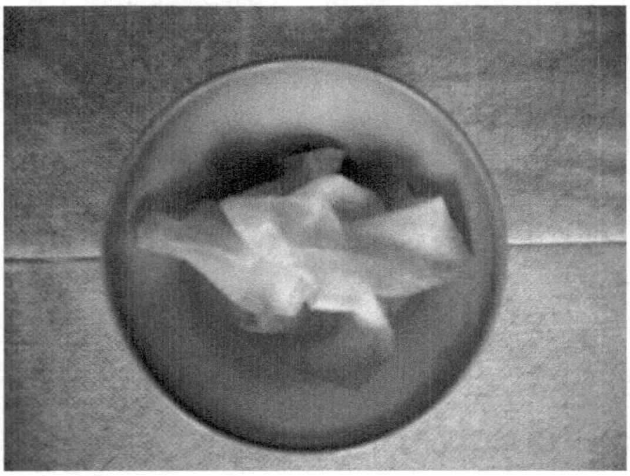
图 4-144　面罩纸吸水膨大

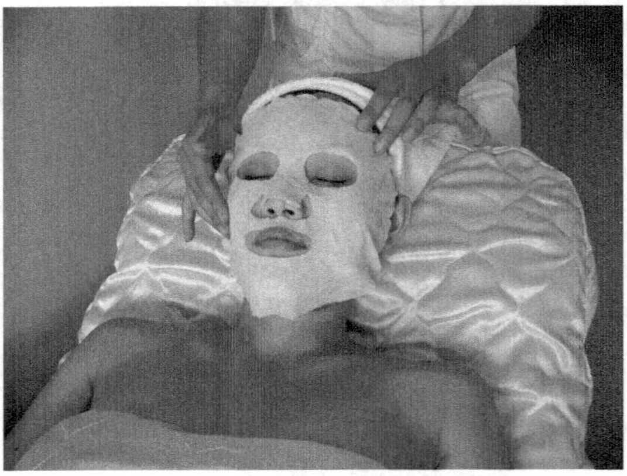
图 4-145　贴放面罩纸

4）上膜 15～20 分钟后取下面罩纸。如果是玫瑰水膜或熏衣草花水膜，无需清洗，可直接涂抹营养霜或者在水膜上再上一层软膜。

如果是芦荟净化液膜，取下面罩纸后可以再使用暗疮针或真空吸啜仪去除浮出于毛孔浅层的黑头，彻底清洁皮肤后再清洗。

（6）海藻面膜

1）取海藻面膜 100g（图 4-146），加温水 50ml 调匀成黏稠状。

2）美容师用双手展开黏稠的海藻膜，呈整块，大小刚好能覆盖面部，露出眼部、鼻孔和口周（图 4-147）。

3）上膜 15～20 分钟后整块取下海藻膜，用清水清洁皮肤。

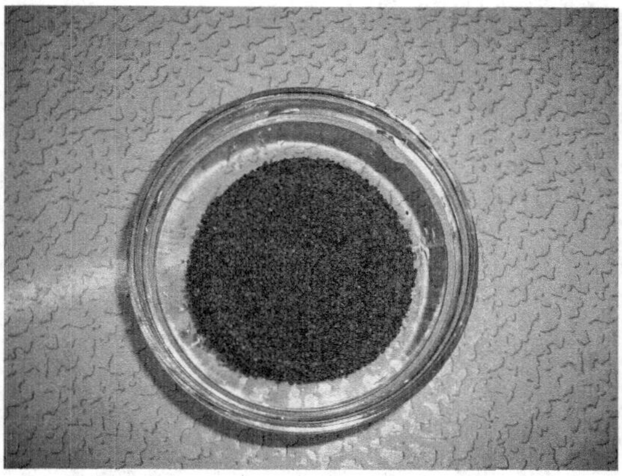

图 4-146　海藻面膜

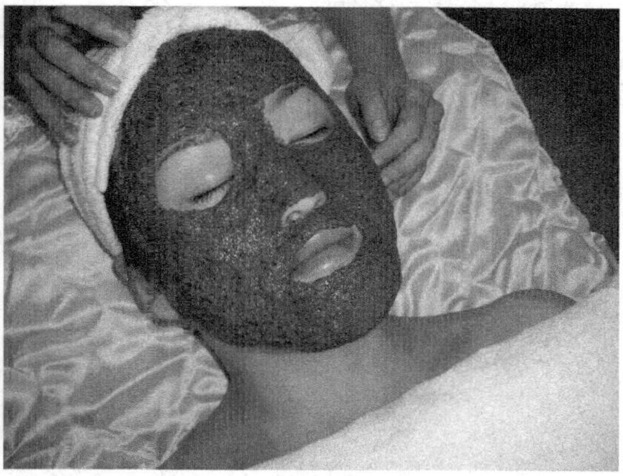

图 4-147　敷海藻面膜

十四、调理、滋润皮肤

取下面膜清洁面部后用毛巾轻轻擦干皮肤，酌情选择收缩液、调节液或爽肤液调节皮肤，选择日霜或晚霜滋润皮肤。

收缩液可收缩毛孔，补充皮肤水分，使皮肤细腻润滑；调节液可调节平衡皮肤酸碱度，补充皮肤水分和营养，使皮肤保持滋润；爽肤液细腻而滋润，可使皮肤保持生气及娇嫩，能补充皮肤水分；日霜亦称润肤霜，它的水分和营养成分较高，有保护作用，但无渗透作用；晚霜含丰富的营养素，能给皮肤以充分的油脂和水分，使皮肤滋润柔软，延缓皮肤衰老，一般为晚间睡前使用。

十五、头部、颈、肩部按摩

在皮肤护理的过程中，为受术者做肩、颈、头部的按摩，能够起到肌肉、神经放松，缓解疼痛、疲劳的作用。

1. 头部的按摩手法

（1）点穴：分别用双手拇指点按神庭、头维、百会穴（图 4-148）。

（2）拇指拉抹：双手拇指指腹沿发际从中间向两边拉抹至两耳尖，拉抹线路渐渐后移，从头顶部向两侧拉抹（图 4-149）。

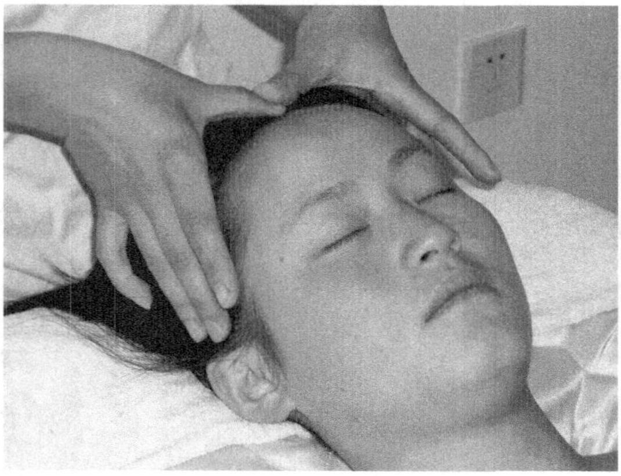

图 4-148　点神庭、头维、百会穴

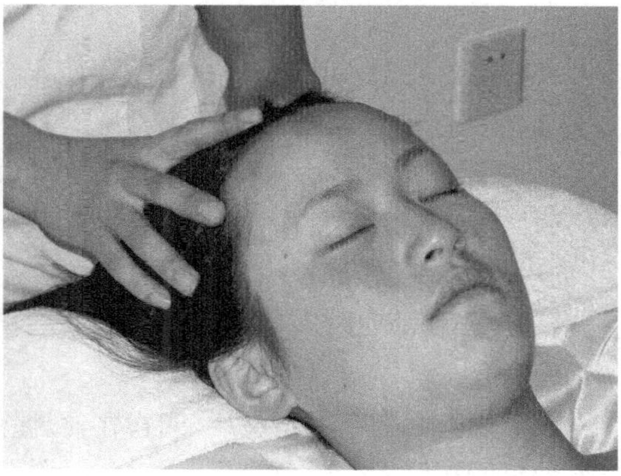

图 4-149　拇指拉抹

(3) 揉按双耳:双手拇指、食指分别沿耳轮揉按(图 4-150、图 4-151)。

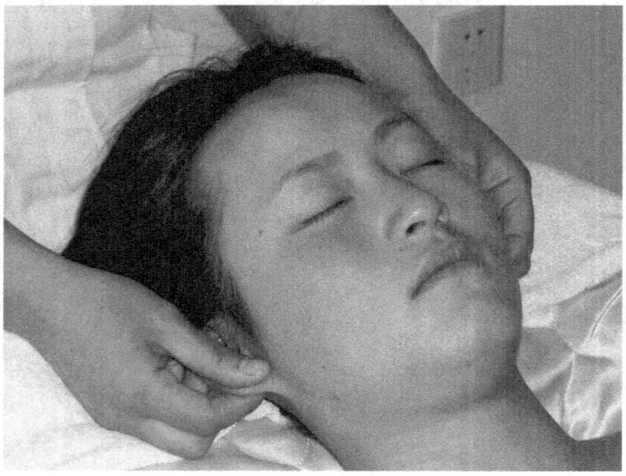

图 4-150 揉按双耳(1)

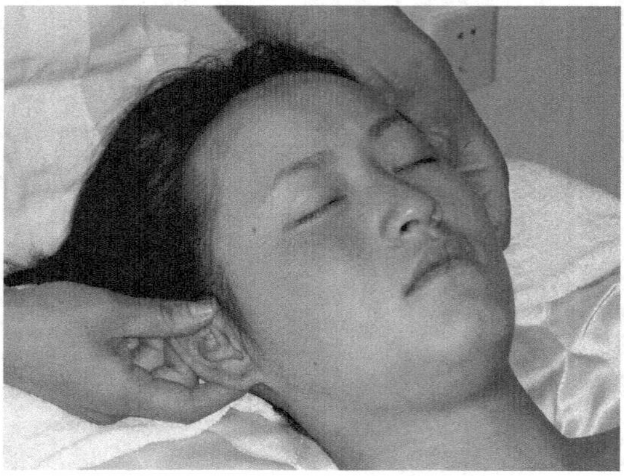

图 4-151 揉按双耳(2)

(4) 抓理头发:双手四指交替从头围向头顶抓理头发(图 4-152)。

(5) 提头发:双手五指分别插入头发中,五指并拢夹住头发轻轻向上提(图 4-153)。

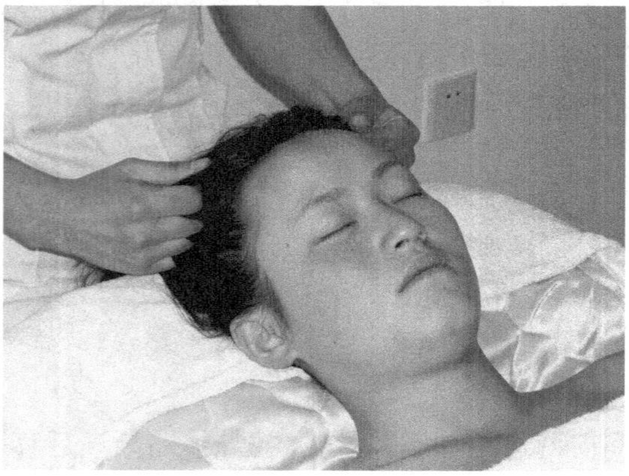

图 4-152 抓理头发

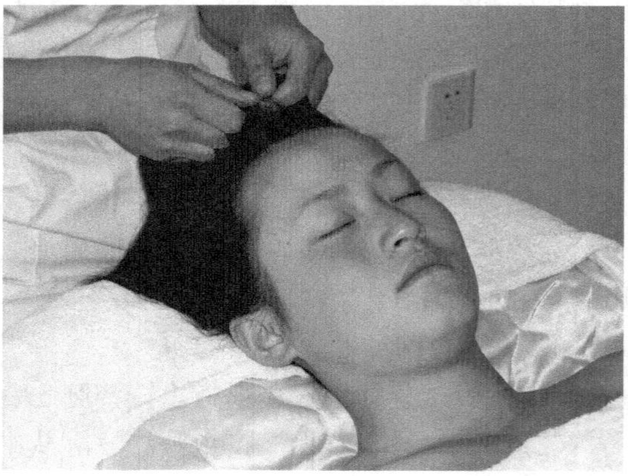

图 4-153 提头发

(6) 叩击头部:双手合十,掌心空虚,腕部放松,快速抖动手腕,以双手小指外侧着力,叩击头部(图 4-154、图 4-155)。

2. 肩颈部按摩手法　要求动作熟练,节奏平稳,力度适中。

(1) 美容师双手食指、中指并拢,掌心向上,用指腹部由肩背部开始,沿肩背上缘及颈后,向内上方打圈按摩至风池穴。

(2) 美容师双手四指并拢,掌心向下,放于颈根部气舍穴处,向外下方向打圈并向两侧移动至肩头。

(3) 美容师双手拇指在后,四指在前,握住肩头。双手食指、中指、无名指并拢,向外下方原地打圈按摩。

(4) 美容师双手重叠,掌面向下,揉按上胸部。

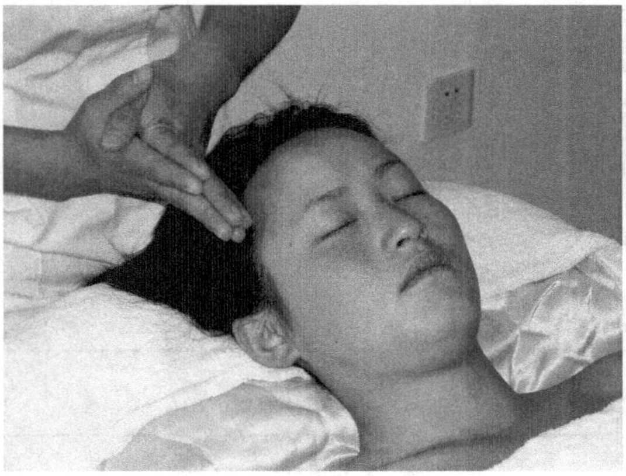

图 4-154 叩击头部(1)

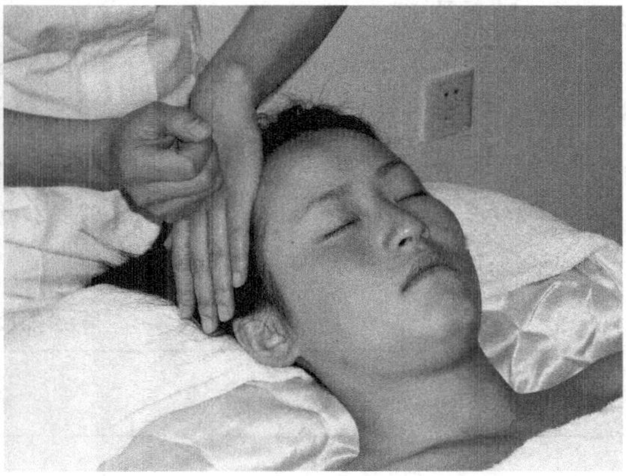

图 4-155 叩击头部(2)

(5) 美容师双手四指并拢，掌面向下，在上胸部，双手向两侧拉开，抹至肩头，绕肩至肩背侧，沿肩形向上方拉抹，最后止于风池穴。

第四节 肩颈部皮肤护理

肩颈部的健美是女性形体美的重要组成部分，肩颈部的形态通常与容貌美相联系。女性直立时，肩颈部两侧对称，外观丰满、润滑、平坦，皮肤白嫩细腻并富有弹性，衬托出女性特有的端庄优雅的气质。

一、去除引起肩颈部皮肤衰老的因素

1. 坚持做肩颈部健美操，促进血液循环，增强肌肉的收缩力，长时间低头看书及伏案工作者应经常抬头放松，防止颈部肌肉过于疲劳。每组动作各做 10 次。

(1) 双手同时自上而下揉按颈椎两旁的组织。

(2) 头部从前向后，从后向前运动；从右到左，再由左到右运动。

(3) 头部尽量前伸再内收。

(4) 手水平抬起，四指交叉放于颏下，下颏向下用力压手指。

(5) 左右交替，上下耸肩。

(6) 从前向后转动肩关节，再由后向前转动肩关节。

(7) 双手前平举然后放下；双手侧平举然后放下。

2. 睡眠姿势要正确，不宜躺着看书，枕头高低适中。

3. 积极治疗影响颈部健美的疾病。

4. 进行日常护理：早晚清洁干净颈部皮肤，然后涂抹保湿嫩肤霜或含抗衰老成分的颈霜。

二、肩、颈部皮肤的护理步骤及方法

肩、颈部皮肤的护理可以与面部皮肤护理同时进行；也可将肩、颈部护理作为一个独立的护理项目单独完成。

1. 准备工作

（1）请顾客更衣，换上美容院特制的抹胸式棉质长裙。

（2）请顾客躺在美容床上，为其盖好被子。

（3）包头（顾客若戴有项链、耳环等首饰，请其摘下并收好）。

（4）铺胸巾，将顾客长裙的上边缘包住，以免护理用品弄脏顾客的衣物。

（5）用品、用具准备见表4-3。

表4-3　肩颈部皮肤护肤用品、用具

序号	用品、用具	序号	用品、用具
1	毛巾3条	6	清洁乳液、润肤水
2	清洁用毛巾或海绵扑	7	按摩霜（乳）
3	纸巾、挖棒	8	营养或保湿精华液
4	酒精棉、镊子	9	面膜
5	客人护理服或抹胸式棉质长裙	10	颈霜或润肤霜

2. 护理步骤

（1）清洁消毒美容师自己的双手。

（2）取适量洗面乳或清洁乳分点于顾客肩、颈、上臂等处并涂抹均匀。

（3）稍做打圈按摩。

（4）用温水和毛巾洗去洗面乳，清洁肩、颈部皮肤。

（5）喷雾。

（6）用去角质产品去角质，柔和地去除肩颈部皮肤的角质。

（7）肩颈部按摩，可以和面部按摩结合形成一整套动作。

（8）仪器护理。

（9）敷膜。面部可以选择水膜、软膜或倒膜，颈部选择营养去皱颈膜，上胸部可以敷软膜或热倒膜，15～20分钟后下膜，用清水清洁面部。

（10）拍化妆水或玫瑰水。

（11）涂抹滋润液。

（12）涂抹营养霜。

3. 肩颈部按摩　将按摩膏均匀涂抹在肩颈部，进行肩颈部按摩。每个动作重复8～10次。要求动作熟练，节奏平稳，力度适中，点穴准确。颈部护理动作要轻，力度应柔和（配套光盘中有相应录像）。

（1）按抚上胸部：双手五指分开，掌心向下放于上胸部，四指均匀用力向外下方向打圈并带动全掌向两侧移动至肩头（图4-156a、b）。

（2）抚摩上臂：双手拇指在前，四指在后，握住肩头。四指同时向外下方打圈按摩手臂上部至肘关节上方（图4-157a、b）。

（3）抚摩肩背：按抚前胸至肩头后双手翻掌，绕过肩头至肩背部，四指均匀用力来回抚摩肩背数次后四指沿肩形向上方拉抹，最后止于风池穴（图4-158a、b）。

（4）揉按颈后：两手食指、中指、无名指自第7颈椎处开始，沿脊椎旁开1～2cm向上做

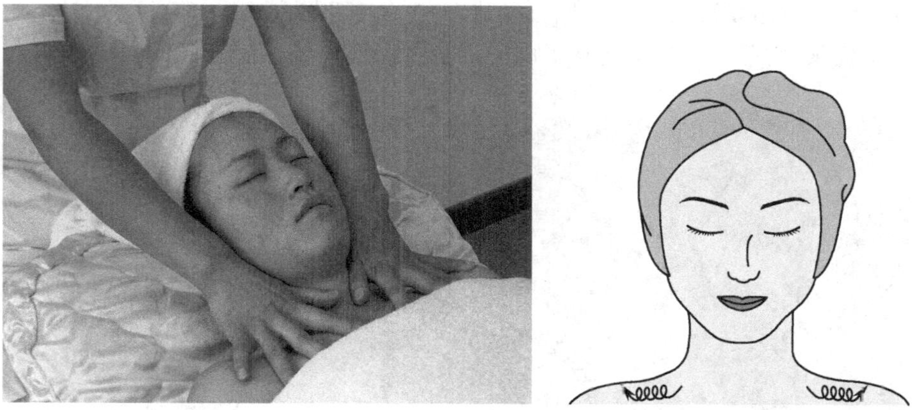

图 4-156　按抚上胸部
a. 手法图；b. 示意图

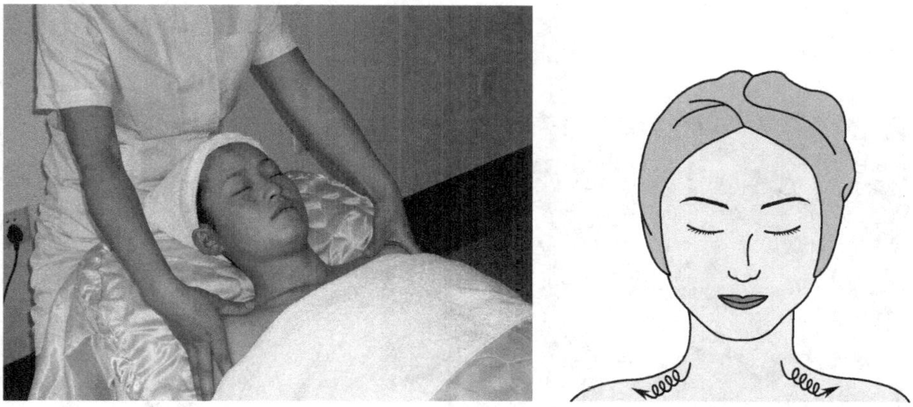

图 4-157　抚摩上臂
a. 手法图；b. 示意图

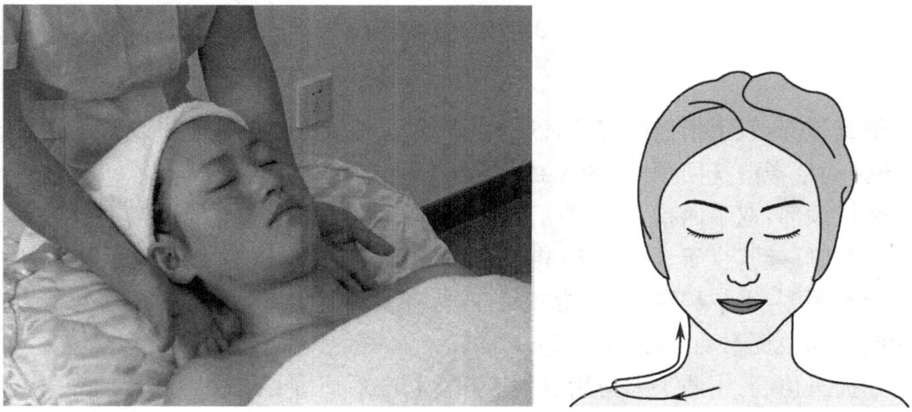

图 4-158　抚摩肩背
a. 手法图；b. 示意图

划圈揉按动作至枕后发际，并按压风府、风池穴（图 4-159a、b）。

（5）拉抚颈后：双手四指交替从下向上提拉颈后部皮肤（见图 4-160a、b）。

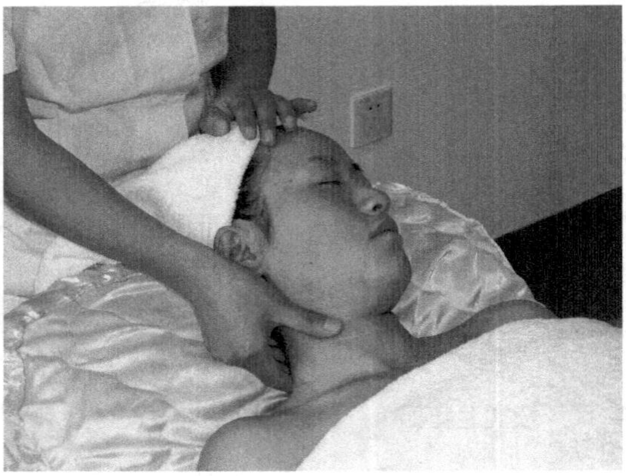

a

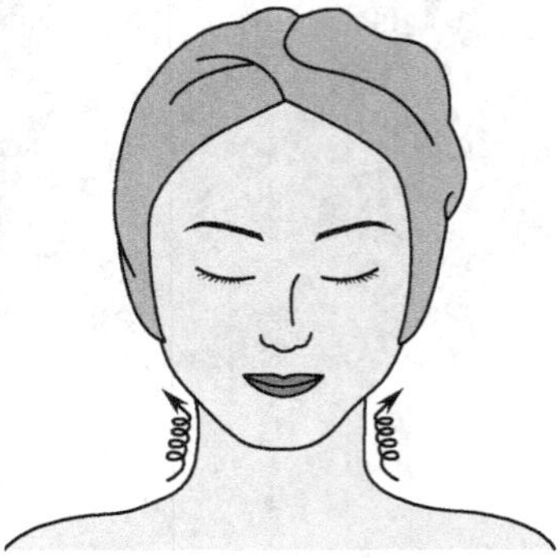

b

图 4-159　揉按颈后

a. 手法图；b. 示意图

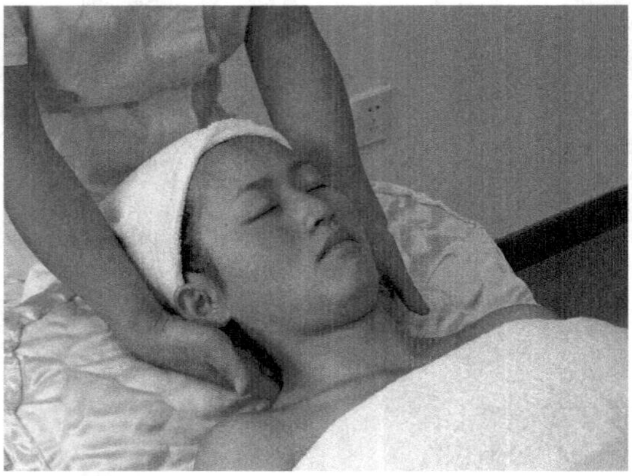

a

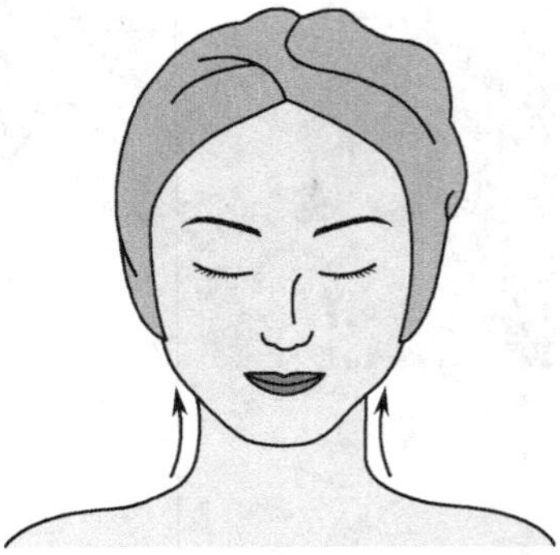

b

图 4-160　拉抚颈后

a. 手法图；b. 示意图

（6）横抚颈部：双手指屈曲成拳，以指背开始从侧颈滑按至颈前中线时手指展开，掌面向下，掌根带动手指滑抚回颈侧（图 4-161a、b）。

（7）竖拉颈部：双手四指并拢，掌心向内，全掌着力，交替从颈根部向上拉按至下颌处，并渐渐向颈两侧移动，止于耳根下方（图 4-162a、b）。

（8）抚摩颈侧：手掌稍屈曲，拇指在前，四指在后，拇指由耳后自乳突向外下方向打圈，沿颈侧面向肩部做抚摩动作（图 4-163a、b）。

（9）抽提三角筋：用两手大拇指及中指和食指在后肩胛骨处用力向上抽提三角筋，左右同时进行（图 4-164a、b）。

（10）指压神经点：用双手拇指一上一下，在胸前及肩膀的两条筋上指压神经点（图 4-165）。

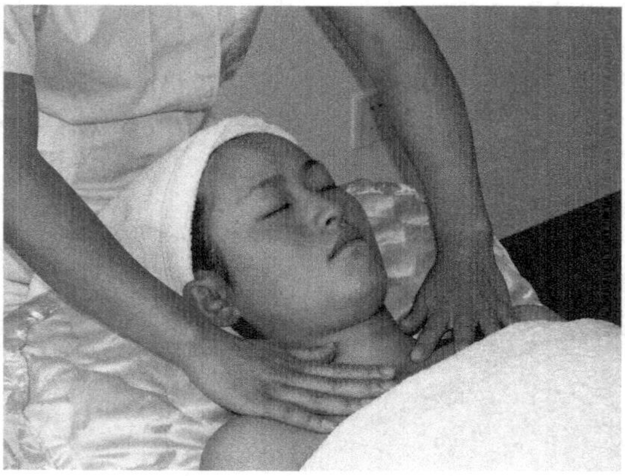

a

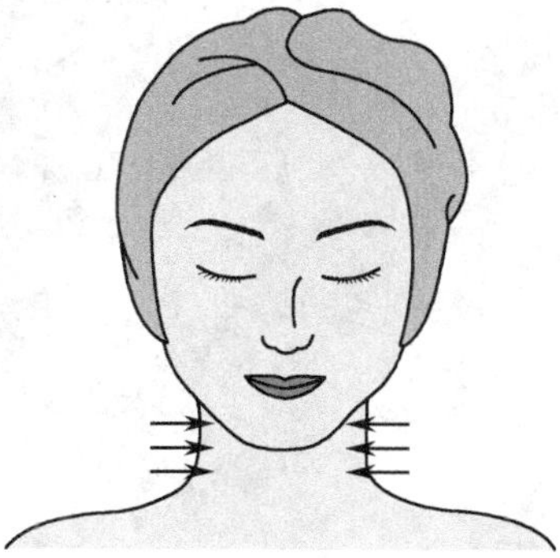

b

图 4-161　横抚颈部
a. 手法图;b. 示意图

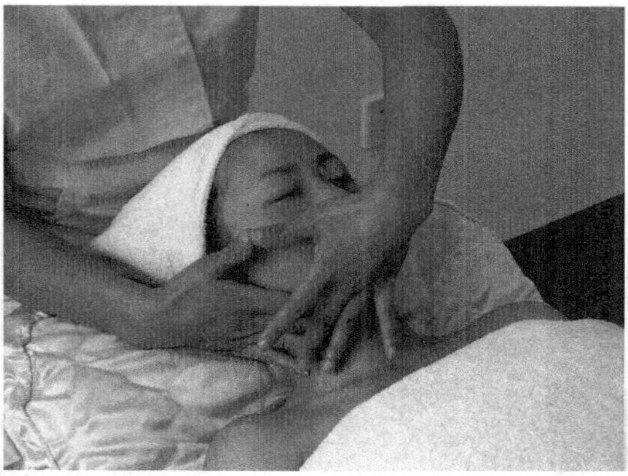

a

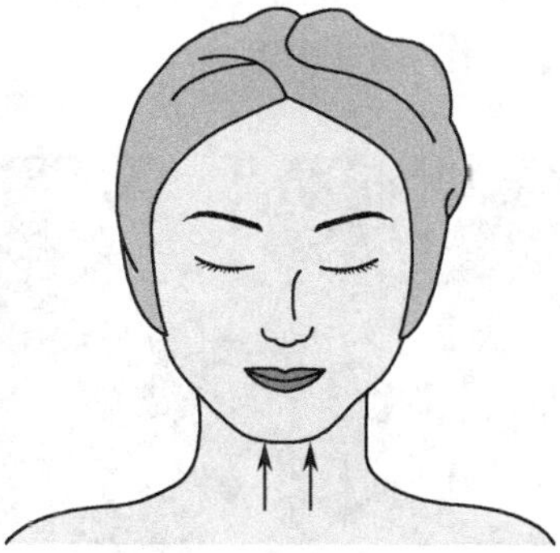

b

图 4-162　竖拉颈部
a. 手法图;b. 示意图

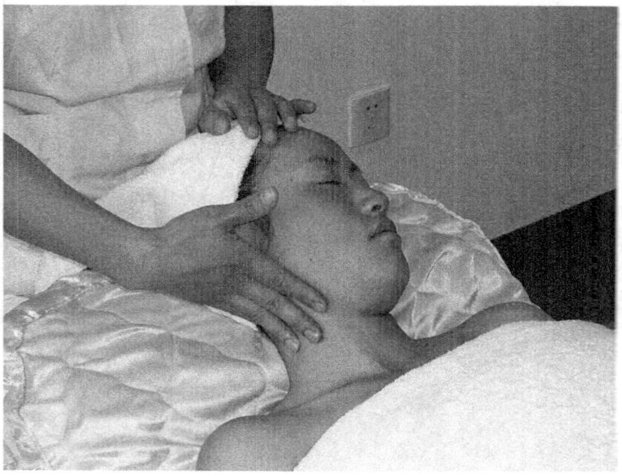

a

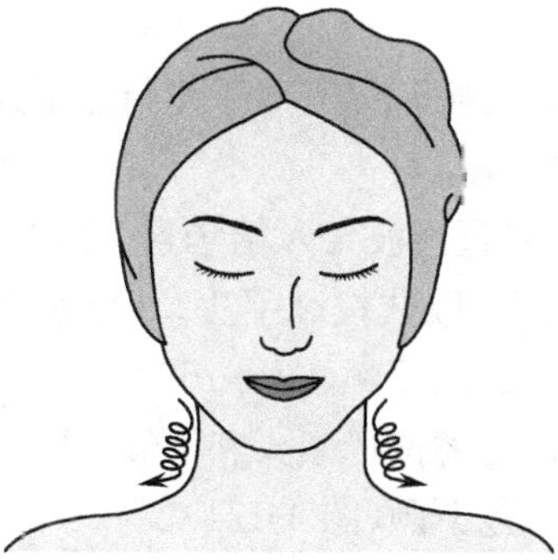

b

图 4-163　抚摩颈侧
a. 手法图;b. 示意图

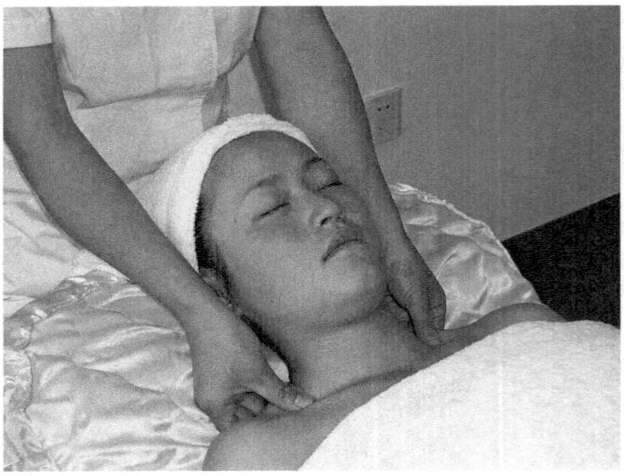

a

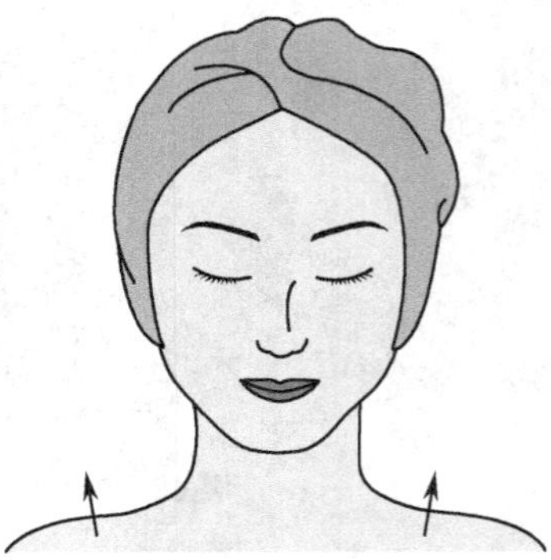

b

图 4-164 抽提三角筋
a. 手法图;b. 示意图

(11) 拉抚下颌:双手四指伸直,重叠,置于下颊,以指腹侧缘在下颏向两个方向做拉锯样按摩。动作由下颏中央开始,向右移动,然后移回下颏中央,再向左移回下颏中央做轻柔断续抚摩动作(图 4-166)。

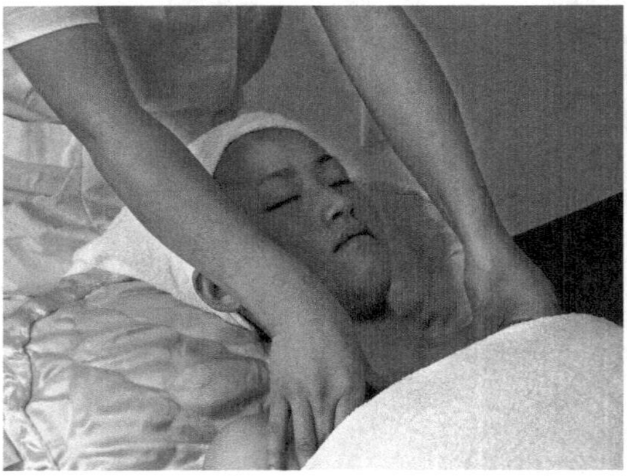

图 4-165 指压神经点

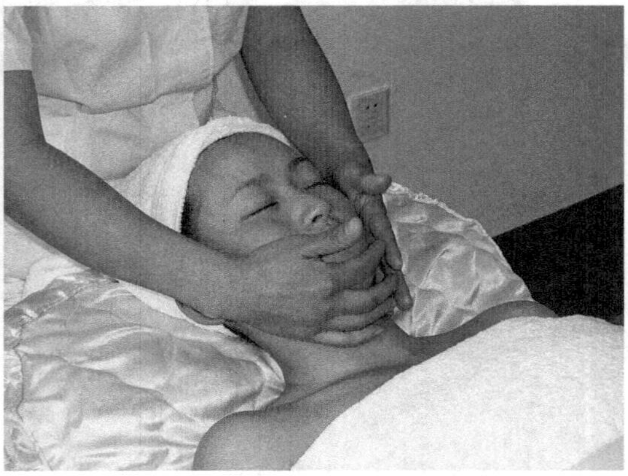

图 4-166 拉抚下颌

(12) 弹拨下颌:双手 4 指在下颏下区由右向左,然后又由左向右做交替弹拨动作(图 4-167a、b)。

(13) 超声波导入精华素(见图 4-168)。

4. 面部欧式按摩手法。(配套光盘中有相应录像)

(1) 拉抚面颊(图 4-169)。

(2) 交替按抚额头和下颌(图 4-170)。

(3) 包下颌(图 4-171)。

(4) 搓下颌(图 4-172)。

(5) 拉抚下颌。

(6) 口周交剪手。

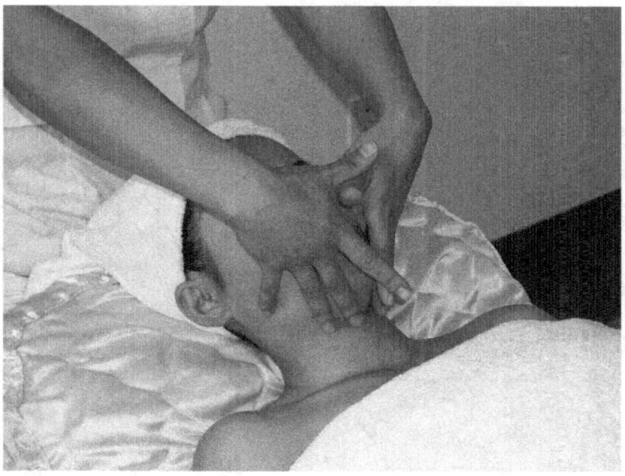

a

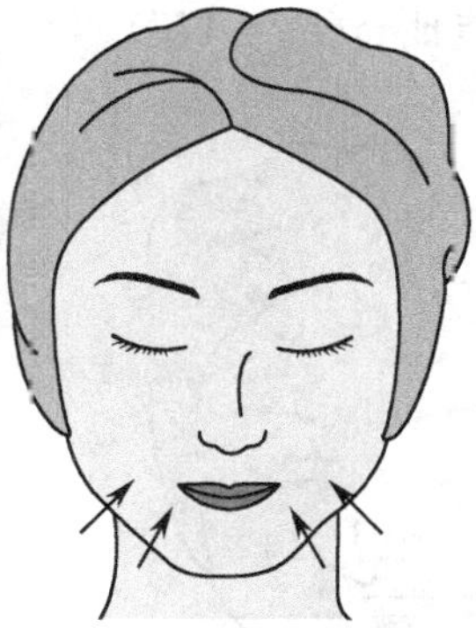

b

图 4-167　弹拨下颌

a. 手法图；b. 示意图

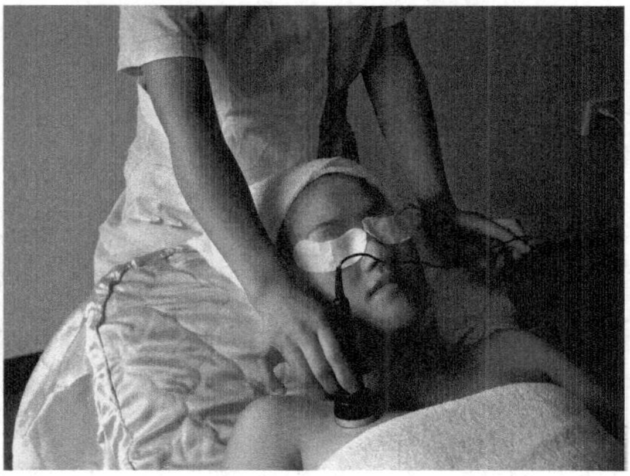

图 4-168　超声波导入精华素

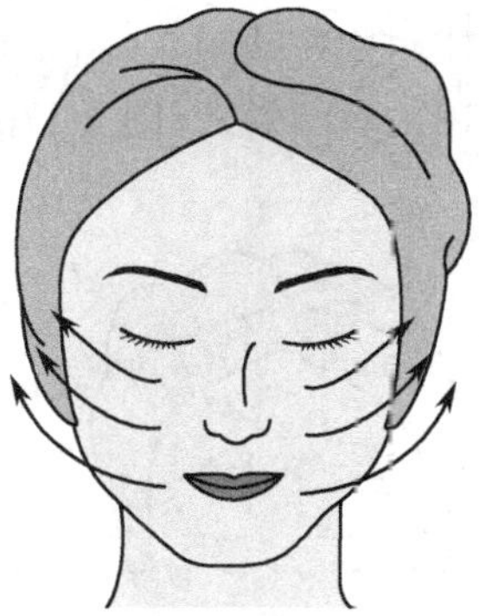

图 4-169　拉抚面颊

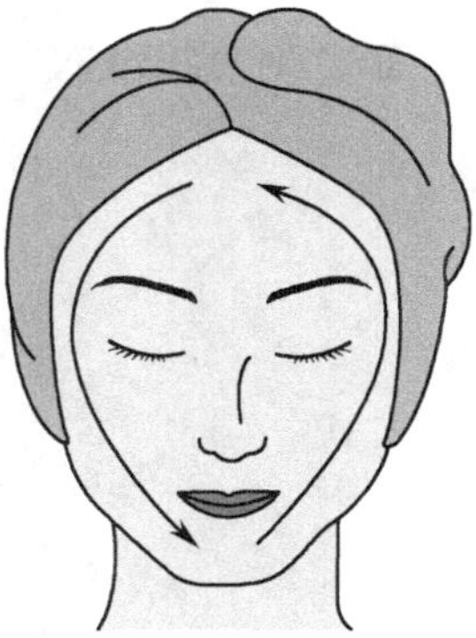

图 4-170　交替按抚额头和下颌

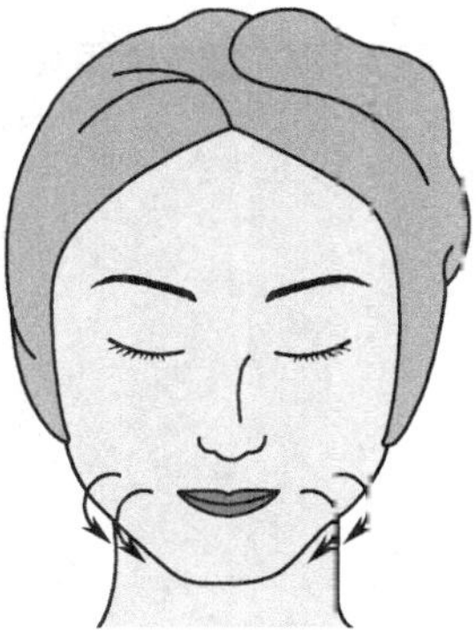

图 4-171　包下颌

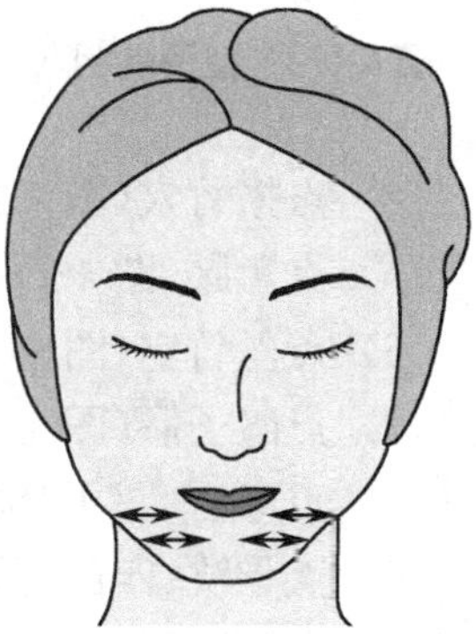

图 4-172　搓下颌

(7) 口周对半圆。
(8) 点人中、承浆(图 4-173、图 4-174)。
(9) 点地仓(图 4-175)。

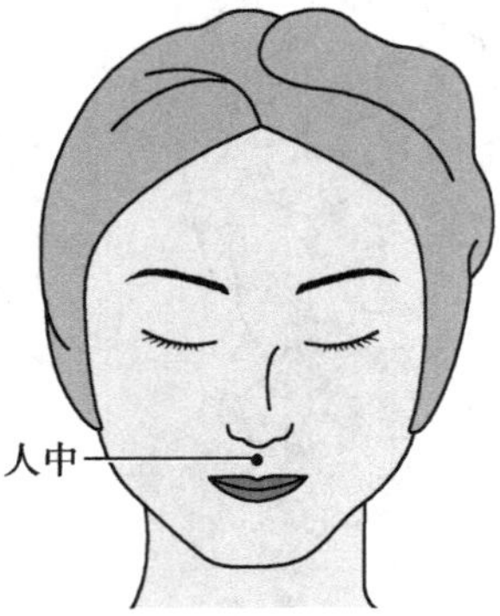

图 4-173　点人中

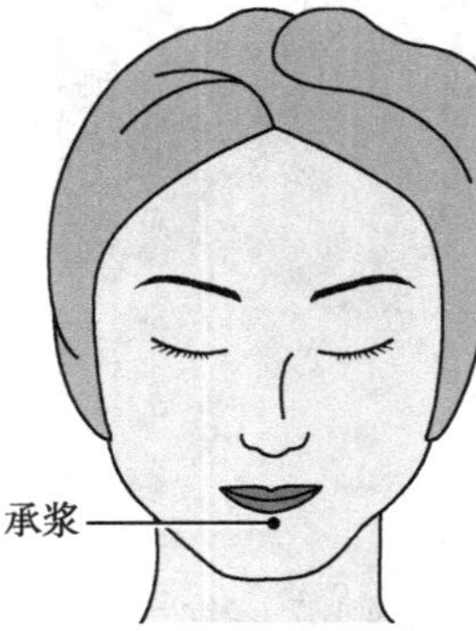

图 4-174　点承浆

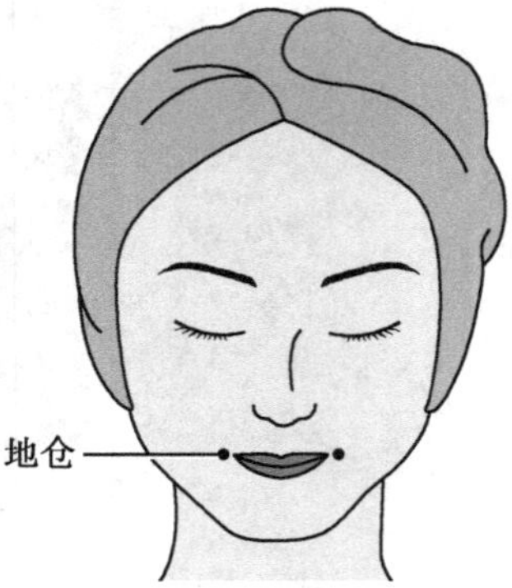

图 4-175　点地仓

(10) 鼻翼摩小圈,上下拉抹鼻梁。
(11) 拉弹睛明穴(图 4-176)。
(12) 揉按睛明穴(图 4-177)。
(13) 点印堂穴(图 4-178)。

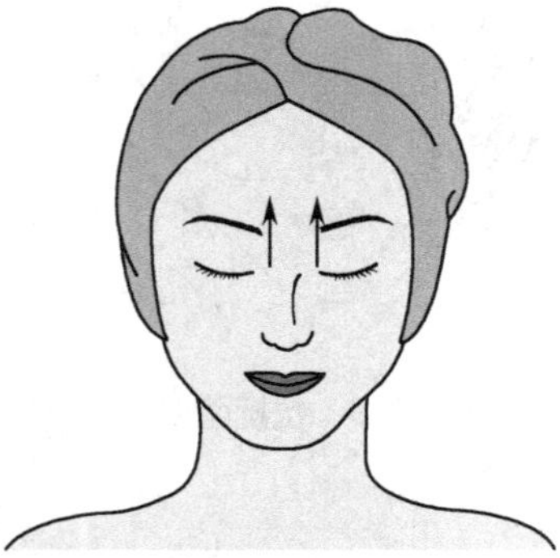

图 4-176　拉弹睛明穴

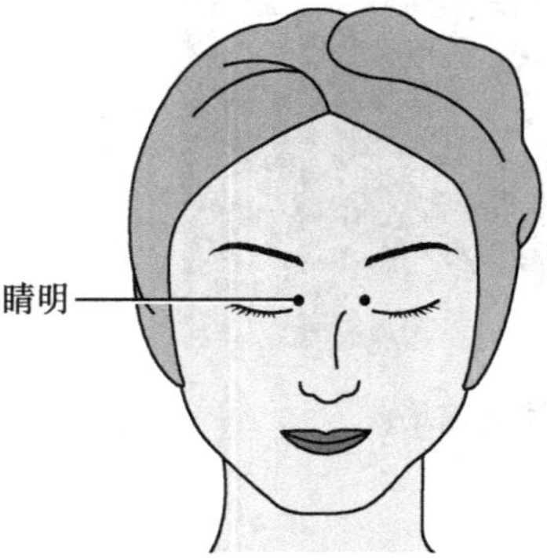

图 4-177　揉按睛明穴

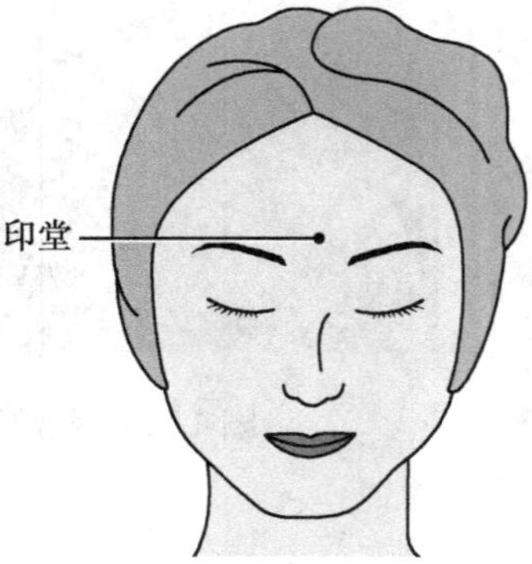

图 4-178　点印堂穴

(14) 点攒竹穴(图 4-179)。
(15) 点鱼腰(图 4-180)。
(16) 点丝竹空(图 4-181)。
(17) 点瞳子髎(图 4-182)。
(18) 点球后(图 4-183)。
(19) 点承泣、四白(图 4-184)。
(20) 点弹眼周(图 4-185)。
(21) 眼部走∞字(图 4-186)。
(22) 眼周摩大圈。

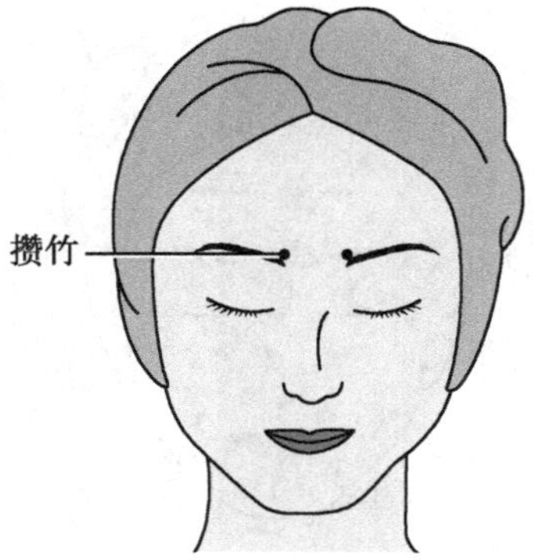

图 4-179　点攒竹穴

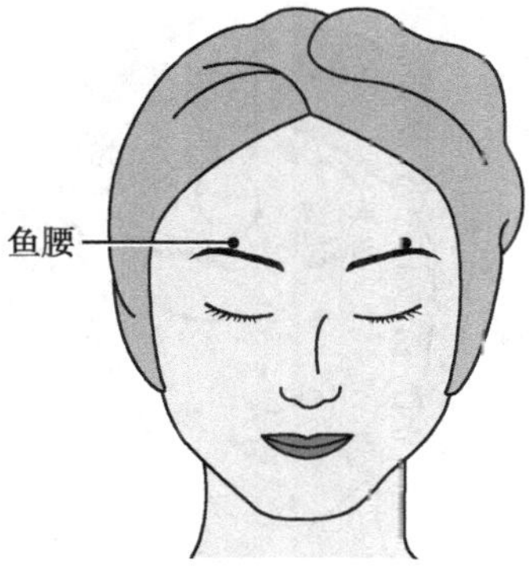

图 4-180　点鱼腰

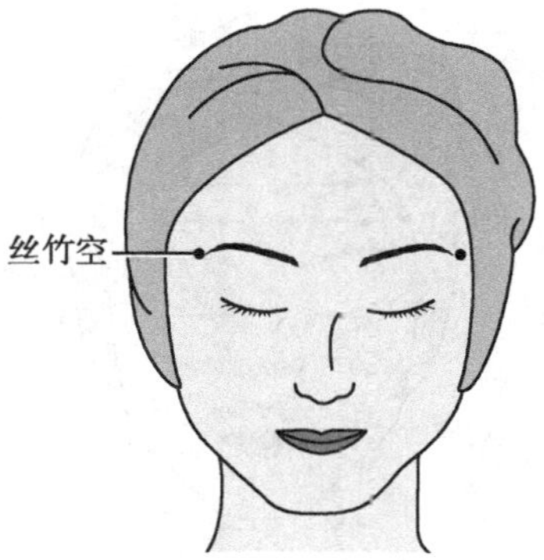

图 4-181　点丝竹空

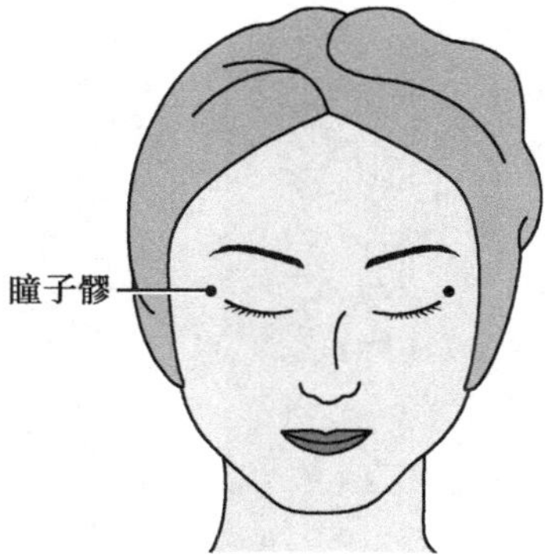

图 4-182　点瞳子髎

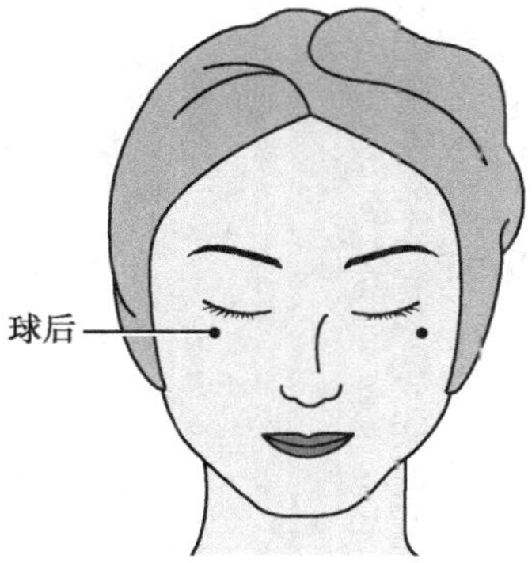

图 4-183　点球后

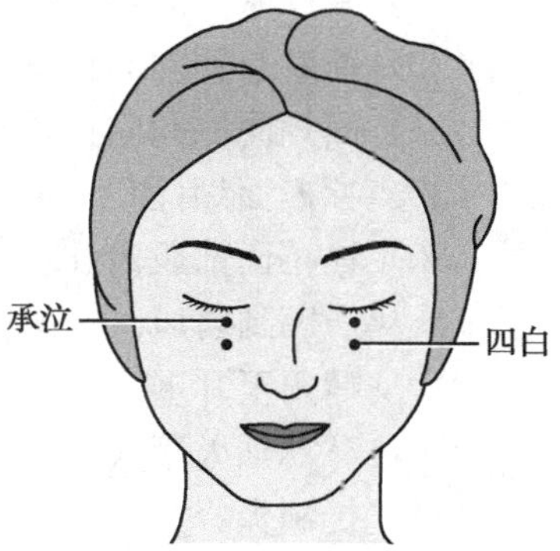

图 4-184　点承泣、四白

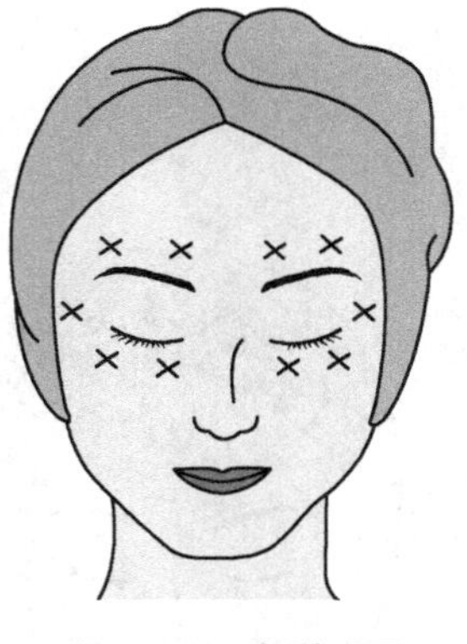
图 4-185　点弹眼周

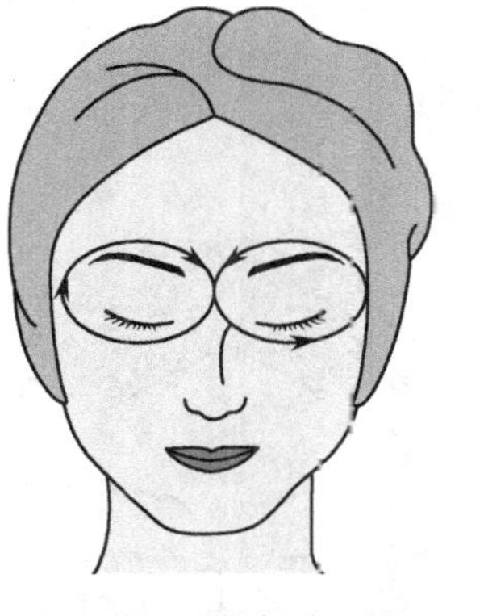
图 4-186　眼部走∞字

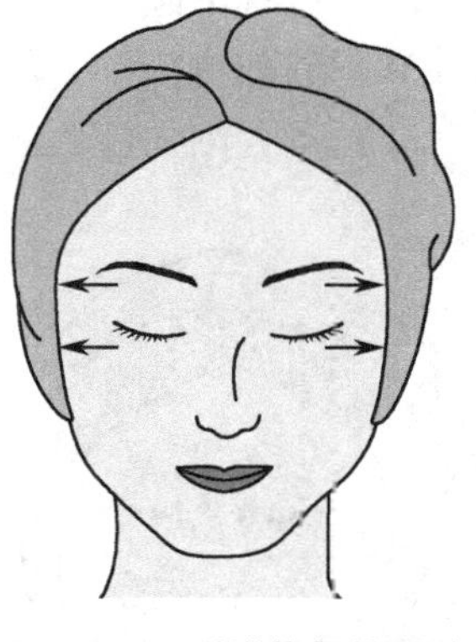
图 4-187　手横位轻抹眼球

（23）手横位轻抹眼球(图 4-187)。

（24）眼部交剪手。

（25）横抚额头(图 4-188)。

（26）额头摩小圈,点太阳穴。

（27）额头划半圆(图 4-189)。

（28）拉弹额头(图 4-190)。

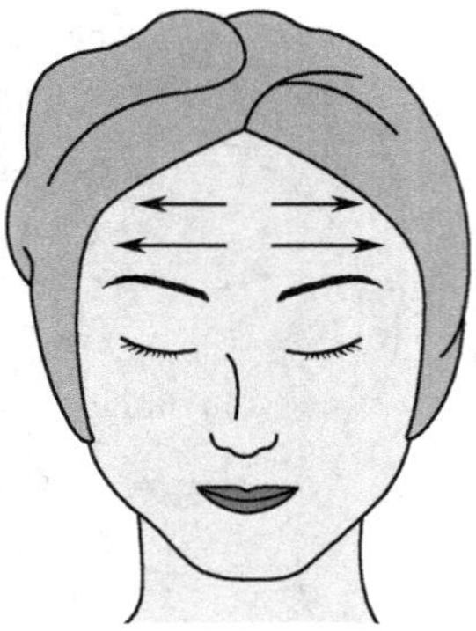

图 4-188　横抚额头

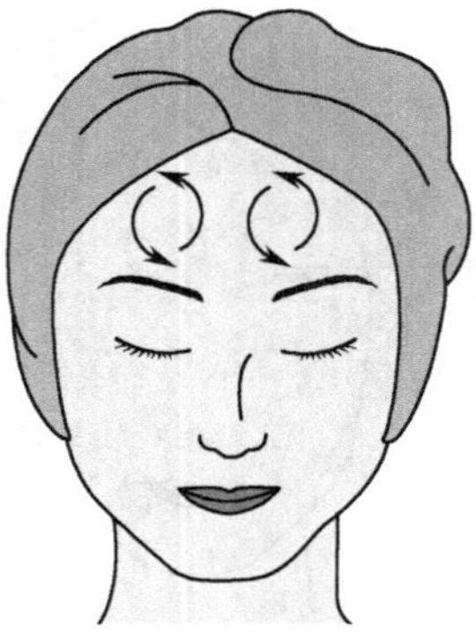

图 4-189　额头划半圆

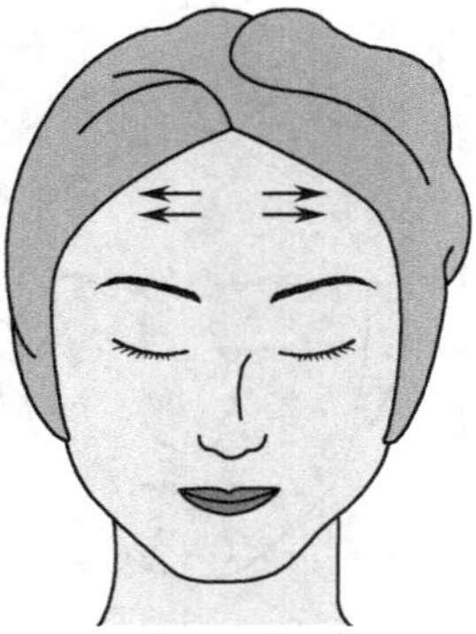

图 4-190　拉弹额头

（29）眼周摩大圈，捏眉毛。

（30）面颊双侧同向正轮指。

（31）面颊同侧同向正轮指。

（32）啄捏面颊(图 4-191)。

（33）提拉面部肌肉(图 4-192)：

1）从下巴到翳风。

2）从嘴角至耳屏。

3）从鼻翼到太阳穴。

（34）抚额头。

（35）一手置额头，一手置下颌，交替按抚面颊。

（36）提抬下颌。

（37）拉抚下颌。

（38）面部按抚。

（39）点太阳穴(图 4-193)。

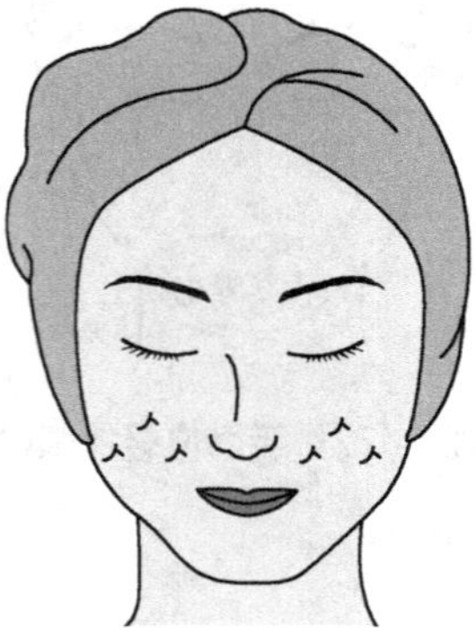

图 4-191　啄捏面颊

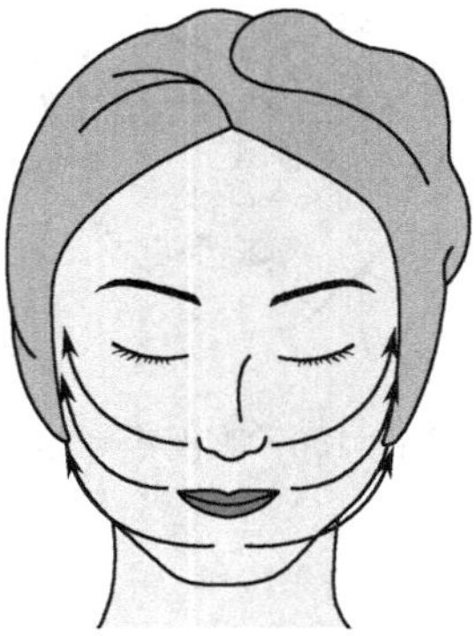

图 4-192　提拉面部肌肉

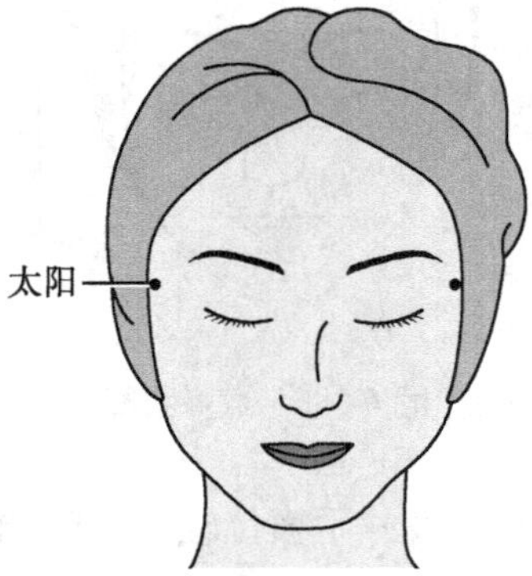

图 4-193　点太阳穴

（40）点翳风穴。

（41）揉捏耳垂，揉捏耳廓。

（42）搓耳根。

第五节 眼部皮肤护理

眼睛是重要的感觉器官，在美学上也占重要地位。重视眼部皮肤的养护，可以减少眼周皱纹，预防眼睑松弛，增加眼睛的神韵，是美容的重要环节。

一、眼睑的解剖结构及特点

眼睑分上、下两部分，上、下睑缘间的空隙称睑裂。睑缘也称灰线。上睑与下睑交界处为内眦，外眦。眼睑由前向后共分为六层：皮肤、皮下组织、肌层、肌下组织、睑板、睑结膜。眼睑皮肤为人体最薄的皮肤之一，因此易形成皱褶，由于皮肤薄、细嫩、对外界刺激较敏感。皮下结缔组织薄而疏松，弹性较差，容易引起水肿。眼部周围皮肤皮脂腺和汗腺很少，皮肤容易干燥、衰老。眼部肌层薄而娇嫩，脂肪组织少，加之眼部每天开合数次，故很容易引起肌肉紧张、弹性降低、出现眼袋、松弛、皱纹等现象。眼睑淋巴回流至颌下淋巴结，耳前和腮腺淋巴结。

二、眼睛小体操

长时间用眼会导致眼睛疲劳和视力减弱，眼睛干涩，出现红血丝、流泪、眼花等现象，还会使局部皮肤发生营养障碍而导致眼部皱纹产生。每天坚持做眼保健操或者利用工作中的小间隙让眼睛来做做运动，不仅可以锻炼眼部周围肌肤，使之富有弹性，同时还能增加眼球的光泽度和灵敏度。当眼睛感到疲劳时，可做眼睛小体操缓解眼部疲劳，每组动作重复10次：

1. 眼球按“V”字形活动，既能使眼睛灵活，又能防止眼皮下垂。
2. 眼球顺时针转圈。
3. 眼球逆时针转圈。
4. 眼球从右到左，从左到右运动；再从上到下，从下到上做“十”字形运动。

三、眼部护理的基本程序

1. 准备工作见表4-4。

表4-4 眼部护理用品、用具准备

序号	用品、用具	序号	用品、用具
1	毛巾3条	7	洗面乳
2	洗面海绵一对	8	润肤水
3	棉片、纸巾、棉棒、挖棒	9	眼部按摩膏或减肥霜
4	酒精棉、镊子、刮板	10	眼部护理精华液
5	面膜刷	11	眼膜
6	卸妆水(油)	12	眼霜及润肤霜

2. 消毒。
3. 面部清洁，用眼部清洁剂清洗眼周皮肤。
4. 使用爽肤水。
5. 按摩 在眼周涂上按摩油或膏进行按摩。每个动作反复5～8次。(配套光盘中有

相应录像）

（1）眼摩反圈，点太阳穴：由鼻梁两侧沿下眼眶向两侧太阳穴打大圈、并用中指指腹按压太阳穴。

（2）从太阳穴沿下眼眶打小圈至内眼角，指压睛明穴，从眉头捏至眉尾。

（3）在眼角处以食指及中指做点弹按摩。

（4）以中指和无名指接压睛明穴，并上下提拉。

（5）抚双柳：四指并拢，指腹稍用力从眉头横抚至眉尾，中指、无名指沿下眼眶打圈回到眉头。

（6）走"∞字"：从右侧的眼尾开始向上，绕过上眼皮到右眼的内眦，再经过左眼的下眼皮到左眼的眼尾，绕过左眼的上眼皮到左眼内眦，继续绕过右眼的下眼皮，最后回到右眼尾的太阳穴。

（7）眼周点穴：睛明、攒竹、鱼腰、阳白、丝竹空、太阳穴、瞳子髎、球后、承泣、四白。

（8）手横位轻抹眼球：双手食指放在上眼睑，中指和无名指放在下眼睑，从内眦角横抹至太阳穴，速度缓慢，用力均匀。

（9）眼交剪手：中指与无名指分开，分别放于双眼的上下眼睑，左手中指、无名指指腹向左颞部缓慢而轻柔地抹过左眼，右手中指、无名指指腹向右颞部缓慢而轻柔地抹过右眼。

（10）鱼尾纹部拉摩：一只手指腹环状摩圈，另一只手指腹拉摩鱼尾纹。

（11）摩圈展鱼尾纹。

（12）滑抹眼眶：双手中指、无名指指腹在眼周顺时针和逆时针划圈滑抹。

（13）推按眼球。

（14）眼部淋巴排毒：双手美容指交替拉抹右侧睛明穴，之后左手按压睛明穴，右手沿上眼眶拉抹至太阳穴并停留在太阳穴；左手沿下眼眶推抹至太阳穴后双手指腹一起向下推抹，经耳前三个穴位（耳门、听宫、听会）至耳后翳风，沿颈侧向下推抹至锁骨。之后做左眼的淋巴排毒（见图 4-194a、b；图 4-195a、b；图 4-196a、b；图 4-197a、b）。

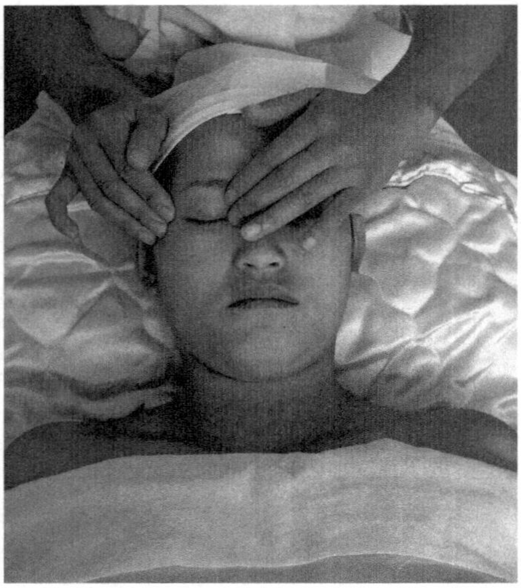

a

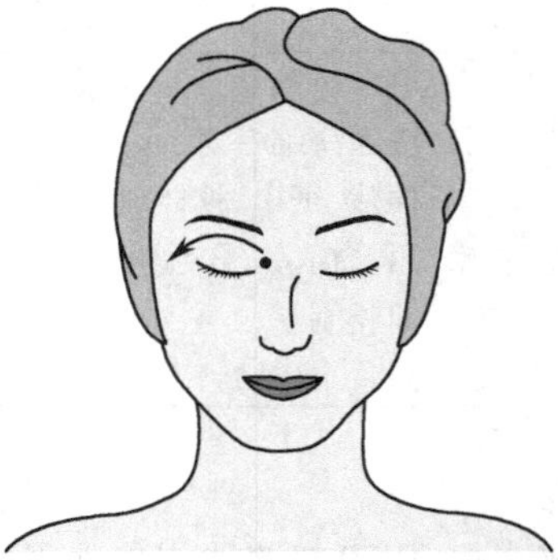

b

图 4-194　眼部淋巴排毒（1）

a. 手法图；b. 示意图

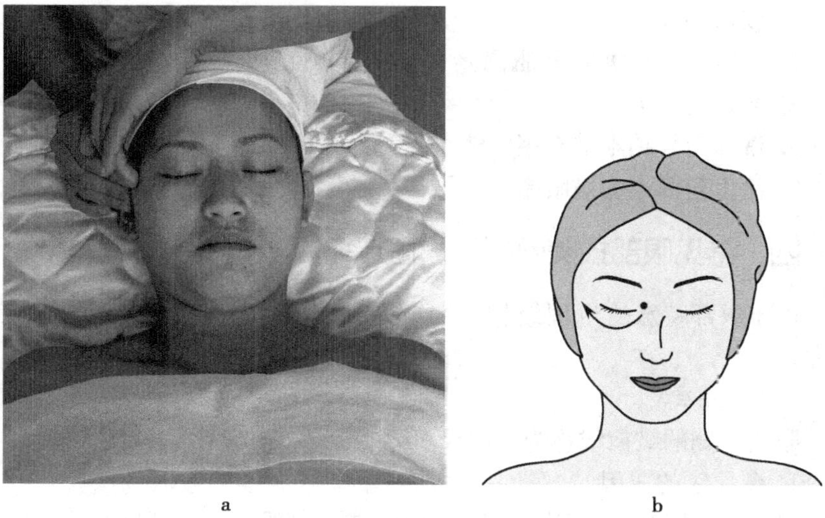

图 4-195　眼部淋巴排毒(2)
a. 手法图；b. 示意图

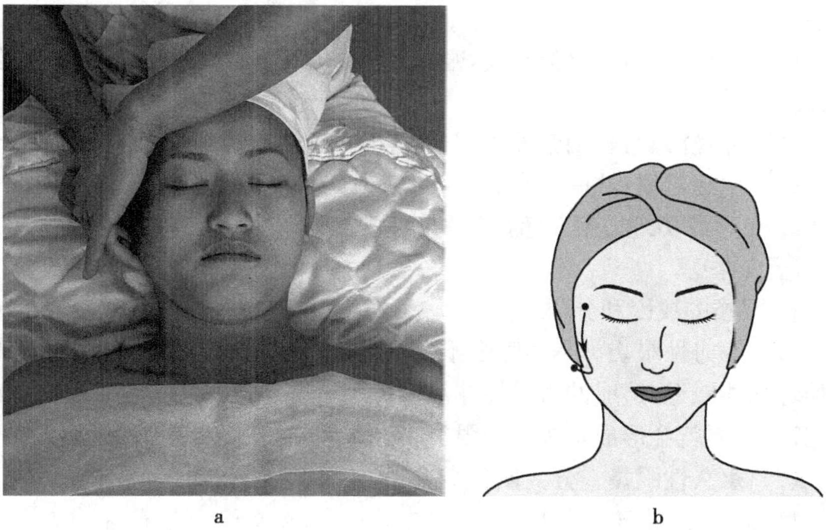

图 4-196　眼部淋巴排毒(3)
a. 手法图；b. 示意图

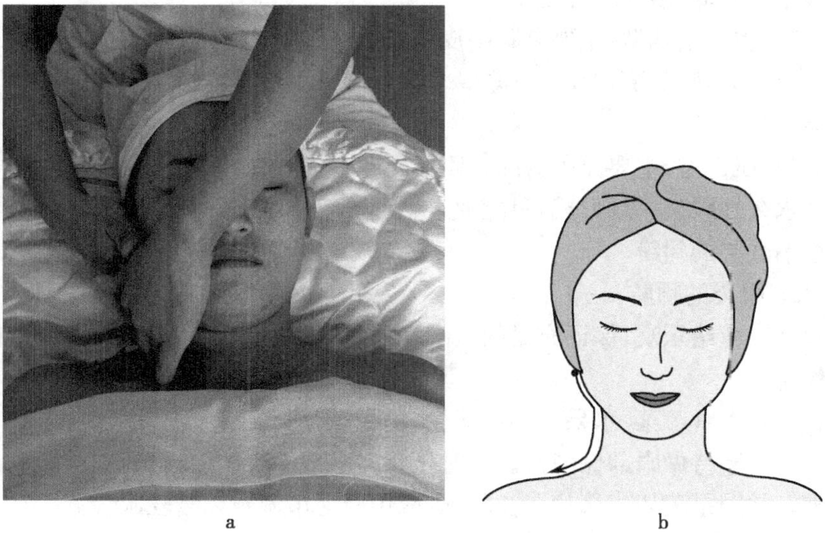

图 4-197　眼部淋巴排毒(4)
a. 手法图；b. 示意图

6. 仪器护理。

7. 敷眼膜　根据眼部肌肉走向用眼膜刷在眼睛周围做环状涂抹，注意动作要轻柔。20～30分钟后取下。

8. 洗净后轻拍眼部专用紧肤水。

9. 涂上营养或去皱眼霜。

四、常见眼部损美问题及护理方案

由于眼部特殊的生理结构，导致眼部很容易出现鱼尾纹、眼袋、黑眼圈、水肿等损美现象。

（一）鱼尾纹

眼角外侧的皱褶线称为鱼尾纹。

1. 鱼尾纹的成因

（1）年龄因素：由于皮肤衰老、松弛，胶原纤维和弹性纤维断裂而形成，是面部皮肤衰老的主要标志。

（2）表情因素：人笑的时候，眼角会形成自然的鱼尾纹。长期夸张的面部表情会加深鱼尾纹。

（3）环境因素：长期紫外线照射，眼部的弹性纤维组织断裂，从而产生鱼尾纹。

（4）生活习惯：洗面的水温过高或吸烟过多等。

2. 鱼尾纹护理方案　鱼尾纹的护理同衰老皮肤的护理。

（二）眼袋

1. 眼袋的成因和分类

（1）暂时性眼袋。是因睡眠不足、用眼过度、肾病、怀孕、月经不调等导致血液、淋巴液等循环功能减退、造成的暂时性体液堆积。可以通过一些护理手段得以改善，但如不及时治疗，日积月累就会形成永久性的眼袋。经常哭泣，戴隐形眼镜等也会加重眼袋。

（2）永久性眼袋。分为四种类型：

1）混合型：由于年龄增大，眼睑皮肤松弛，皮下组织萎缩，肌体功能衰退，眼轮匝肌和眶隔膜张力降低，出现脂肪堆积所致。

2）皮肤松弛型：主要是眼睑皮肤松弛所致。

3）单纯脂肪膨出型：此类型多为年轻人，与遗传因素有关，且随着年龄的增长越加明显。

4）肌性型：主要原因为眼轮匝肌肥厚。

永久性眼袋一旦形成，只能通过整形美容手术去除，美容师绝不能盲目承诺治疗效果而招致不必要的纠纷。

2. 眼袋的预防

（1）情绪乐观，保证充足的睡眠和休息，生活有规律，加强锻炼，促进血液循环，加速新陈代谢。

（2）多食蔬菜、水果、芝麻、花生、黄豆等补充营养物质和维生素。

（3）坚持做眼部保健操。平时化妆时眼部不要用力搓擦，以减少刺激，定期做眼袋专业护理。常用果蔬切成薄片盖在眼部，或用冷毛巾湿敷以减轻眼袋。

3. 暂时性眼袋护理　通过按摩、眼袋冲击机，眼膜等对眼部皮肤进行护理，促进血液循环，排除多余体液。

（1）洁肤：用眼部清洁剂清洗眼周皮肤。

（2）进行眼部按摩：用紧肤膏或用眼部特效紧肤啫喱轻轻按摩眼圈。

每只眼按摩 5 分钟，配合眼霜或眼部用减肥霜等产品起到促进血液及淋巴循环，减少脂肪堆积，增强皮肤弹性的作用。以叩抚法和排毒手法、按压手法为主，排除多余的体液，收紧皮肤。

（3）去眼袋精华素导入：用超声波或离子导入机将去眼袋精华素导入眼周皮肤，在眼周导入 5 分钟左右。每日可进行 1 次，10 次为 1 个疗程。

（4）用眼袋冲击机治疗 20 分钟，可消耗多余脂肪，收紧皮肤。

（5）用祛眼袋精华素眼膜可消除眼部肌肉疲劳，增加眼周营养，防止眼部皮肤早衰，预防眼袋的形成。敷膜时间 30 分钟。

（6）洗净后，轻拍眼用紧肤水。

（7）涂上营养眼膏。

（三）黑眼圈

当眼周皮下静脉血管中的血液循环不良，导致眼周淤血或血色素瘀滞时，会使上，下睑皮肤颜色加深。出现黑色、褐色、褐红色或褐蓝色的阴影。

1. 黑眼圈的成因　黑眼圈的形成原因目前还不十分清楚。可能为常染色体显性遗传，与长期睡眠不足、过度疲劳、肝胆疾病、肝肾阴虚或脾虚、内分泌紊乱、月经不调、局部静脉曲张、吸烟等有关。

2. 黑眼圈的护理方法

（1）专业护理。配合眼霜做眼部按摩，改善局部血液循环状态，可预防或减轻黑眼圈。通过蒸面，热敷、按摩、超声波美容仪、眼膜等手段进行眼部护理，达到改善局部血液循环，减少淤血滞留，增加毛细血管弹性，减轻和消除黑眼圈。

1）按摩：眼霜或眼部精华素，以按压打圈手法为主，促进血液循环，重点是对眼部穴位的按压，起到活血化瘀的作用。

2）仪器护理：超声波美容仪可帮助产品吸收，促进局部血液循环，使皮肤下组织充满活力。眼睛只用 0.5～0.75 频率，每只眼按摩 5 分钟，眼球禁止使用。

3）眼部使用眼膜后，再使用眼部精华素，最后于盖上纱布或眼膜垫，促进吸收，时间 10～15 分钟。

（2）日常护理：多吃胡萝卜、番茄、马铃薯、动物肝脏、豆类等富含维生素 A 和维生素 B_2 的食物，有利于眼部健康。保持精神愉快，生活有规律，强身健体，可使气血旺盛，容颜焕发，黑眼圈自然会减轻。

（3）美容院护理只能针对暂时性症状进行改善。请教医生，找出真正病因对症下药进行治疗，才能真正消除黑眼圈。

（四）眼部水肿

眼部水肿是由于过多的体液积于皮下组织而引起的眼部皮肤肿胀。长时间水肿会导致眼部细胞缺乏营养，皮肤会发黄、发青，出现皱纹。

护理方法：重点进行穴位按摩和眼部淋巴引流按摩。另外，冷敷可收紧组织，减轻肿胀，可用毛巾将冰块包起来冷敷眼部，泡过的冰红茶袋冷敷于眼部 10 分钟左右可减缓肿胀。

第六节　唇部皮肤护理

唇部是五官中最漂亮、性感的部位之一，娇嫩的红唇，楚楚动人，不仅增添了无穷的魅力，还常常作为向异性传递爱情的信号。通过一定的美容护理手段保养唇部，使唇部皮肤保持红润健康，已经成为美容师的必修课程。

一、唇部的解剖结构及特点

皮肤有丰富的汗腺、皮脂腺和毛囊，为疖肿好发部位。唇部的肌肉主要是口轮匝肌。口轮匝肌为环状肌肉，具有内、外两层纤维。黏膜位于唇内面，黏膜下有许多黏膜腺。上下唇黏膜向外延展形成唇红。唇红部上皮较薄、易受损伤或损害。此处有皮脂腺，无小汗腺与毛发。唇红部表面为纵行细密的皱纹。

二、唇部护理的基本程序（教材配套光盘中有录像）

1. 准备工作见表 4-5。

表 4-5　唇部护理用品、用具

序号	用品、用具	序号	用品、用具
1	毛巾 2 条	6	卸妆水(油)
2	洗面海绵一对	7	唇部去角质霜
3	棉片、纸巾、棉棒、挖棒	8	唇部按摩膏或保养液
4	酒精棉、镊子、刮板	9	唇膜
5	唇刷	10	润唇膏

2. 清毒。

3. 清洁　先进行全脸清洁，再使用唇部专用卸妆产品清洁唇部。尤其是对于唇部褶纹较深的人，卸妆时，要充分清除掉褶纹里残留的唇膏。先将充分沾湿卸妆液的棉片轻轻按压在唇上，再从唇角往中间轻轻擦拭，褶纹里的残妆可用棉花棒蘸取卸妆液仔细地清除。

4. 去角质　定期为唇部进行磨砂去角质，可彻底清除干燥翘起的唇皮，加速唇部新陈代谢，使双唇更滋润更健康，方法与脸部磨砂类似，但动作要轻柔。可选用唇部专业护理套装中的去角质产品，在清除死皮的同时又具修护作用，每月做 1 次。已经受损的嘴唇不能进行去角质。

5. 敷唇　用热毛巾或多层热棉片敷在唇部 3～5 分钟。

6. 按摩　用唇部按摩膏或唇部保养液进行按摩。双手四指托住下颏，大拇指以画圈方式来按摩上下唇，注意动作轻柔，反复数次，可消除或减少嘴唇横向皱纹。

7. 敷唇膜　在敷面膜的同时，贴上唇膜或涂上唇部修复精华素、维生素 E 进行护理，并用热毛巾或纱布敷 10 分钟，每周可做 1～2 次。

8. 清洗　擦去唇膜，用温水洗净。

9. 基本保养　涂上唇部保湿精华素或营养油，供给唇部营养，使精心护理过的红唇显得更加健康、柔润。

第七节　问题皮肤护理

一、衰老皮肤的养护

（一）概述

皮肤在外源性或内源性因素的影响下引起皮肤外部形态、内部结构和功能衰退等现象。衰老皮肤的表现为皮肤缺水干燥、出现皱纹，并因皮肤松弛形成皱襞、萎缩、色素沉着、毛细血管扩张等。皮肤衰老的发生与发展，与其病理生理学基础有关，也受身体健康状况、营养调理、环境、皮肤养护等各种因素的影响。

（二）面部衰老皮肤的养护

1. 日常养护

（1）积极治疗全身性疾病：做到及时发现全身性疾病，特别是慢性消耗性疾病。

（2）保证营养，补充水分：营养不良会破坏皮肤的正常生理，导致皮肤失去光泽和弹性，产生皱纹。饮食均衡是关键，尤其注意酸碱食物的平衡。要保证摄入丰富的蛋白质、维生素和微量元素，要进食充足的酸性食物如瘦肉、牛奶、豆制品等，亦要进食充足的碱性食物如绿色蔬菜、水果等。饮水要足，每天至少饮水 1500ml 以上，以保持皮肤润泽而富有弹性。

（3）避免风吹日晒：环境及气候可造成皮肤表层细胞水分的丢失，使皮肤干燥并出现细小皱纹、失去弹性；紫外线可激活色素细胞形成色素沉着。防晒的方法有使用太阳伞等遮光用具或外用防光制剂。

（4）保持皮肤清洁，正确使用化妆品：养成勤洗脸习惯，尤其化妆后、休息前应及时清洗面部化妆品，并选用适合自己皮肤类型的洗面奶。禁用含铅、汞及糖皮质激素的化妆品；定期做面部护理，促进皮肤血液循环，调节皮脂分泌，保持皮肤水分，改善皮肤弹性，有助于防止皱纹形成。

（5）情志因素：保持积极向上的乐观情绪，心情舒畅，心胸宽广，劳逸结合，可使皮肤始终保持最好的机能状态，有利于抗衰防皱。

（6）避免不良的生活习惯：保证充足的睡眠；不吸烟、少饮酒类和含咖啡因的饮料如浓茶、咖啡、可乐等。少吃辛辣等刺激性食物，以免引起皮肤附属腺体的分泌失调。皱眉、眯眼等习惯可使面部皱纹过早出现。

（7）坚持身体锻炼：运动不但有利于身心健康，也使皮肤血液循环加快，新陈代谢加速，皮肤更滋润、富有弹性和光泽。

（8）适量补充维生素：如缺乏维生素 A 则皮肤粗糙、毛囊角化；缺乏维生素 C 则皮肤色素不易退去；缺乏维生素 B_2、维生素 D，皮肤易出现皱纹。适当补充维生素有利于皮肤的健康。

2. 面部衰老皮肤的专业性护理

（1）用品、用具准备见表 4-6。

表 4-6　衰老皮肤护肤用品、用具

序号	用品、用具	序号	用品、用具
1	毛巾 3 条	10	滋润化妆水、玫瑰水
2	洗面海绵一对	11	去角质膏
3	棉片、纸巾	12	营养按摩膏
4	酒精棉、镊子	13	补充营养的精华液
5	棉棒、挖棒	14	蜜蜡面膜或海藻面膜或热倒膜或骨胶原面膜
6	倒膜碗、刮板	15	润肤霜
7	面膜刷	16	超声波或阴阳电离子仪或微电流按摩手或高频电疗仪
8	卸妆水(油)		
9	洗面乳		

（2）衰老皮肤的专业性护理

1）清洁:选用牛奶洗面奶、维 E 洗面奶等添加了营养成分而且性质温和的洗面奶清洁脸部,时间 2～3 分钟,然后用清水清洁。

2）爽肤:使用滋润化妆水或玫瑰水。

3）喷雾:用离子喷雾机喷雾 5～8 分钟,与脸部保持 30cm 的距离。

4）去角质:喷雾后用去角质膏柔和地去角质。

5）按摩:用营养按摩霜加去皱保湿精油或加维生素 E 作面部按摩。按摩时间大约 15～20 分钟。可以使用微电流按摩手辅助按摩,促进局部血液循环,增加按摩膏中营养物质的吸收(图 4-198、图 4-199)。也可以选择高频电疗仪的间接电疗功能,美容求美者手上涂抹滑石粉后握住高频电疗仪的玻璃电极躺在美容床上,美容师用按摩膏为美容求美者进行人工按摩,营养物质的吸收和按摩功效也会成倍增加(图 4-200)。

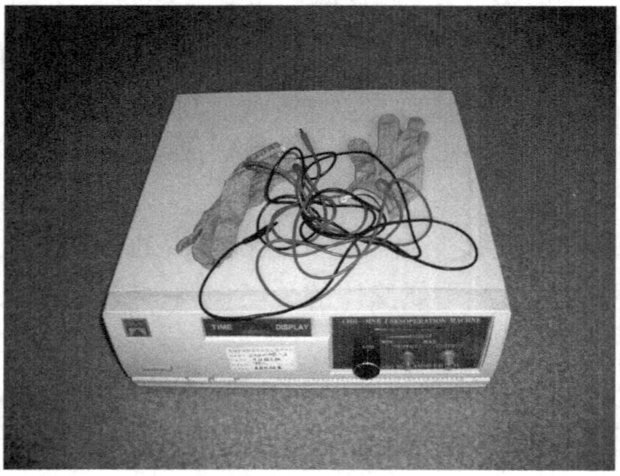

图 4-198　微电流按摩手

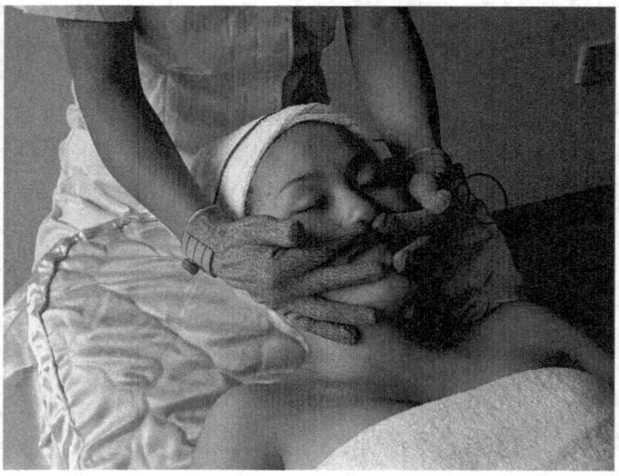

图 4-199　使用微电流按摩手

衰老皮肤皮脂分泌少,皮肤松弛,皱纹明显,应采用以安抚为主的手法刺激皮脂分泌;为了防止和改善肌肉下垂,按摩时多使用斜向上的手势;按摩动作轻柔,节奏舒缓,尽量减少肌肤的位移。

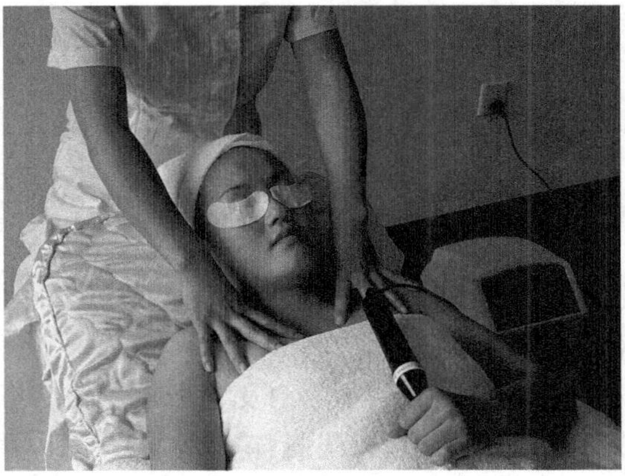

图 4-200 使用高频电疗仪

6）美容仪器护理：按摩完毕，用超声美容仪或阴阳电离子仪导入去皱营养精华素 6～8 分钟即可，皱纹明显处导入时间略长；眼部单侧导入的时间不应超过 5 分钟，在眼周涂上眼霜，敷上眼膜。

7）选用补水营养除皱面膜：玫瑰水膜、骨胶原软膜、蜜蜡面膜、海藻膜、热倒膜等。面膜中添加具有补水抗皱作用的各种营养物质，可以舒展细小皱纹，延缓皱纹的出现。

8）涂抹保湿营养霜：选用含高蛋白、高保湿营养霜剂；必要时再在外层涂抹防晒霜。

二、痤疮皮肤的养护

（一）概述

痤疮是青春期常见的一种毛囊皮脂腺的慢性炎症性疾病，好发于面部、背、胸等含皮脂腺较丰富的部位。主要以粉刺、丘疹、脓疱、结节、囊肿及瘢痕多种损害为特征，影响容貌美，常导致患者产生审美心理障碍，是青年人中最常影响美容的疾病。

（二）痤疮的病因

痤疮的发生多数患者与遗传有关。有些人天生就是皮脂腺很丰富，机能活跃，或控制皮脂腺分泌的交感神经与副交感神经紧张性强、雄性激素分泌活跃等均可使皮脂分泌增加。

调节皮脂分泌的内分泌包括雄激素、孕激素、肾上腺皮质激素、雌激素等。与痤疮关系最密切的是雄激素，因为雄激素可促使皮脂分泌，尤其是青春期可使皮脂量大增。黄体激素是女性特有的，像雄激素一样，能促使皮脂的分泌，这与月经期关系密切，一般在月经前几天，黄体激素分泌量增加，此时痤疮特别易复发或加剧；肾上腺皮质激素也会使皮脂分泌增加。当情绪紧张、不稳定、精神苦恼、睡眠不足、月经不调、月经前后、更年期等均会造成以上多种激素的分泌异常。

当胃肠功能减退时，易出现便秘、消化不良等现象。便秘造成代谢产物吸收，在肝脏解毒不全时，代谢产物就会通过血液循环对皮肤产生作用，从而导致痤疮的发生，且代谢产物可致激素分泌失调，使皮脂分泌亢进，也加速了痤疮发生。消化不良可引起维生素 A、B_6、B_2 缺乏而导致皮脂过度分泌。此外，长期过食辛辣、糖类、脂肪类等食物，不恰当使用化妆品和激素类药物等均可诱发或加重痤疮。

（三）痤疮的发病机理

皮脂腺受雄激素支配，雄激素增高能促使腺体增殖、合成和分泌，皮脂增加同时使毛囊漏斗部角化增殖，造成管腔闭塞，导致过度合成的皮脂淤积于毛囊内而形成脂栓，即粉刺。皮脂排出亢进，使毛囊内的痤疮丙酸杆菌在这种富有营养而相对缺氧的环境内数目增多、异常聚集，并产生脂酶、磷酸酶、透明质酸裂解酶。脂酶分解皮脂中的甘油三酯，产生游离脂肪酸。游离脂肪酸、蛋白分解酶、透明质酸酶等能侵蚀和破坏毛囊，使毛囊内含物进入真皮而引起炎症性损害。

（四）痤疮的临床表现

皮肤局部丘疹、脓疱、结节、囊肿、疤痕。

（五）痤疮皮肤的养护

1. 日常养护

（1）调整胃肠功能，防止便秘。

（2）坚持每天早、中、晚用温水及中性肥皂或去脂洗面奶洗脸，禁用过油、细粉类的化妆品，勿浓妆艳抹。避免机械性刺激，尤其避免经常用手挤压粉刺、脓疮。

（3）少吃辛辣、油腻及甜食，多吃蔬菜、水果，最好不吸烟、不喝酒及浓茶等。

（4）不宜长期服氯、溴、碘及激素等药物。外用药的剂型以洗剂、霜剂为妥，尽量不用软膏、糊剂，这是因为此类外用药可加重痤疮。

（5）炎症性痤疮（如丘疹、脓疮）患者要少晒太阳，少去风沙多、太冷、太热、太潮湿的场所。

2. 专业护理

（1）痤疮皮肤护理用品、用具准备见表 4-7。

表 4-7　痤疮皮肤护肤用品、用具

序号	用品、用具	序号	用品、用具
1	毛巾 3 条	8	泡沫洁面乳
2	清洁用毛巾或海绵扑	9	收缩水、痤疮消炎水
3	纸巾、挖棒、棉片、棉棒	10	去角质膏（去角质液、去角质啫喱、磨砂膏）
4	酒精棉、镊子	11	樟脑按摩膏或按摩啫喱
5	面膜碗	12	祛痘精华液
6	刮板	13	软膜或硬模
7	卸妆水（油）	14	痤疮膏

（2）痤疮皮肤专业护理程序

1）清洁：使用去脂较强的洗面奶清洁脸部。

2）深层洁肤：额部、鼻部及下颌皮脂分泌较多处，每月做深层洁肤 1 次。

3）离子喷雾：加紫外线，紫外线照射不超过 3 分钟，喷雾 5～8 分钟，对有急性炎症者采用冷喷。

4）仪器护理：用真空吸管或暗疮针清除脸部粉刺、痤疮（图 4-201、图 4-202）。当皮脂腺分泌过多的皮脂，毛囊口出现角化，或毛囊口表面皮肤被污垢所堵塞，使皮脂在毛囊内堆积形成皮脂栓而造成面部局部皮肤表面可见小丘疹，若被外界空气氧化和灰尘污染后，则形成黑头粉刺，可挤出黄白色脂栓。黑头可发展成粉刺和痤疮，并可撑大毛孔，使皮肤显得粗糙。严格无菌操作的情况下，无论是真空吸还是针清黑头，都应力求彻底。

5）按摩：用水分含量较多的或帮助平衡油脂的按摩膏按摩。油性皮肤皮脂分泌旺盛，应多采用帮助排泄油脂的捏按法，按摩时间不宜过长。

6）仪器护理：用高频火花电疗的直接电疗功能，玻璃电极点状照射，一个部位一次照射时间不超过 10 秒钟（图 4-203）；或者用红蓝光机照射治疗痤疮（图 4-204）；或者用超声波导

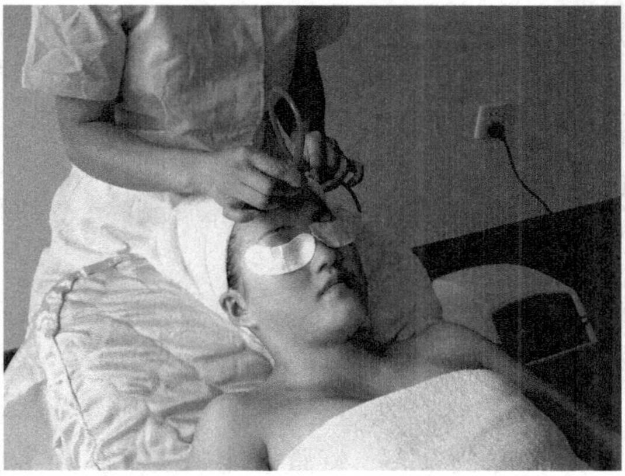

图 4-201　真空吸啜

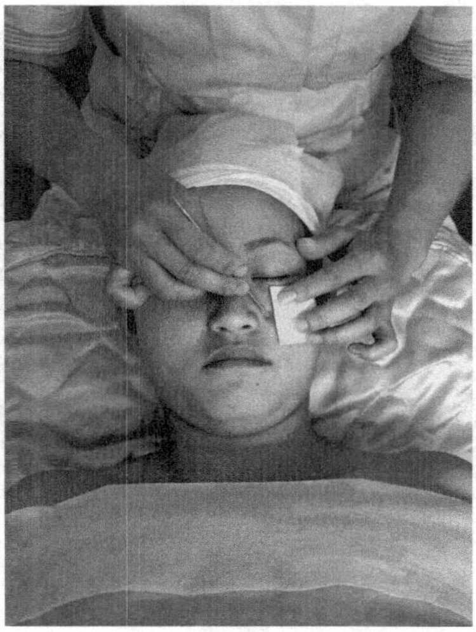

图 4-202　针清粉刺

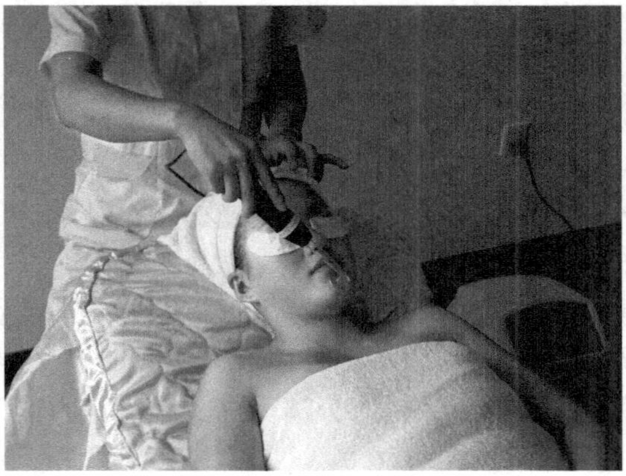

图 4-203　高频火花电疗

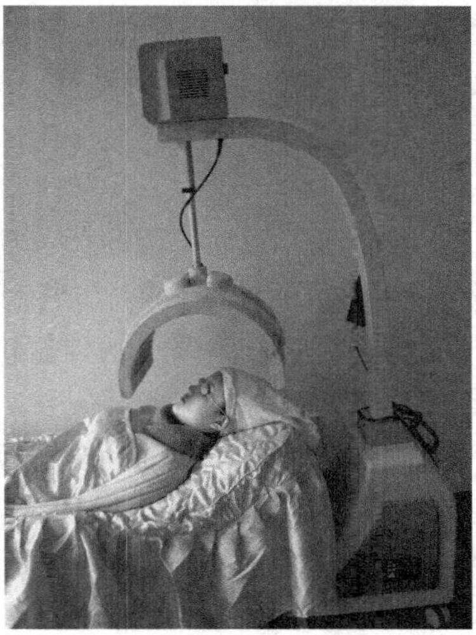

图 4-204　红蓝光机治疗

入暗疮消炎精华素，可加入适量维生素 A（图 4-205）。

7）面膜：每周可做 1 次面膜或冷倒膜。将药物、按摩和理疗有机地结合，以加强治疗效果。常用的软膜有薄荷、中药去痤疮类软膜等，冷倒膜时需在痤疮部位用消炎、收敛的药物做底药，上膜时间为 20～40 分钟。

8）洗净面膜后轻拍收缩水，外涂痤疮膏。

三、黄褐斑皮肤的养护

（一）概述

黄褐斑是常见于中青年女性面部的淡褐色或黄褐色对称性色素沉着性皮肤病。

（二）发病原因

本病的发生和发展可能主要与下列因素有关：

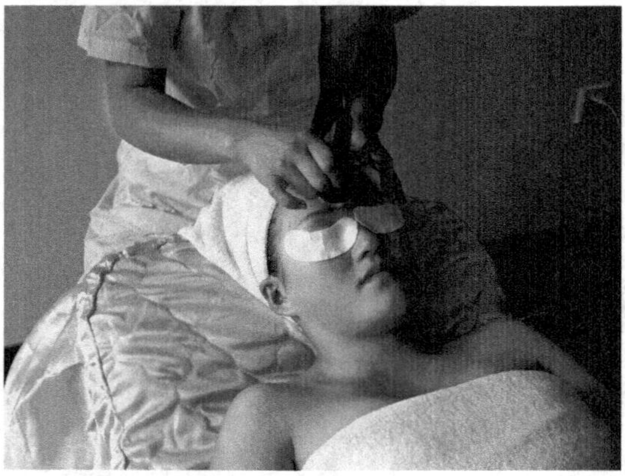

图 4-205　超声波治疗

1. 遗传因素　遗传因素与黄褐斑的发生有较密切关系，国外资料介绍，有家族史者平均高达 50%。

2. 健康因素　黄褐斑常见于慢性肝炎、肝硬化等患者，故又有"肝斑"之称。某些消耗性疾病及慢性妇科疾病，如结核、肾病、癌症、月经不调、子宫及卵巢疾病等，均可伴发本病。

3. 生理反应　常见于女性，尤其是妊娠妇女，因内分泌有较大的变化，雌激素、孕激素和垂体黑素细胞刺激素(MSH)分泌增多。雌激素能刺激细胞分泌黑素体，孕激素则可促使黑素体的运转和扩散，MSH 可使黑素细胞的功能活跃、黑素形成增多。

4. 药物因素　口服避孕药引起的最常见，多在服用 3～15 个月后发生，不仅面部出现色素斑，乳晕、腋下和外阴的色素也增加，发生率与用药时间长短及总剂量有关。长期服用苯妥英钠、黄体酮等也会诱发黄褐斑的发生。

5. 日光因素　阳光中的紫外线可引起酪氨酸酶活性增高，从而促进酪氨酸转变为黑色素。

6. 化妆品　致病原因与化妆品的质量及使用不当有关。大致可分为刺激性和敏感性反应两种，化妆品中的香料、防腐剂、避光剂及部分重金属等均有可能致病。

7. 精神因素及睡眠　精神愉快时色斑较浅；精神忧郁、熬夜、过度疲劳或悲愤时，色素明显加深。

8. 微生态失衡　人体的皮肤、环境和菌群之间，如果处于不协调的病理状态，即呈现出微生态失衡，会造成皮肤的病理性损害。调查发现，黄褐斑皮损处菌群有明显的改变，尤其是产生色素的微球菌和条件致病菌的革兰阴性杆菌数量增加，分离率高。因此认为部分黄褐斑的发病与患者皮损局部微生态失衡有关。

（三）黄褐斑皮肤的养护

1. 去除病因

(1) 因某种疾病引发的应积极治疗原发病。

(2) 对于药物诱发的应停用或改用其他方法治疗。

(3) 如果化妆品引起的即停止使用该产品。

(4) 防止日晒，以减少紫外线对皮肤的照射及吸收。

(5) 消除精神负担，经常保持心情舒畅、愉快，保证充足的睡眠。切忌焦虑、郁闷和过于疲劳等。

2. 内服药物　口服或注射大剂量维生素 C。维生素 C 是一种较强的还原剂，能抑制黑色素形成。每天用量 1～3g，10 次为一疗程，一般连续用药 2～3 个月。如与维生素 E 联合应用则效果更佳。口服谷胱甘肽、氨甲环酸片(每片 0.25～0.5g)，每日 3 次，每次 1 片，连用 1～2 个月或更长时间，有降低酪氨酸酶活性而产生一定作用。

3. 外用药物　左旋维生素 C、熊果苷、传明酸、3%过氧化氢、1%～2%曲酸霜、

0.05%～0.1%维A酸霜、15%～20%壬二酸霜等外擦，均具有较好的祛斑效果。

4. 中药治疗　中医辨证论治认为本病属肝郁、肾虚、气滞血瘀，以疏肝、补肾、调和气血、活血化瘀为治疗原则。肝郁气滞者加服逍遥丸，每次6克，每日2次；肾虚者加服六味地黄丸，每次9g，每日2次；按疗程服用。

5. 色斑皮肤的专业护理

(1) 色斑皮肤专业护理用品、用具准备见表4-8。

表4-8　色斑皮肤护肤用品、用具

序号	用品、用具	序号	用品、用具
1	毛巾3条	9	洗面乳
2	洗面海绵一对	10	滋润化妆水
3	棉片、纸巾	11	去角质膏
4	酒精棉、镊子	12	按摩膏
5	棉棒、挖棒	13	美白或祛斑精华液
6	倒膜碗、刮板	14	电离面膜底霜
7	面膜刷	15	电离面膜
8	卸妆水(油)	16	润肤霜

(2) 色斑皮肤专业护理程序

1) 洁面：根据不同的皮肤性质选择增白、蛋白、珍珠洗面奶等。

2) 离子喷雾：时间为5～8分钟。

3) 去角质：一般每月1次。用磨皮膏或细砂磨砂膏柔和去角质，使坏死细胞脱落。

4) 脱色精华素导入：用超声美容仪或离子导入机在脸部导入脱色精华素约8分钟左右。

5) 面部按摩：可选用嫩白淡斑按摩膏，在面、颈部进行用力均匀的、大面积的滑按及肌肉按摩，注重中医的循经点穴，促进面部皮肤的血液循环，改善肌肤的营养，加强色素细胞的代谢，逐步减淡色素。

面部按摩中式手法之二(每个动作重复5～8次)。

a. 四指交叉，从额中按抚至两侧发际。

b. 美容指交替拉抹眉间纹。

c. 中指从迎香拉至神庭穴。

d. 叠掌按压额头。

e. 四指合拢，环状打圈按抚眼周。

f. 眼部走“∞”字。

g. 指压印堂、攒竹、鱼腰、丝竹空、瞳子髎、球后、承泣、四白等穴位。

h. 摩大圈，捏眉毛。四指从太阳穴沿面颊摩大圈至睛明穴，拇指在上，食指、中指、无名指在下，从眉头至眉尾捏眉毛。

i. 双手横位，食指、中指分开轻抹眼球。

j. 鼻翼摩小圈，上下抹鼻梁。

k. 口周对半圆、交错半圆。

l. 指压人中、承浆、地仓。

m. 拉抚下颌，点揉翳风。

n. 拇指和食指捏按下颌。

o. 面颊走“三线”：

第一条线：下巴（承浆）→耳后（翳风）；

第二条线：嘴角（地仓）→耳屏（听宫）；

第三条线：鼻翼（迎香）→太阳穴。

p. 指压迎香、巨髎、颧髎。

q. 面颊正轮指。

r. 面颊反轮指。

s. 拉抚颈部。

6）面膜：热倒膜，促进面部血液循环，改善皮肤的不良状况，达到减轻黄褐斑之目的。软膜选用维生素C、珍珠、矿物泥、海泥、中药面膜等。

7）爽肤：清洗面膜膏后拍爽肤水。

8）擦祛斑润肤护肤品后，再涂防晒霜。

四、敏感性皮肤的养护

（一）概述

敏感性皮肤一般较薄，两颊及上眼睑处甚至可见微细的毛细血管，对外界刺激反应性过强。如面部皮肤直接接触过敏原或因全身皮肤过敏可在面部表现出不同程度的瘙痒、灼热、疼痛、红斑、丘疹、水疱甚至糜烂等症状。

（二）敏感性皮肤的养护

1. 一般养护

（1）保持角质层的油脂和水分充足平衡：因敏感性强的皮肤通常兼有干性皮肤的缺点。如皮肤完全无油脂或偏干，只需要温水清洗就行。夏天可用含油脂的洁面乳或防敏洗面奶清洗。但应注意清洗时水温不可太高，否则会洗掉油脂令皮肤更加干燥。洗面时用柔软的毛巾轻轻擦拭，不能用力太大，时间易短。清洗完后立即用棉片拍上爽肤水或调节水。

（2）避免各种刺激性因素：如过热的水、肥皂洗涤品、搔抓摩擦及刺激性外用药物等；饮食以清淡为佳，多食含维生素类的食物，为增加皮肤抵抗力，可食用维生素C的食物及钙制品、乳制品、花生、麦片、鱼等，避免过量食用糖、蛋白质、脂肪及刺激性食物，如烟、浓茶、咖啡、酒、海产品、油炸食品等；防止寒冷干燥对皮肤的刺激。

（3）提高皮肤抗敏能力：常用冷水洗脸，皮肤护理时采用冷喷，经常进行沐浴按摩等，以刺激皮肤提高抵抗力。

（4）正确选用护肤品：敏感性皮肤的人第一次接触某种化妆品，尤其是药物性及含动物蛋白的化妆品时，应特别慎重，应在耳后做过敏试验。敏感性强的皮肤抵抗力弱，保养品品种不能太多、太复杂，如一旦选用适合自己皮肤的护肤品，不宜轻易更换品牌。避免使用刺激皮脂分泌的，含香精、酒精重的化妆品。日常不宜多化妆，忌用劣质化妆品。在选用护肤品时，以天然材料制成的为主，更不能盲目用进口化妆品，因为越是高级化妆品，其内含的香料等成分越复杂，过敏的机会也会越多，过敏体质者最好不用染发剂。一旦发现过敏现象，应立即停止使用，并进行抗过敏治疗，防止症状加重而进一步损害皮肤。爽肤最好购买适合敏感性皮肤用的平衡爽肤水。护肤霜尽量少用或不用美白、去皱等功效性产品。

2. 一旦出现过敏，应以减轻瘙痒、肿胀、收缩血管、保护皮肤为主。

(1) 急性过敏期：若有明显肿胀或出现糜烂且渗液较多时，可用3%硼酸溶液或1∶20复方醋酸铝溶液做开放性冷湿敷；如有大疱，用注射器先将疱液抽出后再湿敷；仅有红斑、丘疹，可选用炉甘石洗剂或粉剂。

(2) 亚急性期：炎症减轻仅伴少许渗出者，可用氧化锌糊剂；无糜烂而呈干燥脱屑者，可选用弱效糖皮质激素乳膏。

(3) 慢性期：有肥厚性皮损，如斑块样，可选用弱效糖皮质激素乳膏、软膏、酊剂等。单纯瘙痒而无皮损者，可选用乳剂或振荡剂。

(4) 全身治疗：病情轻者，内服抗组胺药，静脉注射10%葡萄糖酸钙、维生素C；病情重者，可用小剂量糖皮质激素，如泼尼松每日30～40mg，口服。待病情控制后减量至停用。如有继发感染可加服抗生素。

(三) 敏感性皮肤的专业护理

1. 敏感性皮肤护理用品、用具准备见表4-9。

表4-9　敏感性皮肤护理用品、用具

序号	用品、用具	序号	用品、用具
1	毛巾3条	7	防敏洗面乳
2	洗面海绵一对	8	柔和爽肤水、防敏收缩水
3	棉片、纸巾、面罩纸	9	防敏按摩膏
4	酒精棉、镊子	10	防敏面膜
5	棉棒、挖棒	11	洋甘菊精油
6	倒膜碗、刮板	12	面膜刷

2. 专业护理

(1) 洁面：使用防敏洗面奶。

(2) 冷喷：冷喷脸部皮肤8～10分钟，可收缩血管，减少渗出，降低敏感性。

(3) 爽肤：使用柔和爽肤水。

(4) 按摩：使用防敏按摩膏按摩，时间不宜太长，15～20分钟。手法要轻，穴位要准。

(5) 面膜：敷面膜时，冷膜中的薄荷、冰片、樟脑等成分，热膜的温度过高，硬膜的机械刺激都可能导致皮肤过敏，应特别注意。敏感性皮肤选择具有镇静防敏作用的洋甘菊精油做成水膜，或者使用防敏面膜，可以改善皮肤的敏感状态。

1) 水膜：洋甘菊精油滴入清水中调配成约5%的浓度，用面罩纸浸湿后敷脸；

2) 防敏面膜：使用约20分钟。

(6) 拍防敏收缩水。

(7) 涂防敏霜。

第八节 刮 痧 美 容

一、刮痧疗法的种类和工具

刮痧一般分为徒手和运用工具进行刮痧两大类。徒手包括揪痧，挤痧，扯痧，拍痧和抓痧；运用工具的刮痧法包括刮痧，挑痧和放痧。

(一) 刮痧的种类

1. 刮痧　又分为直接刮和间接刮两种刮法。

(1) 直接刮：即术者先在被施术者的被施部位上涂布上介质，然后持合适的刮痧工具，直接在被施部位进行刮拭，直至刮出痧。

(2) 间接刮：即术者先在被施术者的被施部位铺放布或丝织品，再在其上进行刮拭，此法多用于皮肤娇嫩的儿童或皮肤容易过敏的女性。

2. 挑痧　用碘酒和酒精消毒被施术者的体表阳性反应点，用三棱针刺入后横向挑起，挑断白色纤维组织，并挤出淤血，再贴敷“创可贴”。此法对于治疗暗疮，黄褐斑等疗效较好。

3，放痧　即术者先确定好被施术者施术部位的静脉，经过消毒后，术者用三棱针点刺其脉。令其出血，再贴敷“创可贴”。此法可用于湿疹，荨麻疹等的治疗。

4. 揪痧　先在被施术者的被施部位上涂布上介质，术者五指屈曲，用示指，中指的第二关节，将被施术者的被施术部位皮肤与肌肉夹起，然后向外揪拉再松开，如此一揪一放，反复进行多次，在被施术部位可渐渐出现痧点。

5. 挤痧　即术者用拇指和示指在受术者的被施术部位用力挤压，连续挤出一个一个小方块的紫红痧为度。

6. 扯痧　即术者用拇指和示指扯拉被施术者的被施术部位的皮肤，令其出现痧点。此法多用于面部，颈项部和背部。

(二) 刮痧的工具

除挑痧和放痧使用针具外，刮痧所使用的工具多种多样，但必须要边缘光滑，圆润，大小适宜，用起来得心应手。

1. 玉制刮痧板　玉含有多种微量元素，与人体接触可产生电磁场，激活人体皮肤细胞的活力，对美容更有其独特的作用。

2. 水牛角刮痧板　水牛角可入药，具有清热凉血，排毒通络，醒神健智之功效。

(1) 鱼形水牛角刮痧板：目前刮痧美容多采用，常用 2 支，供左右手配合使用。一支较厚重，为阳；一支较薄小，为阴。鱼尾部和鱼嘴部专用于点穴；鱼身、鱼背和鱼腹多用于面部经络的刮拭(图 4-206)。

(2) 梳形水牛角刮痧板：用于刮拭头部穴位与身体各局部。刮拭头部可活跃大脑皮层，增强记忆和思维能力；刺激毛囊，促进血液循环(图 4-207)。

(3) 长方形水牛角刮痧板：使用范围最广，横刮竖刮均可。适用于躯干、四肢及其他肌肉厚实部位(图 4-208)。

(4) 三角形水牛角刮痧板：外形呈等腰三角形，底边端线呈波浪形，可用于梳理手指、脚趾，使关节活动自如，防止老化，僵硬；弧形边刚好能刮拭手掌和手背；顶角可以点穴；斜边可以刮拭颈项部，疏通气血，促进脂肪分解，恢复颈部纤维弹性，消除双下巴，延缓衰老（图 4-209）。

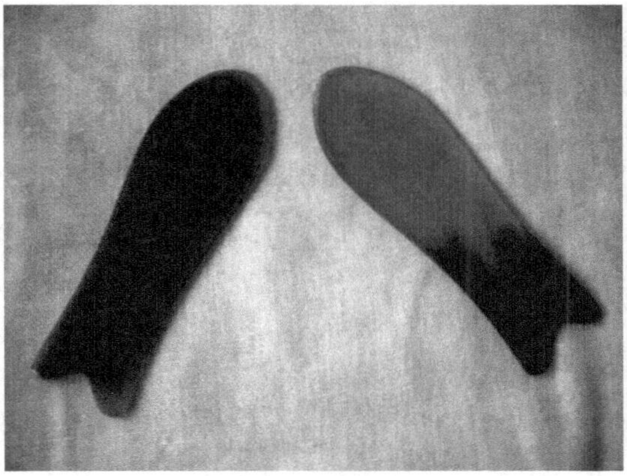

图 4-206　鱼形水牛角刮痧板

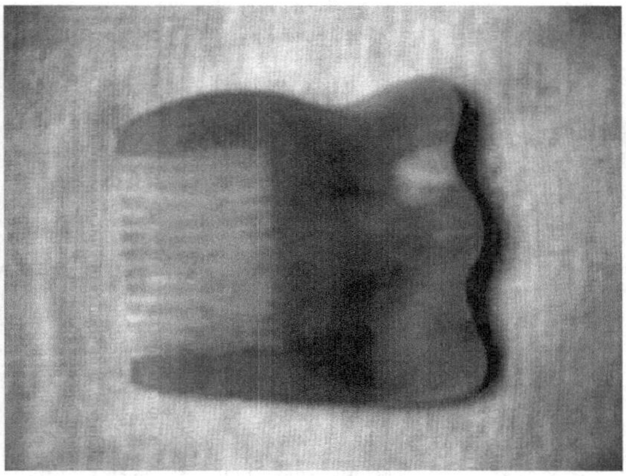

图 4-207　梳形水牛角刮痧板

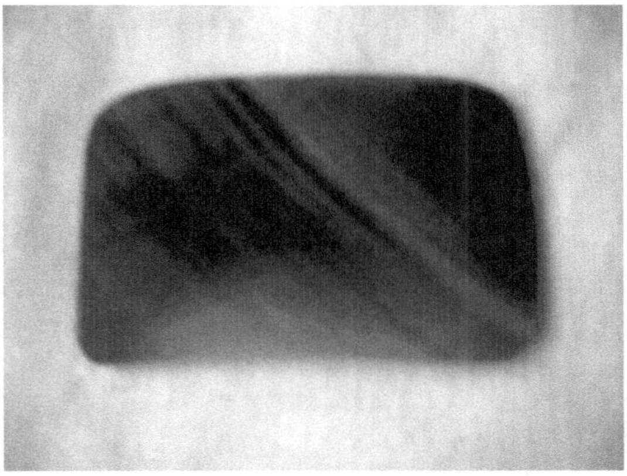

图 4-208　长方形水牛角刮痧板

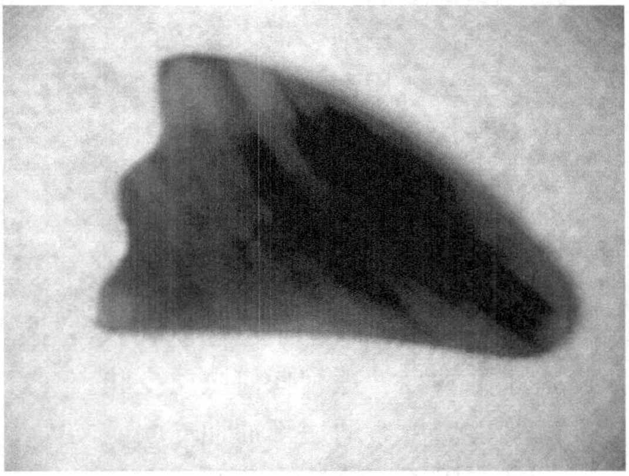

图 4-209　三角形水牛角刮痧板

3. 瓷匙、瓷碗、瓷酒杯、蚌壳、硬币、角匙等　此类工具在偏僻农村或沿海地区较为多用。

（三）刮痧的介质

刮痧时需要用介质，涂放在被施术部位，一方面是增加润滑度，减少阻力，保护受术者的皮肤；另一方面刮痧介质中添加的药物可以增强疗效。

1. 水　常用生水，冷开水或温开水。

2. 油　以香油或植物油较为多用。

3. 酒　一般多选用高度白酒或药酒（即酊剂）。

4. 乳　渗透性好、无刺激、润滑，目前较多选用。

5. 精油　多由植物中提炼而成。美容刮痧时可根据皮肤的类型和存在的问题，选择适当的芳香精油加入基础调理油配制成刮痧油。

二、面部美容刮痧

美容刮痧的功效:促进面部的血液循环,促进新陈代谢,醒神定惊,促进微循环,使气血运行更畅通。

（一）面部美容刮痧的基本手法

1. 点　用刮痧板在穴位上轻轻用力向下点压。点压时施力由轻到重,由重到轻;深度由浅到深,由深到浅。

2. 按　刮痧板平面在穴位上用力缓缓向下按压。

3. 揉　顺时针或逆时针轻按穴位。

4. 扭　顺时针或逆时针在穴位上扭动。

5. 挑　刮痧板的尖锐部在穴位上先按压,在横向上挑起。

6. 刮　刮痧板沿经络轻盈刮拭。

7. 摩　刮痧板在穴位或经络进行游弋滑动。

8. 托　刮痧板侧面用力向上提托肌肉。

（二）面部美容刮痧的复合手法

1. 刮动法　用刮痧板边缘轻轻刮拭。

2. 揉刮法　用刮痧板边缘边揉边刮动。

3. 抹托法　用刮痧板平面边刮边提托。

4. 点扭法　用鱼形刮痧板的吻部或尾部先在穴位上点按再扭动。

5. 拍打法　用刮痧板的平面在面部或穴位进行拍打。

6. 震颤法　用刮痧板贴在面部或穴位上,双手抖动,刮痧板不离开皮肤。

（三）面部美容刮痧的刮拭力度

1. 轻弱力度　适合于干性皮肤、敏感性皮肤。

2. 中等力度　适用任何肤质皮肤。

3. 强度力度　适用于油性皮肤或较为粗糙的皮肤。

（四）面部美容刮痧基本程序

1. 皮肤类型判断　根据皮肤特征,正确判断皮肤类型、特点。

2. 准备工作　面部美容刮痧用品、用具准备见表 4-10。

3. 卫生消毒

(1) 器皿用具消毒、取护肤品规范、卫生。

(2) 美容师双手清洁或消毒。

4. 洁面。

5. 去角质。

6. 面部美容刮痧　面部美容刮痧可以疏通面部经络,调理面部气血,预防皮肤衰老及皱纹的出现。面部美容刮痧不强求出痧,但应有热感或微红;身体部位需刮出痧为止。中医认为:顺着经络循行的方向进行刮拭,刮拭时力度小,速度慢,刮拭时间长,对肌肉、皮肤、细胞有兴奋作用的手法称为“补法”;逆着经络循行的方向进行刮拭,刮拭时力度大,速度快,刮拭时间短,对肌肉、皮肤、细胞有抑制作用的刮痧手法称为“泻法”。美容刮痧隔日 1 次,15 次为 1 个疗程,疗程间可休息 5 日。用刮痧板均匀地涂抹刮痧介质,让皮肤吸收(图 4-210

表 4-10 面部美容刮痧用品、用具

序号	用品、用具	序号	用品、用具
1	一次性床巾 1 条	13	面膜碗 1 个
2	毛巾 3 张	14	洗面盆 1 个
3	小方巾 1 块	15	刮痧板 5 块
4	棉片 1 包	16	刮痧油 1 瓶
5	棉棒 1 包	17	卸妆液 1 瓶
6	纱布 1 包	18	按摩乳 1 瓶
7	挑板 1 块	19	洁面乳 1 瓶
8	酒精 1 瓶	20	爽肤水 1 瓶
9	镊子 1 把	21	去角质膏(霜)1 瓶
10	口罩 1 个	22	修复软膜 1 盒
11	小碗 1 个	23	保湿水 1 瓶
12	面膜刷 1 把	24	润肤霜 1 瓶

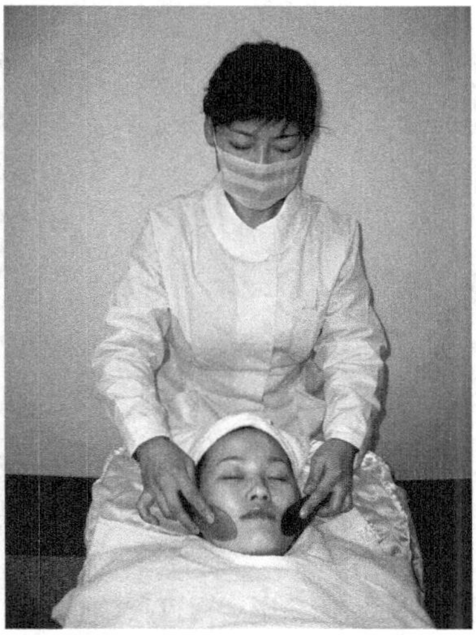

图 4-210 涂抹刮痧介质

至图 4-232)。刮痧一般多根据肌肉或经络走向进行刮拭,始终保持一个方向刮拭,采用由上而下,先中间后两边的刮拭方法。反复操作 3～5 遍,动作要连贯、轻盈、有一定力度,要做到板不离手。

(1) 点按的穴位如图 4-211 至图 4-232 所示:

(2) 用方形水牛角刮痧板舒通任督二脉:百会→神庭→素髎→人中→承浆→廉泉→天突。二脉可调理气血,加强对肌肤的濡养和滋润。

(3) 运用面部刮痧动作手法,按以下线路刮痧:

1) 廉泉→颊车→翳风→风池;

2) 承浆→大迎→颊车→下关→太阳;

3) 地仓→颧髎→上关→太阳;

4) 人中→迎香→四白→听宫→太阳;

5) 睛明→承泣→球后→瞳子髎→太阳;

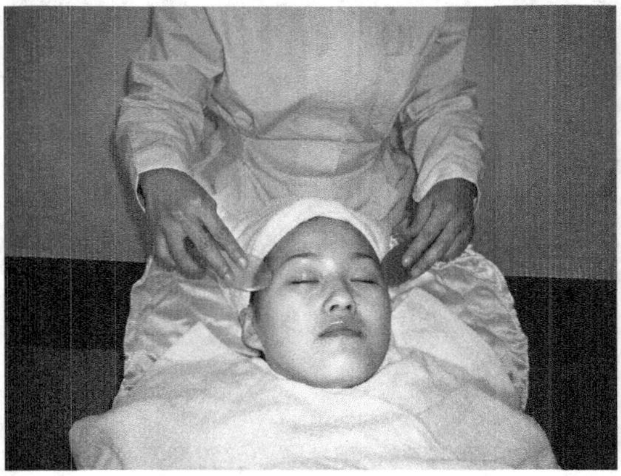

图 4-211 用鱼嘴点太阳穴

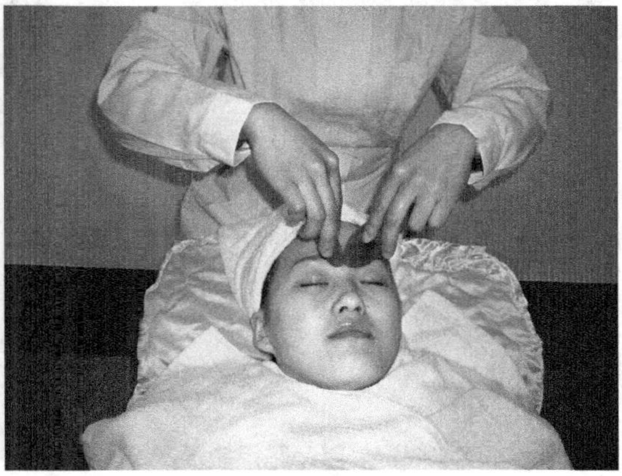

图 4-212 用鱼嘴点印堂穴

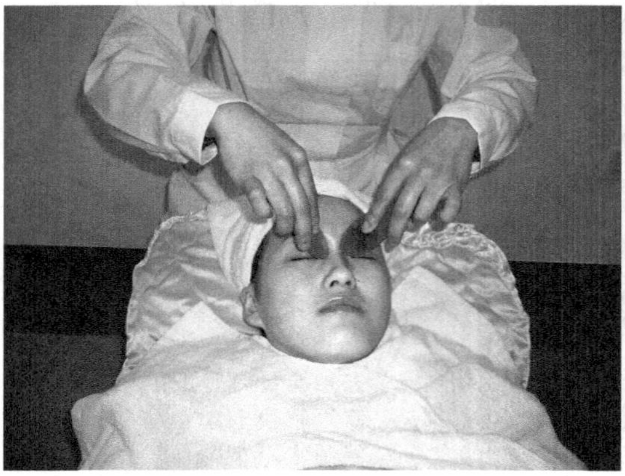

图 4-213　用鱼嘴点睛明穴

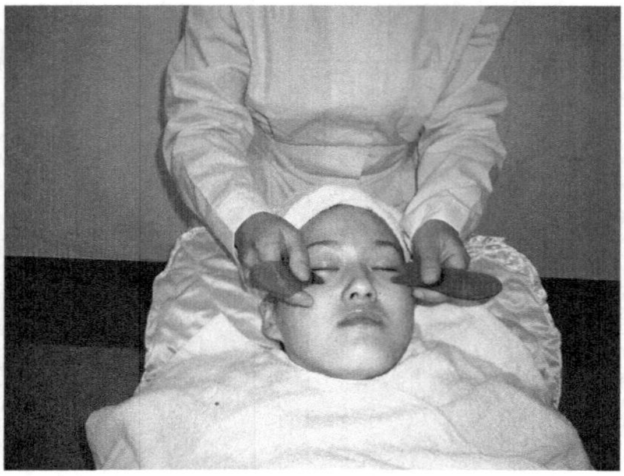

图 4-214　用鱼尾点承泣穴

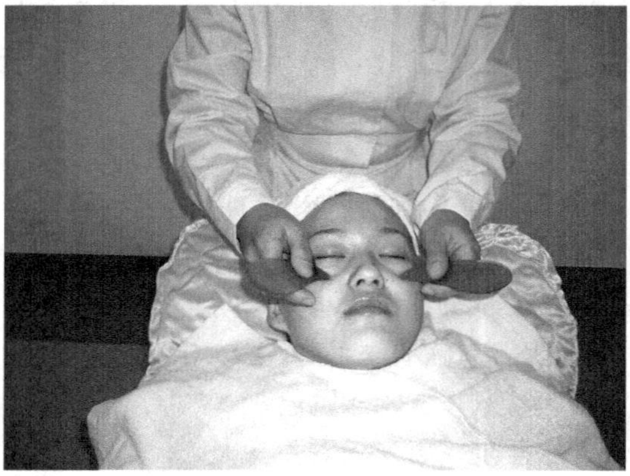

图 4-215　用鱼尾点四白穴

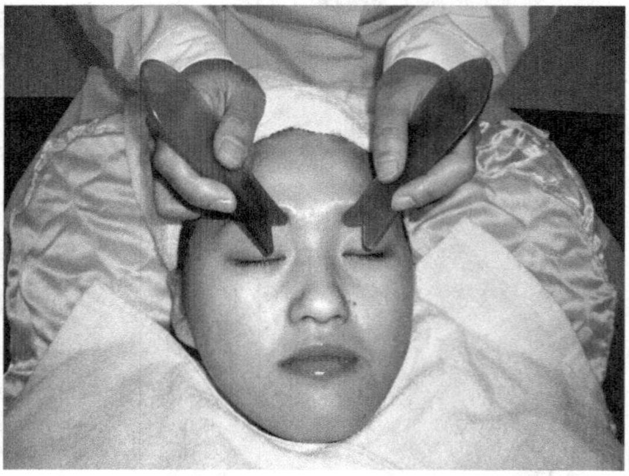

图 4-216　用鱼尾点攒竹穴

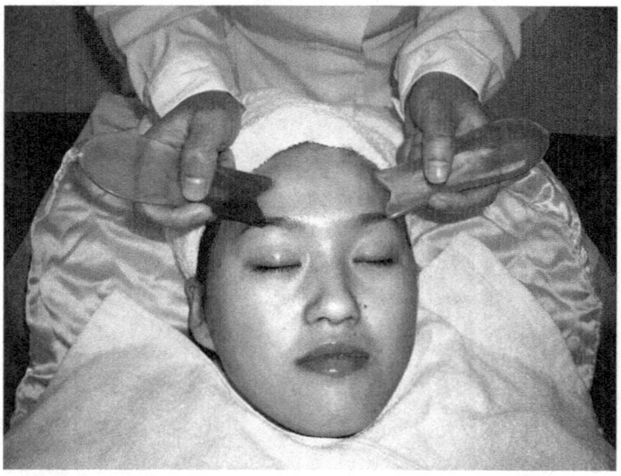

图 4-217　用鱼尾点鱼腰穴

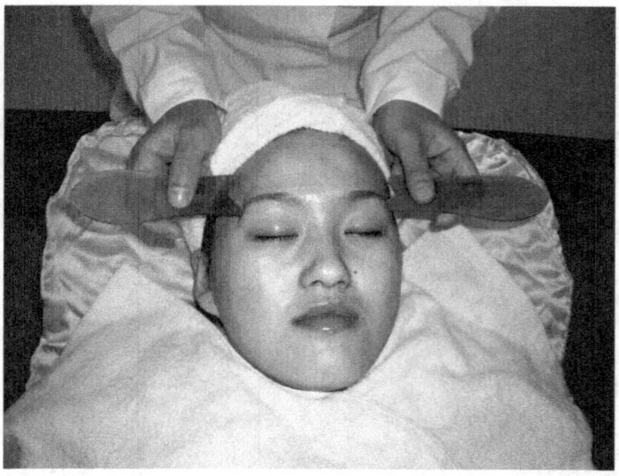

图 4-218　用鱼尾点丝竹空穴

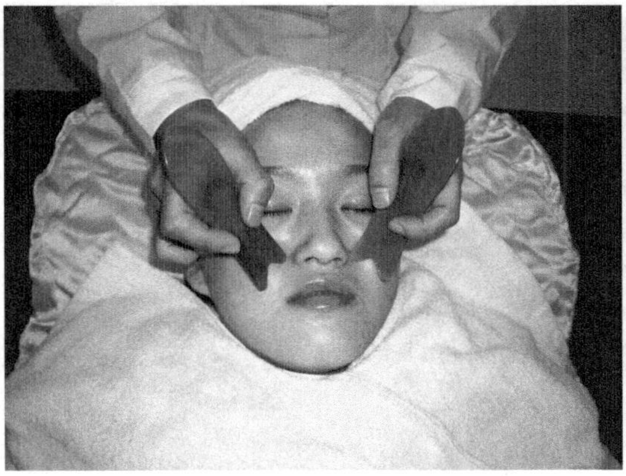

图 4-219　用鱼尾点迎香穴

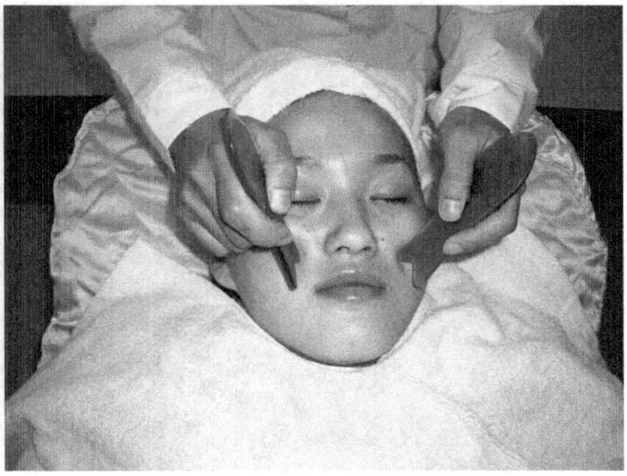

图 4-220　用鱼尾点巨髎穴

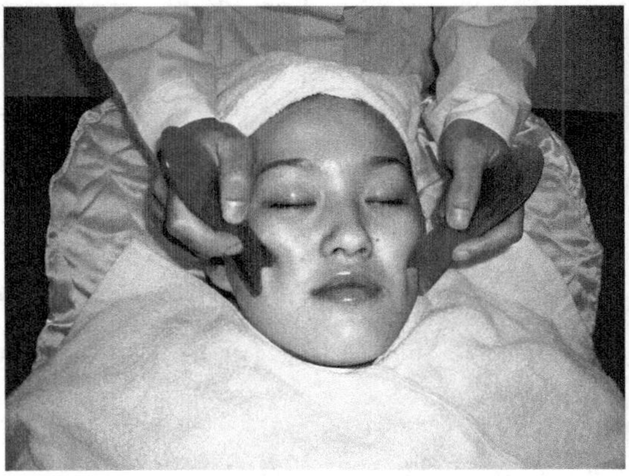

图 4-221　用鱼尾点颧髎穴

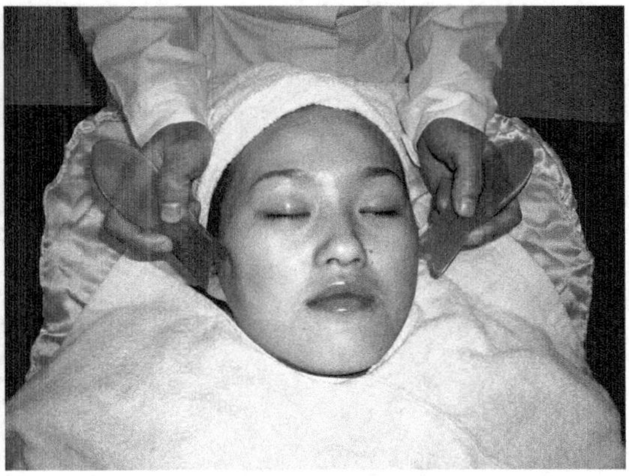

图 4-222　用鱼尾点下关穴

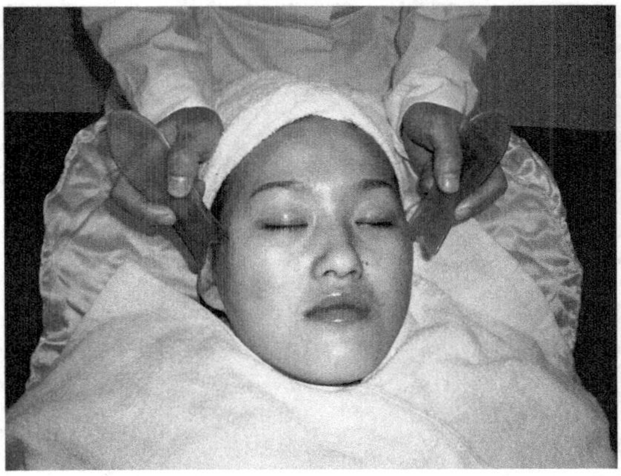

图 4-223　用鱼尾点上关穴

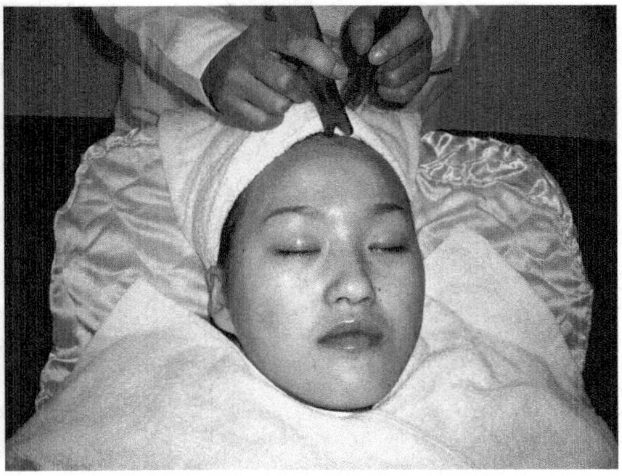

图 4-224　用鱼尾点神庭穴

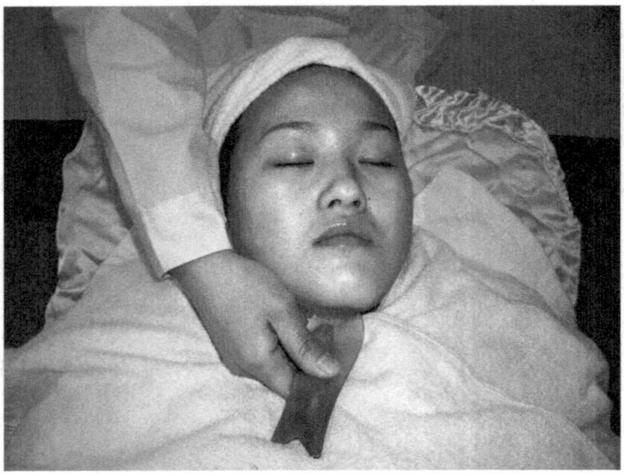

图 4-225　用鱼嘴点廉泉穴

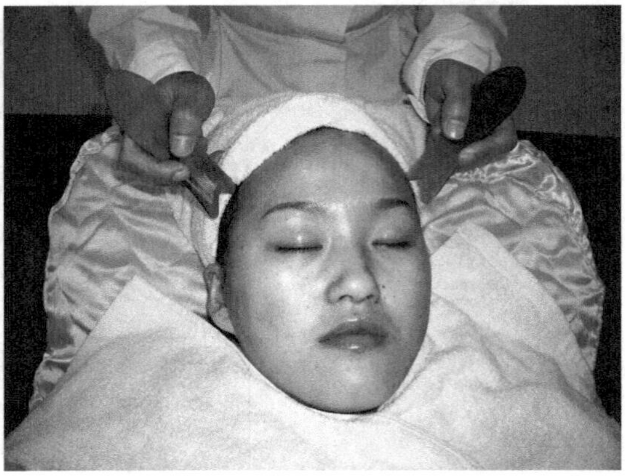

图 4-226　用鱼尾点头维穴

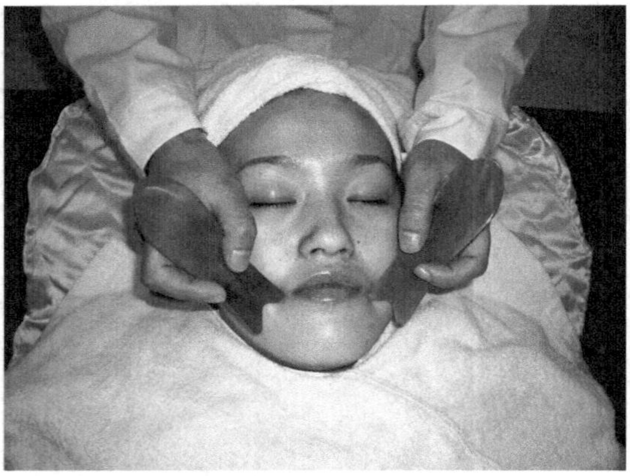

图 4-227　用鱼尾点地仓穴

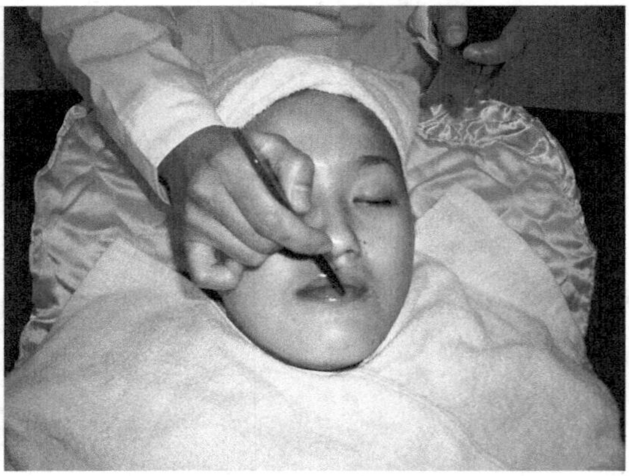

图 4-228　用鱼尾点人中穴

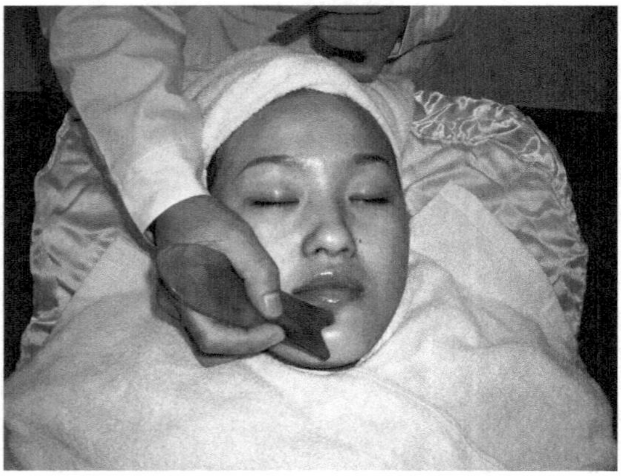

图 4-229　用鱼尾点承浆穴

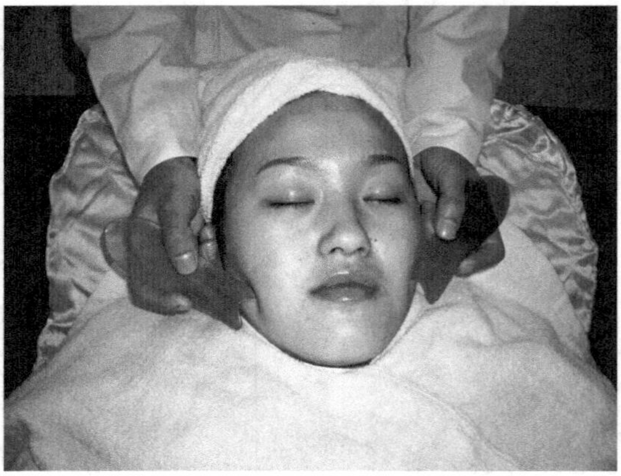

图 4-230　用鱼尾点颊车穴

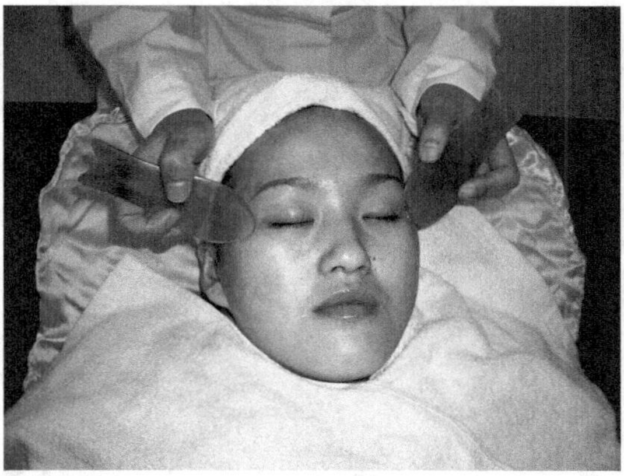

图 4-231 用鱼嘴点瞳子髎穴

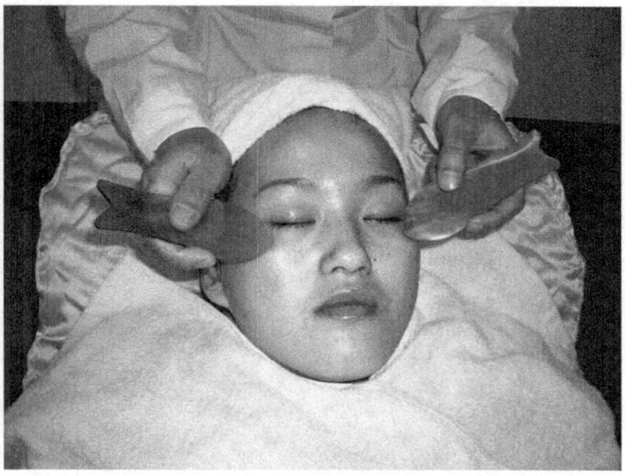

图 4-232 用鱼嘴点球后穴

6）印堂→攒竹→阳白→丝竹空→太阳；

7）攒竹→鱼腰→丝竹空→瞳子髎→太阳；

8）神庭→头维→太阳；

9）双手拿鱼形刮痧板，用鱼嘴的平面部分从额中平拉至太阳穴（图 4-233）；

10）用鱼嘴的平面部分从鼻翼平拉至太阳穴（图 4-234）；

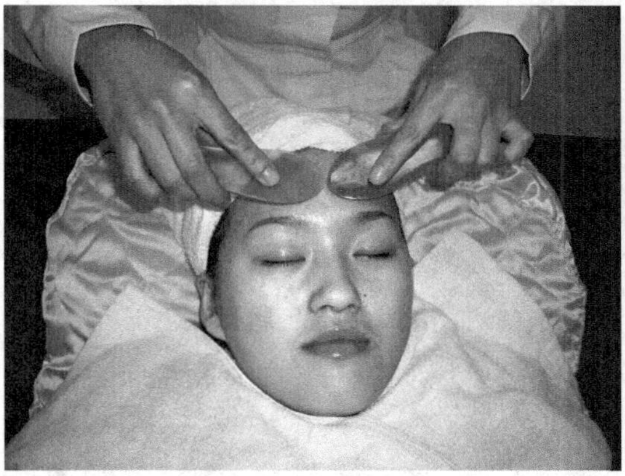

图 4-233 从额中平拉至太阳穴

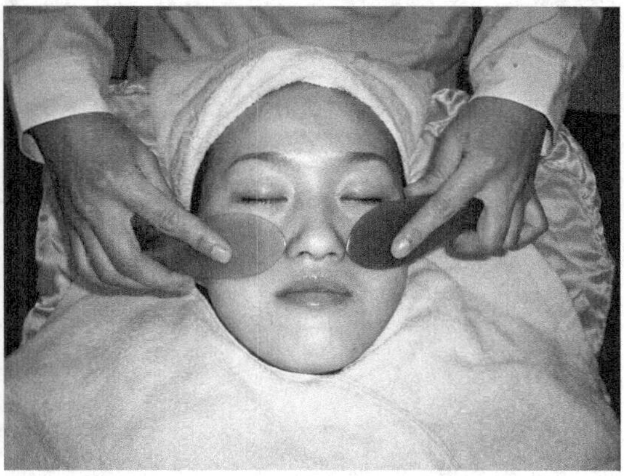

图 4-234 从鼻翼平拉至太阳穴

11）用鱼嘴的平面部分从下颌中央平拉至太阳穴（图 4-235）；

12）用鱼嘴的平面部分交替对拉额部（图 4-236）；

13）用鱼嘴的平面部分从额头至下巴压揉全脸（图 4-237）；

14）用鱼嘴的平面部分围绕口周上下拉抹（图 4-238）；

15）用鱼嘴的平面部分交替向上拉抹，修外轮廓（图 4-239）；

16）用鱼嘴的平面部分向上轻抬下巴至翳风（图 4-240、图 4-241），经耳前的三个穴位听会、听宫、耳门回到太阳穴，揉按太阳穴（图 4-242～图 4-245），结束刮痧。

7. 手法按摩 10 分钟

（1）面部按抚手法；

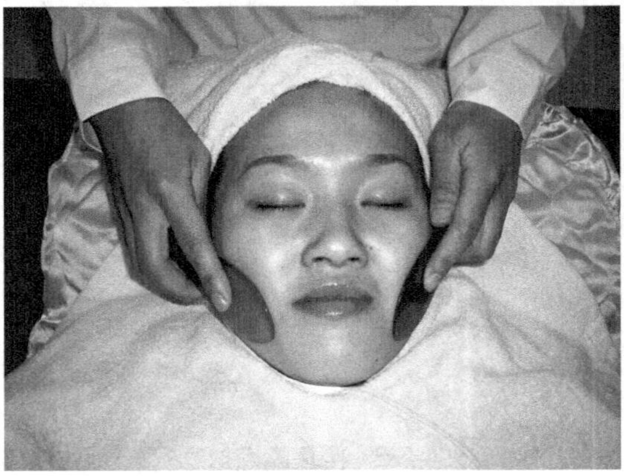

图 4-235　从下颌平拉至太阳穴

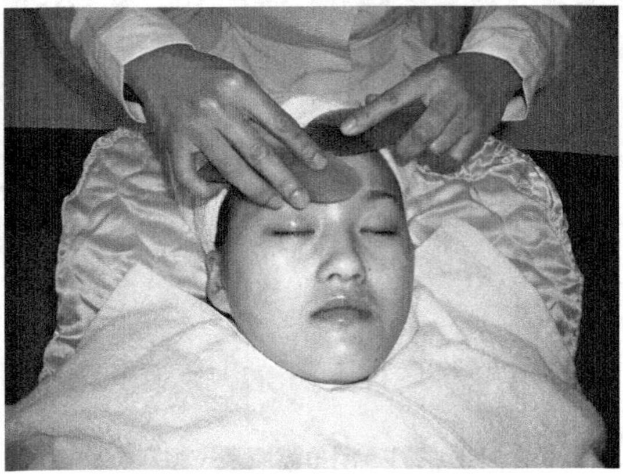

图 4-236　交替对拉额部

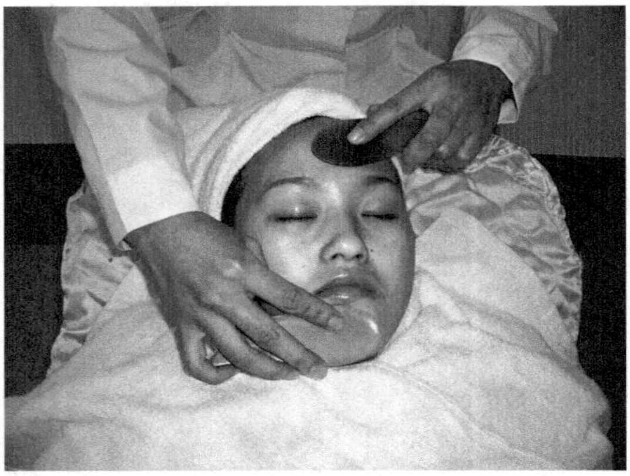

图 4-237　压揉全脸

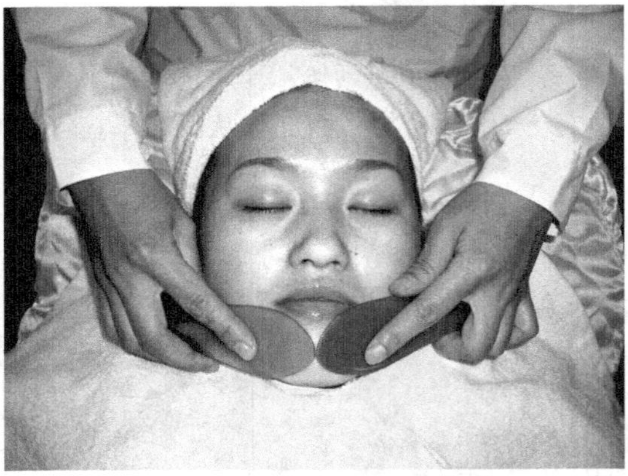

图 4-238　围绕口周上下拉抹

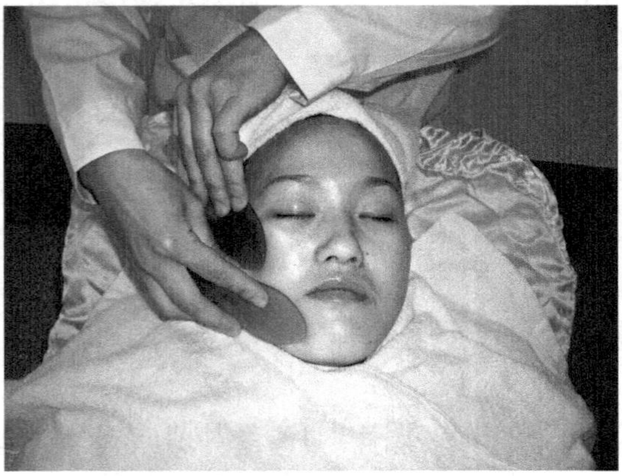

图 4-239　交替向上拉抹

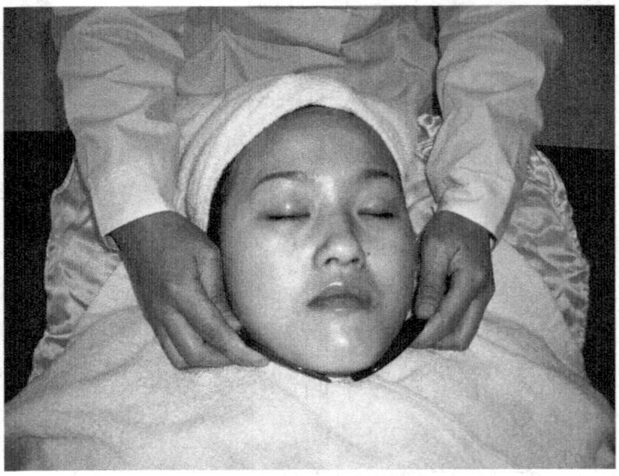

图 4-240　轻抬下巴

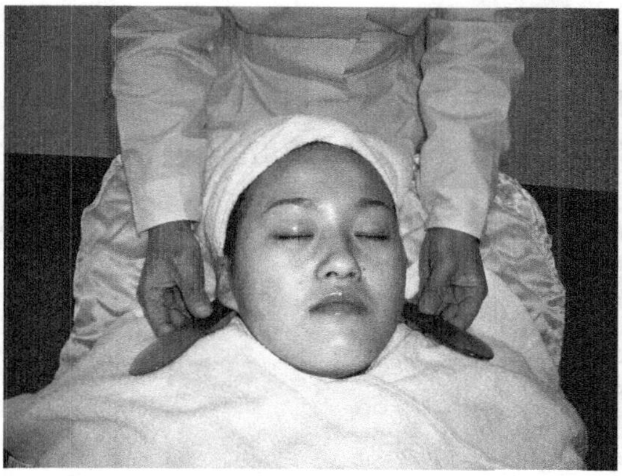

图 4-241　翳风穴

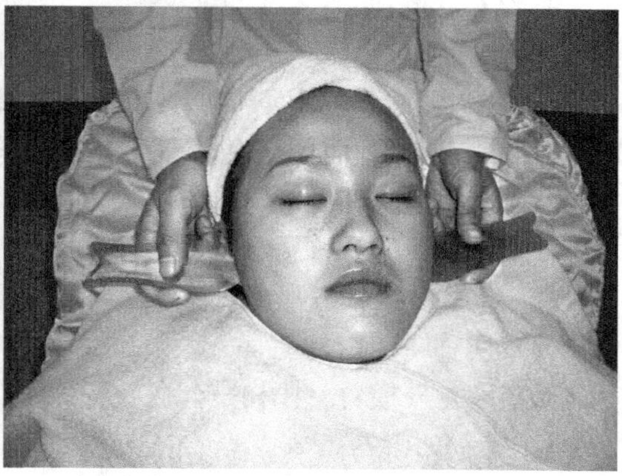

图 4-242　听会穴

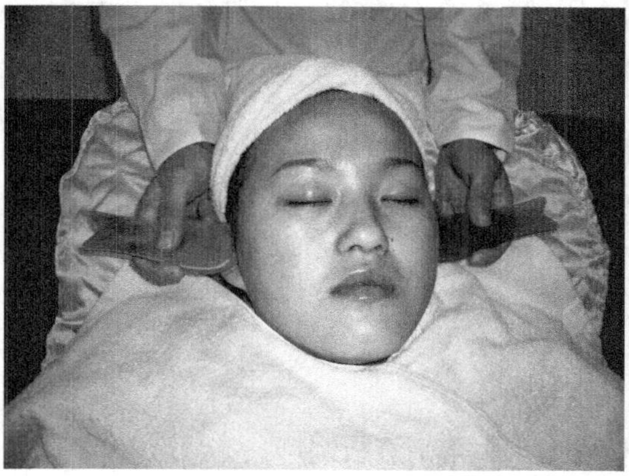

图 4-243　听宫穴

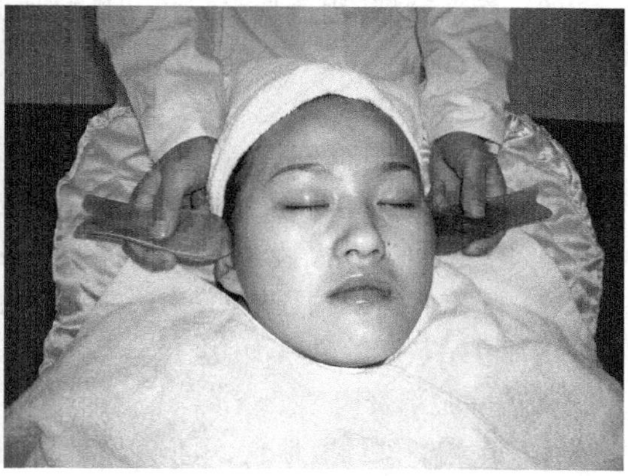

图 4-244　耳门穴

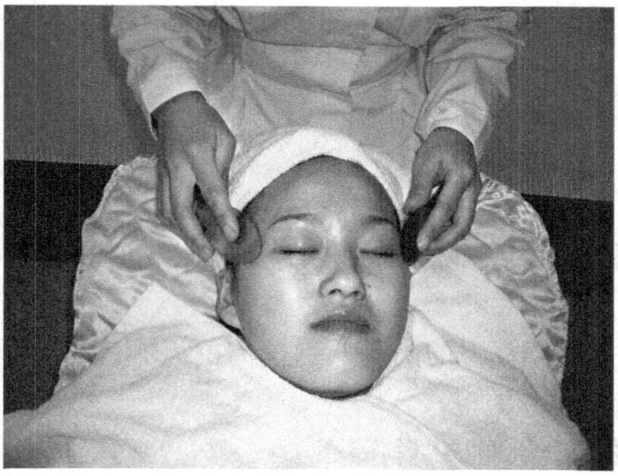

图 4-245　揉按太阳穴

(2) 抚额头；

(3) 四指交叉，从额头中央按抚至两侧发际；

(4) 额头走"V"字；

(5) 眼摩反圈；

(6) 眼部走"∞"字；

(7) 眼部交剪手；

(8) 鼻翼摩小圈，上下抹鼻梁；

(9) 口周对半圆，交错半圆；

(10) 面颊正轮指；

(11) 面颊反轮指；

(12) 拉抚颈部；

(13) 拉抹下颌，点揉翳风；

(14) 以面部按抚手法结束。

8. 基本保养。

9. 结束工作。

（五）面部常见美容刮痧方法

1. 去皱褪黄　运用面部刮痧动作手法，用鱼形水牛角刮痧板刮拭面部五条线路，可以疏通面部经络，调理面部气血，令面色红润光泽，预防皮肤衰老及皱纹的出现。

（1）承浆→大迎→颊车→下关→太阳。

（2）地仓→颧髎→听会→太阳。

（3）人中→巨髎→听宫→太阳。

（4）迎香→四白→上官→太阳。

（5）印堂→攒竹→阳白→丝竹空→太阳。

2. 去除鱼尾纹

（1）先用鱼形刮痧板在两侧颞部采用点、按、刮、压、拍等手法进行刮痧梳理。手法要轻、柔、飘。局部鱼尾纹较深重部位刮痧，可以活气血、通经络。

（2）面部刮痧：用鱼形水牛角刮痧板刮拭太阳、瞳子髎、丝竹空；可刮拭3～5遍，有热感、不必出痧。

3. 去除双下巴

（1）局部面部刮痧可以调理气血，疏通经络，消减多余脂肪。

1）用鱼形面部刮痧板沿廉泉→颊车→翳风→风池刮拭。

2）用方形水牛角刮痧板刮拭面部的廉泉、翳风、颊车穴。

（2）用点穴、托、拍、震颤等手法在下巴阿是穴操作。

（3）可贴敷瘦脸收紧面膜。

4. 去除脸部赘肉

（1）点颧髎、巨髎、地仓、颊车穴。然后用长方形水牛角刮痧板刮痧。

（2）采用托、按、震颤、拍打等手法在面部阿是穴（肥大部位）刮痧。

（3）沿以下线路面部刮痧，可以通经络、活气血、消除脂肪。

承浆→大迎→下关→太阳。

地仓→颧髎→上关→太阳。

人中→迎香→四白→听宫→太阳。

（4）可定期皮肤护理，做面部美容瘦脸，使用瘦脸面膜。

5. 去除颈部皱纹

（1）用长方形水牛角刮痧板刮痧。可养肌润肤，消除皮肤代谢产物，加强皮肤纤维组织功能，消除颈部皱纹。

（2）用三角形水牛角刮痧板的弧形边，在皱纹较多的阿是穴部位周围，从上向下刮拭。力度不可太大，刮拭约5～10遍。

（3）冬天做好颈部保暖，夏日做好颈部防晒；定期护理颈部。

6. 去除暗疮　用鱼形水牛角刮痧板按以下线路刮痧

（1）素髎→神庭→百会。

（2）印堂→攒竹→阳白→丝竹空→太阳。

（3）迎香→四白→上关→太阳。

（4）阿是穴由内到外采用摩、揉、按、拍等手法进行刮拭，对暗疮处可用力稍大。一般刮拭 5～7 次。

7. 去除黄褐斑

(1) 面部刮痧:用鱼形水牛角刮痧板按以下线路刮拭 5～7 遍。

素髎→印堂→百会。

人中→迎香→四白→听宫→太阳。

印堂→攒竹→阳白→丝竹空→太阳。

(2) 阿是穴可用鱼形刮痧板由内到外采用面部刮痧手法刮拭,一般力度可稍大。

8. 去除眼袋

(1) 用鱼形水牛角刮痧板的吻部或尾部采用点、揉、按等手法对面上穴位进行梳理,手法宜轻、飘、柔。

(2) 用鱼形水牛角刮痧板的鱼腹部,沿以下线路刮拭 5～7 遍。

睛明→承泣→球后→瞳子髎→太阳。

人中→迎香→四白→听宫→太阳。

9. 去除黑眼圈　用鱼形水牛角刮痧板沿以下两条线路刮痧,可采用刮动法、揉刮法、摩游法,震颤法等,手法应灵活、飘逸。

(1) 攒竹→阳白→丝竹空→太阳。

(2) 睛明→承泣→球后→瞳子髎→太阳。

（陈嬛嬛）

5 第五章 手足部护理及美甲

第一节　手足甲应用解剖和美学观察

学习手足养护和按摩技术，必须了解有关手足部的解剖知识。可根据一些关节的体表投影来准确选取手足部反射区。如足部的跖趾关节线为颈胸交界线，其远端为颈、头部反射区，近端是胸部器官的反射区。跗跖关节线为胸腹交界线，关节本身代表膈肌，关节线的远端代表胸腔脏器反射区，近端代表腹腔脏器反射区。

一、手部解剖

（一）手掌解剖结构

1. 表面解剖

（1）三条腕横纹：①腕近侧纹平尺骨头；②腕中纹不恒定，约平尺、桡骨茎突；③腕远侧纹相当腕中关节线，在平屈肌支持带的近侧缘，其中点正对掌长肌腱隆起，是正中神经入掌处。

（2）三条腱隆起：当用力握拳、屈腕时，腕前可见三条纵行肌腱隆起。①掌长肌腱居腕前中线，其深面有正中神经；②其桡侧为桡侧腕屈肌腱，该腱与桡骨茎突之间有桡动脉，是常用诊脉的部位；③尺侧腕屈肌腱居最内侧，其末端止于豌豆骨（图 5-1）。

（3）三条掌纹：①鱼际纹斜行于鱼际尺侧，其深面有正中神经通过；②掌中纹斜行，形式不一，其桡侧端与鱼际纹重叠，该纹与掌中线的交点，标志掌浅弓的顶点；③掌远纹横行，正对应第 3～5 掌指关节的连线。少数人此线与掌中纹连成一线，称“通贯手”。

2. 浅层结构

（1）皮肤与浅筋膜：腕前区皮肤及浅筋膜薄而松弛，有正中神经、尺神经的掌支，以及前臂内、外侧皮神经的分支分布。掌部皮肤厚而坚韧，角化层较厚，无毛囊及皮脂腺，但汗腺丰富。浅筋膜在大鱼际和小鱼际处较薄，但掌心处致密，由纤维隔将皮肤与掌腱膜紧密相连，分隔皮下组织成无数小叶，浅血管、淋巴管和皮神经穿行其间（图 5-1）。

（2）浅血管、淋巴管及皮神经浅动脉分支细小，数目多，且无静脉伴行，浅静脉及浅淋巴管多吻合成网。尺神经掌支、正中神经掌支和桡神经浅支分别分布于掌内侧 1/3、外侧 2/3 和鱼际外侧部皮肤，彼此间分布互有重叠。

（3）掌短肌位于小鱼际近侧部的浅筋膜内，属退化的皮肌，受尺神经浅支支配。具有固定浅筋膜、保护深面尺神经和血管的作用。

3. 深层结构

筋膜与肌肉：

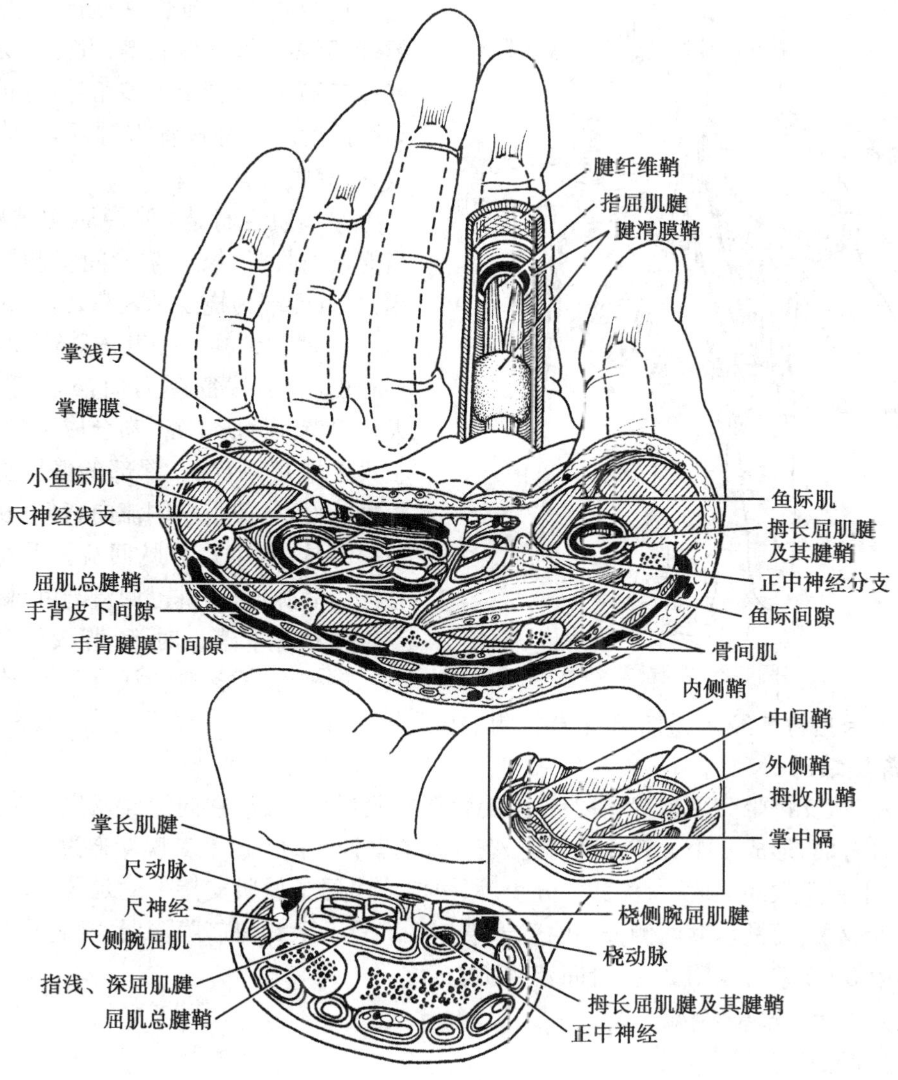

图 5-1 手部解剖结构

(1) 腕部深筋膜:为前臂深筋膜在腕前区的延续,并增厚形成屈肌支持带。屈肌支持带是腕前深筋膜增厚形成的扁带,厚而坚韧。其近侧缘与腕骨沟共同构成腕管。

(2) 掌部深筋膜:分为浅、深两层。

①浅层:覆盖大鱼际肌、小鱼际肌和掌心指屈肌腱的前面,其掌心部有掌长肌腱纤维增强,厚而坚韧,呈三角形,称为掌腱膜(图 5-2)。掌腱膜可协助屈指,外伤和炎症时,可引起掌腱膜挛缩,影响手指运动。②深层:位于诸指屈肌腱与骨间肌、掌骨之间,又名骨间掌侧筋膜。

(二) 手背解剖结构

1. 表面解剖

(1) 骨性标志:腕背部可触及桡骨背侧结节,尺骨头以及尺、桡骨茎突。

(2) 解剖学“鼻烟壶”:位于腕和手背桡侧,当伸、展拇指时,呈尖端朝向拇指的三角形凹

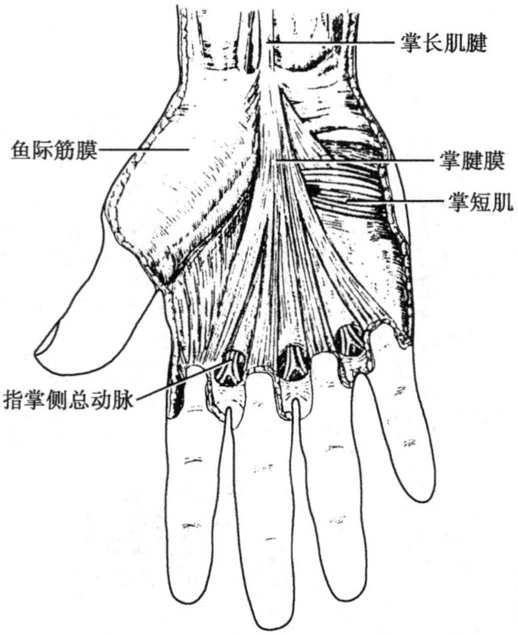

图 5-2　掌腱膜

陷。其桡侧界为拇长展肌腱和拇短伸肌腱；尺侧界为拇长伸肌腱；近侧界为桡骨茎突；窝底为手舟骨及大多角骨，并可触及桡动脉搏动。当舟骨骨折时，因肿胀鼻烟壶消失，窝底可有压痛。

（3）肌性标志：伸指肌腱清晰可见。当拇指内收时，第 1 掌骨间背侧肌形成隆起，其近侧端为桡动脉入掌处。

2. 浅层结构　手背皮肤薄而柔软，有毛和皮脂腺；浅筋膜薄而松弛，移动度较大。手背浅静脉丰富，吻合成手背静脉网，收集手指及手背浅、深部的静脉血。手掌的静脉血，一般由掌侧流向背侧，从深层入浅层静脉，自手背静脉回流。手背浅淋巴管与浅静脉伴行，淋巴回流与静脉相似，故当手指和手掌感染时，手背较手掌肿胀明显。皮神经有桡神经浅支和尺神经手背支，各发 5 条指背神经，分别布于手背桡侧半和尺侧半，以及各两个半手指背侧皮肤。

3. 深层结构

（1）伸肌支持带又名腕背侧韧带，由腕背深筋膜增厚而成，它向深面发出 5 个间隔，附于尺、桡骨背面，形成 6 个骨纤维性管道，有 9 块前臂伸肌的肌腱及其腱鞘通过。

（2）手背筋膜间隙：手背深筋膜分浅、深两层。浅层是伸肌支持带的延续，并与伸指肌腱结合，形成手背腱膜，其两侧分别附着于第 2、5 掌骨。手背深筋膜深层，又名骨间背侧筋膜，覆盖第 2～5 掌骨及第 2～4 骨间背侧肌表面。

（三）手指的解剖结构

1. 浅层结构

（1）皮肤手指掌侧皮肤比背侧厚，富有汗腺与指纹，但无皮脂腺。指掌侧有 3 条皮纹：近侧纹恰好对着近节指骨的中部；中、远横纹与指关节相当。指腹处神经末梢和血管特别丰富。

（2）浅筋膜指掌侧的皮下组织积聚成球，且有纤维隔介于其间，将皮肤连于指屈肌腱鞘。在指横纹处，无皮下组织，皮肤与腱鞘直接相连；当刺伤感染时，常导致腱鞘炎。

（3）指髓间隙又称指髓，位于远节指骨远侧 4/5 的皮肤和骨膜之间，有纤维隔连于指远纹的皮下和指深屈肌腱末端，形成指端的密闭间隙。纤维隔将指腹的脂肪分成小叶，其间有血管和神经末梢分布。

（4）手指的血管和神经：每指均有两条指掌侧固有动脉和两条指背动脉，分别与同名神经伴行(图 5-3)。

2. 深层结构

（1）指浅、深屈肌腱：指浅屈肌腱在近节指骨处覆盖并包绕指深屈肌腱。浅腱主要屈近侧指关节，深腱主要屈远侧指关节。两腱有独立的滑动范围，又互相协同增强肌力。

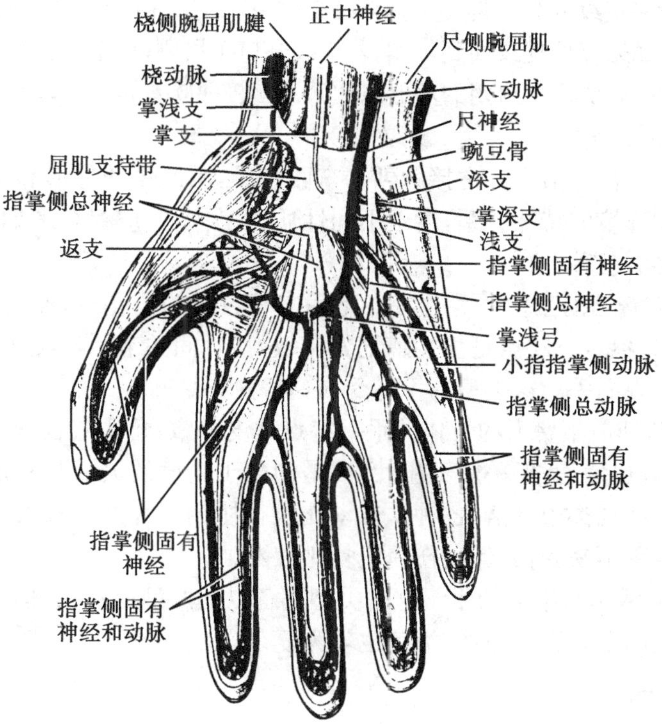

图 5-3　手掌浅层血管神经

(2) 指腱鞘是包绕指浅、深屈肌腱的鞘管，由腱纤维鞘和腱滑膜鞘组成。

(四) 手的美学观察

1. 比例关系　手的形态包括手、手掌和手指的大小以及相互之间的比例关系。从正面观，正常手掌并拢时长宽之比为 4∶3，手指充分展开时长度与宽度相等。手掌的长度与中指长度之比亦为 4∶3，手掌的宽度与中指长度相等。手外形的性别差异明显，男性手指粗，手掌宽厚，指圆而方，由于皮下脂肪少，手背静脉和肌腱轮廓清晰；女性手指娇小，指修长，关节灵活，皮下脂肪厚，外形丰满，手背静脉及肌腱显露不明显。各指的比例长度为：①拇指与小指等长或稍长，并拢状态时达示指近节的近侧 1/3；②示指：其尖端达中指末节的 1/2 处；③中指：为掌长的 4/5 或掌宽的 7/8；④无名指：其尖端略过中指末节的 1/2 处；⑤小指：其远端达环指远侧指间关节处。

2. 手形　指手掌和手指整体外形特征的总称，手形随种族及区域差异较大，也受个体差异影响。通常将手形分为以下几类：①方形手：整体呈方形，外观宽阔，手指根部与尖端几乎等粗；②长方形手：整体呈长方形，手掌窄长，手指亦较长，手指粗细较一致，外观光滑。此女性多见，手部轮廓优雅漂亮；③圆锥形手：整体呈圆锥形，各部结构自手掌向远侧逐渐变窄，关节不明显。女性以此型最美，男性以此型和方形手最美；④竹节形手：整体修长，各指关节粗大突出，呈竹节状。

3. 指纹　指人类手指末节指腹的皮肤纹理，可有高度的特异纹，且终生不变，世界上尚未发现两个指纹相同的人。指纹对手的感觉和钳、捏等手部精细动作很有帮助。指端皮肤具有特别丰富的神经末梢，特别是示指、中指指尖更为丰富。这些都表明手掌皮肤是机体高度分化的一种结构。一般将指纹分为3类:①箕形纹:皮纹呈“U”形,由指腹的一侧斜向指尖方向,行至指腹中部后再折回来伴原皮纹回到一侧,若皮纹开口于尺侧,称正箕;若开口于桡侧,则称反箕;②斗形纹:皮纹排列成许多封闭的环形线;③弓形纹:种族差异明显,较少见。

（五）手的生理分类

由于每个人在工作生活中经常接触到的东西各异,因此手的外形和结构发育也有所差别。认识手与工作环境的特殊关系,对于不同性质的工作者,应综合考虑,针对性的给予治疗方案。一般分类为三种:

1. 从事简单但费力的工作的手　特点是手掌有较厚的角化层,能耐受粗糙的摩擦,肌肉较发达,既有力又稳定。缺点是指尖感觉欠灵敏,指骨间关节活动度不大,分指动作不灵活,如铁匠、搬运工人的手。这类型的手易受伤,要特别保护。

2. 从事复杂精细但不费力的工作的手　特点是皮肤嫩,角质层也薄,故不能耐受摩擦。由于工作关系,肌肉也发达,但一般不粗壮,而是倾向于高度的灵活和稳定,指尖感觉灵敏,指骨间关节和单指活动都很灵活,各种联合动作也很协调。如外科大夫、钟表工人、钢琴家等的手。这类型的手不易受伤,但受伤后恢复比较困难。

3. 从事既有粗活又有细活的手　这种类型具备以上两型的特点,但都不完备。比如机械修理和制作工人的手。容易受伤,治疗也较为复杂。

二、足部解剖

足在人体负重、平衡和弹跳中发挥重要作用,其结构美在人体美中起很重要的作用。足背皮肤较薄而易于移动,活动性大,不及足底部皮肤敏感。浅筋膜结构疏松,又因位置低,故水肿时表现明显。足底皮肤致密坚厚,移动性差,在足跟、足外侧缘、踇趾基底部这些着力处的皮肤特别厚,而且常有角化,易出现物理性皮肤病,如鸡眼、胼胝。足底皮肤与手掌相似,高度敏感,汗腺多。足的骨骼多,软组织少。足部的固有肌几乎全部布于足底,足背部的肌腱从踝关节放射状分布到各趾。

1. 足骨

(1) 足部共有26块足骨,分为7块跗骨、5块跖骨和14块趾骨(图5-4)。

(2) 在足部可摸到的明显骨性标志:

1) 足内侧:①内踝;②舟骨粗隆(内踝前约2.5cm处);③第一跖骨粗隆;④第一跖骨小头(第一跖骨近踇趾的一端)。

2) 足外侧:①外踝;②第五跖骨粗隆;③第五跖骨小头。

3) 足底:①跟骨结节(脚跟下方);②跟骨载距突(内踝下2.5cm,距骨下方);③第1～5跖骨小头;④第1～5跖骨基底膨大部。

4) 足背:第2跖骨基底部。

5) 足弓:跗骨与跖骨借关节和韧带连接牵拉形成一个凸向上的弓,称为足弓。足弓分为内侧纵弓和外侧纵弓及横弓,是人体直立、行走及负重时走的装置,其弹性能缓冲地面对人体产生的震荡,可保持足底血管免受压迫。足弓的结构发育不良或受损,可引起足弓塌陷,导致扁平足。

2. 足部的关节(图5-5)　关节是两骨通过韧带连接的结构,足部关节包括:

(1) 距小腿关节(踝关节):踝关节的外侧韧带较内侧韧带为弱,常因足过度内翻而引起

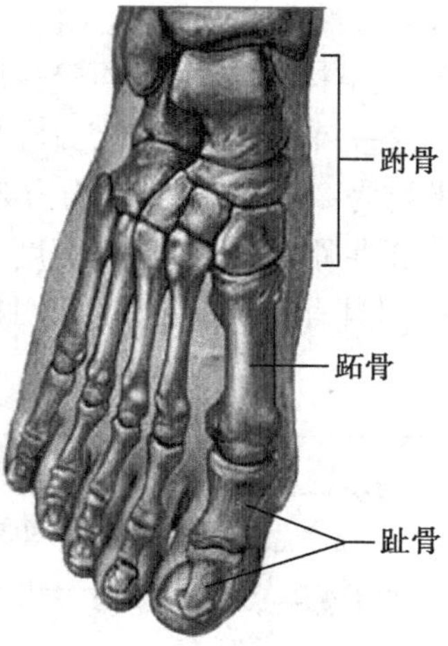

图 5-4　足骨

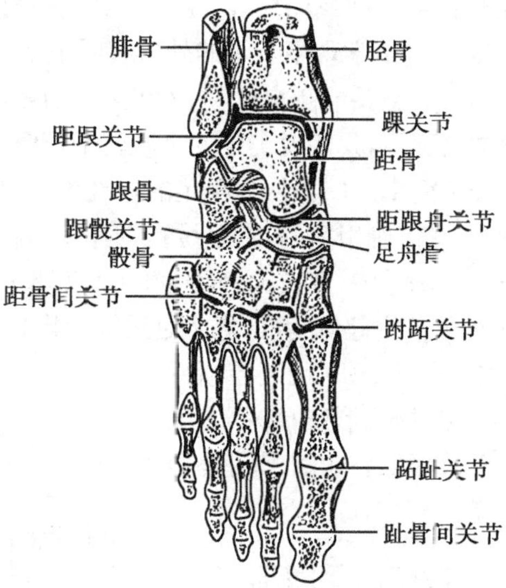

图 5-5　足关节

损伤。踝关节可作屈伸运动。

(2) 跗骨间关节：①距跟关节(距骨与跟骨)；②距跟舟关节(距骨、跟骨与足舟骨)；③跟骰关节(跟骨与骰骨)，与距跟舟关节又构成跗横关节。

(3) 跗跖关节：由三块楔骨、骰骨与五块跖骨底构成，属于微动关节。

(4) 跖趾关节：由跖骨头与近节趾骨底构成，可作屈伸运动。

(5) 趾间关节：各节趾骨之间，可作屈伸运动。

3. 足肌　足肌属于骨骼肌。由足背肌、足底肌和足趾肌组成。每块肌均有一定形态、构造和血管供应，受神经支配。如支配肌的神经受损伤或病变，肌失去神经支配而发生瘫痪，肌的血液供应受阻，可引起肌的坏死。若肌长期不活动，则萎缩或退化。

4. 足部动脉　小腿的腘动脉分出胫后动脉及胫前动脉两支进入足部。足背动脉位在浅表，在两踝之间(系鞋带处)可触及其搏动。

5. 足部静脉

(1) 足部的深静脉，均与相应的同名动脉伴行。

(2) 足部的浅静脉：在皮下组织中构成形式不定的静脉网，多处发出吻合支与深静脉吻合。

(3) 足背静脉网(弓)：收集足背的静脉血，其两端沿足两侧缘上行，分别接大隐静脉和小隐静脉。

6. 足部淋巴　足外侧淋巴管及足深部淋巴管均上行注入腘淋巴结，再上行注入腹股沟深淋巴结；足内侧淋巴管上行注入腹股沟浅淋巴结，再注入腹股沟深淋巴结。

7. 足部神经　坐骨神经在腘窝上方分为胫神经及腓总神经，两者分别下行进入足部。

(1) 胫神经损伤可引起：①运动障碍：足不能跖屈，不能屈趾和足内翻；②感觉障碍：小腿后面及足底感觉迟钝或丧失；③足畸形：因小腿肌前群及外侧群的牵拉，足呈背屈外翻状态("仰趾足")。

(2) 腓总神经损伤可致：①运动障碍：足不能背屈，不能外翻，不能伸趾；②感觉障碍：足背及趾背感觉迟钝或消失；③足畸形："马蹄外翻足"。

8. 足部的美学观察　足的外形有明显的性别差异：男性足宽大而厚壮，足趾粗而方，第1趾关节和第5趾关节侧突明显；女性足狭小而薄，足趾细长，趾头略尖，足背皮下组织多于男性。通常情况下，我们说美足的标准就是依照多数人的足部体表结构美容形态，再经过医学资料统计分析而来。一般认为美足的标准为：①足部解剖结构及各关节活动功能正常；②足部皮肤健康有弹性，趾甲完整；③足弓富有弹性，高度适中，男性平均为2.2cm，女性平均为2.1cm；④足长宽比例适中，宽长比例约为3∶1，其长度是以跗趾顶端至足跟后缘为准，其宽度是以第1～5跖趾关节突起侧为准；⑤十足趾纵向排列有序，水平向排列具有一定的曲度，无明显上下错位现象；⑥第1～5趾直径渐变细，远端呈抛物线形态；⑦第1或第2趾稍长，第1～5趾末端呈抛物线形态。

三、指(趾)甲解剖

1. 指(趾)甲的结构(图5-6)

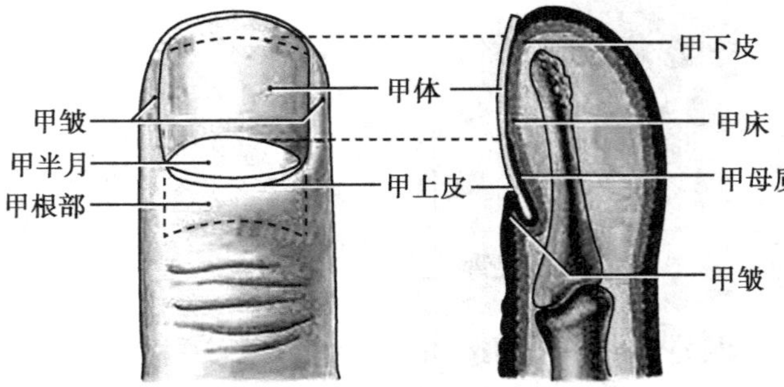

图5-6　指(趾)甲结构

指(趾)甲位于指或趾末节背面的远侧1/2，是皮肤的附属结构，相当于表皮的角化层，含有一定的水分及少量脂肪组织。甲外露部分称甲体，指(趾)甲近端小部分为甲根，表面有皮肤覆盖。甲游离缘以外的甲旁皮肤皱襞称甲皱，二者间有一呈乳白色半月形部分称甲半月。甲皱的上界皮肤向甲板延伸形成的薄膜组织称甲上皮，甲皱与甲板形成的空隙称甲沟。甲下的真皮为甲床；甲根部的表皮生发层叫甲母质，是指甲的生长点。甲体质硬，透明或带白色，厚约0.3～0.65mm，从远端向近端逐渐变薄。指(趾)甲本身无血运，无痛觉，但具有触觉。其深面的甲床内有丰富的神经和血管，营养甲并予灵敏的感觉功能。指甲每周生长约0.5～1.2mm，4个月左右更新一次；趾甲的生长速度为指甲的1/3～1/2，6～10个月才能更新一次。夏天比冬天长得快，白天比黑夜长得快，男性比女性长得快，青年较老年长得快。

2. 指(趾)甲的美学观察　健康指(趾)甲呈弧形微曲的椭圆球面，甲质坚韧，厚薄均匀，表面光滑润泽，微见沟纹，月痕清晰，甲皱红润，柔韧整齐，甲体无嵴棱裂沟，无斑点纹路，轻压指甲，即刻回复红润。但当疾病、营养不良、长期不利因素刺激下，指(趾)甲可发生病变，失去光泽和变形。指甲的变形可分为先天性或后天性，后天性畸形多伴随全身性疾病或皮肤疾病。

第二节　手部皮肤及指甲的养护

一、概述

手是人类活动的重要器官，常被称为女人的第二张脸。手也是人体明显外露的部位，是参与劳作最多的部位，易发生老化性改变。表现为手背皮肤松弛，皮下脂肪减少；手掌角质层增厚，皮肤变硬，皲裂形成；指甲无光泽，关节僵硬。手既是劳动的工具，也是重要的人体语言表达工具，同时手也是重要的感觉器官。拥有一双灵巧、细嫩、健康的手，可产生一种动人的美感，手的动态和美化可以部分反映个人的修养。一个人的手，可向外界提供多种信息，如性别、年龄、健康状况，甚至遗传信息。而手的健美有赖于手部皮肤和指甲的健康。

二、影响手部皮肤及指甲的因素

1. 外在因素　手部皮肤皮脂腺较少，手掌和指腹皮肤无皮脂腺分布，日常频繁接触洗涤剂及油性、碱性的污垢，破坏了原本就不多的皮脂腺，加之皮脂腺易被洗除，从而导致皮肤水分流失、干燥，若得不到合理养护，则出现粗糙甚至皲裂、甲板增厚变脆、甲分离、甲变形等变化。

2. 营养失调　若人体缺乏维生素、蛋白质、微量元素、糖类等，可导致全身营养不良，从而引起手部皮肤和指甲的改变。

3. 相关疾病　人们的日常工作生活中，手经常要接触到病菌、污物等，引起手部皮肤的干燥、皲裂、老化，甚至带来疾病。可引起局部感染，如寻常疣、扁平疣、手癣等；也可引起过敏性皮肤病，如：接触性皮炎、湿疹、药疹等；物理性皮肤病，如：冻疮、皲裂、灼伤等；动物性皮肤病，如：虫咬皮炎等。还有一些疾病可累及手部皮肤和指甲，如银屑病等。这些疾病可导致手部皮肤增厚、变粗、皲裂、脱屑、水疱，甲改变。

三、去除影响手部皮肤及指甲健康的因素

（一）保持手部皮肤及指甲的清洁

1. 养成勤洗手的卫生习惯　不仅做到饭前、便后要洗手，还要注意经常保持手部皮肤的清洁，及时清除接触过的各种具有感染、致敏、腐蚀的刺激物，不过洗手次数要适当，太频繁反而洗除皮脂，造成手部皮肤损伤。

2. 掌握好水温很重要　长期用过热的水洗手，容易使手部皮肤脱屑老化；过冷的水洗手，容易使手部皮肤变粗变黑。一般以温水为宜，大致与皮肤接近的温度最佳。

3. 选择合适的清洁剂　清洁剂使用不当，可使皮肤角质层受损，变得粗糙、发黑、脱屑，甚至皲裂。要针对性选用去除病因的清洁剂清洗，一般常用洗手液或香皂认真搓擦。尽可能清除干净手上的病菌、油污、污垢，特别注意甲沟及甲游离缘下，这里是细菌和其他致病微生物易于残留的部位，洗手时应经常用肥皂水和软毛刷洗。洗后立即用清洁的毛巾擦干手，因为湿手与空气接触易变红或变粗糙，致使皮肤老化。每次洗净擦干后及时用护肤品保湿滋润手部皮肤。

4. 养成定期修剪指甲的习惯　最好在指甲变柔软时进行修剪，可以在热水浴后或者温水泡手后。用指甲刀时务必小心，以防损坏指甲。指甲修剪的长度可根据个人职业特点、生活习惯等决定。过长容易藏垢而不卫生，而且容易折断，妨碍工作和家务；也不宜过短，易使甲床暴露而受损。因此一般沿指甲前端红白交界线处修剪为宜，这样可保护指端软组织，避免外伤引起甲板与甲床剥离或外翻。

（二）手部皮肤及指甲的养护

1. 接触化学品、油污或进行易损坏手部皮肤的工作、家务时，最好戴上防护手套，或者涂些防护性的油膏。结束操作后清洗干净，再涂上护手霜。提过重的东西或搬运粗糙物品时，须戴上厚实耐磨的橡胶手套，不要用指甲代替镊子、钳子操作，或者用手指去解很紧的绳

结、撬瓶盖等。

2. 在日常的工作和生活中应注意防晒、保湿、滋润手部皮肤。一年四季坚持涂抹护手霜、润肤液，尤其秋冬季节身边随时备有护手膏霜，每天养成涂抹数次的习惯，并每次洗手擦干后，用润手乳剂按摩指甲与周边皮肤。秋末冬初还要注意手部皮肤的保暖防寒，因经常冻伤或皲裂的皮肤更容易衰老，所以冬天可擦些含防冻裂剂的护肤品，如涂抹防裂膏、10%尿素酯、甘油等，也可自行调制手部护肤品，如鱼肝油加维生素 E 混合涂手等。经常进行手部按摩护理，增进血液循环，预防冻疮。寒冷天气外出时，应戴上质地柔软的保暖手套。特别要注意的是在火炉旁烤热的手不可立即接触寒冷空气或冷水。一旦皮肤出现刺痛、灼热或干裂等异常情况，应及时到皮肤科检查治疗。

3. 常做一些简单的手指操，比如模仿弹钢琴的动作，让手指一屈一张地反复活动，可使手指关节灵活，又如，让双手攥紧拳头后立即张开，马上再攥紧，如此一张一合快速进行数次，可以锻炼手部关节，健美手形。

（三）手部及指甲疾病治疗

因手癣、甲癣、手部湿疹、接触性皮炎、银屑病等疾病引起的手部皮肤和指甲异常，应积极治疗原发病。

（四）膳食平衡

饮食搭配中注意营养均衡，补充维生素、蛋白质及微量元素。皮肤干燥脱屑宜多吃富含维生素 A 的食物，如动物肝脏、胡萝卜、菠菜、蛋黄等，也可外用于皮肤。指甲变脆宜多吃富含钙的食物，如田螺、紫菜、乳品或代乳品、黑木耳、芹菜、干核桃仁、枣、生花生米等。指甲有凹陷纵嵴则宜补充含 B 族维生素的食物，如粗粮、动物肝、肾、乳品、蛋、黄豆、菠菜等。

四、手部皮肤及指甲的专业护理

1. 洁肤　平卧，放手部位垫好浴巾并将手平放于美容床的两侧，然后用洗面奶均匀地涂抹整个手臂，轻轻摩擦，彻底清洁后以洗面巾擦洗干净。

2. 去死皮　用磨砂膏均匀地涂在手臂皮肤上（掌心除外），一手托住受术者的手臂，另一手拇指以打圈的方式，对手指、手背、前臂、上臂的皮肤分别进行脱屑。手指应从指尖开始，按顺序逐个手指进行。手背可用双手拇指操作。臂部着重在手臂外侧打圈脱屑，然后将磨砂膏清洗干净。

3. 按摩　用护肤按摩膏对整个手臂进行按摩。先在手臂各部位涂抹按摩膏，再分别进行各部位的按摩。

（1）手指背侧的按摩：左手托住手部，右手拇指和示指夹住受术者手指，并用拇指在手指背侧，由指尖开始向上小范围打圈，按摩至指根部，然后用力攥住手指拉回指尖，在指尖部加力，由其小指向拇指依次按摩。每手指重复按摩 5～6 遍。

（2）手指两侧的按摩：左手托住手部，右手拇指和示指弯曲，夹住受术者手指两侧，从指尖部向上打圈，按摩手指两侧至指根后，右手翻转 180°，在指根部夹住被按摩的手指，沿手指两侧用力拉回指尖。每手指重复按摩 5～6 遍。

（3）手背的按摩：手背朝上，双手四指托住手部，双手拇指交替沿受术者各掌骨之间，从指根部向上、外方打弧线至腕部，重复 5～6 遍，然后分别用双手拇指点按合谷、中渚穴。

（4）手掌的按摩：手掌向上，双手四指托住受术者手部，并将其拇指、小指分别卡于操作者的无名指、小指之间，用拇指在手掌部至手腕部交替打圈按摩，并揉按劳宫穴。重复按摩5～6遍。

（5）手臂的按摩：①一手托起手臂，另一只手掌从受术者肩部至肘关节处的内侧面开始用搓摩手法进行按摩，直至手腕部。以同样的手法再做该部的外侧面。重复按摩5～6遍；②一手托起手臂，另一只手在肘关节处，用拇指做深度搓摩旋转的动作，逐渐向上直至肩膀头为止，再用中三指与拇指进行捏扭曲动作按摩。重复按摩5～6遍；③左手托住肘部，手臂立起与右手掌心相对，手指相插，向外向下推，向里向下拉，并按顺时针方向转动。

（6）活动腕关节：将其手臂竖起，分别用双手拇指、示指环住手腕做左右、向后、交叉按摩，活动腕部，并点按阳谷、阳溪穴。再对每一指行"戴戒指"动作的按摩。重复按摩5～6遍。

（7）放松调整动作：用力度较深的直线形按摩动作，在手臂做全面的按摩。并用手掌进行拍、叩等动作，做完一侧上肢再做另一侧上肢。

4. 倒模　按摩结束后，用营养护肤品对手臂皮肤进行保养，涂刷面膜或已熔化的保湿嫩肤蜡膜在手臂上，以保鲜膜或锡纸等包好，再用毛巾包裹25～30分钟左右，然后揭膜。

5. 涂上紧肤水或收缩水。

6. 涂上手霜等保湿护肤品。

7. 根据个体需求，涂上护甲油。

五、常用的手部美容按摩腧穴

1. 合谷　属手阳明大肠经。

【取法】拇、示两指张开，以另一手的拇指关节横纹放在虎口上，当虎口与第1、2掌骨结合部连线的中点；拇、示指合拢，在肌肉的最高处取穴。

【功用】镇静止痛，通经活络，清热解表。

【主治】感冒、头痛、牙痛、痛经、闭经、落枕等。

2. 中渚　五输穴之一。

【取法】第4、5掌指关节后方凹陷中取穴。

【功用】清热通络，开窍益聪。

【主治】神经性耳聋、头痛、头晕、肩背部筋膜炎等劳损性疾病、肋间神经痛、肘腕关节炎等。

3. 劳宫　为手厥阴心包经荥穴。

【定位】在手掌心，当第2、3掌骨之间偏于第3掌骨，握拳屈指时中指尖处。

【功用】清心泄热，开窍醒神，消肿止痒。

【主治】心痛、心悸、口疮、癫狂、口臭、卒中。

4. 阳谷　手阳明大肠经之经穴。

【取法】在手腕桡侧，拇指上翘，当拇长伸肌腱与拇短伸肌腱之间，腕关节桡侧处取穴。

【功用】清热散风，通利关节。

【主治】鼻炎、耳聋、耳鸣、结膜炎、角膜炎、面神经麻痹、腕关节及周围软组织疾病、扁桃体炎。

5. 阳溪　五输穴之经穴。

【取法】在手腕尺侧，当尺骨茎突与三角骨之间的凹陷中。

【功用】明目安神，通经活络。

【主治】肋间神经痛、尺神经痛、耳鸣、口腔炎、齿龈炎、腮腺炎。

第三节　足部护理

足部与人体脏腑的十二经脉相连，双足分布有60多个穴位与内外环境相通。故有称足是人类的"第二心脏"，是人体的阴晴表，能够很准确地反映人体的健康状况。足也是人体重要的运动器官，在人体负重、平衡和弹跳中发挥着重要作用。足部的形态结构美在人体审美中占有重要的地位，尤其对于女性，有一双匀称、光滑、皮肤润泽的双足，更能产生动人的美感，增加女性的魅力。中医学和人体解剖学表明足部的血管和神经比其他部位多，刺激足穴可以调整全身功能，治疗脏腑病变，因此中医历来就非常重视足部的保健与治疗。我国也是足部疗法起源最早的国家。足疗包括足浴和足部按摩，足疗法分为以下三大类：①热水足浴法；②足部按摩法；③中药足疗法。此章节主要介绍足部按摩和药浴法，以及趾甲的护理。

一、足部按摩

足部按摩，是运用物理疗法刺激足部反射区，通过神经反射作用影响全身。足部按摩是我国众多按摩术里的一个分支，是我国劳动人民在长期与疾病斗争中逐渐认识和发展起来的。中医及现代医学理论认为人体各器官和部位在足部有着相对应的区域，可以反映相应脏腑器官的生理病理信息，这就是所谓的"足部反射区"。有人观察到足与整体的对应关系类似一个胎儿平卧在足掌面，头部向着足跟，臀部朝着足趾，脏腑即分布在跖面中部。通过足部按摩，可以平衡人体内环境，调动人体潜在的自我防御能力，改善血液循环，舒筋活络，调节内分泌，提高免疫力，从而达到保健、强身与治疗的功效，因此足部按摩得到人们越来越多的重视。

（一）足部按摩的原理

1．"全息胚"学说　"全息"，原是物理学中的概念，运用激光拍摄下照片，其底片的一个部分可以复制出整体的影像，即每一个局部都包含着整体的信息，只不过局部越小，包含的整体的信息越少，复制出的整体形象越模糊而已。任何多细胞的生物体都是由一个受精卵或起始细胞通过细胞的有丝分裂而来的。因此生物体上任何一个相对独立的部分，都包含着整体的信息，把这样相对独立的部分称为"全息胚"。当外界的变化或刺激作用到局部的全息胚，可引起整个生物体相应的生理或病理变化。足部分布着许多感受器，存在着许多人体各部位的信息，足部受到外界的刺激可引起身体相应部位的反应。根据以上原理通过足部按摩可改善和调节相应脏器的功能，起到防病治病、养生保健的作用。

2．循环学说　心脏正常搏动和血液的通畅流动是机体内外物质交换和新陈代谢的保证。当机体某个器官发生病变，就不能及时清除代谢产物，从而导致循环障碍。足部远离心脏，其局部血流相对缓慢，再加之地心吸引力的作用，易致有害代谢物的沉积，影响局部皮肤新陈代谢，久之会发生皮肤干燥，出现皱褶、紫癜、皮下颗粒等症状。足部按摩可加快局部和全身血液循环，促进和改善局部组织的营养和新陈代谢。

3．反射学说　人体依靠复杂的体液和神经系统来保持各系统协调一致。人体的体表和内脏到处都有丰富的感受器，当感受器接收到外界或体内环境的变化就会引起神经冲动，沿传入神经到中枢神经，中枢神经进行分析综合产生新的冲动，再沿传出神经传至器官、腺体或肌肉，使之作出相应的反应。这就是神经反射的过程。足部分布着由许多神经末梢构成的触觉、压觉和痛觉等感受器，能保存和传递人体各个部位和脏器的信息。足部按摩刺激，能通过神经反射活动调节腺体激素分泌，平衡机体的免疫调节，达到抗病抗衰老的目的。

4. 经络学说 经络在中医学认为是人体运行气血，沟通五脏六腑、四肢百骸、皮毛筋肉及九窍之通路。人体十二经脉中，有三条阳经和三条阴经到达足部，分别是足太阳膀胱经、足少阳胆经、足阳明胃经、足太阴脾经、足少阴肾经和足厥阴肝经。这六条经络又与另六条经络相联络，且与特定的脏腑相通，足部与身体各部分形成了一个有机联系的整体。足部又有诸多穴位与经络相关联，一些穴位也是全身各脏器在足部各反射区的集中点。五千年前中国黄帝内经《观趾篇》就有记载，足部按摩能使人健康。当我们按摩足部反射区时，就会刺激这些穴位，它同血液循环和反射原理一样，沿经络循行线进行传导。这种传导方式就像“多米诺骨牌”，从而起到疏通经络的作用，中医认为“痛则不通，不通则痛”，就是这个道理，所以按摩足部反射区可以起到疏通经络的作用。

5. 心理调节学说 足部按摩可通过大脑边缘系统协调内脏活动，并调节人的情感、精神和心理活动，足部按摩可使被按摩者得到充分的放松和休息有利于体力的恢复；也可使被按摩者得到宽慰和精神调节，减除身心疲劳，利于疾病的康复。心情的舒畅，利于调整内分泌，促进新陈代谢，使人容光焕发。

（二）足部按摩的操作程序

1. 整体顺序

（1）泡脚→擦抹按摩膏→活动足部→检查心脏→基本反射区→一般反射区→基本反射区→放松疏理足部→结束。

（2）左脚→足底→足内侧→足外侧→足背→足底基本反射区→右脚→足底→足内侧→足外侧→足背→足底基本反射区。

2. 基本顺序(图 5-7～图 5-11)

（1）左脚足底：检查心脏→基本反射区(肾上腺→腹腔神经丛→肾脏→输尿管→膀胱→尿道)→大额窦→三叉神经→小脑→颈项→颈椎→鼻子→大脑→脑垂体→食道→甲状旁腺→甲状腺→小额窦→眼睛→耳朵→斜方肌→肺、支气管→心脏→脾→胃→胰→十二指肠→小肠→横结肠→降结肠→乙状结肠、直肠→肛门→性腺→失眠点(痔疾)。

（2）右脚足底：基本反射区(肾上腺→腹腔神经丛→肾脏→输尿管→膀胱→尿道)→大额窦→三叉神经→小脑→颈项→颈椎→鼻子→大脑→脑垂体→食道→甲状旁腺→甲状腺→小额窦→眼睛→耳朵→斜方肌→肺、支气管→肝脏→胆→胃→胰→十二指肠→小肠→盲肠→回盲瓣→升结肠→横结肠→肛门→性腺→失眠点。

（3）足内侧：颈椎→胸椎→腰椎→骶骨→内尾骨→前列腺、子宫→内肋骨→腹股沟→下身淋巴→髋关节→直肠、肛门→内侧坐骨神经。

（4）足外侧：肩关节→肘关节→膝关节→外尾骨→卵巢、睾丸→肩胛骨→外肋骨→上身淋巴→髋关节→放松下腹部→外侧坐骨神经。

（5）足背：上颌→下颌→扁桃体→喉、气管→胸部淋巴→内耳迷路→胸、乳房→内外肋骨→上、下身淋巴→解溪→基本反射区(肾上腺→腹腔神经丛→肾脏→输尿管→膀胱→尿道)。

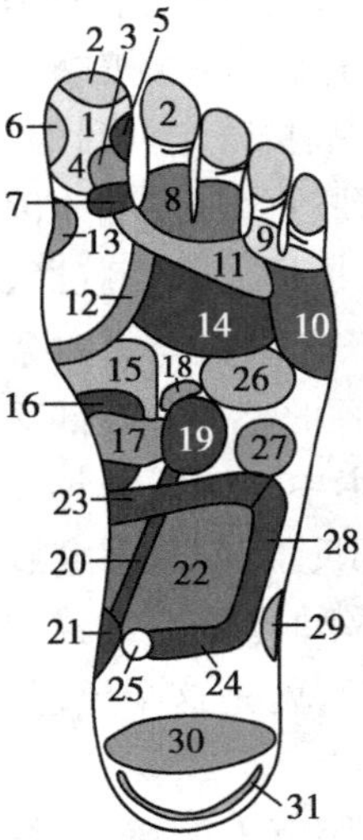

左足
1 头/脑(右半球)
2 额窦(右半边)
3 脑干、小脑
4 脑垂体
5 颞叶(右半边)、三叉神经
6 鼻　7 颈　8 右眼
9 右耳　10 左肩
11 斜方肌(颈、肩部) (左)
12 甲状腺　13 副甲状腺
14 肺、支气管(左)
15 胃　16 十二指肠
17 胰脏
18 肾上腺(左)
19 肾脏(左)
20 输尿管(左)
21 膀胱　22 小肠　23 横结肠
24 降结肠　25 直肠　26 肛门
27 心脏　28 脾脏　29 左膝
30 生殖腺(卵巢、睾丸) (左)
31 痔疾

图 5-7　左足底反射区图

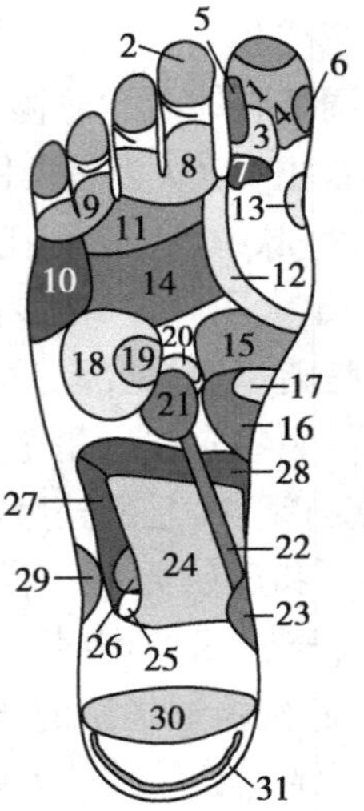

右足
1 头/脑(左半球)
2 额窦(左半边)
3 脑干、小脑
4 脑垂体
5 颞叶(左)、三叉神经
6 鼻　7 颈　8 左眼
9 右耳　10 右肩
11 斜方肌(颈、肩部) (右)
12 甲状腺　13 副甲状腺
14 肺和支气管(右)
15 胃　16 十二指肠
17 胰脏　18 肝脏　19胆囊
20 肾上腺(右)　21 肾脏(右)
22 输尿管(右)　23 膀胱
24 小肠　25 盲肠和阑尾
26 回盲瓣　27 升结肠
28 横结肠　29 右膝
30 生殖腺(卵巢、睾丸) (右)
31 痔疾

图 5-8　右足底反射区图

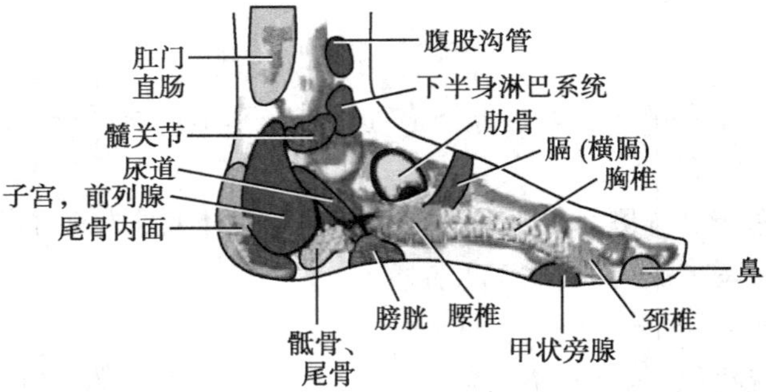

图 5-9　足内侧反射区

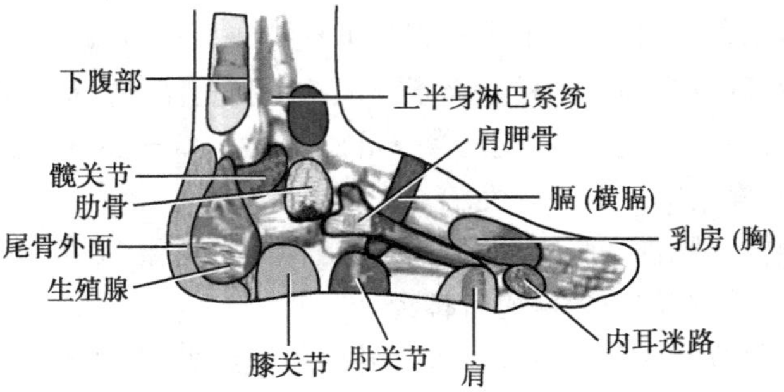

图 5-10　足外侧反射区

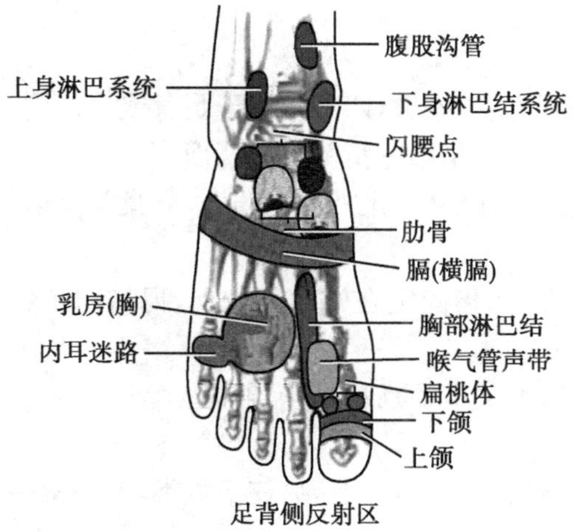

图 5-11　足背反射区

3. 梳理放松

（1）活动踝关节。

（2）擦热足部。

（3）掌推小腿内外侧（足三阴、三阳经）。

（4）抱揉小腿。

（5）叩击小腿。

（6）点按足三里、三阴交、涌泉三穴。

（7）双掌指腹擦抹足的背部。

（三）常用足部按摩手法

足部存在着各脏腑器官的反射区，各个反射区的位置、形态各异，就需采用相应的按摩手法。足部按摩手法种类很多，但本节只介绍一些常用且易于掌握的足部按摩手法。要力度适宜，方能达到治疗和保健目的。

1. 叩指法

（1）手法运用：操作者一手握脚，另一手拇指弯曲成直角，其余四指微曲成弧形，着力点在拇指指尖部。

（2）适用部位：足趾部的三叉神经、扁桃腺、颈项等反射区。

2. 拇指推掌法

（1）手法运用：操作者一手握脚，另一手拇指与四指分开，着力点在拇指指端腹侧。

（2）运用部位：足背部的胸、肋骨、腹股沟，足内侧部的胸椎、腰椎、骶骨、前列腺、子宫等，足外侧部的生殖器、髋关节等，小腿部的坐骨神经反射区。

3. 单示指握拳法

（1）手法运用：操作者一手握脚，另一手示指屈曲，与其他手指相握，并用拇指末节缘紧压示指末节背侧，示指第一关节施力。

（2）适用部位：足趾部的额窦、头部各反射区、脑下垂体、眼、耳、足底部的肾上腺、肾、输尿管、膀胱、胃、胰、十二指肠、肝、胆、大肠、小肠、生殖器、足背部的上、下身淋巴腺反射区。

4. 单示指钩拳法

（1）手法运用：操作者一手握脚，另一手示指、拇指张开，其余三指半握拳，着力点在示指桡侧。

（2）适用部位：足趾部的颈部淋巴、颈椎、眼、耳、上、下淋巴，足底部的尾骨、子宫、坐骨神经等反射区。

5. 拇指握拳法

（1）手法运用：操作者一手握脚，另一手拇指关节弯曲，其余四指握拳，着力点在拇指指关节。

（2）适用部位：足趾部的鼻、甲状腺，足背部的斜方肌，足底部的肺、支气管等反射区。

6. 双拇指上推法

（1）手法运用：操作者双拇指与其他四指分开，分别放在施术部位上，双拇指同时做均匀的推法，着力点在拇指指腹上。

（2）适用部位：足背部的肋骨等反射区。

7. 叩单拇指法

（1）手法运用：操作者拇指与其他四指分开，呈半握拳，四指固定于足背或足外侧上，用拇指第一指关节的背侧面做均匀的滑动，着力点在拇指第一指关节的背面。

（2）适用部位：足底部的甲状腺及足内侧的脊柱部位，足外侧的睾丸、卵巢等反射区。

8. 捏指法

（1）手法运用：操作者拇指与其他四指分开，四指固定在施术部位上，拇指向指尖方向做均匀的推法，着力点在拇指指腹。

（2）适用部位：足趾部的三叉神经、颈项部、髋关节、腹股沟等反射区。

9. 拇示指叩拳法

（1）手法运用：操作者双拇、示指张开，示指第一、二节弯曲，另三指握拳，示指第一指关节处施力。

（2）适用部位：横膈，上、下身淋巴腺等反射区。

10. 双手捋法

（1）手法运用：操作者示指、中指、无名指、小指微曲，拇指指腹与其余四指相对，全手手掌部施力。

（2）本法可用作足部反射区按摩的结束手法。

（四）足部按摩的适应证

足部反射区按摩疗法适用于多种疾病，也可单独用于日常保健。

1. 内科疾病

（1）呼吸系统疾病：如急性上呼吸道感染、慢性支气管炎、支气管哮喘、肺炎、急性扁桃体炎等。

（2）循环系统疾病：如高/低血压、冠心病、心脏病、贫血、心绞痛、下肢静脉曲张等。

（3）消化系统疾病：如慢性胃炎、胃与十二指肠溃疡、慢性结肠炎、慢性肝炎、肝硬化、胆囊炎、胆结石、痔疮等。

（4）泌尿系统疾病：如慢性肾小球肾炎、泌尿系结石等。

（5）代谢及内分泌系统疾病：如糖尿病、肥胖病、甲状腺功能亢进症等。

（6）神经系统疾病：如脑动脉硬化症、脑血管意外后遗症、三叉神经痛、坐骨神经痛、神经衰弱、癫痫、焦虑症等。

2. 妇科疾病　如月经不调、痛/闭经、功能性子宫出血、带下病、盆腔炎、更年期综合征、不孕症、性冷淡症等。

3. 皮肤科疾病　如痤疮、黄褐斑、脂溢性脱发、白发、湿疹、神经性皮炎、牛皮癣、斑秃、带状疱疹等。

4. 伤科疾病　如肩周炎、颈椎病、慢性腰肌劳损、退行性脊柱/膝关节炎、腰椎间盘突出症等。

5. 眼科疾病　如老年性白内障、开角型青光眼、近视眼、迎风落泪、老花眼等。

6. 耳鼻咽喉口腔疾病　如慢性鼻炎、鼻窦炎、慢性咽炎、口疮、耳鸣、中耳炎、牙痛等。

7. 肿瘤科疾病　如乳腺癌、肿瘤放疗与化疗反应等。

8. 男性疾病　遗精、阳痿、早泄、前列腺炎、前列腺肥大、睾丸炎、附睾炎、男子不孕症等。

9. 儿科疾病 小儿厌食症、小儿遗尿、小儿惊风、小儿营养不良等。

10. 老年疾病 冠状动脉硬化、帕金森症、脑卒中后遗症、半身不遂等。

（五）足部按摩的禁忌证

1. 下肢急性软组织损伤局部肿胀严重的患者。

2. 骨关节结核、骨髓炎、老年性骨质疏松症等病患者。

3. 有严重心、脑、肺疾患的患者。

4. 按摩部位有严重皮肤损伤或皮肤病的患者。

5. 妊娠 3 个月左右的孕妇。

6. 有传染病的患者。如肺结核等。

7. 精神病疾患，又不能和医生合作的患者。

（六）足部按摩的注意事项

1. 操作方法

（1）保持室内清洁和适宜的温度，避免受凉。

（2）受术者取坐位或仰卧位，操作者端坐面对受术者。

（3）根据受术者的病情、累及脏器及保健要求，确定按摩手法，选择相应反射区重点操作。

（4）受术部位涂以润滑剂，避免操作时造成不适或疼痛。

（5）根据受术者的反应，随时调整手法，用力强度及治疗时间。治疗开始时先检查心脏对应区，如患心脏疾患，应适度减轻力度和缩短操作时间。

（6）按摩靠近骨骼部位时，避免用力过大，造成受术者不适或组织损伤。

（7）按摩结束后受术者应服用适量温开水，以利于体内废物的排出。

2. 按摩时间及疗程 每次按摩一般在 20～45 分钟，每个对应区按压 5～10 次。根据病情适当调整时间和力度，重症病人按摩不超过 20 分钟为宜，一般每日按摩 1 次；慢性病或康复期病人可隔日 1 次或每周 2 次，7～10 次为 1 个疗程，疗程之间无需间歇期。

二、足部药浴

足部药浴是采用药物煎剂，将双足浸泡，以达到防病治病，养身保健的一种疗法。足部药浴是常用的一种局部药浴疗法，又称洗足疗法，属于中医外治法的一种。

（一）足部药浴的保健原理

1. 水的温热作用 足部离心脏最远，位于人体的最低位置，是末梢血液循环相对较差的部位，代谢废物易于滞积的部位。药浴泡足时，一定程度的热刺激可使足部血管扩张，降低外周循环阻力，改善局部血液循环。而血液循环的改善，可为各组织器官，甚至每个细胞提供更多的氧气和养分，进而促进新陈代谢，达到保健治疾的目的。另外也可改善淋巴循环，增强淋巴细胞的活化有利于抑制病毒、细菌等微生物的繁殖、分裂，从而增强了人体的免疫机能。

2. 药物可经皮肤吸收 水的温热作用已经使足部毛细血管扩张，血流充足，从而增加了药物的吸收，并使吸收后的药物经血液循环带入全身，从而起到保健全身的作用。而且足浴时，药物产生的浓郁气味，也可直接经鼻黏膜进入体内，刺激大脑，使人神清气爽。同时足部也有极丰富的神经末梢，足部药浴多采用芳香类刺激药物，利用药对足部的刺激，调节全身的血管、神经功能，达到内病外治的目的。如患足癣、甲沟炎患者可加入一些清热利湿、杀菌止痒的中药如百部、苦参、土荆皮，白藓皮等药物既可治疗又可预防足部微生物的感染。

3. 按摩足部的反射区的作用　人体的脏腑在足部有相应的部位与之对应，当脏器发生病变时，可从足部对应部位找到异常表现的情况，如条索状、不规则的小硬块，而按摩该处可使相应器官的疾病得到缓解或治疗。足部药浴则通过药物的局部刺激，作用于足部相应的反射区，使相应器官疾病得以康复。现代医学认为刺激足部反射区也可促进腺体分泌各种激素，调节体内代谢平衡，从而改善人体的新陈代谢。

4. 调节心理，保养皮肤　每晚睡前，用热水泡足或药浴，在改善局部和全身血液循环同时，可使全身肌肉放松，消除疲劳，调节人的情感，心理，消除紧张状态，促进和改善睡眠，愉悦心情，久之能达到抗衰驻颜的功效。另外足趾部角质层厚，易干燥脱屑，通过药浴泡足可增加角质层水分，软化角质，防止皲裂，尤其适合于鱼鳞病，遗传性掌趾角化症等足部皮肤干裂者。选择性加入中草药和一些化学药物如维生素 E、甘油等，可滋润营养皮肤，使足部皮肤光泽润洁，延缓足部皮肤衰老。

（二）足部药浴的方法

1. 泡足水的选择　一般采用自来水或井水，也可用未受污染的河水、溪水、矿泉水等，都可作为药浴用水。

2. 药液的加工　根据个体化需要，选取配方的药物。先清除药物中的杂质，将其倒入沙锅，浸泡 15～30 分钟，武火煎煮，待药液煮开之后，再用文火煎 20～30 分钟，去渣备用。泡足时可在药液中再加入适量热水，水温控制在 40～50℃为宜。

3. 器具的选择　泡足器一般以木质盆或桶为好，因其散热较慢利于保温，也可选用陶器或塑料盆或桶代替。总的原则是泡足器无害、安全，保温性能好。泡足器高度一般以 20～30cm 为宜。也可使用专用的底部设置有按摩作用的凸点的泡足器，具有药浴按摩双重功效。

4. 药浴泡足时间　每次泡足时间一般以 30～60 分钟为宜，用于保健每次 30 分钟左右，用于治疗可延长至 45～60 分钟。也可根据性别、年龄、季节及自我感受及疾病情况做相应的时间调整。一般每日于晚上睡前泡足 1 次即可，亦可根据情况早晚各 1 次，15 天为 1 个疗程。

5. 药浴后护理　药浴泡足后，再用温水冲洗一遍，以清除皮肤上药物残留，用干净毛巾擦干足部皮肤，涂以润肤霜或维生素 C 霜，配以足部按摩疗效更佳。

（三）足疗注意事项

1. 水温适宜，以 40～50℃为宜，切忌水温过高，以免烫伤。初次足浴者水温应低些，并逐渐兑加热水以增加水温。另外，对儿童、皮肤感觉迟钝者、脑卒中后遗症等病人，应有专人看护为好。

2. 泡足器应专人专用，以免交叉感染足癣等疾病。

3. 泡足时间宜在饭后 1 小时进行，饥饿状态时不宜进行。泡足前应排空大小便。

4. 不宜人群　局部有疮、疖感染者；皮肤有烫伤或开放性软组织损伤者；有消化道出血及其他出血倾向者；严重心脑血管病者及精神病人，极度疲劳者等。

5. 在进行足浴时，由于足部及下肢血管扩张，血容量增加，可引起头部急性贫血，出现头晕、目眩。严重心衰、较严重高血压病人，则应慎用。尤其不能用较高的水温，以免发生意外。

（四）常用美容保健泡足验方举例

足部药浴配方很多，可根据不同的病症或保健目的组方，随症加减，达到防病治病，保健美容的目的。

1. 陵香爽身汤

配方：零陵香 15g、荨麻 15g、石菖蒲 20g、薄荷 10g、荆芥 15g、胡椒 15g、郁金花 15g、冰片 3g。

用法：前七味加水 2000ml，浸泡 5 分钟后煎煮 10 分钟，药渣再加水 2000ml，煎煮 10 分钟后将两次药液混合均匀，将冰片加入充分摇动。倒入泡足器中，先熏蒸后泡，一般在清晨或感觉疲劳时用为佳，每次约 20～30 分钟，每日 1～3 次。

功效：辛温芳香，爽身提神，香体润肤。

2. 黄精首乌煎益寿延年

配方：黄精 20g、首乌 20g、白芷 20g、熟地黄 10g。

用法：上药加水 2000ml，浸泡 5 分钟后，煎沸 30 分钟，过滤去渣置药液于泡足器中，加热水 3000ml，先熏蒸后泡，每日 1 次，10 次为 1 个疗程。

功效：滋补肾阴，填精益髓，益寿延年。

3. 黄芪党参川芎方

配方：黄芪 30g，党参 20g，川芎 20g，白酒 30g。

用法：将上药同入锅中，加水适量，煎煮 30 分钟，去渣滤汁，倒入泡足器中，先熏蒸后泡足，每次 30 分钟，每晚 1 次。10 天为 1 个疗程。

功效：补益脾肺，益气活血。可消除疲劳。

4. 参芪爽身汤香身护肤

配方：人参 20g、黄芪 30g、桂枝 20g、当归尾 15g、白芷 30g、白术 20g、薄荷 10g、蜂蜜 10ml、鸡蛋清 10ml。

用法：前七味加水 2500ml，煎煮 40 分钟后过滤去渣，取药液倒入泡足器中，加热水 3000ml，加入蜂蜜、鸡蛋清搅匀，亦可加维生素 E、牛乳于药液中同泡足。每次洗 15 分钟，隔日 1 次，连续 5 次为 1 个疗程。

功效：益气养血，调和营卫。

5. 参叶防风方

配方：人参叶茎 30g，黄芪 30g，防风 20g，山药 20g，白术 30g，甘草 10g。

用法：将上药同入锅中，加水适量，煎煮 30～40 分钟，取其滤液，倒入泡足器中，先熏蒸后泡足每晚 1 次。15 天为 1 个疗程。

功效：益气健脾。可增强免疫力。

6. 丁香爽身汤

配方：丁香 15g、地肤子 15g、蛇床子 20g、黄柏 20g、滑石粉 20g、炉甘石 20g、白附子 20g。

用法：上药加水 2000ml，煎煮 30 分钟后过滤去渣，取药液倒入泡足盆，加温水 3000ml，每次 20～30 分钟，每日 1 次。

功效：清热燥湿，芳香提神，香身护肤。

7. 白肤去皱方

配方：白芷 20g，白芨 20g，瓜蒌 30g，白蔹 20g，白茯苓 20g。

用法：将上药同入锅中，加水适量，煎煮 30 分钟，滤液去渣，将药液倒入泡足器中，先熏蒸后泡足，每次 30 分钟，每晚 1 次。30 天为 1 个疗程。

功效：美白润肤，主治面部黑斑。

8. 杏仁茶叶润肤方

配方：苦杏仁60g，绿茶10g。

用法：将苦杏仁去皮与绿茶同入锅中，加水适量，煎煮30分钟，滤液去渣，将药液倒入泡足器中泡足，每次30分钟，每天1～2次。20天为1个疗程。

功效：软化角质，润肤去皱。主治皮肤粗糙及痤疮。

9. 荆芥薄荷汤

配方：荆芥20g、薄荷10g、石菖蒲20g、野木贼30g、茉莉花瓣10g、柳树皮15g、牛蒡根30g。

用法：上药加冷水2000ml，煎煮5～10分钟后，过滤去渣，置药液于浴盆中，加热水3000ml，趁热泡洗足部，每次15～20分钟，每周1～2次。

功效：辛温解表、开窍散邪，预防感冒。

10. 地黄枇杷叶方

配方：生地黄50g，枇杷叶50g。

用法：将上药同入锅中，加水2000ml，煎煮30分钟，去渣取液，倒入泡足器中，泡足30分钟，每晚1次。15天为1个疗程。

功效：凉血清热，清肺降火。主治痤疮、酒渣鼻等面部皮疹。

11. 谷精茵陈汤

配方：谷精草30g、茵陈20g、草决明15g、白菊花30g、木瓜30g、桑叶20g、僵蚕5g、薄荷油5g。

用法：前七味加冷水5000ml，煎沸15分钟，去渣取汁，加入薄荷油充分搅匀，待药液温后先熏蒸后泡足，每次20分钟，每周1～2次。

功效：祛风散热，开窍散邪。预防感冒。

12. 椒枝煎

配方：胡椒20g、桂枝20g、桑枝20g、田七10g、白芨15g、白芷15g、透骨草30g、细辛10g、木香10g、伸筋草10g、丹参15g。

用法：上药加水1000ml，煎煮20～30分钟，过滤去渣，置药液于泡足器中，先熏蒸后泡足，每次30分钟，每晚治疗1次，连用1周。

功效：温经散热，活血通脉。预防冻疮。

13. 甘菊润肤液

配方：洋甘菊10g、胡椒5g、薄荷6g、白芍10g、水杨酸2g。

用法：上药加水1000ml，浸泡15分钟后煎煮10～15分钟，将药汁倾入温水3000ml中，先熏蒸后泡足，并以毛巾轻轻擦至皮肤发红，每次药浴15～20分钟，每日1次，连续10次。

功效：疏风清热，活血润肤。

14. 香药方香身护肤

配方：大豆200g、赤小豆120g、苜蓿150g、零陵香150g、冬瓜仁120g、丁香60g、麝香15g、茅香90g、猪胰5具。

用法：上药九味，捣细为散，与猪胰相合，捣匀备用。每用时取30g，加水3000ml倒入泡足器中，先熏蒸后泡足。可适当增加药粉用量。

功效：香身护肤，润燥滋肤。

15. 茅香汤

配方：茅香 30g、藁本 30g。

用法：上药加水 2000ml，煎煮 20 分钟，去渣取汁，待温后，先熏蒸后泡足，隔日 1 次，每次 15 分钟。

功效：爽身香身护肤。

16. 人参汤

配方：人参 10g、白芷 20g、紫河车粉 5g、刺五加 30g、石菖蒲 20g、洋甘菊 10g、芦荟 15g。

用法：上药加水 2000ml，浸泡 15 分钟后煎煮 30 分钟，过滤后药渣复加水 2000ml，煎煮 30 分钟倒出药液，将两次煎液混合，加热水 3000ml，置泡足盆中，每日 1 次，每次 20～30 分钟，10 次为 1 个疗程，每剂可用 2 日。

功效：滋补肝肾，益寿延年。

（肖文靓）

第四节　指甲美容技术

指甲除有保护手指的生理功能外，还可以美化手指、手形。适当的护理与美甲可以弥补手指的缺陷，使双手更具魅力。

一、常用的美甲设备、工具及产品

（一）设备

1. 指甲喷绘机　喷绘的画面相对于手工彩绘而言，色彩更丰富、细腻，色彩之间的过渡更柔和、自然。

2. 美甲台　美甲台是美甲师的工作台，应具有良好的照明系统、通风除尘系统、轻便牢固的转向系统、多功能用品搁置架、抗酸碱侵蚀的台面、手垫等。

3. 指甲打磨机　用指甲打磨机成形的指甲更加整齐、美观，造型优雅，甲面细致光滑，且操作容易。

4. 超声波卸甲仪　超声波卸甲仪利用超声波振荡原理，同时加热卸甲液，能够在短短的 15 分钟内完成卸甲。

5. 紫外线灯　美甲凝胶具有可与紫外线发生反应而凝固、定型附着的特性，紫外线(UV)灯用于在制作凝胶指甲时固化凝胶（图 5-12）。

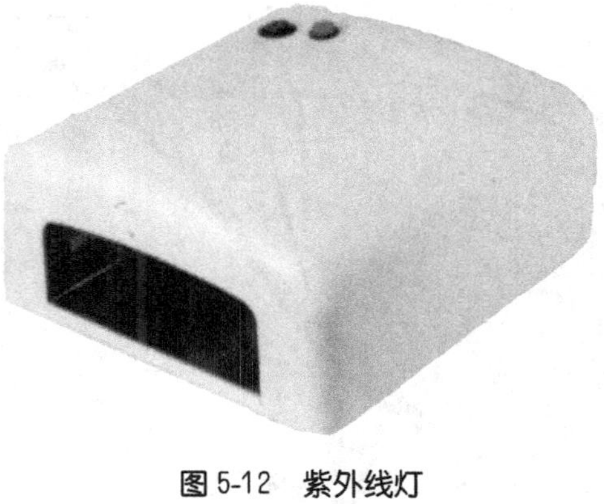
图 5-12　紫外线灯

（二）工具及用品

1. 消毒水　防止和消除指甲及手部表面的细菌和真菌（图 5-13）。

2. 指皮软化剂　软化指甲周围的指皮，

以便去除老化的指皮。消毒干燥粘合剂　非酸性粘合剂，防起翘，不损伤皮肤，最适合皮肤敏感的顾客(图 5-14)。

3. 营养油　富含维生素 A、维生素 E，能使皮肤滋润柔软(图 5-15)。

4. 亮甲油　具有特别的配方，可以防紫外线，防止指甲发黄，能保护指甲并固定和保持指甲亮泽(图 5-16)。

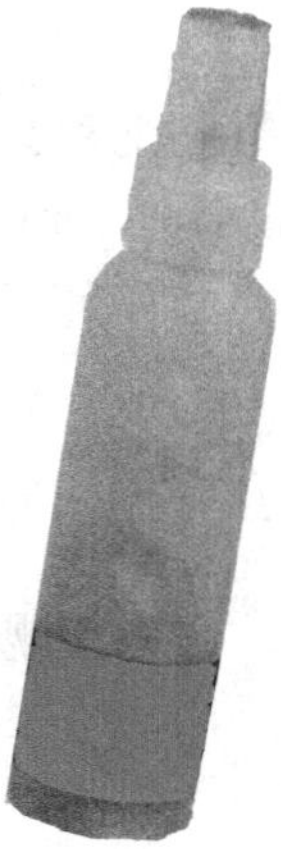

图 5-13　消毒水

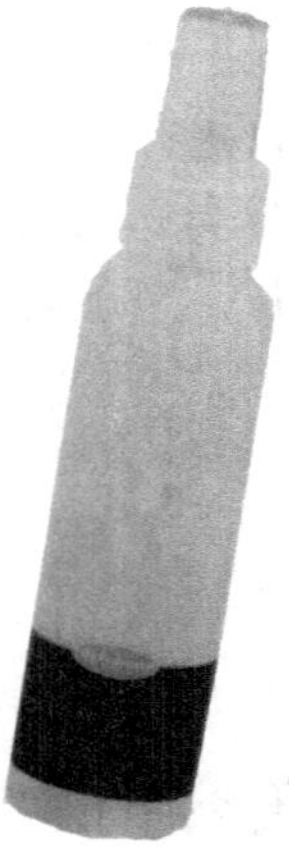

图 5-14　指皮软化剂

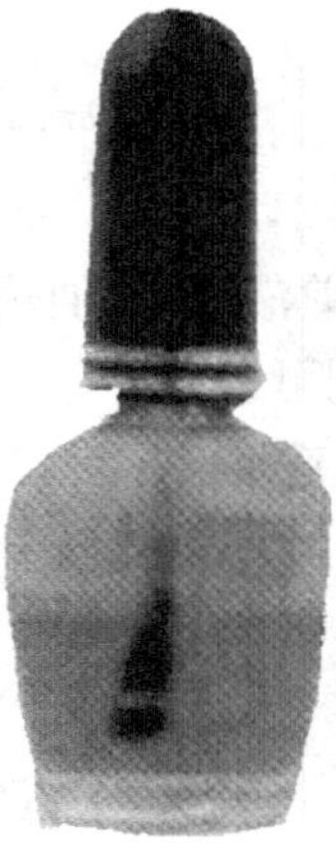

图 5-15　营养油

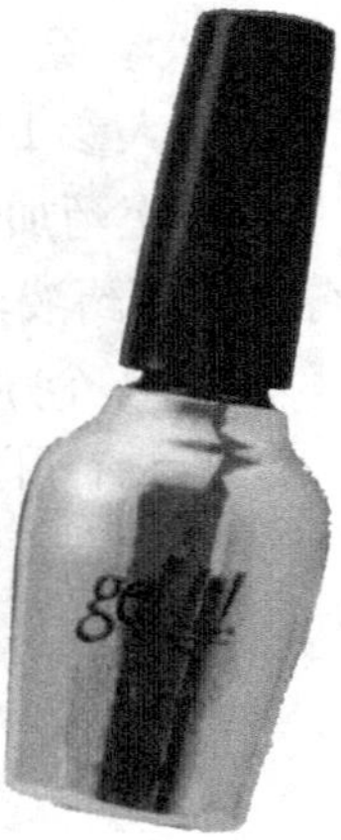

图 5-16　亮甲油

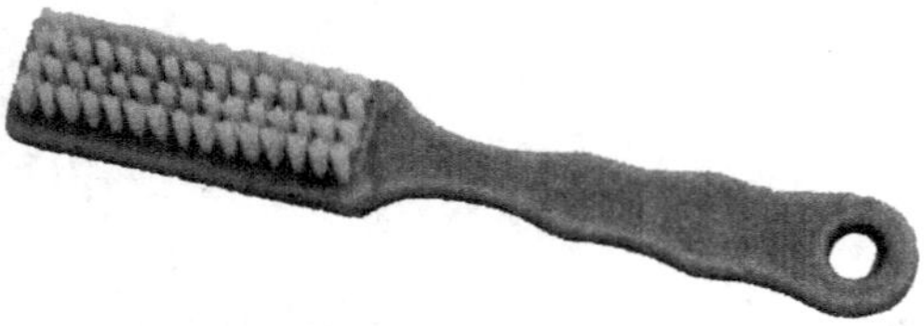

图 5-17　指甲刷

图 5-18　金属推皮器

5. 指甲刷　塑料或鬃毛制成的专用刷子，清除指甲表面的纸屑和粉尘(图 5-17)。

6. 金属推皮器　可推或磨去指甲后缘老化的指皮(图 5-18)。

7. 指皮钳　修剪老化的指皮及肉刺，注意要剪断，不要拉扯(图 5-19)。

8. 磨锉　用于指甲的修行打磨工作(图 5-20)。

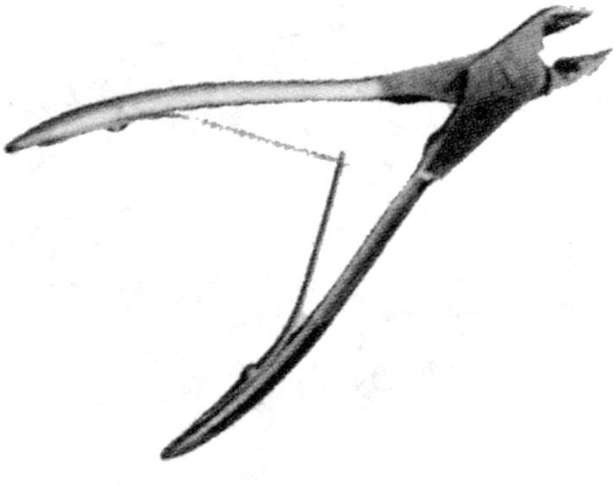

图 5-19　指皮钳

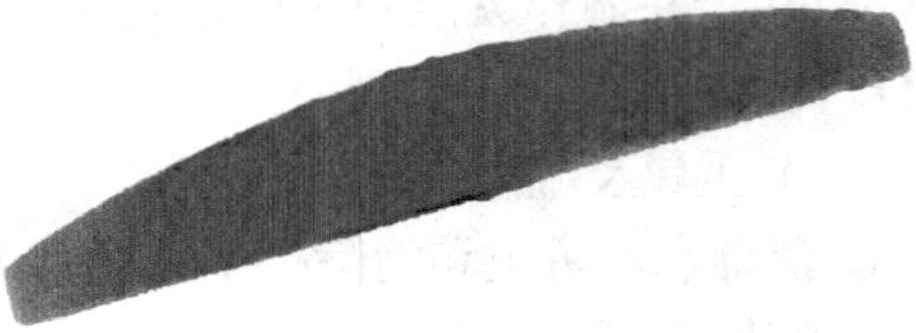

图 5-20　磨锉

（1）100 号刻磨：可打磨、修形。

（2）180 号刻磨：可打磨、去痕迹。

（3）150 号刻磨：用于指甲片表层的光滑处理。

9. 抛光海绵　指甲表面先抛光的工具，去除指甲修磨后的表面划痕（图 5-21）。

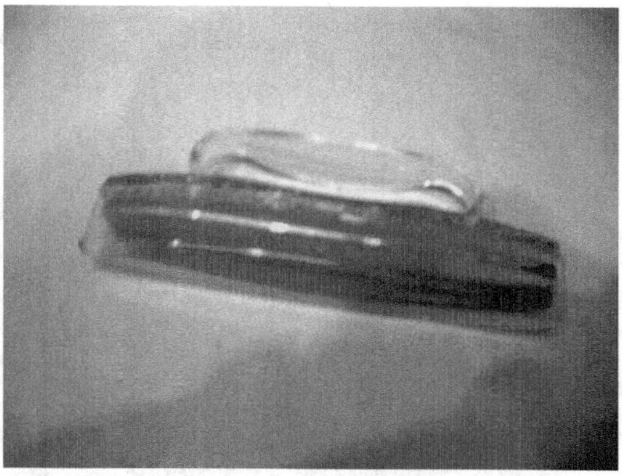

图 5-21　抛光海绵

10. 三色抛光条（块）　用于指甲表面的抛光，按黑、白、灰的顺序依次抛光，使指甲表面晶莹亮泽（图 5-22a、b、c）。

11. 水晶甲工具及产品

（1）水晶甲粉：配合水晶甲液制造出水晶指甲。颜色有白色、粉色、自然色、透明色等（图 5-23）。

（2）水晶甲液：防黄、防紫外线、防起翘的透明水晶甲液（图 5-24）。

（3）水晶杯：用于盛放水晶甲液（图 5-25）。

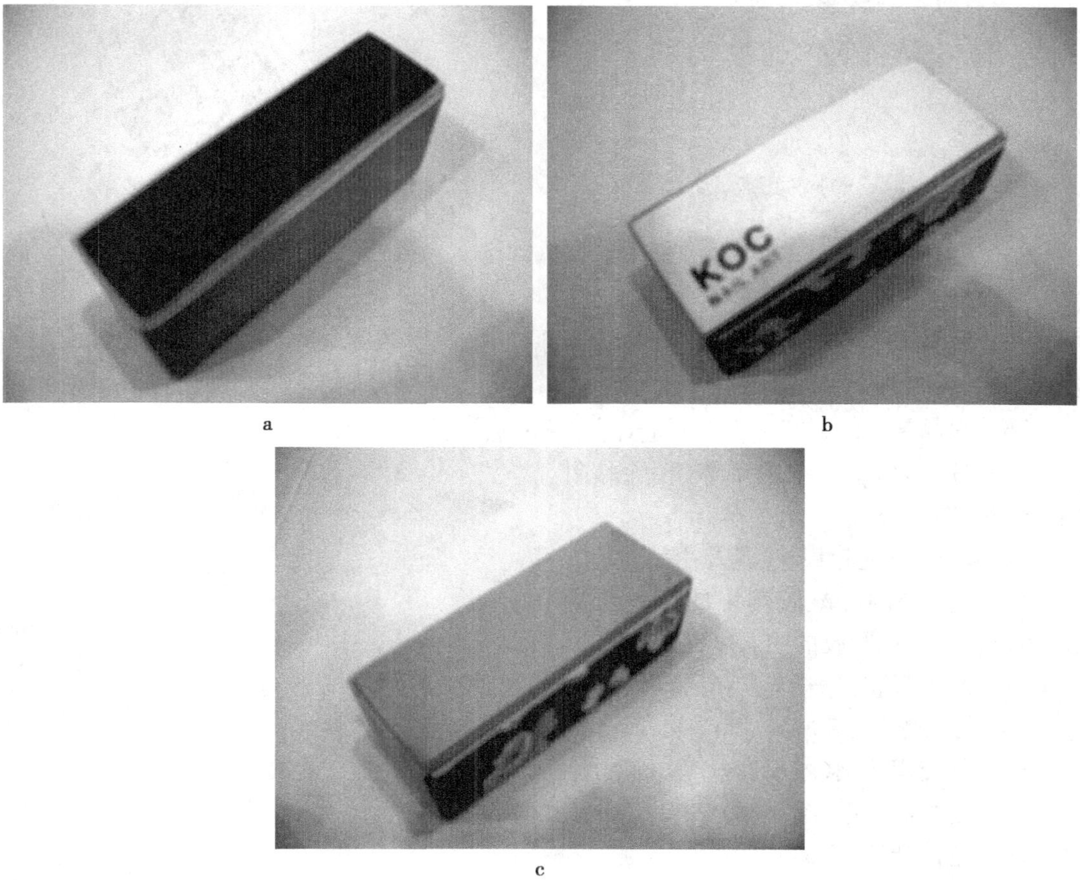

图 5-22　三色抛光条
a. 黑色；b. 白色；c. 灰色

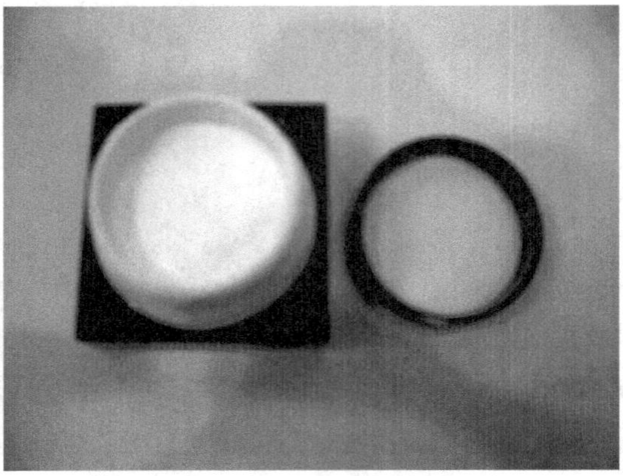

图 5-23　水晶甲粉

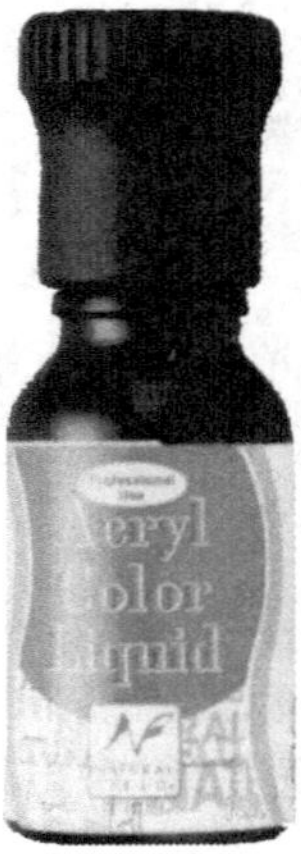

图 5-24　水晶甲液

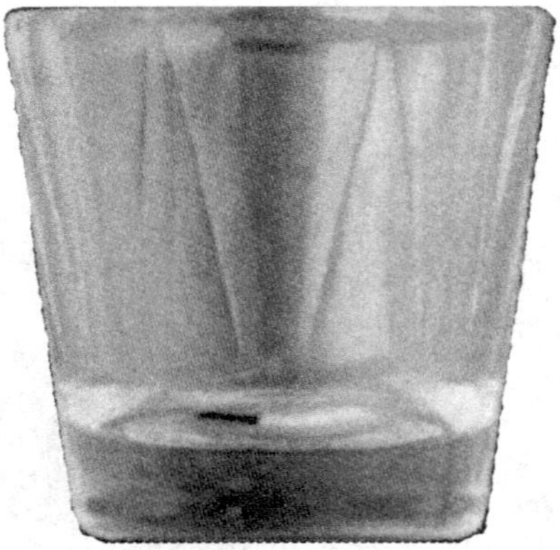

图 5-25　水晶杯

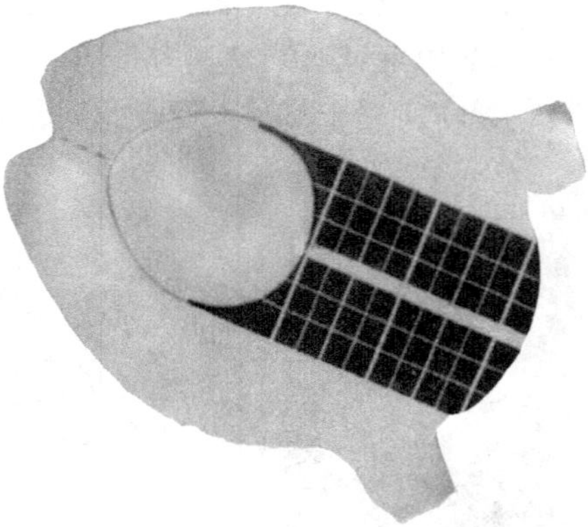

图 5-26　纸托板

(4) 纸托板：制作水晶甲时，延长校正指甲形状，适合各种尺寸和形状的指甲(图 5-26)。

(5) 水晶笔：100%貂毛手工制造，丙酮腐蚀笔杆(图 5-27)。

(6) 洗笔水：清洗水晶甲笔，去除黏附的附着物(图 5-28)。

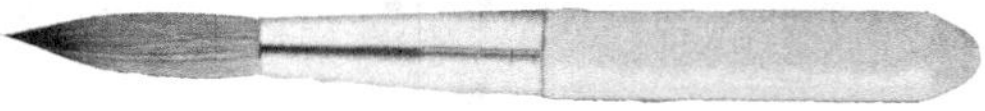

图 5-27　水晶笔

12. 凝胶甲(光疗甲)工具及用品

(1) 基底凝胶：凝胶美甲的第一层凝胶，可以提高彩色凝胶的密着度(图 5-29)。

(2) 彩色凝胶：色彩丰富，有指甲油一样的光泽和亮度(图 5-30)。

(3) 黏合剂(图 5-31)

(4) 凝胶用笔刷(图 5-32)

(5) 凝胶清洁液(图 5-33)

(6) 锡箔纸(图 5-34)

(7) 镭射粉、亮片(图 5-35)

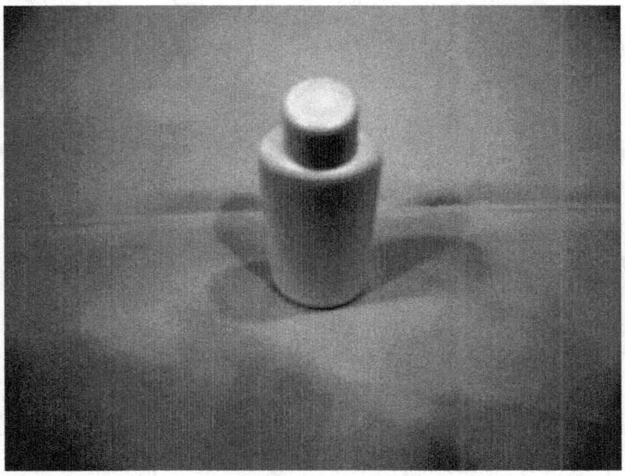

图 5-28　洗笔水

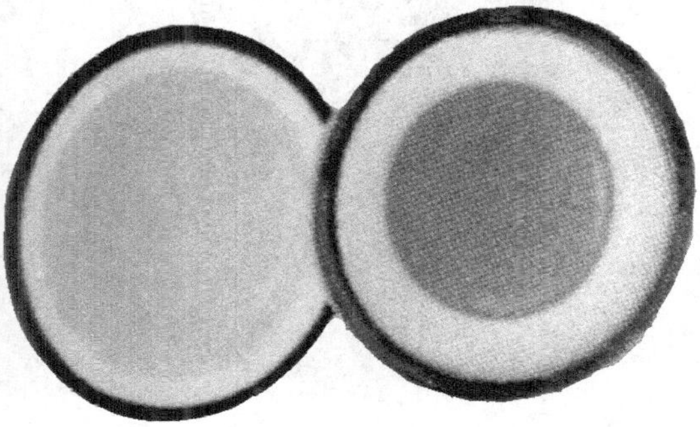

图 5-29　基底凝胶

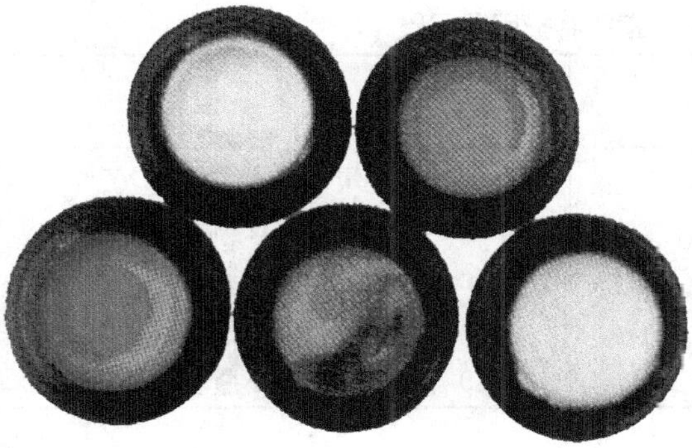

图 5-30　彩色凝胶

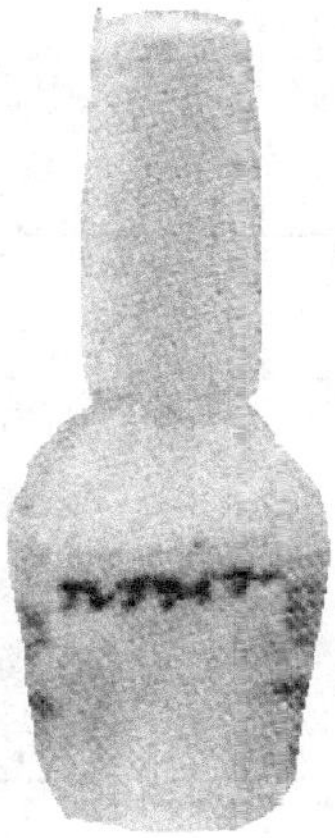

图 5-31　黏合剂

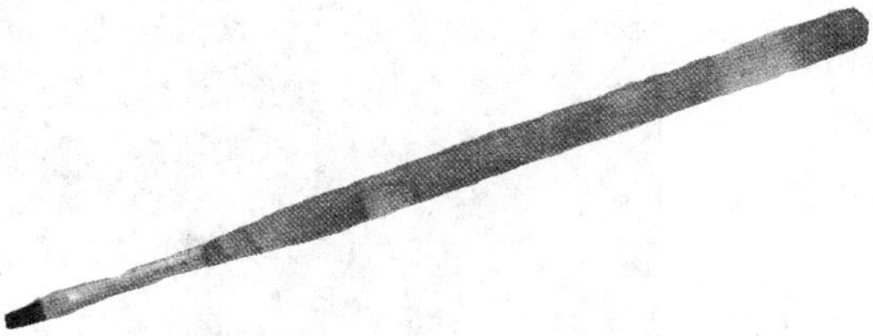

图 5-32　凝胶用笔刷

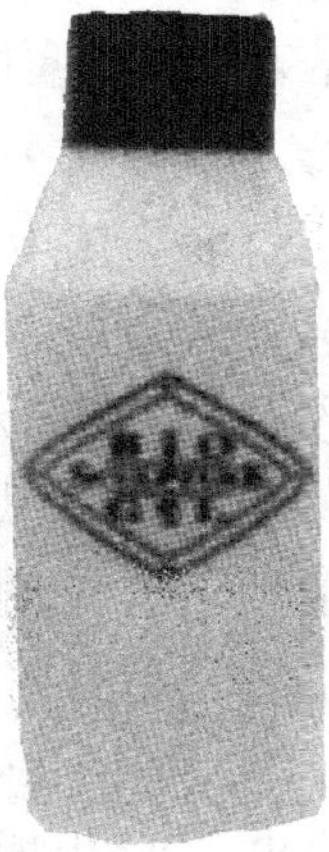

图 5-33　凝胶清洁液

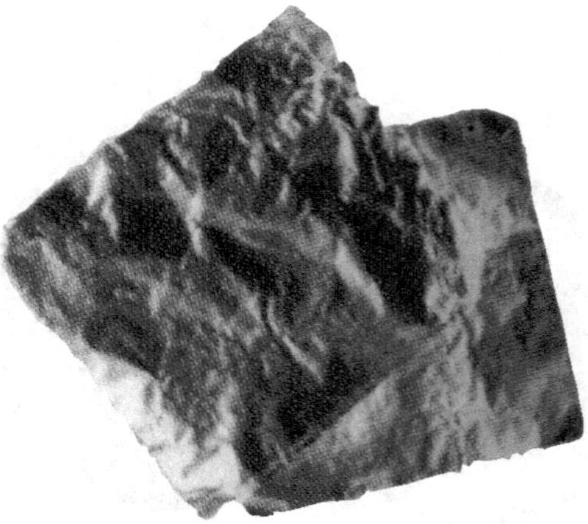

图 5-34 锡箔纸

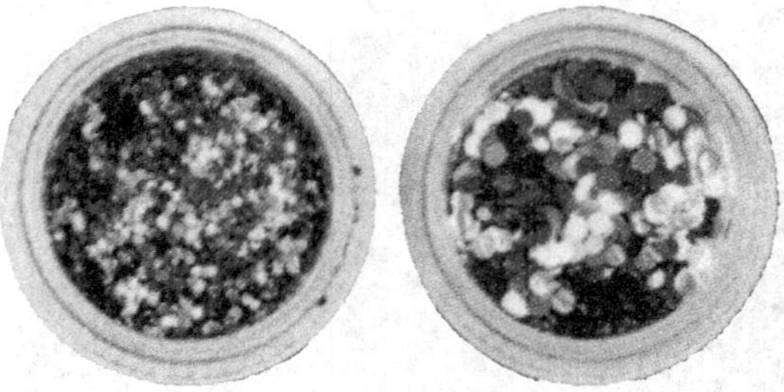

图 5-35 镭射粉、亮片

二、指甲养护

(一) 护甲用品用具准备,见表 5-1。

表 5-1 指甲养护用品用具

序号	名　称	序号	名　称
1	毛巾 2 条	6	指皮剪 1 个
2	玻璃碗 2 个	7	金属推皮器 1 个
3	喷式消毒液 1 瓶	8	护甲油 1 瓶
4	指皮软化剂 1 瓶	9	透明指甲油及各种颜色指甲油
5	指甲剪 1 个	10	亮甲油 1 瓶

(二) 护甲程序

严格遵守操作规程及卫生消毒制度。操作手法规范、到位、动作熟练正确。美甲后的指甲外形美观,指甲内外轮廓整齐。美甲造型适合手形,颜色柔和、协调。

1. 清洁双手　易裂的指甲可用甘油或婴儿油清洗;失去水分的指甲可以用橄榄油清洗(图 5-36)。

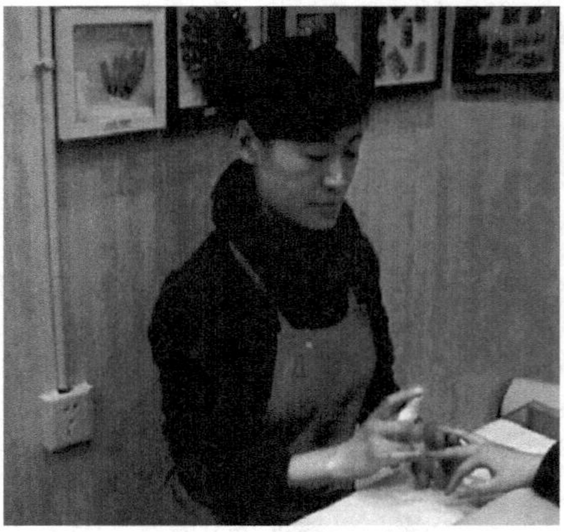

图 5-36 清洁双手

2. 修形打磨　用甲剪将指甲修剪成理想的形状;用磨锉将修剪后的甲缘锉光滑(图 5-37)。

3. 温水泡手　用温水浸泡指甲 5～10 分钟,使甲皮松软,细嫩的皮肤浸泡时间略短,粗糙的皮肤浸泡时间略长,之后擦护肤霜(图 5-38)。

4. 推甲皮　用甲铲将贴于指甲上的甲皮推起(图 5-39)。

5. 剪甲皮,清除甲垢　用甲皮剪将甲皮及指甲两边的老皮剪去,再用甲皮钳将多余的角质除去(图 5-40);用甲垢勺或小棉棒将残留于甲缘夹

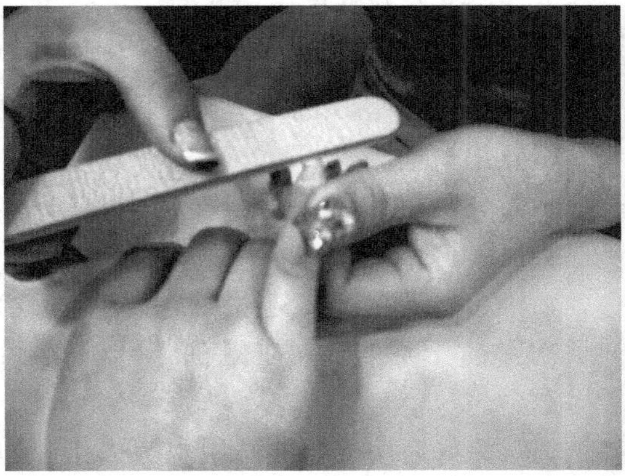

图 5-37 修形打磨

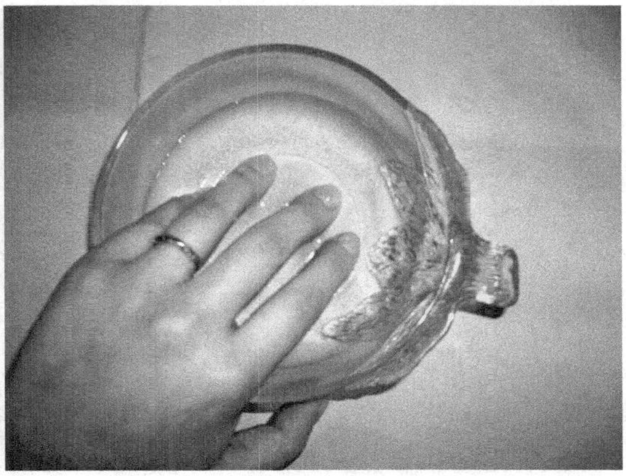

图 5-38 温水泡手

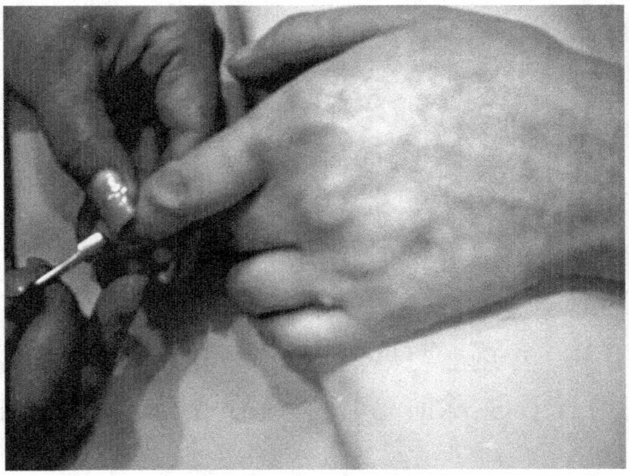

图 5-39 推甲皮

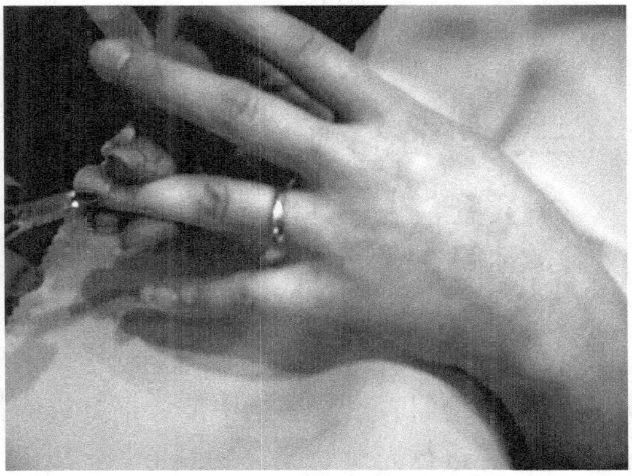

图 5-40 剪甲皮

缝中的甲垢剔除。

6. 涂护甲油 薄而均匀的涂护甲油打底(图 5-41)。

7. 涂甲油(图 5-42)

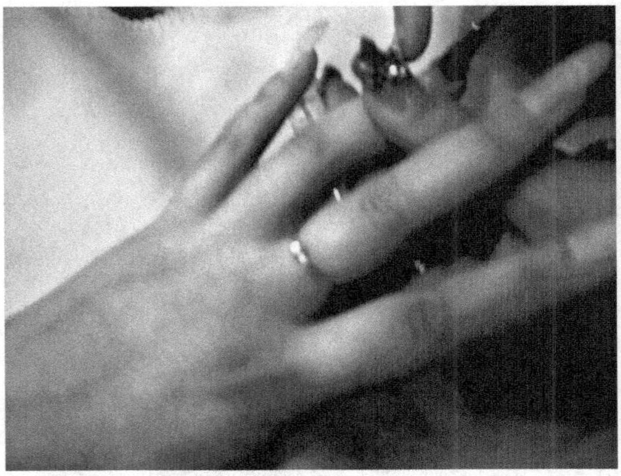

图 5-41 涂护甲油

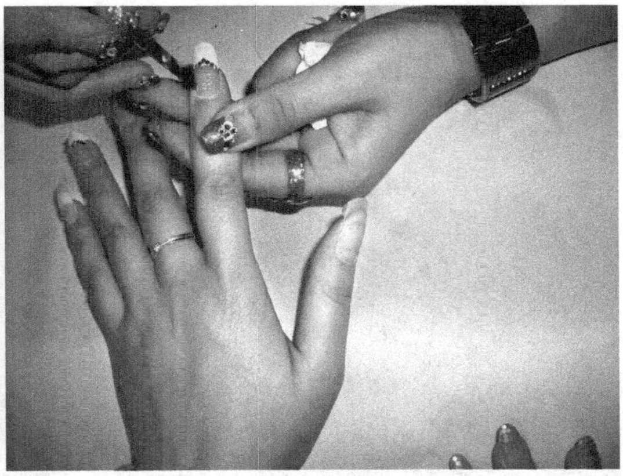

图 5-42 涂甲油

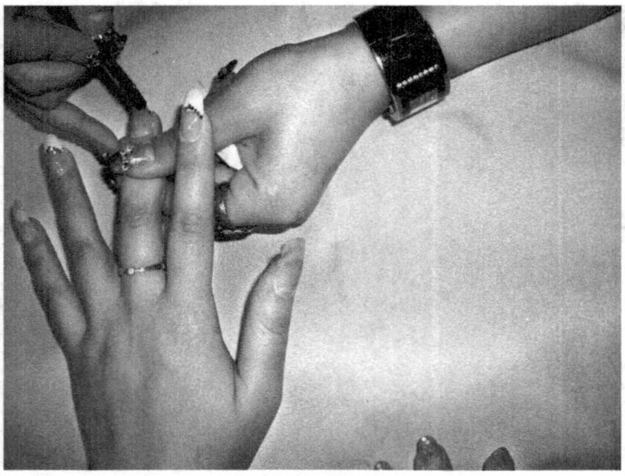

图 5-43　涂亮甲油

(1) 先将瓶内甲油摇匀。

(2) 用小刷蘸适量甲油，从指甲中间的根部开始，先涂一笔，然后沿指甲两侧各涂一笔。

(3) 甲油要涂得薄而均匀，要一笔到底。

(4) 若涂第二遍甲油，一定要待前次甲油干后再涂，在甲油未干前不可触碰。

涂好后用棉棒蘸洗甲水擦去指甲边缘多余的甲油。应尽量少用洗甲水，洗去甲油以后可抹上护甲油脂按摩，养护指甲。

8. 涂亮甲油　待甲油完全干后涂亮甲油(图 5-43)。

三、指甲的修饰

(一) 指甲的外形特点及修饰方法

1. 指甲的外形分类　根据指甲外形特点可分为以下五种形状：方形、方圆形、椭圆形、尖形和圆形。

2. 不同形状指甲的特点及修饰方法　先用 100 号刻磨打磨、修整指甲边缘的形状；再用 180 号刻磨斜着沿顾客指甲前缘下方边缘打磨一下，去除前端毛刺；最后用 150 号刻磨对指甲片表层进行光滑处理。

(1) 椭圆形(图 5-44)

特点：突出东方女性温柔典雅特点的甲形。适合注重手形和较传统的顾客。椭圆形圆润的弧度可使手形稍胖的手指显得修长。

修饰方法：沿指甲前缘下面从两侧向中间按椭圆形曲线轨迹打磨，直至指甲圆润光滑。

(2) 尖形(图 5-45)

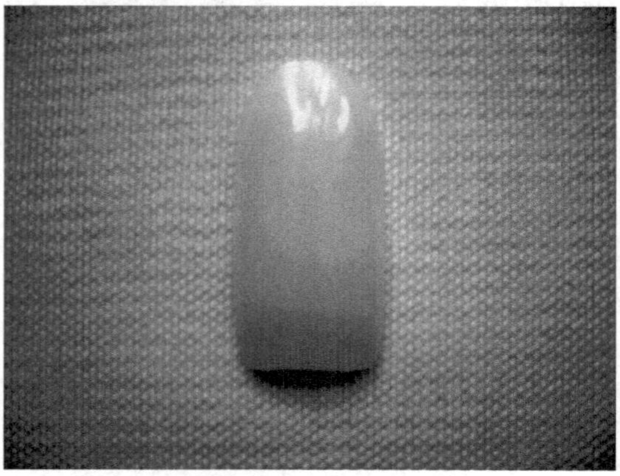

图 5-44　椭圆形

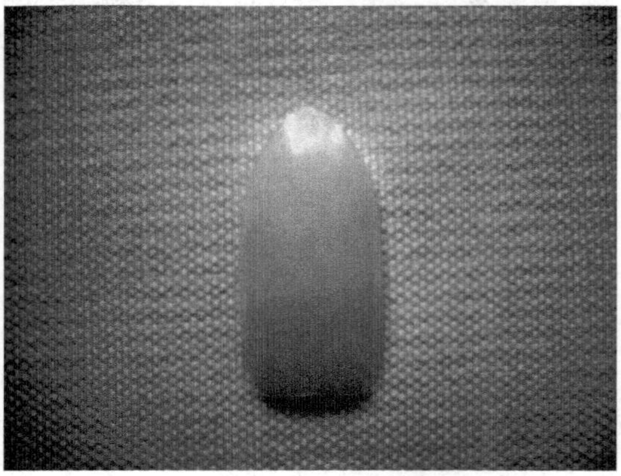

图 5-45　尖形

特点：充分展示古典风格的个性派甲形。因指尖接触面积小，所以易断裂。

修饰方法：从两侧向中间按曲线轨迹打磨成尖形。

（3）圆形（图5-46）

特点：适用于本身手形较好、手指纤长的顾客。

修饰方法：沿指甲前缘下面从两侧向中间按圆形曲线轨迹打磨。

（4）方形（图5-47）

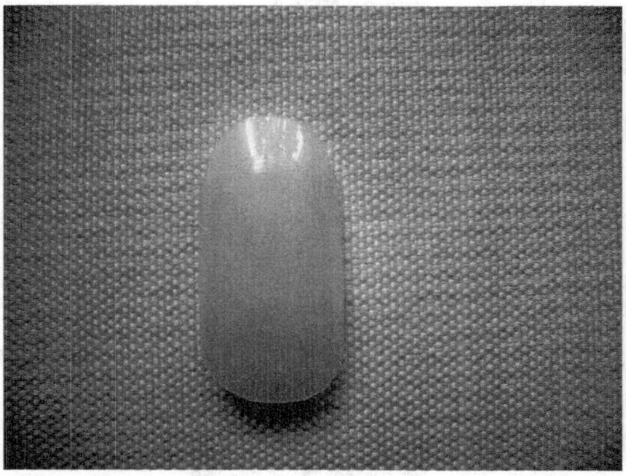

图5-46　圆形

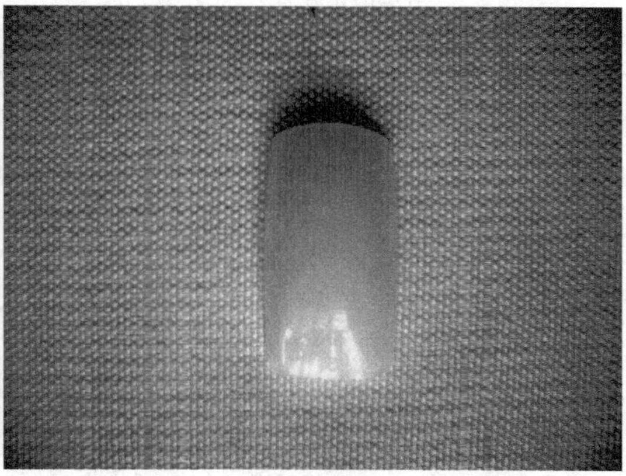

图5-47　方形

特点：适于常用指甲前端工作的白领女性或性格活泼的顾客。也适合脚趾修整。

修饰方法：刻磨与指甲前缘成约90°角，从两侧向中间方向平直各三下打磨指甲前缘。

（5）方圆形（图5-48）

特点：时髦、耐磨、为大众所喜爱的不易折断的理想甲形。方圆形可以弥补手形不足之处。

修饰方法：刻磨与甲面形成约60°角，从两边向中间各三下呈圆形曲线状打磨指甲前缘。

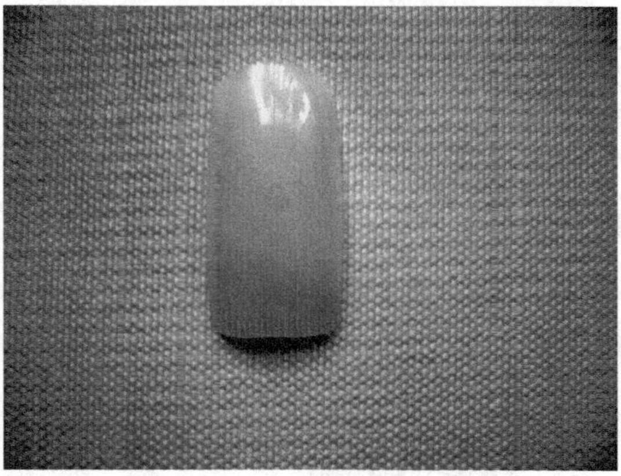

图5-48　方圆形

（二）指甲彩绘

1. 用品用具准备，见表5-2。

2. 指甲彩绘的基本程序及方法

（1）消毒：美甲师用喷式消毒水为自己和顾客的手消毒（图5-49）。

（2）修形打磨：用刻磨打磨、修饰外形结束后，用指甲刷刷去粉尘（图5-50）。

（3）抛光：用抛光条按黑-白-灰的顺序，单向或来回在指甲表面摩擦。可使自然甲或人造甲表面具有晶莹剔透的光泽（图5-51）。

表 5-2　指甲彩绘用品用具

序号	名　称	序号	名　称
1	毛巾 2 条	7	专用画笔 3 支
2	洗面奶 1 瓶	8	调色盘 1 个
3	洗甲水 1 瓶	9	亮光粉或亮光剂 1 瓶
4	全套用品、用具	10	70%酒精棉 1 瓶
5	印花模板 1 张	11	花式纸模 1 张
6	透明指甲油及各种颜色指甲油	12	专用水彩颜料(软硬两种)2 盒

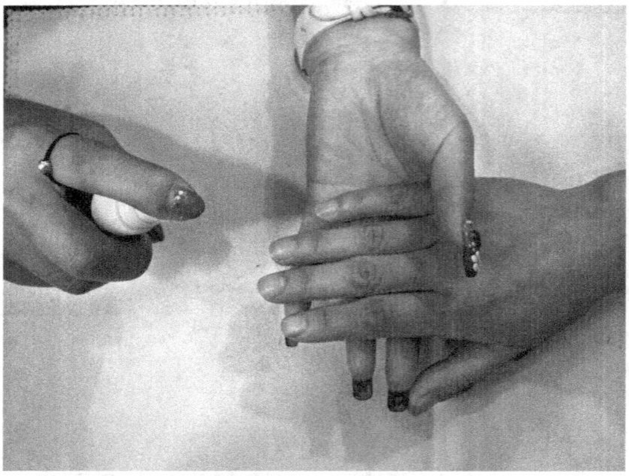

图 5-49　消毒

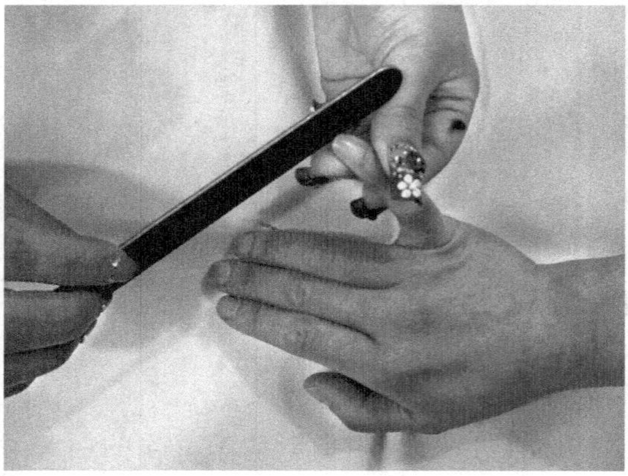

图 5-50　修形打磨

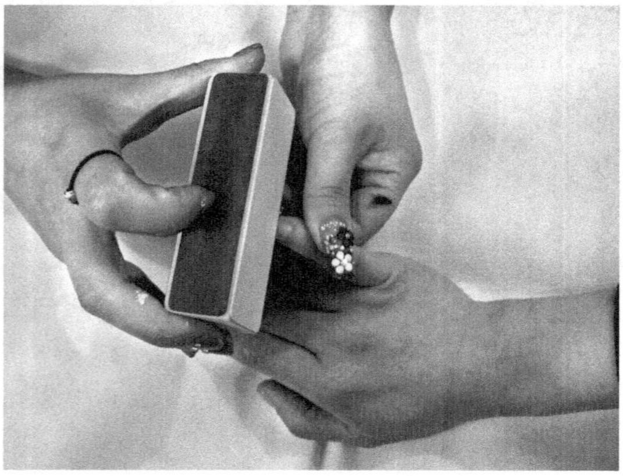

图 5-51　抛光

1）抛光工具：使用三色抛光条或抛光块。黑色可消除指甲表面的凹凸不平，使甲盖表面平整光滑。白色可使指甲表面较为光泽。灰色可使指甲表面最为光泽，具有玻璃般的外观感和质感。

2）抛光操作要点：对自然甲抛光，切勿来回摩擦。否则摩擦产生的热可能导致指甲脱离。对水晶甲可以来回抛光。应该根据甲盖表面的弧度倾斜抛光，在一个位置抛光次数不要连续超过 3 次。水晶指甲应先涂营养油后抛光，自然指甲则需先抛光后涂营养油。

（4）涂营养油：为双手同时涂营养油，并按摩指缘，使营养油充分渗入指缘，滋润养护皮肤（见图 5-52）。

（5）涂甲油（图 5-53）

（6）使用颜料和工具绘制图案或粘贴装饰物

1）笔绘：在调色盘中调好所需的颜料，色彩丰富的甲油和丙烯颜料都可以用作彩绘色

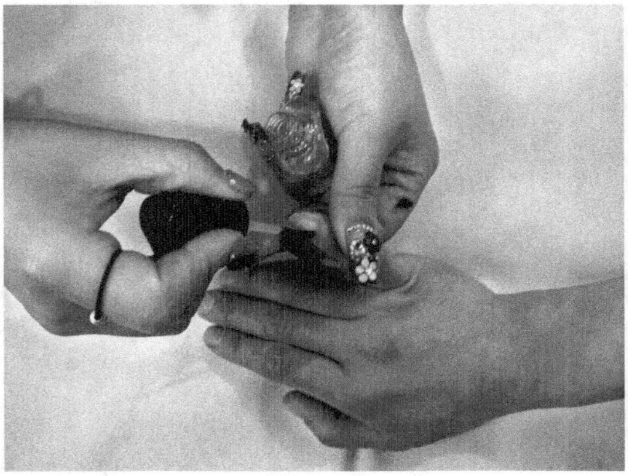

图 5-52　涂营养油

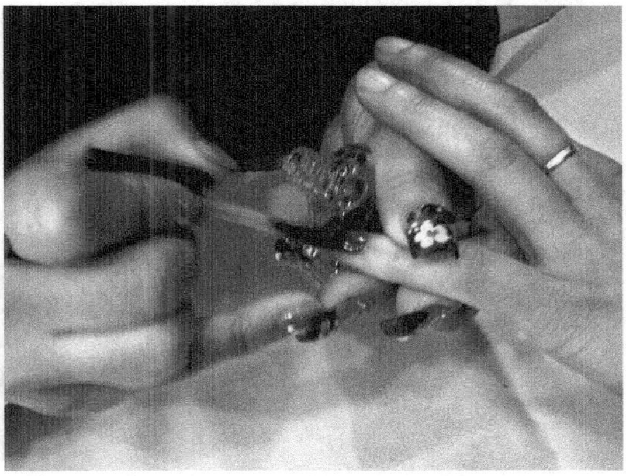

图 5-53　涂甲油

料。使用画笔按设计好的图案，在涂过颜色的指甲上作画（图 5-54）。

2）粘贴指甲装饰物：

粘贴金箔或亮片：先涂上指甲油，在指甲油未干时，用橙木小棒将事先裁剪好的金箔或亮片放上去，再加以整理，等指甲油干燥后涂上亮油（图 5-55）。

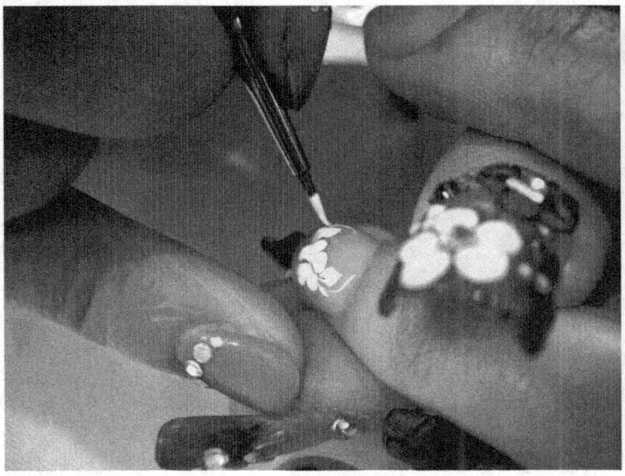

图 5-54　笔绘

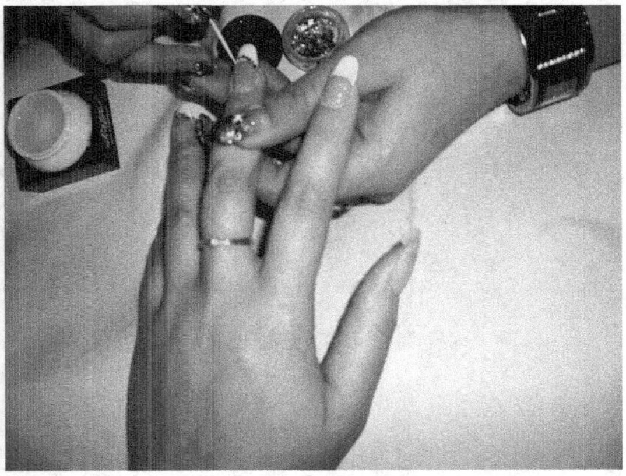

图 5-55　粘贴亮片

粘贴水钻：先涂指甲油，指甲油干燥后，用小镊子夹起水钻，蘸少许黏合剂，根据设计好的图案，将水钻粘到指甲表面，等黏合剂干燥后，再涂上亮油（图 5-56）。

粘贴莱茵石：先涂指甲油，指甲油干燥后，用小镊子夹起莱茵石，蘸少许黏合剂，将莱茵石粘到指甲表面，等黏合剂干燥后，用水晶甲脂球填充在莱茵石和甲面之间的空隙中，使莱茵石粘贴得更牢固（图 5-57）。

3）甲油拓印：玻璃碗中盛入清水，滴入甲油，待甲油在水中散开后，再滴入其他颜色的甲油，再散开，又滴入新的颜色，如此反复，水中出现多种颜色构成的色环（图 5-58）。用专用的勾绘针笔，在水中画出需要的图案（图 5-59），将美容求美者涂了甲油的手指伸入碗底的甲油中，手指和甲面都会沾上图案（见图 5-60）。用洗甲水洗去多余的甲油，涂上亮油即可（图 5-61）。

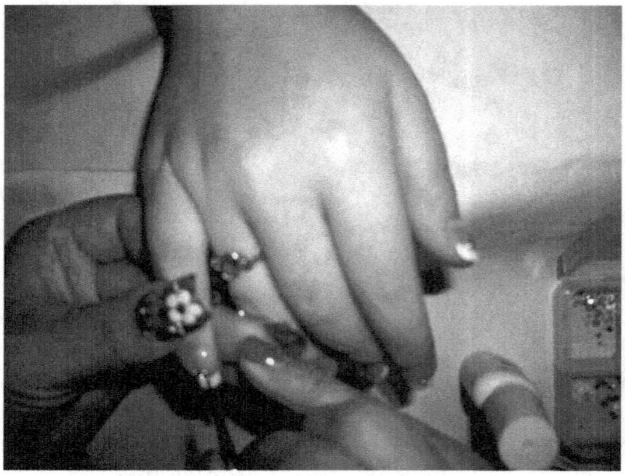

图 5-56　粘贴水钻

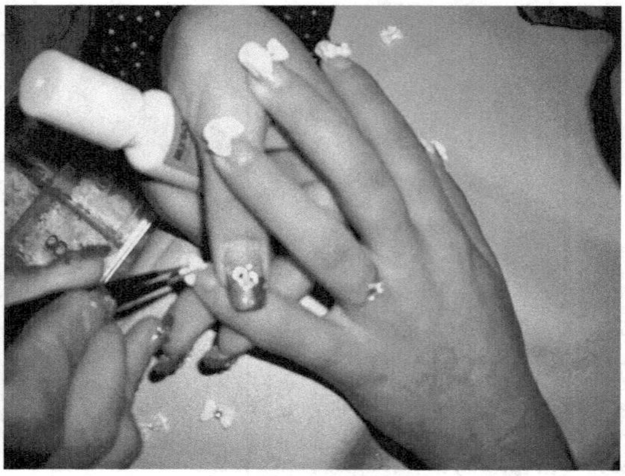

图 5-57　粘贴莱茵石

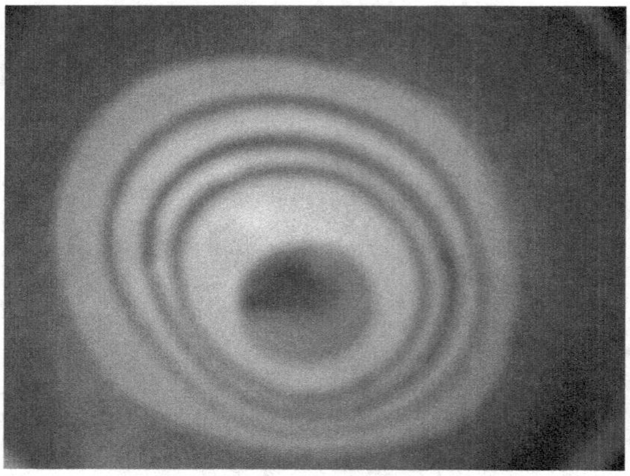

图 5-58　甲油色环

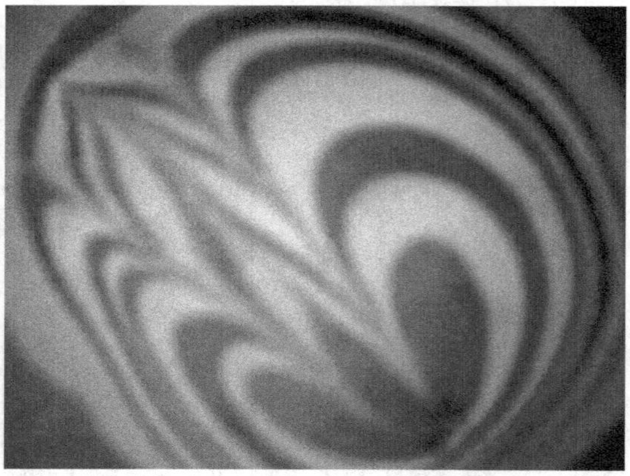

图 5-59　甲油图案

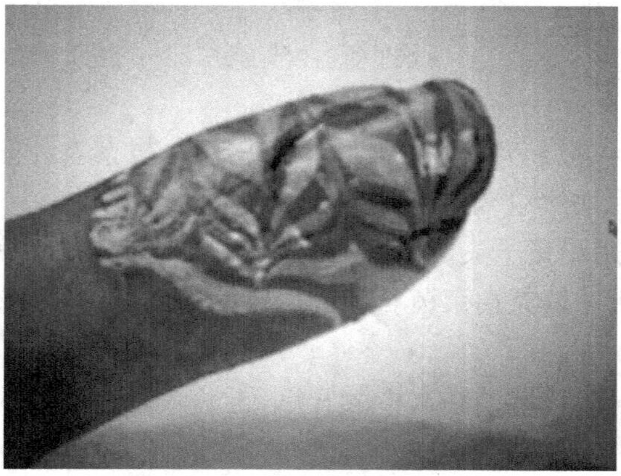

图 5-60　甲油拓印 1

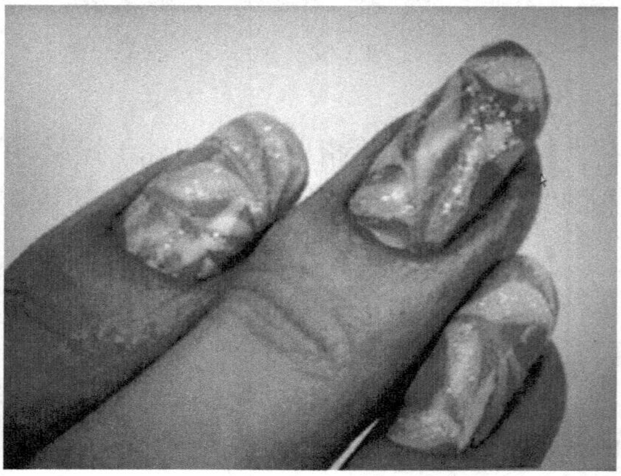

图 5-61　甲油拓印 2

(7) 在已绘好的指甲表面涂一层亮油，使指甲保持亮泽，并使粘贴物不易脱落。

(三) 指甲彩贴

指甲彩贴的操作方法如下：

1. 选择所需指甲彩贴　从纸贴板上剪下，浸入盛水的浅容器内，直至可将指甲彩贴背面的贴纸撕下为止(图 5-62)。

2. 修甲。

3. 涂底油。

4. 涂底色指甲油。

5. 用镊子夹起指甲彩贴，粘贴于指甲上适当的位置上，压实。选择、设计指甲彩贴图案应以简洁为宜，不宜在同一指甲上粘贴过多的彩贴(图 5-63)。

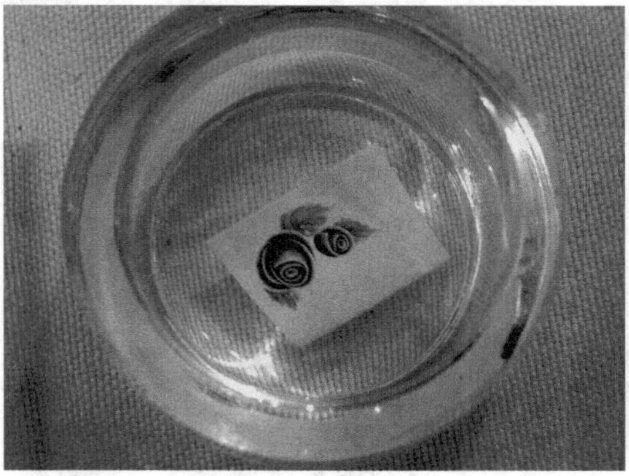

图 5-62　指甲彩贴 1

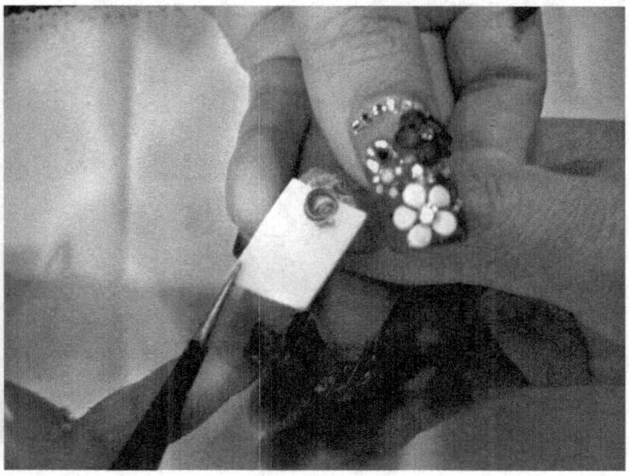

图 5-63　指甲彩贴 2

6. 在指甲上涂亮油，使指甲亮泽(图 5-64)。

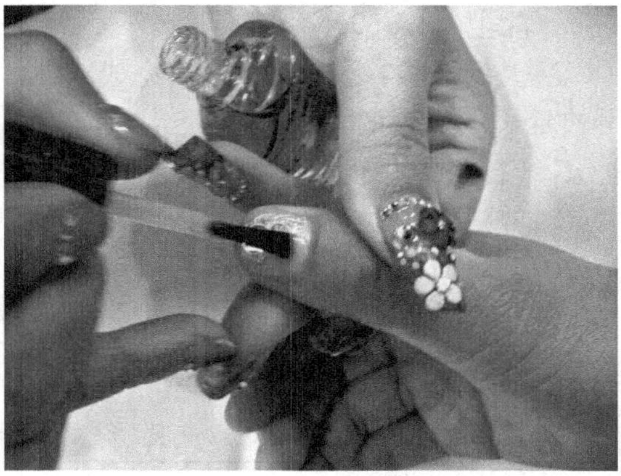

图 5-64　指甲彩贴 3

(四) 人工指甲

制作人工指甲的基本操作步骤如下：

1. 消毒

2. 去甲油或清洁指甲

3. 修整指甲前缘，除尘

4. 清洁指芯

5. 涂指皮软化剂

6. 推指皮

7. 剪指皮

8. 刻磨

9. 除尘

10. 选修甲片　根据顾客的指形，从小指开始依次选择好甲片，甲片宽度以甲沟宽度为准，甲片槽深度以盖住甲盖面为原则。如果条件不符，应预先将甲片进行修整后再进行粘贴。

11. 粘贴　在甲片背后注入甲片胶,左右转动甲片,以45°角将甲片槽轻卡在指甲前缘上,使甲片胶分布均匀。再轻微用力从后面往前面压,使其吻合,并适当校正歪斜(图5-65)。

12. 剪甲片　用U形剪根据顾客喜好,将指甲前缘剪到合适长度(图5-66)。

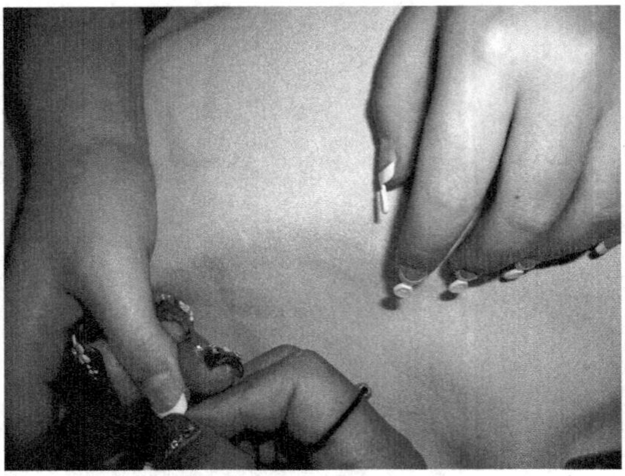

图5-65　粘贴假甲片

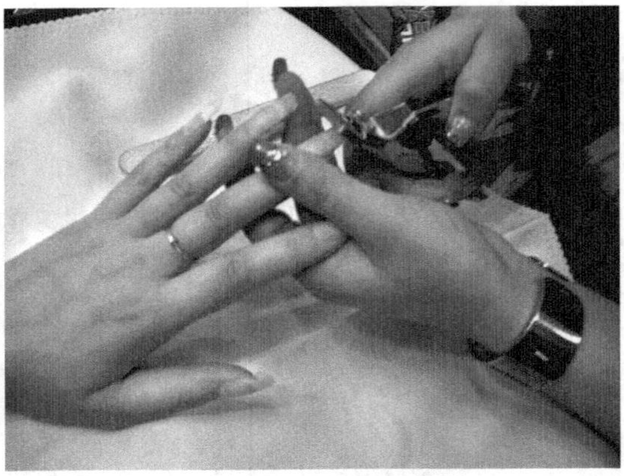

图5-66　剪甲片

13. 修形打磨(图5-67)

(五)水晶甲

1. 用品用具准备,见表5-3。

2. 水晶甲操作步骤:

(1) 消毒

(2) 刻磨(图5-68)

(3) 除尘(图5-69)

(4) 上纸托板:纸托板是用来完成指甲的延长和定型的。以45°角卡住指甲前缘,纸托板中心线与手指第一指关节中点对齐后,将纸托板压紧在指甲上(图5-70)。

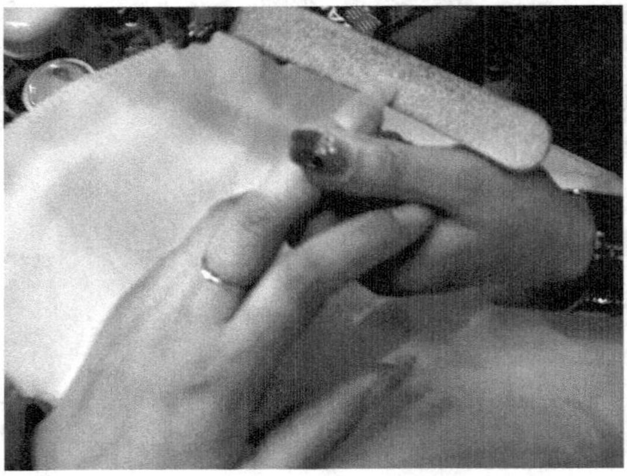

图5-67　修形打磨

(5) 涂消毒干燥粘合剂:从小指开始在所有的指甲表面两边涂消毒干燥粘合剂。第一遍要干,第二遍要湿(图5-71)。

表5-3　水晶甲用品用具

序号	名　称	序号	名　称
1	毛巾2条	7	指甲贴片1包
2	消毒水1瓶	8	水钻1包
3	洗甲水1瓶	9	亮光粉或亮光剂1瓶
4	全套用品、用具	10	纸托10张
5	白色、粉色、透明水晶粉各1瓶	11	消毒干燥粘合剂1瓶
6	水晶液1瓶	12	各种颜色指甲油及亮油

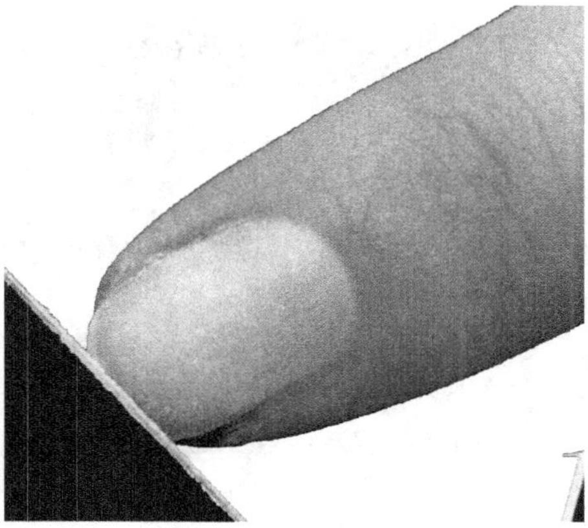

图 5-68　刻磨

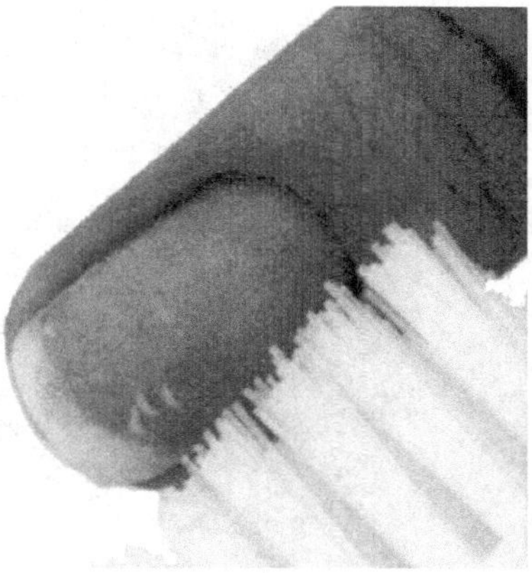

图 5-69　除尘

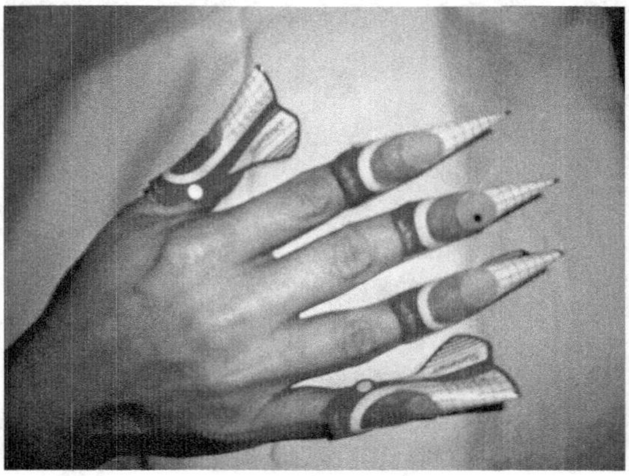

图 5-70　上纸托板

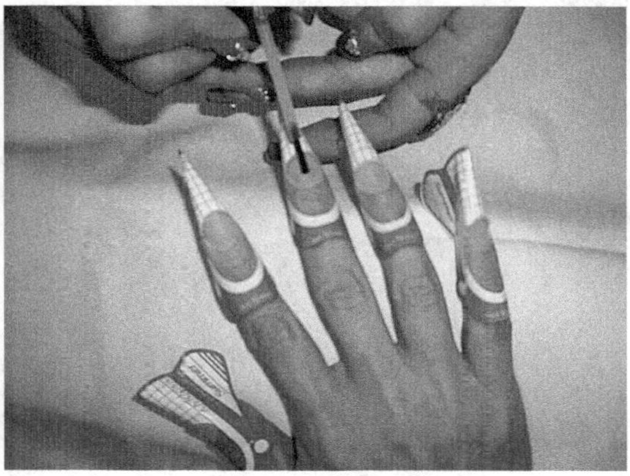

图 5-71　涂消毒干燥黏合剂

（6）制造水晶指甲

1）法式水晶甲：是在自然甲上敷以白色和粉色水晶甲脂，使做出来的指甲更加坚固耐磨，并呈现出水晶般的光泽。

第一笔：用水晶笔蘸取适量的水晶甲液与白色水晶甲粉，使其形成水晶甲脂球后，轻放在做指甲延长的纸托板上，用水晶笔将其拍平。

第二笔：用水晶笔取第二个粉色水晶甲脂球后，轻放在指甲前半部分，用笔身将其向前抹平。

第三笔：用水晶笔取第三个粉色水晶甲脂球，轻放在指甲后缘处，用笔身将其向前抹平，如同涂甲油。水晶甲脂应离指甲后缘 0.8mm 左右。

第四笔：用水晶笔取第四个粉色水晶甲脂球，注意流动性应好，覆盖在第一、二笔中间，迅速用笔尖将水晶甲脂抹平整个指甲表面。

2）透明水晶甲：透明水晶甲晶莹剔透，典雅大方。

第一笔，用水晶笔蘸取水晶甲液（图 5-72），透明水晶甲粉（图 5-73），形成水晶甲脂球时，放在指甲前半部及纸托板上，用笔身轻拍成形（图 5-74）。

第二笔，用水晶笔取第二笔水晶甲脂球，放在指甲的后半部。注意指甲后缘应留出约

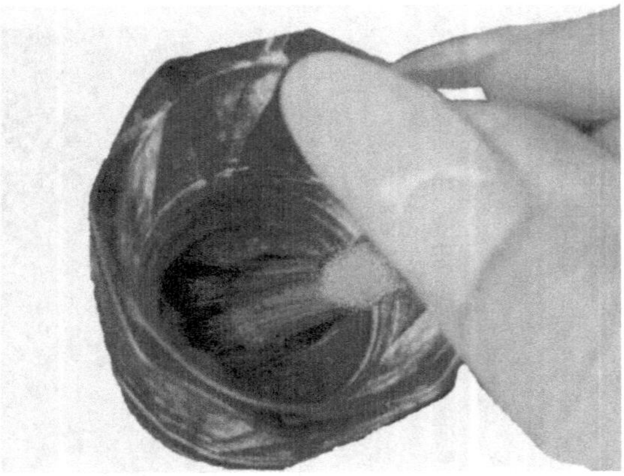

图 5-72　蘸取水晶甲液

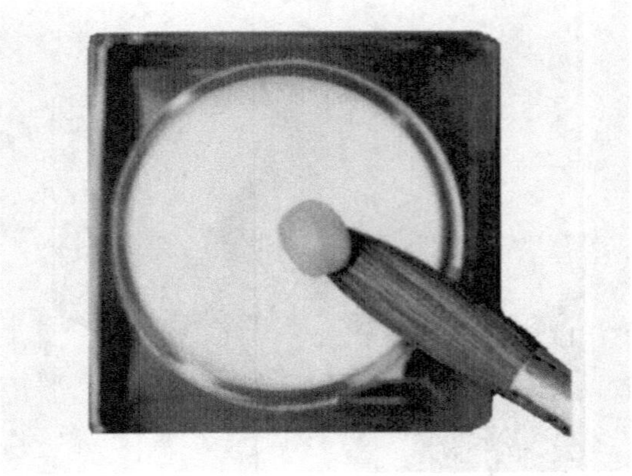

图 5-73　蘸取水晶甲粉

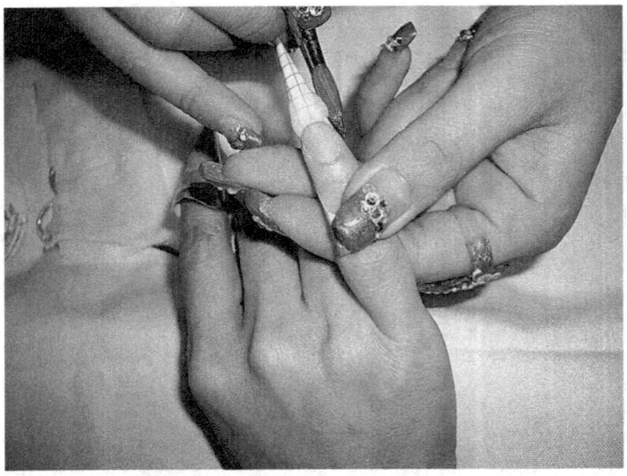

图 5-74　水晶甲第一笔

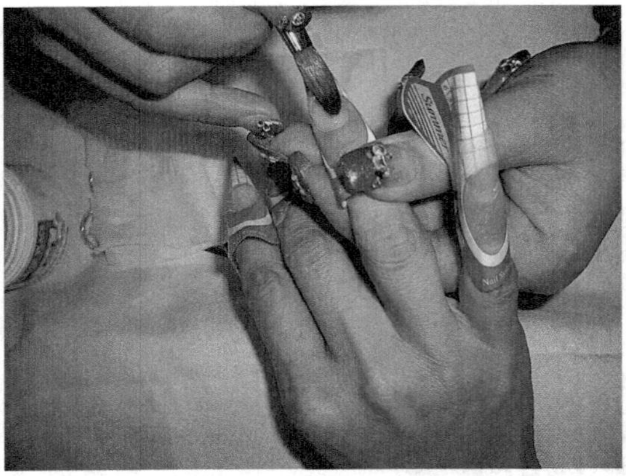

图 5-75　水晶甲第二笔

1mm 的距离。用笔尖由后向前抹平(图 5-75)。

第三笔,用水晶笔取第三笔水晶甲脂球放在第一,第二笔中间。注意流动性要好,迅速用笔尖由后向前抹均匀(图 5-76)。

待水晶甲干燥后,取下纸托(图 5-77)。

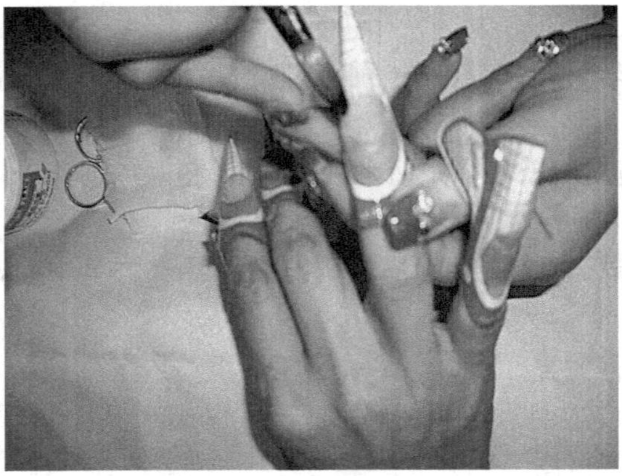

图 5-76　水晶甲第三笔

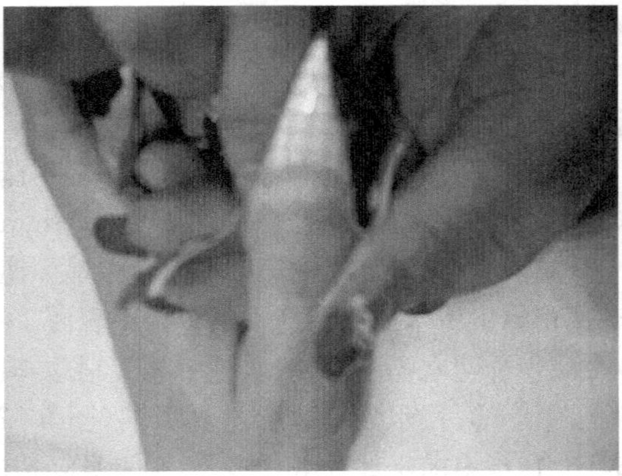

图 5-77　取下纸托

（7）修形-打磨两侧：先用100号砂条打磨出理想的甲形。再用180号砂条沿指甲表面曲度，均匀打磨出光滑表面(图5-78)。最后除尘，上营养油。

（8）抛光：先用抛光海绵去除水晶指甲表面的磨痕(图5-79)。再用三色抛光块按照黑、白、灰的顺序依次抛光，使贴片水晶指甲呈现亮泽；或者用专业抛光条抛光上蜡。

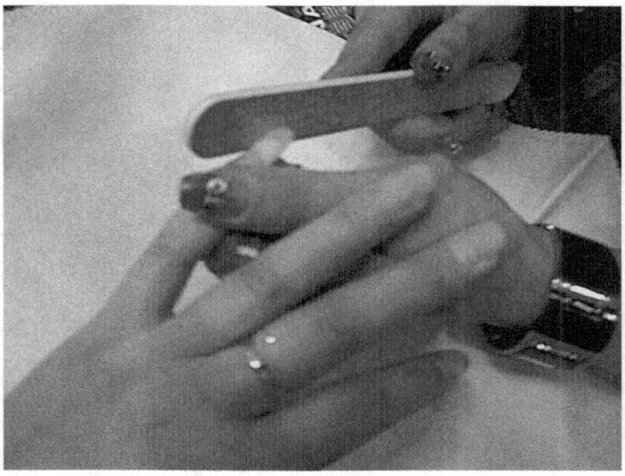

图5-78　修形打磨

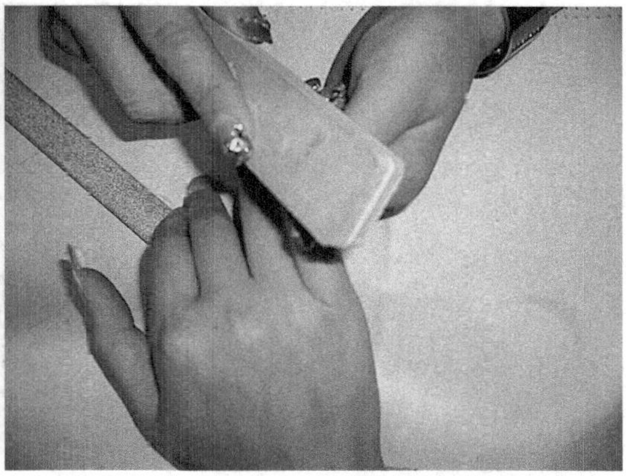

图5-79　抛光

（9）上底亮油或涂有色甲油，用角质护理油护理指甲边缘的皮肤。

（六）凝胶美甲

凝胶是黏稠的丙烯酸酯树脂的一种，几乎没有异味，不易引起过敏反应。凝胶具有可与紫外线发生反应而凝固、定型附着的特性，所以使用紫外线(UV)灯来固化它，一次硬化时间10秒至3分钟左右。所以凝胶美甲又称为光疗美甲。凝胶指甲在紫外线灯中固化的时间需根据产品说明书和美甲师的经验来决定，固化时间如果太短，凝胶指甲的光泽度不好；固化时间如果过长，凝胶指甲易碎易断，难以保持较长时间。凝胶柔软性好，与指甲紧密吻合，耐久性比较好。如果保护得当，凝胶美甲中的软胶美甲可以保持4～5个星期；硬胶美甲可以保持3～4个星期。

凝胶分为软胶和硬胶两种。硬胶可以延长指甲长度；软胶并不加长长度，但是色彩丰富，在自身的指甲上覆盖软质凝胶就像涂着指甲油一样漂亮，色泽美丽又有透明感。

1. 凝胶指甲用品用具准备，见表5-4。

表5-4　凝胶指甲用品用具

序号	名　称	序号	名　称
1	消毒水1瓶	7	纸托10张
2	先处理液1瓶	8	软凝胶、硬凝胶、各色彩色凝胶若干瓶
3	黏合剂1瓶	9	凝胶专用清洁剂1瓶
4	全套用品、用具	10	封层1瓶
5	基底凝胶1瓶	11	角质营养油1瓶
6	镭射粉和亮片各1瓶	12	卸甲液1瓶

2. 软胶美甲的操作方法

（1）用指甲锉修整指甲的长度和形状（图5-80）；对指甲表面、尖端和两侧进行轻度打磨；修整指皮，用角质锉将细小的角质层去除。

（2）用指甲刷将指甲屑仔细清理干净（图5-81）。指甲表面如果有残留的指甲屑，凝胶就会滑掉脱落，难以附着在指甲表面。

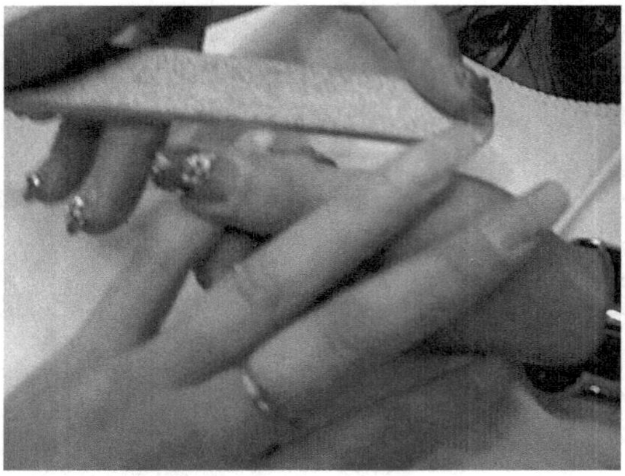

图5-80　修形打磨

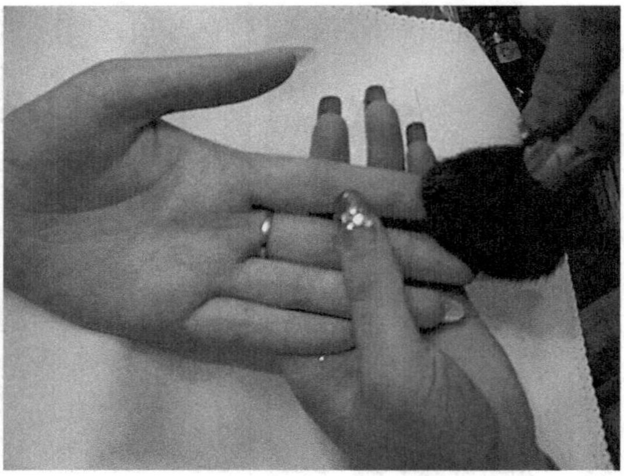

图5-81　除尘

（3）在整个指甲上涂上先处理液去除指甲表面的油分、水分，均匀地涂上基底凝胶（图5-82）；在UV灯中照射15秒钟左右，使其固化，注意手指不要倾斜。

（4）薄薄地均匀地涂上彩色凝胶（图5-83）。在UV灯中照射2分钟左右（图5-84），使其固化，注意手指不要倾斜。

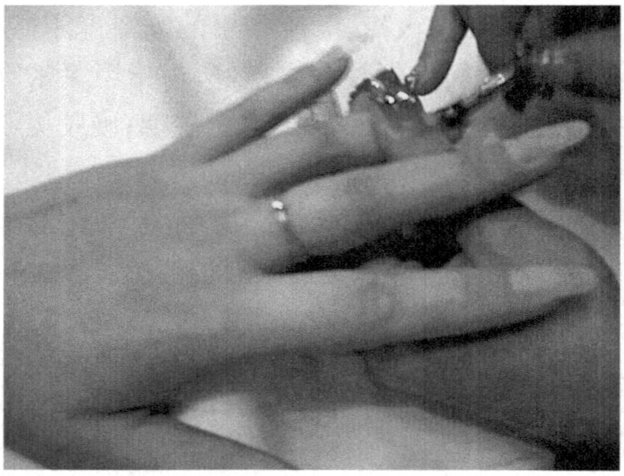

图5-82　涂基底凝胶

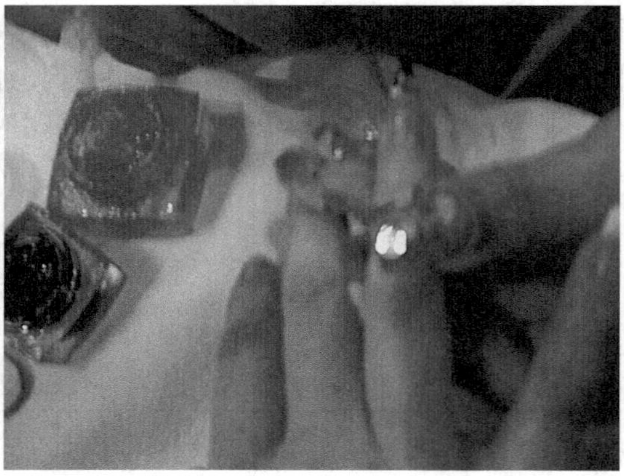

图5-83　涂彩色凝胶

（5）用棉片蘸专用清理液将未固化的凝胶彻底擦拭干净。

（6）上封层。

（7）涂角质营养油。

3. 软胶的卸除　软胶卸除的时候用棉片浸湿专用的卸甲液，放在指甲上面，并用铝箔包10～15分钟（图5-85），软胶就会溶解变软，用推皮棒轻轻一推就可以脱落下来（图5-86）。

4. 硬胶美甲的操作方法

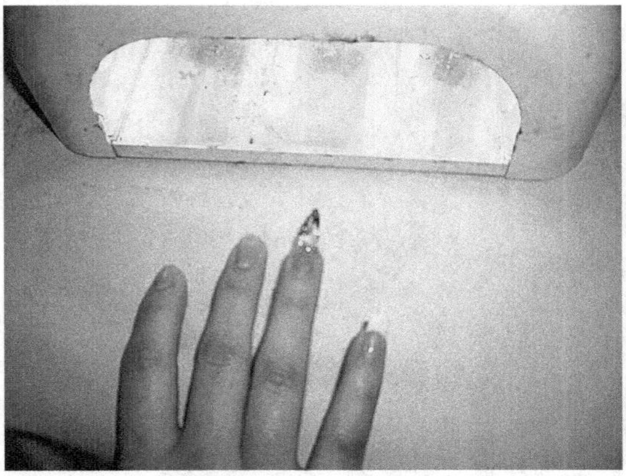

图 5-84 紫外线灯照射

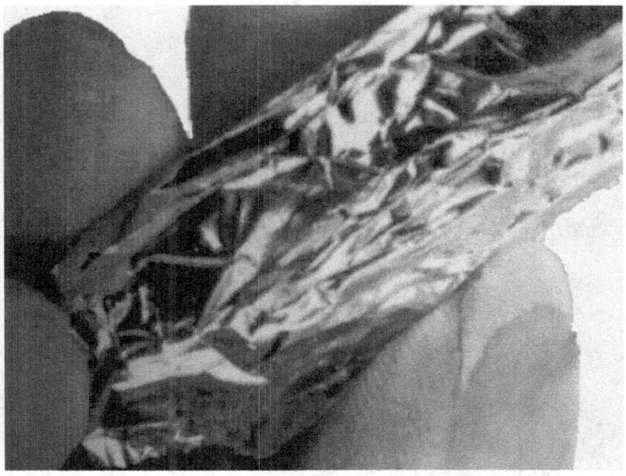

图 5-85 软胶卸除(1)

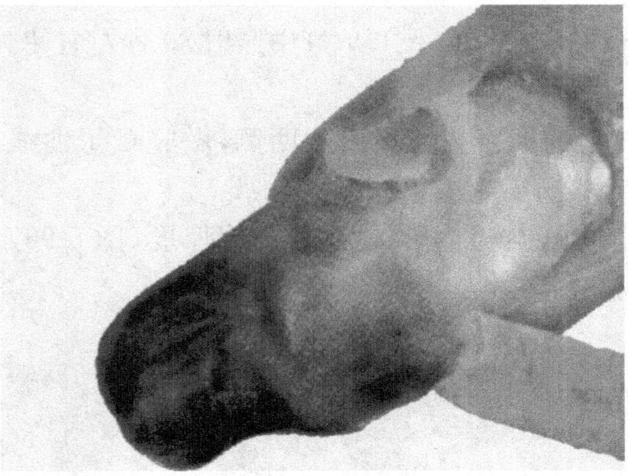

图 5-86 软胶卸除(2)

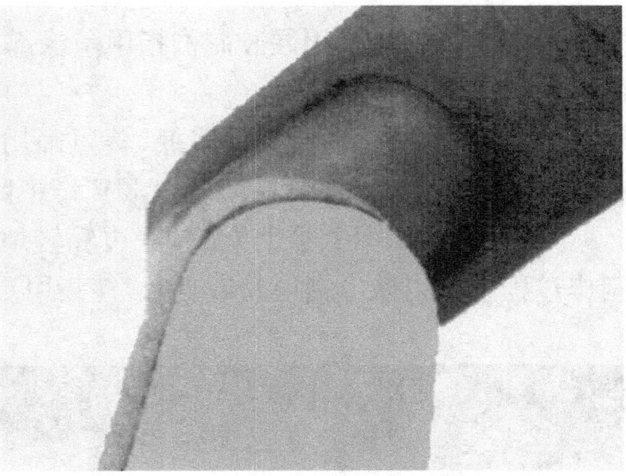

图 5-87 修形打磨

1）用指甲锉对指甲表面进行修磨，用指甲刷将指甲屑清理干净(图 5-87)。

2）首先在整个指甲上涂上先处理液去除指甲表面的油分、水分，防止凝胶滑动松脱；然后涂上粘合剂(图 5-88)。

3）均匀地涂上基底凝胶(图 5-89)，在 UV 灯中照射 2 分钟左右，使其固化(图 5-90)。

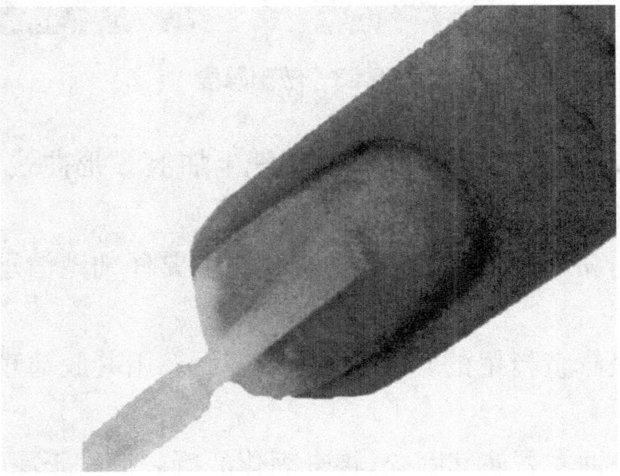

图 5-88 涂粘合剂

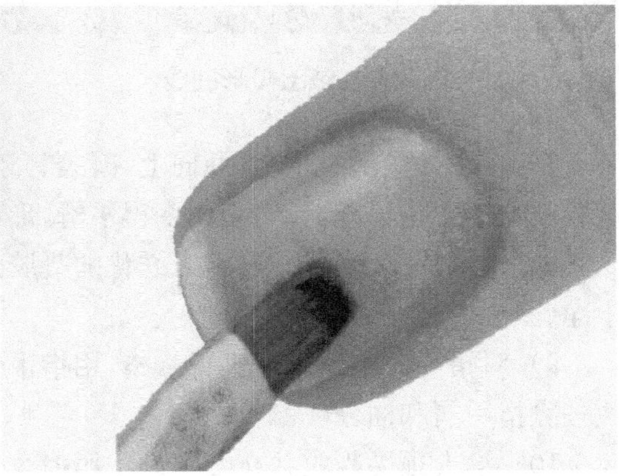

图 5-89 涂基底凝胶

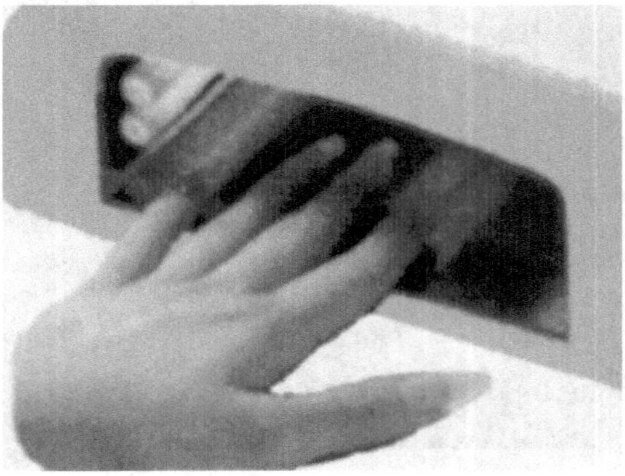

图 5-90 固化凝胶

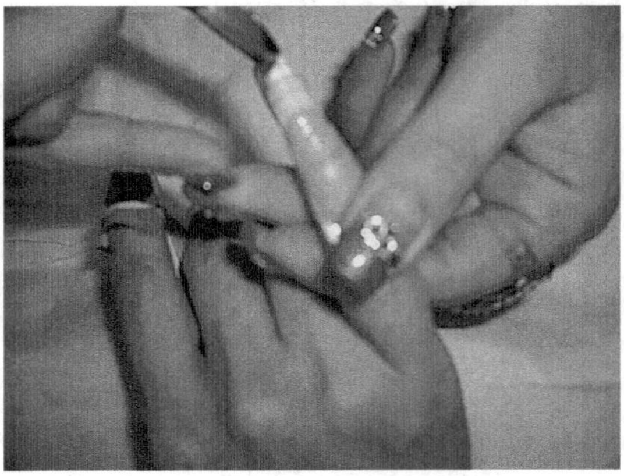

图 5-91 用硬凝胶延长指甲

4）戴上指甲托，用硬胶制作指甲前缘部分（图 5-91），放入 UV 灯中照射 30 秒左右使其假固化。

5）凝胶假固化后流动性降低，美甲师用双手的拇指挤压指甲的两侧，做成 C 形曲线，在强化点上放入夹钳（图 5-92），在 UV 灯中照射 3 分钟左右，使其固化。

6）在整个指甲上敷上凝胶，一边轻轻地滑动笔刷调整形状，一边做出厚度（图 5-93）。制作过程中可以撒上镭射粉或亮片，使指甲更美观。

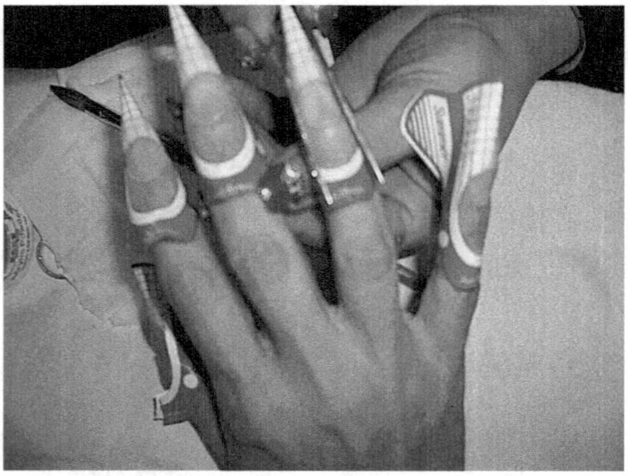

图 5-92 做出 C 形曲线

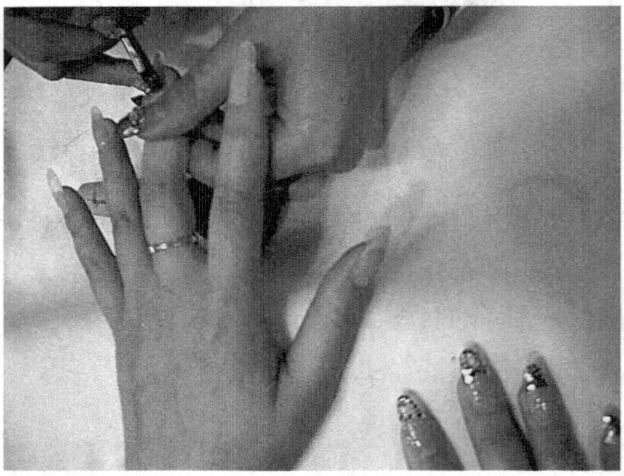

图 5-93 做出厚度

7）将手指颠倒过来，掌面向上，凝胶有自动平衡性能，如果在指甲托上加上 C 形曲线，凝胶就会顺着指甲托流动，表面变得平滑，形成漂亮的形状（图 5-94）。

8）用棉片蘸上清洁液，将未固化的凝胶的黏液擦拭干净，指甲的两侧也要仔细地清理干净（图 5-95）。

9）对指甲的整体形状进行修整，用指甲锉修整指甲的长度、侧面和表面。用凝胶清理液去除指甲屑和油分。

10）涂上顶层凝胶并在 UV 灯中照射 3 分钟左右使其固化，将未固化的凝胶擦拭干净。

11）用营养油进行保湿就可以了。

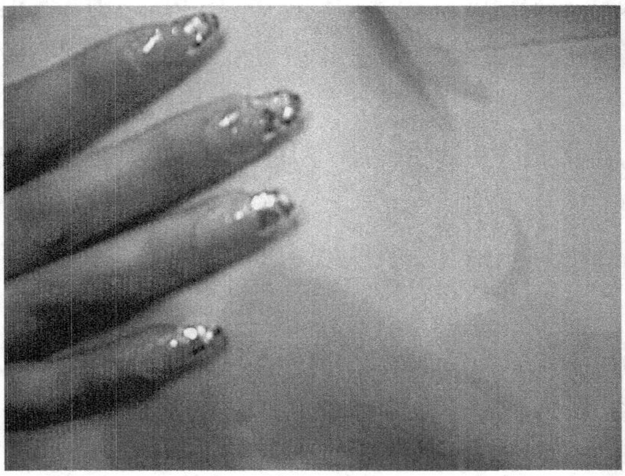

图 5-94　指甲成形

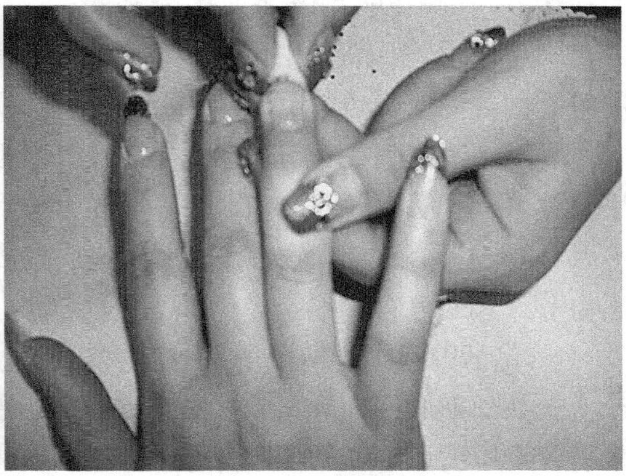

图 5-95　清洁未固化的凝胶

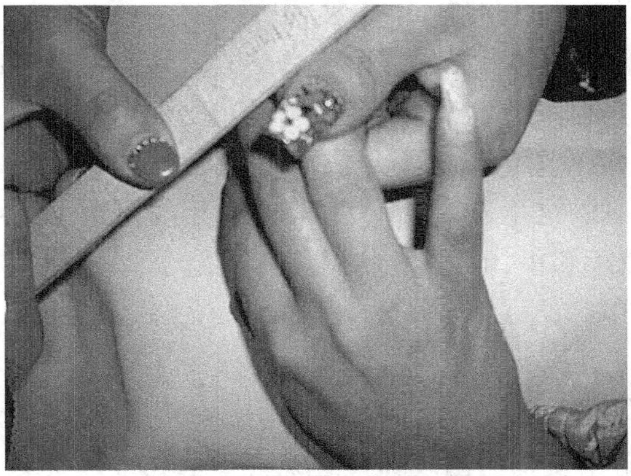

图 5-96　硬胶的卸除

5. 硬胶的卸除　硬胶卸除的时候需要使用指甲锉磨掉它，先用比较粗糙的指甲锉，再换成比较细的指甲锉打磨，磨得只留下很薄的凝胶(图 5-96)，最后再涂上修复液。

第五节　趾甲美容技术

足是人体审美的重要组成部分，而趾甲又在足部美感中占有重要的地位。形态正常、光亮润洁的趾甲对于足部的美感起着画龙点睛、锦上添花的修饰作用。夏季穿凉鞋的年轻女孩，在精心保养的脚趾娇嫩的皮肤上，有一双健康漂亮的趾甲，会给个人增加无限的魅力，也是夏天里一道美丽的风景。一位专业的美甲师需要了解并会处理常见的趾甲问题，从而决定是否能做趾甲修饰，以及怎样修饰。

一、影响趾甲健康的常见因素

1. 系统性疾病　有些系统性疾病会累及甲部，影响甲的形态和色泽。如银屑病、毛发红糠疹、毛周角化病、扁平苔藓等皮肤病可引起厚甲、小甲、甲萎缩、薄甲、甲凹点等；慢性心肺疾患、甲状腺功能亢进、溃疡性结肠炎等可发生杵状甲；冠心病、风湿热、甲状腺功能减退等可引起反甲、甲纵裂、甲凹点等；结核、恶性黑素瘤等可致甲部色泽改变，如白甲、黑甲、黄甲等。因此甲改变也能反映全身疾病。

2. 遗传因素　由于遗传因素引起的甲板异常很多，常见的有厚甲、先天性甲萎缩、缺甲、线状白甲、黄甲、甲反向胬肉等。

3. 物理因素　穿鞋过紧，长期压迫或过度修甲可致嵌甲、甲过度弯曲、钩甲、厚甲、甲下出血等。

4. 化学因素　长期服用某些药物或通过外部接触一些化学物质往往会引起甲的颜色改变。如长期服用四环素致甲黄染；过量服用金制剂、抗疟药等可致褐甲；过量摄取胡萝卜素引起全甲变黄等。长期接触染料、蒽林、间苯二酚、高锰酸钾及碱性洗涤剂引起甲变色。少数甲用化妆品及含甲醛的甲硬化剂可导致甲剥离。

5. 外伤　外伤是引起甲损害或甲变形的常见因素，也易引起甲部继发感染。常由外伤引起的甲损害有钩甲、甲肥厚、甲下出血、甲脱落、甲感染等。

6. 感染　由于趾甲易受外伤，易继发细菌或真菌的感染引起甲沟炎、甲真菌病等，导致趾甲板损害变形。甲部感染也可继发于末梢循环障碍、糖尿病、银屑病、湿疹等。

7. 营养因素　膳食中营养的供给量不足或消化系统疾病等导致的营养吸收和代谢障碍，都可导致营养素如蛋白质、维生素、微量元素等的缺乏，引起营养不良，进而导致甲部形态异常，如缺铁性贫血可发生脆甲、薄甲、匙状甲。其他由于营养因素导致的还有甲营养不良、软甲、反甲、甲纵嵴、白甲等。

二、常见的趾甲问题及处理方法

1. 趾甲瘀血　表现：趾甲受伤后出现蓝黑色斑点或者由于甲床瘀血使趾甲变成黑色。处理方法：如果未伤及趾甲母细胞，过几个月就会有新趾甲生成；如果瘀血的趾甲没有松动和疼痛，就可以涂指甲油或进行彩绘等装饰。

2. 趾甲分层剥离　表现：趾甲太干燥或用指甲钳剪趾甲使趾甲产生裂痕，便会造成趾甲分层剥离。处理方法：改用指甲锉刀修整趾甲长度。分层剥离部分使用指甲专用黏合剂进行指甲修复。

3. 甲沟破裂　表现：甲沟处皮肤破损，甲皮与甲盖分离。处理方法：用橄榄油或滋润油滋润护理。

4. 趾甲过厚　表现：趾甲通常比指甲要厚，特别是踇趾甲。趾甲受损或内伤也容易造成趾甲过厚。处理方法：用磨锉打磨过厚的甲面。

三、趾甲的护理

掌握正确的趾甲护理方法是防止甲病、甲变形、保持趾甲健美的重要保证。

（一）全身护理

健康的身体是防止甲病发生的重要保证。因此必须坚持体育锻炼，增强体质，改善心肺功能及全身血液循环和足部末梢循环；合理的膳食，为甲的健康生长提供必需的营养，保证食物中有均衡足够的营养成分，尤其要保证蛋白质、维生素及微量元素的含量。同时积极防治原发疾病，消除疾病对甲的影响。

（二）日常养护

1. 防止外伤，预防甲部变形及继发感染。细菌性甲沟炎可内服外用抗生素，念珠菌性甲沟炎及甲癣可内服伊曲康唑、特比萘芬等广谱抗真菌剂，外用复方酮康唑软膏、联苯苄唑软膏等。

2. 足趾末梢循环差者应注意足部保暖，治疗原发疾病，必要时使用血管扩张剂。

3. 养成定期剪修趾甲的习惯，剪修趾甲时避免修剪过短，不要从侧缘半环形修剪，以免发生嵌甲。

4. 避免鞋子太紧，避免趾甲游离缘的挤压，防止甲板变形。对于患钩甲、嵌甲者，穿鞋应以舒适为宜。

5. 避免接触易染色的化学药物和洗涤剂，选用优质的护甲剂及甲用化妆品，防止对甲板的损伤。

（三）趾甲专业护理程序

1. 修剪趾甲。

2. 在软皮及趾甲沟处涂上软化剂。

3. 用死皮推推趾甲后缘处死皮。

4. 剪去后缘多余的软皮及游离缘两侧的多余软皮。

5. 修锉甲面。

6. 用化妆棉蘸75%的酒精擦拭整个趾甲表面，消毒趾甲，去除趾甲表面的污垢及灰尘。

7. 涂底油。

8. 涂彩色甲油。

9. 涂亮油。

10. 涂趾缘营养油。

四、趾甲美容技术

趾甲美容的工具盒、基本技术与指甲美容技术相同，具体制作方法和技巧请参照上一节指甲美容技术中的相关内容。只是水晶甲、硬凝胶延长甲等技术较少运用于趾甲美容。以下方法更加常用：

1. 趾甲彩绘。

2. 趾甲彩贴。

3. 镶水钻。

4. 镶珠饰。

5. 粘贴莱茵石。

6. 粘贴亮片。

五、趾甲美容的禁忌证

1. 足癣　俗称“脚气”，通常表现为皮肤增厚粗糙，脱屑、炎症、瘙痒等，具有很强的传染性。足癣患者美甲会导致美甲工具和指甲油被真菌污染，从而将足癣传染给他人。

2. 甲癣　俗称“灰趾甲”，是最难治疗的趾甲疾病之一，具有传染性，可令趾甲逐渐增厚、变形，失去光泽，表面凹凸不平，边缘缺损。传染性强。

3. 甲沟炎　由细菌感染引起趾甲周围表皮或内部感染。

4. 趾甲萎缩　灰趾甲末期会出现这样的现象，或者受家族遗传影响。表现为：趾甲失去光泽，表面凹凸不平，趾甲越来越短，向趾甲周围的皮肤里萎缩。

（陈嬝嬝）

6 第六章

躯干部护理与减肥

第一节　躯干部应用解剖和美学观察

一、躯干骨

躯干骨包括脊柱和胸廓两部分。脊柱是人体躯干的支柱，具有支持头部，支持和保护胸、腹、盆部器官，完成各种运动的功能。胸廓除支持保护胸部内脏外，还有完成呼吸运动的功能。

1. 脊柱　脊柱位于背部正中，上端接颅骨，下端达尾骨尖，分颈、胸、腰、骶及尾五段，由24个椎骨、1个骶骨和1个尾骨组成。它们借韧带、软骨和关节连成一个完整的脊柱（图6-1）。

2. 胸廓　胸廓是胸腔壁的骨性基础和支架。胸廓由12个胸椎、12对肋骨和1个胸骨借关节、软骨连接而组成（图6-2）。

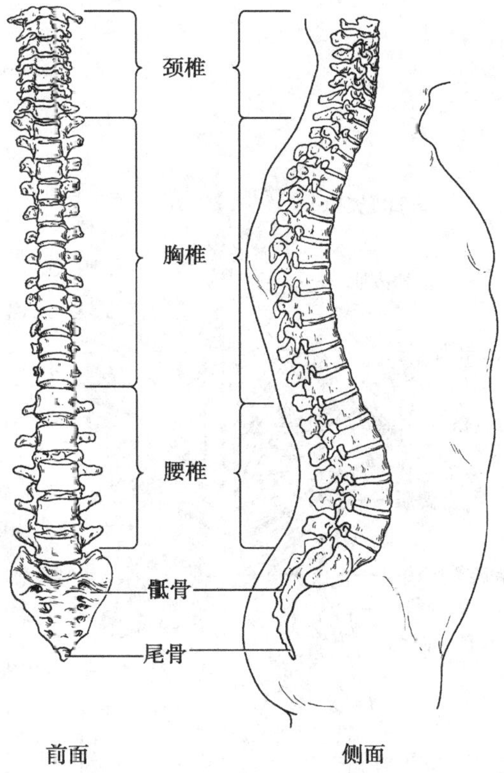

图6-1　脊柱

二、躯干肌

1. 背肌　背肌位于躯干后面，分浅、深两群。浅群肌有斜方肌、背阔肌、肩胛提肌、菱形肌、夹肌。深层肌有竖脊肌（图6-3）。

2. 胸肌　分胸上肢肌和胸固有肌。胸上肢肌有胸大肌、胸小肌、前锯肌。胸固有肌有肋间内肌、肋间外肌、肋间最内肌（图6-4）。

3. 腹肌　分前外侧群和后群。前外侧群有腹外斜肌、腹内斜肌、腹横肌、腹直肌。后群有腰方肌和腰大肌（图6-5）。

三、躯干部淋巴系统

胸壁的淋巴结：包括胸骨旁淋巴结、肋间淋巴结及膈上淋巴结等，收纳胸壁浅、深部的淋巴管，它们的输出管分别注入纵隔前、后淋巴结或参与支气管纵隔干及直接汇入胸导管。腹

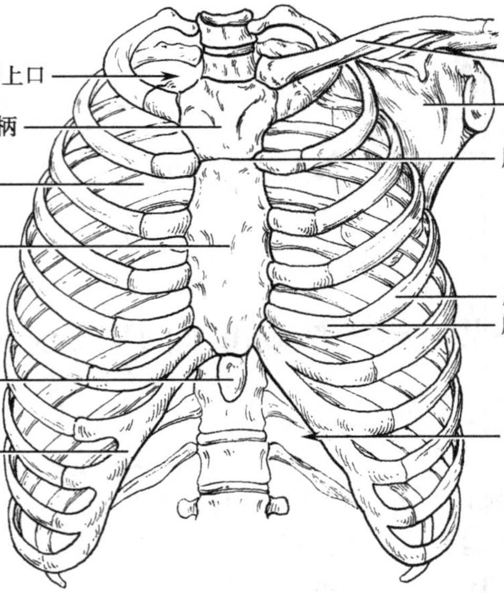

图 6-2　胸廓

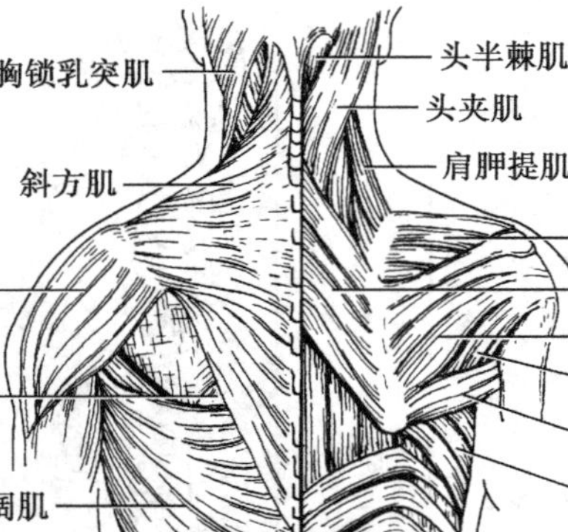

图 6-3　背肌

壁的淋巴管和淋巴结：脐平面以上腹前壁的淋巴管一般注入腋淋巴结，脐平面以下腹前壁的淋巴管一般注入腹股沟浅淋巴结。腹后壁的淋巴管注入腰淋巴结。腰淋巴结位于下腔静脉和腹主动脉周围，30～50 个之多，除收纳腹后壁淋巴管外，还收纳腹腔成对器官（肾、肾上腺、睾丸、卵巢等）的淋巴管及髂总淋巴结输出管。腰淋巴结的输出管汇合成左、右腰干，参与乳糜池的构成。

淋巴系统是循环系统的一个组成部分，由输送淋巴液的淋巴管和产生淋巴细胞和生成抗体的淋巴器官（包括淋巴结、扁桃体、脾、胸腺和消化管内的各种淋巴组织等）所组成。当血液经动脉运行至毛细血管时，其中部分液体物质透过毛细血管壁进入组织间隙，形成了组织液。组织液与细胞之间进行物质交换后，大部分经毛细血管静脉端吸收入血液，小部分含水分及大分子物质的组织液进入毛细淋巴管成为淋巴液。淋巴液沿各级淋巴管向心流动，并经过诸多淋巴结的滤过，最后汇入静脉。故淋巴系统可视作静脉的辅助结构。此外淋巴系统还能运送脂肪和其他大分子物质。淋巴器官和淋巴组织还可过滤淋巴液、参与免疫过程，是人体的重要的防

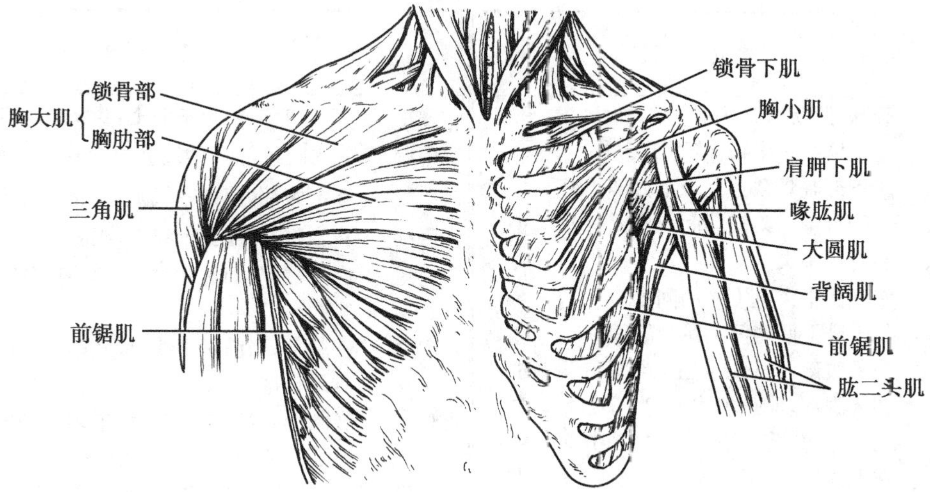

图 6-4　胸肌

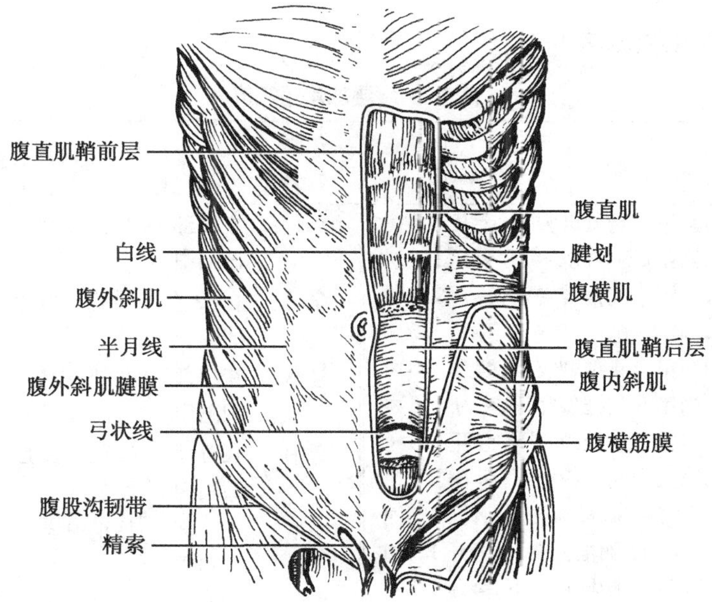

图 6-5　腹肌

护屏障。淋巴回流的顺畅与否对于防止水肿有重要意义，对维持血管内外的水平衡起了重要作用。

有人认为采用淋巴引流手法加上天然香薰精油可能能帮助巨噬细胞处理有害物质，保持淋巴循环的通畅。

四、躯干部穴位

1. 胸腹部常用穴位（表 6-1）

表 6-1 胸腹部常用穴位

穴位名称	位置	穴位名称	位置
天枢穴	腹部，肚脐旁开 2 寸	建里	在上腹部，前正中线上，当脐中上 3 寸
气海穴	位于体前正中线，脐下 1 寸半	中脘	在上腹部，前正中线上，当脐中上 4 寸
曲骨穴	腹下部耻骨联合上缘上方凹陷处	上脘	在上腹部，前正中线上，当脐中上 5 寸
膺窗穴	在胸骨中线第三肋间玉堂穴旁开 4 寸	巨阙	在上腹部，前正中线上，当脐中上 6 寸
乳中穴	在乳头中央	鸠尾	在上腹部，前正中线上，当胸剑结合部下 1 寸
乳根穴	在乳头中央直下一肋间处	中庭	在胸部，当前正中线上，平第 5 肋间，即胸剑结合部
期门穴	位于乳下两肋间当第六肋间	膻中	在胸部，当前正中线上，平第 4 肋间，两乳头连线的中点
中极	在下腹部，前正中线上，当脐中下 4 寸	玉堂	在胸部，当前正中线上，平第 3 肋间
关元	在下腹部，前正中线上，当脐中下 3 寸	紫宫	在胸部，当前正中线上，平第 2 肋间
石门	在下腹部，前正中线上，当脐中下 2 寸	华盖	在胸部，当前正中线上，平第 1 肋间
阴交	在下腹部，前正中线上，当脐中下 1 寸		
神阙	在腹中部，脐中央		
水分	在上腹部，前正中线上，当脐中上 1 寸		
下脘	在上腹部，前正中线上，当脐中上 2 寸		

2. 背腰部常用穴位（表 6-2）

表 6-2 背腰部常用穴位

穴位名称	位置	穴位名称	位置
大杼	在背部，当第 1 胸椎棘突下，旁开 1.5 寸	腰阳关	在腰部，当后正中线上，第 4 腰椎棘突下凹陷中
风门	在背部，当第 2 胸椎棘突下，旁开 1.5 寸	命门	在腰部，当后正中线上，第 2 腰椎棘突下凹陷中
肺俞	在背部，当第 3 胸椎棘突下，旁开 1.5 寸	悬枢	在腰部，当后正中线上，第 1 腰椎棘突下凹陷中
厥阴俞	在背部，当第 4 胸椎棘突下，旁开 1.5 寸	脊中	在背部，当后正中线上，第 11 胸椎棘突下凹陷中
心俞	在背部，当第 5 胸椎棘突下，旁开 1.5 寸	中枢	在背部，当后正中线上，第 10 胸椎棘突下凹陷中
督俞	在背部，当第 6 胸椎棘突下，旁开 1.5 寸	筋缩	在背部，当后正中线上，第 9 胸椎棘突下凹陷中
膈俞	在背部，当第 7 胸椎棘突下，旁开 1.5 寸	灵台	在背部，当后正中线上，第 6 胸椎棘突下凹陷中
肝俞	在背部，当第 9 胸椎棘突下，旁开 1.5 寸	神道	在背部，当后正中线上，第 5 胸椎棘突下凹陷中
胆俞	在背部，当第 10 胸椎棘突下，旁开 1.5 寸	身柱	在背部，当后正中线上，第 3 胸椎棘突下凹陷中
脾俞	在背部，当第 11 胸椎棘突下，旁开 1.5 寸		
胃俞	在背部，当第 12 胸椎棘突下，旁开 1.5 寸		
三焦俞	在腰部，当第 1 腰椎棘突下，旁开 1.5 寸		
肾俞	在腰部，当第 2 腰椎棘突下，旁开 1.5 寸		
气海俞	在腰部，当第 3 腰椎棘突下，旁开 1.5 寸		
大肠俞	在腰部，当第 4 腰椎棘突下，旁开 1.5 寸		
关元俞	在腰部，当第 5 腰椎棘突下，旁开 1.5 寸		
小肠俞	在骶部，当骶正中嵴旁 1.5 寸，平第 1 骶后孔		
膀胱俞	在骶部，当骶正中嵴旁 1.5 寸，平第 2 骶后孔		

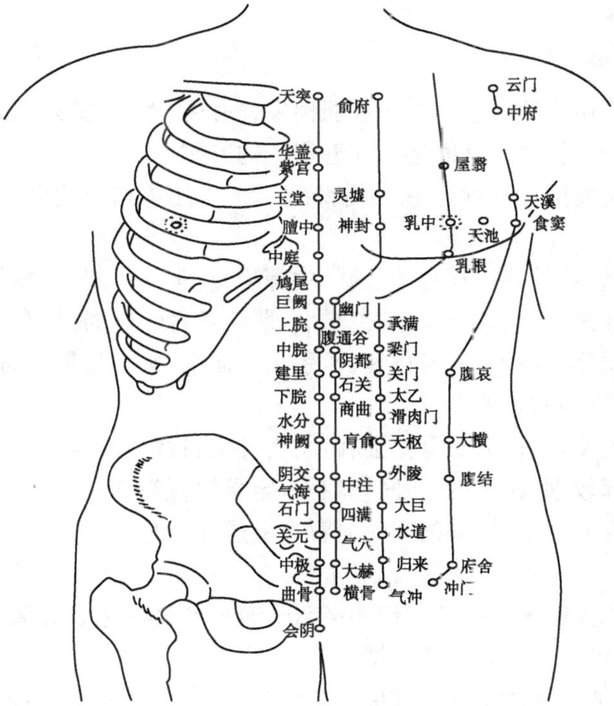

图 6-6　躯干前部穴位

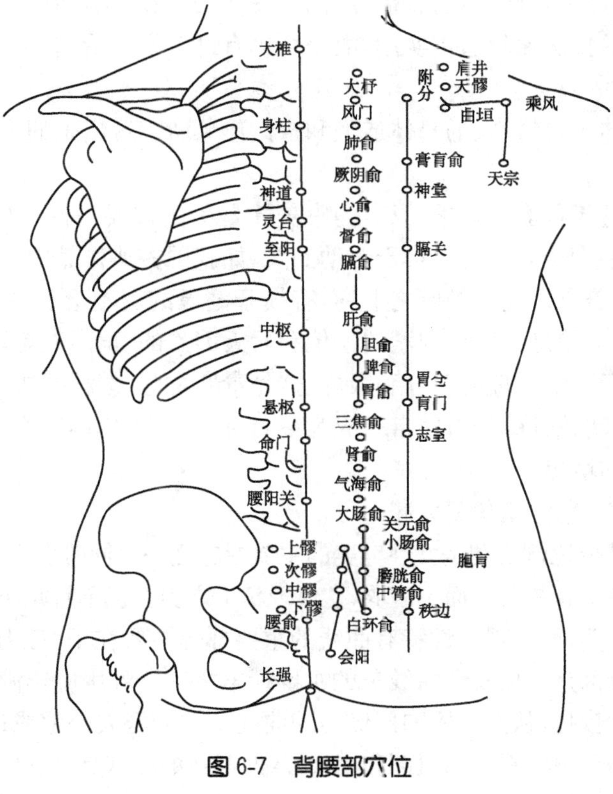

图 6-7　背腰部穴位

五、美学观察

（一）体型的分类

体型的类型主要由人体的脂肪蓄积和肌肉发育程度、遗传的影响和环境因素等决定，因此，体型不是一成不变的，而且其间还存在着很大的差别。

20 世纪 20 年代德国精神病学家克雷奇摩尔把人的体格分为四种类型：肥胖型、瘦长型、健壮型和畸异型。

肥胖型又称丰满型，其特征是身体矮胖，中等身材，头部呈圆形，颈部粗短，胸廓宽大，腹部发达，腰围大，四肢短小，脂肪丰富，肤色滋润，肌肉和骨骼软弱，肩窄而躯干粗。

瘦长型又称虚弱型，其特征是身材瘦长，手足长而细，头小且鼻梁高，胸扁平，肤色苍白，骨骼和肌肉纤弱，皮下脂肪较差。

健壮型又称骨肉型，其特征是身材强壮，肌肉发达，骨骼隆起，颈长而粗，肩宽，胸部发育良好，下腹扁平，腰部较细，四肢发达，肤色较好，全身发育匀称。

畸异型又称发育异常型，用来描述明显背离上述几种基本类型的个体，其特征是发育不正常，畸形。

由于克雷奇摩尔的影响，在 20 世纪 40 年代，美国心理学家谢尔顿根据胚胎学原理，又将人分成内胚叶型、中胚叶型和外胚叶型。

内胚叶型，其特征是身体柔软呈球形，积有大量皮下脂肪，四肢较短，内脏发达，尤其是消化系统。

中胚叶型，其特征是骨骼和肌肉发达，躯干呈倒三角，肩宽阔，胸大于臀。

外胚叶型，其特征是身体细长，骨骼、肌肉不发达，四肢较长，脂肪很少，臀部不突出。

因克雷奇摩尔的提法比较通俗实用，故至今仍有许多学者沿用。

（二）形体美

形体美也称人体美，是指人的身体造型和自然形象所表现出来的形式美，即人的外在全身姿容仪态的美。

形体美是现代青年普遍的追求，只有健康美才是美的首要条件。形体美是一种天然健康的美。我国古代多少美人都是出自于劳动妇女，如我国古典作品中的浣纱女西施，采桑女罗敷，侍女貂婵等。美是建立在健康之上的，有损于健康的美不会长久，也不可能是真正的美。一个人的身材、容貌是与先天因素的遗传和后天因素的营养、锻炼以及健康状态密切相关的。形体美来源于科学合理的营养和锻炼，这是青春常驻、健美持久的重要因素。现代青年人主要靠劳动、运动、锻炼，努力使自己成为一名身体健康、比例协调、充满活力的人，才能使形体美进入更高的境界。

（三）普通成年女性形体健美标准

女性体型的各部分比例协调是女性健美的主要标志之一。同时女性体型应该丰满而不肥胖，这体现了健康美；或者是苗条而不瘦弱，这体现精干之美。但不管是丰满还是苗条，都应该具有女性特有的曲线美，而体现女性特有曲线的重要部分主要在于“三围”，即胸围、腰围和臀围。丰满而挺拔的胸部是构成女性曲线美的主要标志之一。乳房应丰满而富有弹性，并应有适度发达的胸肌作为依托，从而构成胸部优美的曲线。过分肥大松弛或过分干瘪的乳房都将影响女性的体形健美。坚实平坦的腹部和稍微纤细、苗条的腰部是女性曲线美的又一标志，因为这样才能显现出腰部优美的曲线。腰腹周围过多地堆积着皮下脂肪，无疑会使人显现得臃肿难看。丰满而适中的臀部能构成女性形体又一优美的曲线。臀部过分肥大同样会显得臃肿，有损于体形健美；反之，过于瘦小的臀部则表现不出体形的曲线。修长而有力的四肢也是女性形体美不可缺少的一部分。腿部应略长于躯干，这样就显得修长而苗条；腿部既不能粗胖，也不能瘦长，而应有结实的肌肉，才能显现出腿部优美的曲线。因此，健美的体形首要的是各部位比例匀称协调。下面介绍普通女性成年健美体围标准（表 6-3）。

表 6-3　普通成年女性形体健美标准

身高(厘米)	体重(千克)	扩展胸围(厘米)	腰围(厘米)	臀围(厘米)
152～155	47.5	88	58	88
155～158	48.5	88	58	88
158～161	50	89	59	89
161～163	51.5	89	59	89
163～166	53	90	60	90
166～169	54.5	90	60	90
169～171	56	92	61	92
171～174	58	92	61	92
174～176	60	94	64	94
176～180	61.5	98	66	96

（四）普通成年男性形体健美标准

以下是男性健美三个基本标准：

1. 肌肉发达，体魄健壮　肌肉是人体力量的源泉，同时也是力的象征，因此，健美的体型、健壮的体魄是和发达的肌肉密切相关的。在艺术家、人类学家和体育家的眼里，发达的肌肉和健壮的体魄是人体美的重要因素。

（1）有了发达的颈肌能使人颈部挺直，强壮有力；发达的胸肌（胸大肌、胸小肌）能使人的胸部变得坚实而挺拔；

（2）发达的肱二头肌、肱三头肌及前臂肌群，可使手臂线条、鲜明，粗壮有力；

（3）覆盖在肩部的三角肌可使肩部增宽，加上发达的背阔肌，就会使躯干呈美丽的V形；

（4）有力的骶棘肌能固定脊柱，使上体挺直，不致弓腰驼背；

（5）发达的腹肌能增强腹压，保护内脏，有利于缩小腰围，增强美感；

（6）发达的臀部肌肉和有力的下肢肌肉，能固定下肢，支持全身，给人以坚定有力之感。

总之，发达而有弹性的肌肉是力量的源泉，也是健美的象征。

2. 体型匀称，线条鲜明　体型分成胖型、瘦型和肌型（或运动型）三类。

（1）胖型：其特点是上（肩宽）下（臀围）一般粗，躯干像个圆水桶，腰围很大。腹壁的脂肪很厚，在腰两侧下垂，腹部松软，肚脐很深。胸部的脂肪多而下坠，有些女性化。一般都短粗颈、双下巴。体重往往超过标准体重约 30%～50%。

（2）瘦型：其特点和胖型相反，腰围很小，躯干上小下大，肩窄，胸平。四肢细长，肌肉不丰满，线条不明显。颈部细长，无双下巴。体重小于标准体重 25%～35%。

（3）肌型（运动型）：其特点是肩宽、臀小，背阔肌大，上体呈倒三角形。腰围较细，腹部肌肉明显。四肢匀称，肌肉发达。颈部强壮有力，无双下巴。体重少于或超过标准体重5%左右。

3. 精神饱满，坚韧不拔　精神饱满其外在的表现是皮肤健美、姿态端正、动作潇洒，其内在的表现则是富有朝气、勇敢顽强、坚韧不拔。

（1）皮肤健美：这是人体美的重要表征。的确，皮肤是健康状况的镜子，红光满面气色好的人才有精神；相反，脸色发灰精神疲惫的人，往往是身体衰弱多愁善感的病人。红润光泽的肌肤和经常锻炼、适当的营养、正常的生活习惯以及乐观的情绪等因素有关。我们应注意经常锻炼身体，保护好皮肤。

（2）姿态端正，动作潇洒：中华民族有着悠久的文明历史，历来重视人的一言一行、一举一动。

优美的坐姿应该是抬头、挺胸、直腰、收腹。切忌含胸弓背，因为这是造成脊柱弯曲、腰背疼痛的病因，而这样的坐姿也必然会使人显得精神萎靡不振。

优美的站姿应该"三挺一睁"，即挺颈、挺胸、挺腿，两眼圆睁。要目视前方，头颈、躯干和脚在一条垂线上，两臂自然下垂。切忌弓腰挺腹，过分偏移重心至一腿的站姿。长期这样会造成脊柱变形、一肩低垂等毛病。

优美的走姿不是一摇三晃，也不是八字横行，而应该保持身体挺直、挺胸宜腰、微收小腹的姿态，膝和足尖始终正对前方行进，两臂自然摆动，步伐稳健而均匀。

总之，优美的姿态和潇洒的动作，既符合人体解剖学和生理学的规律，又能给人以健美的印象。

（3）勇敢坚定，坚韧不拔。中华民族历来重视人的精神气质，在赞美英雄的形象和力量的同时，总要更突出地称颂英雄的宏伟气魄。人是一个有机的统一的整体，同样，人体美也同外部表现的形体美和内在体现出的精神气质美和谐统一，两者有机结合才能称得上真正的健美。

以下是普通成年男性健美标准的常用参数：

胸腰比：胸腰比是健美体型的主要参数。理想的胸腰比为：1.50＜胸围度（厘米）/腰围度（cm）＜1.60；

腰臀比：腰围度（cm）/臀围度（cm）＝0.80；

男性体重（kg）＝（身高厘米数－80）×0.7；

理想体重：运算结果在±10%以内。

第二节　躯干部皮肤护理

躯干部的皮肤比较平展和厚实，与面部皮肤相比，对损伤有一定的抵抗力。

一、躯干部皮肤护理方法

1. 清洁　清洁皮肤是保养皮肤的第一步骤，是保养皮肤的关键。洁肤可促进皮肤的新陈代谢，增加皮肤的吸收功能，预防皮肤疾病，延缓皮肤衰老和皱纹产生。清洁皮肤有单纯用水洗，也有用沐浴露、清洁霜、香皂等清洗。中性皮肤可每天清洁1次，或隔天1次；干性皮肤宜2～3天1次;油性皮肤宜每天1次。总之以保持支肤清爽为宜。清洁皮肤用的水最好是温水,约36℃,油性皮肤者可以温度稍高,干性皮肤者可稍低。

注意事项:①洗刷不能太用力,用力过度皮肤易出黑斑;②根据具体情况,选择适当的洁肤用品:日晒后,皮肤仍留有刺热感,此时可选择非刺激性的滋润清凉浴液,有条件的可以使用冰袋作轻柔擦浴;运动后,身体仍处于排汗状态时,切勿急着淋上冷水浴,这会阻碍体内废物排泄,应静坐约15分钟,用毛巾抹去表面汗水后,以40℃左右的温水作淋浴,此时可选择含薰衣草等香味的浴露,镇静安神配方对驱赶疲劳十分有效;淋雨后,皮肤容易发痒,这是由于身体汗水混上微酸性雨水后产生的反应,此时可先用温水冲净身体2分钟,再涂上中性或微碱性的肥皂以作中和。

2. 去角质　一般每两周可以使用背部去角质的按摩膏,轻轻按摩,去除角质,使肌肤呼吸顺畅。

3. 涂保湿化妆品　去完死皮后,涂保湿化妆品。如果皮肤并不是十分干燥,可以选择比较水性的润肤乳,但是如果皮肤非常干燥,则要使用含油分较多的保湿剂。

(1) 一般保湿化妆品:可选用润肤乳、润肤奶液,在清洗后、水分未干之前薄薄地涂抹一层于皮肤上,这样可以促进营养成分的吸收,使皮肤柔软光滑,富有弹性,延缓老化。

(2) 防止皮肤水分蒸发的油脂保湿法:即皮肤涂以凡士林一类的矿脂,可以把皮肤密封起来,使皮肤里的水分不会蒸发掉。其缺点是太油腻,容易脏。

(3) 吸收外界水分的吸湿保湿法:如甘油、山梨醇、丙二醇、聚乙二醇等等。它们有吸水性,把水分从大气层中吸到皮肤里来。如甘油是吸水性的,有保湿功能,但不能用纯的,纯的反而把皮肤里的水也吸走了,要配成1∶3的比例,一般处方中加10%～15%甘油,有油性,又吸水。

(4) 结合水合作用的水合保湿法:如胶原质、玻尿酸等。它们是亲水性的物质,会形成一种网状结构,将游离的自由水变成网内结合水。

(5) 修复角质细胞的修复保湿法:通过提高皮肤的保护功能来达到保湿的目的,如各种维生素A、C、E和B_5、果酸等。

4. 防晒　紫外线是造成皮肤老化、变黑的最常见的原因。阳光中的紫外线为不可见光,依波长的不同分为3个区段:①UVA区,长波紫外线,约占10%～20%,它是令皮肤提前衰老的最主要原因,可穿透真皮层,使皮肤晒黑,并导致脂质和胶原蛋白受损,引起皮肤的光老化甚至皮肤癌,其作用缓慢持久,具有累积性,故被称为“年龄紫外线”,不受窗户、遮阳伞等的阻挡,即使阴天下雨也如此;②UVB区,中波紫外线,约占80%～90%,它可到达真皮层,使皮肤被晒伤,引起皮肤脱皮、红斑、晒黑等现象,但它可被玻璃、遮阳伞、衣服等阻隔;③UVC区,短波紫外线,它不能到达地面,因为它在通过臭氧层时已被吸收。

防晒方法:遮阳和外涂防晒品。衡量防晒霜效能的指标常用的有SPF(防晒系数):SPF(Sun Protection Factor)表明防晒用品所能发挥的防晒效能的高低。它是根据皮肤的最低红斑剂量来确定的。皮肤在日晒后发红,医学上称为“红斑症”,这是皮肤对日晒作出的最轻微的反应。最低红斑剂量,是皮肤出现红斑的最短日晒时间。使用防晒用品后,皮肤的最低红斑剂量会增长,那么该防晒用品的防晒系数SPF则为:

SPF=最低红斑剂量(用防晒用品后)/最低红斑剂量(用防晒用品前)

SPF虽然是防晒的重要指标,但并不表示SPF值越高,保护力就越强。例如SPF15有

93%的保护能力，而SPF34却只有97%的保护能力，而且，SPF值越大，其通透性越差，会妨碍皮肤的正常分泌与呼吸，容易产生阻塞毛孔的现象，甚至滋生暗疮和粉刺。根据皮肤医学专家的研究，以东方人的肤质来说，日常防护可选用SPF10～15的防晒品；如果从事游泳、打球等户外休闲活动，SPF20就足以抵抗紫外线的伤害，而不会给肌肤造成负担；换言之，最适当的防晒系数是介于SPF15到SPF30之间即可。

PA是1996年日本化妆品工业联合会公布的“UVA防止效果测定法标准”，是目前日系商品中最广泛被采用的标准，防御效果被区分为三级，即PA＋、PA＋＋、PA＋＋＋，PA＋表示有效、PA＋＋表示相当有效、PA＋＋＋表示非常有效。

使用防晒品的注意事项：①选择适当系数的防晒品：SPF值越高，防晒时间越长。日常护理、外出购物、逛街可选用SPF5～8的防晒用品，外出游玩时可选用SPF10～15的防晒用品，游泳或做日光浴时用SPF20～30的防水性防晒用品。②使用时间要恰当：防晒品不能在上妆前使用，也不可临出门才涂防晒霜。防晒品跟一般的护肤用品一样，需要一定时间才能被肌肤吸收，所以出门前10～20分钟应涂防晒霜，而去海滩前30分钟就应涂好。③使用量要足够：通常防晒品在皮肤上涂抹量为每平方厘米2毫克时，才能达到应有的防晒效果，且SPF值不能累加，涂两层SPF10的防晒霜，都只有一层SPF10的保护效果。④不要混合使用不同品牌的防晒品：混合使用会增加皮肤过敏的可能性。各个品牌防晒品的成分是不一致的，如果混用，重叠在皮肤上，有可能造成成分相互干扰或相互排斥，降低了防晒功效，甚至引起皮肤过敏。使用防晒霜前可先在手腕内侧试用，24小时后没有过敏反应则可放心使用；如测试后10分钟内如果出现皮肤红、肿、痛、痒的情况，说明对该产品有过敏反应。⑤勿因保存不当降低效果：如果长时间受热或太阳直晒，防晒品效果可能降低。不可使用变质的防晒品，因为它不仅防晒效果下降，而且更有可能刺激皮肤。⑥根据肤质选择防晒品：油性皮肤选择渗透力较强的水剂型、无油配方的防晒霜。干性皮肤要选用质地滋润，并添加了补水功效和抗氧化的防晒品。敏感性皮肤选择专业针对敏感性肤质的防晒品。

二、躯干部护理常用的基本按摩手法与功效

（一）推法

用指或掌部着力于体表一定部位做单方向的直线移动，称为推法。用指称指推法，用掌称掌推法。

手法要领：

1. 指推法　施术者以单手或双手拇指指腹或偏峰着力施于受术部位体表，或循经络将拇指平贴于受术部位（图6-8）。

施术者上肢肌肉放松，将力贯注于着力指端，向受术部位垂直用力，然后在保持一定力度的基础上做单方向的、有节奏地直线向前推进的动作。推进时用力着实，推进速度和力度要均匀，施术部位要紧贴于受术部位。

2. 掌推法　施术者以掌根部为主，全掌着力，或循经络将手掌平贴于受术部位。操作时要姿势端正，速度平稳，力度适宜；配合呼吸，着力深透，且必须直推，不可跳跃。如需加力时，可用双手掌重叠按压在受术部位以达到按摩效果。掌推法多用于按摩的开始与结束（图6-9）。

主要功效：疏通经络，舒筋活血，增强深层肌肤组织运动，消减脂肪堆积，消积镇痛。

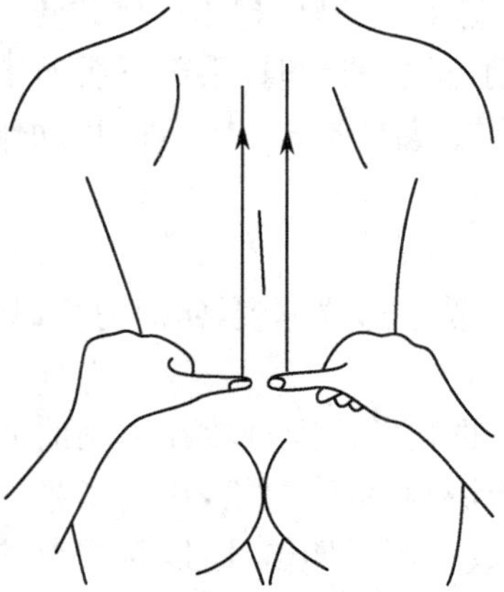

图 6-8　指推法

（二）搓法

以指、掌或掌指附着于受术部位体表着力，从下至上，或左右往返摩擦揉动，称为搓法。根据作用的部位不同可分为拇指推搓和双指搓法。

手法要领：

1. 拇指推搓法　以双手拇指指腹或指偏峰附于受术部位体表，对称用力，做上下或左右往返移动，交叉搓揉，动作和缓连贯，深沉均匀。

2. 双指搓法　双手的食指与中指并拢相对用力，做方向相反的往返搓动。操作时动作和缓连贯，深沉均匀（图 6-10）。

主要功效：疏通经络，放松肌肉，加速血液循环，增强皮肤的新陈代谢。

（三）叩击类手法

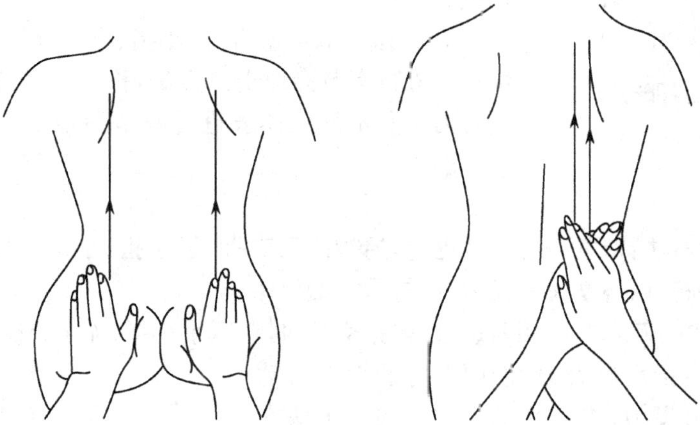

图 6-9　掌推法

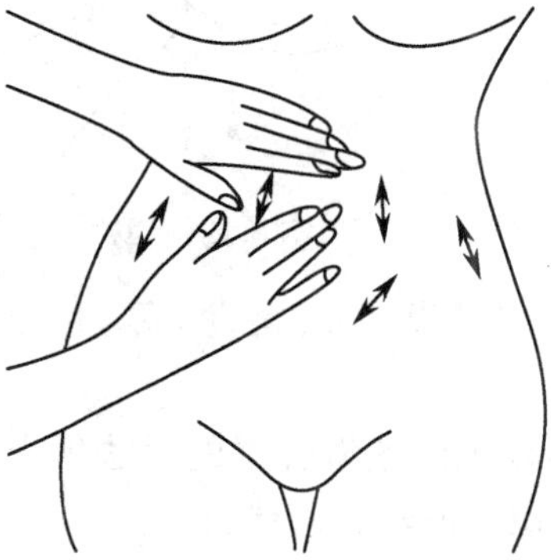

图 6-10　双指搓法

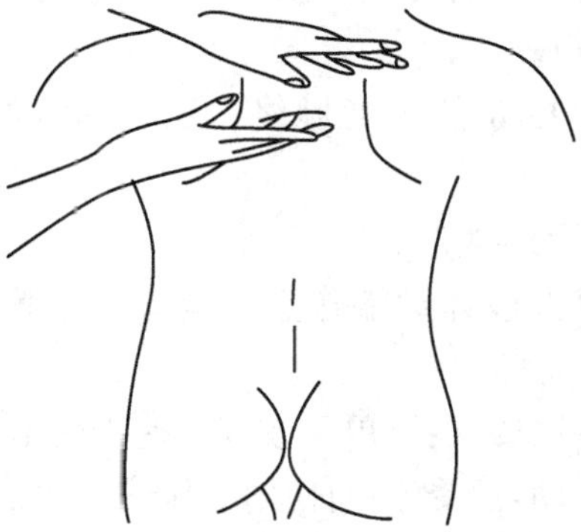

图 6-11　叩法

1. 叩法　手呈空握拳形，以手指或手掌侧部（小鱼际）着力，有节奏地叩击的手法，称为叩法（图 6-11）。

手法要领：五指自然弯曲，虎口向上打开，小指尺侧，小鱼际、大鱼际、拇指桡侧共同构成马蹄形。以掌侧部（马蹄形）着力，用前臂发力带动腕部抖动，抖腕的同时，手部下沉叩击受术部位体表。叩击时掌心虚空，腕带虚掌，手腕灵活，精神放松，蓄气冲击，上下叩打，动作轻快、连续，富有弹性，施力均匀，左右手交替叩击，节律清晰。

主要功效：活血止痛，消除疲劳，强健肌肤。

2. 空拳叩击法　单手或双手的五指并拢稍屈曲，着力于受术部位体表，叩而击之，其力略小于叩法，称为空拳叩击法（图6-12）。

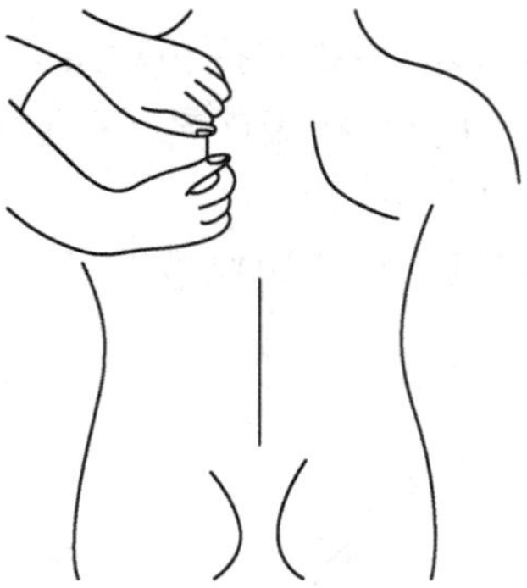

图6-12　空拳叩击法

手法要领：单手或双手的五指分别自然并拢稍曲向掌心呈空拳状。拇指抵于食指桡侧，手腕放松，用诸指第一指关节、大小鱼际及掌根部组成一圆形叩击环，以腕关节的自然屈伸摆动带动掌着力于受术部位体表，轻快有节奏地叩击。叩击时，手腕应灵活而不僵硬，手法力量要均匀，由轻到重不可猛力，其发力在腕部。

主要功效：调和气血，消除疲劳，坚实肌肤，增加肌肤弹性。

3. 击法　双掌虚合，以小指、小鱼际尺侧着力于受术部位体表进行有节奏地击打方法，称为合掌侧击法；以食指尺侧着力于受术部位体表进行有节奏地击打方法，称为指侧击法。

手法要领：

（1）合掌侧击法：双掌掌心相对虚合，拇指交叉对握，以小指、小鱼际尺侧着力，借用上臂的力量抖动手腕，以腕掌关节发力，击打受术部位体表。

（2）指侧击法：双掌掌心相对虚合，拇指交叉对握，双手小指、无名指交叉对握，中指、食指相对并拢，以中指尺侧着力，借用上臂的力量抖动手腕，以腕掌关节发力，击打受术部位体表。击法在操作过程中，要注意抖腕，以腕带掌，用爆发力瞬间击打。要灵活有序，均匀协调。在着力瞬间会发出“空空”之声。

主要功效：疏通脉络，通透毛孔，放松肌肉，坚实肌肤。

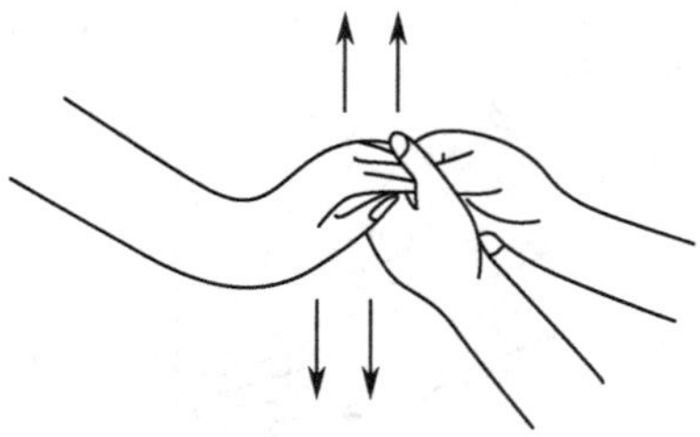

图6-13　抖法

（四）抖法

手握肢体远端作上下抖动，使整个肢体随之呈波纹状起伏抖动，称为抖法（图6-13）。

手法要领：以单手或双手握于受术肢体远端（指端），先以缓慢轻柔的手法做上下运动，抖动摆动，使受术肢体放松，随之加力、加速，使受术部位呈波浪状起伏抖动。

主要功效：祛郁消积，活血止痛，放松肌筋，消除疲劳，舒理筋经。

第三节　乳 房 保 健

一、乳房生理知识

（一）乳房解剖

乳房在体表的位置为第 2 到第 7 肋骨之间，其内侧在胸骨缘，外侧位于腋前线，腺体尾部指向腋窝前皱襞。

乳房形态为半球形，其表面是皮肤，皮肤下面是脂肪组织，再下面才是乳腺腺体组织。在腺体组织中分许多乳腺小叶，每个小叶中都有乳腺导管和腺体，它们是泌乳的功能性单元。乳腺导管由乳腺深部向乳头的方向延伸集中开口于乳头上。乳房小叶被很多纤维隔分开，这些纤维隔呈放射形分布。在腺体的后面是一层疏松的结缔组织，它的存在是乳房在胸壁上可以上下移动的保证。再深层的组织是胸大肌。乳房表面的中央是乳头和乳晕。乳晕区的皮肤上有汗腺，皮脂腺，乳晕腺的开口，以及少量柔细的汗毛生长。在女性的乳房内侧及乳头乳晕的皮下存在着非常丰富的神经末梢，这些神经末梢在乳头乳晕的皮下形成了许多"Meissners"小体，它们对刺激较为敏感。在此区域皮肤受到刺激时，可以通过神经反射，造成乳头乳晕皮下的平滑肌收缩，形成乳头乳晕的收缩和勃起。

乳房的淋巴回流：乳房内的淋巴回流向内侧汇集到胸廓内淋巴结，位于胸骨下；向上汇集到锁骨上下的淋巴结群；向外侧汇集到腋窝淋巴结群及肩胛下群；向深部流向胸肌群。

（二）乳房的形态和类别

正常乳房单侧重量为 250～350 克，双侧乳房不一定完全等大，但在形态应该是基本对称的。

1. 乳房的形态　乳房的形态因种族、年龄等因素而有较大差异。我国成年女性的乳房一般呈半球型或圆锥型，基本对称。老年妇女的乳房常萎缩下垂。乳房中心是乳头。正常乳头呈筒状或圆锥状，表面呈粉红色或棕色。乳头直径约 8～15cm，上有许多小窝，为输乳管开口。乳头周围皮肤色素沉着较深的环形区是乳晕。乳晕的直径约 3～4cm，色泽各异，青春期呈玫瑰红色，妊娠期、哺乳期色素沉着加深，呈深褐色。乳房部的皮肤在腺体周围较厚，在乳头、乳晕处较薄。有时可透过皮肤看到皮下浅静脉。

根据乳房前突状态，可将乳房分为 4 种类型：

（1）盘状：此种乳房前突的长度小于乳房基部圆周的半径；

（2）锥状：此种乳房前突的长度大于乳房基部圆周的半径；

（3）半球状：此种乳房前突的长度等于乳房基部圆周的半径；

（4）下垂状：此种乳房前突的长度大于乳房基部圆周的半径，且乳头下垂。

总体上来说，西方女性乳房在体积上比我国女性乳房要大。

2. 乳房的类别　按乳房隆起程度划分，大体分为以下六类。

（1）半球型：乳房隆起较大，饱满，如同两个半球；

（2）圆锥型：乳房隆起较小，底部不大，但整体挺拔，呈圆锥状；

（3）纺锤型：乳房隆起很高，底部不大，整个乳房向前突出并稍有垂感，像纺锤；

(4) 圆盘型:乳房隆起不高,底部不小,像两个盘子挂在胸前;

(5) 下垂Ⅰ型:乳房隆起但下垂,下侧一部分碰到胸部;

(6) 下垂Ⅱ型:乳房顶点位置向下低垂,整个乳房呈下垂挂状。

(三) 美乳的标准

乳房的健美标准包括乳房形态、皮肤质地、乳头形态等因素。为便于判断,可对照乳房健美标准的评分表。74 分以上为健美,满分为 100 分。

1. 标准胸围:达到标准 30 分,相差 1 厘米以内 20 分,相差 2 厘米以内 15 分,相差 2 厘米以上 10 分。

2. 乳房类型:半球型 30 分,圆锥型 25 分,圆盘型 20 分,下垂型 10 分。

3. 皮肤质地:有弹性 10 分,较有弹性 8 分,尚有弹性 5 分,松弛 2 分。

4. 乳房位置:正常 10 分,过高 8 分,两侧不对称 5 分,过低 2 分。

5. 乳头形状:正常 10 分,过小 8 分,下垂 5 分,内陷 2 分。

6. 乳房外观:正常 10 分,异常 8 分,凹陷皱褶 5 分,异常并凹陷皱褶 2 分。

二、乳房按摩方法

常用按摩手法主要有 6 种:

1. 按摩手法一

(1) 以大拇指一边,另外四指合拢为一边,虎口张开,从两边胸部的外侧往中央推,以防胸部外扩,每边 30 下。

(2) 手保持同样的形状,从左胸开始。左手从外侧将左乳向中央推,推到中央后同时用右手从左乳下方将左乳往上推,要一直推到锁骨处。即两手交替推左乳。重复 30 次以后,换右乳。

(3) 手做成罩子状,五指稍分开,稍稍弯腰,双手罩住乳房后从底部往乳头方向作提拉动作,重复 20 次。

(4) 双手绕着乳房作圆周形按摩,按摩到胸部上剩下的所有的精油都吸收完为止。

2. 按摩手法二

(1) 双手放在腋下,沿着乳房外围作圆形按摩。

(2) 双手从乳房下面分别向左右两方往上提拉,直到锁骨的位置。

(3) 把手放在乳晕上方,往上作螺旋状按摩。

每个动作重复 8~10 次,紧实胸部肌肉,加强支撑力。

3. 按摩手法三

(1) 以双手手指,圈住整个乳房周围组织,每次停留 3 秒钟。

(2) 双手张开,分别由乳沟处往下平行按压,一直到乳房外围。

(3) 在双乳间做 8 字形按摩(图 6-14)。

刺激胸部组织,使乳房丰满。

4. 按摩手法四

(1) 身体站直后,举起右手,向上伸直,右脚则向

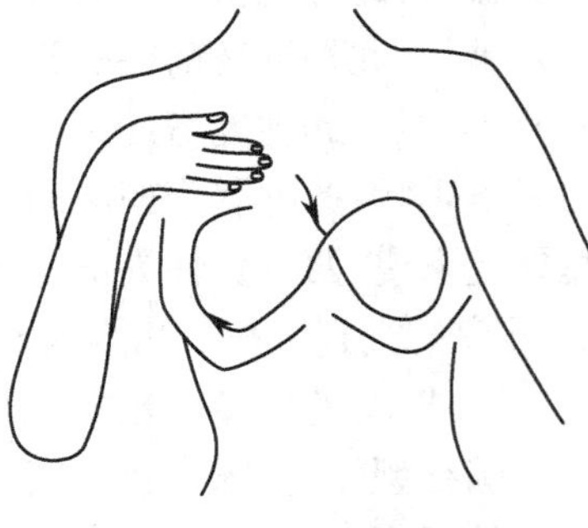

图 6-14　8 字形按摩

下伸展。

(2) 持续五秒钟之后，换伸展左手左脚，将身体尽量伸直。

(3) 左右轮流伸展约各 5 次。

充分拉直腋下胸部到肺部的肌肉，刺激乳房，拉高胸部曲线。

5. 按摩手法五　按摩过程中，配合以下胸部穴位按压，丰胸效果更佳。每次玉 5 秒，一次进行 5～6 个回合。

(1) 屋翳穴：当第 2 肋间隙，距前正中线 4 寸(图 6-15)。

(2) 中府穴：胸前壁的外上方，云门下 1 寸，平第 1 肋间隙，距前正中线 6 寸（图 6-16）。

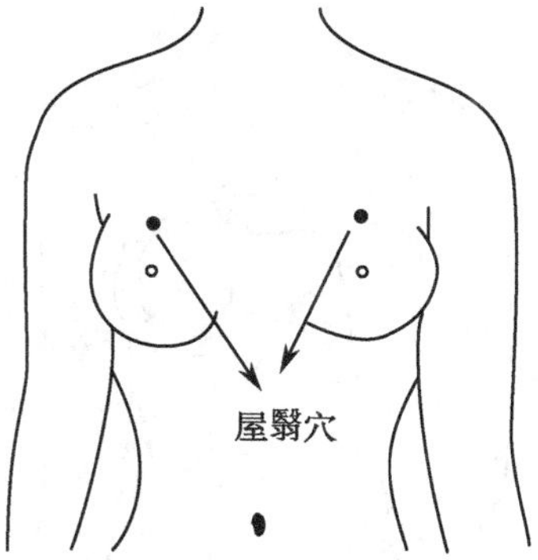

图 6-15　屋翳穴

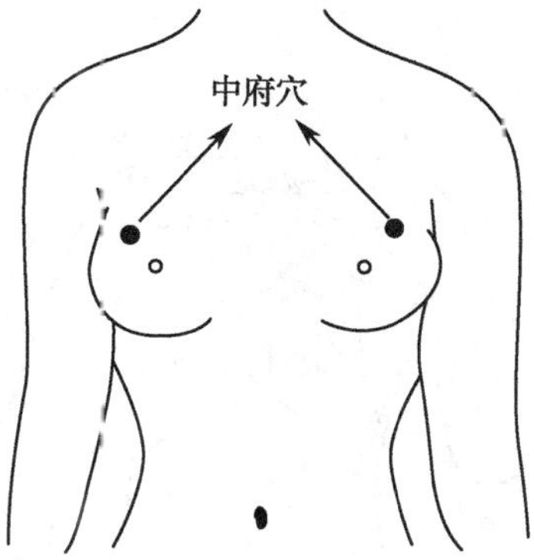

图 6-16　中府穴

(3) 乳根穴：当乳头直下，乳房根部，当第 5 肋间隙，距前正中线 4 寸(图 6-17)。

(4) 膻中穴：在胸部前正中线上，两乳头连线的中点，平第四肋间隙(图 6-18)。

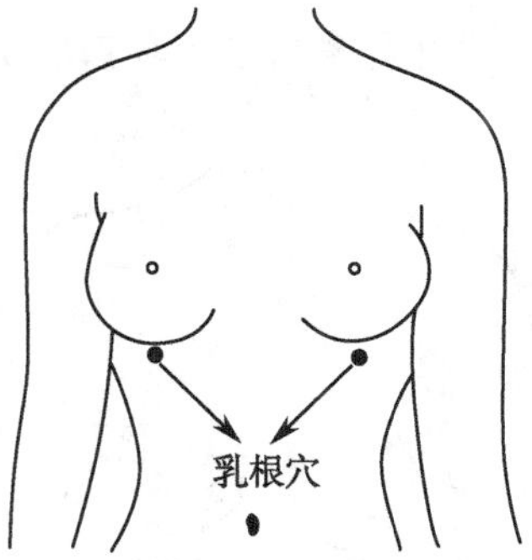

图 6-17　乳根穴

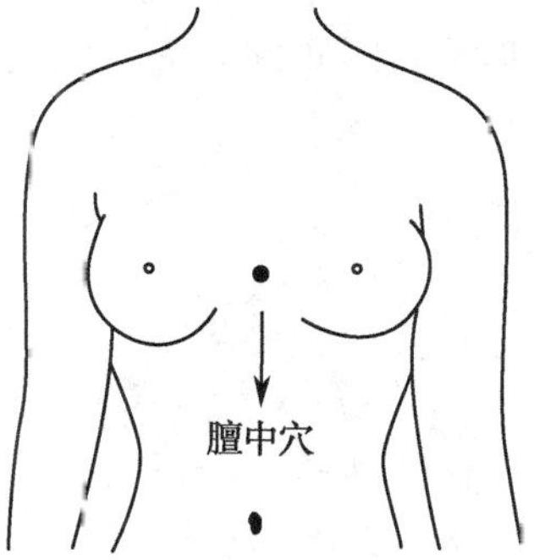

图 6-18　膻中穴

(5) 天溪穴：位于乳头向外延长线上，将手的虎口张开，正对乳房四指托住，拇指对着乳房外侧两寸(第四五肋间)即是天溪穴(图 6-19)。

(6) 天宗穴：位于肩胛部，当冈下窝中央凹陷处，与第四胸椎相平(图 6-20)。

6. 按摩手法六

(1) 步骤 1(图 6-21)：虎口朝内双掌平贴于乳房上方，以中间三指向外侧拉开 30 下。

(2) 步骤 2(图 6-22)：虎口朝外，四指由外往内(避开乳晕)画大圈按摩乳房，左右各一

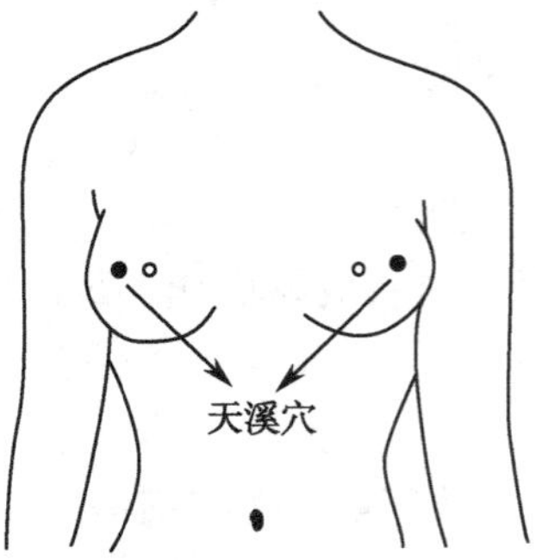

图 6-19　天溪穴

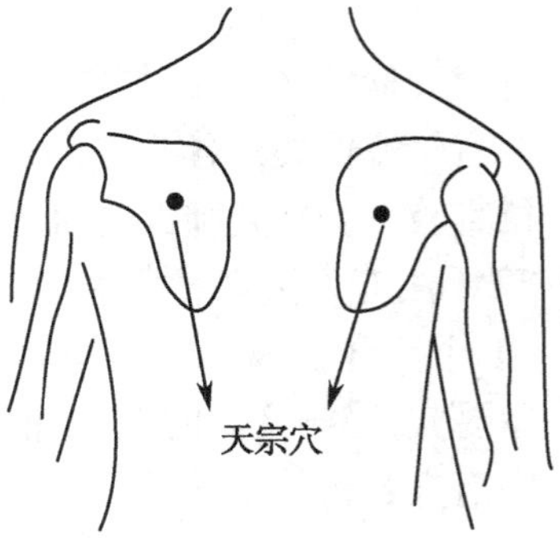

图 6-20　天宗穴

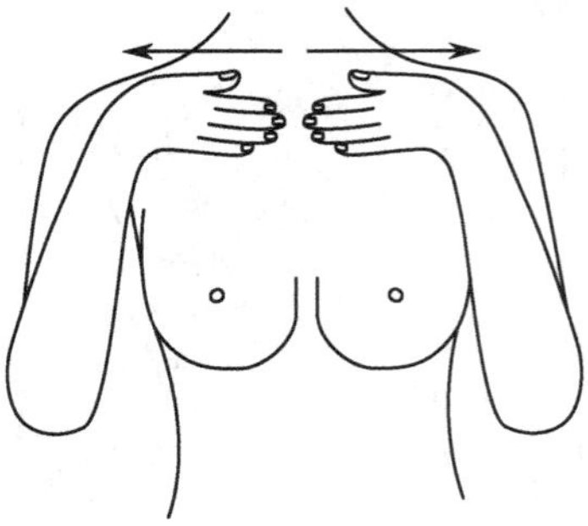

图 6-21　步骤 1

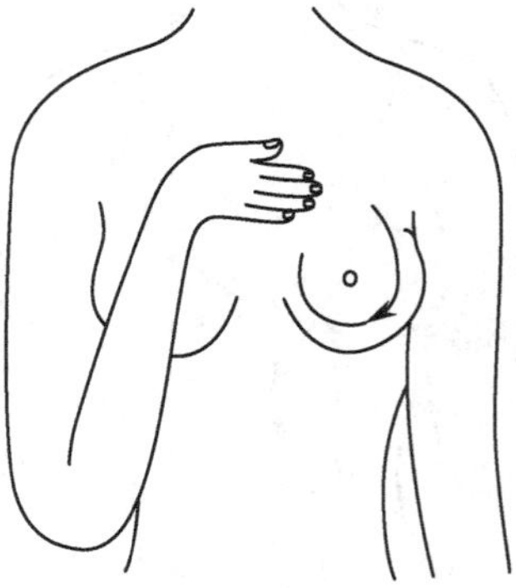

图 6-22　步骤 2

百圈。

(3) 步骤 3(图 6-23)：虎口朝外，中指与无名指两指由外往内(避开乳晕)在乳晕周围画小圈按摩乳房，左右各一百圈。

(4) 步骤 4(图 6-24)：虎口朝内双掌托胸，涂按摩霜(避开乳晕)，往上轻挤乳房 50 下。

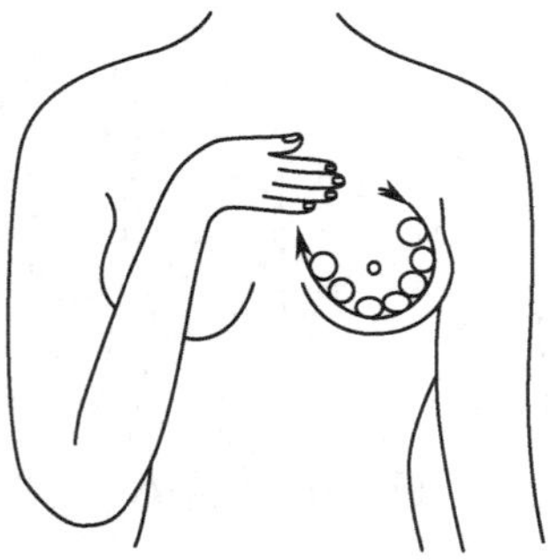

图 6-23　步骤 3

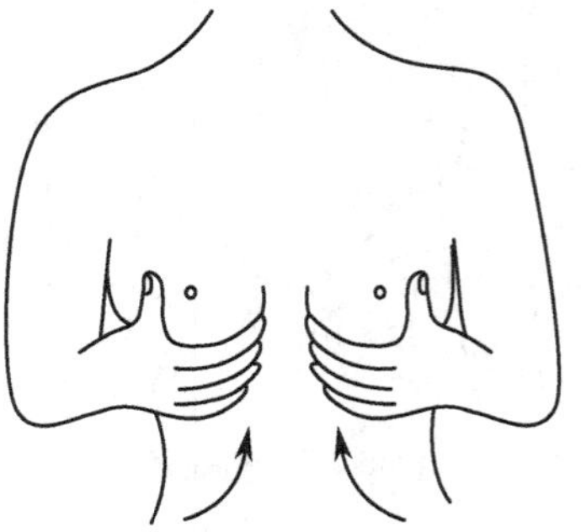

图 6-24　步骤 4

(5) 步骤 5(图 6-25)：双掌轮流(避开乳晕)向上推拍单侧乳房，每边各 30 下。

(6) 步骤 6(图 6-26)：掌心朝上(避开乳晕)，双手轮流抓提单侧乳房，左右各一百下。需要注意的是：用精油按摩胸部时要避开乳头，孕妇不宜使用。

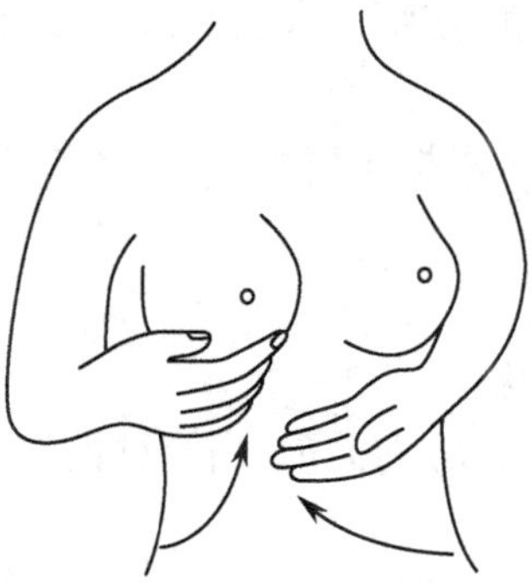

图 6-25　步骤 5

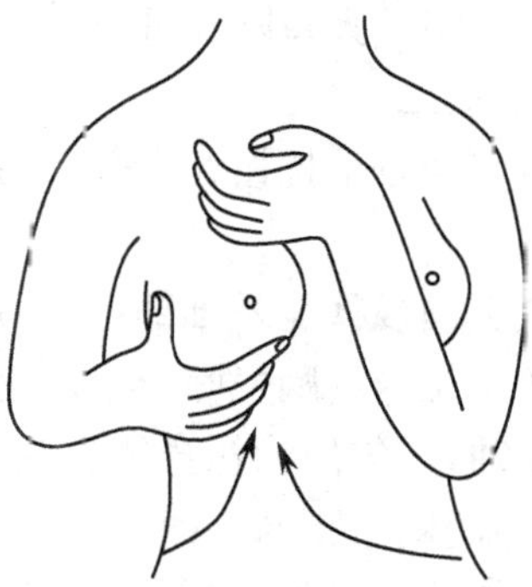

图 6-26　步骤 6

第四节　背腹部保健

一、背部保健

背部为足太阳膀胱经、督脉所过之所，五脏的俞穴都汇聚于背，背的寒暖与脏腑的功能直接相关，故应当注意保健。从现代医学来看，背部分布着丰富的脊神经，支配着背部皮肤及内脏的生理活动。背部的运动、按摩保健可提高人体的免疫力，有益于防病治病。

现在各美容机构普遍采用的背部保健方法主要有三种：开背、刮痧、拔罐。

（一）开背

1. 开背的原理　开背以优质的精油为基础，利用精油的强渗透力，通过手法使精油透过皮肤进入毛细淋巴管、毛细血管，令代谢加快。配以不同的精油，可以达到不同的效果。以中医理论为基础，通过合适的点推手法刺激人体背俞穴，着重于人体脊椎两旁的膀胱经，从而达到疏通经络，调节脏腑功能等一系列保健效果。

2. 开背的功效

（1）可以促进血液循环，活络筋骨，调节情绪，舒缓精神压力，消除疲劳，紧实皮肤，恢复弹性。

（2）可以疏通人体的淋巴管道，排出废物，提高机体免疫力。

（3）开背后用陈年艾草熏背，可以起到温补的作用，温经通络，益气活血，祛寒止痛。

（4）根据求美者不同的体质和需求配以不同的精油，起到不同的效果。

3. 开背手法

（1）手法一

1）直推背腰部 3～5 遍。美容师以双手掌在求美者背腰部沿膀胱经第一、二条线自上而下直推至腰骶部。

2）按压脊柱两侧 3～5 遍。美容师以双手拇指指端或掌根置受术者背部膀胱经上，自上而下。

3）掌揉背腰部 3～5 遍。美容师双掌重叠自上而下按揉脊柱受术者两侧肌肉，注意手法圆滑、连贯、力量适度。

4）按揉肾俞穴 2 分钟。美容师以两手拇指指端置于两侧肾俞穴，同时用力按揉半分钟，此后以掌根或大鱼际在肾俞穴搓揉，如此反复2～3遍，使腰部有温热渗透之感。

(2) 手法二

1) 美容师右手抚按在求美者后颈部，不用力；左手全掌按压肩胛骨位、胸骨位、腰部位、右臀、左臀。

2) 左手慢慢移至颈椎部位，揉颈椎，右手在后脑部。

3) 两手拉抹后脑发际，至头顶拉抹离开身体，身体移位。

4) 倒油，均匀地涂抹身体。双手手指并拢，拇指相对，方向向前，由脊柱两侧，从尾骨—肩膀—身体两侧—腰部—回到尾骨(按抚三遍)。

5) 身体移位，双手重叠于尾椎部，从尾椎顺时针右手在下，左手在上，全掌贴在皮肤上，并用力打四个大圈至颈椎。要点：力度均匀(只做一遍)，动作停在一侧肩下脊椎旁。

6) 身体移位，两手掌重叠在肩胛骨部到肩膀颈、肩头部位打“8”字。要点：动作在过肩头处时，需能摸到锁骨，要有一定的力度(三遍)。

7) 身体移位，两拇指相对，在脊柱旁肌肉处从第一胸椎开始，依求美者呼吸同时按压脊柱两旁的肌肉，由上至下(先左边肌肉，后右边肌肉，每隔一寸按压一次，直到尾椎)。吸气时放松，呼气时下压(三遍)。

8) 方向、位置相同，美容师左右拇指在脊椎两旁的肌肉上推移，一拇指拉，一拇指推。从胸部到尾椎，一侧做完再做一侧，要有一定的力度(手不能离开身体，左手按，右手抬)。

9) 美容师两手相对，用小鱼际将脊椎两侧肌肉分别夹起，顺序由肩部到尾椎(一遍)。

10) 脊椎左侧：双手指尖向下，双手掌平行，紧贴在求美者脊椎的肩胛处，以手指带动全掌到求美者身体左外侧，一直做到腰围，再做右侧。

11) 移位。美容师双手抱住臀围，从腰两侧由下到上推到腋下，上去时用力，回位时轻。

12) 扇形动作：全手掌心沿脊柱旁肌肉，从尾骨出发向肩膀部方向，向体外侧打弧线形如“扇面”。

13) 用毛巾将背部盖好，从尾骨两侧推向腰围，张开“虎口”拇指相对，到腰围后滑向腰部外侧，手接触到床握拳头，手掌打开拉回原位(三至五遍)。

14) 在尾骨上打小圈，双手拇指在尾椎骨交错同时打圈至腰围。

15) 尾椎骨“锯齿状”按摩，拇指同时横向交错揉搓。

16) 在尾椎两侧到腰围范围操作。第一条：拇指紧贴尾椎骨两侧打小圈到腰围握拳头，回到尾椎骨两侧。第二条：距第一条相隔约一寸半的位置向外从尾椎旁到腰围打小圈握拳头，回到尾椎旁。

17) 双手交错揉捏，臀部至腰围像揉面的动作。

18) 双手平压臀部，“平衡加强”5秒钟，将毛巾盖至腰围。

19) 双手放在腰部，掌根用力向上推十次。

20) 从腰到肩胛骨下做一个“心形”的动作，双手从腰部平推到肩胛下缘，到身体两侧拉回腰部，形似“心形”，毛巾盖到肩胛下部。

21) “背部加强”。右手放在颈椎处，将毛巾盖好，身体移位，美容师两拇指打小圈从颈根至肩头，两拇指交错从颈根至肩头平推。

22) 两手拇指从脊柱斜推向肩胛骨，找软组织中的硬块，找到后，就要按住较硬的部位(力度不要太大，避免造成组织损伤)使按摩油慢慢渗透，硬块组织慢慢散开。

23）双手重叠在肩胛骨周边的软组织处，做好舒缓放松的动作，另一侧在肩部做相反动作，重复步骤21、22、23。

24）在肩背部做一个大按抚动作：双手对称放在脊柱两侧颈根部，全手掌向腰围方向平推，在腰围处滑向身体两侧，从腋窝处经肩头至颈根部（三至五遍）。

25）双手拇指交替从颈根脊柱旁，一寸一寸向腰围处推进，力度因求美者情况而定（三至五遍）。

26）重复大按抚动作。

27）做颈部风池穴、头部的按抚按摩结束整个护理。

（3）手法三

1）步骤1（图6-27）：把右手放在求美者的背下部，左手放在背上部。把精神集中在你的手上，放松。

2）步骤2（图6-28）：把右手移向左臀部的侧面，另一只手还留求美者的背上部。用掌根部轻轻地开始摇，把她的身体向外推。

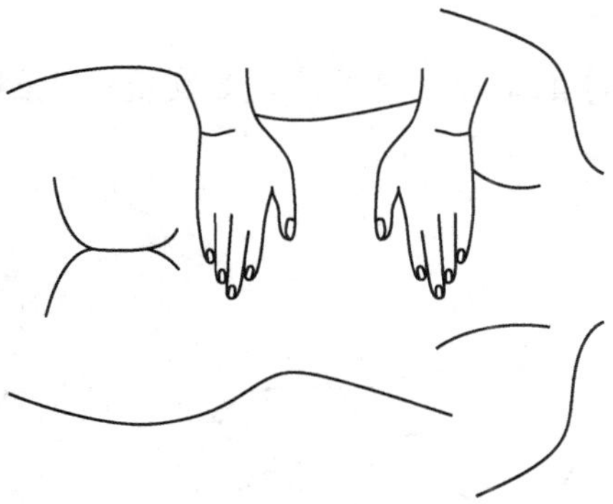

图6-27　步骤1

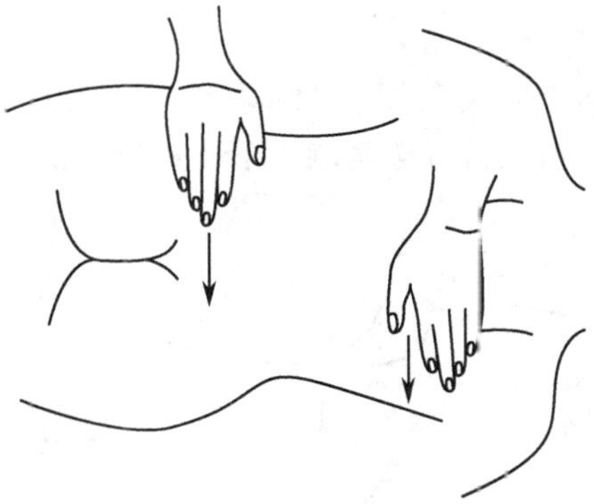

图6-28　步骤2

3）步骤3（图6-29）：继续摇，同时把左手带到右手旁边，轻轻地摇。

4）步骤4（图6-30）：继续摇，把左手逐步沿整个背部移动，由左向右，缓缓地停止摇。

5）步骤5（图6-31）：把盖在求美者身上的毛巾向下折叠到臀部。要保证感到舒服。

6）步骤6（图6-32）：双手放在求美者的背下部，脊柱的两侧，由下而上慢慢向颈底部推

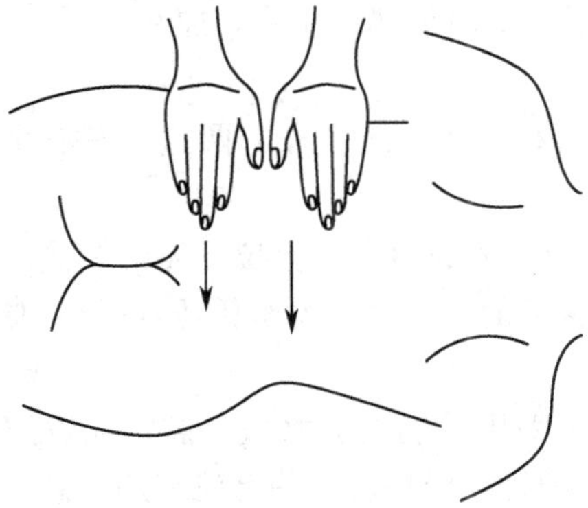

图6-29　步骤3

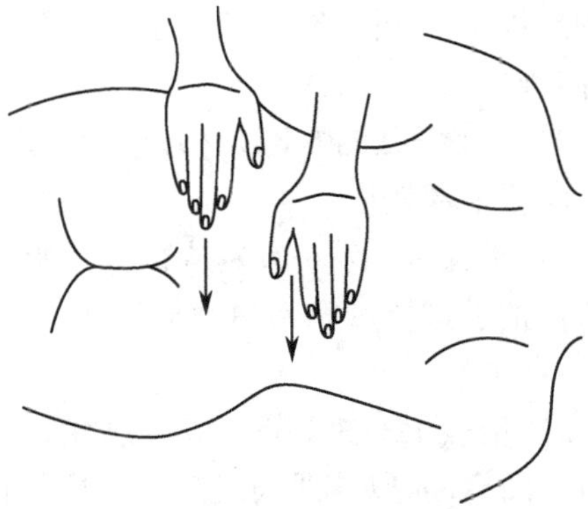

图6-30　步骤4

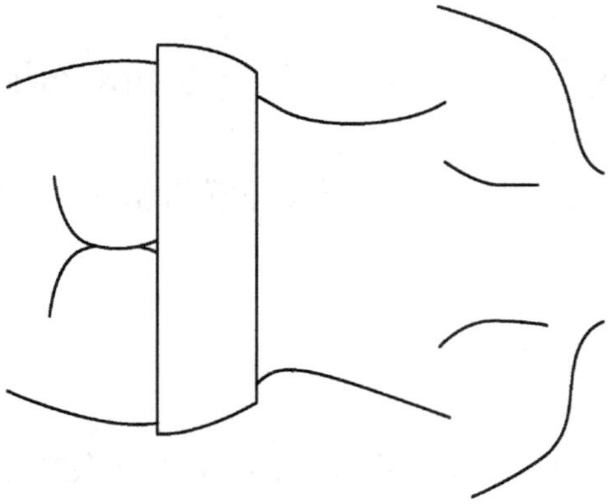

图 6-31　步骤 5

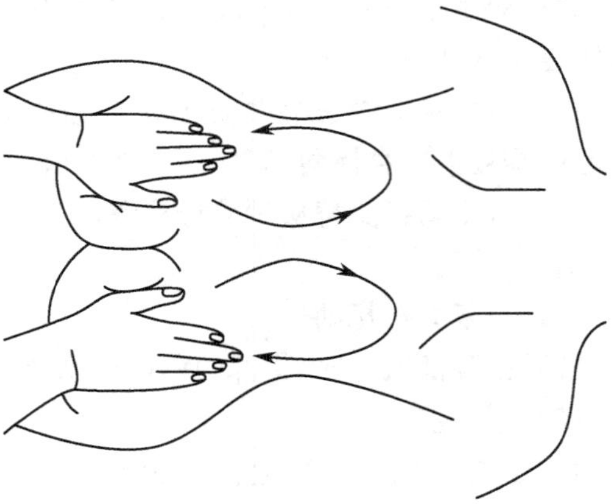

图 6-32　步骤 6

行，然后向两肩推，再沿背的两侧推回。

7）步骤 7(图 6-33)：回滑到腰部时，向上和向里拉。重复步骤 6)和 7)，直到背部感到发热为止。

8）步骤 8(图 6-34)：从背下部开始，双手用游泳的动作在背的两边划交叠的大圈。向上划到肩部，再从两侧直下。重复几次。

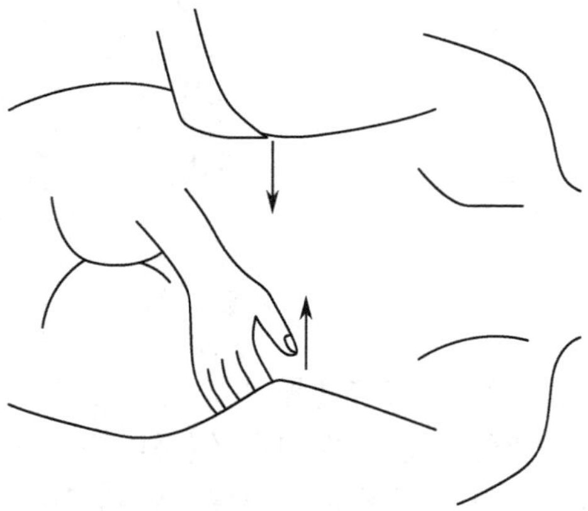

图 6-33　步骤 7

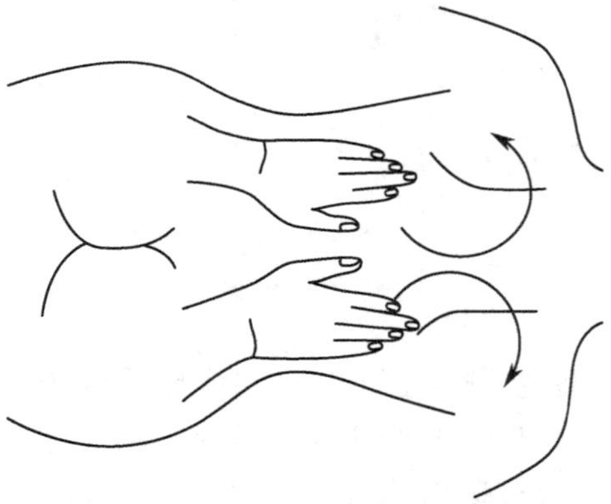

图 6-34　步骤 8

9）步骤 9(图 6-35)：把右手放在脊柱的底部，手指朝向头部。左手叠加在右手上，加大力度向颈部推动。

10）步骤 10(图 6-36)：移开左手，用右手的食指和中指按压脊柱的两边。左右手交替进行，向背下部按压。

11）步骤 11(图 6-37)：从臀部开始，手掌交替，沿身体的曲线向上拉身体的两侧。在最高处时，把手指拉过肩膀向颈部移动。然后再回到臀下部。双手应紧密相随，使手与身体的接触不会中断。

12）步骤 12(图 6-38)：双手靠拢，平放在臀部。手指伸展指尖略微上翘。向着肩膀的方向，来回搓动，以使肌肉发热。对肩胛骨和位于肩胛骨与脊柱之间的部位多加注意。再返回到臀下部。

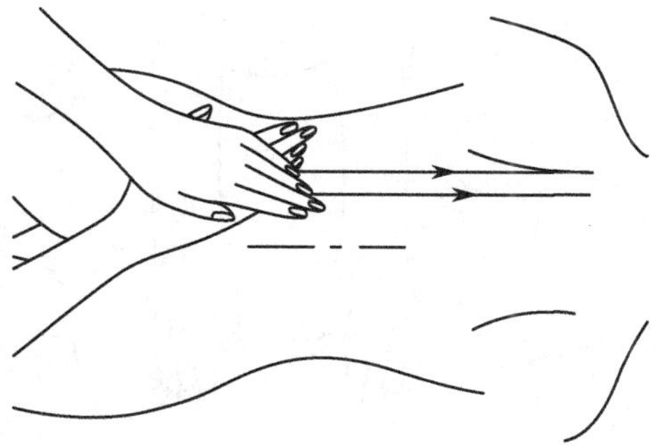
图 6-35　步骤 9

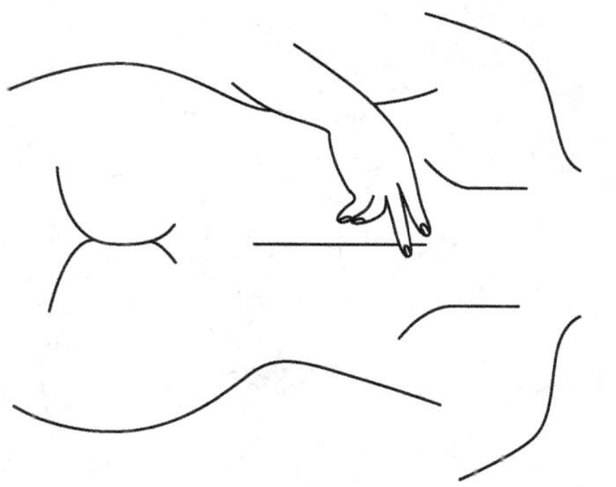
图 6-36　步骤 10

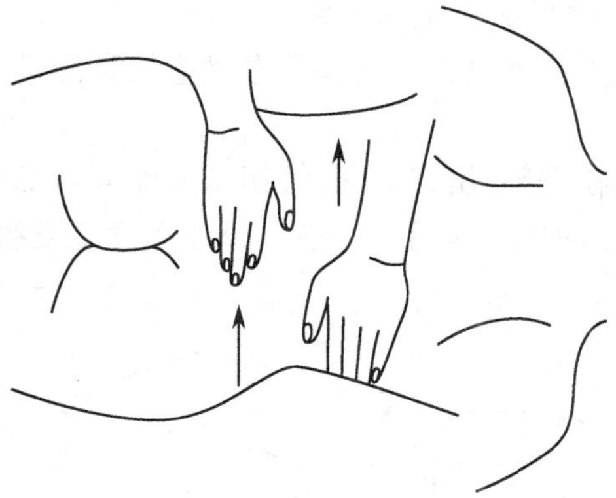
图 6-37　步骤 11

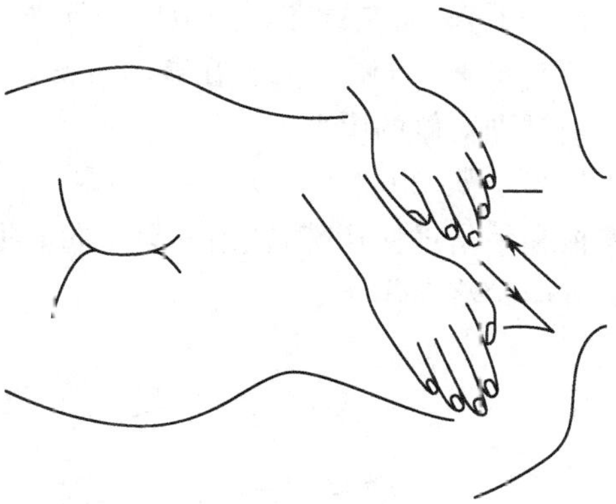
图 6-38　步骤 12

13）步骤 13(图 6-39)：揉捏臀部的肌肉。双手交替抓和挤肌肉，并逐步加大玉力，向背上部推进，揉捏到臂的上部。用拇指和食指捻动肩部肌肉。轻捏颈背部。沿脊柱和肩胛骨之间下移。

14）步骤 14(图 6-40)：两拇指交替从脊柱向肩胛骨作向外划圈横推。

15）步骤 15(图 6-41)：双掌并拢，把前臂横在求美者背部的中间。

16）步骤 16(图 6-42)：很慢地把前臂向两边推开，掌心朝下滚动前臂。右臂应在脊柱

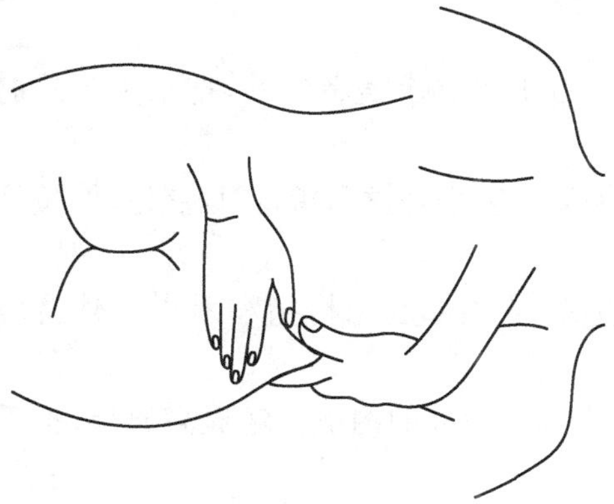
图 6-39　步骤 13

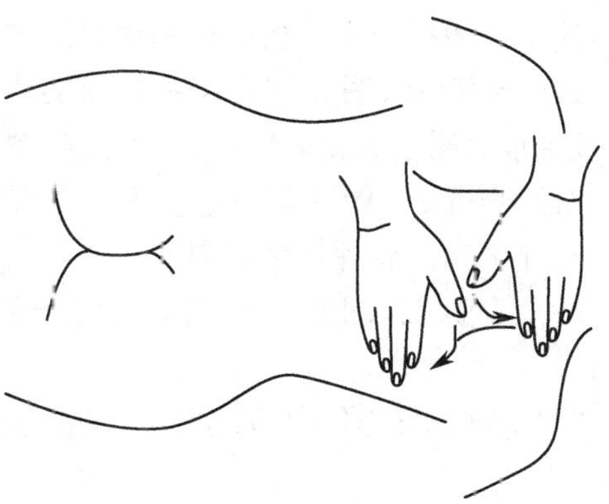
图 6-40　步骤 14

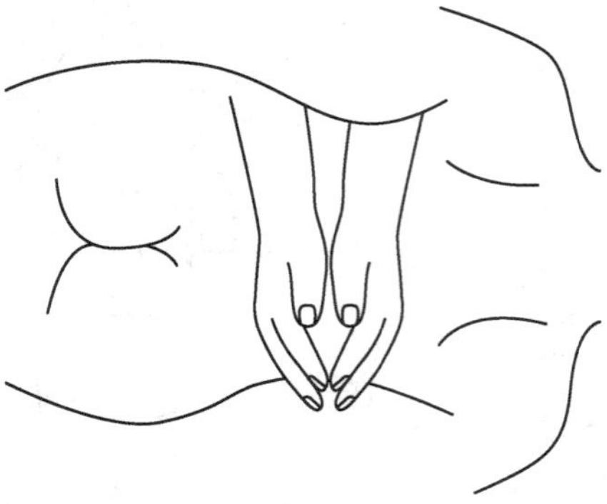

图 6-41 步骤 15

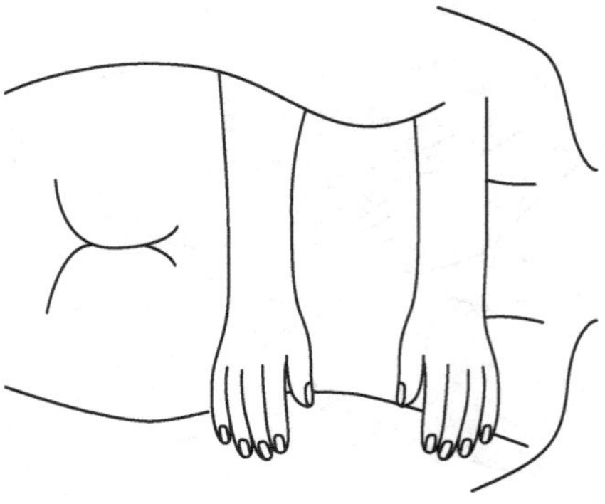

图 6-42 步骤 16

的底部停下来，而左臂在颈的顶部停下来。利用身体的重量施加压力。

17）步骤 17（图 6-43）：在背的一侧以对角线方向重复上一动作。左臂应推到肩部，而右臂则推到对侧的臀部。

18）步骤 18（图 6-44）：双手沿同一个方向放在臀部，用交叉的、绞扭的动作向背部移。用掌根和手指抵住背部，在用一只手向前推的同时，用另一只手向后拉。双手不停地交替向两个方向轮流动作。

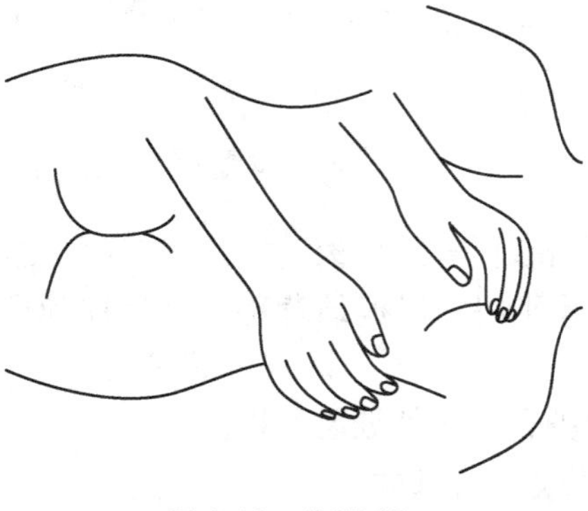

图 6-43 步骤 17

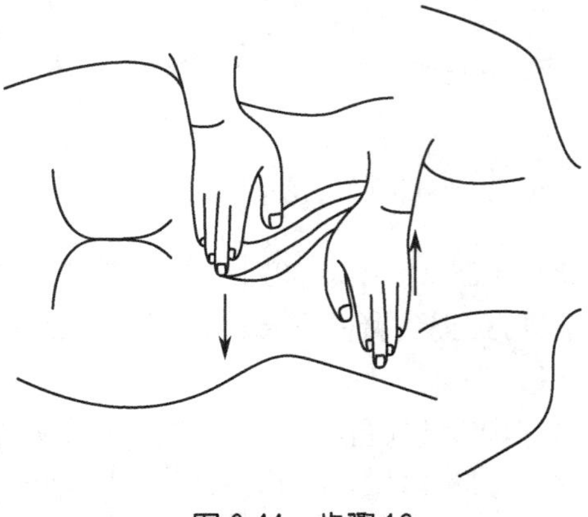

图 6-44 步骤 18

19）步骤 19（图 6-45）：回到求美者的左侧。双手在双肩的顶部滑动，在肩部和颈底部轻轻地揉。用拇指和手指挤压和捻动肌肉。

20）步骤 20（图 6-46）：左手持求美者的左肘，右手提起求美者的手，把求美者的肘弯曲，提起前臂带过背部，让它停留在此位置。

21）步骤 21（图 6-47）：把左手放在求美者的左肩。右手并拢手指，作划圈运动，按摩肩部和脊柱之间的肩胛骨和肌肉。

22）步骤 22（图 6-48）：找出肩胛骨的顶部边沿，从颈部起用拇指和手指向外挤压肩胛冈。

23）步骤 23（图 6-49）：手指并拢把掌侧放在肩胛骨顶部的内侧。略提高肩部，把手向下推。

24）步骤 24（图 6-50）：回到求美者的左侧，在她的右背进行按摩。用拇指和手指拿捏

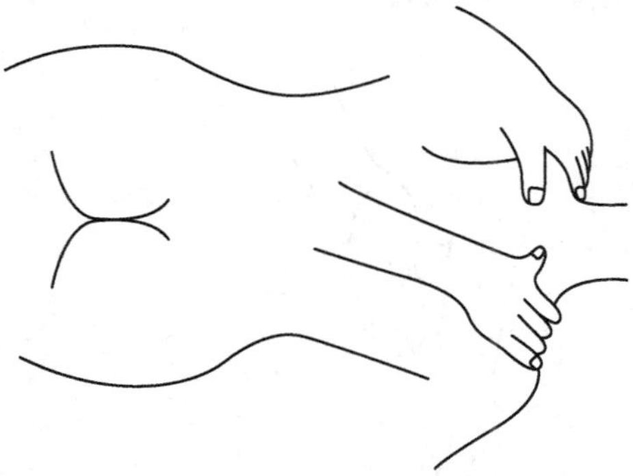

图 6-45　步骤 19

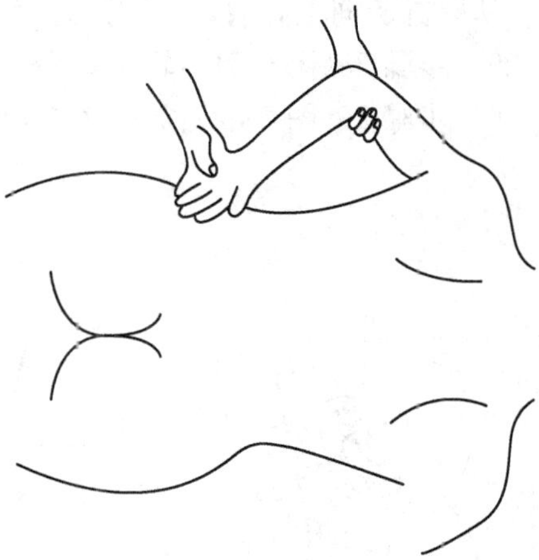

图 6-46　步骤 20

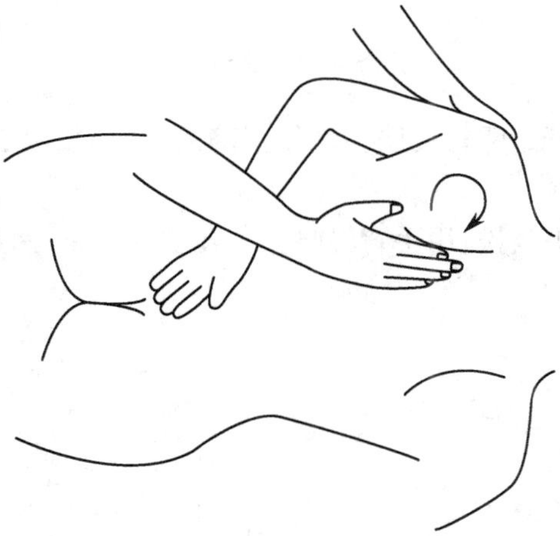

图 6-47　步骤 21

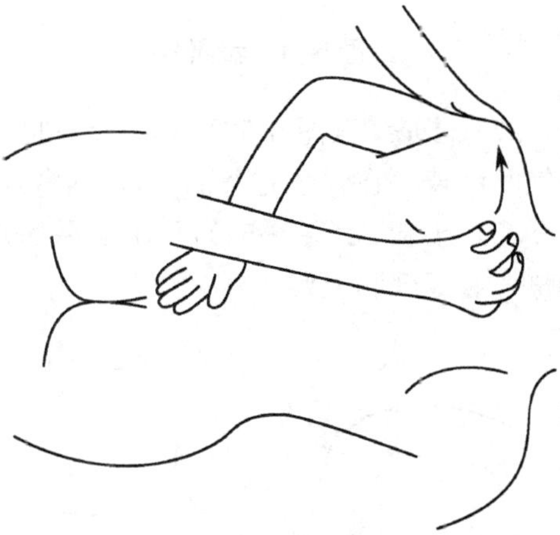

图 6-48　步骤 22

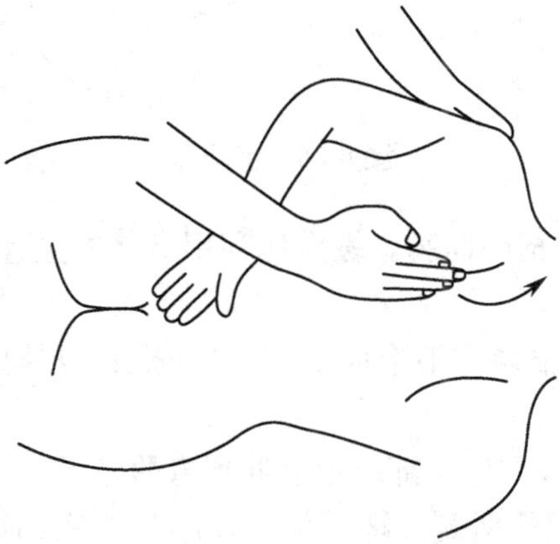

图 6-49　步骤 23

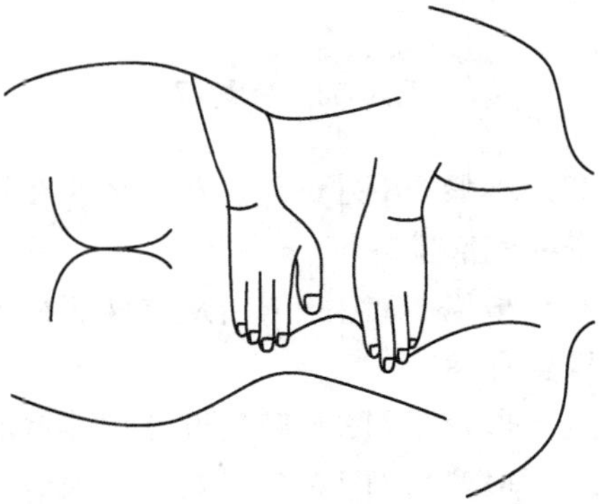

图 6-50　步骤 24

肌肉，从臀部起向上到肩，以及臂的顶部。

25）步骤 25（图 6-51）：轻握拳头，双手交替捶打右臀部。

26）步骤 26（图 6-52）：放松手指，两掌相对，快速劈两臀部。

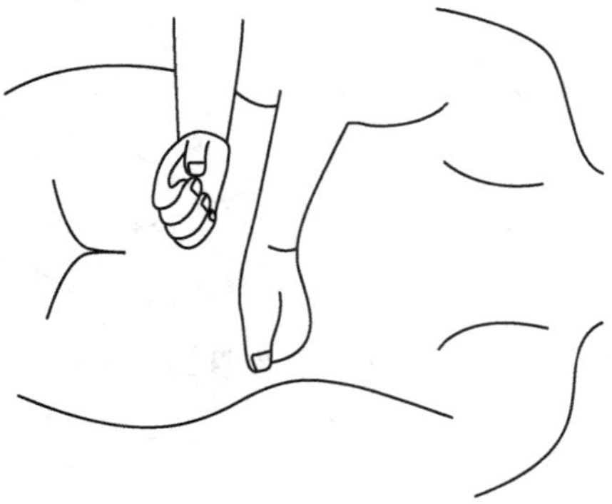

图 6-51　步骤 25

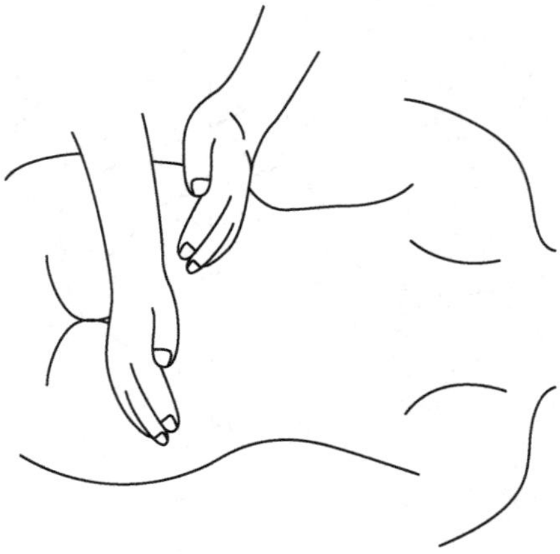

图 6-52　步骤 26

27）步骤 27（图 6-53）：双手成杯状，从臀部开始叩打皮肤。动作正确的话，会发出真空吸气的声音。在整个右背部做，包括臂顶部。

28）步骤 28（图 6-54）：再次从臀部开始，双手放松，用手背轻轻拍打皮肤。用此手法按摩整个右背部和上臂。

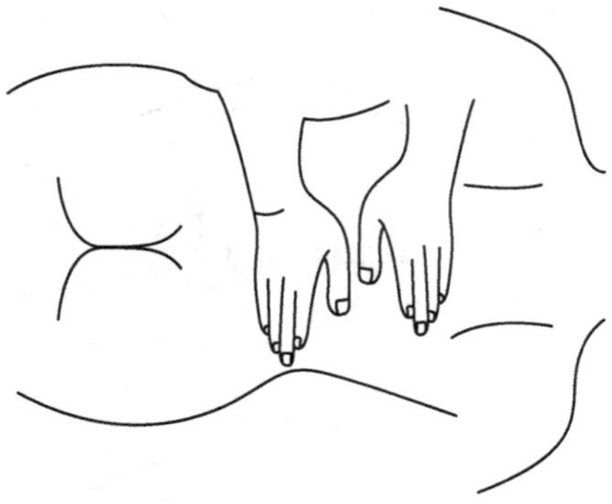

图 6-53　步骤 27

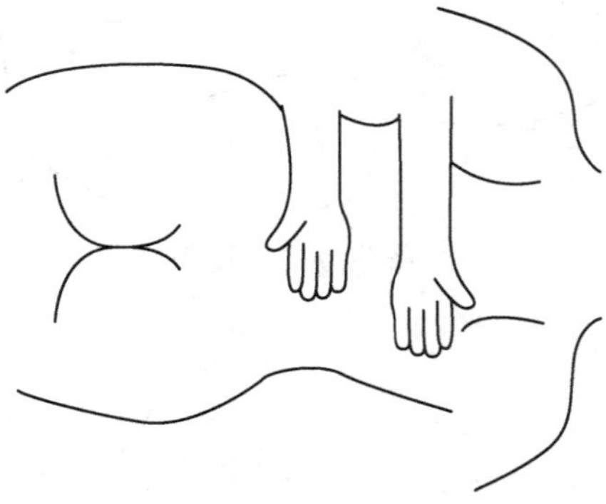

图 6-54　步骤 28

29）步骤 29（图 6-55）：双手轻放在脊柱两侧手指朝向脚。缓慢地利用身体的重量从颈部向脊柱底部推。

30）步骤 30（图 6-56）：从脊柱底部开始，用掌根划波浪形向上收，向外推到身体两侧、向内推到脊柱。

31）步骤 31（图 6-57）：继续划波浪形直到肩部，到达颈部时把手伸到肩的底下。

32）步骤 32（图 6-58）：双手向内温柔地挤压颈的两侧。把手指放在颅骨的底部边缘，向内压。

33）步骤 33（图 6-59）：把双手放在肩部脊柱的两侧，向外划大圈，同时用拇指在同样的

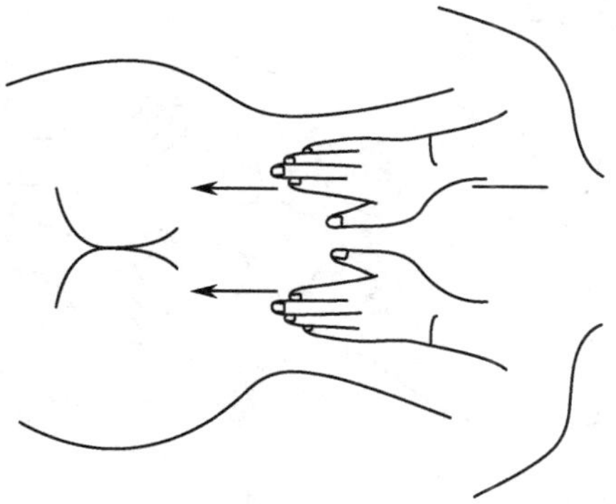

图 6-55　步骤 29

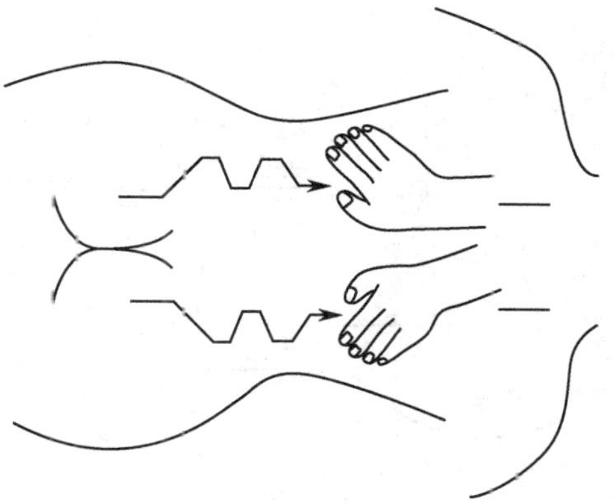

图 6-56　步骤 30

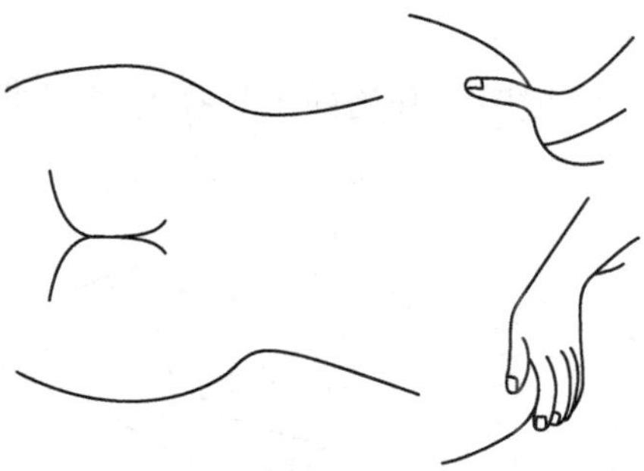

图 6-57　步骤 31

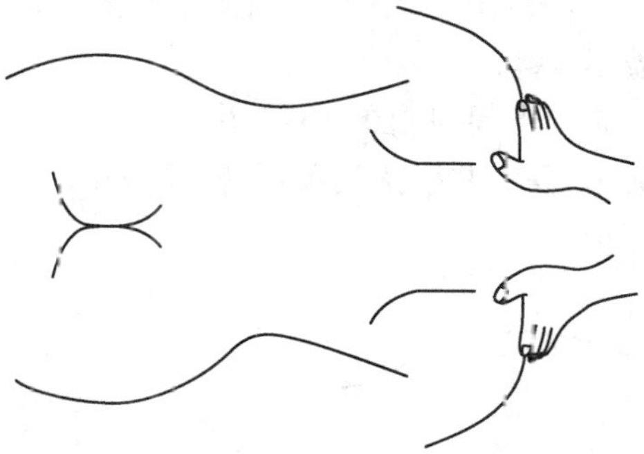

图 6-58　步骤 32

方向划圈并压入肌肉。用稳定的压力向背下部进行按摩。

34）步骤 34(图 6-60)：用同样的手法，从臀部顶向外侧把拇指压进肌肉。以长滑波回到肩部，挤压至颈部结束。

35）步骤 35(图 6-61)：把双手的手指和拇指张开成 V 形，放在脊柱的两侧。从肩部开始，向下压肌肉，就像是要把肌肉摊平。用长的滑波推回到头部。

36）步骤 36(图 6-62)：从颈底部开始，在脊柱两侧向下用拇指划外圈。其他手指保持放松。到背顶部时加大压力，随着向下运动，压力递减。用滑波回到上部。

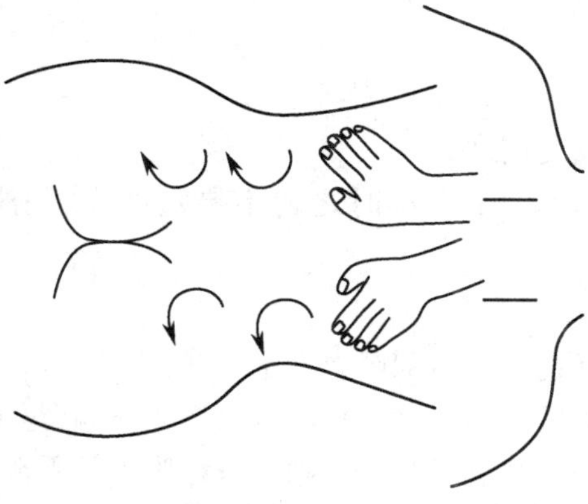

图 6-59　步骤 33

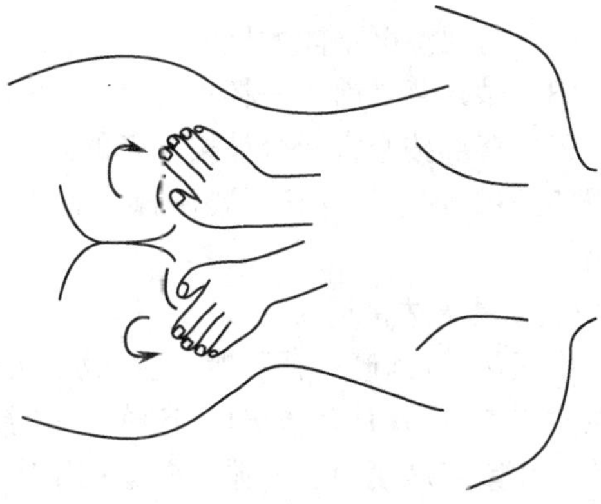

图 6-60　步骤 34

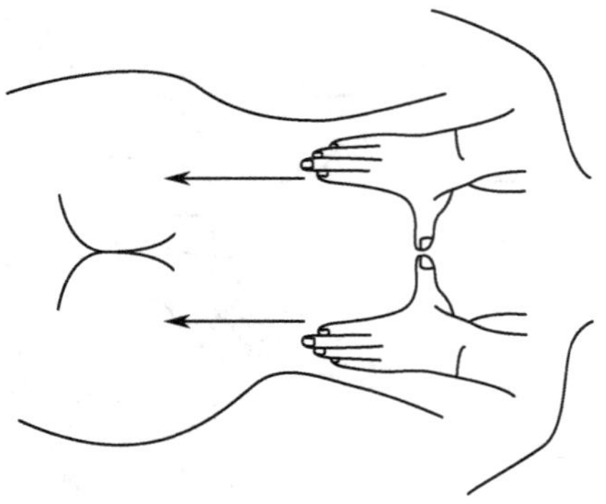

图 6-61　步骤 35

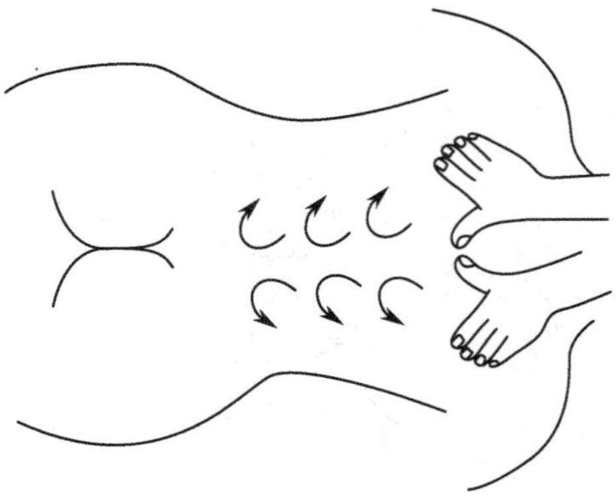

图 6-62　步骤 36

37）步骤 37(图 6-63)：双手平放在求美者的肩部。双手交替在整个背部划大圈，然后覆盖到臀部。

38）步骤 38(图 6-64)：用指尖，如拨弄琴弦状从脊柱底部开始向上抚摸整个背部。到肩部时、双手并拢抚摸颈，并摩擦头顶部。

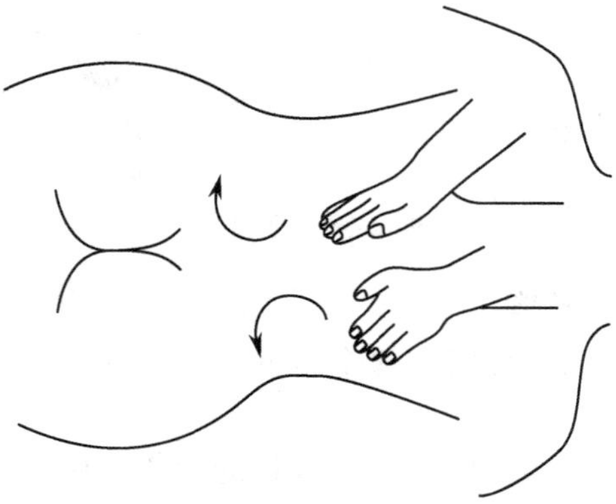

图 6-63　步骤 37

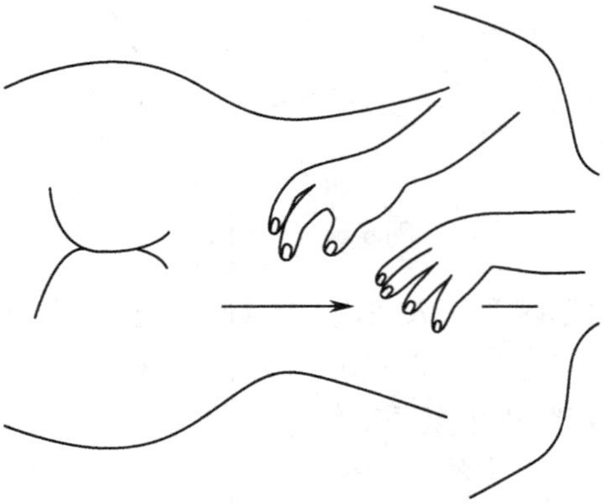

图 6-64　步骤 38

4. 开背注意事项

(1) 按摩前，须洗手，注意修剪指甲，以免造成按摩过程中的不舒服。

(2) 房间温度不能太低。

(3) 做开背之前喝一杯水，做好后多喝温开水，喝水有助于排毒。

(4) 背部按摩宜配合被按摩者的呼吸速度，反复按摩。

(5) 12 小时内最好不要洗澡，特别不能用冷水冲；24 小时之内不要吃冰冷、刺激的食物。

(二) 背部刮痧手法

中医认为，刮痧可补可泄，主要是手法不同所致。其中，刮痧力度小一些，皮肤上微微有散在的红点，也就是轻微出血，这称之为“补”，多适用于虚证；而力度大，出痧明显，甚至出现一片一片紫红痧痕，则是“泄”，多适用于实证；另外，力度比较中度，则中医称为平补平泄，是一种调和的办法。

（1）先刮督脉：用方形刮痧板的一角，板身与皮肤倾斜45度，由上至下（大椎～骶骨）刮拭后背正中线的督脉，刮拭时手法应轻柔，用补法，不可用力过大，以免伤及脊椎。可用刮板棱角点按棘突之间。每个动作重复5～8次，直至出痧。

（2）用方形刮痧板的一角横刮双侧的肩颈。

（3）用方形刮痧板的一角刮双侧肩胛缝。

（4）刮膀胱经：先刮外膀胱经，后刮内膀胱经（内膀胱经在脊椎两侧各旁开1.5寸的位置，外膀胱经在脊椎两侧各旁开3寸的位置）。

（5）向下斜刮肋骨缝：刮五条至六条肋缝即可（不可刮在肋骨上），以督脉为刮拭起点，刮至肋骨下为止。

（6）化痧斑：用艾灸棒艾灸背部痧斑，目的是活血化瘀、代谢体毒。

功效：调节内分泌，补肾、增强肌体抗病能力，增强肌体抗过敏能力。舒缓内分泌或妊娠而产生的色斑，解除疲劳、使整个肌肤细腻白嫩。可平衡机体阴阳，扶正祛邪、调整气息将体内的风寒、湿热、邪毒排出体外。以达到外病内治、内病外治的效果。

（三）拔罐

拔罐是以杯罐作工具，借热力排去其中的空气产生负压，使罐吸附于皮肤，造成淤血现象的一种疗法。拔罐是一种物理疗法，而且是物理疗法中有效的疗法之一。

1. 拔罐的原理

（1）负压作用：人体在火罐负压吸拔的时候，皮肤表面有大量气泡溢出，从而加强局部组织的气体交换；负压使局部的毛细血管通透性变化和毛细血管破裂，少量血液进入组织间隙，从而产生淤血，红细胞受到破坏，血红蛋白释出，出现自家溶血现象。

（2）温热作用：拔罐法对局部皮肤有温热刺激作用，以大火罐、水罐、药罐最明显。温热刺激能使血管扩张，促进以局部为主的血液循环，改善充血状态，加强新陈代谢，使体内的废物、毒素加速排出，改变局部组织的营养状态，增强血管壁通透性，增强白细胞和网状细胞的吞噬活力，增强局部耐受性和机体的抵抗力，起到温经散寒、清热解毒等作用。

2. 拔罐的作用

（1）基于负压作用原理，起到行气活血、舒筋活络、消肿止痛、祛风除湿等作用。

（2）基于负压和温热作用原理，主要是对神经系统和微循环产生调节作用。对神经系统，调节大脑皮质的兴奋与抑制过程，使之趋于平衡，并加强大脑皮层对身体各部分的调节功能；对微循环，促进以局部为主的血液循环，提高新陈代谢，促进内毒素排出，增强组织营养。

（3）在火罐共性的基础上，不同的拔罐法各有其特殊的作用。

1）走罐法：改善皮肤的呼吸和营养，有利于汗腺和皮脂腺的分泌，对关节、肌腱可增强弹性和活动性，促进周围血液循环；可增加肌肉的血流量，增强肌肉的工作能力和耐力，防止肌萎缩；并可加深呼吸，增强胃肠蠕动，兴奋支配腹内器官的神经，增进胃肠等脏器的分泌功能；可加速静脉血管中血液回流，降低大循环阻力，减轻心脏负担，调整肌肉与内脏血液流量及贮备的分布情况。缓慢而轻的手法对神经系统具有镇静作用；急速而重的手法对神经系统具有一定的兴奋作用。

2）药罐法：在罐内负压和温热作用下，局部毛孔、汗腺开放，毛细血管扩张，血液循环加快，药物可更多地被直接吸收，根据用药不同，发挥的药效各异。如对于皮肤病，其药罐法的局部治疗作用就更为明显。

3）水罐法：以温经散寒为主。

4）刺络拔罐法：以逐瘀化滞、解闭通结为主。选用的针法不同，可产生多种效应。

3. 拔罐方法

（1）留罐法：罐吸拔在应拔部位后滞留一定时间。

（2）走罐法：罐具吸拔住后，将罐自上而下反复拉动至皮肤潮红。

（3）闪罐法：罐具吸拔于施治部位后，手握罐体快速外拔发出声响，以不留痕迹为宜。

（4）刺血拔罐法：用消毒后的三棱针刺破穴位病灶部表皮，使之出血，然后立即拔罐。

（5）留针拔罐法：即在针刺留针时，将罐拔在以针为中心的部位上，约5～10分钟，待皮肤红润、充血或淤血时，将罐轻轻起下，然后将针起出。

4. 拔罐操作步骤

（1）术前准备：检查所用器材是否齐备，然后一一擦净，按序排置好。对患者说明施术过程，解除其恐惧心理。

（2）采用正确的体位：一般采用的体位有以下几种。

1）仰卧位：适于前额、胸、腹及上下肢前面。

2）俯卧位：适于腰、背、臀部及上下肢后面。

3）侧卧位：适于侧头、面部、侧胸、髋部及膝部。

4）俯伏坐位及坐位：适于项部、背部、上肢及膝部。

（3）选罐：根据部位的面积大小、患者体质强弱以及病情选用适宜的罐具。

（4）擦洗消毒：在选好的治疗部位上，先用毛巾浸开水洗净患部，再以干纱布擦干。为防止发生烫伤，一般不用酒精或碘酒消毒。如因治疗需要，必须在有毛发的地方或毛发附近拔罐时，为防止引火烧伤皮肤或造成感染，应行剃毛。

（5）温罐：拔罐前为避免患者有寒冷感，可预先将罐放在火上燎烤。温罐时要注意只烤烘底部，不可烤其口部，以防过热造成烫伤。温罐时间，以罐子和皮肤温度相等，或稍高于体温为宜。

（6）施术：充分显露拔罐部位。若用火罐，左手持罐，罐口向下，右手持血管钳夹取95%酒精棉球，点燃，迅速伸入罐内绕一圈，立即抽出，同时将罐叩按在所选部位上。

（7）询问：拔罐后，不断询问患者有何感觉，玻璃罐者还应注意观察罐内皮肤反应情况，以罐内皮肤隆起并呈红紫现象为宜。

（8）拔罐时间：大罐吸力强，1次可拔5～10分钟；小罐吸力弱，1次可拔10～15分钟。此外还应根据患者的年龄、体质、病情、病程以及拔罐的施术部位而灵活掌握。

（9）起罐：左手按住罐口皮肤，右手扶住罐体，空气进入罐内，火罐即可脱落。

5. 痧痕的意义

（1）痧痕如显水疱、水肿和水汽状，表明患者湿盛或因感受潮湿而致病。

（2）拔罐后水泡色呈血红或黑红，是久病湿邪血瘀的病理反应。

（3）痧痕出现深红、紫黑或丹痧现象，触之微痛，兼见身体发热者，表明患者有热毒证。

（4）痧痕出现紫红或紫黑色，无丹瘀和发热现象，表明患者有淤血证。

（5）痧痕无皮色变化，触之不温，多表明患者有虚寒证。

（6）痧痕如出现微痒或出现皮纹，多表明患者患有风证。

（7）一般来说，无疾者多无明显痧痕变化。

6. 拔罐注意事项

（1）选择适当体位和肌肉丰满的部位。

（2）根据所拔部位面积大小、患者体质强弱以及病情不同选择大小适宜的罐。

（3）拔罐时应注意勿灼伤或烫伤皮肤。若烫伤而皮肤起水泡时，小的无须处理，仅敷以消毒纱布，防止擦破即可；水泡较大时，用消毒针将水放出，涂以甲紫药水，用消毒纱布包敷，以防感染。

（4）皮肤有过敏、溃疡、水肿、大血管分布以及孕妇的腹部、腰骶部位，不宜拔罐。

（5）高热抽搐者、有出血倾向者，不宜拔罐。

（6）拔罐后不要马上洗澡，因为此时皮肤是在一种被伤害的状态下，非常的脆弱，这个时候洗澡很容易导致皮肤破损、发炎。

（7）不能在同一部位连续拔罐，以免造成皮肤损伤。

二、腰腹部保健

（一）腰部按摩

“腰为肾之府”，经常按摩腰部有壮腰强肾之功效。腰部按摩用力宜稍强，力度不够，其作用不能深达组织，但亦不能用蛮力，力度应自然贯彻于手，以意引力达到深部组织。

（1）揉肾俞穴：肾俞穴在腰部第二腰椎棘突下旁开 1.5 寸处，与命门穴相平。两手握拳，以食指掌指关节突起部放在两侧肾俞穴上，先顺时针方向压揉 9 次，再逆时针方向压揉 9 次，如此连作 36 次。每天按揉此穴，具有滋阴壮阳、补肾健腰等作用。

（2）揉腰眼穴：腰眼穴在第 4 腰椎棘突下，旁开约 3.5 寸凹陷中，与腰阳关穴相平。两手握拳，以食指掌指关节突起部放在两侧腰眼穴上，先顺时针方向压揉 9 次，再逆时针方向压揉 9 次，连作 36 次。每天按揉此穴，具有活血通络、健腰益肾等作用。

（3）捶腰阳关穴：手四指握大拇指成拳，手腕放松，用拳背部叩击腰部第四腰椎棘突下的腰阳关穴 36 次。每天叩击此穴，具有振奋阳气、强腰膝等作用。

（4）捶腰骶：两手四指握大拇指成拳，以拳背部有节奏地叩击腰部脊柱两侧到骶部，左右皆叩击 36 次。每天叩击腰骶，具有活血通络、强筋健骨等作用。

（5）揉命门穴：命门穴在腰部第二腰椎棘突下的凹陷中，与前脐中（神阙穴）相对。右手或左手握拳，以食指掌指关节突起部（拳尖）置于命门穴上，先顺时针方向压揉 9 次，再逆时针方向压揉 9 次，如此重复操作 36 次。每天按揉此穴，具有温肾阳、利腰脊等作用。

（6）揉腰阳关穴：腰阳关穴在腰部第四腰椎棘突下的凹陷中。左手或右手握拳，以食指掌指关节突起部置于腰阳关穴上，先顺时针方向压揉 9 次，再逆时针方向压揉 9 次，反复作 36 次。督脉为阳经，本穴为阳气通过之关。每天按揉此穴，具有疏通阳气、强腰膝、益下元等作用。

(7) 腰部活动：两手相互摩擦至热，用两手叉腰，大拇指在前，四指按在两则肾俞穴处，先顺时针方向旋转腰臀部 9 次，再逆时针方向旋转腰臀部 9 次，连作 36 次。意想腰部尽量放松。每天活动腰臀部，具有舒筋活血、滑利关节、强健腰肌等作用。

(8) 擦腰：两手相互摩擦至热，以两手掌面紧贴腰部脊柱两旁，直线往返摩擦腰部两侧，一上一下为 1 遍，连作 100～180 遍。每天摩擦腰部，具有行气活血、温经散寒、壮腰益肾等作用。

（二）腹部按摩

腹部是人体上下连接的枢纽，也是许多经脉循行汇聚之处，更是五脏六腑之宫城，阴阳气血之发源。人体五脏六腑、四肢百骸的营养，均靠腹部水谷之精微供给。因此，有"腹为万病之机，治疗万病全在治疗腹部"之说。腹为胃肠所属之处，腹部按摩实际上是胃肠按摩。腹部按摩不仅局部起到治疗作用，而且对全身组织、器官起着调节、促进的作用，是整体的治疗方法。现代医学认为，按摩腹部可增加腹肌和肠平滑肌的血流量，增加胃肠内壁肌肉的张力及淋巴系统功能，使胃肠等脏器的分泌功能活跃，从而加强对食物的消化、吸收和排泄，明显地改善大小肠的蠕动功能，防止和消除便秘，促进脂肪的吸收和运走，防止人体大腹便便，收到满意的减肥效果。经常按摩腹部，还可以使胃肠道黏膜产生足量的"前列腺素"，有效地防止胃酸分泌过多，预防消化性溃疡的发生，并且有利于人体保持精神愉悦。

1. 按摩方法

(1) 推法。医者两手掌着力，自剑突下沿腹中线按抚至脐下，反复施术约 3 分钟。

(2) 团摩法。医者两手全掌交替着力，以顺时针方向，沿升、横、降结肠方向自右向左旋转运摩反复施术约 3 分钟。

(3) 捏拿法。左手指捏住建里区，右手指拿住气海区，两手同时着力向上拿捏 3～5 次，轻轻放开。此法能使清气上升，浊气下降，倒气达于丹田。

(4) 点按中脘、建里、天枢、气海、关元、章门，每穴约 1 分钟。

腹部按摩并不是简单的揉肚子，选准基本穴位实施按摩，会起到事半功倍的效果。常用穴位有：

中脘穴：腹部正中线肚脐以上大约 4 寸处。

水分穴：腹部正中线肚脐以上大约 1 寸处。

气海穴：腹部正中线肚脐以下大约 1.5 寸处。

关元穴：腹部正中线肚脐以下大约 3 寸处。

水道穴：肚脐以下大约 3 寸，关元穴左右两侧各向两旁大约 2 寸处。

天枢穴：肚脐左右两侧各向两旁大约 2 寸处，以左天枢为重点。

神阙穴：位于脐窝正中。

建里穴：人体的上腹部，前正中线上，当脐中上 3 寸。

按摩气海、关元穴能有效地抑制食欲，有利于腹部脂肪均匀分布；而按摩天枢穴则可以帮助消化、排气、促进肠胃蠕动、废物排泄，当然更有利于消除小腹赘肉。

(5) 掌振法。重点在中脘、神阙、关元穴区,每穴约1分钟。

2. 注意事项

(1) 整个操作需10～15分钟。手法要轻柔缓和适中。

(2) 饭前、饭后1小时内和酒醉后不宜按摩治疗。

(3) 腹部皮肤化脓性感染或腹部有急性炎症(如肠炎、痢疾、阑尾炎等)时,不宜按揉,以免炎症扩散。

(4) 腹部有癌症,不宜按揉,以防癌扩散或出血。

(5) 揉腹时,出现腹内温热感、饥饿感,或产生肠鸣音、排气等,属于正常反应,不必担心。

(三) 腰腹部刮痧

对腰腹部刮痧治疗,刮板与体表接触角度小,受力相对较小,角度以45°为宜。患者仰卧位,施痧者位于患者左侧开始施痧。

(1) 以患者脐部为中心,涂抹少许介质后,刮拭腹部正中线,从鸠尾穴经中脘穴、关元穴刮至曲骨穴。

(2) 施痧者按顺时针方向用刮板刮拭患者腹部,腹部皮肤红润为度。

(3) 用刮板角点揉两天枢穴和两大横穴及气海、关元穴。

注意腹部刮痧除有一般背部刮痧的注意事项和禁忌证外,还要注意用力要均衡柔和,过重会让患者感觉不适,点揉诸穴稍用力即可。孕妇不宜进行治疗。

功效:腹部有肝胆、脾胃、膀胱、肾、大肠、小肠等脏腑。故刮拭腹部可治疗以上脏腑病变。腰腹部也可行拔罐的保健方法,操作技巧同背部。

第五节　减　　肥

肥胖是指一定程度的明显超重与脂肪层过厚,是体内脂肪,尤其是甘油三酯积聚过多而导致的一种状态。肥胖不仅影响形体美,还会引起高血压、冠心病、糖尿病等多种并发症,危害自身健康。造成肥胖的原因主要有:

1. 先天性肥胖　主要由遗传因素决定。

2. 继发性肥胖　通常是由于某些疾病所致的肥胖。

3. 单纯性肥胖　属于生理范畴,涉及遗传和环境两方面的诸多因素。

4. 饮食运动不平衡　这是造成人们肥胖的重要原因。

5. 年龄因素　随着年龄的增长,身体代谢率随之下降,所需热量也会渐渐减少,多余的热量就会被囤积起来。一般人年过三十,不只是体重越来越难以控制,脂肪会在腹部、臀部集中。

6. 心理因素　研究表明,一些社会、环境中的诸多因素可作用于人的心理,使人食量增加,从而导致肥胖。

衡量肥胖的标准有很多,常用的有两种。一种是肥胖度,肥胖度=(实际体重-标准体重)÷标准体重×±100%。肥胖度在±10%之内,称之为正常适中;肥胖度超过10%,称之为超重;肥胖度在20%～30%,称之为轻度肥胖;肥胖度在30%～50%,称之为中度肥胖;肥胖度超过50%以上，称之为重度肥胖。另一种是体重指数（BMI），BMI等于体重（千克）除以身高（米）的平方。BMI衡量肥胖的世界标准是BMI<18.5为消瘦；BMI在18.5～24.9之间为正常；BMI≥25为超重；BMI≥30为肥胖。

现代人对形体美和自身健康要求越来越高，因此减肥就成为大多数人面临和十分关心的问题。减肥可以改善人的外观及精神，对于日常生活中的交友、婚姻及就业方面都有帮助，此外减肥还可以防治很多慢性疾病。常用的减肥方法有：运动减肥、饮食减肥、按摩减肥、针灸减肥、药物减肥、吸脂减肥、蒸汽桑拿减肥。在这一节中我们将具体为大家介绍按摩减肥方法。

按摩减肥方法采用推拿、点穴等方式，让身体“被动地做运动”，通过有关穴位的刺激和按摩，能调整神经内分泌的功能，促进脂肪代谢和分解，按摩还能促进血液循环，使皮肤的毛细血管扩张，增加局部的体表温度，从而促进皮下脂肪消耗。

（一）常见的有减肥效果的穴位

我们身体中的经络、穴位遍布全身，复杂得有如一张神秘的地图，在按摩的过程中，千万不要忽略了这些能加强瘦身效果的关键点。

1. 肱中穴

位置：肱中在大臂内侧，腋窝下与手肘中间点。

功效：按摩此穴，能加速代谢速度，排除平时堆积在大臂内侧的废物，促进脂肪消耗，使手臂变得纤瘦。

按摩方法：拇指圈状按摩。

2. 臂臑穴

位置：臂臑穴位于人体的臂外侧，三角肌止点处。

功效：按摩此穴，可以促进血液循环，增加臂部肌肉的弹性，使上臂变得紧致。

按摩方法：食指中指共同作圈状按压，感到酸痛的力度即可。

3. 外关穴

位置：小臂背侧，手腕向上两寸，两个骨头中间的夹缝里。

功效：按摩此穴，能疏通臂部经络，改善血液循环，消除小臂麻木肿胀的感觉，使小臂变得纤细。

按摩方法：拇指按压。

4. 天枢穴

位置：肚脐两边左右各三指宽处。

功效：按摩此穴对调节肠腹有明显的双向性疗效，既能止泻，又能通便，长期保养按摩此穴能够确保肠道健康，清除肠道内常年累积的宿便，轻松赶走堆积在腹部的脂肪。

按摩方法：双手食指指端同时回环揉动天枢穴50～100次，逆时针和顺时针方向各重复一次。

5. 曲池穴

位置：曲肘成90°，肘横纹外端凹陷中。

功效：按摩此穴，在收紧肌肉的同时，可美化臂部皮肤，改善干燥粗糙的状况。

按摩方法：中指和食指圈状按摩。

6. 风市穴

位置：位于人体的大腿外侧的中线上，直立垂手时，中指尖处。

功效：按摩此穴，可排除大腿多余水分，使大腿变得苗条。

按摩方法：用拇指关节按压圈状按摩。

7. 血海穴

位置：大腿内侧，膝盖内侧端向上 2 寸。

功效：按摩此穴，可改善腿部血液循环，消除腿部堆积的脂肪，同时改善女性月经不调。

按摩方法：拇指圈状按摩。

8. 大横穴

位置：肚脐旁开 4 寸。

功效：按摩此穴可通便，排除肠道内的油脂，减轻体重，消除腰腹赘肉，降低血脂。

按摩方法：双手食指指端同时按压，圈状按摩 100 次。

9. 足三里

位置：膝盖下三寸，胫骨外侧约一横指处。

功效：按摩此穴，可通经活络、疏风化湿，消除小腿水肿，使小腿玲珑纤细。

按摩方法：拇指按压。

10. 承山穴

位置：承山穴位于小腿后面正中，当伸直小腿或足跟上提时小腿肚下出现尖角凹陷处。

功效：按摩此穴，可消除小腿上的脂肪，收紧小腿肌肉，对美化小腿线条有显著的作用。

按摩方法：用拇指关节按压。

（二）腰腹部按摩减肥手法

对女性来说，腰部是最引人注目的部位。纤细的腰部，才能展现女性的曲线美。但是，腰部是平常极难活动到的部位，容易积存脂肪。如果合理刺激腰腹的经络、穴位、肌肉，就可逐渐消除腰腹部脂肪。腰腹部按摩不仅可以消除脂肪，还可兼治消化系统、神经系统及泌尿生殖系统等多种疾病。

1. 摩腹。让客人取仰卧位，裸露腹部，按摩者面对客人站在右侧床边上。双手重叠按于腹部，以肚脐为中心顺时针方向旋转摩动 50 圈，使腹部有发热感及舒适感。这是一种最常用的腹部减肥法，按摩可以提高皮肤的温度，大量消耗能量，促进肠蠕动，减少肠道对营养的吸收，促进血液循环，让多余的水分排出体外。

2. 捏揉按摩腰部带脉。在侧腹部，章门下 1.8 寸，当第十一肋游离端下方垂线与脐水平线的交点上。经常按摩此经脉，减腰效果甚好。可从前后两个方向，用双手从两边按捏、揉点、提拿带脉。

3. 点按穴位。以中指点按中脘穴、下脘穴、关元穴、两侧天枢穴，每穴持续压 1 分钟，以不痛为宜。点按天枢穴时，先点右侧后点左侧，重点在左侧。

4. 抱颤腹部。双手抱腹，轻轻下压，作上下小幅度、快速度（每分钟超过 150 次）的运动。除了减肥，这个手法还能降糖、通便、降血压。

5. 拿揉腹部。一手捏住腹部皮肉，包括深层脂肪，顺时针依次拿揉(即捏住的同时揉动)，约 5 分钟，前两次以微微疼痛为宜。

6. 推腹。两手手指并拢伸直，左手掌置于右手指背上，右手掌平贴腹部，用掌根用力向前推按，接着左掌用力向后压，一推一回，由上腹推至下腹做 3～4 次，再从左向右推 3～4 次，以腹部微有痛感为宜。

7. 右手拇指与其余四肢分开，四指置于客人左侧下腰部，左手拇指与其相对用力挤压 2～3 秒，然后左手四指与右手拇指相对挤压 2～3 秒，反复交替数次后，逐渐向上腰部移动，上下往返数遍。

8. 双手拇指置于腹部一侧，其余四指与拇指相对推挤脂肪，逐渐向一侧髂腰部移动，反复数次。

9. 双手分别置于腰部两侧，指尖朝向一侧，迅速相对推挤腹部脂肪，顺势向相反方向挤压，反之，同上。此法反复数遍。

10. 将双手重叠置于一侧腰底部斜按震至同侧下腹部，左手按在此处，右手返回腰底部，反复数遍。

11. 双手拇指与食、中指交替推捏腹部脂肪，如“爬楼梯”状，反复数遍。

(三) 背部按摩减肥手法

很多人都会为了自己背部厚厚的脂肪而苦恼，背部按摩是一个很理想的背部减肥最有效的方法。

1. 叩击背部　客人取俯卧位，美容师站在客人左侧，双手自然弯曲虚握拳。腕部放松，分别以双手四指第一指关节着力，迅速抖腕，双手交替用爆发力叩击背部。

2. 推按背部　美容师站在客人左侧，双手四指自然并拢、平伸。左手按于右手上，全掌着力于尾骨上侧，用力向上直线推至颈部。再用同样的手法从左臀部推至左肩，右臀部推至右肩，复位。

3. 推搓背部　美容师站在客人左侧，双手微握拳，用四指的第一指关节的背侧部位着力于背部。以前臂带动手部，在背部交替推搓。

4. 深层叩提背部　美容师站在客人左侧，双手四指并拢，微握拳，与拇指配合，如同双手各拿一个茶杯，其虎口向上。迅速抖腕，双手交替用爆发力叩击背部，在手与背部接触的一瞬间，小指与拇指用力捏住背部肌肉迅速上提。

5. 双手推按背部　美容师站在客人左侧，双手四指自然并拢、平伸，分别平放在左右两侧臀部，全掌着力用力向上直线推至左右肩部。经过肩膀两端，从腋下部位滑回臀部。

6. 按压穴位　两只拇指分别按在脊椎两侧，从尾椎开始按到颈部下方为止。

(四) 选择适合个体的减肥方法

1. 肥胖度 10%～20%　采用行为修正法或适度的饮食控制，目的为防止体重的进一步增加，如果配合适当的运动，会获得更好的效果。这个阶段常为治疗肥胖的开始，抓紧这个时期的治疗十分重要。

2. 肥胖度＞20%～30%　这个时期的减肥仍以行为修正与饮食控制为主，每日控制热量在 1100～1600kcal 之间。配合必要的运动疗法在这个时期是很必要的。也可配合使用药物(间歇性，分阶段应用)或减肥茶类。对腹部肥胖者配合局部按摩法；对食欲亢进的肥胖病人，节食难度大者，可以用食欲抑制剂。

3. 肥胖度>30%～70%　这类肥胖病人容易有并发病，因此要作全面的、定期的健康检查。首先也是要采取饮食疗法，限制热量，配合行为疗法，改变不良生活习惯。但这种病人由于肥胖程度高，并发症多，心肺负担重，运动也容易造成关节、肌肉的损伤，因此一般不宜用运动疗法，但可配合药物疗法、按摩法、手术治疗等。

4. 肥胖度>70%　这类肥胖病人治疗难度大，宜住院治疗。常有各种并发病，要及时采取相应措施。用半饥饿疗法减肥，可以取得快速减肥的效果，但应在医师的严密观察下，防止出现意外，也要供给必须的营养素，以保持人体生理机能的均衡性。同时施行行为疗法，配合药物治疗，按摩或手术治疗。

第六节　水疗与芳香美容

一、水疗

SPA 一词是拉丁文"Solus Por Aqua"(Health by water)的字首，Solus 意为健康，Por 意为精油，Aqua 即水，意指用水来达到健康，是一种融美容、按摩于一体的新式护理方法。随着时代的发展，人们不断赋予 SPA 更新的方式和更丰富的内涵，逐渐成为现代都市人回归自然、消除身心疲惫，集休闲、美容、解压于一体的时尚健康概念。

水疗是 SPA 的一种形式。水疗是指利用不同温度、压力和溶质含量的水，以不同方式(浸、冲、擦、淋洗)作用于人体全身或局部达到保养、健身和治疗疾病效果的方法。水疗属于物理疗法的一类，对人体的作用主要有温度刺激、机械刺激和化学刺激。水疗按其使用方法可分浸浴、淋浴、喷射浴、漩水浴、气泡浴等；按其温度可分高温水浴、热水浴、冷热水交替浴、温水浴和冷水浴；按其所含药物可分碳酸浴、松脂浴、盐水浴和淀粉浴等。选择时按个体需要决定所浴的方法、温度及药物。

(一) 水疗的原理

1. 机械性效应

(1) 静水压力作用：普通盆浴时，身体浸泡在水中，由于静水压的关系，压迫体表的血管和淋巴管，促使体液回流增加，引起体内的体液再分配。由于体液回流增加，而产生利尿效果。

(2) 水流冲击作用：淋浴、直喷浴、针状淋浴时，水流对人体产生很大的冲击力，具有类似按摩的功效。

(3) 浮力作用：浸于水中的物体均会受到一种向上的浮力，基于浮力作用，在水中活动较为省力，同时借助水的浮力可进行水中运动。

2. 温热效应　所用水温高于或低于人体温度，温热与寒冷刺激可使人体产生性质完全不同的反应。对寒冷刺激的反应迅速、强烈；而对温热刺激的反应则较为缓慢，不强烈。水温与体温之间差距愈大，反应愈强，温度刺激面积愈大则刺激愈强，温度刺激重复应用则反应减弱，因此在水疗时应逐渐增加刺激强度，以维持足够的反应。

在实践中常采用的是热效应。可能温泉中热能可短暂增加部分荷尔蒙在血液中的浓度。另外，可能热能能暂时抑制免疫球蛋白，减轻免疫反应，同时温热可增加肌腱的伸展性，故可增加关节的活动度。

3. 化学效应　淡水浴所用水中包含微量矿物质，若往水中加入少量矿物盐类、药物和气体，这些化学性物质的刺激可加强水疗的作用，使机体获得特殊的保健作用。

（二）水疗的方法

1. 药物浴　在淡水中溶解无机盐类、芳香类、中草药等再进行水浴，可达到不同的保健、治疗功效。

（1）盐水浴：淡水浴中加粗制食盐，配成1%～2%浓度，具有提高代谢和强健作用。

（2）松脂浴：亦称芳香浴，在淡水浴中加入松脂粉剂，有芳香气味，具有镇静作用，多用于温水浴。

（3）碱水浴：在淡水中加入非精制的重碳酸钠，或同时加入氧化钙、氧化镁，具有软化皮肤角质层和脱脂作用。

（4）中药浴：根据中医辨证施治的方法，将相应中药加入淡水浴中而成。

2. 气水浴　即往淡水中溶一定浓度的气体。

（1）二氧化碳浴：浴时皮肤明显充血发红，血循环改善，心率变慢，呼吸变慢加深，肺换气功能增强。

（2）硫化氢浴：硫化氢可通过无损的皮肤进入人体，阻止实质细胞产生组胺等活性物质，提高单核吞噬细胞系统功能，增加组织渗透性，对重金属（如铝、汞、铋等）中毒具有解毒作用。硫化氢剧毒，有臭味，故浴时室内通风要良好，须严格掌握适应证。

（3）氡浴：氡是镭蜕变的直接产物，可溶于水，具有放射性，放射出α、β、γ射线。半衰期为92小时，故制备的浓缩氡气应当时使用。

3. 水中运动　在水中进行各种体育锻炼的治疗方法。适用于肢体运动功能障碍、关节萎缩、肌张力增高的患者。借助于水的浮力，在水中可以进行主动运动，如体操、游泳、单杠、双杠、水球等，也可以在专业人员的指导和帮助下进行肢体和关节被动运动和进行水中按摩等。

4. 水疗排毒法　水疗排毒通常与之后的香熏按摩一同进行。水疗排毒是利用水疗仪的冷暖沐浴水柱，为躺在水疗床上的求美者做身体冲射，刺激身体细胞呈现活跃状态，再配合专业的推拿按摩，加速代谢和循环，达到排毒、耗脂、减肥的目的。

（三）水疗的功效

1. 对皮肤的影响　皮肤具有丰富的毛细血管和神经末梢。皮肤血管的扩张或收缩对体内的血液分布状况能产生影响，能增加皮肤光泽及弹性，减轻皱纹及老化程度。

2. 对肌肉系统的影响　一般认为短时间冷刺激可提高肌肉的应激能力，长时间的冷刺激可引起组织内温度降低，肌肉发生僵直，造成活动困难；温热作用可以解除肌肉痉挛，提高肌肉工作能力，同时在热作用下，血管扩张，血流加速，有利于肌肉疲劳的消除。

3. 对泌尿系统的影响　寒冷的刺激使尿量减少。温热刺激能引起肾脏血管扩张而增强利尿,但在热水浴时,由于大量出汗,排尿量反而减少。在长时间温水浴后血液循环改善,一昼夜内钠盐和尿素的排出量增加。

4. 对汗腺分泌的影响　热水浴后汗腺分泌增强,排出大量汗液,损失大量氯化钠,出现身体虚弱,个别患者出汗过多,应补充盐水。随着出汗增多,有害代谢产物和毒素排出增多。

5. 对呼吸的影响　瞬间的冷刺激使呼吸节律加快加深。热刺激可引起呼吸节律快而表浅,长时间温水浴后呼吸减慢。

6. 对神经系统、代谢的影响　冷刺激能降低代谢,起到镇静、安定的作用。热刺激能增加机体代谢,一定时间的温水浴能使人疲倦、昏睡,从而放松精神。

上述功效综合起来,实现了美容美体、增强机体抵抗力、减肥瘦身和舒缓精神的作用。

(四) 水疗适应证

水疗适应证比较广泛,如胃肠功能紊乱、风湿和类风湿性关节炎、痛风、大面积瘢痕挛缩、关节强直、外伤后功能障碍、手足冰冷、中风后遗症、关节炎、内分秘失调、亚健康状态等。

(五) 水疗禁忌证

1. 意识不清、智力障碍、身体极度衰弱及平衡感障碍者。

2. 心肾功能代偿不全者。

3. 未接受治疗的癫痫病患者。

4. 血糖控制不良的糖尿病患者或低血糖症患者。

5. 严重的下肢静脉曲张者。

6. 对光、热敏感者(例如红斑狼疮患者)。

7. 恶性肿瘤患者。

8. 血压控制不良的高血压患者。

9. 姿势性低血压患者。

(六) 水疗注意事项

1. 要注意环境卫生,避免客人感染细菌。

2. 部分客人在水疗第一个星期内会产生身体不适、全身无力、疲倦等,此为正常现象,一周左右会逐渐恢复正常。

3. 避免猛烈水柱冲击产生伤害。

4. 了解自己的现实状态,选择适合自己的水疗方法。

5. 水疗时心情放松,排除杂念,全心投入。

6. 若在水疗过程中出现面色改变,头晕、头重、耳鸣、眼花等症状则应暂停治疗。

二、芳香美容

香味不仅给人以舒适的感觉,还能净化空气,对人体健康亦有益处。有效的芳香疗法是抹上芳香油后按摩,这是现在美容机构主要采用的芳香美容方法,又称香薰美容。

(一) 芳香美容原理

芳香疗法是利用芳香植物蒸馏萃取出的纯天然植物精油的芳香之气和药效作用,以特殊的按摩手法,经由嗅觉器官和(或)皮肤的吸收,到达神经系统和血液循环,以帮助人体身心获得舒解,并达到皮肤养护和保健的功效。利用嗅觉主要是以直接、蒸汽或香薰吸嗅等方式，让芳香分子经由鼻子传递到大脑，可能促使神经系统的化学递质释放，产生镇静、兴奋或愉悦等效果；皮肤直接接触则将精油稀释或添加在保养品中后涂抹于皮肤，经皮肤渗透入人体后，产生美容护肤的效果。

（二）芳香美容方法

1. 按摩法

（1）适用范围：脸部护理、全身按摩、肌肉紧张、肩膀僵硬、减肥健胸、经痛、腹痛、便秘、痉挛等。

（2）按摩方法

1）滑动轻抚：这是精油按摩法中常用的手法，是指一连串轻柔滑动、安抚的动作。按摩时使用整个手掌，不是只用手指，两手要放轻松，力道可以强劲或轻柔，动作可大可小，如此肌肉将放松，并能增加血液循环，纾解紧张及压力。

2）揉揉捏捏：这种手法大拇指可略为施力，但动作要缓慢且适中。这些动作对脂肪厚的部位以及背部有很大的帮助，如此可以放松肌肉，促进血液及淋巴液的流动，并协助体内的毒素排出。

利用这两种基本手法，应用在身体各部位的按摩，都必须朝着心脏的方向。按摩幼童、老弱者时，要用轻柔的滑动轻抚动作。按摩不同部位，使用的按摩力度也不同。头部用指尖蘸按摩油，用指头按摩整个头皮，手指要采用滑动的按摩动作，力道要强；颈部的手法是小且强的划圈动作，以颈椎分成两边，各自下向上按摩到头皮底部，颈椎左右各成一个圈式的按摩动作；肩部使用滑动轻抚及揉捏的手法，利用大拇指和手掌，从肩膀到颈部，重复来回用力按摩；背部使用滑动轻抚及揉捏的手法，用力可强可弱，但不可在脊椎上按摩，从背面的腰部内侧开始，两手的动作要连贯顺畅，向上按摩到肩膀，再往下按摩背部的外侧，多次重复这个按摩动作，时间越久，身体越加感到轻松。

（3）按摩功效

1）局部功效：①可以减肥。可能精油渗入皮肤后能疏通淋巴组织，消除堆积的毒素，帮助分解脂肪，还可以排除体内多余的积水，因而有排毒紧肤的疗效。运用精油按摩的方法，可使身体肌肉更为紧致窈窕。②可以护肤。因为脸部按摩可以促进肌肤的血液循环，提高肌肤弹性。另外，精油按摩肌肤更有调整肌肤油脂分泌的作用，保持肌肤的酸碱平衡，使肌肤的油脂不易堆积，避免各种阻塞现象，减缓肌肤的老化。③头部按摩可滋养头皮细胞，有效改善发质，舒缓压力。

2）全身功效：精油可以透过按摩进入皮肤细胞，然后进入血管与全身的组织中。精油的香气同时也对我们的情绪有一定影响，可能精油的香气会进入大脑系统，产生愉快的感觉。香气容易帮助情绪释放，有助于舒缓全身的压力。

（4）注意事项

1）每次所调配的精油宜尽快用完，以免变质。

2）一般情况下精油首先会进入皮肤脂肪最多的部位，然后才慢慢渗透进入血液循环，整个过程大约需要 20～70 分钟。更重要的，是在此后的 12 小时内，精油还会继续发挥作用，所以按摩后不要立即将精油抹掉。

3）挥发性的、易燃的、高浓度的精油（薰衣草精油除外），在应用于人体前必须和“底油”进行混合。底油就是基础油，用来稀释高浓度精油的植物油，常用的有单纯稀释作用的葡萄籽油、甜杏仁油、小麦胚芽油，促进精油疗效的荷荷芭油、芦荟油、胡萝卜油、椰子油、橄榄油、大豆油等。

4）在进行香熏按摩前，先营造适合的气氛，使接受治疗者完全放松。按摩的房间，温度要适宜。

5）按摩时间约 40 分钟，用振脂机按摩约 45 分钟。

2. 沐浴法

（1）适用范围：全身机能调理、神经衰弱、解除疲劳、风湿关节痛、焦虑和沮丧、精神紧张等。

（2）注意事项

1）严格控制使用滴数。

2）出浴时，用轻拍的方式擦干身体，使一些浮油留在身体上，效果更加持久。

3）沐浴后，精油已进入血液循环，在 4～6 小时之内，不要喝酒或咖啡。

4）沐浴后，不要再以精油按摩身体，以免吸收过量。

5）如果皮肤容易过敏，可将精油加入 1 汤匙牛奶，不仅能滋养皮肤，抑制过敏，又能帮助精油的吸收。

6）沐浴时避免溅到眼睛里。

7）沐浴的次数，建议一星期至少 3 次。

8）使用精油沐浴以适中的水温为主，以免使精油挥发得太快。

3. 熏蒸法　精油透过香薰灯加热分解，使香薰油中部分成分飘散于空气中，由鼻腔吸入渗入血液，促进血液循环，加速新陈代谢，调节生理机能，美容护肤，平衡体质，从而增强对疾病的抵抗力。

（1）适用范围：安抚情绪、改善精神状况；净化空气；预防呼吸道感染等。

（2）建议用法

1）将熏香灯或熏香陶瓶加入八分满的水，再放入 5～6 滴的精油，点燃底部的无烟蜡烛或通电即可。

2）将 50 毫升生理盐水和 2 滴精油装入喷雾容器中，再喷洒在四周。

3）在盛有沸水的容器中滴 3 滴精油，搅拌均匀，然后吸入精油蒸汽。

（3）注意事项

1）如果室内坪数较大，可酌量滴多一点精油或浓度高的精油。

2）使用时请注意容器的温度，避免烫伤。

3）容器高温时，请勿直接加水。

4. 嗅吸法

（1）适用症状：改善呼吸系统问题如鼻塞、气喘等。

（2）建议用法：将 2～3 滴的精油滴在手帕上，直接吸嗅即可。

（3）注意事项：可选用较深色的手帕，避免精油使手帕变色。

（三）芳香美容注意事项

1. 精油使用时，禁止口服，禁止高浓度，勿过频，勿过量。

2. 使用时，严防滴入眼睛、鼻孔、耳朵、口腔。

3. 最好勿3种以上精油混用。

4. 日光浴或暴露在日光下时禁用佛手柑、柠檬、酸橙、甜橙和其他柠檬油。

5. 精油保存应密封，避免接触阳光及强光，远离热气及高温，留意保存期限。

（四）芳香美容禁忌证

1. 有些精油有明显的收缩血管等作用，因此孕妇、高血压患者、青光眼患者慎用。

2. 有些精油对中枢神经有强烈的兴奋或抑制作用，癫痫、哮喘等病的患者禁止或限制使用。

3. 精油具有不同程度的刺激性，尤其是高纯度精油刺激性较强，皮肤过敏患者慎用。

4. 有些精油有发汗作用，体虚多汗者慎用。

5. 婴幼儿、妊娠期女性禁用。

（张　红）

7 第七章 美容文饰技术

第一节 概 述

随着美容事业的不断发展，起源于远古时期的文身术，与现代科技、医学技术、容貌美学、艺术创作等融为一体的美容文饰技术逐渐兴起。它集中实施于面部的眉、眼、唇或身体的某些局部，从而形成了一种新的、完整的美容技术——美容文饰技术。它被越来越多的人所接受，受到人们的普遍青睐，并渐渐从民间转入专业，从社会步入医院，成了美容行业中一个独特的项目。

一、美容文饰技术的概念

美容文饰技术是以人体美学理论为指导，以人体解剖生理学为基础，运用文饰器具将文饰色料刺入人体眉、眼、唇等部位的皮肤组织内，使其形成永久性皮肤纹理着色所进行的重塑人体容貌美的一种医疗操作技术。

现代眉眼唇美容文饰术指文眉、文眼线、文唇三种现代美容技术的统称，又称现代美容文饰术、眉眼唇文饰术或美容文饰术，简称“文饰术”、“三文术”。

二、美容文饰技术的原理

美容文饰技术实质上是一种创伤性的皮肤着色术，其基本原理是在皮肤原有的形态基础上，利用现代文饰器械将色料植染于表皮下，使表支形成一定的色块，即长期不易褪色的颜色标记或各种图形。

目前，文饰技术主要应用在文眉、文眼线、文唇等方面。其根本目的是在眉、眼、唇的原有基础上，利用现代美容手段使其形成长期不褪色的新的眉形、眼线、唇形。以扬长避短、修饰美化，创造出更理想的眉、眼、唇形态，达到增强其局部美感和容貌整体之美。

三、美容文饰技术的基本内容

美容文饰技术是以人体皮肤表皮部位为基点的美容造型术，包括人为文身、外伤性文身和医疗性文身三方面。

（一）人为文身

是以人们的意愿和爱好，在身体体表某个部位文饰出各式的图案。如文字、文花纹、鸟兽、铁锚、刀枪等等，可在人体的肩、臂、胸、背甚至全身。它体现了一种民族风格，代表了某种身份和地位，也可作为追求某种信仰的标志，或看作是一种形体美的绘画艺术表现在人体上，反映人的情感与追求。

（二）外伤性文身

由某种原因造成的外伤，如爆炸伤、擦伤等等而使带色的炭粉、煤粉进入皮肤伤口，愈合后留下明显的异物性色素斑。其特点是：深浅不一，大小不等，随机组合。

（三）医疗性文身

是在受术者麻醉的前提下，以改善外观，掩饰缺陷，扬长避短，以假乱真，修饰美化，创造出局部美感和整体之美。常见的文饰技术有：

1. 文眉　是在原眉缺损的基础上，经过精心的设计适当的文饰，达到自然、真实、可信、一劳永逸的美化目的，是美容文饰技术中常见的项目之一。

2. 文眼线　亦可称为文睫毛线。因为眼线在正常皮肤生理中没有，而是在上下睑缘中有灰线存在，因此更确切地说，文睫毛线文出的线条正好是睫毛的投影，以此来加强眼睛明亮有神的效果。亦是美容文饰技术中常见的项目之一。

3. 文唇　主要是由两部分组成的，即文唇线和文全唇，是使理想的唇型和唇色达到一劳永逸美化唇部的目的。是美容文饰技术中常见的项目之一。

4. 文眼影　是在上眼睑的肿泡部位漂浮文饰浅咖啡色或各种眼影色，达到晕染眼影的效果。

5. 文腮红　是用胭脂红色系在面颊部轻轻漂浮文饰，边界过渡柔和自然，达到淡扫胭脂的修饰效果。

6. 文口唇白斑及黑斑　用红色系列色料在唇部缺陷部位进行遮盖性文饰。

7. 文鼻孔内阴影　是在鼻部缺陷（鼻孔大小不一）或鼻部整形术后的基础上，进行文饰，以掩饰某种缺陷。

8. 文胡须　是在胡须稀少和某种原因造成胡子缺损的部位上、在唇的周围打点式的文饰，用来填补空白、以假乱真。

9. 文头发、文鬓角　是根据受术者的喜好与要求的前提下，用接近发色的色料进行文饰，以达到弥补不足的目的。

10. 文乳晕　用红色系列色料在原乳晕的基础遮盖性文饰，使其黑褐色漂染为粉红色，在颜色上有很大的改观。

11. 文美人痣　根据受术者的要求，在适当的部位文饰一颗小小的痣。

12. 文瘢痕　是用近似本人肤色的色料在瘢痕局部上反复多次的文饰，达到遮盖瘢痕的目的。

四、美容文饰技术的方法（见图 7-1）

（一）点刺法

点刺是用手针对文饰部位进行点状文饰的方法。用点的方法将色素刺入皮肤，其效果有用“点”刺出的点状，连接点所形成的线条状，密集的点子组成的片状。

（二）续段法

又称连接线条法，常用来文饰较长的线条，根据所设计的长线条，分段文出中等长度的线，注意线条的收尾应平行上扬，以使后续的线条在连接时颜色均匀，衔接自然。

（三）机连法

主要用于片状的着色或复色，其方法是用密集的线条组成片状。机连法应注意线条的

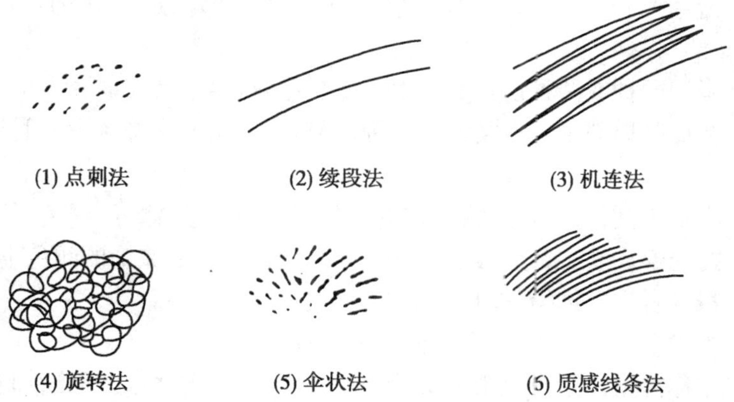

图 7-1　常用美容文饰方法

疏密排列和用针的深浅，掌握得当。

（四）旋转法

即文饰的线路呈一连串的圈状。注意掌握文饰圈子的大小和针的移行速度，圈越小，颜色越深；圈越大，颜色越浅。移动速度快，色浅；移动速度慢，色深。

（五）伞状法

即许多短斜线的排列类似伞状，短斜线一般下针稍重随后一拖，轻轻带出，尾部呈毛尖状。

（六）质感线条法

线条排列要有规律，疏密适当；注意线条的深浅，浓淡变化；呈弧形上扬或下斜线。

五、常用文饰术语

1. 眉色　指受术者自身眉毛的颜色，如黑色、深棕色、灰白色等。

2. 文色　指术者在受术者的局部皮肤上用色料文饰出的颜色。

3. 着色　亦称上色。指受术者皮肤某一部位经文饰后上色的状态。

4. 填色　指在受术者皮肤某一部位文饰后的固定轮廓的基础上，把中间的空白填上所需的颜色。

5. 浮色　指局部皮肤文饰后，一部分色料已刺入皮下，而另一部分则浮在皮肤表面。通常在文饰操作完毕后，要把残留在皮肤表面的浮色擦拭干净，以便于观察。

6. 脱色　亦称掉色。指局部皮肤文饰后，经过脱痂、掉色这一过程，颜色变得比以前浅。

7. 反色　指文全唇后，经过一周左右的脱痂、蜕皮（有的人唇部起泡）、脱色，到三周左右血液循环恢复，文饰后的全唇颜色比原来明显。

8. 底色　指局部皮肤文饰后最先着色的部分。

9. 补色　亦称加色。指在原文色的基础上补文，通过加长、加宽、加深等方法补救原来的不足。

10. 遮色　指用接近皮肤颜色的色料进行文饰，遮住并且消除原来文饰不理想的部分，使其与自身肤色达到一致。

11. 盖色　指用与原来文饰不同的颜色，在原文饰部位进行文饰，以求盖住原有的颜色。

12. 配色　指用两种或两种以上的颜色调配成色料，再进行文饰。

13. 套色　指皮肤局部第一次文饰了一种色料，第二次又文饰了另一种色料，分层次地上色。

14. 洇色　指由于文饰过深，造成文饰的色料向四周扩散、漾开，脱离了原来的形状。

15. 变色　指局部皮肤文饰后，经过一段时间，颜色与最初文饰的颜色不同。

16. 轻文　指术者在文饰操作时，手法轻柔，文色浅。

17. 重文　指术者在文饰操作时，手法重，文色深。

18. 起角　亦称挑角。指在上眼线文饰过程中，文至外眦角处，逐渐加宽上挑、形成夹角，即形成上睑睫毛尾端投影的形状。

19. 钝角　指在文饰上眼线时，在上睑缘外眦角的最后一根睫毛根部向上、向斜后方起角时形成的一条短直线 a，外眦角部分的上睑缘为一条生理弧线 c，两条线形成大于 90°的夹角，该角称为钝角。其意义在于：此角的角度越小，角越上挑，越夸张。

20. 锐角　指在文饰上眼线时，在上睑缘外眦角的最后一根睫毛根部向上、向斜后方起角时形成的一条短直线 a，同上睑缘平行向后文饰时形成的一长线 b，两条线形成小于 90°的夹角，该角称为锐角。其意义在于：此角的角度越小，向后拉长眼形的效果越明显。

21. 开角　指在文饰眼线时，外眦角部分的上下眼线不相交合，角展开，称为开角。其意义在于：小眼睛者在文眼线时，眼睛没有框死的感觉。

22. 闭角　指在文饰眼线时，外眦角部分的上下眼线相交合，角不展开，称为闭角。其意义在于：闭角的眼线以强调为主，显得手法夸张些。

23. 上翘　指在文饰上眼线外眦角部分起角时，有向斜后方上翘的走势。

24. 下兜　指在文饰下眼线中间部位时，中间下垂，两边上升，称下兜。此法为错误手法。

25. 文满　指在文饰下眼线时，下睑缘的前唇、灰线、到后唇的部分，全都文上色料，称为文满下睑缘，此法为错误手法。

六、美容文饰人员应具备的条件

美容文饰术是将美学、审美、医学、绘画等紧密融合在一起的一门艺术操作，因此对操作者便提出了较高的要求。

1. 要求该术应由医师操作，手术过程中须严格无菌操作，以防感染或交叉感染，杜绝因感染而形成瘢痕情况的发生。

2. 要求美容文饰师具有较高的美学修养。以文眉为例，人的脸形、眼形、脾性、气质、素养千差万别，如何根据以上种种为求美者设计出一条适合其年龄、气质、素养、职业、脾性、眼形、脸形等的眉形来，要求文眉医师必须具备较高的审美眼光。

3. 美容文饰术是永久性美容手术，因此，要求美容文饰术医师应具有高度的职业道德，不能以任何偏见或其他不正当想法体现在手术操作中，严格遵守职业道德。

4. 应具备较高的技术操作水平，操作要熟练、准确。美容文饰术，尤其是文眉、文眼线、文唇线术要求确保的美观成功，不允许有丝毫差池，因此，对操作者技术方面的要求就更为严格。

5. 遵守职业道德，文该文之术，对于不该文的手术或一些偏激、怪诞的要求应予以拒绝，美容文饰师带给群体社会的是和谐美，应严格遵守这个原则。

6. 美容文饰师除应具有较高的医学、美学、审美等修养外，还应不断提高个人的素质和修养，要求在工作中做到态度和蔼、语言优美动听、话语得体、穿着大方高雅、服务周到礼貌、举止端庄，女性宜淡妆，使求美者能从医师身上首先获得美的享受。

7. 须具备基本的心理学知识。

第二节　常用文饰用物

一、文饰器械

（一）电动文眉机

简称文眉机，它是文饰技术操作中的主要工具之一，是美容医师手中的武器，它的质量与性能直接影响文饰技术水平的发挥。因此正确掌握文眉机的性能和使用方法，对文饰技术是非常重要的（见图 7-2）。

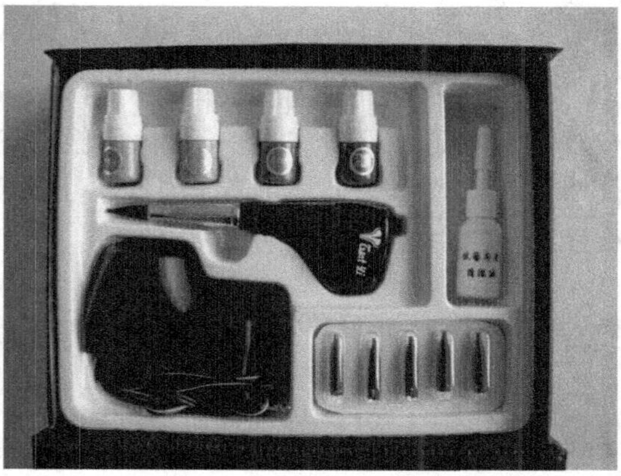

图 7-2　电动文眉机

1. 工作原理　它是一种小型电动机器，其外形如同较粗大的圆珠笔，并配有稳压电源。机身内有一微型电动机，其转轴上的连杆与卡针具相连，并带动其运动。使用时，把文眉针插入卡针具的十字孔内，套上针帽，并调整针露出部分的长短，从而控制刺入皮肤的深浅。当电路接通后，调到所需挡位，按下开关，文眉机的针被电动机带动而高速旋转，做垂直的运动以刺破皮肤的表皮，并将特定的药液文饰到皮肤细胞之间的组织内，而留下持久的颜色。一般文眉机刺入皮肤的深度应在 0.5～0.7mm 左右，不应超过 1mm。

2. 使用方法

（1）将针插入卡针具的十字孔内，插牢后，套上针帽。

（2）将针调整至适当的长度，一般针尖外露 1mm 左右。

（3）选择适当的挡位，挡位越高，转速越快。

（4）接通电源，打开开关，术者应注意手的支点，垂直持机在局部皮肤上做快速前后运动。

3. 注意事项

（1）根据该机的性能、型号及术者的熟练程度，选择转速的挡位。

（2）使用前，应先试机。试机时不可将文眉机对着受术者的面部和眼睛，以免意外事故发生。

（3）操作中，最好关机蘸药水，以避免针尖磨损，变钝了。

（4）针要插牢，以防接通电源后，针从机身飞出。

（5）文眉机盒内配有的黑色色料，是试机液，不能作为文眉药液。

（6）文饰间歇时机身勿倒置。

（7）三根针合为一起的称为复合针，为文全唇或走空针洗眉时用。

4. 消毒与保养

（1）严格执行一人一针，一杯一帽制度。

（2）文眉机一般为塑料机壳，故不宜与化学腐蚀剂接触，也不适用高温，更避免摔伤。

（3）文眉机一次连续开机使用时间不宜过长，以免机器过热，造成电机损坏。

（4）文眉机的机身在用后也应擦拭干净。

（5）操作后，应切断电源，将电源开关置于关闭位置。

（6）使用后，针及针帽均要卸下，清水冲净，浸泡在器械消毒液中或用酒精棉球擦拭干净。

（7）电源连接线，在缠绕时，避免用力折。

（8）使用中若出现声音异常，机身抖动，开启变速失灵，滞针等异常故障时，应停止使用，请专业人员检测修理。

（9）新机器在使用前，先磨合即空转 20～30 分钟。

（10）文饰练习时，可在猪皮上、长白萝卜上或香蕉上进行练习。

（二）文眉笔

又称自制手针。最早制作方法为：取一根竹筷，将一端劈开少许，夹入一根绣花针，然后用 1 号手术缝线缠绕固定，待缝线绕至针尖仅外露 1mm 为度。此笔可高压消毒。目前已被文眉刀代替，它是由固定刀柄加排针（由 12 根针组合成）组成。

（三）色料杯

亦称药液戒指，为口腔科常用的无缝牙冠套底部焊接一小铁丝环制成，操作时将其像戒指一样戴在左手食指上，既不影响左手指固定文饰区域皮肤，又便于随时蘸取色料，优点是消毒、清洗方便，又节省色料。

二、文饰制剂的选择与配制

文饰制剂是一种经过特制的含有营养素的蛋白质色素。这种不溶性色素，主要成分是碳素，其次是铁、铜等元素的混合物，其性质比较稳定，并经过严格的无菌处理，符合卫生条件，本身对皮肤无毒，无刺激性。在文饰术施行中，文饰制剂是通过文眉机造成局部皮肤组织的机械性损伤，从而使皮肤组织通透性增强，色料渗透并沉积于真皮浅层组织内，达到使表面皮肤呈现颜色之效果。

常见的文饰制剂有：

（一）文眉液

为深棕色系列和灰色系列。根据受术者的发色、肤色来决定，选择其一系列中的一种或两种以上的颜色，进行调配后使用。

1. 深棕色　主要用于文眉、文胡须、文头发，也可与黑色调配用于文眼线。

2. 咖啡色　分浅咖啡色和深咖啡色两种，主要用于文眉，特别是适合于肤色较白，头发偏黄的受术者。

3. 自然灰色　适用于文眉或文眉术后的补色。

文眉液的常用配制方法(见表 7-1)：

表 7-1　文眉液的常用配制方法

文眉	深棕色	浅咖啡色	深咖啡色	自然灰色
任何年龄 任何肤色 任何发色	1～2 滴			
肤色较白 发色较黄	1 滴	1 滴		
肤色较黑 发色较乌	1 滴		1 滴	或 1 滴

(二) 文眼线液

为黑色系列，一般与棕色系列调配后使用。

1. 帝王黑　色黑亮、易挥发干凝。

2. 特黑色　色黑亮、液体较稀。

(三) 文唇液

为红色系列，一般采用两种或两种以上的颜色调配后使用。唇线的颜色略深，全唇的颜色也略艳丽、鲜亮。

1. 深红　为红中带黑，适用于文唇线或与其他浅红色系列调配后文全唇。

2. 玫瑰红　为红中带蓝，与其他红色系颜色调配后再文唇线与全唇。

3. 朱红　为红中偏黄，主要用于文全唇。

文唇液的常用配制方法(见表 7-2)：

表 7-2　文唇液的常用配制方法

			胭脂红	桃红	橙红	玫瑰红	朱红	深红	浅咖啡
年轻人	肤色较白及唇色较淡者	唇线全唇	1 滴	或 1 滴	或 1 滴	1 滴			
	肤色较黄、黑，唇色较暗者	唇线全唇				1 滴	1 滴或 1 滴		或 1/3 滴
中老年人	肤色较白及唇色较淡者	唇线全唇				1 滴	1 滴		
	肤色较黄、黑，唇色浅暗者	唇线全唇					1 滴	1 滴	或 1/3 滴

另外，常用的还有桃红、浅红、橙红、胭脂红等红色系色料，其颜色浅、淡，需经调配后，用于文全唇或文眉失败后遮盖眉色发蓝的部位。

（四）修补液

修补液为自然肤色（肉粉色）。此色系列与皮肤颜色接近，用于遮盖文饰后不理想的部位。

文饰制剂的品牌很多，目前美容市场常用的有美佳娜、富冠、彩艺、PC滴、瑞思娜、金玫瑰等等。由于厂家不同，品牌不同，造成颜色不一。换句话说，同样一种颜色，如桃红，由于品牌不同，故桃红色也会有差异。这主要依靠美容医师根据当时购进的色料颜色酌情调配，来达到最佳的文饰色彩效果。文饰制剂，一般使用前应用力摇匀，利于均匀着色。

三、其他文饰用品

1. 消毒物品　1∶1000苯扎溴铵（新洁尔灭）棉球、棉签、棉球缸、弯盘、泡镊桶、无齿组织镊。

2. 文饰药品　2%普鲁卡因肾上腺素、2%利多卡因、2%丁卡因、氯霉素眼药水、金霉素眼药膏。

3. 文饰用品　眉笔、眉梳、眉镊、修眉刀、小剪刀、小镜子、围巾、乳胶手套等。

第三节　文　眉　术

一、眉的应用解剖

眉在眼的上方，横位于上睑与额部交界处，为面部重要结构之一。双眉的形态及活动变化对眼形美、容貌美具有举足轻重的作用，是眼部美容修饰的重要部位之一。

（一）眉的位置和形态标志

眉是位于眼眶上缘，起自眼眶的内上角，沿着眶上缘向外略呈弧形分布的一束毛发。眉毛内端称眉头，近于直线状，外侧端为眉梢，稍细略呈弧线状。弧线的最高点称眉峰，眉头与眉峰之间称为眉身（腰）。

标准眉的位置（见图7-3）。

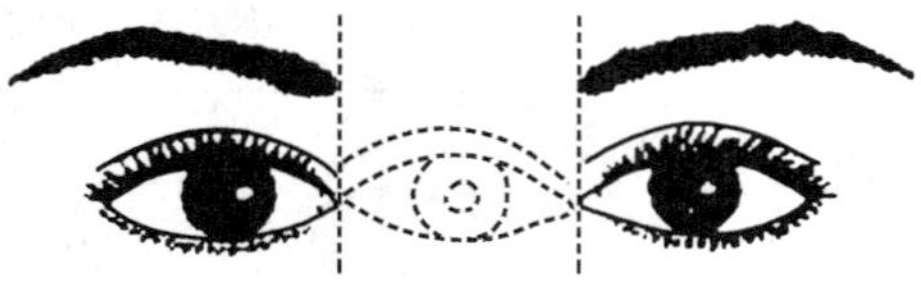

图7-3　标准眉的位置

眉头：位于内眦角正上方在鼻翼边缘与内眦角连线的延长线上。两眉头间距近于一个眼裂长度。

眉梢：稍倾斜向下，其末端与眉头大致在同一水平线上，眉梢的尽头应在同侧鼻翼与外眦角、连线的延长线上。

眉峰：位置应在自眉梢起的眉长中外1/3交界处，或者以同侧鼻翼经平视时角膜外缘的延长线为标准。

（二）眉毛的排列与长势

1. 眉毛的自然生长规律是由一根根短毛，分上、中、下三层交织相互重叠而成。眉头部分较宽、眉毛斜向外上方；眉梢部分基本一致斜向外下方生长；眉腰部眉毛较密，大体上列眉毛向下斜行，中列眉毛向后倾斜，下列眉毛向上倾斜生长。由于眉毛上述长势和排列，使眉头颜色重于眉梢，而眉腰颜色最深。上下左右较淡。因此整体观察眉的颜色浓淡相宜层次有序，富于立体美感。

2. 眉毛属硬质短毛，密度为 50～130 根/cm^2。面部许多表情肌与眉部可以活动的皮肤相联系，所以眉毛可被牵引向上向下或向中线活动。通常两眉头之间是平滑无毛的眉间，有时可有稀而短的毛把两眉连接起来，此种眉俗称“连心眉”。

3. 眉毛的长短、粗细、色泽与种族、性别、年龄等多种因素有关。一般说来儿童的眉毛较短而稀，成人较密而色黑；男性眉毛较粗宽而密，女性则窄而弯曲。眉毛色黑，老年男性眉毛可增长变白，俗称“寿星眉”，而女性年老眉毛则易脱落变稀疏。

眉毛的色泽深浅与全身色素代谢有关，其中尤与丙氨酸、酪氨酸经过代谢形成的黑色素关系密切，因此平时多食用蔬菜、豆类制品可增加眉毛的黑度。病理状态下如白化病、白癜风，甚至交感性眼炎等可使眉毛部分或全部变白。

二、文眉的适应证和禁忌证

（一）文眉的适应证

1. 由于疾病或其他原因引起的眉毛脱落症。
2. 眉毛残缺不全，即有头无尾、有尾无头或中间短缺等。
3. 眉毛稀疏、散乱、色浅。
4. 外伤性眉毛缺损、眉中瘢痕。
5. 两侧眉形不对称。
6. 某些疾病引起的眉毛发白。
7. 眉形不理想或对原眉形不满意者。
8. 因职业需要而无时间化妆者。

（二）文眉的禁忌证

1. 眉部有炎症、皮疹者。
2. 眉部有新近外伤者。
3. 患有传染性疾病者，如肝炎、性病。
4. 过敏性体质、瘢痕性体质者。
5. 精神状态异常或精神病患者。
6. 对文眉犹豫、亲属不同意也应列为暂时性禁忌证。
7. 患有糖尿病、严重心、脑疾病者不宜文眉。

三、眉形设计

（一）常见眉形的分类

生活中常见眉形大致有以下八种：

1. 标准型眉　给人以舒展、大方、优美的感觉。
2. 向心型眉　两眉头距离过近，超过内眼角位置较多。显得紧张、压抑、过于严肃。
3. 连心型眉　两眉头连成一体，虽有刚毅之气，但往往易给人造成“凶相”之感觉。
4. 离心型眉　两眉头距离过宽，显得五官布局松散，不协调，甚至有痴呆的感觉。

5. 下斜型眉(八字眉形) 眉梢低于眉头,双侧观看形似八字,容易给人留下滑稽、悲伤的印象。

6. 粗短型眉 给人以刚毅、强悍印象,但不温柔。

7. 散乱型眉 眉毛分布散而无序,显得迟钝、精神不振、无俊秀之气。

8. 残缺断型眉 因眉毛缺乏整体感而有碍美观。

也有将眉形以其形状相似于某物而以该物来命名。常见的有新月形眉、兰叶形眉、剑形眉、柳叶形眉、卧蚕形眉、镰刀形眉等。

实际生活中,眉形多种多姿,上述分型只是较普遍存在的种类。

(二) 眉形设计

设计眉形是文眉的关键步骤。其中蕴藏着美容医生的审美能力、心理学素质和美术功底等因素。因为文眉不仅仅是加重眉毛的色泽,而更重要的是通过文眉扬长避短,弥补不足,体现眉在面部的协调作用,以达到增添容貌美的效果。

因此眉形的设计是文眉过程中重要的步骤之一,必须综合脸形、眼形、年龄、职业、气质、性格、肤色、发色等众多因素,全面考虑,千万不能墨守成规,千篇一律。有的美容师图快、图省事,买一套眉形设计图样,不管什么情况,依样画形、生搬硬套,则很容易造成文出的眉死板、不协调、不自然,这种方法不宜提倡。

1. 设计过程中,应尊重求美者的爱好和审美观 事先可设计出几种眉形方案,反复比较,并在双方共同商讨的基础上加以指导,这样才能设计出较理想的眉形来,然后再行操作文饰。

但施术医生绝不能随意附和个别求美者不合理的要求,和盲目接受社会上流行的时髦眉形,应具有高度的责任感,担负起指导作用。

2. 依据脸形进行设计 人的脸形有各种各样,设计眉形时一定要与脸形相适应,才能达到增添容貌美的目的。以下是各种脸形的眉形设计。

(1) 标准脸形:又称鹅蛋形,搭配标准眉形,眉头与内眼角垂直,眉头眉尾在一条水平线上,眉峰在眉毛的2/3处(见图7-4)。

(2) 圆脸形:其特点是脸短、偏圆、面颊饱满、五官集中。给人感觉圆润、亲切、可爱。

应设计出上扬眉形,眉毛应略向上斜,眉头眉尾不在一条水平线上,眉尾高于眉头,稍粗些,长短适宜,以达到使面部显长,五官舒展效果。而不可设计出水平长眉,以避免使脸形显得更宽圆之弊病(见图7-5)。

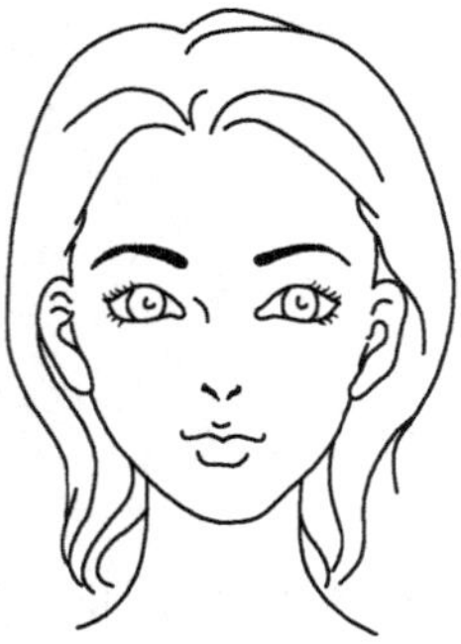

图7-4 标准脸形

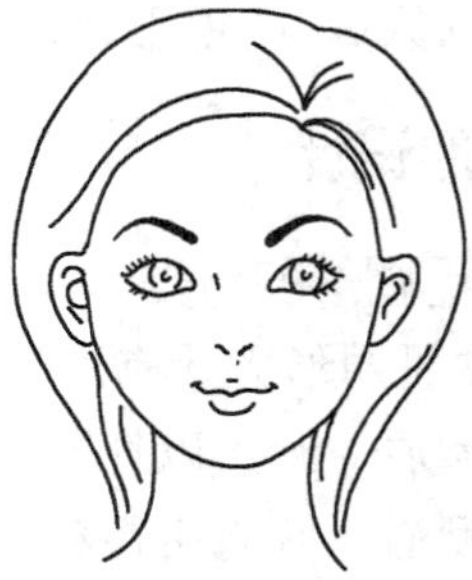

图7-5 圆脸形

(3) 方脸形：特点是面部长、宽相近，棱角较明显。

应设计出大方、近弧形的眉，能缓和其面部的棱角，而不能设计出短细平眉(见图 7-6)。

(4) 长方脸形：特点是面部长度有余而宽度不足。

一般设计出水平形状眉形可起到缩短、分割脸长度的视觉效果。而上扬眉、吊眉均有强调脸长度的作用应避免之(见图 7-7)。

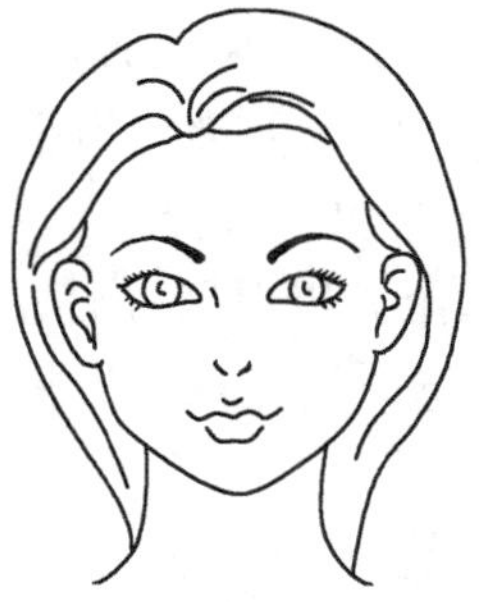

图 7-6　方脸形

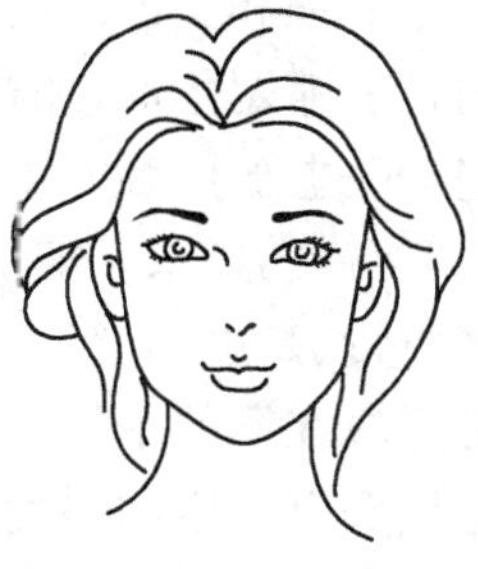

图 7-7　长方脸形

(5) 三角脸形：特点是额部窄、下颌宽大。

一般设计出上挑圆弧形眉，眉峰位置近于外眼角上方，可使脸上方显得宽展些。此种脸形最忌近似三角眉形，否则会夸大脸形下部的宽度(见图 7-8)。

(6) 倒三角脸形：特点是脸形轮廓线上宽下尖，不均衡。

宜设计出圆弧形眉，以使额宽在视觉上产生回缩感，而水平长眉不适宜(见图 7-9)。

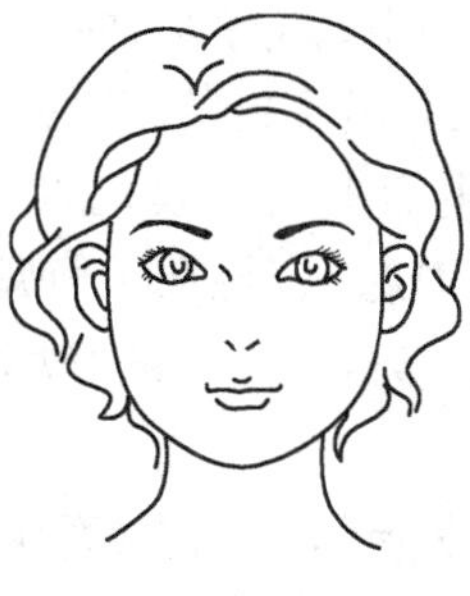

图 7-8　三角脸形

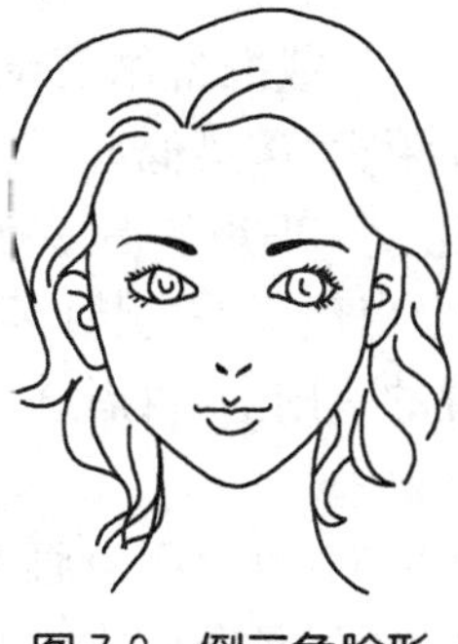

图 7-9　倒三角脸形

(7) 菱形脸形：特点是面颊清瘦、颧骨凸出、尖下颏，面上下有收拢趋势，呈枣核形。

此种脸形眉形不宜下斜，过长，否则会使颊部更为突出。应设计出以眉头为重点的水平眉最理想(见图 7-10)。

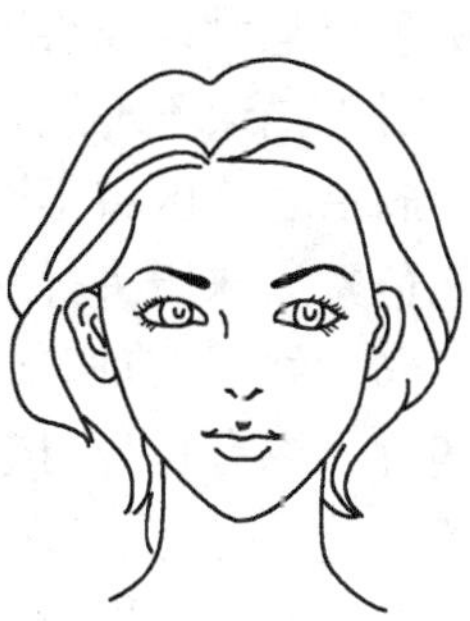

图 7-10　菱形脸形

人的脸形各自不同，具体设计眉形时应灵活掌握，以达到协调、比例适度、恰到好处为宜。

3. 设计时应注意眉头、眉峰、眉梢的位置和形态。

(1) 眉头的位置和形态：眉头位置形态对眉形美至关重要，是整个眉的主导。如果眉头过于向面中部靠近，超过为眦角位置较多，则形成向心眉形，往往显得紧张、过于严肃。虽有刚毅之气，但易给人造成“凶相”之感觉。

反之眉头过于分开，离中线太远则形成离心之眉形，显得五官分散而不协调，甚至给人以痴呆的印象而影响眉的美感。

(2) 眉梢的位置和形态：眉梢位置形态对脸形及容貌美影响较大。因此有“天然一段风韵，全在眉梢”的说法。

一定要细心处理和文饰。眉梢的位置变化主要有水平、上升、下降三种。

平直的眉梢有缩短脸形，加宽脸长的效果，给人以文雅之感。上挑的眉梢使脸形拉长，给人以活泼感，但过分上挑又会给人以“愤怒”的感觉，甚至会出现轻浮的形象。下降的眉梢，给人以亲切慈祥的效果。如果太明显，往往形成八字眉，给人以滑稽、痴呆的印象。

(3) 眉峰位置、高度和形态：眉峰的位置、高度、形态应与眉头、眉身、眉梢相匹配作用。东方人的标准眉峰在眉的中外 1/3 交界处。

若眉峰至眉头有一定的斜度就显得英俊，眉峰过高脸形显得加长，反之，眉峰低平，脸形显得宽阔。眉峰若靠近外眦角，离心性强，会显得脸盘宽。眉峰靠内，脸显得消瘦加长。

因此在设计眉形时要注意对眉头、眉梢、眉峰的处理。

4. 遵循对称性设计原则　设计眉形时一定要遵循两侧眉要对称的原则。两侧眉形之长短、高低、宽窄、弯直、色之深浅、眉头、眉峰、眉梢位置务必对称协调一致。尤其是两侧眉头与眉间中心点的距离一定要准确相等。要求设计眉形时要用分规、量尺操作方能避免误差。

5. 设计眉形时其他注意事项　一般对于年龄大、脸形较宽、性格开朗者，可酌情设计出较宽的眉形。对于脸盘小、五官紧凑集中或性格内向者可设计出较细的眉形。

而眉眼距较近或准备作重睑术者，眉的位置可偏高些。相反眉缘距远者可将眉的高度低些。眉头间距宽、鼻梁低者可加重眉头、使五官集中，鼻梁显出直挺的视觉效果。

6. 眉的化妆　理想的眉形有其特定的生长规律，然而生活中大多数人的眉毛生长的并不规律，往往会出现眉毛生长比较杂乱或形状有异的现象，因此，需要在了解理想眉形的标准形状和位置的基础上，对眉进行人工修整和描绘。其人工修整和描绘的好坏，将直接影响到文眉的最终效果。

(1) 梳理眉毛：以眉刷由眉头经眉峰向眉梢梳理，以发现异部，便于审美和修理。

(2) 画眉：画眉是文眉成功的关键。操作者应与美容求美者等高对视而坐，操作者的双腿并拢，置于美容求美者身体的一侧。根据脸形特点、性格、气质及自然眉毛原有的趋势，先用棕色眉笔设计描绘出眉形的主轴，然后用黑色眉笔沿上述轴线描绘出眉的各部形态和深度。对于描绘不理想处随时用棉棒或药棉擦去。描绘时眉腰部颜色较深，眉峰至眉梢应轻、淡、细，沿着各区域不同的眉毛长势涂描，以棉棒在画眉处将眉形涂抹自然，然后用棉棒上的眉笔色素涂抹眉头，使整个眉形深浅自然，线条流畅。

(3) 修眉：剪掉杂乱、过长、突出于眉形之外的眉毛。不可将眉毛全部刮净，原因：①完全违背了原有自身眉毛生长趋势作为互补参考，给操作和术后增添麻烦；②有人的眉毛本身生长极差，一旦刮净在几个月内长不出来，致眉区无眉毛，文上去的色料就显得单调、呆板、不自然。眉毛的生长周期是 2～3 个月，那种将原有眉毛剃光，重新设计并违背原有眉形的做法，则更不可取。

(4) 拔除眉毛:拔眉是用眉镊和眉钳将设计带以外的散乱眉毛拔除。拔眉之前应仔细观察眉毛的形状及其与上睑缘形、脸形等关系,一定要在十分有把握的情况下再动手拔除;若无十分把握,可先画眉,然后再将眉形之外多余的眉毛拔除。

并可让美容求美者在文眉后,坚持对理想眉形以外的乱眉每周拔一次,坚持半年或一年后由于毛囊的浅化达到最终的抑制。

为减少拔眉时的痛感,宜于拔眉前用喷雾、热敷等办法使毛孔扩张,拔前以75%的酒精消毒皮肤,拔除时应顺眉毛生长方向逐根拔除。待拔过几次后,疼痛感可渐轻直至消失。

(5) 修整眉毛:经上述逐步操作之后,便完成了眉形的设计。此时让美容求美者自己在镜子前仔细、反复地审视。若对眉形有异议,应随时修整,直到眉形满意。若美容求美者对眉形仍举棋不定,应暂停文眉术,让其将眉形带回家适应几天,待其下定决心后再施行文眉术。尽可能使美容求美者满意,降低文眉术的不满意率。

四、文眉应遵循的原则

(一) 修文并用

为保持眉的立体感、动态感和生理功能,不主张文眉前将眉毛统统剃掉,而推崇在原有眉形基础上修剪、美化后再行文眉。

(二) 宁浅勿深

其中有两层含意,一是刺入皮肤的深度;二是色料的浓度。假如深度超过真皮层就会使色料与皮内蛋白酶发生化学变化而变色。色料浓度过深,将影响眉与肤色、发色的协调。原则上眉色尽可能与发色协调,避免文后眉色过于浓黑而造成凶相。

(三) 宁窄勿宽、宁短勿长

一方面因为文得过宽和过长,不但褪色修正困难,而且还将会使受术者再受洗眉之痛苦。因此首次文饰时掌握"淡、窄、短"的原则,留有余地实为上策之举。当然若能一次文出上乘之眉形最为理想。另一方面因为初文者脱痂期内颜色较重,易产生视觉差,使其看上去比实际宽而长,心理上接受不了。因此,在第一次文眉,尤其对于初学者,更应注意掌握"宁窄勿宽、宁短勿长"的原则。

(四) 宁繁勿简

对那些平时不常化妆或对文眉没有充分心理准备的人,切忌一来就文。特别是中老年人,她们的心理负担比较重。我们的经验是在确信其有文眉的迫切要求后,先画眉、修眉,让其适应2~3天,多征求其周围人的意见后,再接受文眉,往往容易收到良好效果,宁愿医生、受术者多麻烦几次,也不能草率行事。

(五) 宁慢勿快

操作要认真,不能只图速度而不顾质量。由于每个人的皮肤弹性、质地、颜色不同,对色料的吸收程度也不同,对部分上色困难者,需反复文饰,切不可急躁。

(六) 浓淡相宜,注意整体

在文眉过程中,应时刻注意眉毛的自然生长形态,要按其长势和色泽规律文出浓淡相宜,富于立体感的眉。原则上眉头、眉梢、眉峰、眉身上下边缘要淡,而眉身要文得色深些。如果不按自然生长形态规律去文,各部位浓淡不分,黑色一片,显然达不到增添美感的目的。

眉头是眉的主导,眉头部分文饰技巧的运用,关系到眉形是否自然或呆板。文时切记眉头不能超过原有眉头之部位，应避免文得浓深、界线分明，生硬之形状，以防止出现假象、呆板之弊病。

眉身是眉的主干，文的宽窄、浓淡对整个眉形影响颇大。文时应视眉身之眉毛多寡、疏密来衡量。眉毛淡少者文得深些，眉毛浓密者文得淡些，应文出层次感、立体感，文好眉身整个眉就有了轮廓。

眉梢、眉峰是眉的支干，对整个眉形起着增添动态美感的作用。眉梢较细、眉毛稀少，可文得深些，同时要调整好其位置安排。眉峰与眉身之间相互位置、眉峰形态、高低、宽窄均要统筹安排文饰。文好了眉梢、眉峰可起到锦上添花的效果。

此外，要注意眉的轮廓线，要文得浅而自然，与周围的肤色相适应、协调，不能过于明显，否则文出的眉就像贴上去的，显得死板而有损美感。

总之，文眉要遵循以上原则，操作者要在实践中不断摸索、体会、总结才能逐渐运用自如，文出自然富于立体感的上乘之眉。

五、文眉的方法、步骤和注意事项

文眉术是自古老的民间文身术演变而来的，一种顺应时代发展和人们心理追求的现代医学美容技术，它是一门技巧性很强的工作，应严格掌握以下操作方法。

（一）设计出理想的眉形

首先，医生与受术者在均匀光源下，面对面坐好。在相互交谈中仔细观察受术者脸形、眼形是否对称，观察其面部及眉部表情肌的活动度，同时了解其年龄、职业、性格、爱好等客观因素，迅速判断并构思出较适宜的眉形。

然后用眉笔在原眉基础上描绘出合适眉形，并反复修正。在双方均满意的前提下，画出确定眉形。继而修掉眉形以外多余的眉毛，即可着手开始文饰。

（二）文眉器械准备与调试

检查文眉机，安置文饰针、套，以针尖外露0.5～1mm为宜，接通电源，调节转速，试行运转。试机前一定要检查文饰针是否安装牢固，试机时不可将针对着受术者眼睛，以避免出现“飞针”造成事故。所用文饰针，在可能情况下利用一次性文饰针为宜，用过废弃。或将针及针套事前在消毒液中浸泡半小时以上再使用。文饰中应绝对保证一人一针，一人一份色料，以防交叉感染。

一定要在保证安全的前提下进行工作。

（三）色料的配制和选择

原则上应根据受术者肤色、眉色、发色深浅调配选择色料。

一般情况下：

黑色＋浅棕色＝浅咖啡色——形成浅黑色眉毛。

黑色＋深棕色＝深咖啡色——形成深黑色眉毛。

棕色＋黑色＋灰色＝灰黑色——形成灰黑色眉毛。

肤色白皙者，应选用咖啡色为主，不应选择纯黑色；肤色较黑而头发浓密者应选择黑色或自然灰；肤色较黄者应选择自然灰或淡黑色。一般情况下，人们的眉的颜色淡于头发，文眉时不是用纯黑色料，更不宜使用单独纯黑色文眉。因为，用纯黑色虽着色较快，但由于色料颜色与肤色反差太大，虚假感明显，极不自然，同时黑色料中的碳素与血浆结合后易形成蓝色。

（四）消毒

1. 皮肤局部消毒　用0.1%的苯扎溴铵棉片轻敷术区的眉部皮肤行局部消毒。眉区皮肤消毒一般不用酒精，因其易使已画好的眉形脱去，使文饰时丧失参考。

2. 文眉工具消毒　用75%酒精浸泡文眉工具。

（五）局部麻醉

文眉时受术者多只感到有轻微疼痛，可以耐受，故一般不需麻醉。对于敏感耐受性差的人可用浸过0.5%～1%地卡因液或2%利多卡因液的棉片敷于眉区皮肤上5～10分钟，行表面麻醉。或者在文饰过程中涂敷麻醉药。个别病人可用2%利多卡因液行眶上神经阻滞麻醉或眉区浸润麻醉。

（六）选好体位、找好支点

文饰前，一般让患者仰卧于光线充足的美容床上，施术者坐于头部一侧，术者右手以持笔式方法（或类似方法）手持文眉机，将肘关节找好稳妥支点，腕部以受术者面部作支撑，左手指拉紧固定眉区皮肤，以免文饰过程中手部不稳而影响操作。

（七）文饰手法和具体操作

1. 传统文饰法　一般眉头及眉上下边缘采用点刺法淡文；眉身部顺其眉毛长势用斜划法密文；眉梢、眉峰部可用点划法淡文。

文饰前应先用文眉机针尖部蘸上少许文眉色料，依据上述方法，依次文饰。先在画好的眉形区表浅地文出眉形轮廓（只文不擦），如果边文边擦，画好的眉形便被擦掉，眉形范围就难以掌握。眉形轮廓文好后，再从眉头向眉梢文饰，眉头和眉上下缘用点刺法，眉腰按照眉毛生长的方向用斜划法，眉梢用点画法。眉头、眉梢文得稀疏，眉腰中间文得浓密，越靠近边缘文得越淡，使得浓稀有层次，有立体感，但又不出现阶梯，衔接自然。一侧文好后，同样方法文另一侧。

双侧文好后，仔细观察眉形高低、长短、宽窄、形状、色泽是否对称，不对称应马上修整。

2. 立体文眉　自眉腰前1/3处开始至眉尾均以斜划法文饰，注意要略带弧度以使之看起来更具有立体感，且文饰线条不要超出事先所设计的眉毛轮廓之外，起针与止针位置得当，基本要处于一条弧线上，线段间的距离适当不可过密也不可过疏，尽量使其逼真自然；眉头至眉腰前1/3部分的文饰方向与前者相对，间距也同样保持一致；眉头以点划法按眉毛的生长方向文饰。

3. 质感羽毛眉文饰手法　自眉头至眉尾均用点划线法文饰。将整个眉毛分成上、下两部分，上部向外下方斜文，用力稍重，线条稍长；下部向外上方斜文，用力稍轻，斜度稍大些。眉头文法同上，形成一对如羽毛般质感，轻盈逼真的眉毛。

（八）文饰技巧和注意事项

1. 光线充足、均匀，最好是自然光，便于观察颜色深浅程度。

2. 操作者注意力集中，禁止谈笑闲聊。

3. 文饰要稳准、轻巧，手法既有原则又要灵活变通。

4. 面色、发色人各不同，因此文眉液选择、配制、颜色深浅也应不同，不能千篇一律。

5. 文饰用力均匀，深浅一致，既不过深，又不过浅。一般文饰深度为0.5～0.8mm，以有少量组织液渗出为度。如有出血说明文深了。

6. 先文出眉形轮廓，而后的文饰过程中应随时用消毒棉球擦拭过多色料和渗液，以利观察文区着色情况，着色不满意处，可继续文饰直到满意为止。

7. 要依眉毛形态，长势依次有序进行文饰，颜色应依部位不同有浓有淡，衔接自然，防止浓淡不分，黑色一片。

8. 由于每个人皮肤的性质、肤色不同，对文眉液颜色的吸收也不同，如干性皮肤的人易上色，油性皮肤的人不易上色，皮色黑、质地粗糙的人文眉液吸收多，所以文饰的浓淡应因人而异。

9. 文眉颜色深浅的掌握应与受术者的发色一致或比发色稍淡，不能超过受术者的发色。否则会显得虚假不自然。但因术后要脱痂脱色，所以在文饰时颜色要超过受术者的发色，至于超过多少，必须多实践、多体会，不断观察总结，才能熟练掌握。

10. 文饰过程中若受术者自诉疼痛难以忍受，可酌情再追加麻醉。

（九）文眉术后处理及告知注意事项

1. 文眉结束后，眉区应清洁处理，局部可涂用少许抗生素眼膏。

2. 嘱受术者三日内勿污染创面，不要用热水或肥皂液清洗眉部。

3. 告知受术者，文饰术后1～2日内若局部出现水肿、皮肤稍红属正常现象，而后局部逐渐开始结痂，一周左右表皮结痂开始逐渐脱落恢复正常。此期间切勿用手剥除痂皮。

4. 一般按上述方法、原则进行正规操作，术后均能按正常规律恢复，获得比较满意效果。如果文饰术后2～3周，发现眉部有着色不匀，或不满意之处，可酌情进行补色修正。

5. 此外，文眉定形后，对于眉形以外长出的杂乱眉毛，应经常进行适当修饰，方可永葆眉形之美感。这点也是应向受术者必须说明的。

六、文眉的并发症、效果不佳原因及其防治

（一）局部感染

1. 原因　术前、术中消毒不严格，不遵守无菌技术操作规程。术区有炎症病变未治愈就进行文眉术。术后不认真保护，造成感染。

2. 预防　严格消毒和无菌技术操作，术区有炎症者治愈后再做文眉术。术后眉区涂抗生素眼膏，既能预防感染，又能缓解结痂造成的不适。

3. 处理　发生感染，局部清洁换药，给予抗生素等治疗。

（二）交叉感染

1. 原因　由于肝炎、艾滋病等病毒均可通过渗液、血液、泪液、唾液等传播，因此若不注意，将造成医源性交叉感染。

（1）文眉针、套、药杯不消毒，多人共用文眉针具，特别是一些无任何医学知识的人也从事文眉工作，不具备足够的无菌技术、消毒知识，有时文眉针具根本不消毒。

（2）有些美容师仅用传统的酒精或苯扎溴铵消毒，对乙肝病毒、艾滋病毒无杀灭作用，造成交叉感染。

2. 预防　美容师要有高尚的职业道德。文眉器具要严格消毒。为了防止乙肝和艾滋病毒交叉感染，文眉器具要用有杀灭病毒的新型消毒液浸泡或高压灭菌消毒，做到每人一针、一套、一杯(盛药杯)。

3. 处理 发生交叉感染后请专科医生处理。

（三）眉色不理想

文后出现蓝色眉、红色眉。

1. 原因

（1）文眉液质量欠佳，或自配的文眉液色料成分比例搭配不当。如果黑色料多，棕色少，容易出现蓝色；红色料成分多容易出现红色。

（2）未按美容者肤色选择文眉液，或配制的文眉液与肤色不符，如肤色白嫩者选用黑色文眉液，文出的眉容易变蓝。

（3）文饰过深，文饰超过真皮层，黑色料与真皮内蛋白酶发生化学变化而变成蓝色。

2. 预防 选择色料与肤色相符的文眉液，文饰深度不要超过真皮层。

3. 处理 眉色明显异常者，可洗去后待2～3周改换文眉液重新文饰。眉色异常，不太明显者可改换合适的文眉液重新文饰覆盖。

（四）两侧眉形不对称

眉形不对称有形态、颜色、位置等表现，多见两侧眉形一高一低，一长一短，一宽一窄，一弯一直，一浓一淡的不对称眉。

1. 原因

（1）工作粗疏或由于光线不均匀，或双方坐位不当则可能设计或文出不对称的眉形。

（2）操作时未先文出眉形轮廓，就边擦边文把设计画出的眉形标志擦掉，术中无所依据，导致失误。

（3）操作技巧差，文饰时两侧深浅不一，浓淡不均，形态有误。

（4）受术者本身双侧眉位、眼位甚至脸形不对称，即使眉形设计、文饰均对称，因视觉差看起来双侧仍不对称。

2. 预防

（1）应精心设计，认真反复观察，细心操作。设计好眉形时或文饰术毕时，应用规尺测量两眉长度、宽度及相对应的位置，力求准确对称。若发现不对称应及时修正。

（2）不断提高操作技术水平，做到熟练无误。

（3）发现受术者眉位、眼位、脸形左右不对称应不急于文饰，在向患者讲明情况，征得其同意后再行文饰，以防术后发生不必要的医疗纠纷。

3. 处理

（1）文前再检查双侧眉形是否对称。

（2）文后发现不对称，若当时能处理则及时处理。若当时不能处理，应在脱痂后重新修补矫正。

（五）各种怪眉

眉形与脸形、眼形、年龄、发色等不协调，过黑、过粗、过细，甚至出现一些令人啼笑皆非的怪眉。如下撇的“八字眉”，太竖的“怒容眉”，棱角尖锐的“砍刀眉”，状如毛笔刷上去的“板刷眉”，像虫一样的粗黑死板的“爬虫眉”，长方形、浓淡参差的“锉板眉”等。文出的眉不但不能增加美感，反而丑容，给求术者带来烦恼和痛苦。

1. 原因

（1）术者美学知识缺乏，审美观差。

（2）眉形设计草率失误，未按个体特征进行设计。

（3）工作粗疏，文饰技术低劣，技巧差。

（4）美容师迁就个别求美者的不合美学标准的要求，盲目文饰。

2. 预防

（1）提高美容师的美学修养，美容化妆水平和审美观。对于未经过正规培训者，不允许上岗操作。

（2）加强工作责任心和职业道德培养，不断提高文饰操作技术水平，掌握文饰技巧。

（3）眉形设计一定要按原则，个体特点进行，杜绝粗疏草率。

（4）对于受术者自己描画眉形，不恰当之处应给予指导纠正，不合理要求应耐心说服，不轻易文饰，以免造成不可挽回的结果。

3. 处理　文后眉形不美者应根据具体情况于术后1周后予以修矫。利用柔绣或切眉或脱色洗眉后重新文饰，但均应慎重从事。

（六）脱色

一般文眉后1～2周，局部脱痂脱色是正常现象，所以文饰时要比正常偏深偏浓，待脱色后便恢复正常眉色。如果脱痂后局部脱色较重，可进行补色。如果普遍脱色严重，说明文饰过浅，补色时应增加深度。

（七）眉区肿胀、周围皮肤发红

这是常见现象，原因是注射麻药和文饰时损伤皮肤，一般1～2天恢复正常，不需特殊处理。若局部有瘀血、出血等说明文饰过深或刺破血管，应尽量避免。

（八）“飞”针损伤

电动文眉机文饰速度较快，文眉针尖锐，如果安装不牢，文眉针脱落（飞针）；或者操作粗疏，可以误伤角膜或眼球。因此操作前应先行试文，检查文眉针安装是否牢固。文饰时精力集中，文眉针应始终避开角膜和眼球。

（九）过敏

过敏包括对麻药、消毒液和文眉液过敏。术前应询问受术者有无过敏史。发生麻药或消毒液过敏应及时处理。对文眉液过敏者，应尽快将文眉色料洗掉，并不应再行文饰。

（十）心理障碍

少数人文眉后出现忧虑、多心、自卑、烦恼、精神不振等心理障碍。发生心理障碍一般有三种原因：

1. 文眉不美，欲美容反而丑容、毁容。出现这种情况，美容师应虚心听取受术者意见，尽力修补，挽回工作中的失误。

2. 文眉效果基本满意，但对于眉形的变化，受术者术前缺乏心理准备，术后承受不了；或者期望过高，目的没达到。对于这种情况应耐心解释，仔细地做思想工作，说服诱导，使其达到心理平衡。

3. 受术者精神脆弱，自己无主见，经不起别人议论，或者术前就有心理障碍，甚至患有精神分裂症。这种情况应给予心理障碍或精神病治疗。

美容师术前应询问病史，细心观察，发现有心理障碍或精神疾病应婉言回绝其文饰要求，以避免术后发生不愉快后果。

第四节　文眼线术

一、文眼线的意义、适应证、禁忌证

（一）文眼线的意义

眼睛上下睑缘睫毛处，实际上并没有什么线，只是睫毛根部显出的形态看上去好像上下睑缘部各有一条自然的线，人们称之为“眼线”。“眼线”对眼睛的作用就像画框对画面的作用一样，衬托得双眸熠熠生辉。

1. 扩大眼裂改变眼形，上眼线扩大眼裂作用明显，下眼线使眼位显低而有温柔甜蜜之感。

2. 可使睫毛显得浓密，增添妩媚艳丽之美感。睫毛稀少、双眸暗淡无神者，文过眼线后可赋予神韵显得精神而有活力。

3. 可加强眼睑睫毛圈的黑色对比度，使眼睛轮廓更清晰，层次立体感更丰富，映衬得双眸更加黑白分明，秋波闪闪有神。

（二）文眼线的适应证

1. 睫毛稀疏脱落，眼睛暗淡无神者。
2. 倒睫术后及眼袋术后为掩饰，遮盖瘢痕。
3. 重睑术后过宽，通过文眼线，可产生缩小重睑宽度效果。
4. 要求文眼线的求美者，一般年龄应在18岁以上。

（三）文眼线的禁忌证

1. 患有眼病，尤其是患有睑缘炎或患有其他炎症者不宜文眼线。
2. 眼睑有内、外翻，眼球外突明显、上睑皮肤松弛明显、下垂或下睑眼袋明显者。
3. 患有皮肤病，传染病（肝炎）者。
4. 瘢痕体质、过敏体质者最好不文眼线。
5. 精神状态异常或精神病患者。
6. 期望值过高，或抱有不切实际要求者最好不文。
7. 亲属不同意，本人犹豫不决，心理准备不充分应列为暂时禁忌证。
8. 对于单眼皮者，应劝其先做重睑术后，再行文眼线，才能获得最佳效果。

二、眼线设计及文眼线的原则

文眼线前必须依据求美者的眼形、年龄、职业、气质、爱好等诸因素，精心设计，并画出基本形态征得求美者同意后，再定型操作。

操作时要求认真、准确、动作轻巧、遵循一定的原则，只有这样才能文出上乘的眼线，达到预期的目的。绝不能草率行事，千篇一律地只文出两条黑线。

（一）眼线位置

通常眼线的设计应在睑缘上长出睫毛的位置附近。一般上眼线应文在睫毛部及其稍外侧；下眼线应文在睫毛根部的内侧，如此才能显得自然得体。

若受术者睑缘轻度外倾，位置可适当向内调整，但切勿文满上下睑缘及后唇部，以防破坏睑板腺开口而造成睑板腺阻塞合并感染；若受术者眼睛深凹则可将眼线向睫毛外调正，文后达到使眼睛饱满、健康的效果；对于小眼裂者，通常不主张将眼线文得离睑缘睫毛太近，否则文后可使睑裂更显缩小，影响美感。

上下眼线的尾端不可在外眦角外相交，在内眦角不能相连，否则文后，整个眼睛都被眼线框起来，会使眼睛显得缩小而呆板，甚至出现“熊猫眼”。

（二）眼线的粗细比例

由于上睑睫毛浓长，因此文上眼线时应文得较宽粗，色深些；而下睑由于睫毛短而稀疏，就应文得细些淡些，如此才能和谐，浓淡相宜。上下眼线的内侧应文得细淡些，而外侧应文得稍粗深些。

一般而论，上下眼线的宽窄，粗细比例掌握在 7∶3 比较适宜。

（三）眼线的形态

眼线的形态原则上应符合正常睫毛的走行规律，上眼线应自内眦部向外眦部逐渐加宽，至尾部微微上翘，尤其对于年龄大，眼睑皮肤有松弛下垂的人更应注意眼线尾部的处理。

下眼线自泪点下缘至外眦部可基本一致，表现为细、直、淡的形态。也可在下睑缘中外 1/3 处略略文深加宽些。

（四）眼线的设计原则

1. 年龄轻，经常化妆者，眼线形态可粗、深些，使轮廓明显而富朝气，显得活泼。

2. 年龄大，平时不化妆者则应文得细淡一些，以体现出双眼的自然美，增添稳重成熟之感。

3. 小眼睛最好只文上眼线，上下眼线全文只会显得眼睛更小。

4. 圆眼睛的眼线应文得细长以增添曲线长度，使眼睛显得宽些。

5. 窄长的眼睛眼线应文得短粗深些，以增添曲线弧度，扬长避短，掩饰不足。显得有精神。

以上叙述，只是概括而言，具体操作应全面、周密、灵活掌握，反复体会方能得出要领。

6. 注意对称美原则　同文眉术要求一样，双侧眼线的位置、形态、色泽深浅的设计和文饰必须对称和谐一致，方能体现整体之美。

三、文眼线的方法、步骤及注意事项

文眼线原理同文眉一样，只是所文的部位不同，难度更大。此外，文眉可选用多种颜色，互相搭配，而文眼线，一般只选黑色，方能醒目。

（一）设计

按原则设计、确定眼线造型、画出，并征得求美者同意。

（二）局部消毒

用 0.1%苯扎溴铵或氯己定棉球行睑缘及睑部消毒。

（三）麻醉

用 0.5%～1%可卡因行睑结膜及睑缘部表面麻醉。对于特别敏感、耐受力差者可酌情用 2%利多卡因行文饰局部浸润麻醉，但注入麻醉剂量不能过多，以防影响操作和造成眼线宽窄误差。

(四) 器械准备

绝对保证一人一针、一人一份色料、针套,文针应事先浸泡在消毒液中。安放文针,安牢针套(针尖留出 0.5～1mm 为宜),接通电源试机,调节转速,备好色料(一般应用黑色料)。

(五) 文饰手法和注意事项

1. 文针蘸少许色料,沿眼线造型,依次按先上后下,从内侧向外侧文饰次序进行。文饰可采用点刺、点划手法进行。要求运针有力准确,力度一致,深浅掌握适度,力求文出光洁、平滑、均匀、曲线流畅的眼线。

2. 文饰过程中应嘱受术者微闭双眼,防止突然抬头移动位置或用手接近眼睛以减少恐惧感和防止事故发生。

3. 操作过程中,应随时注意清除多余色料和渗液,以利观察和文饰。

4. 若受术者疼痛难以耐受时,可暂停操作并酌情追加麻醉。

5. 特别要提醒的是操作过程中文针方向,绝不能朝向眼球,以防万一出现"飞针"误伤眼球,造成意外事故。

(六) 文饰后处理

文饰术毕清洁创面,并涂以薄层抗生素眼膏,结膜囊内滴消炎眼药液。同时告知受术者,术后三日勿用热水和肥皂液擦洗眼部,并继续滴用抗生素眼药水 2～3 天。

(七) 文饰后恢复过程

眼线文后,一般 1～2 天内局部可有轻度肿胀,不适现象,不必处理,5～7 天自然脱痂。文后眼线色泽一般显深黑,经过半月后才逐渐定型。若文后出现色泽不匀,掉色明显等现象,半月后可再酌情修文补色。

四、文眼线的并发症、效果不佳原因及防治

(一) 眼线颜色变蓝

1. 原因

(1) 眼线液质量差,或选择、调配文眼线液不当。

(2) 文饰过深。

2. 预防　选择质量好的文眼线液,在选择、调配文眼线液时,应选用黑棕色,以黑色为主。文饰不应过深,在 0.3～0.7mm 为佳,即表皮深层或真皮乳头层,掌握以不出血为度。

3. 处理　文饰术两周后,选择质量好的文眼线液再次文饰覆盖,或者将原来眼线洗去,待 1～3 个月后再次文眼线。

(二) 染料洇色、眼线晕染

洇色晕染是药液文饰后至皮内向四周扩散、漾开、渗透,是文饰术中较棘手的并发症,一旦发生很难处理。

1. 原因

(1) 文饰太深,达网状层以下。因组织疏松,组织间液过多,不利于色料的吸附,或者刺破真皮下血管,染料随血液扩散。

(2) 眼睑皮肤组织疏松,染料容易扩散。特别眼睑的内 1/3 处,组织尤为疏松,所以发生洇染的机会较多,而眼睑的中、外部组织相对较致密,所以洇染机会比内侧少。

(3) 注射麻药过多,或过于靠近睑缘,造成皮肤组织严重水肿。文入的染料混入组织麻

药液中，不易被组织吸附，易随麻药液流动扩散。

（4）操作失当，文饰过度，组织破坏大。色料饱和，染料过多地进入组织间隙或细胞内，有部分染料不能被组织吸附，随组织液流动扩散。

（5）受术者凝血机制差，或在月经期文眼线，容易出血，染料容易随出血进入周围组织内。

（6）注射麻药针头粗、针眼过大，或睫毛周围皮肤有破损。当文饰时流泪或擦拭文眼线液时，染料通过针眼或破损皮肤进入组织中，向眼线外组织扩散。

（7）文饰针过粗，或用手文，力量不均，深浅不一，组织损伤重，色料容易扩散。

（8）个体差异。有些人眼睑皮肤特别疏松，含水量多，对染料吸附力差，如油性皮肤的人比干性皮肤的人难着色，染料容易扩散。

（9）文眼线液质量欠佳，易流动，吸附力差，容易扩散。

（10）术后当天热敷，造成血管扩张，血液流动加快，血管通透性增加，处在不稳定的色料即可随血流扩散。

2. 预防　注射麻药不宜过多，注射麻药的位置应离睑缘稍远一些。文饰应用文饰机，细针头，操作细心均匀。文饰不应太深，特别在内眦角，组织疏松，更不能太深。文饰前详细询问病史，对有凝血机制障碍者，或月经期，不应文眼线。应选择易吸附、不易流动的文眼线液。术后第一天可以冷敷，减轻肿胀，禁止热敷。

3. 处理　一旦发生洇色，处理十分困难。可酌情采用激光脱色，手术切除等方法。伴有眼袋者，可行眼袋矫正术并同时祛除洇色区皮肤。

（三）两侧不对称

有长短、粗细、宽窄、浓淡、位置等不对称。

1. 原因

（1）美容师审美观低下，工作粗心，文饰两侧不一致。

（2）两侧注射麻药量不等，眼睑肿胀不同，虽然文时双侧一致，但消肿后则表现出差异。

2. 预防　美容师应提高美学修养和审美能力，以高度负责的精神从业。边文两侧边对照。两侧注射麻药量要一致，一般每侧 0.5～1ml 为宜，注射麻药离睑缘稍远一些。

3. 处理　文饰 2 周后，可对不对称的部位进行修补，对多出部分可用高频电“清洗”。

（四）“熊猫眼”

1. 原因

（1）美容师技术水平低，文饰原则掌握不当，文饰得过宽、过深。

（2）眼线文洇了，或使内外眦角上下眼线连接，或用药物洗眼线反将染色扩大。

2. 预防　上眼线一般沿睫毛根部外侧文。根据实际情况，眼线可宽些，一般宽度为 2～3mm。下眼线沿睫毛根部内侧缘文，要求眼线细、直、干净、清晰、流畅、不宜宽，一般 0.5～1mm。内外眦角处上下眼线不应连接。

3. 处理

（1）对于过宽的眼线从外侧向内侧用高频电“清洗”，一次“清洗”宽度一般不要超过 2mm，深度不要超过真皮乳头层。上下眼线相连接处也要进行“清洗”。

（2）切除过宽的或文洇的眼线。

药物或高频电“清洗”往往留下痕迹；或清洗不彻底，或深达真皮层而留下瘢痕。较好的办法使用激光清洗或手术切除。

（五）“眼睑外翻”

1. 原因 美容师对文眼线的正常位置掌握欠准确，下眼线往外，下睑缘外露过宽，看上去貌似“眼睑外翻”。

2. 预防 文下眼线应沿睫毛根部内侧文。下眼线文好后，美容者站立平视，下睑内侧唇缘看上去似露非露，或下睑缘外露宽度不超过 1mm。

3. 处理 将下眼线往内侧补文。如果眼线过宽，用激光把外侧过宽的眼线“清洗”掉，或用手术切除，小针细线缝合，操作得当不会留下痕迹。

（六）眼线不流畅

1. 原因 美容师技术水平低。尤其是初学者，文眼线要领不清楚，手的支撑点不稳，文饰深度不等，速度不均，上下偏斜。手文比机文更易出现不流畅。

2. 预防 初学者应熟练掌握文饰要领，反复练习，最好采用文饰机文饰。文饰时肘部找好支撑点，持机要稳，边文边用棉球擦去浮色以观察着色情况。

3. 处理 2 周后修补。

（七）眼裂缩小

1. 原因 眼线离睑缘太近，小眼睛上下眼线全文，或者上下眼线在内外眦角相连，都有使眼睛变小的感觉。

2. 预防 下眼线文在睫毛的内侧，上眼线文在睫毛的外侧，切勿将整个睑缘都文满。上下眼线内侧要细，外侧可适当加粗，在内外眦角上下眼线不能相连。小眼睛者最好只文上眼线，不文下眼线。

3. 处理 此种情况应以预防为主，矫治方法可用高频电沿睑缘后唇轻轻“清洗”，但“清洗”不应过宽过深，以免损伤睑板腺开口而使睑板腺阻塞。

（八）怪异眼线

有的在上睑沿重睑皱襞处文一道眼线；有的只在单侧眼缘文眼线；有的文所谓“眼影”。甚至用染色剂沿双眼上下睑缘行皮下注射，致染料在皮下浸润蔓延洇色，使美容者上下眼睑染成深蓝色，造成严重的丑容、毁容事故，给美容者造成极大痛苦。

1. 原因和预防 少数美容师未经过专门训练，缺乏美容专业知识和技术，不具备良好的职业道德，凭想象盲目地为美容求美者文出奇怪的眼线。因此，应加强整形美容专业队伍的管理，对不具备整形美容专业技术和职业道德的美容师应停止其工作。

2. 处理 根据情况手术治疗，或用激光“清洗”。

（九）皮下瘀血

1. 原因 多由于注射麻药时刺破了血管，造成皮下出血。

2. 预防和处理 方法是注射麻药不应过深，要选用 5 号细针头，遇到出血压迫 3～5 分钟。已造成皮下瘀血者可在文饰 2 天后热敷，有利于瘀血吸收。若出血明显影响文饰应暂时放弃，待出血吸收后再文。

（十）眼睑肿胀

1. 原因 由于注射麻药和文饰后组织损伤、反应性组织水肿，一般 1～2 天后多可恢复正常。过敏反应、感染、交叉感染、“飞针”误伤眼球等并发症。

2. 预防 初学者应熟练掌握文饰要领，反复练习，最好采用文饰机文饰。文饰时肘部找好支撑点，持机要稳，边文边用棉球擦去浮色以观察着色情况。

3. 处理　2 周后修补。

第五节　文　唇　术

一、唇的形态及美学意义

唇的形态因种族、年龄、性别等不同而有不同的特征，通常多以口唇正面、侧面、唇的高度、厚度、口裂宽度等来衡量口唇的形态美学特征。

（一）唇的正面观

当上下唇轻轻闭拢，正面观看唇形轮廓时可分为三种形态，即方形唇、扁平形唇、圆形唇。

（二）唇的厚度

指口唇轻闭时，上、下红唇中央部的厚度，分四型（见图 7-11）。

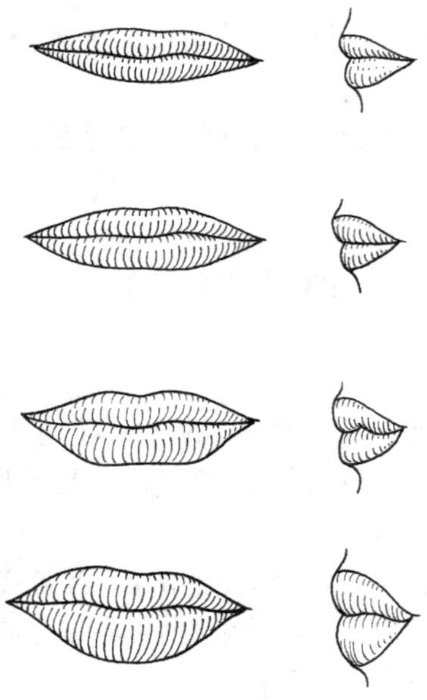

图 7-11　常见唇型

1. 薄唇　厚度在 4mm 以下。

2. 中厚唇　厚度在 5～8mm 之间。

3. 厚唇　厚度在 9～12mm 以上。

4. 厚凸唇　厚度在 12mm 以上。

（三）口裂宽度

指上下唇轻闭时，内外口角间距离，可分三型。

1. 窄小型　宽度在 30～35mm 之间

2. 中等型　宽度在 36～45mm 之间

3. 宽大型　宽度在 46～55mm 之间

理想的口裂宽度，即口角间距和眼内眦间距之比为 3∶2，大约相当于两眼平视时两瞳孔的中央线之间距离。

（四）常见的唇形

唇的形态可依据其高度、厚度、前突度、口裂宽度等有不同分类方法：

1. 理想唇型　口唇轮廓线清晰，下唇略厚于上唇，大小与鼻形、眼形、脸形相适宜，唇结节明显；口角微翘；整个口唇富有立体感。

2. 厚唇型　口轮匝肌与疏松结缔组织发达，使上下唇肥厚。厚唇的唇峰高，如超过一定的厚度，唇形即有外翻倾向。

3. 薄唇型　口唇的唇红部单薄。

4. 口角上翘型　由上下唇的两端会合而形成的口角向上翘，可以给人微笑的感觉。

5. 口角下垂型　突出特征是由上下唇会合形成的口裂两端呈弧线向下垂，给人以愁苦不愉快的感觉。

6. 尖突型　薄而尖突的口唇，特征是唇峰高，唇珠小而前突，唇轮廓线不圆润。尖突的口唇往往伴有狭小的鼻子而影响整个脸形。

7. 瘪上唇型　正常情况下，上牙床位于下牙床之前，如上牙床位于下牙床之后时，就会形成上唇后退，下唇突出的形态。这种口唇一般都是上唇薄下唇厚。

（五）口唇美学参数

口唇应符合理想唇形。

上唇厚度，5～8mm（男性比女性厚2～3mm）；下唇厚度，10～13mm。

口裂宽度，男性45～55mm，女性40～50mm。

外眦间距：口裂宽：鼻底宽三者比例符合黄金比例。

口裂宽＝瞳孔间距，口角向上连线通过瞳孔中央。

从侧面观，在鼻尖和下颌前端划一条直线，以此来判断口唇的前突度，从美学角度看，国人一般以口唇不突出此线为美。

（六）文唇的意义

口唇部位的化妆是女性化妆、美容的重点与亮点之一，一直为女性所重视。我国古代就有“朱唇一点桃花殷”的诗句来描述施用唇彩后女性的娇美。在现代，爱美的女性是以涂唇膏来美化自己的双唇。但是，近来有不少报道称有些唇膏里含有铅和焦油，涂后随饮水，进食而咽下，久之可对肝、肾产生不良影响，诱发疾病。而且一些过敏体质的女性，涂上唇膏后嘴唇周围会产生一些过敏现象，不但没有起到美化效果，反而还变得难看。因此现在很多爱美的女性及职业女性，就纷纷选择了另一种健康、科学、简单的唇部美容术——漂染唇红。

文唇的原理同文眉、文眼线一样，只不过是在着色上变黑为红。在设计好的唇形上进行文饰，以使唇形变得更鲜明、自然、饱满、富于立体感，而且可以省去每日修饰唇形的麻烦，使口唇长久地具有诱人魅力。

漂唇简单地说就是采用文饰的方法，刺破的皮肤，用文唇液来改变唇部的明暗关系勾画唇线及为唇着色，以达到纠正和美化唇部的效果。它是一种创伤型的永久文饰，具有不会被水和一般物质所溶解的特点，可以省去每天涂口红的麻烦，而且不会因游泳、出汗等问题而破坏妆容，嘴唇是面部最活跃的部分，一个美丽的唇型，对整个五官的美化起着非常重要的作用。通过漂唇既勾勒出永不褪色的唇线又涂上了永不褪色的口红，始终给人一个红唇迷人的形象，因此受到许多上班族女性的青睐。

二、文唇线

（一）文唇线的适应证

1. 唇部外伤后瘢痕致唇红线不清或错位。

2. 先天性唇裂修补术后唇缘对位不好或留有瘢痕者。

3. 正常人凡唇红线条不明显、不规则、不整齐、要求加重唇线，使其更有立体感和美感效果者。

4. 凡唇形不美想通过文唇纠正唇厚、唇大、唇小、哭型唇、唇形下挂或唇峰不明显者。

（二）文唇线的禁忌证

1. 唇厚、突唇者，文唇线可强调缺陷。

2. 传染性疾病（肝炎、结核等）、过敏性体质、瘢痕体质。

3. 唇部有炎症。

4. 精神状态不正常或精神病患者。

5. 犹豫不决或要求过高，亲属不同意者等。

（三）唇形线的设计

1. 理想标准的唇形特征　正常美的唇形，其位置形态、大小、色彩应与鼻眼和脸形匹配谐调。侧面观看，下唇中央前缘恰位于鼻尖至颏前点连线（美容线）上，上唇中央前缘则在连线稍后。上唇比下唇稍薄而微微突出于下唇的前方。当双唇闭合时交线笔直，宽度约 35～40mm，两端的口角线略略向上翘起。上唇的唇红中央高约为 5～8mm，下唇唇红中央高约 10～13mm。上唇的唇谷位于中央，两侧唇峰对称而且等高，距口角距离等长，唇谷、唇峰形成的角度适中，唇弓曲线起伏流畅。下唇唇缘曲线弧度平缓略呈平舟底状。唇珠位于上唇中央，大小形态与唇形和谐自然。整体口唇轮廓线清晰、自然，唇色健康红润，给人以立体、动态美感，极富魅力（见图 7-12）。然而实际生活中，并非所有的人都具有上述标准美感的唇形。因此，在文唇之前一定要结合求美者的具体情况做好唇形设计。

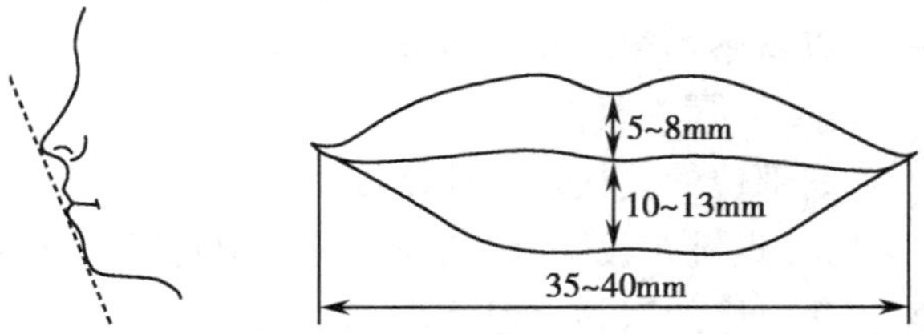

图 7-12　标准唇形特征

2. 标准唇线的画法

（1）自鼻小柱中点，沿上唇人中凹中线，垂直向下，至颏前中央点引垂线。其与上唇唇缘弓交点应为唇谷中央最低点，与下唇交点为下唇缘中点。两唇微闭时，口角位置相当于两眼平视时经瞳孔中点向下延长的垂线上。以此定出上下唇中点和两侧口角端点。

（2）定出两鼻孔的中心点，向下沿人中嵴引垂线，其与上唇唇缘弓交点定为左右唇峰的最高点，并将其与下唇唇红线交点也画出。

（3）将上下唇各点与两端口角按正常唇形标志用自然流畅的弧形曲线连接画出，就基本完成了唇形的轮廓线。

如果两端口角点设计在口角外端稍上方，这样勾画出的唇形线，可使口角处稍稍上翘，显得带有笑意，给人以甜美感，更为理想。在完成上述唇轮廓线设计后，再依求美者的喜好、年龄、性格、气质、职业等综合因素给予评价，并在原有唇形基础上做适当调整，直至满意，定型画出。

3. 唇形线的种类　口唇的外形因种族、地区、个体，千差万别。优美动人的理想唇形并不是每个人都具有，因此需要修饰美化。由于时代变迁，人们审美观也随之改变，因此人们所喜爱流行的唇形也无固定的模式，下面介绍几种主要以唇峰最高点为标准的几种唇形线类型。

（1）内 1/3 型唇形线：这种唇形主要特点是唇峰最高点是在上唇中部到口角这段距离的内 1/3 处，唇峰最高点比唇谷约高出 3～5mm，唇峰中央角适中，形似山形，唇缘弓曲线起伏大，上唇的两端口角曲线微微向上，下唇较丰满，给人以感情丰富带有微笑，并具有豪爽大方之感。

（2）1/2 型唇形线：这种唇形的特点是，唇峰最高点位于上唇中部到口角距离的 1/2 处，而且唇峰处上唇厚度与下唇厚度基本相同。特征是上下唇轮廓线匀称圆滑、美观、口唇动静状态典雅秀美，比较适合于东方女性。且因唇形大小适宜，既不过分华丽娇艳又不显得小气，显得内向而沉静、秀美而大众化。是比较理想的唇形，适合于唇形条件较好的人。

(3) 外 1/3 型唇形线：唇峰的最高点在上唇中部到口角距离的外 1/3 处，特点是口角轻微向下，唇部曲线更显圆滑，弧度平缓有宽阔感，显得高傲艳丽。常适用于舞台歌唱演员，因为在舞台灯光照射下，面部显得平淡，又由于舞台与观众距离较远而有失真感，因此需要浓妆夸张效果，常常在上唇用一种夸张的曲线弧度来弥补，以达到总体上宽大醒目的平衡效果。

上述介绍的三种唇形线，最常见的还是第二种或第一、二种的混合型，易被大多数人所接受。具有线条平衡、柔和、干净利落、大方雅致、轮廓清晰明朗的特点。

需要指出的是，并不是千篇一律地都要选择这两种唇形线，掌握时必须根据每个人的具体情况去发挥、去完善、去创造出最适合的唇形，才能达到理想效果。

（四）文唇线的原则

1. 文唇线应紧贴唇红缘，不应过分背离受术者原有的唇红缘。

2. 宁淡勿浓。

3. 宁窄勿宽。

4. 文饰勿太深，以免留下瘢痕。

（五）各种唇形的修饰方法

1. 唇形过厚的为缩小唇形，唇形线设计应适当缩入 1mm 左右，再进行文饰。

2. 唇形过薄的想扩大唇形，应比原唇形轮廓线扩出 1mm 左右，再文饰。

3. 唇形过突的唇形线设计应弧度平缓，唇峰低些，中央部文深些为宜。

4. 唇形线模糊不清，应注意修文唇峰、唇谷形态，使轮廓线变得清晰自然。

（六）文唇线的方法及注意事项

文唇手法以采用点划和斜划法为佳。

不论是纠正厚唇、薄唇或一般的文唇，必须紧贴于唇红线，向外或向内文饰，以此来达到加宽或缩小唇形目的。切记文后勿出现白线或红线区，而形成双重唇的形态，影响美感。

具体文饰的方法步骤和应注意的问题大致同文眉、文眼线术。

1. 器具准备　安放好文饰针，接通电源，调好转速，试机后再开始文饰。

2. 色料配制

(1) 对于黄皮肤人，以选择红色系、浅棕色文唇线较为协调。

Ⅰ红色：显得华丽高贵，温柔可爱。适合于活泼、有个性的人。

Ⅱ浅棕色：近似红唇的本色。显得自然洒脱，成熟端庄。

(2) 配色：年龄轻，皮肤白者，可采用玫瑰红加朱红；年龄大、皮肤较黑者，可选择大红或朱红加少许咖啡色。此外，还可按求美者要求选色文饰，但医生一定要给予指导、参谋。

3. 唇形设计　文饰前一定要设计好唇形并用唇笔描画唇线，征得受术者同意。

4. 清洁消毒　局部用苯扎溴铵或氯己定棉球等消毒。

5. 麻醉　一般可采用 0.5%～1%地卡因棉片敷于局部，行表面麻醉，5～10 分钟后，走针一遍，以棉签蘸取肾上腺素外涂，或用 2%利多卡因局部浸润麻醉，文饰过程中，可酌情随时补加麻醉。

6. 操作　操作时将文针蘸少许色料，按预先设计出的造型唇线，先全线文出一轮廓痕迹，以避免在操作过程中擦拭将画线擦掉而影响观察，失去依据。继而往返文饰、加工、边文边用消毒棉球擦拭，利于观察，直到满意为止。

7. 文饰深度　因唇部血管丰富，故文唇时一定要掌握好文饰深度，一般应不超过 1mm 为宜。过深易出血，既影响操作观察，又影响着色，甚至有导致染料洇色蔓延之可能。

8. 术毕　局部涂薄层抗生素眼膏。

9. 术后　应注意局部护理、卫生，防止感染。术后 1 周左右脱痂，若着色不满意者可酌情择期再次修文。

（七）文唇线的并发症、效果不佳原因及其防治

1. 唇线不美

（1）原因：美容师审美水平低，设计不当，或设计唇线与唇形、脸形、五官不协调或操作失误。

（2）预防：美容师要提高自身的美学素质和审美观，设计的唇线要与受术者唇形、脸形、五官相协调。设计出唇线后一定要征求受术者意见。操作要仔细认真，避免失误。

（3）处理：能够修补者可于术后 2 周修补。不能修补者可行药水褪色术或手术切除术。

2. 唇线色彩不适宜

（1）原因：美容师缺乏美容基本知识或草率行事，少数情况是受术者不根据自身情况赶时髦文出黑色或深棕色唇线，与肤色及唇色极不相称，造成丑容、虚假和凶相，给受术者带来极大的痛苦。

（2）预防：对每一个文唇线者要慎重，根据受术者肤色和唇色选用大红或深红色，东方女性绝大多数应选用大红色，少数肤色和唇色较黑色可选用深红色，禁用棕色和黑色。

（3）处理：药水褪色或手术切除。

3. 唇线左右不对称、露出唇红线或皮肤白线区

（1）原因：美容师技术不熟练或操作马虎。

（2）预防：提高美容师的技术水平和工作责任心；文饰唇线必须紧贴原来的唇红线，向外或向内加宽，不能脱离原来的唇红线。杜绝出现，形成双重唇线及两线间出现白红或红线区。

（3）处理：根据情况，用褪色液洗去或手术切除一条唇线，保留理想的一条唇线。

4. 感染、交叉感染、过敏反应等　同文眉、文眼线并发症章节。

三、文全唇

（一）适应证

1. 因文全唇均需先文唇线，再填唇红部；故文唇线的适应证原则上都适用于文全唇。

2. 唇形不佳、左右不对称者。

3. 唇部整形术后遗留瘢痕者。

4. 唇红部有白斑或色泽不匀者。

5. 以往唇线文饰过于明显，不美者。

6. 黑唇线洗线后除用红色遮盖唇线外，同时应文全唇，以减轻唇线与唇红的色彩反差。

（二）禁忌证

1. 皮肤病、传染病、血液病、过敏性体质、瘢痕体质。

2. 唇部有炎症。

3. 精神状态不正常或精神病患者。

4. 犹豫不决或要求过高、未征得亲属同意等。

（三）文全唇应遵循的原则

文唇线时应遵循的原则都适用于文全唇，在此特别需要强调以下几点：

1. 文全唇时不可脱离原唇形基础，在此前提下再结合个体特征进行设计文饰加工方案。

2. 首先要设计出唇形线，并将其文饰后再文唇红。唇线应文得细而实，色略深线条流畅自然。唇红部要匀而密，色略艳丽。注意唇线与唇红部衔接要自然，避免出现红线区或白线区以防形成双重唇，弄巧成拙，失去美感。

3. 文全唇时应注意运针手法、深浅力度、色调的掌握，并应遵循“宁浅勿深、宁淡勿浓、宁窄勿宽”的原则。具体要求是运用手法要轻、切勿用力；速度要适中，不宜太快；深浅以$<$0.4mm 为宜，防止文饰过深出血；填文唇红区要依次进行，先上唇后下唇，从左向右均匀文饰。

4. 确定好唇线后，填文唇红部时不可再随意扩大或缩小唇形线，以防走形。如术中遇有不妥之处，宜待唇部消肿后再次补色时进行调整修矫。

（四）文全唇的方法步骤

1. 器具准备

（1）文全唇最好备用一台专用文饰机。如条件不允许只有一台文饰机，在文唇时应调换专用的文唇针帽，并预先在湿棉球上走空针，清洁除去机心中残留的色料，然后换上新针，调试好露针长度（以开机后露针 1mm 为宜），转速不宜太快，待机器运转正常后开始文饰。

（2）药液杯，要采用文唇液专用杯，不可与文眉、文眼线药液杯混用。一般用戒指杯较为方便。

2. 色料选择和配制　选择和配制好文唇液是文好全唇的关键步骤。应依据美容求美者的年龄、肤色、唇色以及本人的要求，综合考虑选择配制。

原则上要求文饰出的全唇色泽应柔合自然，不可过于鲜艳夸张。

（1）初次文全唇最好文唇线的药液与填唇红的药液相同，目的是在补色时能进一步调整唇形。如需要加深唇线色泽，补色时可再选择不同于文唇红的药液文饰唇线，以达到“强调”唇形轮廓的清晰。但要注意唇线的颜色与唇红色的反差不能太大，色调要匹配、接近，由外向内由深到浅，逐渐过渡才会有自然、立体之感。

（2）选择颜色时，原则上唇红底色越暗，越紫的人，宜选择鲜亮些的文唇液，如胭脂红、桃红等；唇红底色淡的人，可选用朱红、玫瑰红等色彩深些的颜色；从年龄角度考虑，肤色白、年轻人，尽量选用鲜艳的颜色，如桃红色、玫瑰红色等；肤色深、年龄较大者，可选用颜色柔和的大红加桃红，或浅红色加朱红色。

（3）文全唇一般可采用单色药液或两种药液配制文饰。如果用两种颜色配制文唇液，可将两种颜色各取一滴按 1∶1 配制，如果颜色要偏重于哪种药液色调，则那种药液可取两滴配另一种药液一滴，按 1∶2 配制。配制时，注意将颜色搅拌均匀后，感觉理想方可使用。

美容文饰师无须被某种模式所限制，在实践中应不断探索尝试，灵活应用。实际工作中并无固定不变的标准，操作者要因人而异地去选择，以文饰效果好为原则。

3. 麻醉方法　文全唇无固定的统一的麻醉方法。文全唇时均需首先文出唇线，唇线文好后，行唇红部位文饰，此时最好选用局部浸润麻醉方法。麻药用 2%利多卡因加适量的肾上腺素。

方法是上下唇各于文饰前注射 2ml 麻药。一般是先文上唇，再文下唇，麻药注射也应分别进行。注射时，进针应注意不应在唇红区黏膜上进行，应在唇红外皮肤部位进针、可稍深些。注射后 5～10 分钟，皮肤和黏膜区麻醉局部稍肿、发白，然后开始文饰。此方法优点是止痛、止血效果较好。

如果受术者对疼痛不敏感，耐受性强，也可以继续采用表面麻醉方法，麻醉唇红部，此时需配合涂敷肾上腺素来止血。

4. 文饰手法　可采用交叉移动法或旋转法，走针要做到虚而密，速度适中不宜太快，文饰宜浅不宜深，着色要均匀一致。

5. 操作程序

(1) 唇部清洁消毒：用 0.1%苯扎溴铵或氯己定溶液棉球反复 2～3 次清洁消毒唇部，如涂有口红，应先清洁卸妆后再行局部消毒。

(2) 设计唇形：文饰前，一定要依据求美者唇部具体情况设计出理想的唇形，并描画出唇形线、征得受术者的同意认可。

(3) 安置受术者：嘱其仰卧于美容床上，将一次性巾布铺盖于受术者胸前，文饰者戴好帽子、口罩、手套坐于受术者头部右侧。

(4) 麻醉：按上述方法，首先采用 1%～2%可卡因表面麻醉，行唇线文饰，待唇线文完后再行局部浸润麻醉填文唇红部。

(5) 进行文饰操作

(6) 术毕处理

Ⅰ文后结束时应将文饰区清洁干净，局部涂抗生素眼膏，保护创面。

Ⅱ填写好文饰随访卡片，注明文饰液的颜色及配制方法，以备补色参考。

Ⅲ向受术者告知术后的注意事项和护理方法，复诊时间等。

Ⅳ整理床面、物品、清洁文饰器具。

(五) 文全唇的技巧和注意事项

1. 设计好唇形，选择配制好文唇液是文好全唇的关键，绝不能粗疏草率，千篇一律。

2. 麻药注射应规范操作，应从唇红区外皮肤部位进行，不可太表浅。用量不宜过多，以免唇部过于肿胀。待麻醉发挥作用后再开始文饰。

3. 应先文出唇线，再填色文唇红部，唇线与唇红都应衔接自然，颜色反差不能太大。同时要注意防止出现红线区或白线区。

4. 文饰应遵循“宁浅勿深”的原则，避免因文饰过深、手法过重造成局部出血、洇色或术后瘢痕形成。

5. 文饰唇红部，针速不宜太快，应按先上唇，后下唇，从左至右的顺序依次进行。防止盲目无规律的文饰。

6. 注意两侧口角处的填色，操作时应嘱受术者张嘴填文口角，上下唇口角处要注意对称。

7. 上下唇填文时应注意向内侧黏膜部过渡要自然柔和，以免张口时文饰过的红唇区与内侧的黏膜之间界线明显、反差大。

8. 术毕局部清洁，消毒不可省略，以防感染发生。

9. 切记做到一人一针一份色料，严格术前消毒，预防交叉感染。

10. 在文眉机文唇时，一定要事先清洁干净文眉机心中的残存文眉液，并换专用的文唇针帽和戒指杯。

（六）文全唇后护理及注意事项

1. 术后 24 小时内文饰部位持续或间断冷敷。

2. 术后 48 小时内，局部不沾热水，进食汤、粥、饮水时不宜过烫。

3. 每天清洁，用抗生素软膏涂局部，以防感染并滋润唇部。术后局部反应重或有感染征兆者，可全身使用抗生素、抗病毒及维生素类药物。

4. 1 周内忌食辛辣刺激性食物。可多食水果、蔬菜、清淡类食物，并注意保持大便通畅。术后局部结痂，切勿用手抓抠，1 周左右任其自然脱落。脱痂后，唇面色泽暂时呈粉白色，半月后颜色逐渐恢复自然。着色不理想者等待 2 个月后择期补色修文。

（七）文全唇的并发症、效果不佳原因及防治

文全唇的并发症及其预防除参考文唇线一节外，以下几方面应特别注意。

1. 唇部疱疹　术后若唇部并发疱疹多由病毒感染引起，应及时行抗病毒治疗。除注意保护创面外，同时口服吗啉胍，维生素 C 及维生素 B_2、牛黄解毒片等药物。嘱患者多食水果蔬菜，清淡类食物。

2. 唇部细菌性感染　可见局部创面糜烂、红肿、重者化脓、疼痛明显。应及时行全身、局部抗感染治疗。为预防感染发生，术毕应注意唇部的清洁消毒，常规涂抗生素眼膏以保护创面。术后可酌情口服螺旋霉素、利君沙等抗生素类药物，并做到进食后及时清洁唇部创面，早晚涂抗生素眼膏。

3. 唇色青紫发乌

（1）若因文饰过深局部淤血所致，术后可逐渐吸收好转，无需特殊治疗。淤血严重者，术后可行理疗或用氦氖激光照射治疗。若无条件，也可于术后 3 天开始行局部湿热敷，以促进淤血吸收。若能配合口服活血化淤类药物，如云南白药等应用效果更佳。

（2）若由于文唇液选择不当，造成失色，待局部肿胀消退、脱痂稳定后，择期月胭脂红改色修文。

（3）有些系由文饰术后局部冷敷时间过长，血液循环不良所致。因此术后冷敷最好间断进行、每次时间 30 分钟左右，间隔 10 分钟后再进行。文唇术后冷敷目的是减少局部继发出血，减轻术后肿胀和疼痛，一般术后冷敷 2～3 天即可。3 天后若局部仍有淤血，则可改成湿热敷，以加强血液循环促进淤血吸收。

4. 过敏反应　过敏反应可因消毒液、麻药或文唇液引起，一般多由文唇液引起。主要表现为文唇术后局部渗液多，唇周潮红、发痒，有苔藓样改变。处理时应注意局部创面清洁保护，可用庆大霉素液加地塞米松局部涂擦或湿敷，也可用可的松眼膏外涂。同时可酌情给予抗过敏类药物如氯苯那敏等口服治疗。局部反应明显、严重者，应同时给予抗生素类药物治疗，以预防并发细菌性感染发生。为减少和预防过敏反应发生，术前一定要询问以往有无药物过敏史，同时要注意文唇药液质量，禁用伪劣、质量不合格的产品。

第六节　柔绣美容技术

一、柔绣文饰的概念、原理和目的

柔绣美容文饰技术，其中包含有绣眉、绣眼线、绣唇三种技术。

柔绣文饰是用特制的绣针采用手工绣刺的手法，将亲肤力较强的色料植刺于皮内，成为皮肤上的持久着色。整个过程由于采用多点同时绣刺的方法，因此非常轻柔，如同绣花一样轻柔灵巧，故此称为柔绣。

柔绣文饰技术具有简单灵活、容易掌握、着色均匀、不易出血、损伤小等特点。其中绣眉是柔绣技术中最具特色的一种，绣出的眉毛线条清晰流畅，立体感强，逼真而自然。整个过程受术者，感觉像“拔眉毛”一样，一般不会感到疼痛，而乐于接受。绣眼线，绣唇也同样轻柔，效果逼真自然。

柔绣文饰的原理同以往眉眼唇文饰技术一样，实质上也是一种创伤性皮肤着色术，只是在工具和手法上而有所不同和改进。其目的也是在眉眼唇原有形态基础上，利用文饰技术掩饰瑕疵、去除缺陷、扬长避短，修饰美化，文饰出更理想的眉眼唇形态，以达到增强其局部美感和容貌整体之美。

二、柔绣文饰的主要用品

（一）柔绣笔杆（见图 7-13）

类似笔状用以夹紧固定绣针，多用铝质、钢质或有机玻璃等材料，制成圆柱形或圆锥形笔杆。笔杆一头配有夹针装置、用来固定绣针和调校锈针的角度、控制其摆幅大小。为了防止操作时笔杆打滑或减轻操作者握笔杆的疲劳，大多在笔杆表面一定位置制有直纹或斜纹浪花。柔绣笔杆一般选用手感沉重、不易生锈、便于消毒，且外形美观材料制作为好。

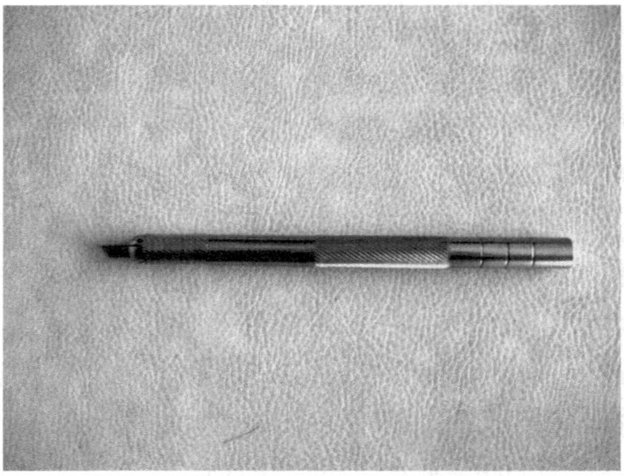

图 7-13　柔绣笔

（二）绣针

绣针共有三种类型。

1. 绣眉针　由 12 根或更多的不锈钢针以 45°角依次排列成“刀片状”，其针排列的长度近似于眉毛的长度。绣眉针除用于绣眉外，还可用于绣全唇。

2. 绣眼线针　其针片针数少，可用 5～8 根不锈钢针组成，同样以 45°角排列成“刀片状”，主要用于绣眼线。

3. 绣唇针　由 7 根不锈钢针簇围制成“梅花状”或用绣眉针一排或两排制成针片使用，用于绣唇线或全唇。

各种类型的绣针在制作时对针尖长度均施以严格控制，一般均为 0.2～0.3mm。这样在绣刺时，由于针片整体受阻的关系，只有针尖部分刺入皮肤，从而能有效限定刺入深度，避免因文饰过深导致术后变色和洇色现象发生。

三、柔绣文饰的针法和针片安装

（一）柔绣文饰的针法

柔绣技术的针法主要有全导针、前导针和后导针三种。（见图 7-14）

1. “全导针”针法　是将针片针尖部分平行于皮肤，即以 45°角向前进针刺入皮肤，然后再向上提针挑起。

图 7-14　柔绣文饰的针法

（1）全导针如果以 90°角或 80°角向上轻轻提针挑起，绣出来的线条均匀清晰。由于绣针刺入皮肤的各点深度前后相同，所以形成的线条颜色没有轻重浓淡之分。这种针法多在绣眉腰时或绣唇时使用。

（2）全导针如果以 135°角向前上方提针挑起，绣出来的线条着色则重颜色较深，更加清晰。这种针法多在绣眼线和遮盖失败的文眉及眼线时使用。

2. “前导针”针法　是以大于 45°角向前倾斜进针，使针片前端尖针先刺入皮肤，进入深度是前深后浅。采用这种针法，会绣出一条颜色前重后轻，前粗后细的放射状线条，从而增强了绣刺的立体仿真效果。这种针法，常在绣眉头和眉梢时使用。

3. “后导针”针法　恰与“前导针”针法相反，即以小于 45°角向后倾斜进针，使针片后端针尖先刺入皮肤，进入深度前浅后深。采用这种针法，会绣出一条颜色前轻后重，前细后粗的放射状线条。此种针法也常在绣眉头和眉梢时使用。

前导针、后导针针法的使用，以美容师习惯而定。无论采用哪种针法进行绣刺，操作时都要掌握“进针果断、位置准确、提针轻柔、力度适中”的要领。

（二）针片的安装

1. 绣针笔杆一端设有夹针片装置，安放针片时，应先将笔杆的夹针片置旋松，继将针片柄部插嵌在夹针槽内，然后再适当调整针片（绣针）与笔杆之间的角度，最后旋紧螺母将针片牢固夹紧。

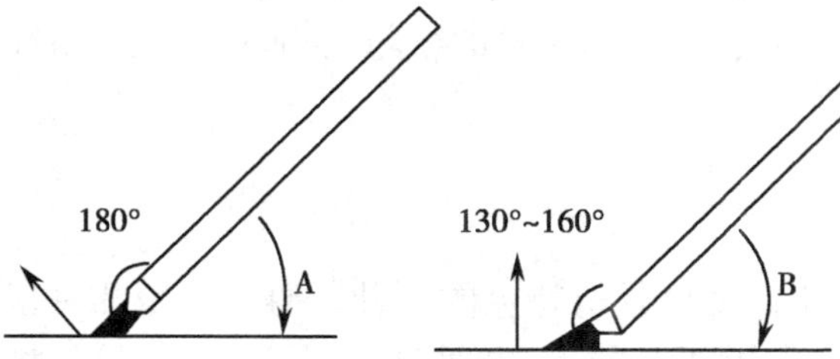

图 7-15　针片的安装

2. 在安装针片时，如果使笔杆与针片在同一轴线上，操作时由于笔杆摆幅小，手的活动范围较窄而受到限制，不太灵活。如果使笔杆与针片成 130°～160°角，则操作时范围较宽，也较灵活。既容易提针挑起，皮肤损伤较小，且不容易出血。特别是在采用“后导针”针法时，此种安装更有优越性。（见图 7-15）

四、柔绣文饰的方法和技巧

（一）练好基本功

柔绣文饰技术虽与电动文饰机文饰技术比较，容易掌握并发症少，但若想熟练掌握，绣出理想效果也并非容易。因此认真学习柔绣技术的相关理论，练好基本功是开展柔绣文饰工作必不可少的条件。

（二）掌握正确的柔绣方法和要领

柔绣时用右手三指如握钢笔一样紧握绣针笔杆，使笔杆保持45°倾斜，并调整绣针使之与皮肤保持平行。

按习惯用左手任意两指（如用中指和示指）将文饰部位皮肤撑拉绷紧、固定，以利绣针针尖准确，顺利地刺入皮肤。

绣刺时注意进针的力度应适中无需太强，提针力度一定要轻柔，提针角度不要太大，否则易造成损伤大、疼痛、出血以及术后结痂厚大、容易掉色。进针的密度需依具体情况而定。绣眉时要根据受术者眉毛的稀疏程度、不同部位，决定绣文密度；绣唇和眼线时原则上应密度均匀一致，不应有间隙；而改眉修正时更要用"轻、柔、密"的针法，才能将原有的颜色盖住。

具体操作时，在同一位置可多次绣文，直到上色满意为止，但应注意防止绣文过深。为了保证进针位置的准确，观察着色情况，应边绣边用棉球擦去残留在绣区的色料，始终保持绣文部位的洁净。

如绣文时有出血，多由手法过重或绣针针尖已钝所致，应及时找出原因予以纠正。

着色深浅与运针力度和绣文密度有直接关系：力度重则深、力度轻则浅；密度大则深、密度小则浅。绣文操作时应注意掌握。

（三）掌握柔绣的最佳深度

人类的皮肤分表皮和真皮，绣刺的深度如果只停留在表皮，由于表皮是皮肤极不稳定的层面，刺入的色料就容易随细胞的自然生长规律而脱落消失。绣刺的深度如深达真皮，由于真皮内有丰富的血管和淋巴管丛，则会使色料随血液和淋巴液流动形成渗透或与体液结合发生变色等现象。据此分析，绣刺的最佳深度应在表皮下层与真皮乳头层之间。在眉眼唇部位大约在0.15～0.3mm左右，唇部尤其是唇红部较浅约0.1～0.2mm；眉部、眼部约0.2mm左右，个别人较厚约0.3～0.5mm左右。这个层面的皮肤相对稳定，有适量的黑色素，血管及淋巴管相对较少，被刺入的色素很快被胶原蛋白所包围，并相互融合聚集成较大颗粒，不易被吞噬细胞带走，从而形成较为稳定的着色标记，可维持几年甚至几十年。

因此文饰中掌握进针深度对文饰效果至关重要，是一门特殊的技巧，绝非一日之功所能成就，要不断实践、体会才能较好掌握。

五、绣眉技术

绣眉是柔绣文饰技术中效果最为突出，最能体现出柔绣特色的一种。眉毛是由几百根细短的毛发按一定规律生长排列而成，绣眉就是用特制的由12根连续排列的"刀片状排针"，像绣花一样以适当的力度、一定的针法、轻柔地、多点同时刺入皮肤，形成大小一致，深度相等的一排着色针点，酷似一根毛发的形状。再按眉毛生长规律和方向绣文，最后达到形象自然，以假乱真的效果。

绣眉的适应证、禁忌证、应遵循的原则及眉形设计、色料选配等要求，均与以往采用电动文眉机文饰一样。

（一）绣眉方法与具体操作

按习惯用左手任意两指将眉部皮肤撑拉绷紧固定，右手握持绣眉笔杆，针片前端蘸取色料，依需要选择合适针法即可进行绣刺。

绣眉时，根据部位不同，可灵活交替运用全导针、前导针、后导针三种针法。通常眉腰部绣刺时多采用全导针法密文，眉头、眉梢及修饰整体眉形时可采用后导针或前导针法文饰。

为保证进针位置准确，便于观察着色情况，操作中应及时用湿棉片拭去残留在皮肤上的多余色料，始终保持文绣部位的洁净。在同一位置可反复柔绣多遍，并观察上色情况，直到满意为止。

一侧文好后，同法文绣另一侧。双侧文绣结束，应仔细观察眉形、高低、长短、形状、色泽是否对称，若不对称应马上修整。

（二）术毕处理

待确定绣眉满意后，应行眉区清洁，并涂少许抗生素药膏以保护创面。

（三）术后护理及告知注意事项

同文眉术中有关内容。

（四）绣眉技巧和注意事项

绣眉的针法运用、进针方法、力度和角度掌握、最佳深度的要求等，请参阅前面所叙述的内容。以下仅就文绣操作程序，刺绣密度，用色原则，着色等问题予以介绍和讨论。

1. 绣眉程序和方法　具体绣眉的程序和方法的运用，依据操作者经验、习惯不同而有所不同。

第一种是，为固定已设计好的眉形，可首先采取轻绣出眉形轮廓或以三点定位（即眉头、眉峰、眉梢定位）方法固定眉位后，再依次进行绣刺。

第二种是，先在画好的眉形区内稀疏绣文出眉形形态（先文不擦，如果边文边擦，画好的眉形被擦掉，眉形范围难以把握），而后再在各部位继续加工绣文。

第三种是，不必按上述方法，可以按设计好的眉形，直接先从眉腰处开始绣文，但要注意一定要按设计的眉形要求进行绣文，防止"走型"。

2. 绣眉的密度　眉毛的眉头、眉腰、眉峰以及眉尾的生长密度和颜色的浓淡程度是不一样的，大部分人的眉头部位的眉毛都长得较粗而黑（除了眉头的前端），比较浓密。所以，在绣制这段眉毛时，应力求颜色浅一些、淡一些，刺绣密度只需20％即可。连接眉头与眉腰中段的这段眉毛，虽然尚属浓密，但较之于眉头，就稍淡了一些，因此这段眉区的刺绣密度以40％～60％为宜。眉腰中段的眉毛已开始变得稀疏，因此在这段眉区的刺绣密度应增大至60％～80％左右为好。眉峰后的眉毛非常稀少，此段眉毛的刺绣密度应增加至90％。大部分人的眉梢部位，眉毛稀少或没有眉毛，为塑造出完美的眉形，此段应以100％的密度刺绣，并以此来增加眉的长度。

只有按上述分段掌握刺绣密度的方法绣眉，才会绣出浅淡自然，与原眉和谐统一的新的眉形。

3. 绣眉的用色　要绣出一条立体而富有质感的眉毛最少应有三种颜色。一般粗硬的毛质呈黑色，细绒的眉毛呈灰色，眉毛的阴影部分呈棕色。在绣眉时可根据眉毛不同部位的毛质，正确选配色料。绣眉色料的选配，应遵循以下原则：

（1）眉头部位的眉毛一般生长的都比较粗硬、长势也较随意自然，眉毛既茂密颜色又深，用土黄色绣刺这段眉毛会产生透明而朦胧的感觉，可以使这段又粗又黑的眉毛变得柔和细腻。

（2）眉尾部位的眉毛一般都比较稀少、柔弱，这段眉区需以较深颜色的线条绣刺，这样会使眉尾与眉头谐调统一，增强绣眉的质感。

（3）眉峰与眉腰部位，是眉毛最多的部位。在这段眉区绣刺时，只需轻轻地绣出淡淡的毛感即可。选用灰色绣刺这段眉毛，可以使眉头与眉尾有一个和谐与自然过渡的连接。

（4）对平时习惯浓妆艳抹的美容求美者，在选用绣眉用色时，可偏深一些。

（5）对平时不常化妆的美容求美者，应以淡淡的颜色，绣出毛茸茸的感觉即可。

（6）绣眉色料的选择，还应注意求美者的职业、年龄、肤色以及头发等与色料的谐调，在此不一一赘述。

4. 绣眉上色和脱色问题　目前，绣眉时最常见的是术中不易上色、术后脱色问题。

因此在绣文时，除一定要用针尖锋利、新的绣眉针片外，特别要注意皮肤的类型。

一般中性、干性，正常皮肤均容易上色，且不易脱色。而油性皮肤及角质层粗厚的皮肤，因油脂分泌旺盛，易将文入皮肤内的水溶性色料排挤，使之无法与组织细胞结合，因此不易上色。术后因皮肤结痂厚、脱落多而易脱色。

对上述现象，预防的方法是：在绣眉之前应先用酒精棉球擦拭几次，脱去油脂；同时一定要采用针尖锋利的绣眉针进行绣刺。否则针若不锋利，刺入的12个点深浅不一、着色不匀，易造成上色困难。再者术中由于着色不均，经验不多者见皮肤不上色，往往加重用力刺文，结果造成创伤大，术后结痂厚，脱色更明显。

六、柔绣文饰技术的特点及评价

柔绣美容文饰技术是现代眉眼唇美容文饰中的一种新技术，是在以往文饰美容技术基础上演化而成的。柔绣技术与以往文饰技术一样都是将色料植入皮肤，造成皮肤永久性着色，追求的也都是要达到自然仿真的艺术效果。但由于柔绣技术是在继承基础上，立意创新形成的，因此有其本身的特点。

（一）文饰工具不同

柔绣文饰采用的工具是专门设计、经特殊工艺制成的“刀状排针”，（其中又分绣眉针、绣眼线针和绣唇用针），它既不同于文饰美容发展初期采用的手工单针工具，也不同当前普遍采用的电动文饰工具。

1. 以手工单针点刺操作为特点，速度慢、进针深度、力度难掌握；疼痛明显，而且极易造成皮肤损伤。

2. 柔绣文饰技术，力度轻、简便容易掌握，对皮肤损伤轻，受术者疼痛轻或几乎无疼痛。运针位置准确、进针力度均匀，上色深浅适度、损伤小、不易出血、术后恢复快、不易发生变色现象。

3. 电动文饰机速度快、力度大、针尖锐长，易导致文色变青变蓝。文眼线时也容易刺伤皮下毛细血管，造成术后洇色。

比较起来，柔绣技术对于初学者来说更容易掌握，且安全可靠。

（二）文饰色料不同

以往文饰采用的是水状色料，相对不稳定、密度不均匀，用前需摇晃均匀才能使用。且不易上色、容易渗入真皮层，导致变色和洇色。

而柔绣文饰采用的是高密度100%天然植物精制而成的无毒色膏，该色料为乳膏状、黏性强、膏体稳定、不会渗入皮肤深层、不会转青变蓝，色彩更趋于自然逼真。

（三）操作手法不同

手工单针文饰、电动文饰机文饰多采用点刺、斜划、点划。旋转等手法，出错的机会较多，术后易着色深且不易修改。

而柔绣文饰采用的是"刀状排针"，45°入针，90°左右提针，采用特殊的"全导针、前导针、后导针"文饰手法操作，力度轻柔、以多点成线或以多点成面，皮肤创伤轻，容易使皮肤浅表层着色。而且美容师在操作时可仔细看准位置后才动手，不易出错。万一不理想，因为着色浅，也容易改修。

第七节　不良文饰的处理

眉眼唇美容文饰术本是一种永久性的美化眉形、眼形、唇形的方法，文得好能增添容貌美；文得不好，则适得其反，轻者起不到美容效果，重者造成丑容、毁容。眉、眼线、唇线文饰失败褪色修复术，是一种不得已的补救方法，它既给美容者带来精神和肉体上的痛苦，效果又不十分理想。所以美容师在进行美容文饰术时一定要谨慎从事力求成功，尽量避免因文饰失败而使用褪色术。因为褪色术一旦操作不当容易产生局部瘢痕、损伤毛囊、造成感染等新的并发症。因此，一定要严格掌握适应证。

要祛除不理想的文眉、眼线、唇线，应首先重新设计眉形、眼线、唇线，根据新设计的形状，将原来不理想的眉、眼线、唇线加以修整或祛除，重新加工补救，使形与色达到理想满意程度。临床上褪色修复的方法很多，如空针密文褪色法、药液褪色法、遮盖褪色修复法、电灼褪色法、再文饰法等，但目前比较常用而且效果比较理想的方法主要有激光褪色法和手术切除加柔绣法，本节重点介绍后两种方法。

一、激光褪色法

（一）原理

激光类型很多，目前以 Q 开关 Nd：YAG1064nm 激光治疗仪祛除不良文饰最为有效且副作用及并发症最少。激光 Q 开关好像一个高速快门，可将激光能量在很短的时间内（－10ns）释放出来，形成能量密度很高的巨脉冲，当激光巨脉冲被病变的色素颗粒吸收后，会形成局部的冲击波，将色素颗粒击碎，被人体吸收，由于激光能量与生物组织的作用时间很短，从而避免了热效应对周围组织的损伤，利用各种不同的色素颗粒的最佳吸收波长不同，选择与其吸收峰相对应的激光波长就会最有效地祛除色素病变组织，而不会影响周围邻近的正常组织，这一原理在激光医学上称为"选择性破坏"。

其治疗原理同激光及高频、超高颇、冷冻、化学剥脱等方法有着本质区别。以往的这些治疗方法必须先破坏正常表皮后才能祛除色素颗粒，然而正常表皮一旦受到破坏便会留下瘢痕，而美肤激光的最大特点是可以在不破坏正常表皮的情况下，直接将激光能量作用于深部色素颗粒击碎。然后经机体吸收排除体外，因此手术后不会留瘢痕，深受患者青睐，故而在临床上得到推广应用。

（二）适应证

1. 各种不理想文眉、眼线、唇线，包括颜色、形状不满意者。

2. 仅颜色不满意，需局部祛除修改者。

3. 文饰术后洇色。

（三）注意事项

1. 避免晒太阳。

2. 治疗后10天内不参加剧烈活动，以免出汗后引起感染。

3. 不要摩擦或随意剥取痂皮，应任其自然脱痂。

4. 根据病变的深浅、程度部位不同，可能需要多次治疗，才能达到目的。

5. 激光法褪色后，如需重新补色修文，应在局部稳定2～3个月后再择期文饰。

（四）并发症及其防治

1. 出血　多为创面渗血，唇部的血运丰富，出血则比较明显，一般需加压数分钟即可止血，但是需要注意患者有无凝血机制障碍，故术前应详细询问病史，如有无牙龈出血、紫斑，必要时查出凝血时间、血小板计数等，避免治疗后出血不止。

2. 肿胀　一般去眼线及唇线或全唇者，患部肿胀明显，因手术局部创伤或反应性的肿胀所致，多在治疗后3天内出现，为可逆性的反应，1周左右即可消退。治疗后24～48小时内冷敷患部，可减轻局部肿胀。

3. 感染　眉部、上下睑、唇部血运丰富，抗感染力强，所以治疗后感染者不多见，但夏天应注意汗液及灰尘污染伤口，引起感染。当出现感染时，局部用75%酒精或1/1000的苯扎溴铵清洁创面，每日数次，并同时口服抗生素。

4. 瘢痕　多出现在个别瘢痕体质或创面严重感染的患者。当激光能量太大或同一部位重复治疗次数太多，也可能留下轻微的瘢痕。其出现比例占所有治疗者2%左右。

二、手术切除加柔绣法

彻底去除不良文饰有激光、高频电、药物腐蚀、皮肤磨削等方法，但这些方法对有些病例效果不理想，比如文饰过深、洗眉后遗留增生性或萎缩性瘢痕者，可采用手术切除加柔绣的方法进行修改。

（一）切除眉毛

手术切除失败文眉的同时也切除了部分松弛的皮肤，使松弛的眼皮变紧，矫正了外眼角下垂，减轻鱼尾纹。

1. 适应证

（1）形态不佳，过宽、过直、过低或眉梢下垂明显者；

（2）颜色过深、泛蓝、用激光清洗尚不彻底等；

（3）眉形低平，眼睑皮肤松弛，两者皆需矫正者；

（4）眉睑距离过近或过远；

（5）激光褪色后效果不满意者；

（6）用其他方法洗眉后遗留增生性或萎缩性瘢痕者；

（7）要求彻底去除原来所文之眉者。

2. 操作方法

（1）先绣后切法：①照相，便于治疗前后对比及积累资料；②设计新眉形，首先根据原有眉形态及是否有上睑皮肤松弛情况而画出新眉形，新眉形与原有眉形不可过宽脱离，以免张力太大而术后瘢痕明显。上睑皮肤松弛者，可同时设计出准备切除的松弛部分的皮肤；③按设计的新眉形用柔绣法绣好；④常规消毒、铺无菌单、局麻。按设计切除多余皮肤。术中彻底止血，避免死腔及血肿形成。用6～0可吸收缝合线缝合皮内层，使两侧皮缘对合整齐；在无张力情况下，再用7～0无损伤缝合线缝合表皮。术毕用抗生素眼膏涂于切口处，无需包扎，7天后缝线自行脱落。

本方法的优点：能彻底祛除原来所文之眉，能一次完成修改眉毛，没有无眉毛的尴尬，不必描眉。缺点是：切后两侧眉形不能保证很对称，眉形与术前设计稍有差异。

（2）先切后绣法：①照相；②设计准备切除的部分；③如上述方法行切除术；3个月后行柔绣眉。

本方法优点是：能彻底去除原来所文之眉，便于3个月设计眉形并行柔绣眉，眉形容易对称。缺点是：3个月内需要描眉。

3. 切除部分的设计方法

（1）眉上切除法：对于眉毛自然生长状况良好，没文眉或所文颜色不深，但眉形低平、下垂，眉睑距离近者，需要将眉向上提起，挑起眉峰。因此，切除部分应设计在原眉的上部，该方法对手术技巧要求更高，否则有切口痕迹。

（2）眉下切除法：对所文之眉颜色太深，无法用其他方法彻底去除，但眉头部分尚可保留者，可采用此设计方法，切除部分的眉毛不再生长。采用该方法不易留下明显的切口痕迹。

4. 注意事项

（1）设计的新眉形要征得受术者同意，在其满意后方可实施。

（2）严格执行无菌操作，避免感染造成瘢痕。

（3）眉头、眉腰要与原眉形脱离不多，使切口瘢痕隐蔽，眉梢偏离不能太宽，以免瘢痕明显。

（4）采用3×10或4×10角针，6～0或7～0无创缝合线，减张缝合，切口对合整齐，避免瘢痕明显。

（5）切开后行切口上缘内固定，这样可将眼睑皮肤向上拉，而不会将眉毛向下拉。

切除部分设计时最好保留些眉头的眉毛，这样再进行柔绣眉就很自然。保留的眉头如果文色过深，可以先用Q开关激光洗浅后再柔绣。

如果操作正确，术后切口痕迹不明显，这种方法不但是去除败眉的理想方法，而且也是加大眉睑距离、去除松弛眼皮的理想手术方法。

（二）切除眼线

1. 适应证

（1）文饰眼线渗洇、晕染；

（2）文饰眼线过宽；

（3）眼线文饰位置异常；

（4）眼线文饰形状异常。

2. 操作方法

（1）手术设计：上眼线的上缘为切除的上界，下界为睫毛根部上约0.3～0.9mm，上、下界之间为切除的部分。下眼线切除的上界在睫毛根下0.3mm，下界视情况而定，以术后下睑缘不外翻为度。

(2) 手术方法：常规消毒铺巾，局部浸润麻醉。按预先的设计进行切除缝合，若皮肤有张力，可在两侧皮缘下分离，使其在无张力下缝合。缝毕，切口处涂消炎药膏，不包扎，保持伤口干燥、不污染，4～5 天拆线。

(3) 注意事项：

1) 如果渗洇的面积较大，一次切除会造成眼睑外翻，应分次切除，以不影响眼睑形状为度。

2) 对于有外眦角晕染、渗洇较小，皮肤松弛，一次性切除不影响眼形状者，可做一次性切除；而对渗洇面积较大，切除后会造成眼睑变形者，可沿上下睑汇合处，切开皮肤，进行皮下分离，皮下剪渗洇洇晕染组织，使外眦角渗洇色泽变浅。

3) 为减少瘢痕，切除时最好用刀，一次切到位，而不用剪刀剪除。

4) 为减少瘢痕，缝合切口时可将 5～0 的丝线分成三份，用一份缝合切口，或用 8～0 尼龙线缝合。若皮肤有张力，可在两侧皮缘下分离，分层缝合。

5) 眼线文在重睑皱襞上，可在切除的同时行美容重睑术。若文在皱襞上的眼线距睑缘太远或太近，可先行切除，6 个月后可再行美容重睑术。

由于眼睑皮肤很薄，睑缘处血管密集，文饰时易造成渗洇，色料不仅进入皮肤表层，而且进入皮下组织及轮匝肌之中，此时即使用 Q 开关激光也不能清除干净进入体内的色料，只能用手术切除，既彻底恢复又快。若渗洇面积较大，可先手术去除皮肤下面的着色组织，皮肤上的色素用激光洗，用这种结合的方法去除复杂的失败文饰，效果很好。

第八节　美容文饰术的麻醉

美容文饰技术操作均在皮肤或黏膜的表面进行，为了让受术者无痛，使文饰操作顺利进行，需要进行局部麻醉。局部麻醉，简称局麻，是指用局部麻醉药暂时阻断机体一定区域内神经末梢和纤维的感觉传导，从而使该区疼痛消失。确切的含义应该是局部无痛，即除痛觉消失外，其他感觉如触压、温度感等依然存在，受术者还保持清醒的神智。

局麻不需特殊设备，术者可独立操作，术前无特殊准备，术后无需特别护理，安全性相对较大，对受术者生理功能影响最小。局麻药如与血管收缩剂同用，还有减少出血或组织液渗出、使文饰区清晰、便于操作等优点。但局麻不适用于不愿接受麻醉的受术者及局部有炎症的部位。

一、文饰术所用的局部麻醉药物

局麻药物具有阻滞神经冲动传导的作用，并应具备以下药理性质：产生完全的麻醉效果，对注射部位的神经或其他组织无损害；麻醉作用快，维持时间较长；安全范围大，被吸收后无明显的毒性反应；易溶于适当的溶媒，特别易溶于水；性质稳定，可耐高温、高压消毒和可与其他成分如血管收缩药配伍而不分解；有与组织液等渗和等氢离子的正常 pH，对组织无或很小刺激性；无不良反应，不成瘾。

局麻药物的种类很多，按其化学结构可分为酯类和酰胺类。国内常用的局麻药物有酯类的普鲁卡因、丁卡因，酰胺类的利多卡因、布比卡因、辛可卡因等。各种局麻药物的药理性能不同，根据药理学试验，将麻醉强度与毒性均以普鲁卡因等于 1 作为标准，以与其他局麻药进行比较。

（一）普鲁卡因

普鲁卡因又名奴佛卡因，常用其盐酸盐，普鲁卡因是一种临床应用最普遍、麻醉效果确定的低毒性短效局部麻醉药。无色无臭，味微苦，小针状结晶，水溶液在碱性时不稳定，易分解而失效。由于穿透组织的能力差，不易被黏膜所吸收，故不适于表面麻醉；但浸润作用强，适于作浸润麻醉用。注射后 1～3 分钟，可发挥麻醉作用，维持时间短，约 50～90 分钟。文饰术常用的浓度为 1%～2%，其毒性与浓度呈几何级数增加，1 次用量不超过 1000mg。为了提高麻醉效果，延长麻醉时间，常在普鲁卡因溶液中加入适量 0.1%肾上腺素，但肾上腺素对有动脉硬化、高血压、糖尿病、甲状腺功能亢进者应慎用或不用。对过敏体质者，用前必须做过敏试验。普鲁卡因能抑制磺胺类药物的抗菌作用，故不宜与磺胺类药物合用。

（二）丁卡因

丁卡因又名可卡因或丁卡因（四卡因），为白色粉末结晶，易溶于水，味苦涩，穿透力强。由于对黏膜表面有良好的穿透力，是文饰术中常用的表面麻醉药。

丁卡因的麻醉作用较普鲁卡因强 10～15 倍，毒性较普鲁卡因大 10～20 倍。由于毒性大，一般不作浸润麻醉。即使用作表面麻醉，亦应注意剂量。一般文饰术常用浓度为 1%，＞2%的溶液可使黏膜干燥或发生水肿，甚至使黏膜上皮剥脱。

（三）利多卡因

利多卡因又名赛罗卡因、锡罗卡因，是酰胺类中效局部麻醉药。其盐酸盐为白色粉末结晶，无臭、苦麻味，易溶于水及乙醇。局麻作用较普鲁卡因强，其维持时间亦较长，并有较强的组织穿透性和扩散性，且对血管及瞳孔无影响。0.5%以下浓度，其毒性不比普鲁卡因大。故为文饰术中局部浸润、神经阻滞较为理想的局部麻醉药；同时，也可作为表面麻醉药使用。浸润麻醉常用浓度为 0.5%～1%；神经阻滞麻醉其浓度为 1%～2%；表面麻醉浓度为 2%～4%。

利多卡因维持麻醉作用时间 1～2 小时。成人一次用量不超过 400mg，使用时不加或稍加 0.1%肾上腺素。反复使用后可产生快速耐药性，但一般不易发生过敏反应，使用前可不做过敏试验。利多卡因还有迅速而安全的抗室性心律失常作用，在治疗各种原因的室性心律失常时效果显著，因而对心律失常者常作为首选的局部麻醉药。利多卡因毒性较普鲁卡因大，用作局麻时，用量应比普鲁卡因小 1/3～1/2 方为安全。使用时应分次小量注射。利多卡因如出现毒性反应，常表现为中枢抑制现象，可出现眩晕、嗜睡、知觉丧失、视力模糊、呼吸抑制，甚至会出现心跳停止，有时会出现肌肉震颤或惊厥。

（四）布比卡因

布比卡因又名布比伏卡因、丁吡卡因、麻卡因，亦为酰胺类长效型局部麻醉药。其最大特点是麻醉效能强，约为利多卡因的 4 倍，作用快慢与利多卡因相仿，维持麻醉作用时间长，一般可维持麻醉作用时间为 3～6 小时。无血管扩张作用，快速耐受性少见。局部浸润麻醉浓度为 0.2%～0.25%，神经阻滞麻醉为 0.5%，成人一次用量为 150mg。布比卡因毒性较强，尤其是浓度超过 0.75%时毒性更大。毒性为普鲁卡因的 4～6 倍。当误入血管或用量过大，会出现轻微的四肢抽搐、肌颤、恶心、呕吐，严重者出现惊厥。一旦出现中毒反应，应立即给氧，注射地西泮（安定）并纠正低氧血症和酸中毒。当出现过敏反应时，可注射抗组胺药物或口服氯苯那敏(扑尔敏)、阿司咪唑(息斯敏)等药物。

(五) 辛可卡因

辛可卡因又名沙夫卡因、地布卡因、纽白卡因,是效力最强的局部麻醉药之一,因其毒性过大,不宜作浸润和神经阻滞麻醉。由于容易通过黏膜,有时也可用于文饰术中的表面麻醉,浓度为0.5%～2%。作为表面麻醉,一般不会产生严重毒性反应。

二、文饰术局部麻醉方法

文饰术中常用的局麻方法有表面麻醉和浸润麻醉。

(一) 表面麻醉

表面麻醉亦称涂布麻醉,是将麻醉剂涂布(或喷射)于文饰区的表面,通过麻药被吸收而使神经末梢麻醉,以达到痛觉暂时消失的效果。常用的表面麻醉药,是从局部麻醉药中选用穿透力强的丁卡因、辛可卡因、利多卡因、恩纳等。但一般经常用的则是丁卡因,其浓度以0.55%～1%为宜。如对丁卡因过敏者,可选用0.5%～2%辛可卡因、4%的利多卡因或恩纳。

表面麻醉的优点是:简便易行,麻醉区组织不变形,利于文饰中观察文饰效果。缺点是:镇痛效果不够完全,一般麻药对致密的组织和皮肤的穿透效果不强,仅适用于黏膜表面。有的麻药虽然麻醉作用强,但毒性大,使用过量会引起组织损伤。表面麻醉主要用于文眼线和文唇,文眉偶尔也用。

1. 用于文眼线　先用0.25%氯霉素眼药水滴眼1～2次,再将浸有1%丁卡因的棉条覆盖于睑缘,或用棉签蘸1%丁卡因液反复涂抹睑缘的睫毛根处,待文饰区感觉迟钝时,即可进行文饰,文饰中可根据受术者痛感的程度酌情涂抹丁卡因。一般上眼睑涂擦1～3遍即感麻木,下睑痛感消失稍慢;文饰上眼线时即可将下睑涂上丁卡因液。

2. 用于文唇　先将唇部油污洗净、消毒,再用浸有1%丁卡因液的棉条(纱布)覆盖于即文的唇表面,待感觉迟钝时即可进行文饰。文饰中若仍有明显痛感:再用丁卡因液擦拭,若有出血,用适量肾上腺液涂布。若痛感不明显,可改用2%～4%利多卡因与1∶20万的肾上腺素的混合液擦拭,或用浸有上述药液的棉片覆盖于唇表面。为了提高镇痛效果,缩短文饰时间,在待文的唇表面覆盖丁卡因棉片或利多卡因棉片,上下唇交替文饰,在文饰过一遍的唇表面覆盖肾上腺素棉片可减少出血。

3. 用于文眉　文眉一般不必麻醉,对敏感者在文饰第一遍后(待皮肤刺破后)涂抹丁卡因液,可达到基本无痛。由于丁卡因毒性大,文饰时不能仅仅为了麻醉效果而增加浓度;否则,会对组织造成损伤(上皮脱落、发炎等)。文饰完毕用生理盐水或洁净清水洗去残留酌麻药液,并于文饰区表面涂敷抗生素眼膏。

(二) 浸润麻醉

浸润麻醉是将局麻药液注入组织内,以作用于神经末梢,使之失去传导痛觉的能力而产生麻醉效果。文饰术中常用的麻药是0.5%～2%的普鲁卡因(内含1/20万的肾上腺素),或1%～2%的利多卡因,或0.5%的布比卡因。

浸润麻醉的优点是麻醉作用快,镇痛效果好,受术者在无痛下接受文饰配合好,术者操作不受干扰,文饰遍数少,对组织损伤小,术后反应轻,上色好。缺点是局部肿胀变形,对文饰者的技术有更高的要求,个别受术者会发生麻药不良反应。

1. 文眉的浸润麻醉　文眉一般不需要麻醉，但对特别敏感者可在眉头（或梢）外0.5cm处进针，于眉的皮下推注麻药，压迫片刻，眉部即失去痛觉。

2. 文眼线的浸润麻醉　从上下睑外眦0.3～0.5cm处皮肤进针，顺着上下睑缘（距睑缘0.3～0.5cm）于皮下或轮匝肌表面缓慢进针推药直至内眦部。注射完毕须压迫针眼及上下睑片刻。在皮下推注麻药时，可能碰破微小血管引起皮下淤血，若有出血或淤血，须压迫3～5分钟（或用冰袋压迫）。

3. 文唇（线）的浸润麻醉　从一侧口角外0.3～0.5cm处皮肤进针，推注少许麻药，调整好角度，顺着唇弓于皮肤下的肌肉层内进针、推药，在同一个平面，向另一侧口角行进。若针不够长，可在唇弓中途加注一次；也可于唇弓的中部选择一点进针，分别向两侧口角方向推注麻药。因口轮匝肌内有上下唇诸多肌纤维加入，故肌肉组织致密，推注麻药不如在眼轮匝肌内顺畅。一般双唇用药4～6ml；文唇的浸润麻醉实际上是一个环绕口唇的区域麻醉。

三、文饰术局部麻醉的并发症及其防治

局部麻醉相对是比较安全的，但若操作不当或不具备一定医学基础的情况下盲目应用，往往会导致并发症甚至意想不到的后果。因此，不具备条件时，千万不要使用技术要求较高的浸润麻醉和阻滞麻醉。此节我们介绍一些可能出现的并发症，以便预防和处理。

（一）晕厥

晕厥是由于一时性中枢缺血所致。一般可因紧张、饥饿、疲劳及全身健康较差等内在因素，以及疼痛、体位不良等外在因素所引起。

1. 临床表现　头晕，胸闷，面色苍白，全身冷汗，四肢厥冷无力，脉快而弱，恶心、呼吸困难，重者甚至有短暂的意识丧失。

2. 防治原则　做好术前检查及思想工作，消除紧张情绪，避免在空腹时进行麻醉。一旦发生晕厥，应立即停止注射，及时使受术者平卧，松解衣领，保持呼吸通畅；用芳香氨酒精或氨水刺激呼吸；针刺人中穴；氧气吸入和静脉注射高渗葡萄糖。

（二）过敏

过敏反应突出地表现在酯类局麻药，但并不多见。过敏反应在同类局麻药中有交叉现象，例如对普鲁卡因过敏者，丁卡因也不能使用。

1. 临床表现　过敏可分延迟反应和即刻反应。延迟反应常是血管神经性水肿，偶见荨麻疹、药疹、哮喘和过敏性紫癜；即刻反应是用极少量药后，立即发生极严重的类似中毒症状，突然惊厥、昏迷、呼吸心搏骤停而死亡。

2. 防治原则　麻醉前详细询问有无酯类麻药如普鲁卡因过敏史，对酯类局麻药过敏及过敏体质的患者，均改用酰胺类药物，如利多卡因，或预先做皮肤过敏试验。

对轻症的过敏反应，可给脱敏药物如钙剂、异丙嗪、可的松类激素肌肉注射或静脉注射及吸氧。严重过敏反应出现抽搐或惊厥时，应迅速静注地西泮10～20mg，或分次静注2.5%硫喷妥钠，每次3～5ml，直至惊厥停止。注射硫喷妥钠过程中，若发生呼吸抑制，应立即面罩加压吸氧或气管插管做人工呼吸。对循环衰竭的患者应给升压药，补液；如呼吸、心搏停止，则按心脏复苏方法迅速抢救。

（三）中毒

当单位时间内进入血循环的局麻药速度超过分解速度时，血内浓度升高，达到一定的浓

度时就会出现中毒症状。临床上发生局麻药中毒，常因用药量或单位时间内注射药量过大，以及直接快速注入血管而造成。

1. 临床表现　中毒反应的表现可归纳为兴奋型与抑制型两类：兴奋型表现为烦躁不安、多话、颤抖、恶心、呕吐、气急、多汗、血压上升，严重者出现全身抽搐、缺氧、发绀；抑制型上述症状多不明显，迅速出现脉搏细弱、血压下降、神志不清，随即呼吸、心跳停止。

2. 防治原则　用药前应了解其毒性大小及一次最大用药量。普鲁卡因安全剂量当浓度为2%时，一次用量不超过20ml。在应用高浓度麻醉药特别是利多卡因时，如不能很好掌握用量，常可发生中毒反应。面部血管丰富，吸收药物快，应减少局麻药用量，做阻滞麻醉（深部注射）时，要坚持回抽无血，再缓慢注射麻药。麻药用量要控制在最低限度。如一旦发生中毒反应，待麻药在体内分解后症状即可自行缓解。重者采取给氧、补液、抗惊厥、激素及升压药等抢救措施。另外，表面麻醉使用的丁卡因浓度若超过2%，可能发生中毒反应：表麻区域灼痛、渗出物增多、红肿，甚至上皮脱落，故使用丁卡因时，不能为了追求麻醉效果而忽略其毒性反应，尤其对角膜，超过0.5%的浓度即可对角膜上皮造成损害。

（四）注射区疼痛和水肿

最常见的原因是麻醉药液变质或混入杂质或未配成等渗溶液；注射针头钝而弯曲，或有倒钩容易损伤组织或神经；未严格执行无菌操作，将感染带入深部组织，则可引起感染。

1. 临床表现　由于上述原因，往往造成注射区疼痛和出现水肿现象。

2. 防治原则　注射前认真检查麻醉剂和器械，注射过程中注意消毒隔离。如已发生疼痛、水肿、炎症时，可局部热敷理疗、封闭或给予消炎、止痛药物。

（五）感染

注射针被污染，局部或麻药消毒不严，或注射针穿过感染灶，均可将感染带入深层组织，引起感染，少数情况下还可能经血循环造成颅内或全身的感染。

1. 临床表现　一般多在注射后1～5天，注射区红、肿、热、痛明显。

2. 防治原则　注射器械及注射区的消毒一定要严格，注射时防止注射针的污染和避免穿过或直接在炎症区注射。已发生感染者应按炎症的治疗原则处理。

（赵　丽）

8 第八章 美容化妆

个人形象是可以通过利用适宜的化妆品和服饰，运用适当的技术手段加以修饰，从而达到美化的目的。通过化妆可以修饰脸形，使五官比例更协调，使人更具魅力。但对人的整体形象来说，只有妆型与服饰跟人的体形、气质、肤色等相协调才能塑造出一个完美的个人形象。

第一节 色彩与化妆

色彩构成了五彩缤纷的世界，在我们的生活中，每时每刻都能欣赏和感受大自然美妙的色彩。色彩是化妆的常用语言和重要的表现手段，只有了解色彩才能运用色彩去创造美的容貌和美的生活。

一、色彩的产生

色彩是由不同波长的光刺激眼睛传递到大脑的视觉神经中枢而产生的一种感觉。光是一种电磁波。对人来说，只能接受波长在 380nm（紫色）到 780nm（红色）之间的电磁波，其余大部分的光波，人眼是无法感受到的，因而称这段波长为可见光。1666 年，英国科学家牛顿利用三棱镜的折射，将太阳光拆解为红、橙、黄、绿、青、蓝、紫 7 种光色，而太阳光则是这 7 色光混合的白色光，故称复合光。

到了 19 世纪初，英国物理学家托马斯·扬进一步提出了“三原色”学说，证实了通过红、黄、蓝三种基本色之间的相互调和与渗透，可以调配出光谱上的各种各样的色彩。人眼是根据不同光波的刺激来区分和辨别色彩的。

色彩一方面离不开光，另一方面也离不开具体的物体。当光波射到物体上，一部分色光被吸收，另一部分色光被反射。全吸收的呈黑色，全反射的则呈白色。对所有的色光都等量地部分吸收、部分反射的即灰色。而其他各种彩色物体，则是对不同的光选择吸收和反射的结果。例如我们穿的红衣服，是由于它吸收了光波中的橙、黄、绿、青、紫，而只反射红光，故呈现红色。又由于物体在吸收和反射光量的程度方面有差异，所以色度深浅也有差异。

二、色彩的构成

构成色彩的三个要素是色相、明度和纯度，在色彩学上称为色彩的三种基本属性，它们是研究和运用色彩的基础。

1. 色相　色相是指色彩的不同相貌，是区分不同色彩的主要特征，也是色与色之间的差别，也称色别。例如，阳光中的红、橙、黄、绿、青、蓝、紫七色就是七种不同的色相。再用这七种色相相调和，这可产生许许多多的色相。培养识别色相的能力，是准确表现色彩的关键。

2. 明度　明度是指色彩的明暗程度，也是色彩的深浅、浓淡程度。色彩的明度有两种含义：一是指某一种色本身在受光后产生深浅的变化；二是指不同色相之间的明度差别，如黄色最明，紫色最暗。

3. 纯度　纯度是指色彩的饱和程度，也指色彩的鲜艳程度。不掺杂黑、白、灰的颜色，恰好达到饱和状态。纯度越高色彩也就越鲜明。纯度和明度并不一定是一致的，明度强的，纯度不一定高；明度弱的，纯度也不一定低。例如在红色中加白，红的明度提高了，但其纯度却减弱了；如果红色不加白，明度虽低，但纯度却高了。

三、色彩的分类

在客观世界中，我们眼睛能看见的一切物体，其表面的彩色形成，取决于三个方面：第一是有一定光源的照射；第二是物体本身所反射的色光；第三是环境与空间对物体色彩的折射。

1. 标准色　太阳光通过三棱镜可被分成红、橙、黄、绿、青、蓝、紫七种颜色，这就是太阳光的基本色，称标准色。

2. 三原色　红色、黄色、蓝色又称第一次色，没有任何颜色能调出三原色，但三原色能混合成其他各种色彩。

3. 三间色　又称第二次色，它是由两种原色混合而成。红＋黄＝橙色，黄＋蓝＝绿，红＋蓝＝紫。

4. 复色　又称第三次色，它是由两种间色混合而成。

5. 补色　三原色中的一原色与其他两原色混合而成的间色之关系，称互为补色关系。红与绿；蓝与橙；黄与紫之间的关系称互为补色。

四、色彩与心理

不同色彩的结合会产生特定的心理效应，给人以各种不同的主观心理感受。这主要表现为以下一些方面。

1. 色彩的冷暖感　色彩的冷暖感主要是色彩对视觉的作用而使主体所产生的一种主观感受。如主体看到红色、黄色，就会联想到炉火、太阳，从而产生温暖感；而看到白色、蓝色，则会联想到冰雪、海洋，因而有寒冷感。另外，冷暖感还与色彩的光波长短有关，光波长的给人以温暖感，称为暖色；光波短的给人以寒冷感，称为冷色。

色彩的冷暖感主要取决于色相，但与明度和纯度也有一定关系，在通常情况下，明度高的有凉爽感，明度低的则使人感觉温暖。

2. 色彩的进退感　同一平面上的色彩，有的使人感到隐退、远些，有的使人感到突出、近些，在对比过程中给人一种视觉上的反应，称之为色彩的进退感。

一般说来，暖色有扩散性并能引起人们的注意，因而它们的前进感就较强；而冷色有收敛性且不太引人注意，因而有后退感。它们的排列顺序为：红＞黄＞橙＞绿＞蓝。另外，鲜明色进，模糊色退；对比强烈的色进，对比微弱的色退。

3. 色彩的软硬感　色彩的软硬感主要取决于明度。一般来说，明度高的色彩给人以柔软、亲切的感觉。明度低的色彩则给人坚硬、冷漠的感觉。但色彩明度接近于白色时，软硬感有所下降。色彩的软硬感还与纯度有关，纯度过高或过低，有坚硬感，中等纯度的色彩，则有柔软感。

4. 色彩的轻重感 由于物体表面的色彩不同，看上去往往会使人有轻重之分，这种与实际重量不符的视觉效果，称之为色彩的轻重感。感觉轻的色彩称轻感色，如白、浅蓝、浅黄、浅绿等。色彩的轻重感主要取决于明度。一般来说，明度高的色彩和色相浅的色彩感觉轻，感觉重的色彩称重感色。如黑、棕、深红、土黄等。明度低的暗色色彩感觉重。

5. 色彩的兴奋与沉静感 色彩的兴奋与沉静感也有人叫做色彩的积极或消极。积极的色彩能使人产生一种兴奋、热烈、努力进取和富有生命力的心理效应，消极的色彩则适合于表现一种沉静、温柔和向往的心理效应。色彩兴奋与沉静和色相、明度及纯度都有关系，其中尤以纯度影响最大。同时还与色相的冷、暖感有关。光波波长较长的红、橙、黄色给人以兴奋感；光波波长较短的蓝、绿色给人以沉静感。暖色系、明亮而鲜艳的颜色呈兴奋感；深暗而浑浊的颜色呈沉静感。

五、不同色彩的情调表现

不同的色彩具有不同的韵味，以下简单说明一些几种常见色彩的文化内涵。

1. 红色 红色是生命、活力、健康、热情、朝气、欢乐的象征。由于红色在可见光谱中光波最长，所以最为醒目，给人视觉上一种迫近感和扩张感，容易引发兴奋、激动、紧张的情绪。

2. 白色 白色往往使人联想到冰雪、白云、棉花，给人以光明、质朴、纯真、轻松、恬静、整洁、雅致、凉爽、卫生的感觉，象征着和平与神圣。

3. 黑色 黑色在明暗层次中，黑色没有亮光。光照微弱或物体反射光波能力微弱，就会出现相应的黑色。黑色是一种神秘的颜色，它既有严肃、庄重、沉着、坚毅的一面，又有沉默、恐怖、不祥、悲哀的一面。

4. 黄色 黄色是太阳光的颜色，使人联想到金色的太阳、硕果累累的金秋、闪闪发光的黄金，给人留下光明、辉煌、灿烂、充实、成熟、温暖、透明而充满希望的感觉。

5. 绿色 自人类诞生以来，就生活在绿色的怀抱里，可以说绿色保护了人类，养育了人类，因而绿色使人联想到春天、青春、希望和生机，给人以宁静、和平、年轻、祥和与安全的感觉。草绿色是绿色系列中偏暖的颜色，给人以健康、活泼、富有朝气的感觉；橄榄绿是深色调的绿色，平静而柔和，给人以洒脱、舒适的感觉，所以这两种色阶的绿色为人们所喜爱。

6. 蓝色 蓝色是天空的颜色，又常使人联想到深不可测的海洋，表现出深远、沉静、崇高、纯洁、理智的性格特征。在心理学上，蓝色被称为冷色，它与红、橙、黄等暖色形成鲜明的对照，是一种收缩性、内在性的色彩。

7. 紫色 紫色使人联想到阴影和夜色，因而显得安静而有神秘感。紫色在色光中光波最短，人眼对紫色的知觉度最低，即使是纯度最高的紫色，与其他的色光相比，它也是明度最低的。由于紫色在自然界中比较稀少，因此它常常被视为高贵的色彩。

8. 灰色 灰色是白黑的混合色，属于明度适中的中性色。灰色使人联想到缺乏光亮，天气阴沉，给人以沉闷、抑郁、寂寞、平淡乏味的感觉，但同时又具有质朴、柔和、安定、含蓄的性格特征。灰色的性格是柔和、素雅的、不令人眩晕、也没有沉重感、夸大感和刺激性、耐看而富有稳定感。

六、光色与妆色

一切形与色都是在光的照射下显现的。人们接受的光源有两种：一种是自然光，另一种是人造光，自然光有阳光和天光之分。太阳直接照射的为阳光，不是阳光直接照射的为天光。人造光有日光灯光和白炽灯光及各种色光。日光灯光和天光，光色偏蓝，为冷色光。阳光、白炽灯光光色偏黄为暖色光，各种色光依色相分冷暖。

（一）光的冷暖作用

1. 当暖色光投到暖色妆面上，妆面色调偏暖，偏浅。妆色有变浅变亮的效果，妆面有失色感。

2. 冷色光投到冷色妆面上，妆面色调冷而鲜艳、亮丽。

3. 暖色光投到冷色妆面上或冷色光投到暖色妆面上，妆色都变得含混，显出偏冷的色调。

（二）光色的作用

不同的光色会使妆色产生不同的变化。

1. 光色与妆色互为补色时，妆色显得灰暗。如绿色光投在红色妆面，或蓝色光投在橙色妆面都显得混浊灰暗。

2. 在黄光的投照下妆色的变化：在黄光投照下红、橙两色在明度上提高，妆色变得明亮，在色度和色相上，红色变得更为饱和，橙色发红。黄色和绿色亮度不变，在色度和色相上，黄色接近白色，绿色显为黄绿。蓝色、紫色倾向于黑色，粉色变得鲜艳。

3. 红光投照下的妆色变化：红光投照下红、橙、黄等暖色妆，妆色变浅变亮，色相不变，含有蓝、紫、绿等色相的冷色妆面，明度变暗近似黑色。

4. 蓝色光投照下的妆色变化：蓝光投照下红、橙、紫、棕等色相妆变得接近，色调变暗接近黑色，蓝色、绿色变得鲜亮，黄色变成暗绿色。

（三）与光色协调的化妆

在不同的色光下要采取不同的化妆方法，才能使化妆显出应有的魅力。

1. 红色光　可使一般化妆色彩冲淡，轮廓变虚，素描关系变弱。因此化妆底色要偏浅，阴影色要重，唇红要浓，强调素描关系和轮廓。

2. 蓝色光　可使红颜色变得灰暗，化妆妆色要淡，面颊红要薄涂，口红宜选择偏冷色。

3. 黄色光　可使妆色变浅，化妆底色宜浓，面颊红略深，阴影色宜用紫棕色。

4. 强光的照射　使一切妆色都显得苍白，妆面失色，颜色的饱和度降低，化妆底色要重，妆色宜浓。

5. 弱光下　妆色朦胧，五官轮廓模糊，化妆底色宜浅淡，线条轮廓要清楚。

6. 一般的化妆妆色最适合于粉红，淡蓝，淡黄等浅色度，较柔和色光投照，色彩显得润泽丰富、柔和。

（四）光的投照角度与效果

光的投照角度对化妆效果也有一定的影响。

1. 视觉正前上方的光线是化妆的最佳光线，可使妆色、妆形显出应有的效果。

2. 脚光和顶光的照射对人自然凹陷部位造成很深的阴影，化妆容易走形。也会破坏塑造的形象，给人以恐怖感，因此应避免在顶光和脚光下化妆，也应避免在顶光和脚光下进行妆的展示。

第二节　美容化妆品介绍

一、常用化妆品

用于化妆美容的化妆品又称为彩妆用品，起着美化皮肤、突出和强调优点、掩盖面部缺陷的重要作用。

1. 卸妆产品　卸妆油以含矿物油为主，对皮肤有一定的刺激性，用于油彩妆的卸妆；卸妆液性质温和，清洁效果好，对皮肤的刺激小，用于眼部和唇部的卸妆；清洁霜对化妆品中的脂溶性成分有较强的去污力，用于生活妆及粉饰类化妆品的卸妆。

2. 化妆水　化妆前使用，补充皮肤表皮水分，滋润皮肤，收敛毛孔，柔软表皮，抑制脱妆和走形。

3. 乳液　给皮肤补充水分和少量的油分，适用于淡妆、夏季化妆和油性皮肤使用。

4. 营养霜　给皮肤补充水分和油脂，保湿性强，适用于春、秋、冬季，化浓妆及干性皮肤和衰老性皮肤使用。

5. 粉底　其主要功能是统一色调，协调化妆；完美妆容，遮盖瑕疵；保护皮肤，抵抗侵害；增加化妆品的附着性，增强彩妆效果；使卸妆时容易清洁；其油、羊毛脂成分保养、滋润皮肤。

(1) 液状粉底：是含较少粉质和油脂的流质性粉底。能较好地均衡肤色，遮盖毛孔，不能掩盖毛细血管和色斑。几乎适合所有肤质，透明感佳，方便使用。

(2) 粉底霜：含有较多的油脂和滋润成分，兼具透明感与遮瑕力，延展度与湿润度佳，适用于中、干性皮肤和春、秋、冬季化妆，适合家居、上班淡妆。

(3) 粉条：呈棒状，含油分和粉质偏多，质地黏稠，遮瑕力很强，适用于中、干性皮肤和化浓妆、表演及晚宴妆时使用。

(4) 两用粉饼：干湿两用，粉饼状设计，蘸水时可作为粉底，干燥时可作为蜜粉。适用于年轻人、油性皮肤，在游泳、运动、郊游时使用，便于携带。

(5) 粉饼：压缩型蜜粉，粉质在水及油中混合凝固，光滑细腻遮盖力强，适用于年轻人、油性皮肤，可以快速上妆定妆。

(6) 彩色粉底：

紫色：适用于灰暗、偏黄的肤色，可淡化黑眼圈，效果柔和自然。

白色：适用于发黄的皮肤，可塑造立体感，可用于 T 区、眼袋、下颌、眉骨、太阳穴，可使瘦削的脸显得丰满。

绿色、蓝色：用于偏红及脸颊有红血丝的皮肤，还可适当遮盖黑斑、雀斑和瘢痕。

棕色：适用于男性，肤色偏黑的人，也可作为阴影色塑造立体感。

粉红：适用于肤色偏白、没有血色的人，可塑造健康红润的效果。

6. 蜜粉　又称定妆粉，用于固体粉底，防止妆走形脱落，同时可以柔和粉底的油光感，使妆面自然。定妆粉可分为透明定妆粉和有色定妆粉两种。

(1) 透明定妆粉：使用后不改变底色，易和底色融为一体，且具有透明感，可用于各种妆型的定妆,尤其是淡妆。

(2) 有色定妆粉:常见的有色定妆粉有米色、土色、粉色等,用后无透明感,但可补充底色的不足,具有一定的遮瑕效果,主要用于同色粉底的定妆,但淡妆不宜选用。

7. 胭脂(腮红) 是用于面颊化妆的粉饰性化妆品,可调整脸形,改善肤色。

8. 眼影 是用于眼部化妆的化妆品,分为阴影色和亮色,可以强调眼部凹凸关系,改善眼形。

9. 眼线笔、眼线液 用来强调和调整眼部轮廓,眼线笔用于生活淡妆,色彩自然柔和,眼线液适于浓妆,颜色鲜艳、线条清晰。

10. 睫毛膏 可加强睫毛的浓密感,使睫毛增长,增强眼睛的神采。可分为水溶性、防水性和加长性。

11. 唇膏 用来修饰口唇,分为冷暖不同的色彩。

12. 唇彩 可使唇部显得明亮滋润,提高唇的饱满度,也可作为唇膏后的局部点缀。

13. 唇线笔 强调和调整唇的轮廓,使用时应选择与唇膏同一色系,并略深于唇膏的颜色。

14. 眉笔 是用于描画修饰眉形的化妆品,有棕色、黑色、灰色等不同颜色,可根据年龄、肤色和妆型选择使用。

二、常用化妆工具

1. 镜子 越大越好,如果是随身携带的镜子,可选择一面是正常,一面具有放大效果的镜子。

2. 纸巾 擦画得不当或溢出的化妆品,吸去过多油分。

3. 铅笔刀 用于修剪唇线笔、眉笔、眼线笔。

4. 眉钳、剃刀 用于修整眉毛及发际边缘毛发的用具。

5. 棉签 用于细小部位擦拭和眼影晕色。

6. 棉花块 用于卸妆、卸指甲油,拍化妆水。

7. 眉剪 修整过长或杂乱下垂的眉毛。

8. 睫毛夹 使睫毛卷曲上翘,产生曲线,注意使用时从睫毛根部缓缓向上移动。

9. 化妆海绵 是用于涂敷粉底的化妆工具,使用前先将其润湿,这样可使粉底与皮肤有较强的亲和力,显得自然。

10. 粉扑 是用于扑拍蜜粉定妆的工具,可蘸粉后,将两个粉扑相对揉搓,使蜜粉在粉扑上分布均匀,背部细带,可防止粉底被破坏。

11. 睫毛梳 涂上睫毛膏后用来理顺睫毛,去掉多余睫毛膏。

12. 假睫毛 配合浓妆使用,增加睫毛的浓密感和长度加强,增强眼睛的神采。

13. 美目贴 用于单眼皮或下垂的眼皮的矫正,化妆时根据需要剪成适当形状,贴于可以矫正的部位。

14. 化妆刷 一般由动物毛发制成,有大小、形状的差异,用于调和及涂抹眼影、勾画眼部及唇部轮廓线、刷腮红等。

第三节　化 妆 技 术

一、基础知识

（一）各类脸形特征

美学专家将人的脸形分为七种，具有不同的特征：

1. 椭圆形　俗称鹅蛋形，是古今中外所公认的标准脸形。面颊饱满呈弧面形，长度与宽度的比例为4∶3。

2. 圆形　宽度较长度略大，额骨、颧骨、下颏、上颌骨转折缓慢呈弧面形，面部肌肉丰满，脂肪层较厚，给人以活泼可爱的感觉。

3. 方形　方脸形的人面形带直线，两上额角与上颌骨较宽，角度转折明显，面部呈方形。给人的印象是坚毅刚强，显得很有生气。不足之处是缺乏女性的柔美感。

4. 长形　长形脸接近椭圆脸形，但比椭圆形脸更长更窄。两颊稍瘦，面部肌肉不够丰满，三庭过长，大于4∶3的比例，这种脸形有一种古典美，给人留下文静、庄重、老成又温柔的印象。同时使人显得缺少生气，并有忧郁感。

5. 正三角形　两个额角比较窄，下颌骨宽大，角度转折明显，呈上宽下窄状态，有一种下坠感。

6. 倒三角形　也就是所谓的瓜子脸，两个额角比较宽，两个下颌角比较窄，下颏较突出，呈上宽下窄状态，这种脸给人以俏丽、甜美、秀气的印象。

7. 菱形　又称枣核形脸，特点是上额角和下颌角都过窄，颧骨突出，呈上下窄中间宽的状态。这种脸显得十分机敏、精明、理智，但容易给人留下冷淡、清高的印象。

当代对于女子脸形的审美，普遍以椭圆形为标准。不同的脸形应将修饰重点放在不同的部位，使其产生接近椭圆形的视觉效果。但有些人的脸形往往是两种脸形的综合，所以在确定脸形时，一定要多观察、多比较。

（二）五官比例

“三庭五眼”是中国古代关于面容美的一种比例标准，可作为化妆的着色定位参照尺度。

1. 三庭　指脸的长度比例，把脸的长度分为3个等分，从前额发迹线至眉骨，从眉骨至鼻底，从鼻底至下颏，各占脸长的1/3。

2. 五眼　指脸的宽度比例，以眼形长度为单位，把脸的宽度分成5个等分，从左侧发迹至右侧发迹，为5只眼睛的间距。两只眼睛之间有一只眼睛的间距，两眼外侧至侧发迹各为一只眼睛的间距。

（三）面部凹凸层次

1. 面部的凹面　眼窝即眼球与眉骨之间的凹面、眼球与鼻梁之间的凹面、鼻梁两侧、颧弓下陷、颏沟、人中沟。

2. 面部的凸面　额、眉骨、鼻梁、颧骨、颧结节、下颏、颏结节、下颌骨、颌结节。

面部的凹凸层次主要取决于面颅骨的大小、转折角度和皮肤脂肪层的薄厚。当骨骼小，转折角度大，脂肪层厚时，凹凸结构就不明显，层次也很不分明。当骨骼大，转折角度小，脂肪层薄时，凹凸结构明显，层次很分明。对女性而言，凹凸结构过于明显时，则显得棱角分明，缺少女性的柔和感。凹凸结构不够明显时，则显得不够生动甚至有肿胀感。化妆一方面要调整五官轮廓、比例；另一方面又要用色彩的明暗调整凹凸层次。

二、面部局部化妆修饰方法和技巧

要掌握好整体的容貌美化技术，首先应熟练把握构成整体容貌的面部各个局部的修饰与描画，然后才能追求妆容的整体协调和变化。可见局部修饰方法和技巧是掌握化妆技术的关键。

（一）眉的修饰

眉毛的形状、色调可展示人的个性和情绪，调整脸形视觉效果，也是区别妆形特点的主要部位。

眉毛由眉头、眉峰、眉梢三部分相连组成。标准的眉形的眉头的起点在鼻翼内侧向上方的延长线上，始于与内眼角相垂直的部位，眉峰位于眉毛的 2/3 部位，当眼睛平视时在黑眼球的外侧，眉梢位于从唇峰、鼻翼、外眼角的延长线上。眉梢与眉头的高低基本呈水平线，或者眉梢略高于眉头。

1. 修饰方法　眉毛的修饰方法一般分两个步骤完成，即修眉和画眉。

（1）修眉：修眉是利用修眉用具，将多余的眉毛去除，使眉毛线条清晰、整齐和流畅，为画眉打下一个良好的基础。修眉的方法大致分为拔眉法、剃眉法和剪眉法。

1）拔眉法：拔眉法是清除标准眉形之外多余眉毛的方法。操作要领是左手将皮肤绷紧，右手用镊子夹住眉毛根部，顺着眉毛长势快速拔掉。其特点是修过的地方很干净，眉毛再生速度慢，眉形的保持时间相对较长，不足之处是拔眉时有些疼痛。可在拔眉前热敷眉部皮肤，以扩张毛孔，减少痛感。

2）剃眉法：剃眉法也是清除标准眉形之外多余眉毛的方法。操作要领是左手将皮肤绷紧，右手持剃刀将多余的眉毛剃掉。其特点是修眉速度快，无疼痛感，但眉毛生长速度快，眉形保持时间短。

3）剪眉法：剪眉法是用美容剪将杂乱或下垂的眉毛剪掉，使眉形显得整齐的方法。它适用于眉毛较长的人。

（2）画眉：画眉时力度要轻且均匀，要通过描画时笔画的疏密来控制眉毛的深浅，而不要通过力度的强弱来控制眉毛的深浅。

1）把眉笔削成鸭嘴形，顺着眉毛的长势一根根描画。

2）化淡妆也可用化妆刷蘸眼影粉刷描，使眉色显得自然。

3）化淡妆时先用化妆刷蘸棕色眼影粉涂出眉毛的底色，再用黑色眉笔一根根描画。当眉色描画过浓时，可用眉刷刷去多余的颜色，将颜色晕染开。

2. 注意事项

（1）描画的眉形要自然流畅，眉形的选择除了根据脸形和个人的喜好外还要根据自身眉毛的自然生长条件来选择，不宜做过大的调整，以免给人失真的感觉。

（2）眉色要与肤色、发色妆型协调。

（3）眉毛的描画要虚实相映，左右对称。眉头色调要轻。眉峰色调略重，眉梢要浅淡，眉的上边缘线轻于下边缘线。

（二）眼睛的修饰

眼睛是面部最为传神的器官，人们把它比喻为“心灵的窗户”。眼睛的修饰主要由眼影、睫毛线和睫毛三部分完成。

1. 修饰方法

（1）晕染眼影：眼影的晕染可调整和强调眼部凹凸结构，调整眉眼间距，修饰眼形，使眼睛显得妩媚动人。通常晕染眼影有两种方法：一种是立体晕染，另一种是水平晕染。

1）立体晕染：即按素描绘画的方法晕染，其妆后效果能充分表现眼部的立体结构。方法是：①将影色或含混的能使物体有后退感的颜色涂于上眼睑与眉骨之间的凹陷处及下眼睑的外眼角等部位；②将亮色涂于眉骨下方和眼球中部的皮肤上。影色与亮色的晕染要衔接自然，明暗过渡要合理。

2）水平晕染：一般分为下深上浅和上深下浅两种描画晕染方法：①下深上浅晕染：将深色眼影沿睫毛根部涂抹，并向上晕染，颜色由深到浅，渐渐淡化，妆后效果可使眼睛显得生动而明亮；②上深下浅晕染：眉骨下方涂亮色，向下晕染，亮度由强变弱，渐渐与影色衔接，妆后效果可突出局部结构，并使眼睛显得大而有神。

（2）画睫毛线：睫毛线是眼部化妆的重要内容，有调整眼睛轮廓和两眼间距的作用，并能加强眼睛的神采，使眼睛黑白对比明显。画睫毛线有两种方法，一种是眼线笔描画；另一种是水溶性眼线粉描画。

1）眼线笔描画：选择软芯防水眼线笔，反笔尖削薄，削细。沿睫毛根部描画，上睫毛线粗，下睫毛线略细。当眼线笔不上色时，可用笔尖蘸少许油膏润润笔芯再描画。眼线笔描画显得柔和自然，适于生活妆。

2）水溶性眼线粉描画：选择粉细色准的眼线粉，用小号化妆刷由眼尾向内眼角描画。描画时手要稳，下笔要均匀。上眼线眼尾的描画要略高于眼睛轮廓。眼线粉的描画色彩显得艳丽，适于化浓妆使用。

（3）美化睫毛

1）涂染睫毛：睫毛是保护眼睛的第一道防线，可防止风沙、汗水以及异物对眼睛的袭击。同时浓密而长的睫毛使眼睛显得妩媚动人。涂染睫毛油可弥补睫毛稀少而短的不足，可使睫毛显得长而浓密，使眼睛更具魅力。①先用睫毛夹夹卷睫毛，使其上翘；②上眼睑的睫毛用睫毛刷从根部向睫毛梢纵向涂染，边涂边转睫毛刷；③下眼睑的睫毛要横向涂染。

需要涂得厚些时，应先薄涂一层，在睫毛上沾少许蜜粉，再涂染一层睫毛膏，尽量避免一次涂得太厚。

2）粘假睫毛：当自身的睫毛生长得太短或太稀少时，借助于假睫毛进行修饰，可加强浓妆的妆型效果。①首先将成形的假睫毛根据需要进行修剪，一般应剪得有参差感，使其显得自然；②在假睫毛根部涂上睫毛胶，但应避免涂得过多，以防外溢；③用镊子夹住假睫毛，紧贴睫毛根部微微施力按压，贴紧。

2. 注意事项

（1）眼影晕染是化妆的重要内容，无论用哪种方法晕染，都要求色彩过渡柔和自然。眼影色与妆型、服饰色调协调。晕染的形符合眼形的需求。多色眼影搭配时丰富而不混浊。

（2）睫毛线的描画要整齐干净。睫毛线的形状要符合弥补眼形的需要。睫毛线的粗细、色调深浅与妆型要协调。

（3）涂染睫毛膏后要保持睫毛呈一根根的自然状态，不能将其粘连在一起。

（4）粘贴假睫毛要与自身睫毛的角度协调一致，假睫毛要修剪得自然。

3. 相关知识　眼睛是一个球形体，1/3 露出体表，形成弧面形。眼影的晕染要强调和表现这个弧面。如同素描绘画，用亮色表现应突出部分，用影色表现转折面，使眼睛与眉骨，眼睛与鼻骨的凹凸关系表现得自然得体。眼睛的轮廓由内外眼角、上下眼睑、眼裂和睫毛线组成。上眼睑的内外眼角呈水平线，上眼睑弧度大，弧度最高点位于中部，下眼睑弧度小，弧度的最低点位于距外眼角的 1/3 处，下眼睑的内眼角低于外眼角，上眼睑睫毛浓密而长，下眼睑睫毛稀而短，因此，一般眼线的描画是上粗下细，上长下短，上下眼线比例为 7∶3，外眼角眼线的描画要比内眼角浓。眼睛与眉毛之间的宽度为一只眼睛平视时的宽度。

（三）鼻的修饰

鼻子位于面部的中庭，是整个面部最凸起的部位。它在面部的凹凸层次视觉中起着至关重要的作用。理想的鼻形应该是：鼻根始于眉头，鼻翼位于眼角垂直线的外侧，鼻梁由鼻根向鼻尖逐渐高起，鼻梁直而挺拔，鼻尖圆润，鼻中隔略向里倾。

1. 修饰方法　根据妆型选择适当的阴影色。将阴影色涂在鼻梁两侧，从鼻根外侧开始向下涂，颜色逐渐变浅，直至鼻尖处消失。在鼻梁上和鼻尖上涂亮色晕染开。

2. 注意事项　阴影色与亮色要衔接自然，使凹凸感明显但过渡柔和。鼻影用色与妆色要协调。鼻侧影要对称，鼻梁上的亮色宽度要适中。

（四）唇的修饰

唇是面部最鲜艳且生动的部位，嘴唇与面部表情密切相连，它有高度特性化的表情功能。通过对唇部的修饰，不仅能增强面部色彩，而且还有较强的调整肤色的作用。

1. 修饰步骤与方法

（1）将唇边缘用粉底霜遮盖，并用蜜粉压实，再用护唇膏护理唇面。

（2）用削成鸭嘴形的唇线笔或毛制唇笔勾画唇形轮廓线。

（3）用唇笔蘸适当颜色唇膏从唇角向唇中部涂抹，由外向内涂满。或者用唇笔由唇中向两侧唇峰涂抹至上唇角，下唇则由中间向两侧唇角涂抹，两种涂抹方法均可。

（4）用纸巾将唇面的亮光吸去，再涂抹一遍唇膏，可较长时间保持唇色不掉。化妆时在涂满唇膏的最饱满部位涂抹上光油，使嘴唇显得饱满，唇形富有立体感。

2. 注意事项

（1）勾画的唇形要符合脸形和个性特点。

（2）使用的唇膏色要与眼影用色、腮红用色、服饰色彩协调统一。

（3）轮廓线要清晰，避免模糊不清。

3. 相关知识　唇部皮肤与其他部位皮肤结构不同，是一个毛细血管丰富又表浅的薄膜组织。唇肌坚实柔软有弹性，上唇角略短于下唇角，下唇角略向上翘，唇峰突起相对于鼻孔的内侧，下唇的转折起始于唇峰对应地方，唇的中部厚，唇角薄，上唇略薄，下唇略厚，上唇色深于下唇。

不同唇形的特点：唇峰圆润使人显得成熟，唇峰尖且间距近使人显得年轻。圆润饱满的唇形显得性感，棱角分明的唇形显得刚毅。

唇色的选择：暖色唇膏显得活泼，适于年轻人和偏暖色的妆型。冷色唇膏显得比较沉稳，适于年龄略大和偏冷色的妆型。

（五）面颊的修饰

可以增加面部的红晕感，使面色显得健康，通过腮红的修饰还可以矫正不理想的脸形。

1. 修饰步骤与方法

（1）用化妆刷蘸少许适当颜色的胭脂在手背上揉一揉，使颜色避免过于集中。

（2）将揉开的胭脂涂在颧骨边缘。

（3）根据脸形的需要向上下左右晕染开。

2. 注意事项

（1）在晕染过程中应先蘸少许胭脂向四周晕开，然后再蘸再晕，不要一次用量太多，避免色度过强和色块堆积。

（2）腮红的晕染要显得中心色调深。而周围越来越浅淡与肤色自然衔接。

3. 相关知识　面颊的修饰主要表现在腮红的晕染上。一般腮红应涂在颧骨旁、在笑时肌肉隆起的部位，腮红的晕染要为颧骨服务，使颧骨显得略微突起且圆润，一般向内在颧骨下缘的中部，向下不低于鼻底平行线，向上不能高于外眼角平行线。

三、化妆基本程序

1. 清洁面肤　清洁面肤的目的是要把脸部的油污和面垢洗净，不致于与化妆颜色混合。选用含弱碱性的香皂，也可以用净面霜、清洁霜或面霜等涂在面部，轻轻揉搓，再用软纸巾抹净。由于洗脸后面部皮肤毛孔已张开，上妆前应用棉球蘸浸化妆水，在面部自上而下涂抹并轻轻拍打，化妆水能使毛孔收缩，使皮肤变得柔软，易于上妆，然后涂上润肤霜。

2. 修眉　除去多余的眉毛，修整其眉形。修眉可采用擢眉法和剃眉法。

（1）擢眉法：是用眉钳将多余的眉毛连根拔掉的方法，操作时应紧绷皮肤，眉钳夹住要除去的眉毛，顺眉毛生长方向快速拔掉。

（2）剃眉法：是用剃刀将多余的眉毛剃去的方法。操作时持剃刀要稳，另一只手绷紧皮肤贴根剃掉。

3. 上粉底　粉底是用以修饰皮肤底色的化妆品，它可以掩盖皮肤上粗大的毛孔和瑕疵，调整皮肤的颜色，使皮肤颜色均匀、细腻、紧密，并使妆面不易脱落。首先要根据个人的肤质选择好不同类型的粉底。粉底的颜色有自然色、肤色、粉红色、橙色、淡紫色，等等。要注意选用与个人肤色相适应的颜色。用粉刷或手指蘸上粉底，把粉底按颧骨、额头、鼻梁至鼻梁两侧，由上向下、由内向外，由面部向两侧晕开，接近颈部时要注意渐渐淡化。动作要顺应肌肉纹理，轻轻横向抹开，以免刺激皮肤导致过早松弛。粉底应尽量施薄，特别要注意鼻翼、嘴角、眼眶附近等难以涂敷和经常活动的细小部位，并检查一下是否与颈部、颚部及耳朵等处的颜色协调衔接。

4. 画鼻侧影和腮影　鼻梁在脸部最容易吸引视线，它起着承上启下的作用，因而鼻子的外形结构及其在面部所占的位置，对脸的形态具有重要的影响。为了表现鼻子的俊美，化妆时用深棕色阴影粉条先作些渲影，从鼻根两侧向外向下轻抹，越往下越淡，在靠近鼻根的眼角处稍加深一点阴影，使它看起来明显地凹陷下去，鼻影与脸部粉底相连接处的色彩要相互融合。用深棕色阴影粉条在面部轮廓上加阴影色，使腮部形成阴影，使面部轮廓更突出，并把其余的部分隐去，从而改变长形、方形、菱形或三角形等不同脸形的结构。如三角形脸可用阴影色使两腮显小，菱形脸可利用阴影色把两鬓和颧骨连接起来，不使两颧过于突出。

利用深色粉底打腮影，使下颌骨部位颜色最深(但要与颈部肤色相协调)，近颧骨的地方淡些，位置和颜色的深浅要视下颌骨的大小和面形而定。

5. 定妆　在涂有粉底的皮肤上，把香粉或干粉直接扑在粉底上，有增白、吸收汗液和皮脂、避免脱妆和缓和粉底过度光亮以及便于涂敷辅助色如干胭脂、眼影色等作用。干粉的使用方法是：用粉扑蘸上少量干粉，轻轻地由下而上扑，再用粉刷把多余的浮粉擦抹掉。干性和细腻的皮肤要用颗粒细小而湿润的干粉，油性和较粗糙的皮肤要用干燥的干粉。

6. 画眼影　眼影色是化妆时涂于眼睛周围的颜色，有阴影色、亮色、强调色、装饰色等各种颜色，涂眼影可以增加眼睛的光彩。选择时除了与肤色协调以外，还必须考虑到脸部特征和服式、场合等因素。

使用眼影的方法是：用眼影扫或海绵棒蘸上棕色眼影粉，按眼睛的外形尽量晕开，眼睑可用深色眼影，如咖啡色或紫色等，上眼睑内角涂些稍暖的眼影色，眼角处用最深的颜色，如浅蓝或浅灰(视需要而定)，使之与原来的棕色相融合，使眼窝有一个从明到暗、从暖到冷的过渡，令眼睛更具灵活感和立体感。

7. 画眼线　画眼线的目的是为了眼睑边缘清晰，并由于眼缘的加深而形成与眼部巩膜的黑白对比分明，增加眼睛的光彩和亮度。

画眼线的方法：从靠近鼻子的一侧画起。执眼线笔的手要平衡稳定，眼线笔与眼睑的水平线形成30°～40°角，先画上眼睑，紧贴眼皮边缘画，下眼睑因无睫毛遮盖，不能太浓，只用眼线笔沿着睫毛基底自内向外画出细线条，到下眼睑睫毛基底外1/3处为止。

8. 画眉　画眉之前必须先修眉，用眉钳把远距眉的主干部分的疏落杂眉毛拔去，然后把眉毛逐根修剪，将过长的、笔直的或向下垂的眉毛修剪到适当的长度。另外用眉梳配合，从眉梢向眉头平平地挨着皮肤梳过去，用剪子把过长的眉毛剪短，眉梢要求短一些，眉头要求长一些，以保持眉的立体感。修眉后设计眉形。标准的眉形是眉头在眼内角的正上方，标准的两眼内角之间的距离为一只眼位，标准的眉峰在眉梢到眉头距离的1/3处。画眉时先把眉笔削尖，按照眉毛生长的方向一根根地去画，不要用一条粗细相同的线一画到底，以避免虚假感。也可根据眉毛本身的条件，在稀疏或需要的部位上描眉。将画上颜色的眉毛用手指轻轻地从眉头向眉尾捏一遍，使眉毛中心出现一条深色的眉线，在这条眉线上，再用眉钳和剪子作进一步修饰。画眉不宜过于深色，只用深棕或加少许黑色或用灰色眉笔勾画眉毛，使眉毛有层次，有生动感。眉毛不宜画得比眼睛深色，这样的眉眼更能显出神采和立体感。

9. 扫胭脂　胭脂对化妆的格调、效果等方面起着重要作用，应根据皮肤和脸形的特点及已上好的粉底来选择。较浅的粉底不可使用太红的胭脂，脸部较窄小的，胭脂颜色要淡些，反之胭脂色可以深些。涂胭脂的位置：做一个笑的表情，脸颊上肌肉隆起处即为涂胭脂的中心点。在上面涂上些胭脂后，再随颧骨方向朝耳根涂抹，然后再与颧骨下面的胭脂融合在一起，以产生真实自然的立体感。胭脂的使用方法：膏状、乳状胭脂在涂抹前先在手心晕开，然后再用手使其薄而均匀地晕染在脸上，从浅色涂起，不够再一层一层加上。粉状胭脂可用胭脂扫子轻染胭脂粉后均匀而有层次地轻扫在面颊上。

10. 画唇　理想的唇形应有柔和的弧线，唇线分明，唇肌丰满，嘴角略向上翘，画唇要画得符合脸形。画唇线：先用软纸将嘴唇拭干，使其干燥，再用唇线笔勾出理想的唇廓线，唇廓线还可以起到固定唇膏的作用。涂唇膏:用唇笔挑一些唇膏,先从上嘴唇的两边嘴角向唇中涂,再从下嘴唇的两边嘴角向唇中涂,涂完外缘后,逐步涂向内侧,直至全部涂满。涂完唇膏后,用唇笔将唇线和唇膏抹匀,不要留下分界线,然后根据需要用亮光唇膏在嘴唇中央加一个亮点,使唇色润泽。

11. 涂睫毛膏 涂睫毛膏之前,要先用睫毛夹子把睫毛夹得翘起,便于涂睫毛膏以后保持睫毛向上弯曲的态势。在涂睫毛膏时,要使身体、脸部、手臂均处于稳定状态,操作者的手不能颤动,涂睫毛油要多次进行,每次薄薄的涂上,待前一次干后,再涂第二遍、第三遍,用轻手法多次薄涂,宁可用少量,也要取其自然、柔和。涂完睫毛油后,再用睫毛刷将睫毛朝上向外刷,使睫毛不会粘连在一起。睫毛刷每次使用完毕要洗净再用酒精完全消毒,防止细菌孳生繁殖。涂的方法如下:

(1) 眼睛视线朝下,睫毛刷由上眼睑毛根部向睫毛梢边按边涂。用油不宜过多,宜薄涂,以免使卷好的睫毛恢复原状。

(2) 眼睛视线向下,然后再把上眼睫毛向上挑着涂抹,睫毛刷要勤转动,以增加亮感。

(3) 涂下眼睫毛,眼睛向上看,用刷子尖端先刷睫毛尖。先是左右移动涂染睫毛尖,然后再横放,顺着毛势由内向外涂染。

睫毛油干透以前,不要眯上眼睛,更不要触动眼睑,以免沾染皮肤,等干透后再检查一下。

12. 妆面检查及补妆 面部各部分化妆后,应作全面检查。

(1) 头发和眼睫毛上是否沾有粉迹。

(2) 眉毛、眼睛是否对称,有无粗细不同或深浅不一现象。

(3) 唇膏是否涂得左右一致,有无涂出唇线外.胭脂是否左右均匀一致。

(4) 鼻影有无涂歪。

(5) 粉底和胭脂是否协调。

(6) 有不足的地方要补妆。

面部化妆必须有整体效果,不能因注重面部而忽视了颈、颌、耳朵和手等其他部位,给人以不协调的感觉。所以要检查裸露部位是否有底色衔接起来,发型和服式是否搭配得当,全身颜色是否和谐,这些都要近距离远距离地反复检查。

第四节 生活妆型

生活美容化妆是指人们在日常生活工作中,利用各种化妆品,发型的梳理以及其他装饰品,按照各自的审美观点和艺术素养,通过不同的化妆手段、技巧、修饰来妆扮自己,使面部容貌增加美观,以显示出健美的形态,这就叫做生活美容化妆。在目前的美容妆中,又可分为“淡妆”和“浓妆”两大类,其具体区别如下:

淡妆系指生活中的一种较为浅淡的化妆,或称为局部修饰化妆。在当前的社会上淡妆正是比较普遍流行的一种大众的化妆,也适合于一般工作人员正常工作时的一种打扮。有时面部着上一层浅淡的妆,会使人感到真实、生动、自然,看上去感到很生活,觉得似有似无。高超的化妆技巧,会使人感到这是一副自然生长的面孔,看不出生硬的化妆痕迹。而这种效果的取得,是需要下一番工夫的。这种淡妆的效果,应给人一种“妆色有无中”的感觉,而且给人一种淡雅、整洁、大方、潇洒、利落的感觉。淡妆更适合职工、大学生、教师、家庭主妇、青春少女、中老年妇女，以及男青年等。

浓妆指与淡妆相比较而言，但不像舞台妆那样浓艳，在生活美容化妆中，它是修饰感稍强的一种化妆。它强调突出面部的轮廓，使得五官端正，容颜更加俊美、秀丽。一般适合于结婚、照相、舞台、晚会、晚宴、时装表演，以及陪外宾活动等。浓妆在掌握各个不同妆别上，有一定的特点和难度，但只要耐心反复实践，会达到令人满意的效果。

一、日妆

（一）日妆的特点

日妆也称生活妆、淡妆。日妆出现在日光环境下，用于一般人的日常生活和工作中，化妆时必须在日光光源下进行。妆面清淡典雅，自然协调，不露化妆痕迹，同时操作程序简单。

（二）日妆要求

化日妆时要根据化妆对象的面部特征，同时考虑其年龄、气质、身份、职业、爱好等因素，力求体现其个性气质和良好的精神面貌。故注意用色要简单，不宜繁杂，注意眼睛、眉毛、唇部和面颊腮红之间的色彩秩序，做到有主有次，重点突出。

（三）化日妆程序

1. 洁面　首先用洗面奶、清水将面部清洁干净。

2. 化妆水　日光下容易脱妆，化妆前必须选用收敛性的化妆水。

3. 乳液　化日妆选用的乳液含油量不宜太大，可选用水溶性乳液。

4. 修正液　用于调整皮肤的颜色，适合化日妆使用，方便快捷，肤色黄的人用紫色粉底，可使皮肤显白；对红血丝皮肤用绿色粉底可起抑制作用。

5. 粉底液　适用于肤质好的人，也可以局部遮掩，用量宜少、宜薄，有严重斑点的部位和高光部位可多涂抹两次，皮肤较干或有严重斑点的皮肤应使用粉底霜。

6. 定妆　用粉扫蘸取少量散粉或粉饼在全脸薄薄定妆，尤其是脸颊和眼部，散粉宜少，宜薄。

7. 眼影　眼部结构好的人可用单色眼影晕染。用眼影刷蘸少量眼影色，从上眼睑外眼角向内眼角轻轻晕染，然后用支干净眼影刷从内向外眼角方向晕染，位置为眼球的边缘线上。

8. 眼线　睫毛浓密的人可不画眼线，睫毛条件差的人可选合适的眼线笔，画上下眼线，然后用深色眼影作晕染。使眼线产生睫毛的浓密感和朦胧感。

9. 眉毛　眉毛条件好的人，只需用眉刷蘸取少量深色眼影刷顺眉毛；条件差者，用深色眼影轻刷一遍，缺少的眉毛要用眉笔一根一根的按眉毛生长的方向画上。

10. 口红　日妆用的口红颜色不要太鲜艳，尽量接近唇色，一般选用粉质无光的口红，画出唇形后，用单色口红晕染，必要时涂上少量唇油。

11. 睫毛　睫毛条件好的人，可用无色睫毛膏刷一遍；睫毛条件差者，先要把睫毛夹弯上翘，然后刷 2～3 遍增长睫毛膏，使睫毛向上弯曲，可增强眼睛的魅力和立体感。

12. 胭脂　如脸形和肤色较好的人可以不刷胭脂，需要刷时，选择砖红色胭脂，用量宜少不宜多，要非常自然、似有似无的感觉。

二、晚妆

（一）晚妆的特点

晚妆也称晚宴妆、浓妆。晚妆一般出现在灯光环境下，如舞会、宴会等社交场合，服装华丽鲜艳，妆色也可艳丽高雅，明暗对比略强，五官描画可适当夸张。化妆时必须在类似现场的灯光下进行，这样能使化妆的用色更准确、真实，妆色出色、亮丽。

（二）化晚妆程序

1. 洁面　用洗面奶和清水将面部清洁干净。

2. 化妆水　全脸拍上适合皮肤的化妆水。

3. 润肤霜　可选用适合皮肤的润肤霜或上妆油。

4. 粉底　选择遮盖力较强的粉底在色斑部位先涂一遍，然后用基础底色均匀涂在面部，在鼻梁处、眉骨处、眼睑处用明亮色提亮，面部外轮廓、鼻侧影处用阴影色晕染。

5. 定妆　用散粉全脸定妆，要均匀，尤其在眼影部位、腮红部位一定要扑上足够的散粉定好妆。否则，会影响下道程序的进行和妆面的整洁。

6. 眼影：是晚妆的重点，可运用多种色彩或荧光色眼影，颜色应与服饰搭配，将眼部的结构和眼睛的神采表现出来。

7. 眼线　可用颜色鲜艳的眼线液或水溶性眼线粉画眼线，然后用深色眼影将眼线晕染开，线条适当粗些，眼形不理想的要进行适当的矫正。

8. 眉毛　晚妆的眉毛可适当浓密，与妆色协调，先用深色眼影刷出眉形，然后用眉笔将缺的眉一根根地画上。

9. 口红　用深色唇线笔勾画出唇的轮廓，选择与妆色、服饰色协调的口红，颜色尽量鲜艳，在唇部晕染；外轮廓用深色，内轮廓用浅色，然后在下唇的高光部位涂上唇彩或唇油，以增强唇的立体感和质感。

10. 睫毛　睫毛条件好的人，可用睫毛夹将睫毛夹弯，然后涂上增长睫毛膏；睫毛短少的人，可先将睫毛夹弯，然后贴上假睫毛，增加眼睛的妩媚和立体感。

11. 胭脂　用深浅两种胭脂刷在不同的部位，增加面部的立体感。深色胭脂刷在颧骨下面，浅色胭脂刷在颧骨上，用量宜少，晕染要均匀，不要有明显的分界线。

12. 整体修饰　晚妆的服装领位较低，要注意颈脖处的衔接，先抹上与脸部同色或深一度的粉底，再扑上定妆粉，注意颈脖处颜色要协调一致。

三、不同年龄女士的化妆特点

1. 可爱妆　可爱妆让人仿佛回到了无忧无虑的童年，回到了相信童话的年代，而在可爱妆的装点下，变成了童话里最美丽可爱的小公主。一般年轻人肌肤比较细腻、无瑕，但有些青春痘悄悄涌现出来，这也是很多年轻女孩的烦恼。在涂抹粉底时，只需选择适合自己肌肤的颜色均匀涂抹，有些人肌肤很均匀、白皙，只需选用遮瑕笔遮盖瑕疵即可。眉形粗犷自然、生动，描画时只需用棕色或淡灰色眉粉描画出自然眉形。眼部妆容重点可在睫毛上增强亮点，长长的睫毛可增大眼睛的亮丽。注意，选用带纤维性的睫毛膏拉长睫毛的长度，并认真地刷好上下睫毛，这样一双“电”眼就产生了。眼影可选用闪耀透明的“电眼膏”，衬托眼妆的生动感。腮红必然也是整妆的重点之一，要想有“小公主”般的可爱自然少不了。膏状质地的胭脂最易为肌肤增添自然而不造作的色彩感。嫩粉色的腮红描画在面颊处，令妆面呈现小女生的顽皮可爱。最后选用亮粉色唇彩涂抹唇部，会使整妆更自然、生动。

2. 个性妆　传统的面孔是以“出水芙蓉”为标准，也就是自然、清新。然而，随着城市生活变化，女性的脸再也无法以此标准来隐没自己，要突出自我就要让视觉冲击力重新注入脸部，用丰富的和对比强烈的色彩吸引所有惊讶的眼睛。在日常生活中，粉底可选用液体粉底，可有遮瑕作用。

3. 成熟妆　成熟女人有着优雅的气质，自信的容貌，自己的思想和打算。

4. 中老年人妆　中老年女性最重要是保养好肌肤，步入中老年的女性，皮肤及面部都产生松弛下垂感，面部瑕疵、皱纹增多，在化妆时应注意矫正及自然修饰。描画不宜过于夸张，妆面要大方、端庄。首先要使自己的皮肤能保持光泽，不要干老，所以要经常用滋养性面霜来保养皮肤。皮肤有了光泽，上妆自然也就容易多了，对于面色不太好看的中老年女性，可以用滋润的粉底进行调整。化妆用色要慎重，鲜艳的色彩会使面色更显憔悴、苍老，上粉底前用遮瑕膏盖去脸上的青筋和深色斑点，皱纹较多者可选择浅色系粉底，如象牙色，薄薄地擦在脸上，使皱纹看起来较不明显。眼部化妆切忌不要用红色的眼影，否则会使眼睛显得红肿。而橙黄色、棕色、砖红色的眼影会使人显得稳重、大方。为搭配不同的服装，应准备橘红、肉红、砖红等的口红。腮红描画应选柔和色调，描画不宜过重，体现面色红润即可。总之，描画中老年妆容，注意不要浓重，总体感觉应自然、大方。

第五节　特 殊 妆 型

一、新娘妆

（一）新娘妆的特点

新娘妆是新娘一生中最美、最难忘的修饰。其特点是喜庆、典雅，一般以暖色调为主。新娘妆要给人以清新、纯洁无瑕、美而不娇、艳而不俗的印象。根据季节，风俗的不同，服饰的不同，化妆的风格色彩也有所不同。

（二）化新娘妆程序

1. 护肤　在化新娘妆前 1 个月或几天就应做好充分准备。首先要做皮肤护理和修眉、修甲等配套护理，使准新娘皮肤光洁亮丽。

2. 洁面　用柔和洗面奶与清水清洁皮肤。

3. 化妆水　选择适合皮肤的化妆水拍在全脸。

4. 乳液、润肤霜　根据肤质选择适合的乳液或润肤霜，均匀涂抹。

5. 修正液　根据肤色选择适合的修正液，调整皮肤的颜色。

6. 基础底色　尽量选择略比肤色白的粉底液或粉底霜，粉底不宜太厚，应表现出新娘嫩白洁净肤色。

7. 亮光色与阴影色　根据新娘的脸形选用，如化新娘日妆尽可能少用阴影色。

8. 定妆　定妆应选用紫色、粉红色或透明散粉，也可用珠光散粉。注意颈部、耳后都需均匀扑上定妆粉。

9. 眼部化妆　选用亮丽色眼影，如橙色、胭红、砖红色等暖色眼影晕染，然后用棕色眼影将眼部轮廓进一步强调，眼线用黑色或蓝色防水眼线液勾画，然后用深咖啡色在眼尾处晕染开。睫毛夹弯后刷上增长睫毛膏，睫毛短少的新娘，可贴假黑色睫毛。

10. 唇部化妆　先将唇线画出，再涂上滋润唇膏，然后选择明亮艳丽的唇彩，如大红、玫红、酒红等色。嘴唇要画出优美生动的曲线，可在唇的高光处涂上唇油，使嘴唇有光泽湿润感。

11. 胭脂　胭脂要浅淡自然，表现新娘娇柔健康，喜庆的面色。

12. 整体修饰　检查妆色、婚纱、发式、指甲等，整体搭配是否协调，最后喷洒淡雅香水。

对新娘而言，结婚是一生中最幸福的日子，所以更要注意整体的造型，以最美的方式展现个人特色。新娘妆造型分类有性感的、甜美的、端庄的、可爱的，优雅的……

（三）影楼新娘与当日新娘妆的区别

当日新娘妆是在自然光下与亲朋好友的近距离的接触，整体效果不能过于浓重和夸张，以清新自然、喜庆为主；影楼新娘妆多在影棚里的灯光下进行拍摄，妆面修饰感强，从粉底，眼影到口红的选用上，色泽都比当日新娘妆要鲜艳而夸张。

1. 粉底　当日新娘妆的肤色要求清淡自然，一般是用液状粉底较多；影楼新娘妆要考虑到灯光及拍摄时间较长的因素，多使用膏状粉底。

2. 为了使当日新娘妆的眉形自然逼真，多用眉粉描画；而影楼新娘妆要比当日新娘妆的眉形精细，颜色略深，有立体感，若单一用眉粉扫，很容易被强光“淹没”；因此，多用眉笔一根一根地描画；也根据妆面、发色、服饰的颜色来选择眉毛的适当颜色。

3. 眼部　美目贴在影楼化妆中广泛使用，对调整不标准眼形起到很大的作用，可以为眼部化妆打下很好的基础，也可以使眼睛看起来更大更显神采（详见前面章节美目贴的使用）。眼线主要起调整眼形，突出眼部神韵的作用，当日新娘妆与影楼新娘妆的眼线没有太大的区别，眼线的长短、粗细要因人而异，并根据所要表达的妆面来决定眼线的画法及颜色的深浅，特此推荐液体眼线，它既可以使眼睛更清晰明亮，又可以使假睫毛与自身睫毛的衔接更加融合自然（详见前面章节眼线的使用）。眼影可根据服装的颜色及个人的肤色来选择，一般选用清淡，亮丽的粉、蓝、粉紫、黄绿色等色彩。可适当用结构色去调整眼形，晕染要有层次过渡，整体协调统一。肤色略暗或年纪较大者可选用橘色或冷咖啡色等，影楼的新娘妆整体用色略重于当日新娘妆。根据个人睫毛的长短选择粘贴假睫毛，会使眼睛更光彩妩媚，但要注意真假睫毛的结合，不要有两层现象（详见前面章节假睫毛的选择与使用）。

4. 腮红　要与整体的妆色协调，当日新娘妆腮红要求清淡自然，突出新娘的喜悦氛围即可；影楼新娘妆腮红的颜色要适当加深，不但起到润色和自然协调妆面的作用，还起到辅助阴影色强调面部立体感，并与基础底色融合的“二次过渡”作用（详见前面章节腮红的使用）。

5. 唇形　当日新娘妆以自然唇形为主，唇形较好的可做妆面重点表现，唇形欠佳的则“弱化”；影楼新娘妆的唇形更多的强调唇形轮廓，但也要视脸形、五官的特点而定（详见前面章节唇形的矫正）。

6. 装饰　在眉毛和眼睛上可用羽毛或亮粉、水钻、花瓣等饰品进行装饰，以体现妆容的整体感和时尚感，在配饰的处理上也要根据不同脸形、不同风格来搭配。如长脸形的人适合宽一些的颈饰，耳环一般选用圆形耳环或耳钉；圆脸形的人宜选择带垂感的项链及耳环来调整。

头饰的运用一般以白色为主，也可以用淡雅的粉、绿、蓝等淡色头饰；尤其在抓纱造型中，运用浅色系头饰更能体现出白纱与头饰的层次感。头饰包括皇冠、假花、珠子、头纱等，颜色要根据服装来选择。

二、电影、电视化妆

电影妆是为塑造角色而服务的，电视妆分为两种，一种是电视剧妆，与电影相同；另一种为电视综艺妆，与美容化妆比较接近，主要目的是美化、完善演员的外部形象，美化容颜，因此各有各的特点。

（一）电影妆包括电视妆的特点

真实自然，接近生活。根据角度的需要进行形象塑造。电影有特写镜头和多角度的人工照明，化妆既要表现展示人物角色的特征，符合角色的需求又要不失之于生活，化妆要求极其细腻严谨。

（二）电视综艺妆的特点

妆色艳浓，色彩运用强烈，轮廓清晰，以美化人的形象为主要内容，电视综艺妆的化妆方法同于美容化妆。

（三）电影妆包括电视剧妆常用的化妆方法

银幕上人物形象的外部特征，是通过灯光、道具、特技和造型艺术表现出来的，要求准确、生动地表现人物特点、年龄、性格、身份地位、生理特征。时代背景等，电影妆的塑造需要多种化妆技巧。

1. 描绘化妆法　利用色彩的冷暖，明暗在演员客观条件基础上进行描绘，使演员的化妆形象接近角色的需要。

2. 塑形化妆法　为了增强演员某个局部的体积，借助各种塑型原料，如硅胶、塑胶、鼻油灰、泡沫、棉花等塑造各种塑型装饰在需要的部位，这要求塑型的色彩和形状都极为逼真。

3. 毛发粘贴法　根据需要将毛发漂染成不同的色彩，剪成需要的长度粘贴在需要的部位，改变演员原来的基本形象，强调角色的特征。

4. 牵引法　用自身的毛发或在适当部位粘贴牢固性强的物质，将松弛的皮肤向后拉紧，使演员显得年轻或改变脸形。

5. 吹塑法　这种方法主要用于制造皱纹或疤痕。用乳胶涂在皮肤上捏出皱折用吹风机吹干，再涂乳胶再吹使皱折固定，使演员的形象接近角色。

三、电视主持妆

电视主持妆主要分为新闻类和娱乐类节目。

新闻类的节目主持人的着装以西服正装为主。所体现主持人端庄、大方的气质；娱乐类的节目主持人的着装则以自然、时尚个性为主。表现出主持人的不同个性。电视妆的拍摄在录影棚里，灯光也是必不可少的。大多数的主持人成像为近景。所以妆面要更加精致。

1. 粉底　电视妆的粉底要考虑到灯光及拍摄时间较长等因素多使用膏妆粉底。而且粉底的选色要与肤色相协调，不然妆容失去自然感。

2. 眉毛　新闻主持人的眉毛描画要自然大方。可选眉粉清扫出眉形，再用眉笔补漏欠缺的眉毛。最后达到以假乱真的效果。而娱乐类节目主持人的眉毛可根据妆面整体效果设计出不同的眉形(详见前面章节眉毛的描画方法)。

3. 眼妆　新闻主持人的眼妆以起到矫正眼部缺陷及强调眼部的立体结构为主。眼线描画要调整眼形及强调眼部神韵。在录影棚里的光源较强，眼线液能保持色彩的纯度，不会被强光"淹没"。眼影选色则选结构色(冷咖啡色、米黄、肉棕色)，描画时注意用色不宜过浓，保持妆面的自然感。而娱乐主持人的眼妆选色可根据录影棚的光色来选择适合的色彩。如冷光可选白色、银色、粉紫、淡蓝等。而暖光的选色通常选橘黄、棕色系等暖调子的颜色。

4. 腮红　新闻主持人的妆容体现端庄、自然、大方。所以腮红用色常选用肉橘色、砖红色。突出面部立体结构感。而娱乐主持人的腮红则选用与整体妆面相协调的颜色。表现风格也与妆容整体风格形象搭配。

5. 唇　新闻主持人妆的唇部描画可先矫正不标准的唇形，再选用与自然唇形相接近的口红。切忌使用过多荧光的口红，会失去妆容的自然，端庄感。

娱乐主持人的唇部描画应与整体妆容相结合。其表现不同的妆容风格。

6. 配饰　娱乐主持人妆容可在眼部加以修饰。可选用假睫毛、水钻、闪粉等有装饰性的饰物。

四、舞台妆

舞台妆分为舞台戏剧妆和舞台综艺妆，舞台戏剧妆又分为传统戏妆与话剧妆，戏妆是一种脸谱式的化妆，话剧妆是角色塑造妆、舞台综艺妆，基本上是弥补美化演员自身形象的化妆。

1. 传统戏妆的特点　传统戏妆主要为脸谱式化妆，生、旦、净、末、丑角色清晰，界线分明，完全改变演员原本形象。

2. 话剧妆的特点　根据角色要求，在演员自身条件基础上适当夸张和塑造。由于舞台照明和演员与观众距离较远，妆色偏浓，五官轮廓描画较夸张。

3. 舞台综艺妆的特点　为了适应舞台灯光和演员与观众的距离，化妆底色偏浓，色彩艳丽、明亮、五官轮廓描画较夸张，弥补演员的某些不足，美化演员形象。

4. 舞台妆常用的化妆方法　描绘化妆法：除了影视妆常用的绘画法，还需采用涂、画、晕、勾、描等技巧进行角色塑造。涂——涂角色需要的色彩；画——画胡须、毛发、眉毛、面痣、皱纹等；晕——色彩晕染使其均匀柔和；勾——勾轮廓、勾线条；描——定妆粉固定妆面后的重点修正；这种方法多用于传统戏妆，使用的化妆品以油彩为主。此外，塑形化妆法、毛发粘贴法、牵引法也是舞台妆常用的化妆方法。

五、老年妆

我们常从电影或电视片中看到，一些老演员突然变得年轻了；而在戏曲舞台上，也常常看到一些著名老演员青春常在，容貌不衰；特别是看到一些出洋一、二十年，甚至二、三十年的女士，虽经岁月流逝，但如今归来，依然未见苍颜，何术使她们青春驻足或是返老还童呢？原因很多，有的是由于经济宽裕，生活规律，保养得体，掌握了一定的美容肌肤护理法；有的则是美容手术带来的效果。

1. 美容化妆法　老年人皮肤打底色应明快而细嫩，最好用浅淡的肤色，要薄而透明。腮红要柔和不出棱角，宜用淡粉色，其重点位置可略微靠下些，以显得圆润、年轻有生气。鼻侧影与眼影都应淡淡涂抹，用粉色或棕红色，画得似有似无，柔和而自然。面部反映出的暗影，如眼下及脸上的斑痣等，可用浅于底色的亮色掩盖色，用点涂的办法掩盖。眼睛要画得圆大些，可粘上假睫毛，亦可用粘纱面做双眼皮的方法达到扩大眼形的目的。眉毛要画得稍宽松些，要很轻淡和有稀疏感，如此则显得年轻。唇形要丰满圆润，其色彩要明快，用玫瑰红或粉红，切忌过红，唇上涂些亮光唇膏。粉不要抹得过厚，当涂完粉后，最好还能反映出皮肤的亮光来最为适宜，从而体现出皮肤光滑透明的质感。

2. 美容遮挡掩盖法　上项完成后，显得面容已显得很年轻了，但还不完善，老年人头发稀少，有些人露出头皮，因此最有力的手段要算是戴假头套了。它既能遮盖住缺点，又能利用发式的交换起到美化面容的作用。可充分利用前头帘遮挡住额头上的抬头纹。头套要梳理得自然灵活，切忌死板，发型根据不同的脸形及年龄来决定，如果再佩戴些饰物效果更佳。除假发外，还可利用帽子、头巾、围巾等物加以掩盖。如需与服装密切配合，要选择色彩浅淡、质地光亮、款式新颖、小巧活泼的服装。

六、化妆的注意事项

1. 美容师必须具备良好的基础面部化妆知识和娴熟的化妆技巧，应不断学习，提高艺术修养。

2. 化妆要求自然，避免面具化，同时要考虑肌肤类型、脸形、完妆效果、表现情调及被化妆者的年龄、身份、服式、所处场合等因素。

3. 色彩的选择与搭配要适当，避免怪异和造作的色调。

4. 化妆时应注意妆面的清洁，以免颜色混淆，从而影响化妆效果。

七、不同季节的化妆

1. 春季化妆的特点　春天，春暖花开，气候渐暖，服装的色彩比冬季鲜艳多彩，怡人的环境和春季的到来，给人们带来了美好的心情。化妆色也随之亮丽。基础底色可选择米色、象牙色，眼影可选择浅桃红、粉红、浅绿色等春天的色彩。口红色可选择桃红、珊瑚红等色。春季由于气候偏冷，化妆前要注意皮肤的滋润保湿。

2. 夏季化妆的特点　夏天，气候炎热，化妆一般以清淡或冷色为主。皮肤由于日晒会变得偏深，所以基础底色选用较深色粉底，也可以选用干湿两用粉，方便快捷，随时可以补妆。如需画眼线，一定要使用防水眼线液，眉和眼影、口红尽量浅淡，以免色彩偏重，给人闷热的感觉。夏季的紫外光易损伤皮肤，化妆前一定要注意涂上防晒霜，以免太阳晒伤皮肤形成褐斑。

3. 秋季化妆的特点　秋天，是丰收的季节，金色的季节。化妆一般以暖色调为主，偏暖色系的黄色、橙色、酒红色的眼影和腮红都非常适合这个季节。眼线和眉可以用深咖啡色来勾画，口红可以用橙红、大红、玫红等艳丽的色彩，带荧光的唇彩也很适合这个季节使用。秋季渐渐变冷，是开始保养皮肤的季节，化妆前要注意使用滋润、营养的化妆水和乳液。

4. 冬季化妆的特点　冬天，寒风四起，气候严寒，服装色偏深偏重，妆色可以暖色系为主，冷色系的妆也会给人高贵神秘的感觉。保湿性强的化妆水、乳液和粉底是冬季首选用品。粉底可选用偏油性的，但不宜太厚，要有白嫩透明感。眉毛可选用深咖啡色或深灰色，眼影应与服装搭配，口红可用大红色、橙红色。冬季由于气候干燥寒冷，化妆前对皮肤的保湿护理尤为重要。

第六节　矫形化妆

一、认识不同脸形的眉形矫正法

1. 椭圆形脸　属于较为标准的脸形，适合多种眉形。

2. 方形脸（田字形脸）　眉形描画宜粗不宜细，应往上提，但眉形要柔和些，以减弱脸形的宽大感。

3. 正三角形脸（由字形脸）　眉形描画应略粗，由于腮部较大，眉形应向上且拉长些，眉峰略向后，使眉眼展开，从视觉上减弱腮部丰满，增强中庭宽度感。

4. 菱形脸（申字形脸）　眉形描画应上扬，由于颧骨过于宽大，为减弱“菱形”趋势，眉形向上，眉峰向外拉长。

5. 长形脸（目字形脸）　眉形避免过于上扬、高挑，横向水平画增加平直感，从而控制脸形长度感。

6. 圆形脸　眉形描画应略长，适合柔和向上，起到拉长脸形的效果。

二、不同眼形眼线调整方法

（一）上吊眼（上扬眼）

特征：给人机敏、聪慧的感觉，但也会显得高傲，严厉，有距离感。

画法：上眼线不可上扬，从内眼角紧贴睫毛根向眼尾勾画，眼线可稍长些，形成对眼尾的下拉（上后眼线平拖拉长，下后眼线平拖）。

（二）下垂眼（下搭眼）

特征：给人天真、幼稚的感觉，但下垂过于明显会显阴险，孤僻。同时也有老年化状态。

画法：上眼线前细后粗，眼线画的不可过长，黑眼球外侧眼线平拖加粗，眼线可有微微上扬。下眼线斜切与上眼线呼应。

（三）大眼睛

特征：给人明亮、华丽的感觉，但神散，五官比例协调性不佳。

画法：眼线要精致精细，睫毛根内眼白处画眼线，缩小眼形，使眼神光聚拢，增加神采。

（四）小眼睛

特征：给人敏捷、干练的感觉，但也会显得淡漠，令人难以琢磨。五官比例协调性不佳。

画法：眼线可适当加粗加清晰，可借助睫毛来突出眼睛的神韵，同时也可在眼白上描画白色眼线，让视觉上产生明亮扩张感。

（五）圆眼睛

特征：给人天真、可爱、容易接近的感觉，但也会显得大众化，缺乏成熟感。

画法：眼球中央的眼线细致描画，眼尾处眼线适当平拖拉长。

（六）狭长眼

特征：犀利，有杀伤力。

画法：眼线不可拉得太长，眼球中间可适当加宽眼线，也可在下眼白加白色眼线，添加灵动感。

（七）欧式眼

特征：给人成熟、憔悴的感觉，但具有欧化风格，同时具有现代感。

画法：由于眼睛深陷，描画眼线应尽量淡化弱化，采用自然柔和的线条。

（八）肿眼睛

特征：给人留下简单、纯洁的印象，但也会让人感到呆板，睡眠不足。轮廓感不强。

画法：由于上眼睑皮下组织过于丰满，使眼睛有突出的感觉。描画眼线时内眼角上眼线宽，眼尾向上拉长，眼球中心的眼线尽量减少弧度，增加眼睛的张力。

（九）两眼间距远

特征：给人以木讷、缺少心计的感觉。五官比例协调性不佳，面平，眉心间距远。

画法：可适当清晰勾画内眼角眼线，后眼尾不宜拉得过长。

（十）两眼间距近

特征：给人以紧张、奸诈的感觉。五官比例协调性不佳，眉心间距近。

画法：眼线从内眼角向后眼尾由细加粗，不要刻意勾画内眼角眼线，黑眼球外侧眼线可适当拉长，缓解两眼间近的视觉感。

（十一）三角眼

特征：不精神，有老年化状态。

画法：内眼角黑眼球前侧细致描画眼线在睫毛根内，中部及外侧平拖清晰加宽，可有微微上扬感。

（十二）黑眼球较小

特征：迷离，有距离感。

画法：眼线要描画在睫毛根眼白内，控制白眼球的扩张性。

（十三）对珠眼

特征：呆滞。

画法：弱化眼线，重点突出睫毛，改变其眼神使之明亮。

三、不同眼形眼影的画法

（一）上吊眼（上扬眼）

避免在上眼睑的外侧使用眼影，以清淡的色调略微带过。为了使眼睛看上去柔和一些，应加强上眼睑内眼角处和下眼睑黑眼球外侧的色彩，下眼睑内眼角可选用浅亮色提亮，眼影可以选择暖色系，如粉色、橘色等，以减弱眼睛的上扬感。

（二）下垂眼（下搭眼）

应加强上眼睑后眼尾眼影的提升，同时注意描画上眼睑后眼角和下眼睑内眼角的眼线，这样眼部有提升效果。

（三）大眼睛

眼影要弱化，用色不可过深，适合选择清淡的色彩，同时应细画眼线，使用较深的眼影在睫毛根处增加眼部结构和神采。

（四）小眼睛

可在眼窝处涂抹较深的眼影，用渐变的方式将眼影由下向上晕开，色彩过渡柔和、自然，睫毛根处的色彩较深会使眼睛有色彩清晰的扩张感。

（五）圆眼睛

可选用色彩并置的方法，外眼角的用色要鲜明、突出，整个眼形眼影的位置不能过高晕染。

（六）单眼皮

1. 运用美目贴将单眼睑粘贴成双眼睑，眼影柔和描画即可。

2. 直接运用深色眼影，用渐变的方法在上眼睑睫毛根处由下向上地柔和晕开。

3. 直接运用深色眼影做倒钩式晕染。

（七）欧式眼（凹陷眼）

避免在眼窝处使用深色眼影，应涂抹浅色或珠光亮色的眼影，增加眼部柔和感，眉骨处的色彩不可夺目，这样可减轻明显的凹陷感。

（八）肿眼睛

1. 选用深色及冷色调眼影，不可使用浅色或珠光亮色眼影，尤其禁用红色或偏暖的，用渐变的方式将眼影柔和由下向上晕开，在眉骨处提亮以增强眼部的色彩明暗对比，从视觉上使眼部有内收的效果。

2. 可用深色眼影做倒钩式晕染，提亮眉骨及 T 字位，增加视觉反差体现眼部凹陷感。

（九）两眼间距远

选用接近眼周围的生理色做为结构收拢色晕染出鼻侧影，眼影色彩重点放在前眼窝的位置上，在下眼睑前眼角做白色的眼角提亮，使眼影色有向为集中的效果，达到拉近两眼间距的目的。

（十）两眼间距近

减少过重的鼻侧影色彩调整，眼影色彩重点放在后眼尾。拉开两眼间距，并且内眼角可使用亮光色调眼影小范围的加以修饰。

四、不同唇形的矫正

1. 唇形偏大　可用粉底遮盖唇部，使用唇线笔在原有唇部轮廓内描画唇线，并且淡化唇角。

2. 唇形偏小　超出原有唇形描画唇线，唇角可适当宽一些，在涂抹口红时要加深轮廓色。

3. 唇形过厚　先用粉底遮盖唇部过厚的部位，色彩选用较深的，保持唇形原有长度，运用唇线笔在唇形原有轮廓内描画唇线；运用唇线笔并使用较深的口红色描画，从视觉上产生收缩效果，避免使用浅色或带有珠光类形的口红。

4. 唇形偏薄　用唇线笔描画唇形，上下唇线可超出原有唇形向外扩张，增加唇部轮廓的饱满感，选择较深色的口红涂抹在描画后的唇部轮廓内，用珠光色提亮唇部，可使唇形显得饱满、圆润。

5. 上唇过于上翘　上唇选用较深色的粉底进行遮盖，在人中处加深；描画唇线时唇峰不宜描画过高，应向两边拉开；尽量唇部重点放在下唇，以减弱上唇的上翘感。

6. 唇角下垂　使用粉底进行遮盖，描画上唇时上唇线的唇角位置上翘，达到提升效果，下唇线略向内移，下唇色要略深于上唇色，减少使用亮色唇蜜或唇油。

7. 唇形平坦　运用唇线笔在人中处重新描画唇谷及唇峰，除了在唇部涂抹口红外，在唇角使用比唇部口红色较深的色彩，在上下唇的中央可加入珠光色进行提亮，最后用透明唇油涂抹整唇，从视觉上显得立体饱满。

五、不同鼻形的矫正方法

（一）鹰钩鼻形的矫正

1. 鼻形的特点　鼻梁有较为明显的突起，切鼻梁凸起处宽大，鼻头至鼻尖向前，鼻中隔向后呈鹰钩形。这种鼻形使人显得冷峻，是比较欧化的鼻形。

2. 矫正方法　在鼻梁过窄的部位加入高光色，在凸起部位两侧使用阴影色收拢，鼻尖使用阴影色收缩，在鼻中隔运用高光色提亮，使其有向前延伸的视觉感。

（二）鼻头上翘的鼻形矫正

1. 鼻形的特点　鼻头上翘，鼻中隔、鼻孔正面水平视线可见度大，这种鼻形使人显得可爱滑稽。

2. 矫正方法　在鼻梁处使用高光色提亮，鼻头处避免使用高光色，鼻中隔、鼻翼处使用阴影色收拢，从而忽略上翘感。

（三）蒜头鼻形的矫正

1. 鼻形的特点　鼻根、鼻梁较短，鼻头宽大，鼻尖不明显，鼻翼宽而肥大，在面部整体五官中较为明显，这种鼻形使人显得憨厚、忠实，但缺乏灵秀之美。

2. 矫正方法　在鼻根、鼻梁处加入高光色，高光色使用不可过宽，在鼻翼处运用阴影色收拢，缩小鼻形肥大的不协调感觉。

（四）长而尖的鼻形矫正

1. 鼻形的特点　鼻翼较窄，鼻尖瘦小单薄，鼻形整体感觉瘦长，这种鼻形使人显得机敏、灵巧，但也有吝啬、缺少圆润的感觉。

2. 矫正方法　在鼻根、鼻梁处涂抹高光色略宽些，同时在鼻翼处使用高光色以加宽鼻形。

（五）塌鼻梁的鼻形矫正

1. 鼻形的特点　鼻根、鼻梁较低，从面部侧面观察，鼻形扁平，只有鼻头处略为凸起。

2. 矫正方法　在内眼角眼窝处使用阴影色，并延伸涂抹至鼻梁外侧，再使用高光色在鼻根、鼻梁处加入提亮，利用色彩的明暗变化，使其有托起的视觉感。

（六）鼻梁过长的鼻形矫正

1. 鼻形的特点　鼻子长度大于面部长度的1/3（“三庭”中庭偏长）鼻梁处凸起，鼻根两侧较窄，鼻头、鼻尖清晰可见轮廓。

2. 矫正方法　在鼻根加入高光色，提亮可较宽些，可将阴影色涂抹在从内眼角到上眼睑的位置上，但不要向鼻尖做色彩延伸。

（七）鼻梁过短的鼻形矫正

1. 鼻形的特点　鼻子的长度小于面部长度的1/3（“三庭”中庭较短），鼻根、鼻梁较短，并且鼻根较宽，鼻形整体显平坦。

2. 矫正方法　从鼻梁至鼻尖涂抹高光色，但高光色的使用不可太宽，在鼻根至鼻翼处使用阴影色进行收缩，产生色彩的明暗差别关系，使鼻形有拉长的效果。

（八）鼻梁不正的鼻形矫正

1. 鼻形的特点　鼻形有明显的倾斜感，面部整体五官不够端正。

2. 矫正方法　在鼻梁中间使用高光色做垂直提亮，在一侧鼻根及内眼角眼窝处加入较深的阴影色，同时另一侧的鼻翼也相应加强阴影色，使之产生鼻形笔直的视觉效果。

六、不同脸形腮红的打法

1. 椭圆形脸　脸形属于标准脸形，可选择多种腮红画法。

2. 倒三角形脸　属于比较标准的脸形，可选择多种腮红画法。

3. 正三角形脸　属于腮部较大，额头较窄，以前耳边发际线为起点，向嘴角斜方向涂抹。

4. 菱形脸　颧骨突出，可先用阴影色收拢，用腮红在颧凸处向鼻翼斜方向涂抹。

5. 方形脸　腮部宽大，额头较宽，先用阴影色收拢，可以太阳穴为起点向嘴角斜方向涂抹。

6. 长方形脸　腮部较宽，棱角分明，先用阴影色进行收拢，用腮红在靠近外眼角处，以颞骨为起点向嘴角斜方向涂抹。

7. 圆形脸　面形较宽且丰满，用阴影色进行收拢，以颧弓下陷处为中心向嘴角斜方向涂抹。目字形脸（长形脸）：脸形比较消瘦，普遍中庭偏长较多，用腮红以颧凸为中心，耳根处横向涂抹。

七、不同脸形的矫正方法

1. 倒三角形脸　使用阴影色收拢额头两侧，在两颊处提亮。

2. 方形脸　运用阴影色修饰两腮处突起部位，并在宽阔的额角处营造柔和的视觉效果。

3. 正三角形脸　使用阴影色收拢腮部两侧，太阳穴处进行提亮，面部 T 字位的提亮要柔和些。

4. 菱形脸　在太阳穴及下颏处提亮，颧骨部位的两侧使用阴影色适当进行修饰。

5. 长形脸　使用阴影色修饰前额和下颏处，面部高光及反差不宜过强。

6. 圆形脸　阴影色的重点放在腮两侧，并在 T 字位及下巴处进行提亮。

八、面部整体修饰技巧

人的面部由许多块不规则形体的骨骼构成。各骨骼又附着不同厚度的肌肉、脂肪和皮肤。因此形成了角度转折、弧面转折、凸转折和凹转折等复杂的体面关系。化妆美的基础是整体协调，面部的整体修饰就是将五官与脸形协调。修正一个脸形，要在面形轮廓和五官的调整上同时下工夫，才会达到较好的效果。

（一）椭圆形脸形的特征与修饰方法

椭圆形脸形为当代女性美的标准脸形，额与下颏呈尖圆形，面颊饱满呈弧面形，长度与宽度的比例为 4∶3。

修饰方法：如果五官间距符合三庭五眼规律，凹凸层次柔和分明，化妆侧重于皮肤的美化，妆色宜浅淡，强调自然美。

（二）圆脸形的特征与修饰方法

圆脸形的特征是：额骨、颧骨、下颏、下颌骨转折缓慢呈弧面形，面部肌肉丰满，脂肪层较厚，脸的长度与宽度的比例小于4∶3。给人可爱、活泼的印象，但缺乏成熟稳重的气质。

修饰方法：

1. 脸形　将亮色涂于额骨的额结节、颧骨的颧结节和下颏部位，使这些部位突出。将影色涂于额的两侧和下颌角部位，使其收敛。

2. 腮红　胭脂涂于颧弓下陷部位，呈新月形从颧骨旁向斜上方拉长。

3. 鼻形　鼻梁的亮色晕染要细而长，长至额骨，下至鼻尖。阴影色略宽，使鼻梁显细显长。

4. 眉形　眉头略压低些，眉梢略上扬，呈微吊形。

5. 眼形　上眼线的眼尾略粗些，高于眼轮廓并向外拉长，眼睛中部描画平直。下眼线强调外眼角，并向外延一些，使眼形显长。

6. 唇形　勾画轮廓线时，唇峰略带棱角，下唇底部轮廓略平直，唇形不宜强调厚度。

7. 轮廓红　涂于耳边侧发际和下颌角边缘部位。

（三）方脸形的特征与修饰方法

方脸形的特征是：两上额角与上颌骨较宽，角度转折明显，面部呈方形，这种脸形使女子缺少女性的柔美感，给人憨厚、稳重、诚恳的印象。

修饰方法：

1. 脸形　将影色涂于两额角和下颌角。使其宽度收敛，将亮色涂于额中部、颧骨和下颏，使面部的中间突出。

2. 鼻形　将影色涂于鼻根两侧向下晕染至鼻翼，阴影色略宽。鼻梁上的亮色，由鼻根向下晕染至鼻尖，使鼻形拉长。

3. 腮红　将胭脂从颧骨斜刷至眉梢，斜纵向晕染，面积要小，色要浅淡。

4. 眉形　眉毛的描画宜呈弧形，眉峰略向前移，眉梢不宜拉长。

5. 眼形　眼线的描画可略粗些，上眼线的眼尾略向上扬，下眼线可画满。

6. 唇形　唇峰的勾画可圆润些，唇底部轮廓弧度要大，唇形饱满而柔和。

7. 轮廓红　将轮廓红涂于两额角边的侧发际、两下颌角边缘和颈的两侧。

（四）长脸形的特征与修饰方法

长脸形的特征是：两额削瘦，面部肌肉不够丰满，三庭过长，大于4∶3的面部比例，这种脸形给人正直、老成、严肃的印象，但面部缺乏柔和、生动的感觉。

修饰方法：

1. 脸形　额的上方涂阴影色，下颏涂深色粉底收敛，额的两侧、颧骨外侧和下颌角涂亮色，使面部的两侧拓宽。

2. 鼻形　鼻梁两侧的阴影色从眼角旁向下晕染不过鼻翼，阴影色面积要窄而短。将亮色涂于鼻梁中部，面积要宽，但上下晕染要短，要使鼻梁显宽，并收敛其长度。

3. 腮红　将胭脂涂于颧骨外侧，横斜向晕染到鬓发边缘。

4. 眉形　眉毛的描画要平而略带弧形，眉峰略向后移，眉梢拉长。

5. 眼形　内眼角眼线细，外眼角眼线略宽，并略向外延。

6. 唇形　唇峰的勾画略向外，唇形宜圆润饱满，唇底部勾画略宽些。

7. 轮廓红　将轮廓红涂于额的上边缘和颈的中部。

（五）正三角形脸形的特征与修饰方法

正三角脸形的特征是：额的两侧过窄，下颌骨宽大，角度转折明显，下颏与下颏角平行，使脸的下半部宽而平，这种脸形有一种下坠感。给人福态、沉稳的印象，但缺少生动感。

修饰方法：

1. 脸形　阴影色涂于下颌骨突出部位，使其宽度收敛，亮色涂于两上额角和下颏部位，使额角展宽，下颏突出。

2. 鼻形　用于鼻梁两侧的阴影色面积要窄，鼻翼涂影色，亮色在鼻梁上晕染得宽一些。

3. 腮红　将胭脂涂于颧骨外侧，斜向额角晕染。

4. 眉形　眉毛平而略带弧度，眉峰略向后移，眉梢拉长些。

5. 眼形　眼轮廓线略平，眼尾眼线拉长，下眼线描画要细。

6. 唇形　勾画唇线时，唇峰和下唇底的轮廓宜圆润。

7. 轮廓红　将轮廓红涂于下颌角边缘。

（六）倒三角形脸形的特征与修饰方法

倒三角脸形的特征是：上额两侧较宽，下颌骨凹陷，下颏较突出，这种脸形给人青春、活力的印象，也有单薄、柔弱的感觉。

修饰方法：

1. 脸形　将影色涂于两额角和下颏部位，使过宽的额角收敛，下颌显短，将亮色涂于下颌骨两侧，使其向外扩展。

2. 鼻形　将涂于鼻梁两侧的阴影色向下晕开，涂于鼻梁上的亮色晕染到鼻尖，使鼻形显得向下。

3. 腮红　将胭脂涂于颧骨下侧，斜向眉边晕染。

4. 眉形　眉毛描画成弧形，眉峰略向前移，眉梢不宜拉长。

5. 眼形　眼轮线描画得弧度大些，眼尾不宜拉长，下眼线描画粗些。

6. 唇形　勾画唇轮廓线时，唇峰要圆润，下唇底部轮廓略平，呈船底形。

7. 轮廓红　将轮廓红涂于两鬓发际线边缘和下颏的底部。

（七）菱形脸的特征与修饰方法

菱形脸的特征是：颏骨两侧较窄，颧骨较宽，颧结节突出，下颌骨凹陷，下颏尖而长。给人精明、清高、冷漠的印象。

修饰方法：

1. 脸形　两额角与下颌骨部位涂亮色，使其展宽，颧弓下陷部位涂亮色，使其显高。颧骨的颧结节涂深色粉底收敛，下颏涂影色收敛。

2. 鼻形　涂于鼻梁两侧的鼻侧影晕染宽些，使鼻梁显细，鼻梁上的亮色也相应晕染得细窄些。

3. 腮红　选择柔和的亮色胭脂，涂于颧骨下侧，斜向晕染。

4. 眉形　眉形宜平，眉峰略向后移，眉梢向外拉长。

5. 眼形　上眼尾的眼线略拉长，内眼角眼线细，外眼角眼线粗，上眼线描画粗些，下眼线描画要细浅。

6. 唇形　勾画唇轮廓线时，唇峰要圆润，唇的底部轮廓略平直，呈船底形。

7. 轮廓红　将轮廓红涂于额骨上边缘发际线部位和颈部。

第七节　人 体 彩 绘

彩绘是印度的传统神秘而又吉祥的艺术，源于古印度神奇的宗教信仰。大约5000年以前，中东及非洲等地的当地人就将彩绘涂画在身体上，以表达祝福、好运、快乐、幸福等各种含义。当孩子年满7岁时便进行为期一个月的斋戒仪式，法师会在其手上绘上图案，以期望孩子一生幸福平安。在北非沙漠，年轻人长大后会在手掌心画上图案以阻挡魔鬼、黑暗和疾病。而现代人体彩绘经时代的升华已成为一种流行的新文化，深在的根源是人们某种内心渴望的释放。它剔除了以衣服和表面饰物为依托的身份、地位、层次的差别，完全从自身的美感出发来表达心意、强调自我，迎合潮流、展现个性、实现人性的幻觉之美。裸体绘画、雕塑、人体彩绘表演，它们和体育界的健美比赛一样，是一种审美艺术，给人们带来愉悦和惊喜。

人体彩绘本身是很严肃和极富美感的艺术创作。人体彩绘并不只是绘制技术，而是一种美学观念和态度。也就是说，会画画不代表就懂得画人体。如果把人体当画布、画板来创作的话，那人体彩绘就会失去它的意义。真正的人体彩绘，必须根据人体曲线、身体架构以及模特儿的肢体语言，去表达作品内容。单画在画布上无法呈现这样的艺术效果。绘画与人体彩绘的区别不仅在于画画的载体而在于对待绘画的不同观念和态度。其实在中国很早就有彩绘，比如京剧，但主要是脸部的彩绘造型，西方彩绘创作时间长，用的是油画的表现方式。如今的彩绘往往与商业结合在一起，那么要求彩绘师在彩绘前首先要和客户有良好的沟通，确定客户的意图和所要表现的东西，然后自己在纸上用笔绘画图案，客户认同后用几天的时间练习绘画该图画花纹，因为一般在演出前要两小时内完成创作，为了能在很短的时间内顺利完成在模特身上的绘画，必须有一定的熟练度和准确度，彩绘是不容涂改的。

一、人体彩绘化妆概述

人体彩绘化妆艺术是将化妆术、梦幻与人体彩绘融汇一身，利用人的整体，包括面部和躯体，展现人类渴求创新，不甘束缚精神的人体造型艺术。其特征是不受人的常规思维所束缚，如同天马行空，纵情驰骋。由于人体是充盈着生命活力的肌体，有着特殊的骨架结构和肌肉组织，完全不同于普通平面的画布，这使得人体彩绘具有相当的难度；但是反过来，正是因为人体有生机、有情感、能张能弛，有转向有扭摆，有呼吸有脉动，又赋予了人体彩绘一种无与伦比的生命的激情与魅力。

人体彩绘化妆不仅包括基本化妆术，绘画知识，构图的选择，色彩的运用，外形轮廓的刻画以及各种材料的运用等技巧，还需要独特的创意和直觉的美感。其表现手法是多种多样的，或抽象或具体，或肌理叠加，或写意泼墨，或自然写实，任何一种创意都值得尝试。选题也可以在人、自然、宇宙、社会、生态的各个领域尽情发挥，表现形式更是不拘，无论传统与叛逆，经典与潮流均可用于创作。

二、色调对表现主题的重要性

色彩是一种神奇的自然现象，影响人的精神和感情体验。例如，黄色代表着一种领悟，是辉煌和明亮的色彩；红色是一种使人感觉温暖、热情、恐怖和扩张的色彩；蓝色却象征着遥远、冷淡、宁静和收缩。如果人体彩绘化妆运用色彩来表达特定的情感主题，结合人的个性特征，必然使人感到有特别的新意，是人的意识与大自然的默契交融，给予人全新美的感悟。

如果要表达一种热情如火的神情，那么从底色到眉、眼、鼻子和唇形以及人体的刻画上，也必须表现亲切、和善及逗人喜爱的温情，运用暖色调是必不可少的。当用色调来表现特定主题时，还必须正确运用色彩，要保持颜色的干净，不要太多或太少，要恰到好处，以免弄脏面部和躯体的妆面。要注意特定的色调倾向，如果是表现冷色调，那么在使用红色时就不要太过分、太强烈，要与其他冷颜色有机结合；反之，如果是表现暖色调，用太多的蓝与绿色就会不协调，也不能表现自然真实的肌理效果。

三、灯光对彩绘化妆色彩的影响

在人体彩绘化妆的展示场景中，灯光的强弱及色彩的运用，对舞台上的彩绘化妆造型起着非常重要的作用。

颜料的三原色是红、蓝、黄；而光的三原色是红、绿、蓝。色彩原色的色素和灯光原色的色素之间是有区别的。多种色光重叠所产生的光色和同样多的色彩相调和所产生的颜色是不一样的。因此展示在舞台上的效果如何，也要靠灯光与化妆的色彩相互配合。如果在化妆方面展示的是红色系的色彩，同时在红光的照射下，就会使化妆的红色有泛白的效果，黄色在紫光下会产生粉红的效果……有时为加强舞台上黄色调光的效果，在化妆上可偏红些，以达到自然真实的效果。要注意同一种彩绘化妆色彩，在不同灯光的照射下会产生各不相同的气氛和效果，因此，我们要特别注意灯光与色彩的关系，只有灯光与彩绘化妆色彩的密切配合，懂得用灯光色调对彩绘化妆主体色调的控制，才能使彩绘化妆充满魅力。

四、营造光照下的亮丽感

可以采用各色亮片、各形各状亮钻及各色亮粉等化妆材料，或其他能够具有反光作用的材料，在彩绘妆容的重点处适当地方上加以修饰，加强点缀效果的表现，可令整体造型有画龙点睛、熠熠生辉的效果，根据不同的彩绘材料，不同质地使用不同的方法喷涂。如果是水溶性，可先用胶质的液体在需要处涂一遍，再撒上适量的闪光物；如果是油质就要用干笔蘸乳质水和少量闪光物粘在需要的部位上，或可通过纸管用嘴吹在各部位上。

五、人体彩绘的基本技法

人体彩绘化妆不仅包括基本化妆术，绘画知识，构图的选择，色彩的运用，外形轮廓的刻画以及各种材料的运用等技巧，还需要独特的创意和直觉的美感。其表现手法是多种多样的，或抽象或具象，或肌理叠加，或写意泼墨，或自然写实，任何一种创意都值得尝试。选题也可以在人、自然、宇宙、社会、生态的各个领域尽情发挥，表现形式更是不拘，无论传统与叛逆，经典与潮流均可用于创作。

我们常用的技法有以下两种：

1. 晕染法　用颜色在人体上晕染使其相互交错或融合，是人体彩绘化妆的一种重要的表现手法。通常需要借助较宽的笔或化妆海绵使其产生扩散效果。选用的化妆底粉不同，晕染法也有所不同。化妆油彩多用于面部，表现力强，但不宜用于人体，油质颜料较油腻不易干燥，会把彩绘的人体碰脏，必须用亮粉来定妆，同时亮粉也可表现出光泽感；水粉颜料较适合于人体的化妆，优点是快干，容易洗涤，色彩丰富，表现力较好，但保持时间过长易裂开脱落；水溶性彩绘膏很适合做人体的化妆，颜色比较鲜艳，具有很强的附着力，自动快干，并且不易晕开碰脏。

2. 线条法　通过线条的色彩、形态、组合、走向等来表达主题。线条法通常与晕染法相结合，形成晕染之虚与线条之实的有机结合，互相衬托，呈现丰富的感染力。彩绘化妆完成了面部和身体化妆的同时，还要按照主题的要求配上适当的装饰物和道具。这能使作品的形象更为完整和丰满，更加逼真生动和富于情趣。人体彩绘的创作精神不只在技术上，重点在态度上，焦点不在创作者，而在整体。作品的意义、内涵、语言、故事、目的、记录，等等。真正的人体彩绘，必须根据人体曲线、身体架构及肢体语言来表达作品内容。因此彩绘设计者可根据模特的形象、肢体特征选择适合的彩绘图案颜色风格以及适合彩绘的部位，增进设计者与模特之间的双向交流和沟通。

六、人体彩绘图案变化的方法

人体彩绘的图案变化是对写生对象进行加工、提炼，概括夸张的过程，是变自然形象为艺术形象，追求变化过程是运用取舍，归纳象征、抽象等手法，对自然事物进行艺术加工，以适应审美的需要及实际需要。

1. 图案变化分为具象与抽象两大类

(1) 具象的图案变化是指包括自然形态和人物形态在内的一切表现具体物象的图案变化。它的主要造型特点是注重对具体物象的高度概括和简化。

(2) 抽象的图案变化是指不表现具体物象，由纯粹形态的点、线、面组织而成的图案变化。它的主要造型特点是偏重于运用艺术与数字的逻辑进行图案的构成和组织。

2. 图案的变化倾向分为写实、夸张、变形三种。

(1) 写实的倾向变化注重突出形象所具有的美的自然特征和自然形态，要求生动、真实而又富于单纯与装饰性。

(2) 夸张倾向的变化是在简练、概括的基础上，强调自然形态的鲜明个性和主要特征，不求逼真，只求神似，包含较多的主观因素，夸张、取舍的程度大。

(3) 变形倾向的变化是强调突破自然形，在不失对象特征的原则下，运用想象、联想、寓意等多种方法，充分表现设计意念和情趣，寓“神”于简洁而优美的形象中，构想出更美、更集中、更典型富于理想化的形象。

3. 图案变化的具体方法

(1) 省略：即简略、简练、概括。从形来讲，要“省”去一切非本质特征的、繁琐的、不美的部分。从色来讲，要“省”去复杂的明暗和色彩层次。通过对自然形象的提炼概括，提炼出特征鲜明、造型简洁、色彩单纯，富于完整性和典型性的图案形象。以求栩栩如生，简洁得体的艺术效果。

(2) 夸张：即突出、加强、强调。要在省略的基础上，突出自然形的典型特征，加强形象自身具有的美的因素，强调形象生动感人的神态，创造出更典型、更具有代表性、更富于艺术魅力和意境情趣的图案形象。

（3）规整：即条理、规律、整齐。它是依据自然形态的组织结构、形象特征，运用条理与反复的图案组织原则，进行整理归纳，呈现出规律化的结构，条理化的装饰，整齐化外形。使图案造型的形式感更趋明显，形象特征更加突出，装饰性更加强烈。

（4）添加：即充实、丰富、组合。它是在省略与夸张的基础上，进一步充实形象美的因素，丰富图案形象的变化和表现，组合为富于浪漫色彩、更加理想化图案形象。

（5）寓意：是把特定的含义，理想和美好的愿望，寓于具体的图案形象之中，用以表达某种意念、理想和感想，表示对某种事物的赞颂与祝愿。如：我国传统的喜鹊和梅花相结合寓为“戏上眉梢”、中国的五星国旗图案等。

（6）象征：是以某一种具体形象来表现一定事物与抽象的、非具体的概念的本质特征的方法。如：我国传统的龙凤图案象征帝王与王妃，也象征安吉祥瑞、鸽子和橄榄枝象征和平等。

（7）拟人（人物化）：又叫做人格化。它是部分改变植物、动物的特征，使之与人的表情、活动、性格和情感联系起来，表现出人的表情、动作和情感。如：给母鸡赋予母爱情感、将太阳变为慈祥的老公公等。

（8）变形：是在不失对象特征的原则下，强调突破自然的束缚，注重设计意念的表现。它的特点是自然的因素更少，设计意念的主观因素更多，但属于具象变化。

七、人体彩绘图案题材与变化

1. 花卉图案　花卉的种类繁多，形态各异。花卉的写生变化必须注意组织认识和掌握花枝、花叶、花瓣、花蕊、花苞、花萼、花蒂的特点及组织结构。花瓣是花的主体，最能表现花的“样貌”。花瓣的形状、结构、纹理，不仅反映出花的个性与特性，也是十分重要的装饰因素。花蕊好像花的“眼睛”，形虽小却能传神。花蕊的形状有的是点，有的如丝；花蕊的组织有的呈五角形状，有的是离心放射；花蕊的颜色有的娇嫩素雅，有的华贵艳丽，具有极强的装饰意味。

2. 动物图案　动物的图案变化首先要掌握动物的三个特征：①是动物的外貌特征。每一种动物都有区别于其他动物的外貌特征，它包括体态特征和局部特征。敏锐地感受和明确表现动物的特征，是动物图案变化的首要因素；②是动物的动态特征。充分表现动物的动态情趣，才能赋予图案形象艺术感染力；③是动物的生活特征。对动物的生活习性和性格特点的掌握，是增加动物图案的生动性、趣味性和典型性的关键。

3. 风景图案　风景图案的变化，不以如实的描绘为目的，是在充分把握自然景观的典型形象及其意境的基础上，运用形式美的艺术规律与法则，通过典型的艺术形象和多样的表现手法，表现大自然蕴藏的诗情画意和不拘泥于自然的艺术之美，是一种理想化的艺术形式。

4. 人物图案　人物图案是不以追求“逼真”地再现人物形象为目的，而是在领悟人物形象的形体比例、解剖结构、动态规律、动作特征的基础上，通过简练概括、夸张变形，强调人物的鲜明特征和神态的表现。要突出人物形象的美感，同时素材要注重装饰性。

八、舞台化妆造型中的人体彩绘

根据舞台造型的功能、剧本的形式、表现的手法等等的不同，舞台化妆造型中的人体彩绘大致分为四大类：

（一）文身型彩绘

在舞台上演出的演员们需要化妆师为其画上精致的图案、花纹，或者直接买来水印画纸，把图案印在皮肤上。但是生活中的水纹纸的图案过于细腻，不适合远距离的舞台化表演，在影视剧中和小剧场的表演中可以应用，而大舞台需要的则是较粗线条的块面画。

（二）装饰型彩绘

最早的装饰型彩绘是中国的戏剧脸谱。脸谱直接用色彩，图案表现人物形象，刻画人物性格，使演员一登台就能让观众观其貌而知其人。现代派的舞台戏剧演出也采用这样的形式。装饰型彩绘则以抽象的几何型图案、色块绘制而成，把明暗、冷暖对比的色彩描绘在起伏有致的人体上，使平面的装饰画不在平面，它和人的身体结合在一起之后就有新的内涵。

百老汇历史上最经典的音乐剧《猫》中，几乎所有的演员都用了彩绘形式来强调猫的面部特征，使千姿百态的猫的形象活灵活现地呈现在恢弘的舞台上。

（三）色彩型彩绘

舞台对于色彩型彩绘的要求是加强色彩之间的对比，充分营造视觉冲击力。色彩型彩绘一般没有清晰的图案线条，完全靠色彩的渐变渲染气氛，可以是相近色系的，更可以是多色系拼接，感觉就像热闹的视觉大餐。

色彩型人体彩绘的颜料有三种：

1. 化妆油彩　颜色较灰，附着力强，易晕开碰脏，必须用亮粉定妆。

2. 水粉颜料　色彩丰富，自动快干，易裂开脱落。

3. 水溶性彩绘膏　颜色鲜艳，附着力强，自动快干，不易晕脏，但价格较贵。

（四）主题型彩绘

舞台化妆造型是为演出服务的，是为塑造更多准确而有魅力的人物形象，主题更应该鲜明而有内涵。主题型彩绘对舞台剧的演出非常有帮助，起到突出强调的作用，人一看就知道要表现的是什么，这就是成功的主题型彩绘。

主题就是作品的灵魂，更是造型的基础。主题的构思来源于文化和艺术修养，演员表演时可以展现主题构思和造型意境，所以每一个动作、每一个眼神都要紧紧围绕主题而进行。

九、人体彩绘点、线、面、体的表现手法

1. 点的表现手法　点在绘画中是最基本的概念，每幅画的开始都是“以点定位”，点是微小的，但无数的点却能震撼人心，如西方绘画中 19 世纪出现的点彩派，整幅绘画作品完全是由小小的色彩点所组成，画面绚丽柔和，有着梦境般的美感，点可是规则的也可是不规则的，点的形状、排列、面积、位置决定整个造型的成败。

2. 线的表现手法　两点成为一线，线是两点之间的延长标志，其移动轨迹、稳定程度、规则状态及不同的外观形象，都赋予线各种面貌与性格。西方绘画中的野兽派就是一个擅长用夸张的黑线作画的流派，画面粗犷、强劲、极富张力。在彩绘化妆造型中，线是塑造角色的重要因素，因为人的面部五官轮廓就是由许多线组成的，如眉线、眼线、唇线等。

3. 面的表现手法 面几何学上称由线条移动而生成的形迹，有长有宽没有厚度。线的移动轨迹形成平面与曲面之分，面在化妆中经常是以大面积的色块来表现的，人的面部并不是平面，所以表达在不同部位的色块即会产生不同的感人效应。

4. 体的表现手法 把点、线、面的技巧结合在一幅作品中构成一个整体。既要考虑它们的主次又要考虑它们的对比，形成强烈的风格化，使观者在心理上引起共鸣。

十、人体彩绘的表现方法

1. 写实的人体彩绘 是对所描绘的事物不做过多的修改。

2. 写意的人体彩绘 是指所描绘的事物通过想象而创作出来的。如：我国传统的民族图腾“龙”。

十一、人体彩绘的操作过程

1. 构思 所有的彩绘都要根据你所画人体部位的凹凸起伏去设计图案，这样可以达到事半功倍的效果，不仅立体感更强，同时也借助身体的外形结合自己的图案达到更好的效果。

2. 勾勒轮廓 一般初学彩绘者画比较复杂的图案都需要先勾勒轮廓线，我们可以用白色笔去勾线，这样修改起来比较容易，而且，艳丽的颜色不会显脏。如果用深色笔勾线会显脏，会失去色彩的艳丽效果。

3. 色彩的晕染 在线条转折的位置的一端用深色，另一端用浅色可以营造出立体感及线条感，而且一笔一色，这样画出的颜色才能保证色彩的饱和度。

4. 加强整体 如果大面积的彩绘完成后，感觉视觉冲击力不够强，可以加强色彩之间的对比效果。

5. 整理细节 在彩绘作品完成后我们可以用亮片或者亮粉点缀一下需要突出的细节部位。

（陈 敏）

9 第九章 理化美容技术

第一节 激光美容技术

一、概述

（一）激光的基本概念

激光的英文 LASER 是受激辐射光放大(Light Amplification by Stimulated Emission of Radiation)英文单词的第一个字母的缩写，1964 年根据钱森教授的建议，始正名为“激光”。港、澳、台则将 LASER 音译为“镭射”。

激光也是由光子组成的，因此激光与普通光就其光子本质的微观上而言，两者无差别，但是，从宏观上而言，激光的光子与普通光的光子所组成的光束则完全不同，激光具有在时间、空间和单位频宽内高度集中的光能量，使得普通光所不显示的生物效应在应用激光后变得明显起来，普通光所无能为力的特异诊治，激光则可大显身手。

（二）激光的发射原理

激光与普通光两者发光机制迥然不同。

1. 普通光的发光机制　在一个物质体系中，其内部总有大量的粒子(原子、分子或离子)相互碰撞并交换能量，有些粒子由低向高能级跃迁，而有些则由高向低能级返回。根据能量最小原理，高能级的粒子会迅速跃迁到低能级上，同时以光子的形式释放能量，这一过程完全是自发的，因而称为“自发辐射”。自发辐射所产生的光子杂乱无章，没有一定的规律，光子的频率、相位和方向都不一致，并且受激粒子的总数很有限，因此只能发出低亮度的光，这正是普通光源的发光机理。

2. 激光的发光机制　爱因斯坦在 1917 年就指出，除自发辐射外，光与物质粒子的作用还存在“受激吸收”和“受激辐射”过程。所谓受激吸收，是指处于低能级的粒子当吸收一定频率的外来光能后会跃迁到高能级上。与受激吸收相对应的过程称受激辐射，即处于高能级的粒子，在一定频率的外来光子逼近它时就可能受此光子的作用，跃迁到低能级上，同时发射一个与外来光子相同的光子。受激辐射的特点本身不是自发跃迁，而是受外来光子的刺激产生。因而粒子释放出的光子与原来光子的频率、方向、相位等完全一样，无法区别出哪一个是原来的光子，哪一个是受激发后产生的光子。激光的发光机理正是受激辐射发光。

（三）产生激光的条件和过程

1. 粒子数反转　对于一个粒子系统而言，自发辐射一经产生，受激吸收和受激辐射总是不可分割地同时存在。从玻耳兹曼分布律可知，在热平衡状态下，处于低能级的粒子数目总是多于高能级的粒子数，因此在总体上受激吸收比受激辐射占优势，所以当外来光子照射粒子系统时，看到的都是光的吸收现象。很显然为得到激光，必须使受激辐射压倒受激吸收，即必须使高能级的粒子数多于低能级的粒子数，实现粒子数反转（反分布）。

2. 激光工作物质　能在两个能级之间产生粒子数反转的物质，称为激光工作物质。并非各种物质都能产生粒子数反转，这是因为处于高能级的粒子很不稳定，总会自发地或在外加的刺激下迅速回到低能级上，即粒子在高能级上时都具有一定的“寿命”。很显然寿命较短的粒子是不能实现粒子数反转的（就好比水库有一道漏水的大坝，难以形成高水位）；寿命较长的粒子数能级叫做亚稳态能级，激光的工作物质必须是具备亚稳态能级性质的物质（尤其是Q开关的激光对粒子的寿命要求更高）。

3. 外界激励源　使激光工作物质达到粒子数反转的外界能源称为激励源，也称为泵浦源。激励方式以电抽运和光抽运最为常见。电抽运常见于气体激光器，光抽运几乎用于所有的固体和液体激光器，此外还有化学抽运、核抽运、热抽运等。

4. 光学谐振腔　实现了粒子数反转分布的工作物质，可以做成光放大器，但还不是一台激光器。为了产生激光通常使用光学谐振腔，即在工作物质两端加上一对互相平行的且垂直于工作物质轴线的反射镜（平面、凹球面或一平一凹），反射镜之间就构成光学谐振腔（光腔），其中后反射镜为全反射镜，前反射镜为部分反射镜（图9-1）。

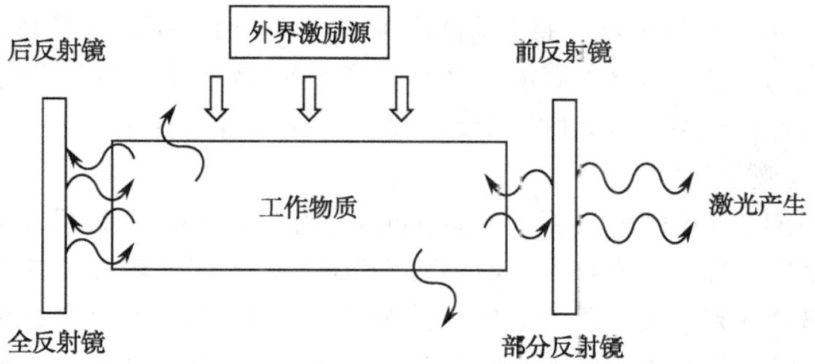

图9-1　光学谐振腔及激光产生示意图

被激励后工作物质先会产生自发辐射，其产生光子的方向是任意的，凡是偏离谐振腔轴线的光子，就会从侧面逸出腔外，而沿轴线方向的光子，将在腔内两反射面间振荡，在其前进过程中就会与腔内其他受激粒子作用，从而形成受激辐射。当它能克服传播过程的损失时，受激辐射光子密度将雪崩式地猛增，最终由部分反射面输出一束单色性好（频率、波长单一）、方向性好（谐振腔轴线方向）和亮度高的光——激光（图9-1）。

由上可知，一般激光器是由具有亚稳态能级的工作物质、激励能源和光学谐振腔三部分组成。这三种因素缺一不可。在谐振腔中产生激光的过程可归纳为：激励→工作物质实现粒子数反转→偶尔发生的自发辐射→其他粒子的受激辐射→光子放大→光子振荡及光子放大→激光产生。

（四）激光的特性

激光的发射原理及产生过程的特殊性决定了激光具有普通光所不具有的特点：即三好（单色性好、相干性好、方向性好）一高（亮度高）。

1. 单色性好　普通光源发射的光子，在频率上是各不相同的，所以包含有各种颜色。

而激光发射的各个光子频率相同，因此激光是最好的单色光源。

由于光的生物效应强烈地依赖于光的波长，使得激光的单色性在临床选择性治疗上获得重要应用。此外，激光的单色特性在光谱技术及光学测量中也得到广泛应用，已成为基础医学研究与临床诊断的重要手段。

2. 相干性好　由于受激辐射的光子在相位上是一致的，再加之谐振腔的选模作用，使激光束横截面上各点间有固定的相位关系，所以激光的空间相干性很好（由自发辐射产生的普通光是非相干光）。激光为我们提供了最好的相干光源。正是由于激光器的问世，才促使相干技术获得飞跃发展，全息技术才得以实现。

3. 方向性好　激光束的发散角很小，几乎是一平行的光线，激光照射到月球上形成的光斑直径仅有 1km 左右。而普通光源发出的光射向四面八方，为了将普通光沿某个方向集中起来常使用聚光装置，但即便是最好的探照灯，如将其光投射到月球上，光斑直径将扩大到 1000km 以上。

激光束的方向性好这一特性在医学上的应用主要是激光能量能在空间高度集中，从而可将激光束制成激光手术刀。另外，由几何光学可知，平行性越好的光束经聚焦得到的焦斑尺寸越小，再加之激光单色性好，经聚焦后无色散像差，使光斑尺寸进一步缩小，可达微米级以下，甚至可用作切割细胞或分子的精细的“手术刀”。

4. 亮度高　激光的亮度可比普通光源高出 1012～1019 倍，是目前最亮的光源，强激光甚至可产生上亿度的高温。激光的高能量是保证激光临床治疗有效的最可贵的基本特性之一。利用激光的高能量还可使激光应用于激光加工工业及国防事业等。

（五）激光的生物学作用

1. 热效应　光被生物组织吸收后转化成热能，使组织的温度升高，性质发生变化，即产生热效应。激光治疗中的治疗机理大多数是基于热效应。不同的热效应温度可使组织产生不同的变化。当激光照射使皮肤表面温度上升至 39～40℃时，皮肤有温热感；当照射温度达 43～60℃时，可出现热性红斑，为微血管扩张充血所致；当激光照射皮肤温度达 60～70℃，皮肤外观发白，使细胞发生凝固坏死；当皮肤温度上升至 100℃，皮肤组织的水分沸腾，蒸汽逸出，肉眼可见一股白色烟雾，局部细胞被破坏；皮肤温度上升达 300～400℃，皮肤局部迅速炭化，组织干性坏死呈棕黑色炭化层，易脱离原来组织；若上升温度超过 530℃，可使皮肤组织即刻气化。热效应不仅与温度升高有关，而且与热作用持续时间也有密切关系，持续时间越短，生物组织的耐受温度越高。

2. 光化效应　激光直接作用于生物组织引起化学反应的现象称激光光化作用。光化作用大多经历两个过程：原发光化反应、继发光化反应，前者是在治疗时的反应，后者是治疗后在外环境下发生的后继化学反应，直至形成稳定的最终产物。光化反应在临床上又分为光致分解、光致氧化、光致聚合、光致敏化四种类型。

3. 压强效应　激光照射产生的压强效应有两种：一种是激光本身的辐射压力所形成的压强，另一种是由激光作用于生物组织以后形成的气流反冲击、内部气化压、热膨胀、超生压、电致伸缩压造成的。

4. 电磁场效应　激光是电磁波，激光与生物组织的作用实质上是电磁场与生物的作用。当生物组织吸收激光能量时，可近似地把生物组织当作单相水溶液，可能发生两种现象：如果能量密度超过某一确定阈值，就会产生蒸发并伴有机械波；若能量密度低于该阈值，就无蒸发而只产生机械波。另外，激光可通过电场和生物物质起作用，可发生电致伸缩、自聚焦、自俘获及受激布里渊散射等现象，这些现象可同时伴有机械效应。

5. 生物刺激效应　当弱激光照射生物组织时，不对生物组织直接造成不可逆性的损伤，而只产生某种与超声波、针灸、艾灸等机械的和热的物理因子所获得的生物刺激相类似的效应，称为激光生物刺激效应。这种生物刺激效应是低功率激光作用的结果，无法用前面述及的热作用、光化作用、机械作用和电磁场作用来解释。为了区别前者，我们将产生生物刺激效应的激光叫做“弱激光”，如毫瓦级的氦氖激光和半导体激光等。

目前已知弱激光照射可以影响机体免疫功能，对神经组织有刺激作用，还可引起生物体内系列其他的生物效应，对某些疾病有一定的防治效果。

（六）激光美容发展史

早在1917年爱因斯坦就预言受激辐射的存在和光放大的可能，继而建立了激光的基本理论。1954年Gordon JP和Townes CH根据爱因斯坦的理论制成了受激辐射光放大器，1960年梅曼（Maiman TH）制成了世界上第一台激光器——红宝石激光，从此，一种完全新颖的光源诞生了。激光第一个被应用的领域是医学，并得到了日新月异的发展，激光医学的发展大致经历了四个阶段：

1. 20世纪60年代为基础研究阶段　激光医学的基本理论研究大部分在20世纪60年代就完成了。自第一台激光器问世后，被称为“激光医学奠基人”的Goldman L（著名皮肤病学专家）等就开始在皮肤上研究了激光与生物组织的相互作用；1961年有人将红宝石激光试用于对剥离的视网膜进行焊接；1963年，Goldman L开始将红宝石激光应用于良性皮肤损害和文身治疗并取得成功，开创了激光医学应用的先河。60年代中后期还相继研制出氩离子（Ar^+）激光、低功率CO_2激光和钕玻璃激光，但临床应用不多。我国在激光器研究的初期走在了世界前列，1961年长春光机所研制了我国的首台红宝石激光器，1965年北京同仁医院开始了红宝石激光视网膜凝固的动物实验，1968年上海研制出Nd：YAG（掺钕钇铝石榴石）激光。

2. 20世纪70年代为临床试用阶段　1970年Goldman L等人首次用连续CO_2激光治疗基底细胞癌和皮肤血管瘤，由于连续地提供有效的激光功率和能量密度，克服了早期脉冲激光功率低、效率低的缺点，从而掀起了国内外首次激光医疗热潮，连续CO_2激光被广泛地用于外科、皮肤科、五官科、妇科、理疗料、针灸科和肿瘤科等，并取得了较满意的效果。70年代应用于皮肤美容的连续激光还有Ar^+、Cu蒸气和Nd：YAG等激光。这些连续激光对组织的热损伤属非选择性的，治疗后常伴随皮肤瘢痕色素减退等副作用，尚达不到良好的美容效果。

3. 20世纪80年代为学科形成阶段　1983年，Anderson RR和Parrish JA提出了选择性光热作用理论——即“光热分离”理论，其含义为根据不同组织的生物学特性，选择合适的波长、能量、脉冲持续时间，以保证对病变组织进行有效治疗之同时，尽量避免对周围的正常组织造成损伤。该理论实现了激光的有效性和安全性的完美统一，是激光医学特别是激光美容医学发展史上的里程碑。根据选择性光热作用设计的脉冲激光机在80年代有很大进步。相继出现了铒激光、准分子激光以及不断完善的CO_2激光和脉冲染料激光，激光新技术已经比较成熟地用于研究、诊治疾病和美容治疗，并且已经形成了一支庞大的专业化队伍，这是激光医学学科形成的重要标志之一。

4. 20世纪90年代为发展成熟阶段　90年代起，随着科学的进步和激光技术的发展，医用激光器与电子计算机、纤维内镜、图像分析、摄像录像、荧光光谱、X线和超声等新技术不断结合，使医用激光器朝着高性能、智能化、微型化及专科化方向发展。新型美容激光机如雨后春笋般涌现，并取得了非常显著的成就：90年代初期应用Q开关激光治疗色素性疾病如太田痣、文身等已取得了近乎完美的治疗效果。90年代中、后期可变脉宽倍频激光治疗血管性疾病也取得了较好的疗效；与此同时长脉冲红宝石激光、翠绿宝石激光、Nd：YAG激光以及半导体激光的相继出现也使激光脱毛技术日益发展成熟；高能超脉冲CO_2激光和铒激光的问世使激光除皱换肤风靡西方世界（由于色素沉着问题，该技术在黄色人种中未能大量展开）；此外，一种与激光技术相媲美的强脉冲光（intense pulsed light，IPL）技术也开始应用于临床，并在治疗光老化、血管性疾病和色素性疾病和脱毛上得到迅猛发展。21世纪初陆续出现了一些无创激光除皱系统，如CoolTouch、SmoothBeam等，应用这些仪器术后反应轻微，临床上也可取得一定的疗效。近来新一代除皱嫩肤仪——点阵激光因其疗效明显且副反应轻微迅速风靡全球。

20世纪90年代中期，激光美容在我国一些大城市逐步开展起来并且日新月异地发展，90年代中、后期美国、以色列、英国、德国及日本等国的先进成套的激光美容仪迅速涌进国内，并趋向普及，一些国产的激光美容仪在国内也得到了越来越多的应用。激光美容在整个激光治疗中独占鳌头，且其前景不断看好。现代激光美容已成为当代医学美容中最具有魅力和远大前途的部分。

（七）选择性光热作用理论

现代激光美容治疗既强调有效，更注重安全。激光主要依靠其热作用使靶组织（病变组织）有效破坏，但靶组织受热的同时会向其周围传导热量，因此在治疗时如何使热传导减少到不致引起周围组织损伤（可形成瘢痕等）的安全程度是一个非常关键的问题。

1983年Anderson RR和Parrish JA提出了选择性光热作用理论，即根据不同组织的生物学特性，只要选择合适的激光参数（波长、脉冲持续时间、能量），就可以保证最有效治疗病变部位的同时，对周围正常组织的损伤最小。该理论实现了激光治疗的有效性和安全性的完美统一，是激光医学发展史上的里程碑和分水岭，按照该理论设计的激光仪从此真正可以做到"去病不留痕"。

要实现选择性光热作用，则必须满足三个重要的条件：

1. 波长　选择能作用到靶组织并被靶组织强烈吸收的波长。

由于激光在组织中的穿透深度与激光的波长成正比，因此治疗时激光波长的选择应首先考虑激光穿透力的大小，病变部位越深，则所需的激光波长越长，尤其是真皮深部的病变一定要选择较长的激光波长，否则激光作用不到病变部位。

就血管性病变而言，激光治疗的靶色基为血管内血液中的氧合血红蛋白。氧合血红蛋白吸收峰值有三个（图9-2）：即418nm（蓝色）、542nm（绿色）及577nm（黄色）。其中418nm是氧合血红蛋白最大的吸收峰值，如果我们只考虑吸收能力，这一波长的激光无疑是最理想的，但418nm激光的穿透能力差，达不到皮肤真皮的多数血管组织，而且418nm激光还能被表皮中的黑色素很好地吸收，有可能造成术后皮肤色素减退等，所以418nm波长与542nm和577nm的波长相比，尽管后两个波长的激光吸收峰值相对较小，但它们的穿透性较好，且黑色素对它们的吸收不如418nm那样多，故靠近542nm和577nm波长是治疗血管性病变理想的激光波长。对于部位较深在的病变，则577nm附近的波长更加理想。

就色素性疾病而言，黑色素吸收峰值在 280～1200nm 中并随波长增加而吸收减少（图 9-2）。治疗浅表色素性疾病如雀斑、黑子等，可选择波长较短的激光，如 510nm、532nm 等；如果治疗真皮色素性疾病如太田痣、蓝黑色文身等，则必须选用波长较长的激光，如 694nm、755nm、1064nm 等，只有波长较长的激光才能有效地到达真皮深层。

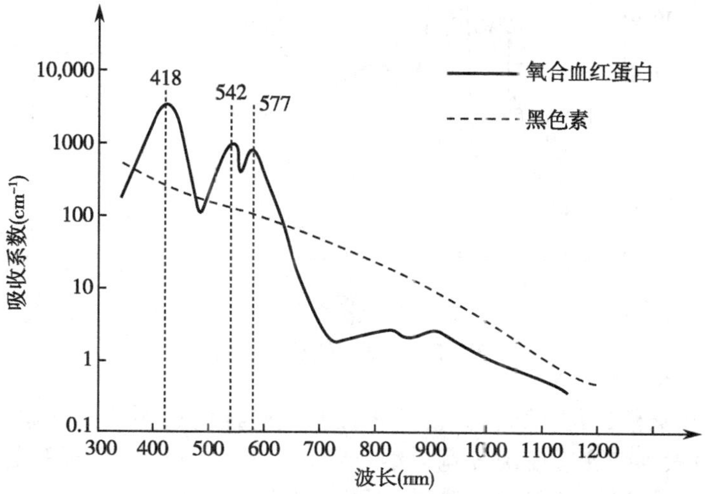

图 9-2 氧合血红蛋白和黑色素对光的吸收曲线

文身的色素有黑、蓝、绿、黄、橙、红等多种人工色素，根据互补吸收的光学原理，文身的治疗应选择与其颜色互补的激光。如红色文身用绿色的 510nm 或 532nm 的激光治疗，绿蓝色文身用红色的 630nm、694nm 或 755nm 的激光治疗，而蓝黑色文身用红色的 755nm 或近红外的 1064nm 的激光进行治疗。

组织中的水对可见光和近红外线吸收极少，而大于 2μm 的红外线波段吸收较好，其吸收主峰在 2.94μm。表皮和真皮所含有的大量水分，成为激光磨削治疗时（如祛皱纹等）的靶组织。根据水对光的吸收曲线（图 9-3），磨削治疗用 Er：YAG（铒激光，波长 2.94μm）激光最好，其次为 CO_2 激光（波长 10.6μm）及 Ho：YAG（钬激光，波长 2.1μm）激光。

2. 脉冲持续时间　应小于或等于靶组织的热弛豫时间。激光的脉冲持续时间必须足够长，才能引起靶组织的充分破坏，但热传导的多少与激光的脉冲持续时间成正比，时间越长，热损伤的范围就越大。正像人们在日常生活中经常遇到的现象，如果用手指快速接触一个烧热的锅，皮肤不会被烫伤，但如果接触的时间稍长就会烧伤皮肤。同理“火中取栗”可以不伤手也全在“时间短暂”上。根据光学理论，只要使激光的脉冲持续时间小于或等于靶组织的热弛豫时间，就不会引起周围组织的热损伤。

热弛豫时间（Thermal Relaxation Time，TRT）是指受热的组织通过热扩散将其自身的热量降低 50％所需的时间。该参数是衡量靶组织的热传导速度快慢的指标。

小物体要比大物体冷却得快，精确地讲，TRT 与物体大小的平方成正比。因此对于 1 个给定的物体，大小增加到 2 倍，则 TRT 将增加到 4 倍。①血管性病变中血管管径的粗细有很大差异。通过计算，毛细血管的 TRT 约为 10μs，管径 0.1mm 血管的 TRT 约为 4.8ms，而更大血管的 TRT 可达几十毫秒。因此治疗血管性病变最理想的激光脉冲持续时

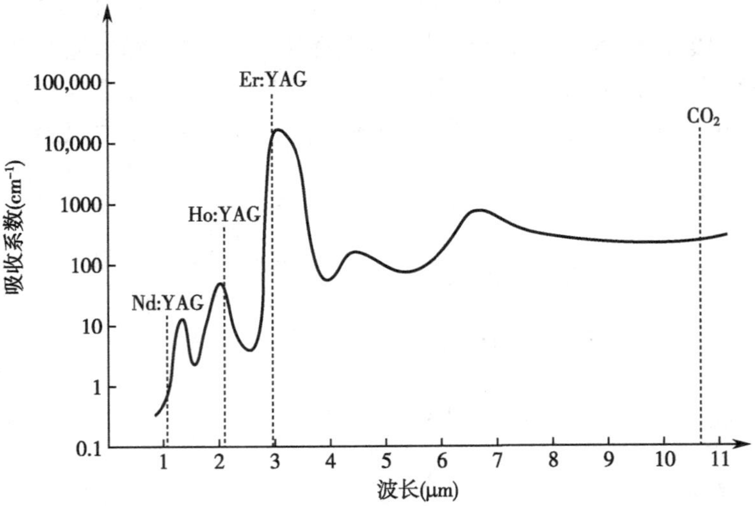

图 9-3　水对光的吸收曲线

间(即脉宽)应为几毫秒到几十毫秒。②色素性病变中黑色素颗粒非常微小,其 TRT 仅为 1μs。因此治疗色素性病变应使用脉宽为纳秒级(ns,1μs=1000ns)的激光,即带 Q 开关的激光。③皮肤组织的 TRT 大致为 1 毫秒,因此要求做皮肤磨削除皱的激光仪的脉宽小于 1 毫秒。④毛囊的体积较大,其 TRT 为几毫秒到几百毫秒,因此要求用来脱毛的激光的脉宽最好在几毫秒到几百毫秒之间。

现代激光仪与 10 余年前的激光仪的最大区别正是在于对脉宽的精确控制,这是现代激光治疗安全性的根本保证。

3. 能量　选择能在靶组织上产生足够的温度,使之破坏的合适能量。

足够的激光能量是保证疗效的前提,现代激光仪都具有强大的功率。实际临床应用时激光的能量密度须根据靶组织的性质、颜色深浅、大小厚薄和治疗当时的反应等来确定,治疗过程中应不断地对激光能量进行调试和修正。如选择的激光能量过低达不到疗效,过高则有形成瘢痕的危险。

(八) 常用激光美容仪简介

1. 激光的倍频、调 Q　激光的倍频、调 Q 是激光束控制技术的重要组成部分,通过这些技术可以扩展激光频率、提高激光输出功率和能量。

(1) 激光的倍频:激光倍频技术是通过改变激光频率,使激光向更短波长扩展,来获得范围更宽的激光波长。激光倍频的基本原理是利用频率为 υ 的光穿过倍频晶体,产生倍频效应,其出射光中含有 2υ 光的成分,从而获得波长减少一半的激光,如 1064nm 的激光通过 KTP 倍频晶体后可获得 532nm 的激光。

(2) 激光调 Q:为了使激光的能量在时间上集中,在工作物质达到粒子数反转时,使其不马上释放能量,而是继续对工作物质进行激励,让激发态的粒子数继续积累,然后在极短的时间内释放激光,即可大大提高激光输出功率。调 Q 技术即是实现压缩激光脉宽、提高激光峰值功率的方法,这种技术又称为 Q 开关技术。Q 开关激光脉宽短至几纳秒到几百纳秒(1 纳秒=10^{-9}秒),其激光峰值功率极高,可使一些细小颗粒如黑色素、文身墨等骤然受热而发生瞬间爆破,而邻近的正常组织不被破坏。

2. 激光美容仪器的分类　激光美容仪器有多种分类方法，常用方法如下：

(1) 按工作物质分为固体、气体、液体、半导体激光器等。

固体激光器和气体激光器发展最早，这两种激光器输出功率大而稳定、使用方便、效率(频率)高、耗材少。液体激光器包括各种染料激光器，其工作物质是若丹明、碳化菁等染料溶于乙醇或三氯甲烷等溶剂中，形成溶液，经高速循环，将染料从一薄嘴喷出，形成良好的光学液面，泵浦光经一定角度放置泵浦镜后，打到液面上，使染料受激产生激光。染料激光器的优点是工作物质多、输出功率大、光学性质好，缺点是需不断更换染料、耗材较多、保养复杂、效率(频率)较低。半导体激光器是用半导体材料作为工作物质的一类激光器，其优点是体积小、价格低、效率高、寿命长，目前越来越多的医用工业研究设计人员尝试使用半导体激光替代其他激光，作为改进激光医用仪器的主要措施。

(2) 按激光释放能量的运转方式，可分为连续激光、半连续激光和脉冲激光。

连续激光是以稳定的、连续的光束释放其激光能量。脉冲激光的能量则是以脉冲的形式释放，依据脉冲宽度，脉冲激光又可分为长脉冲激光(脉冲宽度为毫秒级)和短脉冲激光(脉冲宽度为纳秒级)。短脉冲激光包括各种 Q 开关激光。半连续激光也是以脉冲的形式来释放能量，所不同的是每个脉冲之间的间隔时间非常短暂，也不可调节，激光能量以紧密联结在一起的脉冲群的形式释放出来(如铜蒸气激光的脉冲以每秒 6000～15 000 个脉冲群的方式释放)，实际上皮肤难以“识别”出这是脉冲激光，其临床效果和连续激光的效果相似，因此有时也将半连续激光称为拟连续激光或准连续激光。

(3) 按波长范围分为紫外、红外、可见光激光器等。

在皮肤美容领域中应用最多的是可见光激光器，用于治疗血管性病变和色素性病变等；其次应用较多的是用来切割、气化皮损组织和用于磨削除皱的红外激光仪；紫外激光器用于皮肤美容的较少见。

一般描述激光器时，会同时描述上述特征。如脉冲 Nd：YAG 激光：波长 1064nm，近红外光，不可见。He-Ne 激光：气体激光，波长 630nm，红光，连续。

3. 常用激光美容仪器的特点和应用见表 9-1。

表 9-1　常用皮肤美容及治疗激光仪器的种类、特点和用途

用途	激光器名称	种类	波长(nm)	波段(颜色)	运转方式	脉宽
血管性疾病	倍频 Nd：YAG	固体	532	绿色	长脉冲	2～100ms
	铜蒸气激光	气体	578	黄色	半连续	
	PhotoGenica V	染料	585	黄色	短脉冲	300～500μs
	ScleroPLUS	染料	585	黄色	长脉冲	1500μs
	Cynergy	染料及固体	585/1064	黄色/近红外	长脉冲	0.5～40ms/0.3～300ms
	Vbeam	染料	595	黄色	长脉冲	0.45～40ms
	GentleYAG	固体	1064	近红外	长脉冲	0.25～300ms
	“红色先锋”血管治疗激光	固体	1064	近红外	长脉冲	2～200ms

续表

用途	激光器名称	种类	波长（nm）	波段（颜色）	运转方式	脉宽
色素性疾病	PLTL-1	染料	510	绿色	Q开关	400ns
	倍频Nd:YAG	固体	532	绿色	Q开关	4～10ns
	Sinon 红宝石激光	固体	694	红色	Q开关/长脉冲	20ns/3ms
	RubyStar 红宝石激光	固体	694	红色	Q开关	10ns
	AlexLazr 翠绿宝石激光	固体	755	近红外	Q开关	50ns
	Accolade 翠绿宝石激光	固体	755	近红外	Q开关	70ns/150μs
	MedLite C6	固体	1064/532	近红外/绿色	Q开关，平帽式输出	5～20ns
	MedLite C3	固体	1064/532	近红外/绿色	Q开关	5～7ns
	FotonaQX	固体	1064/532	近红外/绿色	Q开关	4～6ns
	Nd:YAG	固体	1064	近红外	Q开关	4～10ns
除皱或气化	GentleYAG	固体	1064	近红外	长脉冲	0.25～300ms
	CoolTouch	固体	1320	近红外	长脉冲	20ms,50ms
	SmoothBeam	半导体	1450	近红外	长脉冲	250ms
	Affirm点阵激光	固体	1320/1440	近红外	长脉冲	3ms
	Lux1540点阵激光	固体	1540	近红外	长脉冲	10ms/15ms
	Pixel像束激光	固体	1064/1320/2940	近红外/中红外	脉冲	short/medium/l ong
	Profile 铒激光（点阵+微剥脱）	固体	2940	中红外	点阵模式/微剥脱模式	
	MCL30铒激光	固体	2940	中红外	点阵模式/气化模式	
	“飞梭”三维点阵铒激光	固体	2940	中红外	脉冲	100～1000μs
	UltraPulse CO_2 点阵激光	气体	10600	中红外	超脉冲/连续	< 1ms,电脑扫描,连续
	Pixel CO_2 像束激光	气体	10600	中红外	超脉冲/连续	200～500μs,连续

续表

用途	激光器名称	种类	波长（nm）	波段（颜色）	运转方式	脉宽
脱毛	Sinon 红宝石激光	固体	694	红色	长脉冲	3ms
	GentleLase 翠绿宝石激光	固体	755	近红外	长脉冲	3ms
	Elite	固体	755/1064	近红外	长脉冲	0.5～300ms/0.4～300ms
	LightSheer	半导体	800	近红外	长脉冲	Auto,30～400ms
	MeDioStar	半导体	810	近红外	长脉冲	最大到 140ms
	冰点半导体激光	半导体	810	近红外	长脉冲	1～400ms
	GentleYAG	固体	1064	近红外	长脉冲	0.25～300ms

（孙林潮）

二、色素增加性皮肤病

色素增加性皮肤病为皮肤科最常见疾病之一，根据黑色素异常沉积的部位，可大致将色素增加性皮肤病分为表皮色素增加性皮肤病和真皮色素增加性皮肤病。其病因多样，表现各异，故而治疗方法也相当丰富，但主要可归纳为化学治疗、物理治疗两大板块。

其中化学治疗主要为药物治疗，旨在延缓色素细胞的增生、减少色素细胞和色素合成、增加色素小体的代谢以及增加表皮的更替速度。常用的外用药物有氢醌、壬二酸、曲酸、果酸、左旋维生素 C、水杨酸、甘草浸出液等，它们常被做成不同浓度的复方制剂来使用。此外化学剥脱在部分患者中也有一定疗效。应注意遮光剂，如二氧化钛、氧化锌等，在任何治疗中都是必需配合使用的。

物理治疗则包括激光、强脉冲光、皮肤微晶磨削等。选择性光热作用理论的提出和激光技术的发展，90 年代初期各种新型 Q 开关美容激光机的运用，让部分色素增加性皮肤病的治疗取得了近乎完美的效果，开创了医学美容的新纪元。气化型激光及点阵激光近年来也在色素增加性皮肤病的治疗上得到了更多的研究和临床尝试。对疾病的正确诊断及个体化治疗仍然是有效治疗的前提。

（一）表皮色素增加性皮肤病

表皮色素增加性皮肤病中，色素异常表现为多种形式。有的表现为黑素细胞的功能形态异常，如雀斑；有的表现为黑素细胞数量增加，如雀斑样痣。而有些则主要为噬黑素细胞增加，如黄褐斑和炎症后色素沉着。一般而言，由黑素细胞数量增加所致者激光治疗效果较好，而由于全身或局部代谢异常所致的黄褐斑、色素沉着等激光治疗效果欠佳。

1. 雀斑

（1）临床表现：雀斑是常见的好发于中青年女性面部的棕褐色点状色素沉着斑，为常染色体显性遗传性疾病。雀斑皮肤黑素细胞内的酪氨酸酶活性增加，在日光、X线、紫外线甚至日光灯照射后，可诱发产生大量的黑素，形成褐色斑点状色素沉着。

雀斑通常在幼儿期至学龄儿童发病，青春期常可增多。女性多于男性。本病常发生在暴露部位，特别是面部，尤以鼻和颊最为常见，少见于手背、前臂、颈、肩部。皮损为1～4mm，圆形、椭圆形或多角形，边缘不规则的淡褐色至深褐色斑点，表面可略有凹陷，境界清楚，不融合，分布可疏密不一，对称或不对称。雀斑与日晒关系密切，其色素斑点的数目、大小、颜色取决于吸收阳光的量及个体对阳光的耐受性，夏季雀斑的数目多、形体大，为深褐色，冬季则相反。不同人种斑点色素可有不同，但没有黑色，此点可与黑子、混合痣等鉴别。

（2）组织病理：表现为表皮角质细胞内黑素轻度至中度增加，皮损黑素细胞数目没有增加，用多巴染色可见雀斑的黑素细胞密度较周围正常皮肤减少，但雀斑的黑素细胞较周围皮肤的黑素细胞大而且有更多更长的树状突，染色比正常皮肤深。用电镜观察，雀斑的黑素细胞产生大量椭圆形全黑素化颗粒，类似于黑种人的黑素细胞，相邻正常皮肤的黑素颗粒小、量少，两者有明显的差异。

（3）诊断与鉴别诊断：根据本病发生在暴露部位，孤立而不融合的棕褐色小斑点，日晒后加重，Wood灯下皮损色素更加明显等特点，易于诊断。主要与雀斑样痣、面正中雀斑样痣，早期着色干皮病及色素沉着—肠道息肉综合征区别。

1）单纯雀斑样痣：皮损颜色常较雀斑深，呈黑褐色至黑色，与日晒无关，无夏重冬轻的变化，可发生在任何部位，但集簇于一定范围。病理示黑素细胞数目增加。

2）面正中雀斑样痣：罕见，常在1岁左右发病，褐色斑仅集中在面部中央，伴有其他先天性畸形，如癫痫、智力缺陷等。

3）着色性干皮病：早期着色性干皮病有雀斑样黑褐色斑点，常伴有毛细血管扩张，色素斑通常大小不等，深浅不匀，分布不均。间有萎缩性斑点，光敏极为突出。

4）色素沉着—肠道息肉综合征：色素斑为黑色，口唇颊黏膜多见，不受日光照射影响，常常伴有肠道息肉。

（4）治疗：雀斑的治疗首先应减少光照射，尤其日光，可使用遮阳伞、戴帽并涂抹防晒霜（户内活动可选SPF15，户外至少SPF30，PA＋＋＋以上）。以往使用化学剥脱及液氮冷冻治疗，对皮损并无选择性（早期的激光治疗采用CO_2激光治疗，同样对皮损无选择性），治疗浅时无效，治疗深则易导致瘢痕，并可能导致色素沉着或减退，同时，治疗过程痛苦，患者难于接受。外用各种祛斑药物基本无效。

激光治疗方法：

选择适合波长的激光，如510nm，532nm，694nm，755nm脉冲激光，可收到良好甚至完美效果。治疗前应清洁面部，对疼痛敏感者可局部外涂EMLA局部麻醉霜约1小时，然后使用激光对准皮损逐一照射。

1）目前多选用调Q开关的翠绿宝石激光（波长755nm，能量密度4～8J/cm^2）、红宝石激光（波长694nm，能量密度4～6J/cm^2）、倍频Nd：YAG激光（波长532nm，能量密度1.5～2.5J/cm^2）以及510nm波长的脉冲染料激光（能量密度2～4J/cm^2，脉宽400ns，光斑3mm），这些波长的激光可选择性破坏异常的色素细胞，而不伤及周围正常组织。因此疗效显著，痛苦小，恢复快。常经1～2次治疗即可获痊愈。采用Q开关的翠绿宝石激光、波长为532nm

的倍频 Nd:YAG 激光或 510nm 波长的脉冲染料激光治疗后，皮损部位即刻呈灰白色，以后逐渐呈暗红色瘀斑；采用 Q 开关 Nd:YAG 激光（波长 1064nm）治疗后，皮损局部还可能有出血点。

2）铒激光（Er:YAG，波长 2940nm）剥脱对组织的热损伤很小，深度控制精确，也可用于治疗雀斑。术后部分可出现色素沉着。

3）强脉冲光（见本章第二节）治疗雀斑也能获得较好疗效。以 Lumenis One 治疗仪为例，浅肤色者可选用 560nm 的滤光片单脉冲治疗，深肤色者可选用 640nm 的滤光片双脉冲治疗，脉宽 3～10ms，脉冲延迟 20～40ms，能量密度 12～18J/cm^2。

2. 咖啡斑

（1）临床表现：咖啡斑为遗传性皮肤病，临床表现为边界清楚、大小不一的淡褐色至深褐色斑点或斑片由于像咖啡和牛奶混合后的颜色，故又称牛奶咖啡斑。从类似雀斑样斑点至 20cm 或更大，圆形、卵圆形或不规则形状，边界清楚，表面光滑。可在出生时出现，亦可在出生后稍后逐渐出现，并在整个儿童期中增多增大。可发生在身体的任何部位，不自行消退。有报告约 10%～20%的儿童有单一咖啡斑。90%以上神经纤维瘤病人有咖啡斑，故有人认为出现 6 个或 6 个以上直径为 1.5cm 的咖啡斑时，应高度怀疑神经纤维瘤的存在。有时和多发性神经纤维瘤合并存在。本病色素斑处的黑素细胞和角质形成细胞内黑素增多，黑素细胞活性亢进，产生大量黑素，形成色素沉着斑。咖啡斑可为多系统疾病的一种标志，如多发性神经纤维瘤、结节性硬化症、Albright 综合征、Silver-Russel 综合征、Watsons 综合征。

（2）组织病理：显示角质形成细胞的黑素体增多，用 Fontona-Musson 染色，发现表皮中黑素总量增多，特别见于基底层中。多巴染色黑素细胞及基底层的角质形成细胞中有巨大黑素体。基底层黑素细胞正常或略有增加。

（3）诊断与鉴别诊断：根据边缘清楚的牛奶咖啡色斑片出生即有等特点，可作出诊断。需与雀斑及单纯性雀斑样痣鉴别：雀斑斑点小，无大的斑片损害，主要发生在面部。单纯性雀斑样痣多为单侧局部发病。病理亦可帮助鉴别。

（4）激光治疗：咖啡斑的激光治疗与雀斑基本相同，对黑色素有效的激光均可用于治疗咖啡斑，但有时需多次治疗。采用 Q 开关 510nm 脉冲染料激光和 532nm 倍频 Nd:YAG 激光治疗常可获满意疗效，且较少出现色素沉着或减退。治疗时要注意能量密度不宜过大，可先作斑试实验，至病变瞬间发白为止。近来也尝试应用铒激光或磨削。

强脉冲光也可用于咖啡斑的治疗，以 Lumenis One 治疗仪为例，一般选用 560nm 的滤光片单脉冲或双脉冲治疗，脉宽 3～4ms，脉冲延迟 30～40ms，能量密度 12～18J/cm^2。

部分患者治疗后很快复发，有些患者即使应用各种波长的激光多次治疗效果也不明显，原因还有待进一步研究。近来有尝试应用铒激光或超脉冲 CO_2 激光磨削结合 Q 开关治疗咖啡斑，结果显示治愈率有所提高。

3. 雀斑样痣

（1）临床表现：雀斑样痣又称黑子，表现为棕黑色的斑点。可为先天性，亦可为获得性，但多于幼年起病，且数目可逐渐增多。损害长期存在，亦可在数年之后自行消退。在黑素细胞刺激激素增加的情况下，雀斑样痣的颜色可明显加深，数目可显著增多。

单纯性雀斑样痣较常见，损害为淡褐色至黑褐色的斑疹，圆形，卵圆形，或不规则形，直径多小于5mm，但可相互融合，表面平滑或略隆起，损害内色素的分布非常均匀。损害单发或多发，数目有时很多，呈簇集或散在分布，无自觉症状。身体的任何部位均可发生，包括掌跖，甲床和黏膜，但分布与日晒无关。

多发的雀斑样痣可群集并局限于身体的某一部位，往往呈单侧节段性分布，状如曲线或漩涡。损害为直径2～10mm的褐色斑疹，出生时或童年早期即已存在。患者的身体大多健康。此种情况有人称之为簇集性雀斑样痣或节段性雀斑样痣病。发疹性雀斑样痣病于数月至数年内广泛发生数以百计的雀斑样痣，患者多为青少年，并无心脏或内部异常可见。

患者的身体大多健康，但有一部分人合并其他发育异常，如黏液瘤综合征，多发性雀斑样痣综合征，面中部雀斑样痣病，Peutz-Jegher综合征等病的患者。因而可认为是一种与遗传因素有关的神经嵴发育病。

(2) 组织病理：表皮突略伸长，轻度棘层肥厚，在伸长的表皮突的基层内黑素细胞增生，但不形成细胞巢。

(3) 诊断与鉴别诊断：根据典型的临床表现容易诊断，需与下列基本鉴别：①雀斑：雀斑的颜色较浅，发生于日晒部，黏膜无损害，夏季加重，表皮黑素细胞的数目不增多；而雀斑样痣的颜色往往较深，分布常更稀散，身体的任何部位均可受累，包括黏膜在内，不因日晒而加深颜色或增加数目，在延长的表皮突的基层内黑素细胞增多；②恶性雀斑样痣：在年龄较大的人中，要注意与恶性雀斑样痣鉴别。后者逐渐向周围扩展，颜色不均匀地加深。至于表浅扩展性黑素瘤，扩展的速度更快；颜色深浅不均，可伴有红，蓝，白等色调；③斑痣：簇集性雀斑样痣与斑痣的区别在于前者的色素性斑疹系坐落于外观正常的皮肤上，而后者系于褐色斑的上面有颜色更深的斑点或丘疹存在。

(4) 激光治疗：基于美容需要可应用Q开关高能脉冲激光局部治疗。以红宝石激光(波长694nm，能量密度4～6J/cm^2)或Q开关的翠绿宝石激光(波长755nm，能量密度4～8J/cm^2)效果较佳。倍频Q开关Nd：YAG激光(波长532nm)也有一定效果，但治疗次数较多。应注意能量过大可能导致凹陷性瘢痕或色素减退。

强脉冲光也有一定疗效，但所需治疗次数更多，可配合激光使用以提高疗效。以Lumenis One治疗仪为例，一般选用560nm的滤光片单脉冲治疗，脉宽3～4ms，能量密度12～18J/cm^2。

4. 日光性黑子

(1) 临床表现：日光性黑子又称老年性雀斑样痣，在白人中较常见，也可见于深肤色人群。

本病与紫外线照射似有直接关系。皮损常在同一部位多发出现。紫外线照射可使表皮的角质形成细胞和黑素细胞增生。可有家族性发病，故可能与遗传因素有一定关系。

皮损为数毫米至数厘米的淡褐色至黑色斑疹，边缘整齐光滑或不规则，无鳞屑，无自觉症状。在皮损上涂矿物油用放大镜观察色素沉着呈网状形式。皮损好发于手和前臂伸面、肩、面颈部等日晒处。多见于经常接受日晒的中年和老年人，但也可见于儿童和青年。

(2) 组织病理：表现为表皮突伸长，呈杵状或芽蕾状。表皮突之间的表皮变薄，胞浆内富含黑素体。表皮黑素细胞数量增加，多巴反应强烈，树状突伸长，含有大量外观正常的黑素体，但细胞的大小和微细结构正常，不形成巢。偶尔有不典型黑素细胞，甚至可形成原位黑素瘤。真皮内可有少量至中等量的血管周围单核细胞浸润。

(3) 诊断与鉴别诊断：根据典型的临床表现容易诊断，本病应与雀斑鉴别：本病好发于老年人，损害内黑素沉着过度，表皮突伸长，黑素细胞的数目增多。而雀斑起病于童年，位于暴露部位，黑素细胞的数目不增加。雀斑不再日晒后可减轻甚至消退，而本病不再受到日晒后也不易消退或完全不消退。本病还应与雀斑样痣鉴别：①本病发生于老年或中年；②本病好发于面部、手背等日光照射部位，雀斑样痣位置不定；③本病常同时伴有其他皮肤老年性变化；④本病皮疹常对称发生。

(4) 激光治疗：CO_2 治疗尤其是超脉冲 CO_2 激光可获得满意疗效。但要注意掌握治疗深度，以免造成瘢痕。以上提及的高能脉冲激光也可有效治疗本病，但常需数次治疗。

（二）真皮色素增加为主的皮肤病

本节所述疾病的色素异常有的仅限于真皮，如太田痣；有的系来源于表皮并深达真皮，如色素痣；有的系外源性色素沉着。色素痣等将在皮肤肿瘤叙述。

1. 太田痣

(1) 临床表现：太田痣由日本太田正雄于 1938 年首先报道，是波及巩膜及受三叉神经支配的面部皮肤的青褐色斑状损害，又称眼上腭部褐青色痣。

本病的病因尚不明了。有认为太田痣可能是常染色体显性遗传，国内李长海报道一家三代人中两代人患太田痣，三代人眼巩膜、结膜有色素斑。林元珠报道 50 例太田痣，2 例有家族史，50 例均在出生后 20 岁以内发病，符合先天性疾病。但亦有学者调查证实太田痣家族发病率并无显著增加，笔者五年来调查 3000 余例太田痣患者，其中有家族发病史者仅 3 例。本病的发生与蒙古斑相似，是胚胎发育时，黑素细胞从神经嵴向表皮移行时，停留在真皮所致。太田痣皮损多分布在三叉神经第一、二支区域。

太田痣好发于有色人种，如东方人及黑人，日本的患病率为 0.3%～1.0%。约 2/3 的患者出生时即有，其余多在 10～20 岁之间出现，较晚发病者也不少见，笔者观察到一例 58 岁发病者。有的患者于妊娠时或局部外伤后发病。青春期可变深扩大。我国武汉地区体检 4278 人，太田痣 7 例，患病率为 0.16%，出生即有者占 57.1%。

本病女性多见。皮损为淡青色、灰蓝色、褐青色至蓝黑色或黄褐色的斑片或密集斑点，斑片边缘常渐变淡，斑点呈集簇分布，疏密不一，或中央为斑片，边缘为斑点。色素斑中偶可见粟粒到绿豆大类似色素痣的小结节。皮损的颜色因日晒、劳累、月经期、妊娠而加重。本病最常见的受累部位为眶周、颍、前额、颧部、颞区和鼻翼，即相当于三叉神经第一、二分支分布的区域，单侧分布，偶为双侧性（约 10%，多以一侧为甚），约 2/3 的患者同侧巩膜蓝染（44%～74%），结膜、角膜、虹膜、眼底、视神经乳头、视神经、眼球后脂肪及眶周骨膜也可累及，颊黏膜、上腭和鼻咽部黏膜亦可受累。皮损可累及头皮、耳廓、颈等部。

太田痣可合并持久性蒙古斑，并发伊藤痣、蓝痣和血管瘤，亦有报道前房角因色素增生受阻而导致青光眼，合并神经性耳聋、眼球后退综合征，同侧先天性白内障和上肢萎缩。太田痣终生不消退，无自觉症状。恶变的机会极少，文献上曾报道本病合并有虹膜、脉络膜恶性黑素瘤、恶性蓝痣。

(2) 组织病理：在真皮网状层的上部的胶原纤维束之间聚集大量菱形、树枝状和星状黑素细胞，也可扩展到乳头层或皮下组织。与蒙古斑相比，本病黑素细胞的数目较多，位置较表浅。噬黑素细胞不多见。多巴染色黑素细胞呈现不同的反应，阳性、弱阳性或阴性。电镜观察，黑素细胞内含有许多Ⅳ期黑素体，细胞外常有鞘包围。

(3) 诊断与鉴别诊断：根据典型的临床表现太田痣的诊断并不困难。需与胎斑、蓝痣及伊藤痣等鉴别。①胎斑出生即有，能自然消退。且不波及眼和黏膜。组织象中真皮内黑素细胞数量较少，位置较深；②蓝痣为蓝色的丘疹或小结节，好发于手足背及面部、臀部，组织象中黑素细胞聚集成团；③伊藤痣的皮肤损害表现及病理与太田痣相似，但病变部位一般在锁骨上、肩胛及三角肌区域，可单独发生，也可与太田痣并发。

(4) 激光治疗：太田痣的治疗以美容为目的，其原则应去除皮损色素而不留瘢痕、不引起色素沉着或脱失。以往种种治疗，如干冰压迫法、液氮冷冻、皮肤磨削术、植皮术、皮肤剥脱法、CO_2 激光治疗甚至放射性核素治疗等，虽然能使皮损色素减退，但难获彻底治愈，且易导致瘢痕或色素脱失，治疗过程也很痛苦，疗效极不理想。

新型激光器选择激光波长为黑素的吸收高峰，采用调 Q 技术获得极大的瞬间功率和极小的脉宽，作用于黑素细胞内的黑素小体，并导致黑素细胞破碎。破裂的细胞及黑素体等被吞噬细胞吞噬经淋巴系统转运，最终经肾脏排出。由于激光的波长极纯，无黑素的正常组织吸收甚少，极短的脉宽保证了极短的热弛豫时间，使得周围正常组织不受损伤。

目前常用的激光器主要有 755nm 的翠绿宝石激光器、1064nm 的 Nd：YAG 激光器、694nm 的红宝石激光器等，这类激光器均采用调 Q 技术，脉宽 7～100ns，能量密度 5～8J/cm^2。

治疗前清洁面部，对疼痛敏感者可局部外涂 EMLA 局部麻醉霜剂 30 分钟～1 小时后，用苯扎溴铵消毒，然后使用激光对皮损均匀照射。治疗后，皮损部位即刻呈灰白色，以后逐渐呈暗红色瘀斑；采用 Q 开关 Nd：YAG 激光（波长 1064nm）治疗后，皮损局部有出血点。约一周后皮损结痂脱落而愈。治疗后注意局部保护，防止搔抓以免遗留瘢痕。个别患者有一过性色素沉着或色素减退。

太田痣需 3～8 次治疗，3～6 个月一次。一般而言，皮损色素越深者疗程越多。最终可获彻底治愈而不留瘢痕。有报道个别治疗后出现复发。

2. 伊藤痣　伊藤痣为类似太田痣的色素斑，1954 年由伊藤首先描述。

分布于由后锁骨上神经及臂外侧神经支配的肩与上臂。又称肩峰三角肌蓝褐痣，按神经分布的特点提示黑素细胞可能来源于局部的神经组织。

伊藤痣属太田痣的范畴，除分布部位不同外，两者的临床表现及病理变化完全相同，有些病例可伴发太田痣。

激光治疗同太田痣。

3. 外源性色素沉着症

(1) 临床表现：外源性色素沉着症呈异物性色素沉着。原因可分为：①文身：为人为刺入染料，常采用针刺的方法将染料刺入皮肤，可形成各种色彩、各种图案。专业染料主要有胭脂、氧化铁、硫化汞、甲基蓝等，经专业加工，附着能力强，难以消退或去除。非专业染料有甲紫、墨汁、炭末、姜黄等；②意外粉粒沉着：由意外事故引起。微小异物颗粒飞射进入皮肤或随外伤进入皮肤后引起色素异常。致病因素多种多样。煤矿工人因采煤或瓦斯爆炸可致煤粉飞溅入皮肤，又称煤粉沉着症；基建工人、爆破作业人员、意外爆炸或交通事故可使泥沙碎石等物质随外伤进入皮肤，又称泥沙沉着症；炸药、火药爆炸致色素沉着又称火药沉着症。

文身最多见于前臂，也可见于躯干或其他部位。色彩以黑色最常见，也可见到多种色彩的复杂图案。意外粉粒沉着主要表现为受伤部位青灰色至黑色斑、斑片或丘疹，各类爆炸引起者多为散在色素沉着斑点，外伤所致者线状、带状或不规则斑片。随着皮肤损伤的愈合，部分色素颗粒可被组织排斥或吸收，泥沙中的二氧化硅或玻璃颗粒日久可在真皮或皮下形成结节，称硅肉芽肿。

（2）组织病理：文身可见真皮内色素颗粒及噬色素细胞。意外粉粒沉着除可见粉尘颗粒外，有时可见到异物肉芽肿。

（3）诊断：文身和意外粉粒沉着的病因清楚，皮损典型，易于诊断。

（4）激光治疗：文身的治疗原则是尽量去除文身色素，而不留瘢痕。激光疗法是目前最有效而安全的方法。青黑色文身可用 Q 开关绿宝石激光（755nm 波长）、红宝石激光（694nm 波长）或 Nd：YAG 激光（1064nm 波长），常需数次治疗，每隔 2～3 个月一次，多数可获彻底清除，不留痕迹。彩色文身可用波长 585nm、510nm 脉冲染料激光或 532nm 倍频 Nd：YAG 激光治疗，但应注意部分红色色素首次治疗后可能变成黑色，后续治疗同黑色文身。

意外粉粒沉着可选用 Q 开关激光治疗，方法同文身，一般越早治疗效果越好，但需创面愈合后方可开始治疗。部分病例结合铒激光或超脉冲 CO_2 激光磨削治疗可缩短疗程，减少 Q 开关激光治疗次数。

（付　俊）

三、血管性皮肤病

随着激光技术的不断发展，如今血管性皮肤病已经成为激光治疗的主要适应证之一。

早在 1963 年，激光医学的先驱 Goldman 就开始应用氩离子激光进行儿童鲜红斑痣的治疗，当时受到了业界广泛关注，后来由于易发生瘢痕和永久性色素改变的副反应，这种治疗方法逐渐被淘汰。1983 年，在选择性光热作用的原理被揭示后，学者们进一步致力于寻找对表皮无明显损伤的治疗用激光。1986 年新型闪光灯-泵脉冲染料激光（Flashlamp-Pumped Pulsed Dye Laser，FPDL）首先被美国 FDA 批准用于血管性病变的治疗，其疗效显著且仅有 1%的患者术后出现瘢痕，使激光治疗血管性病变取得了突破性进展。目前临床上常用的治疗血管性病变治疗的激光有 FPDL、可调脉宽倍频 Nd：YAG 激光、氩离子激光、铜蒸气激光、连续 Nd：YAG 激光以及 Photo Derm 强脉冲光等十几种，大量的临床观察已显示了激光及强脉冲光对于血管性病变的显著疗效及较少的副作用。

激光治疗血管性皮肤病的机理在于激光可被血液中的氧合血红蛋白选择性吸收，产生热量从而使血管凝固或破坏。根据选择性光热作用理论，激光治疗血管性病变的最佳波长为靠近 542nm 及 577nm 的波长；最佳脉宽为几毫秒至几十毫秒；能量也应选择恰当，过高会遗留瘢痕，过低则无效。

（一）血管性皮肤病的分类

1982 年 Mulliken 根据血管内皮细胞生物学特征将传统分类中血管瘤划分为血管瘤与血管畸形两类。前者具有以内皮细胞增生和细胞密度增高为特征的增生期和消退期，后者是胚胎血管发生过程中的结构异常。

1993 年 Jackson 等将血管畸形又进一步分为低流量血管畸形和高流量血管畸形。

1995 年 Waner 等将血管畸形具体分为微静脉畸形、静脉畸形、动脉畸形、淋巴管畸形、动静脉畸形及混合型血管畸形等。这种新的分类方法进一步从血管病变发生、发展的生物学及血流动力学特征加以区分，对血管病变的诊断、鉴别诊断、治疗方法的选择及预后判断等都有更实际的临床指导意义。

按照新的标准进行分类草莓状血管瘤归类于血管瘤，鲜红斑痣应为低流速的毛细血管畸形，海绵状血管瘤应为低流速的静脉畸形，蔓状血管瘤应为高流速的动脉畸形。

（二）血管性皮肤病的激光治疗

1. 鲜红斑痣

（1）临床表现：鲜红斑痣又称葡萄酒色斑、葡萄酒样痣或毛细血管扩张痣。俗称“红胎记”。本病系先天性毛细血管畸形，无明显性别差异，大多数发生于幼儿期，发生率为 0.3%～0.5%。

常在出生时或出生后不久出现，损害初起为大小不一的一个或数个淡红、暗红或紫红色斑片，压之部分或完全褪色，呈不规则形，边界清楚，表面较平滑，一般不高出皮面，可见毛细血管扩张。损害可发生于体表各部，但以面、颈和头皮多见，大多为单侧性，偶为双侧性，有时累及黏膜。一般随年龄的增长而颜色有所加深，亦可高出皮面或在其上发生结节状皮损。发生于枕部、额部或鼻梁部等部位者有时可自行消退。

可伴发其他血管畸形，如出现软脑膜蛛网膜血管瘤，亦可发生结膜、虹膜或脉络膜血管瘤，导致青光眼或视网膜剥离。骨肥大性鲜红斑痣伴软组织和骨肥大，常见静脉曲张和动静脉瘘。发生于小腿和足部的可出现痛性紫蓝色结节或斑块，并可破溃。

（2）组织病理：真皮乳头层或网状层毛细血管及微静脉扩张，但无内皮细胞增生，扩张的血管内充满红细胞。

（3）诊断及鉴别诊断：根据局限性边界清楚的红斑和紫红色斑，压之部分或完全褪色等临床表现容易诊断。需与下列皮肤病相鉴别：①血管瘤：皮损为一个或数个鲜红色或紫色的柔软肿物，高出皮肤，表面呈草莓状，血管瘤多在新生儿出生后 1～4 个月出现，有一个快速生长期和缓慢消退期，病理改变为毛细血管内皮细胞显著增生，肥大细胞增多；②良性幼年黑素瘤（Spitz 痣）：因有较多的血管有时无明显色素沉着，而呈淡红色或紫红色的丘疹或结节，病理改变可见巨大的梭形和（或）上皮样黑素细胞。

（4）激光治疗：Waner（1989 年）将鲜红斑痣根据受累血管的管径大小分为Ⅰ～Ⅳ级，Ⅰ级血管直径为 50～80μm，病变色泽为淡红色；Ⅱ级血管直径为 80～120μm，病变较Ⅰ期颜色加深，为红色；Ⅲ级血管直径为 120～150μm；Ⅳ级血管直径为 150μm 以上，病变色泽为深紫色，皮肤肥厚常出现结节状突起，内含丰富血运。上述分类对激光治疗有指导意义，对于Ⅰ～Ⅱ级淡红色和红色皮损可用 PDL（波长 595nm 或 585nm 的脉冲染料激光）、KTP 长脉冲激光（波长 532nm 的倍频 Nd∶YAG）或 IPL（强脉冲光）治疗；对于Ⅲ～Ⅳ级紫红色肥厚皮损宜结合用波长 1064nm 的长脉冲 Nd∶YAG 激光治疗。长脉冲 Nd∶YAG 激光由于波长较长，组织穿透力可达 5～10mm，能直达病变深部，凝固深部的血管。对于 PDL、KTP 激光或 IPL 治疗抵抗的紫红色肥厚型的鲜红斑痣用长脉冲 Nd∶YAG 激光有一定的疗效，但长脉冲 Nd∶YAG 激光治疗的副作用也较明显。

激光治疗前常规皮肤消毒。用脉冲式激光治疗前一般不用麻醉，疼痛敏感者外涂 5% EMLA 麻醉霜（外覆食品保鲜膜 1 小时左右，使麻药显效），用连续 Nd∶YAG 激光治疗时局部用1%～2%利多卡因浸润麻醉，儿童必要时可用全麻。

1）闪光灯-泵脉冲染料激光（Flashlamp-Pumped Pulsed Dye Laser，FPDL）：是根据选择性光热作用理论设计的高能脉冲激光系统，最早设计FPDL波长585nm，脉宽设置为300～450μs，副作用主要是紫癜、水肿、色素沉着、色素减退，罕见遗留瘢痕。临床资料显示治疗鲜红斑痣有较好的疗效，但需经过多达几次至十几次的治疗。波长585nm的FPDL对儿童鲜红色或粉红色的皮损疗效卓越，但其主要不足是脉宽显得较短，术后有较严重的紫癜发生，对于成人紫红色、肥厚的皮损（血管管径较粗）其疗效不佳。Vbeam是新一代的FPDL，其波长增加至595nm，脉宽设计为1.5～40ms可调，配有动态冷却装置（DCD），595nm Vbeam激光较585nm的FPDL穿透深度大，可作用到较深层的血管病变，临床疗效较585nm的FPDL有所提高，同时术后副反应大大降低，紫癜现象少见，是目前治疗鲜红斑痣效果最佳的激光治疗仪之一。

2）倍频Nd：YAG激光：Nd：YAG激光（波长1064nm）通过肽氧磷酸钾（KTP）晶体后，可产生频率倍增而波长减半为532nm的绿色激光。同类型的设备中，应用较多的是Versa Pulse，其脉冲宽度在2～100ms可调，还配备有专门的蓝宝石冷却装置，可在治疗时进行皮肤同步冷却，使治疗时激光对皮肤的热损伤减至最低或无，副作用显著减少。治疗鲜红斑痣一般需3～5次或更多次才能获得比较满意的疗效，每次治疗间隔1～2个月左右。从现有报道分析，该激光治疗儿童鲜红斑痣疗效及副反应与FPDL相近。Versa Pulse也是目前治疗血管性病变较理想的激光仪之一。

3）长脉冲Nd：YAG激光：近来多家激光公司相继推出了长脉冲的Nd：YAG激光，脉宽0.25～500ms不等，Nd：YAG激光波长为1064nm，能够穿透更深的皮肤组织，因而对于肥厚型的鲜红斑痣（包括表面增生的结节）、草莓状血管瘤、蜘蛛痣、管径较粗的扩张的毛细血管具有更好的疗效。目前有一种双波长仪器将1064nm Nd：YAG激光和585nm的染料激光安装在一台仪器上，可以续贯性地发射585nm染料激光和1064nm Nd：YAG激光，有理论认为当血红蛋白吸收脉冲染料激光的能量后，会在瞬间形成高铁血红蛋白，这种微型凝固的蛋白对染料激光的吸收很少，但是对Nd：YAG激光吸收率较血红蛋白提高了3～5倍，从而更加有效的产生光热作用，使血管壁凝固。同时，Nd：YAG激光的穿透更深，对深层的大血管、腿部血管病变（如曲张的静脉、显露的静脉丛）更加有效。

4）CO_2激光及连续Nd：YAG激光：对于鲜红斑痣表面增生的结节，除了应用长脉冲Nd：YAG激光可取得较好的疗效外，还可应用CO_2激光或连续Nd：YAG激光进行治疗。

5）强脉冲光（IPL）：选择恰当的治疗参数是取得良好疗效的关键，对于管径较小和较浅的血管性病变用较短的波长（如540nm、560nm、570nm或590nm滤光片）和较短脉宽治疗即可；而对于管径较大和较深的血管性病变则要用较长的波长（590nm以上滤光片）和较长的脉宽。IPL每次击发可选择多个脉冲，并适当延长脉冲间隔时间可使表皮得到充分冷却，从而减少术后副作用的产生。IPL参数设置灵活，可根据不同管径和深度的血管性病变选择不同的波长、脉宽和能量。用于治疗管径较粗、部位较深的血管性病变有一定优势。也是目前治疗血管性病变的较理想的治疗仪之一。

6）光动力学治疗：光动力学疗法（Photodynamic Therapy，PDT）是利用光动力反应进行治疗的一种方法，PDT治疗成为提高鲜红斑痣的疗效发展方向之一。

光动力学治疗鲜红斑痣的原理是当光敏剂被注入血管后，可在血液中形成较高的浓度，一定时间内血管内外有较大的浓度差，光敏剂可迅速被血管内皮细胞选择性集中吸收，血管内皮细胞吸收的光敏剂远远高于真皮血管外间质和表皮细胞，此时对患者给予适当剂量特定波长的激光照射，该处血管内皮细胞因吸收光敏剂较多可产生强烈光敏反应，产生活性氧（如单态氧），起到细胞毒性作用，使血管内皮细胞损伤，血管壁破坏，而真皮血管外间质与表皮细胞因不含或较少含有光敏剂，故不产生或仅产生轻微的可恢复的光敏反应，从而既有效地破坏畸形毛细血管网，又能完好地保留其上的表皮及周围的表皮组织。

治疗方法：光敏剂一般选用血卟啉衍生物（HpD）、血卟啉单甲醚（HMME）等。推药前应做皮试，阴性者方可注射光敏剂。治疗时 HpD 或 HMME 按 4.5～5.5mg/kg 体重的剂量，静注后立即以激光照射。传统光源是 Ar^+ 激光（488nm/514.5nm），也可用氩离子泵染料激光（630nm）、铜蒸气激光（578nm）或倍频 Nd：YAG 激光（532nm）。照射时应保持扩束头与照射平面垂直，注意光斑的大小，密切观察照射区的变化情况，结合患者年龄、肤色等因素，准确掌握照射时间（照射时间一般为 35～60 分钟）。HpD-PDT 治疗后避光 1 个月，HMME-PDT 治疗后仅需避光 1～2 周。待治疗区创面修复后可进行第二次治疗，两次治疗间隔一般为 1 个月左右。

光动力学治疗鲜红斑痣以儿童粉红色皮损最理想，紫红色肥厚皮损疗效较差。治疗后的副反应为局部水肿 5～7 天，部分患者有结痂或一过性色素沉着，皮肤暂时性光过敏反应，激光照射时间过长有遗留瘢痕的可能。与 HpD-PDT 相比，HMME-PDT 具有术后反应轻、愈合期短、安全度大、避光期短等优点。

（5）疗效影响因素：鲜红斑痣的激光治疗目前仍不非常理想，20 年来的临床证明，大概只有 75%能获得 50%以上的减淡，几乎所有的患者匀需要一系列多次的治疗。一般而言，经过 6 次的治疗后，大多数皮损会明显减淡，进一步的治疗（10～30 次）通常能使皮损进一步减淡，但皮损完全消退的比例仍只有 10%～30%。鲜红斑痣激光治疗疗效影响因素有：

1）病变血管所在的深浅和血管的管径大小：病变血管累及的位置越深、管径越粗则疗效越差，一般Ⅰ～Ⅱ级皮损（呈鲜红色或粉红色）疗效较好，Ⅲ～Ⅳ皮损（紫红色、肥厚甚至出现结节）疗效差。

2）年龄：鲜红斑痣随年龄增长皮损逐渐增厚，颜色逐渐加深，因此尽可能及早治疗，皮损较易清除。有报道＜7 岁的患者达到同样疗效比＞7 岁的患者所需治疗次数要少，因此建议鲜红斑痣的儿童患者尽量于 7 岁前治疗。

3）皮损的部位和范围：据研究皮损范围小于 $20cm^2$ 的疗效较大皮损好，面积大于 $100cm^2$、平均 17 次治疗后，皮损消退小于 50%。皮损部位位于额部正中和颈部疗效最好，其次为眶周和面部边缘，位于面正中和三叉神经上颌支部位比面部其他部位疗效差，肢体远端的疗效也较差，推测与重力作用和肢端血管的管壁较厚有关。

4）仪器的种类及治疗方法：FPDL 对于鲜红色和粉红色的皮损用疗效较好，对于紫红色肥厚的皮损联合应用长脉冲 Nd：YAG 激光可提高疗效，另外采用光动力疗法也可提高疗效。

2. 草莓状血管瘤

（1）临床表现：草莓状血管瘤又称毛细血管瘤或单纯性血管瘤，是一种主要有毛细血管和小静脉构成的良性肿瘤。发病率男性和女性之比为 1∶3。

损害表现为一个或数个鲜红色、柔软而分叶状肿瘤，直径可达数厘米，表面呈颗粒状，形似草莓，边界清楚，压之不易退色。好发于面、颈和头皮，一般在出生后 3～5 周出现，初起为小的红色斑点，以后迅速增长，至 1～2 岁停止生长，以后逐渐退化，70%～80%的患儿在 5～7 岁时可自行完全消退，如果 7 岁前仍未见退化迹象，则消退的可能性不大。许多病例在其下方合并海绵状血管瘤。

(2) 组织病理：瘤内毛细血管增生，内皮细胞也明显增生，胞体较大，呈不规则圆形或椭圆形，胞质染淡伊红色，胞核呈不规则椭圆形。增生内皮细胞排列不止一层，呈实性条索状或团块状，有的仅见少数很小而不清楚的管腔。以后发生纤维化。

(3) 诊断及鉴别诊断：本病为红色草莓状软肿物，出生后数周开始出现，数月内增长迅速，1～2 岁后逐渐退化为特点，容易诊断。需与下列疾病鉴别：①鲜红斑痣：为压之褪色的红色或紫红色斑，不高出皮面，一般出生后即明显可见，自行消退少见。病理改变为毛细血管扩张，血管内皮细胞无异常增殖；②海绵状血管瘤：为隆起的紫红色或正常皮色的皮下肿物，压之可缩小，去压后又恢复原状，多在出生时即存在，不消退。病理改变为真皮下部和皮下组织内有很多大小不等的血窦，衬以单层内皮细胞，血管内皮细胞无明显异常增殖。

(4) 治疗：草莓状血管瘤用激光、强脉冲光治疗、平阳霉素注射、手术治疗、浅层 X 线照射或^{32}磷、^{90}锶敷贴等均有较好疗效，可用一种或两种方法配合使用。所有治疗方法中激光或强脉冲光的副作用最小，因此浅表的草莓状血管瘤宜首选激光或强脉冲光治疗。由于草莓状血管瘤大部分可自行消退，因此早期是否要进行治疗尚无统一意见，多数人倾向于对 5 岁以内婴幼儿、皮损发展缓慢且面积小者不必急于治疗，但对发展快、消退可能性不大者则应早期治疗，尤其是对位于五官附近或外阴、肛周等部位的血管瘤，若肿瘤增长迅速，将严重影响小儿的外貌、功能和发育，并对患儿的家长造成很大的心理压力，应积极采用安全、有效的方法及早进行治疗。

激光治疗前常规皮肤消毒，局部用 2%利多卡因浸润麻醉或外涂 5% EMLA 麻醉霜(外覆食品保鲜膜 1 小时左右使麻药显效，3 个月以下的婴儿禁用)，2 周岁以上儿童必要时可用全麻。

激光治疗方法选择：

1) 对于表浅的草莓状血管瘤应用 FPDL、倍频 Nd∶YAG 激光、强脉冲光进行治疗，疗效较满意。FPDL 一般用 5～7mm 直径光斑，光斑之间约有 10%～20%的重叠，能量密度 5～12J/cm^2；倍频 Nd∶YAG 激光(VersaPulse)一般用 7～20ms 脉宽，2～4mm 光斑，能量密度 9～15J/cm^2，以皮损变暗、变紫或稍发白为度；强脉冲光 PhotoDerm(VascuLight)一般用 570nm 或 590nm 的滤光片，2.5～5ms 脉宽，2～3 脉冲方式，能量 45～55J/cm^2。

2) 对于较深在的草莓状血管瘤可选用长脉冲 Nd∶YAG 激光进行治疗，该激光穿透深度可达 2～8mm，从而有效地凝固深部和浅部的血管。常采用 3mm 光斑，30～50ms 脉宽，150～240J/cm^2，以病灶略苍白萎缩为度，尽可能避免光斑重叠，否则易遗留瘢痕。一般 1～3 次即可取得较理想疗效，但应注意能量不可过高，否则有遗留瘢痕的可能。对于较深在的草莓状血管瘤也可应用 PhotoDerm(VascuLight)较长的波段(590nm 以上的滤光片)，并适当加大脉宽和能量进行治疗，也有一定的疗效。对于深度大于 5mm 以上的血管瘤通常需要联合皮质激素治疗，上海第九人民医院周国瑜教授推荐使用泼尼松 4～5mg/kg，连续隔日顿服14次后，连续减半药量服用直到停药。药物治疗1个月为1个疗程，疗程之间间隔为1个月，疗程的次数根据血管瘤的消退情况而定，通常以3个疗程为限，应注意皮质激素的短期不良反应。

3）对于位于皮下表面正常的血管瘤可以选择服用皮质激素，也可应用手术翻瓣激光凝固治疗，即仔细解剖暴露血管瘤病灶后，采用连续Nd:YAG激光凝固治疗，常用功率15～30W，治疗终点以病灶的彻底萎缩为宜，激光治疗完毕后细针缝合即可，术后瘢痕极小。

（5）并发症及处理

1）水疱、糜烂、结痂：较常见，应注意保护创面防止感染，小水疱可自行吸收，大水疱可于无菌条件下抽出疱液。

2）水肿：较常见，尤其可发生于组织疏松部位，可持续2～5天自行消退，水肿严重时可采用3%硼酸液湿敷。

3）色素沉着：可见于肤色较深的患者，与日晒有关，一般3～6个月可消退。应注意防晒。

4）色素减退：与激光治疗过度致皮肤色素细胞破坏有关，多为暂时性，严重者可致永久性色素减退甚至脱失。色素减退重在预防，应注意控制激光能量密度。

5）术后溃疡、瘢痕形成：这是激光治疗后的一种严重的并发症，术中应注意严格消毒，激光能量密度不宜过高，避免激光光斑重叠照射，术后应注意防止创面感染。

6）继发性出血：少数患者术后可发生继发性出血，通常采用压迫方法数分钟后即可止血。极少数情况下可有大量出血，需输血治疗。

（6）疗效评价：激光治疗草莓状血管瘤的疗效比较理想，尤其是血管瘤病灶深度在5mm以内的经过1～3次治疗即可基本消退，对于病灶深度超过5mm的病灶结合皮质激素治疗大多数也可获得满意的疗效。激光治疗血管瘤的目的是用较小的能量密度照射促使血管瘤的萎缩和消退，而不是力求一次清除病灶，这样可以尽可能地避免术后瘢痕形成。

3. 毛细血管扩张症

（1）临床表现：毛细血管扩张分为原发性及继发性两类。前者原因不明，后者继发于其他已知疾病。此外，健康人的皮肤还有黏膜也可以发生毛细血管扩张，常见的是青年妇女的下肢及面部，有人把这种毛细血管扩张称为特发性毛细血管扩张症。

在皮肤或黏膜上出现红色或紫红色斑状、点状、线状、星芒状、树枝状或乱发状损害。分布可为局限性或广泛性，或与血管神经相一致，或呈一侧性。常见于面部、股外侧、足背及躯干等。大多数玻片压之褪色，移去玻片后恢复原色。多无自觉症状，偶有灼热感或刺痛感。无出血倾向。蜘蛛状毛细血管扩张症也称蜘蛛痣，其皮损较特殊，中央为粟粒至米粒大鲜红色丘疹状隆起，称蜘蛛体，玻片压之可间搏动（为小动脉），蜘蛛体周围为放射状扩张的毛细血管，称蜘蛛脚，用火柴头等压中央的蜘蛛体时蜘蛛脚即消失，移去压力后恢复原状。蜘蛛痣常见于孕妇、小孩及肝病患者。

（2）组织病理：真皮可见扩张的、不规则的薄壁毛细血管和静脉。蜘蛛痣的病变中央为一条上行小动脉，动脉上行至表皮下扩大成薄壁的壶腹，纤细的动脉分支以此为中心向四周放射，再分为许多毛细血管，动脉管壁为平滑肌，有时在内皮细胞和内弹力膜之间可含有红细胞。

(3) 诊断：根据病史及临床表现通常不难诊断，应区分是原发性和继发性，继发性者应明确原发病及诱因。

(4) 激光治疗：目前治疗毛细血管扩张症疗效显著且安全度高的治疗仪有脉冲染料激光、可变脉宽倍频 Nd:YAG 激光及强脉冲光等。疼痛敏感者可用 5% EMLA 麻醉霜涂于患处，外覆食品保鲜膜 1 小时左右。

1) FPDL：①585nm 脉冲染料激光治疗参数：能量密度 7～9.5J/cm^2，光斑 2～3mm。脉宽 350～450μs 或 1500μs，该激光对于血管管径较细的病变疗效较好，但较粗毛细血管的疗效欠佳。治疗后皮肤有紫癜出现，相当一部分人有色素沉着，此外还可有软组织水肿、水疱形成等副作用；②Vbeam：为一种新型可调脉宽染料激光，波长 595nm，脉宽 1.5～40ms，治疗能量密度为 6～20J/cm^2，局部作 1～3 次照射。可收到理想疗效。术后不发生紫癜，部分也有色素沉着、软组织水肿、水疱形成等副作用。Vbeam 是目前治疗毛细血管扩张症最理想的治疗仪之一。

2) 可变脉宽倍频 Nd：YAG 激光(532nm)：治疗参数：能量密度 9～18J/cm^2，光斑 2～4mm，5～50ms 脉冲宽度，4～5℃的同步冷却(注意不可将冷却头按压过重，以免将血管的血液全部挤出而影响疗效)，局部作 1～3 遍照射，治疗后可看到小的(直径 2mm 以下)毛细血管立即消失，较大的血管凝固颜色变暗。经过 1～3 次的治疗，绝大部分毛细血管扩张症可以治愈。VersaPulse 新型激光器由于有较大的光斑直径和较长的脉冲宽度，其激光器的功能得到了扩展，在下肢直径较大的毛血管扩张的治疗中有明显的优势。VersaPulse 也是目前治疗毛细血管扩张症最理想的治疗仪之一，其副作用同 Vbeam。

3) 长脉冲 Nd：YAG 激光：近来多家激光公司相继推出了长脉冲的 Nd：YAG 激光，脉宽 0.25～500ms 不等，Nd：YAG 激光波长为 1064nm，能够穿透更深的皮肤组织，因而对于管径较粗的扩张的毛细血管具有更好的疗效。

4) 强脉冲光：强脉冲光也是依据选择性光热作用理论进行治疗(见本章第二节)，毛细血管扩张症是强脉冲光治疗的一个重要适应证，尤其适用于面部潮红、血管扩张不十分明显的皮损(明显的血管扩张激光治疗的效果更好)。强脉冲光治疗的优点是光斑大，治疗速度快，术后反应较小。但与激光相比需要更多次治疗。应用 Quantum 的常用参数为选择 560nm 的滤光片，脉宽 2.8～6.0ms，延迟 20～40ms，能量密度 23～27J/cm^2，每 3～4 周治疗一次，连续 3～5 次。

(5) 并发症及处理

1) 软组织水肿：常发生于眼睑、面部，一般数日内消退。

2) 紫癜：发生于用 585nm 染料激光治疗后，常持续 2 周左右自行消退，无需特殊处理。

3) 色素沉着：少数患者用激光治疗后有轻度色素沉着反应，一般不必治疗，必要时可外用氢醌霜或 0.025%～0.05%维 A 酸软膏以加速色素消退。

4) 水疱形成：激光能量过高、未使用冷却措施等可使表皮损伤致水疱形成，治疗时应先做光斑试验，能量以毛细血管消失或颜色变暗为度，明显发白则说明能量过高。出现水疱后较大的可无菌抽去疱液包扎，较小的可不处理自行吸收。

5) 病情复发：在治疗后 2～4 周内有血管再通致病情复发，复发者可第二次治疗。

(6) 疗效评价：激光对血管性疾病的治疗中，效果以毛细血管扩张症为最好，通常 1 次治疗即可取得显效，大多数 1～3 次即可治愈。强脉冲光对毛细血管扩张症疗效也较理想，大多数 3～5 次可取得显著疗效。

（孙林潮）

四、光老化

衰老分内源性衰老和外源性衰老，内源性衰老为生理性衰老，是不可抗因素；外源性衰老则与光线、吸烟、饮酒、睡眠不足、面部表情丰富、化妆品使用不当等均有直接关系。其中日光所致皮肤老化称光老化，大多数人认为皮肤光老化加速了皮肤自然老化的进程，是造成皮肤老化的主要原因。其形成为一复杂的病理过程，受种族、职业、环境等多种因素的影响，与多种皮肤疾病的发生密切相关。

光老化皮肤实际上是发生在皮肤固有性老化的基础上的改变，在临床和组织学上许多方面和固有性老化有相似之处，但由于还受日光中紫外线的长期影响，在临床上还具有明显的特征性变化，常表现为暴露部位的皮肤松弛、深浅皱纹、皮肤粗糙、皮革样外观、色素沉着斑或色素脱失斑、紫癜、毛细血管扩张，原有皮纹明显改变或消失，肤色常呈灰黄，可发生各种良性、癌前期或恶性肿瘤。

对于光老化的治疗，方法层出不穷，如外用药物、化学剥脱术（见本章第八节）、注射美容技术（见第十章）、激光治疗技术及手术整形等。本节主要介绍激光治疗方法。

不同的皮肤类型、不同的光老化程度、不同的治疗期望值将决定不同的治疗方法。表 9-2 列出了主要的皮肤年轻化治疗技术。如何选择这些治疗技术则依赖于医师对光老化病理机制的了解及对各种治疗技术的理解。

表 9-2　皮肤年轻化治疗技术

类别		仪器
激光	普通激光（气化型）	二氧化碳激光、铒激光
	局灶性光热作用技术（气化型）	二氧化碳点阵激光、铒点阵激光等
	局灶性光热作用技术（非气化型）	Fractional Scan（波长 1550nm） Geometric Optical Array（波长 1440nm） StarLux 1540nm（波长 1540nm）
	真皮热刺激作用	CoolTouch（波长 1320nm） SmoothBeam（波长 1450nm）
	Q 开关激光	532nm、694nm、755nm、1064nm
	长脉冲激光	532nm、755nm、1064nm
	染料激光	595nm 微秒脉冲
宽谱光	强脉冲光（波长 500～1200nm）	PhotoDerm、Quantum、Lumenis one
	强脉冲光（波长 1100～1800nm）	Titan
射频	单极/双极	ThermaCool/Aluma
等离子体技术	氮等离子体技术	Portrait PSR
光调作用	发光半导体	LED 红光治疗仪
联合治疗	IPL/射频联合治疗技术	Elos（E 光）
	Fractional 1440/IPL 联合治疗技术	

（一）激光治疗

由于各种药物治疗光老化疗效不尽如人意，在过去的几十年里人们主要是采用机械磨削法和化学剥脱法，这些方法虽能使新生的上皮有一定的改观，但操作复杂，术后副反应多、风险大。填充或肉毒素注射也只能治标，不能治本，同时还存在一定组织排异等风险。而激光技术发展的日新月异，让美容医生有了更得力的帮手和更多的选择。

当高能超脉冲或扫描式 CO_2 激光磨削除皱术问世时，由于其显著的疗效和极高的安全性使该项技术很快在白种人中风行，但由于其在黄种人中的色素沉着的发生率颇高，限制了它的推广。随后研制成功的铒激光具有祛除深度更精细的特点，同时术后色素沉着等副反应还有所减少。之后又相继出现了数种非剥脱性无损激光除皱嫩肤仪，如 CoolTouch、SmoothBeam、Nlite、“E”光、Cutera 等，临床上有一定的疗效，副反应非常轻微。近年来点阵激光的问世以及射频技术、等离子技术的进一步发展，让光老化的治疗呈现出百花齐放的态势。

1. 激光磨削除皱嫩肤术

(1) 术前准备：①预防色素沉着：术前应外用包括维 A 酸、α-羟基酸（alpha hydroxy acids，AHAs）和曲酸、壬二酸或维生素 E 等外用制剂，以减少术后色素改变的危险和促进创面的愈合。术前外用药物至少需要 2 周时间，要达到最好效果可能需要外用 2 个月以上；②口服抗病毒药和广谱抗生素防止病毒和细菌感染；③术前还可应用其他方面的辅助治疗，其中包括使用肉毒毒素（Botulinum toxin，BOTOX）注射剂。

(2) 麻醉：应用铒激光进行小面积除皱手术时，用 EMLA 软膏作表面麻醉并用食品保鲜膜密封 1～2 小时即可，应用 CO_2 激光作大面积除皱手术时，可结合用局部浸润麻醉和神经阻滞麻醉。必要时可采用静脉麻醉。麻醉前先用甲紫标记出皱纹的位置。

(3) 激光治疗

1) CO_2 激光仪：目前能达到选择性光热作用要求的 CO_2 激光仪有：UltraPulse：激光的脉宽为 0.6～1ms，激光脉冲能量最高为 500mJ，可发射连续波及脉冲波两种激光。Silk-Touch：这种激光器在传统的连续波 CO_2 激光的基础上附有由微处理器控制的、能够迅速使聚焦激光束在组织上进行扫描的扫描仪。以保证光线在任何特定部位的停留时间均在 1ms 之内。

2) 铒激光仪：固体掺铒石榴石激光（Er∶YAG）是用于磨削除皱术的第二代激光美容系统。能释放波长为 2940nm 的中红外线激光，基本上接近水的吸收峰波长，水分对铒激光的吸收比波长 10.6μm 的 CO_2 激光的吸收高 10 多倍，铒激光的这一特点使其对皮肤组织的气化深度较 CO_2 激光更加精确，尤其近年来出现的铒激光仪可将磨削深度控制在微米级水平。对周围邻近组织的热损伤更微小。受术者术后的炎症反应和色素沉着更轻，恢复更快，因此较适合于黄种人的皮肤。

(4) 术后处理：创面处理：目前国内外在术后多使用生物性合成半透性的、可减轻术后症状的敷料或传统敷料，称为封闭式方法。也可只是简单地局部使用抗生素油膏，称为开放式疗法。创面一般 1～2 周即愈合，新生的上皮呈粉红色。2 周后可以外用含温和的保湿霜；为减少色素沉着，术后数月内应避免日晒，并应坚持外用遮光剂以及防止色素沉着的药物，如左旋维生素 C、熊果苷制剂等数周至数月。

2. 非剥脱性激光除皱嫩肤术　激光磨削除皱术由于较高的色素沉着发生率使其在黄

种人中应用受限。随后研制出的几种无损激光除皱嫩肤系统，其治疗能量较小，为非侵袭性、非剥脱性作用方式，共同优点是术后副反应非常轻微，无色素沉着反应。缺点是疗效有限（总体上达不到激光磨削除皱术的疗效）且治疗次数较多、时间较长。

（1）CoolTouch：CoolTouch Ⅱ无损伤除皱嫩肤系统为波长1320nm的固体Nd：YAG，脉宽50ms，能量密度最高达24J/cm^2，传输系统为S-10光纤传输，治疗手柄为带热传感装置的TQ10，带有DCD（Dynamic Cooling Device）动态冷却装置，光斑10mm。系统采用1320nm激光波长加热真皮上半层的胶原蛋白组织中的水分，激光的热效应使胶原蛋白再生，新的胶原蛋白有序排列，数量增多，从而增加皮肤弹性。并通过TQ10冷却组件有效保护表皮不受损伤，从而达到无损伤除皱嫩肤的效果。每次治疗间隔约4～6周，平均治疗3次才会有细微改善，4～6次以后方有明显改善的效果，术后不结痂，皮肤表面会有暂时性的红肿，通常在12小时左右消退，可以马上化妆保养，不引起色素沉着。表皮性的病灶可以配合果酸换肤、微晶磨削等。

（2）SmoothBeam：为波长1450nm的半导体激光，脉宽250ms，能量8～25J/cm^2，频率1Hz，光斑4mm，带有DCD自动动态冷却装置，其治疗原理、方法和效果类似于CoolTouch Ⅱ。

（3）E光：E光（Electro-Optical Synergy）技术是在传统的光子/激光嫩肤技术基础上开发研制的，其核心技术主要有三点：射频＋光能＋表皮冷却。射频对皮肤穿透较深，且在皮肤中的传导性与温度密切相关。E光技术利用皮肤真皮胶原组织对光能的选择性吸收，强化皮肤真皮胶原组织对射频的吸收；同时，射频表面接触式冷却技术消除了因光子/激光过强的热作用带来的不适及并发症，因此E光嫩肤除皱的疗效和安全性都较传统的光子嫩肤术大大提高。

（4）Cutera无创紧肤系统：输出波长为1100～1800nm的治疗系统，以水为靶基，深度可皮下1～3mm，真皮胶原中的水分吸收此波段的光能后温度升高，当温度大于50℃时可促使其产生收缩反应，随后启动选择性热损伤的修复过程，真皮内的成纤维细胞产生新生的胶原蛋白、弹性蛋白以及其他细胞外间质的成分，并发生组织重构。两种效应相互结合，收紧松弛的皮肤组织，形成迅速而持久的显著“提升”效果。

3. 局灶性光热作用技术　显而易见，损伤性治疗与非创伤性治疗都有其不足，为寻找更好的治疗办法，局灶性光热作用技术应运而生，即将一束激光分为若干微光束，并规律排列成矩阵，当其穿透表皮到达真皮后，每一条微光束经过的组织将产生热变性或直接形成真正的孔径（MENDs），这种损伤将启动机体的程序化创伤愈合程序，最终导致包括表皮和真皮在内的全层皮肤发生重塑和重建，达到治疗目的。这样的激光技术就是近年来被大家作为热点关注的点阵激光。

根据激光束照射组织后反应的不同，又将其分为非气化型点阵激光（仅引起组织柱状热变性）和气化型点阵激光（使组织产生真正孔径），前者主要为1320～1550nm范围内的中红外激光，后者主要为铒激光和二氧化碳激光。对于参数的确定，不同仪器、不同光老化程度、不同人种、不同治疗期望值将决定不同的选择。我们需要把握的是点阵激光相关特性。

（1）点阵激光技术相关参数

1）波长：由于点阵激光作用的靶组织为水，因此激光对水的吸收性与激光治疗效果密切相关。水对激光的吸收由弱到强依次为 1320nm、1550nm、1440nm、10 600nm、2790nm、2940nm。当水对激光吸收越多，激光在组织中穿透就越浅。处于中等吸收水平的二氧化碳激光(10600nm)在穿透及热刺激两方面较能兼顾，治疗时能明显引起真皮胶原的收缩，与其他波长相比，对于嫩肤治疗具有良好疗效。但由于属于有创治疗，往往需要 2～3 天的停工时间，并有薄痂形成。

2）脉冲宽度：为脉冲激光控制热损伤的关键因素。治疗时，应有足够长的持续时间，即足够的脉宽，以便让组织将接受的部分热量释放至周边并产生足够多的热凝固效应，从而启动满意的创伤愈合效应。但脉宽过长又将导致副作用增加，甚至产生瘢痕等。操作中应谨慎对待。

3）能量密度：波长一定的情况下，每条微光束能量越大，穿透深度就越深，MENDs 的宽度也越宽；此外，由于组织受热后因温度不同呈阶段性变化：当受热温度为 50～70℃组织仅发生热损伤，在 70～100℃组织发生热凝固，100℃以上组织将出现气化，所以当能量密度增大时，非气化型治疗可能转换成类似气化型的治疗，而当能量密度减低时，气化型治疗可向非气化型治疗转化。

4）光点大小：即激光发射出来的每条微光束的大小。应注意与光斑区别，后者指一次脉冲发射后微光束点阵排列后的光斑大小。光点越大，穿透深度也越深。目前看来，250μm 为皮肤能耐受的较佳光点。

5）扫描遍数：又称治疗回合数，即激光治疗头在治疗区皮肤上扫描的遍数。一般针对非气化型点阵激光或光点数固定的气化型点阵激光，增加扫描遍数，相当于是增加治疗光点数，增加了治疗的 MENDs 密度。应注意其并不能改变点阵激光治疗的深度及真皮的热刺激强度。但当高密度光点皮肤冷却尤其是治疗前冷却，能在一定程度上减少不适感，降低热损伤带来的副作用，但同时会使 MTZ 减小，直接影响疗效。关于治疗后冷却，目前尚无对疗效影响的较肯定结论。

（2）点阵激光仪

1）气化型：主要为铒点阵激光和二氧化碳点阵激光。铒点阵激光水吸收好、气化功能强、治疗层次精准，但同时穿透较表浅、热损伤深度不足、凝血效果差。仪器有 Fixel、Pixel、SP 超级平台、“飞梭”三维铒点阵激光、Profile 铒点阵激光、MCL30 铒激光治疗仪等；二氧化碳点阵激光具有适合的水吸收性、一定的真皮穿透与刺激功能，因此是一种较优秀的点阵激光光源，其一次疗效往往就能相当于中红外点阵激光的多次疗效，但同时要承受的，尤其有色人种，就是相对较长的恢复时间(治疗后 1～2 天局部红肿，3～5 天红斑、脱屑等)及相对更大的色沉可能性。目前临床上使用较多的是 UltraPulse CO_2 点阵激光(分 ActiveFX、DeepFX 两种模式)和 Profile 铒点阵激光，国产 CO_2 点阵激光也开始临床应用。

2）非气化型：均属于中红外线激光，其中 Fraxel 是第一个被商业推广的点阵激光，也被研究得最多，第一代波长 1550nm、第二代波长 1450nm；随后问世的还有掺铒玻璃 1550nm 点阵激光、Star lux 1540 点阵激光、Affirm 复合点阵激光(1320nm、1440nm 双波长序贯发射)等。大多数非气化型点阵激光在一次治疗中需要多回合扫描方能达到预期效果，但光斑过度重叠又易增加皮肤损伤程度，所以该治疗一方面对医生的经验要求较高，另一方面有待更多的基础及临床研究对其运用加以科学指导。

(3) 点阵激光治疗

1) 适应证和禁忌证

适应证：皮表重建、除皱、紧肤、浅表色素性疾病、萎缩性瘢痕、增生性瘢痕、黄褐斑等。

禁忌证：瘢痕体质、系统应用类固醇激素（治疗前及整个疗程中均应避免）、皮肤肿瘤、孕妇、对治疗期望值过高者。

2) 治疗步骤

Ⅰ术前准备：洁面并拍照存档后给予治疗区及治疗头1‰氯己定消毒，术者及受术者均戴好护目镜后开始手术。

Ⅱ术中治疗：视不同仪器、不同皮肤状况及受术者要求选择治疗参数，对于非气化型点阵激光，要点在于对治疗能量及扫描遍数的把握，光斑间不宜过多重叠。在气化型点阵激光中，由于铒点阵激光穿透浅，止血效果差，治疗过程中宜把握好能量、治疗密度、单次扫描，及时压迫，尤其眼周皮肤，还应适当降低气化深度，否则极易造成皮下瘀血。对于二氧化碳点阵激光，其穿透深，止血效果好，但疼痛较明显，热损伤相对也较大，选择治疗参数时应在效果、副作用及受术者接受度之间进行平衡。

Ⅲ术后护理：首先，以上所有治疗术后即刻均应对治疗区进行冷却处理。一方面可以舒缓疼痛或不适，另一方面可减低热损伤导致的不良反应。如何冷却可视热损伤程度而不同，有0～4℃冷面膜、冷喷、冰敷等供选择。冷却处理是术后很重要的一项步骤，不能马虎，更不能省略。治疗强度越大，对冷却力度的要求也越高。损伤性者还可配合美宝湿润烧伤膏以止痛并协同减轻热损伤，同时外用莫匹罗星软膏等以预防感染。其次，应严格防晒。尤其损伤性治疗，可尽量减少户外活动时间，在室外时戴遮阳帽、打防晒伞，规律使用SPF30、PA＋＋以上的防晒霜，从而降低色素沉着的发生率及程度。最后，保湿、促进受损皮肤屏障的修复。透明质酸、左旋维生素C、表皮生长因子、胶原蛋白等可酌情使用。

3) 副反应：近期常见的副反应有疼痛、红斑、水肿、皮肤干燥、薄痂、浅表划痕样损害、瘙痒、皮下轻度淤血；少数可见暂时性皮肤敏感、痤疮样发疹等。尽管治疗后可发生以上副反应，但到目前为止，尚未观察到持久性副反应的存在，以上表现均为一过性、暂时性。远期副反应主要是色素沉着，但即使是二氧化碳点阵激光，在合理运用的情况下，黄色人种也很少发生严重色素沉着事件，可以更大尺度对待它们的使用。此外，大多数受术者在不使用表面麻醉剂的情况下对疼痛的评价为轻至中度，点阵激光的耐受性较传统损伤性嫩肤要好得多。

(二) 强脉冲光美容技术

详见本章第二节。

(三) 等离子体技术

虽然高温等离子体技术在外科运用已经不止10年了，但运用于皮肤年轻化治疗时间不长，研究也不够深入，同时它也并非一项激光技术，但它属于非创伤嫩肤技术的一种，并且治疗角度与以往治疗技术的理论支撑点完全脱离，从一个全新的方向为我们提供了皮肤年轻化的新思路。

等离子体是物质在气、液、固态之外存在的第四种状态，是由原子首先失去外周电子后形成裸原子的、离子化的气体状态，然后在外来能量将外周电子“驱逐”出去后，该原子形成的带正电荷的状态即等离子体状态。等离子嫩肤(Plasma skin regeneration，PSR)技术是利用等离子体迅速向皮肤释放能量(而不是光)，并引起瞬间的、可控的、均匀的热效应。其释放不依赖于皮肤的色素，也没有组织的爆破和表皮的剥脱，不但安全性大大提高，还将惠及更多不同皮肤类型的人群。目前临床上应用的 Protrait PSR 是一种氮的等离子体能量发生装置，能量以毫秒级的脉冲发射，等离子体状态是在手具中产生的，而不是在皮肤表面产生的，治疗时手具不需要接触皮肤，而是和皮肤保持约 5mm 的距离，其疗效肯定而副作用轻微，是一项值得关注和研究的有前景的技术。

(付 俊)

五、脱毛

多余的毛发是困扰人的一个带普遍性的美容问题，传统的脱毛法都不理想，为了有效、方便、安全地脱除体表多余的毛发，依据选择性光热作用原理，已设计了多种激光系统和强脉冲光光源系统，使人们在接受大面积脱毛治疗时显著减轻不适，并使瘢痕形成以及其他并发症的发生降低到最低程度。利用现代光学技术已能达到永久性毛发脱减的目的。

(一) 毛发、毛囊的结构与生理

1. 毛发、毛囊的结构　毛发由角化的角质形成细胞构成。位于皮肤以外的部分称毛干，位于皮肤以内的部分称毛根，毛根末端膨大部分称毛球，毛球下端的凹入部分称毛乳头，包含结缔组织，神经末梢和毛细血管，为毛球提供营养。毛球下层靠近乳头处称毛基质，是毛发及毛囊的生长区，相当于表皮的棘层和基底层，并有黑素细胞。以头发为例，毛发由同心圆状排列的细胞构成。可分三层：①髓质：位于毛的中央，有 2～3 层皱缩的立方形角质形成细胞。毛发末端和毳毛无髓质。②皮质：是毛的主体，由几层菱形角质形成细胞构成，细胞内含大量色素颗粒。③毛小皮，为毛表面的一层薄而透明的角质形成细胞，彼此重叠如屋瓦状。

毛囊位于真皮和皮下组织中，组织学上可分为上、下两段(图 9-4)。上段由两部分构成：①漏斗部：自毛囊口至皮脂腺开口处；②峡部：自皮脂腺开口处至立毛肌附着处。下段由茎部和球部组成。毛囊由内毛根鞘、外毛根鞘和结缔组织鞘组成。前两者毛根鞘的细胞起源于表皮而结缔组织鞘则起源于真皮。在峡部末端外毛根鞘细胞增殖，并且形成隆起，称为“隆突”，该区存在毛囊干细胞，是毛囊生发细胞的来源。

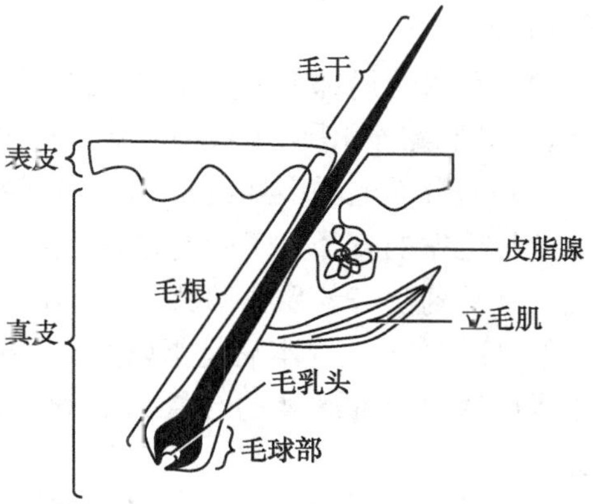

图 9-4　毛囊结构图

2. 毛发的生长周期　毛发的生长呈一定的周期性，主要与毛囊本身生长周期有关。毛生长周期分为三个阶段：①生长期；②退行期；③静止期。

毛发周期性的生长和脱落有赖于毛囊干细胞，它存在于毛囊外毛根鞘的“隆突”区。

毛发生长周期的长短因毛发的种类和部位的不同而有差别。头发的生长期可达3年，退行期相对比较固定，一般为3周，而静止期通常为3个月左右。在任何时间，大多数头发（80%～85%）处在生长期，约2%处在退行期，10%～15%处在静止期，每天可脱落约70～100根头发，同时也有等量的头发再生。头发的生长平均大约为每月37mm。其他部位的毛发生长期均较头发的生长期短，上唇毛、腋毛、腿毛、阴毛的生长期约4个月，手臂毛的生长期约13周，眉毛和睫毛的生长期约8周，耳毛的生长期为4～8周。眉毛、耳毛、腋毛、阴毛的静止期均为3个月，上唇毛、手臂毛、腿毛的静止期分别是6、18、24周。

（二）毛增多症和多毛症

毛发疾病主要表现为毛发过多和毛发脱落，前者包括毛增多症和多毛症，毛增多症是在身体非雄激素依赖部位出现毛发过多，可以是先天的或后天的，泛发的或局部的。但在正常情况下，种族不同毛发可有差异，不仅颜色不同，数量也有不同，如希腊男性胸毛很多，而我国男性胸毛则较少。与毛增多症不同，多毛症指女性毛过多，只发生在雄激素依赖部位，纤细毳毛变为粗重的短毛。女性毛过多，有男性化的表现，影响美观。

毛增多症和多毛症的表现有：

1. 毛增多症

（1）先天性胎毛增多症：本病又名先天性全身多毛症，见于10岁以下小儿，身体和面部出现毛过多，呈细丝状，可伴有牙齿发育异常，为一种罕见的常染色体显性遗传。此种小儿俗称“毛孩”、“犬面孩”或“狼人”，国内外均有过报道。患者胎儿期毛发持续存在，不被终毛所取代。

（2）后天性胎毛增多症：此病比先天性者更少见，女性比男性多，全身突然丝状毛增多，或只限于局部，毛发生长迅速，每周生长2.5cm。长度可达10cm以上。多合并有恶性肿瘤，常为乳腺、肺、胆囊、胰腺、结肠、直肠、膀胱、卵巢或子宫癌。去除肿瘤，毛增多可减少。

（3）先天性局部毛增多症：本病发生于出生时或以后，无一定好发部位，多毛皮肤有或无痣的表现。常与一些痣伴发称为痣样毛增多症，如Becker痣，毛粗而长。脊柱裂和骶骨毛增多症见于儿童，在腰骶区有一簇粗或细毛伴有脊柱裂。

指（趾）节毛增多症多见于男性，发生于2、4、3、5指（趾）背侧，为常染色体显性遗传。肘毛增多症亦名为多毛肘综合征，为出生后双肘多毛，5岁后多毛开始减少，可为显性或隐性遗传。毛耳亦名多毛耳，主要发生于男性，外耳道的短毛变为粗而长，伸出耳轮，为常染色体显性遗传。

（4）后天性局部毛增多症：常在皮肤炎症或慢性刺激后发生，如摩擦、啃咬、血管阻塞、关节炎、胫前黏液水肿、下肢静脉曲张或湿疹等引起。

（5）医源性毛增多症：长期应用某些药物可引起毛增多症，见于躯干、四肢，偶尔在面部。此种毛发的直径介于胎毛和终毛之间，可长达3cm。一般停药后半年到一年多毛可以恢复。常见药物有苯妥英钠、链霉素、泼尼松、青霉胺、补骨脂素类、米诺地尔等。

2. 妇女多毛症　本病是指妇女有部分或完全男性型的多毛，由雄激素引起。多毛症的严重程度取决于雄激素的含量和毛囊对雄激素的反应能力。本病的病因很多，常见以下几种：

（1）功能性雄激素过剩：①多囊性卵巢综合征：亦称Stein-Leventhal综合征，为多毛症最常见的原因；②肾上腺酶缺乏（先天性肾上腺增生）：早发性21-羟化酶缺乏症，迟发性21-

羟化酶缺乏症、11β-羟化酶缺乏症、3β-脱羟酶缺乏症；③库欣(Cushing)综合征。

(2) 分泌雄激素的肿瘤：①肾上腺肿瘤：腺瘤、腺癌、分泌 ACTH 的异位肿瘤；②卵巢肿瘤：性腺基质细胞瘤、泡膜细胞瘤、类脂瘤。

(3) 泌乳素瘤。

(4) 特发性妇女多毛症：没有检测到潜在内分泌疾病的多毛女性称为特发性多毛。发病可能是由于毛囊皮脂腺单位中 5α-还原酶的活性增强，毛囊对雄激素的敏感性增加。

(三) 激光脱毛术

毛增多症和多毛症造成的毛发异常生长，除了针对病因治疗原发病外，如影响美观则需脱毛治疗。临床上还有不少生理性多毛者，如络腮胡须、胸毛、腋毛过多、比基尼区毛过多、发际过低、眉头距离过近等，单纯为了美容而进行脱毛治疗。据统计大约有 15%～18%的女性受多毛的困扰，越来越多的男性也为多毛感到不便和尴尬，而通过各种途径寻求医治方法。

1. 以往非激光脱毛术　以往脱毛常用的方法有剃毛法、蜡脱毛法、镊取法、机械脱毛、化学剂脱毛等(见第十一章)。虽然这些方法有效，但只是暂时性的，共同缺点是毛发很快再生。只有一种方法证明是能够长久地去除毛发，那便是电解法和热溶解法。电解法是利用两根电极之间的低流直流电，通过阴极顶端的化学反应，在其周围释放电子，导致水的电解及 H^+ 和 OH^- 的产生，OH^- 对电极周围邻近的组织或毛囊进行化学性毁坏。热溶解法是采用高频率交流电在低电压、低电流的情况下加热组织，破坏毛囊，有时也称为电脱毛术。电解法和热溶解法虽然能有效地破坏毛囊，阻止毛发再生，但操作繁琐、费时，对面部等皮肤光滑部位有遗留瘢痕的可能，尤其是在背部或腿部需要脱毛时，这种方法几乎不能使用。

2. 激光脱毛术　早在 20 世纪 60 年代，Goldman 首先描述了红宝石激光对毛囊黑色素的破坏作用，但未用于临床，20 世纪 80 年代 Ohshiro 描述了红宝石激光治疗色素痣后出现毛发脱落，但同时表皮亦受到严重损伤。1993 年，哈佛大学威尔曼医学光学实验室开始使用红宝石激光脱毛的研究，随后红宝石激光、Nd:YAG 激光等陆续用于临床脱毛治疗，但参数设计还不太理想。1997 年威尔曼医学光学实验室开始使用新一代的激光脱毛机——LightSheer 半导体激光脱毛仪进行临床治疗，取得了显著的疗效，之后，新型强脉冲光系统也开始应用于脱毛治疗，从此光学脱毛技术已基本成熟。

(1) 激光脱毛原理：激光脱毛仍然是基于选择性光热作用理论，由于毛囊和毛干中有丰富的黑色素，特定波段的激光以黑色素为靶目标精确而选择性地进行脱毛治疗。黑色素在吸收了光能后，温度急剧升高，从而导致毛囊组织的破坏，将毛发去除。应用选择性光热作用理论，只要选择合适的波长、脉冲宽度和能量密度，激光就能精确地破坏毛囊而不引起邻近组织的损伤。

1) 波长：为了达到脱毛的效果，很明显毛发的生长区和毛球都必须精确地受到激光照射。由于毛球部位较深，决定了要使用波长较长、穿透较深的光源进行治疗。如果光无法穿透或穿透较浅时不能达到毛发生长区，是很难见到疗效的。

波长为 600～1100nm 的光谱可穿透至毛囊所在的深度并被黑素良好的吸收，是激光脱毛的理想的波长范围。

深肤色人群激光脱毛比较困难，因为表皮中含有较多的黑素，可与毛囊中的黑素竞争吸收激光束，从而导致表皮受损出现水疱、色素异常、瘢痕形成等不良反应。由于在600～1100nm的光谱范围内黑色素吸收激光的数量随波长增加而减少，因此对于深肤色人群选择黑色素吸收不那么强烈的波长较长的激光仪器(如长脉冲1064nm激光仪)较为安全。

2）脉冲宽度：脉冲宽度简称脉宽，如果激光的脉宽过短，就不能有效破坏毛囊，但如果激光的脉宽过长，热将没有足够的时间弥散，这样就会引起周围组织温度的升高，从而损伤毛囊周围组织导致瘢痕和皮肤色素的异常改变。因此，理想的激光脉宽应该在表皮的热弛豫时间和毛囊热弛豫时间之间，表皮的热弛豫时间为3～10ms，毛囊的直径达到200～300μm，毛囊的热弛豫时间达40～100ms。毛囊隆突部位有在毛发生长中起着重要作用的无色素干细胞，距靶色素结构有一定的距离，可以通过长脉冲(长于毛干的热弛豫时间)激光产生的热弥散作用损伤该类细胞，从而有效阻止毛发再生。所以是激光脱毛的理想的脉宽范围是10～100ms甚至更长。

对于深肤色人群而言，为避免表皮过快过多吸收激光能量而产生副反应，宜适当增大脉宽，在有良好的表皮冷却系统的保护下，脉宽甚至可增大到数百毫秒。

3）能量密度：激光脱毛须用合适的激光能量密度，能量密度过小达不到治疗目的，过大则会产生副反应。一般而言激光的能量密度以受术者可忍受且不产生明显副反应的最大能量密度为宜。

4）光斑：光斑直径应大于5mm以上，增大光斑可增加光的穿透深度，并能使治疗速度加快。

5）外源性色基和光敏剂的作用：外源性色基：在对浅色细小的毛发进行脱毛时，为了增加毛囊对激光的吸收达到有效脱毛的目的，在治疗前在皮肤表面涂抹一层含碳的黑色油剂并适当按摩，可使黑色碳颗粒渗入到毛囊。在渗入毛孔的碳颗粒的帮助下，脱毛所需要的激光能量密度可以降低，低的能量密度能减轻治疗时的不适感，也减少并发症的发生风险。应用外源性色基不足之处是有些碳颗粒并不能到达毛球，汗腺和皮脂腺沾染上碳颗粒后，也易受损伤。以往有学者进行了黑色碳颗粒涂抹后应用Q-开关Nd：YAG激光(波长1064nm的近红外光，黑色素吸收较少)进行脱毛研究，结果显示只能引起毛囊的部分损伤而达不到永久脱毛的目的，目前认为要达到永久脱毛作用需用长脉冲激光。

光敏剂：光敏剂如外用5-氨基酮戊酸(5-aminolevulinic acid，ALA)在脱毛中的作用也被研究得较多，尽管ALA本身并不是光敏剂，但是它能诱导毛囊产生强效的光敏剂卟啉Ⅸ。外用ALA时毛囊比表皮更为有效地选择性吸收ALA，为了增强这一过程的吸收作用，在外用ALA洗剂前可首先进行蜡脱，有助于增加ALA的渗透；在外用ALA后不要马上去掉，使之在皮肤表面保持数小时，这样有利于毛囊上皮充分地吸收ALA。然后再对治疗区进行激光照射来激活光敏剂，产生单态氧，从而引起细胞膜的损伤。这种应用光敏剂的治疗方法也称为光动力学疗法。这种技术有不少优点，可在短时间内对大面积部位进行治疗，治疗有效而且疗效与皮肤的颜色和毛色无关，但是就目前脱毛的光动力学疗法而言仍有待进一步成熟。

6）表皮冷却：激光脱毛时为防止表皮损伤，需采用表皮冷却装置。早期的激光脱毛设备无表皮冷却装置，虽然脉宽短能量密度低，仍可以造成表皮红肿水疱等损伤，并且脱毛效果差。目前常用的冷却方式有治疗头直接接触冷却，冷喷式动态冷却装置，以及外敷低温凝胶冷却等。

（2）毛发的生长周期和脱毛治疗的关系：毛发的生长有生长期、退行期和静止期。生长期毛母质细胞快速分裂，此期黑素最多，因此对激光极其敏感；在退行期，毛母质退化，毛乳头萎缩；静止期毛囊与毛乳头分离，毛发脱落，静止期时间因部位而异。不同部位毛囊的生长周期见表 9-3。

表 9-3　不同部位毛囊的生长周期

部位	静止期(%)	生长期(%)	静止期时间（月）	毛囊密度（个/cm^2）	毛囊深度（mm）
头皮	13	85	3～4	350	3～5
胡须	30	70	2～3	500	2～4
上唇	35	65	1.5	500	1～2.5
腋下	70	30	3	65	3.5～4.5
躯干	70	30	2.5	70	2～4.5
会阴	70	30	2～3	70	3.5～4.5
手臂	80	20	2～4	80	
腿部	80	20	3～6	60	2.5～4

毛发的生长周期和脱毛治疗的关系：①因激光对退行期、静止期的毛发无明显作用，只有等这些毛发转入生长期后激光才能起作用，所以激光脱毛需要多次治疗效果才能明显；②如某部位毛发处于生长期的比例小，则治疗次数要增多。反之治疗次数可减少；③基于不同部位的毛发有不同的生长周期，每次治疗间隔也有差异。如头部毛发有相对较短的静止期，故间隔时间可短至 1 个月；躯干和四肢毛发静止期相对较长，因此治疗间隔以 2 个月左右为宜；④毛囊的深度也因部位而异，如深度较深须采用较长波长的激光治疗，反之如深度较浅可采用较短波长的激光治疗；⑤如某一部位的毛囊密度过高，则治疗时应适当减少激光能量。

（3）激光脱毛适应证和禁忌证：激光脱毛适用于所有部位深色和浅色的毛发，但对白色的毛发无效。

下列情况是激光脱毛的相对禁忌证：①有瘢痕疙瘩病史；②在治疗区内有现症感染或有单纯疱疹感染病史；③在 6 周内，曾使用过其他方式（如蜡脱）脱毛的受术者；④对氢醌或其他漂白剂过敏；⑤在 6 个月内有使用 Lsotretinoin（13-顺维 A 酸）史。

（4）激光脱毛方法：

1）常用脱毛设备：常用的各种脱毛设备及参数见表 9-4。

2）术前准备：在治疗前必须让受术者了解治疗过程，告之需要多次重复治疗，需要有足够的时间准备和思想准备。

对于肤色较黑的Ⅲ～Ⅴ型皮肤受术者，术前应尽可能避免日光照射，最好用防晒霜4～6周，有色素沉着倾向者同时可加用氢醌类药物预防。对暴晒致皮肤较黑者，应等待一段时间或通过积极处理后（如外用氢醌类药物）再进行治疗。对疱疹高危患者可应用阿昔洛韦预防，口服 0.4g，3 次/天，治疗前后各 5 天。

表 9-4 常用的脱毛设备名称及参数

光源	波长 (nm)	系统名称	脉宽 (ms)	能量密度 (J/cm^2)	光斑 (mm)	频率 (Hz)	其他特性
长脉冲红宝石激光	694	Sinon	3		3，4，5，6	0.5～2	双模(可转换成 Q 开关模式)
		Ruby Star	4	24	8，10，12，14	1	双模(可转换成 Q 开关模式)
长脉冲翠绿宝石激光	755	GentleLase	3	最高 100	6,8,10,12,15,18	1.5	动态冷却装置(冷却剂喷射)
		Apogee-6200	5,10,20,40	0～50	10，12.5，15,50×50	最高 3	Smartcool 冷却扫描系统(选配)
		Apogee Elite	0.5～300	100	3,5,7,10,12,15	最高 3	冷气冷却
半导体激光	800	LightSheer XC400	5～400	10～100	12×12	2	ChillTip 接触式冷却
		LightSheer ET400/Lumenis One	5～400	10～100	9×9		
	810	飞顿半导体激光	400	120	12×10	3	白宝石接触式冷却
		MeDioStar	最长 100	最高 64	8，10，12，14	最高 4	整合接触冷却
长脉冲 Nd:YAG 激光	1064	GentleYAG HR	0.25～300	最高 600	12，15，18	最高 10	动态冷却装置(冷却剂喷射)
		Cutera XO(酷蓝)	10～100	10～100	10	最高 2	接触式冷却低至 4℃
		Apogee Elite	0.4～300	300	3,5,7,10,12,15	最高 5	冷气冷却
强脉冲光	650～950	飞顿一号	30，40，50	5～20	16×40	1，3	多脉冲
	650～1200	StarLux / Lux R	5～500	28	16×46	2	专利柔脉冲技术(Smooth Pulse)，蓝宝石头冷却
		StarLux / Lux Rs	5～500	50	12×28		
	695～1200	Lumenis One	3～100	10～40	8×15，15×35	1	接触冷却，多脉冲
		Quantum HR	6～18	20～45	8×34	0.5	
	695～1200	Profile 超级平台	5～200	2～35	15×45	2	蓝宝石接触式冷却，0℃至 30℃可调
		Queen	2～8	10～48	8×34	0.5	2～3 脉冲，内冷却光导晶体直接耦合
	600～950	Ellipse Flex	15～40	最高 18	10×48		直接耦合式蓝宝石接触式冷却系统
	650～950	PHOTOSILK PLUS	3～25	4～32	46×10	1	1～3 脉冲，集成制冷
	590～1200	Beauty Flash		14～30	35×25，20×10		

续表

光源	波长(nm)	系统名称	脉宽(ms)	能量密度(J/cm^2)	光斑(mm)	频率(Hz)	其他特性
光电结合技术	强光 680～980+射频	Aurora		强光 10～45 射频 5～25(J/cm^2)	12×25		皮肤表面冷却(5～20℃),结合皮肤阻抗调控
	激光 810+射频	Comet	20～300	激光 10～50 射频 30～100(J/cm^2)	12×15		
	激光 900+射频	Polaris		激光 10～50 射频 30～100(J/cm^2)	8×12		皮肤表面 5℃

治疗区术前须备皮，彻底刮除毛发，其作用有：①可以减少治疗区毛发因吸收部分激光发生焦化引起感觉不适，甚至表皮损伤。②可以减少因毛发烧焦散发的难闻气体。

麻醉：治疗时是否需要麻醉应根据激光种类、治疗部位、面积大小、是否敏感区域及病人的疼痛阈决定。麻醉一般只需采用表面麻醉如涂 5%EMLA 霜，外覆食品保鲜膜 1 小时左右即可。

3）治疗中注意事项：医师和受术者均应佩戴激光防护眼镜，防止眼睛受激光损伤。

在使用接触式冷却手具进行治疗时，应使手具与皮肤保持较好的接触，发射激光前手具需与皮肤保持 0.25～0.50s 的接触，治疗后，手具立即抬起并移向下一个治疗点。在使用半导体激光脱毛时，还要求对手具施加一定压力，一方面可驱赶局部的血液、减少氧合血红蛋白吸收激光能量，另一方面还可毛囊和皮肤表面的距离缩短而提高疗效。在应用强脉冲光治疗时应使治疗头和皮肤表面的距离始终保持一致。

在治疗过程中要注意保持治疗头的清洁，外部灰尘会增加光的吸收而产热，增加表皮的损伤及疼痛。光斑重叠不能多，重复照射会加重皮肤损伤，光斑间距过宽则影响治疗效果。

4）治疗参数的调整：治疗应从低能量密度开始，先做试验性治疗，在能量密度测试取得最好的效果后，方可进行全面治疗。治疗参数最好要根据受术者临床表现和治疗情况实现个性化设置。毛囊周围存在感觉神经末梢，这就提供了一个判断激光治疗时能量密度是否足够的主观指标。一般来说，如所设置的能量密度是合理的，在治疗时受术者会感到每个毛囊中有一种被针刺的疼痛感；另一个判断激光治疗时能量密度是否足够的客观指标是治疗后局部出现轻度红斑，皮肤毛囊口出现小丘疹或风团。

对于深肤色人种宜使用长波长、长脉冲并装有冷却系统的激光（如带有冷却装置的长脉冲 1064nm 的激光仪）。

5）各种脱毛仪的临床应用

Ⅰ半导体激光：半导体激光波长 800～810nm，参数设计合理，多带有接触式冷却系统，性能稳定，耗材少，临床疗效显著且副反应少，是目前临床应用较多的理想的激光脱毛系统之一。

应用 LightSheer 半导体激光脱毛治疗时，能量密度通常为：腋窝 28～40J/cm^2、唇毛 24～34J/cm^2，胡须 28～36J/cm^2，前臂 32～38J/cm^2，小腿 32～38J/cm^2。脉宽 30ms。治疗时大多数病人有轻微的针刺样疼痛，经过 3～8 次左右的治疗大多数可取得明显疗效。

Ⅱ长脉冲翠绿宝石激光：翠绿宝石激光也称紫翠玉宝石激光，波长为 755nm，其临床效果较好，副作用也较少。也是目前临床上应用较多的激光脱毛仪之一。

以 Gentlelase 长脉宽翠绿宝石激光为例，其脉宽 3ms，能量密度 10～40J/cm^2，光斑直径 12mm。该激光仪有动态冷却系统装置（DCD），在激光要照射的皮肤表面同时喷射冷却剂，可有效冷却表皮，保护皮肤的热损伤，动态冷却发射时间及间隔时间为 40～60ms。治疗时根据多毛的部位及毛发颜色深浅、浓密程度，选择合适的能量密度及动态冷却发射时间及间隔时间。一般能量密度从 18～20J/cm^2 开始，以小剂量进行治疗，逐渐增加能量，光斑重叠 10%，以治疗后受术者有轻度烧灼感，局部皮肤出现微红等充血反应，数分钟后部分毛囊周围出现水肿性小丘疹，形似“橘皮样”外观为治疗合适能量，按此能量密度进行治疗。若出现大片红斑、水疱，则表示能量密度过大。每次激光脱毛治疗间隔时间为 4～8 周。

Ⅲ长脉冲掺钕钇铝石榴石激光（Nd：YAG）：波长为 1064nm，由于 1064nm 光被表皮黑色素吸收少，故长脉冲 Nd：YAG 用于深肤色的受术者比较安全，以 GentleYAG 为例，其脉宽可调，通常用3～50ms，光斑常采用15mm或18mm，能量25～50J/cm²，配有动态冷却装置(DCD)，长脉冲Nd：YAG激光治疗速度快，不良反应小更适合深肤色人种，目前在临床上已得到越来越多的应用。

Ⅳ长脉冲红宝石激光：波长694nm，可被黑素强烈吸收，由于表皮内的黑素竞争吸收激光能量，因此红宝石激光导致术后副反应较多，尤其是易导致表皮色素的改变，因而该仪器目前临床上应用已越来越少。

Ⅴ强脉冲光(IPL)：强脉冲光简称强光，它属于非相干光，而不是激光(见本章第二节)，用于脱毛的强脉冲光的波段通常为640～1200nm，强脉冲光的能量高、波段相对集中、脉宽可调等特点与激光极为相似，也可达到选择性光热作用进行脱毛治疗。每次击发可选择1～3个脉冲，选用多脉冲方式释放能量可使靶组织持续升温，而让表皮充分散热，治疗时还配合使用冷却透明胶，以减少副作用。强脉冲光类脱毛仪通常具有较大的光斑，因此治疗速度较快，目前临床上应用也较广泛。

Ⅵ光电结合技术：光电结合技术充分联合光能和高频电磁波(射频)的优势互补，利用真皮胶原水分和毛囊的黑素对光能的选择性吸收引起靶组织和正常皮肤阻抗的差异，在光能强度较低的情况下强化靶组织对射频的吸收，极大减少了因光能过强的热作用可能引起的副反应和不适。射频的能量能集中作用于真皮毛囊部位且射频的作用为非色素依赖性的，因此射频能量能较彻底破坏毛囊，包括浅色和白色的毛发也有效(单纯的激光或强脉冲光对浅色和白色的毛发是无效的)。

6）治疗后护理：激光脱毛术后正常情况下术后可有轻度烧灼感，局部皮肤可出现轻度红斑及毛囊性丘疹，一般数小时内即可消失。治疗区无需包扎，治疗后可冰袋冷敷治疗区30分钟，然后局部涂抗生素软膏或护肤软膏即可。受术者可每天对脱毛区轻轻清洗2次，治疗后一周复诊，为了最大限度减少色素沉着，可在进行户外活动前使用SPF不少于15的防光剂，并防止日光曝晒。

7）影响疗效的因素：激光脱毛的疗效受很多因素的影响

Ⅰ波长：临床上应用的脱毛仪的波段多位于694～1200nm之间，可被毛囊和毛干中的黑素良好吸收，同时又能保证其穿透到毛囊的深度。目前临床上应用最多的是半导体激光(波长800～810nm)、长脉冲翠绿宝石激光(波长755nm)、长脉冲Nd：YAG激光(波长1064nm)以及各种强脉冲光仪(波段570～1200nm之间)。

红宝石激光波长为694nm，可被黑素强烈吸收，表皮中的黑素也可竞争吸收较多激光能量而已出现术后色素改变。长脉冲Nd:YAG激光波长为1064nm，表皮中的黑素竞争吸收激光能量少因而副反应较少，较适合于深肤色的人群。

从疗效比较，半导体激光、长脉冲翠绿宝石激光和各种强脉冲光的疗效基本接近，相同的治疗次数下长脉冲Nd：YAG激光的疗效可能比半导体激光、长脉冲翠绿宝石激光稍差。

Ⅱ脉宽：激光脱毛的理想的脉宽范围是10～100ms甚至更长，长脉宽能使毛囊以及含有毛囊干细胞的隆突部位缓慢加热破坏，同时可避免表皮因吸收光能后骤然升温而导致损伤，对于深肤色的人群脉宽甚至可增大至数百毫秒更加安全。

Ⅲ能量密度：在受术者可以忍受及不出现明显副反应的前提下，提高能量密度可以提高疗效。激光脱毛合适痦，治疗终点是受术者会有被针刺的疼痛感，治疗后不久局部皮肤出现轻度红斑，毛囊口处出现小丘疹或风团。治疗时如没有疼痛感或局部皮肤无反应则往往提示能量密度过小。

Ⅳ治疗次数：脱毛治疗需要多次才能达到理想的疗效，脱毛次数与脱毛效果呈正相关。

Ⅴ治疗间隔：目前多数学者认为治疗间隔应根据不同部位的毛发生长周期进行调整，如果脱毛部位的毛发具有较短的静止期，则治疗间隔可缩短，反之治疗间隔则需拉长。但目前的有些研究认为较短的治疗间隔疗效更好，有些研究则不论解剖部位，激光治疗间隔均为1个月。激光治疗后是否会引起毛发生长周期的改变尚待进一步研究，临床上掌握治疗间隔一个简单的法则是只要发现毛发有较多的再生就可进行再次治疗。

Ⅵ受术者的皮肤类型、毛发情况、部位：受术者的肤色越浅，而毛发的颜色越深、越粗则脱毛效果更好。长脉冲1064nm Nd:YAG激光可以通过减少表皮黑素吸收从而减少不良反应的发生，适用于深肤色受术者，对于浅色或白色的毛发，常需采用光电结合技术进行治疗。

身体的不同部位的脱毛疗效有所差别，一般认为腋部、发际、颌颈及四肢脱毛效果较好，其中以腋部效果最佳，而上唇、胸腹部效果相对较差，尤其女性上唇毛发难度最大，分析原因可能为该处毛囊细小，所含黑色素较少的缘故。

Ⅶ冷却装置：带有冷却装置的脱毛仪能更有效的保护表皮，可使脱毛仪安全地使用较高的能量密度进行治疗，LightSheer的接触式冷却头还可利用皮肤压迫使毛囊更贴近皮肤表面而提高疗效。

8）术后副反应及处理

Ⅰ在治疗区可能会立即出现红斑和毛囊性丘疹，通常在数小时内自行消退。治疗过程中有不同程度的刺痛感，但均能耐受。

Ⅱ个别受术者治疗区可出现紫癜，可持续1～3天。

Ⅲ极少数可出现水疱、糜烂渗出、结痂。治疗时应注意能量密度不可过大，并全程采取冷却表皮的措施。出现此副反应后应防止创面感染，必要时口服抗生素。

Ⅳ少数可出现暂时性色素沉着或色素减退，大多数可在数月后恢复，个别可出现永久性色素减退。术前及术后避光，治疗时采取冷却表皮的措施，深肤色的人群应采用较长的波长和脉宽进行治疗。

Ⅴ瘢痕：能量密度过大，或术后继发感染时可发生。

Ⅵ眼部损害：近来有报道激光脱毛后出现眼部损害如葡萄膜炎、虹膜萎缩及粘连、白内障等，因此不主张在上眼睑或眼周进行脱毛。

Ⅶ刺激毛发生长：Ⅲ～Ⅴ型皮肤，细、浅色、毛囊位置深易发生。处理：做两遍治疗、术中术后充分冰敷。

减少副作用的方法包括术前及术后避光，治疗时采取冷却表皮的措施，根据受术者皮肤类型，合理选择波长、脉宽及能量密度等。

六、瘢痕

瘢痕是人体创伤后，在伤口或创面自然愈合过程中的一种正常的、必然的生理反应，也是创伤愈合过程的必然结果。瘢痕会影响美观，有些甚至可导致功能障碍。临床上防治瘢痕的方法很多，手术切除、皮质激素注射、压迫疗法、皮肤移植、冷冻治疗和放射治疗等对瘢痕的防治均有不同程度的疗效，但大多数治疗方法疗效较差，副作用较重。激光治疗瘢痕始于20世纪70年代，随着激光技术的发展，已有多种激光用于瘢痕的治疗，目前应用瘢痕治疗的常用的激光有脉冲染料激光、可调脉宽倍频 Nd：YAG 激光、长脉冲 Nd：YAG 激光、超脉冲 CO_2 激光、铒激光、点阵激光以及强脉冲光等，临床上已取得了良好的疗效，为瘢痕的治疗开辟了新的途径。

（一）瘢痕的概念

瘢痕俗称疤痕，是人体创伤修复过程中的一种自然产物。创伤修复有两种类型。一种类型是皮肤的表浅伤口，仅仅影响表皮，由毛囊、皮脂腺的上皮细胞增生起始，通过简单的上皮形成而愈合，修复后均能达到结构和功能的完全恢复；另一种类型是深达真皮和皮下组织的创伤，机体再生修复的机制被启动，以结缔组织的再生与沉积来替代被损伤的组织，恢复组织的连续性和完整性。这种再生与修复的结缔组织就是瘢痕。

（二）瘢痕的分类和临床特征

从病理学上讲，瘢痕只分为正常瘢痕和病理性瘢痕两大类。病理性瘢痕其本质是真皮纤维化疾病中的一类，是创伤修复过程中包括Ⅰ、Ⅲ型胶原在内的细胞外基质成分在组织中过度沉积、且难以被机体吸收或重塑的病理状态。病理性瘢痕主要包括增生性瘢痕和瘢痕疙瘩两类。

从临床角度，为便于描述和治疗方法的选择，可以按以下分类：

1. 表浅性瘢痕　表浅性瘢痕，也称扁平瘢痕。是因皮肤受轻微擦伤，或由于浅Ⅱ度烧伤，或由于皮肤受表浅的感染后所形成，一般仅累及表皮及真皮浅层。愈合好，瘢痕增生程度小。虽然外观稍粗糙，有时有色素改变，但局部平而软，一般不至影响外观与功能，不需特殊处理。

2. 凹陷性瘢痕　瘢痕表面明显低于周围正常皮肤，呈现凹陷畸形者，称为凹陷性瘢痕。凹陷性瘢痕通常见于患痤疮、水痘、带状疱疹、天花等皮肤炎症消退后；也可由皮肤、皮下组织或深部组织创伤愈合所致，可合并皮下组织、肌肉、骨骼等的缺损。

3. 增生性瘢痕　皮肤创伤愈合后，瘢痕仍继续增殖，即可发展成增生性瘢痕，又称肥大性瘢痕，通常出现在创伤或手术后的第 1 个月，可发生在体表任何部位，但胸骨前、上背部、三角肌部位的皮肤特别易于发病。表现为淡红或红色，有毛细血管扩张，坚硬，边缘隆起，并局限在创伤边缘以内。局部可有痒痛感。经 6 个月至 1～2 年或更长时间后，充血减退，毛细血管减少，瘢痕趋于柔软，有些最终可以平复，色泽转淡，痒痛症状减轻或消失。

组织病理可见瘢痕表面上皮萎缩，瘢痕内大量结缔组织增生，毛细血管扩张，炎性细胞和成纤维细胞增多。产生上述表现的原因可能与在创面修复的重整期间胶原合成过度和胶原分解有限相关。

4. 瘢痕疙瘩　瘢痕疙瘩是具有强大生命力为特点的瘢痕，因常出现向四周健全的皮肤呈蟹足样浸润的形象，故又名蟹足肿。瘢痕疙瘩表现为红或暗红色，高起，坚硬的结节状。与增生性瘢痕不同的是瘢痕疙瘩生长超过原始创伤的边界，在组织学上和临床上，倾向于向周围正常皮肤侵袭性生长，创面修复的增殖期延长，因此瘢痕疙瘩被称为是不典型肿瘤。很少见自行回缩，搔抓后易破溃而继发感染，甚至形成经久不愈的溃疡。虽然瘢痕疙瘩也发生在体表任何部位，但最常见于耳垂、肩、胸、上背和项部。瘢痕疙瘩与身体素质的关系比其他任何一种瘢痕组织更为密切，在特殊人群中有较高的发病率，存在遗传倾向，深色皮肤的人发病率较高。瘢痕疙瘩的发生与创伤、烧伤或未引起注意的极其轻微的损伤、炎症、异物刺激、局部张力过大等有关。

组织病理有典型的粗的透明胶原束，排列成密集的漩涡状或结节状。然而这些特征性改变不总能看到。

5. 萎缩性瘢痕　萎缩性瘢痕是临床上较难处理的一种瘢痕，通常是指那些质地硬、血供差、色素少，与深部组织粘连、不耐磨、易受损伤且又易形成经久不愈的瘢痕溃疡的一类瘢痕组织，故又称不稳定的瘢痕。瘢痕长期受炎症刺激，晚期可导致恶变。萎缩性瘢痕常发生在组织量少、血供差的部位如头皮、胫前和足跟部等发生外伤或烧伤后。

6. 挛缩性瘢痕　挛缩性瘢痕主要发生于自行愈合的较大皮肤缺损创面，如深度烧伤创面未行植皮而任其自行愈合者。这种创面愈合过程中形成的肉芽组织以及由此形成的纤维结缔组织，产生向心性收缩，使创面周围的皮肤被牵拉，向瘢痕中心移动，若瘢痕四周皮肤较松弛，则能对抗瘢痕的牵拉，不致影响功能和外形；若瘢痕的四周皮肤不能对抗瘢痕的牵拉，则会造成器官的位移，外观畸形和功能障碍。形成异常的组织收缩——瘢痕挛缩。挛缩性瘢痕常发生于脸部、唇部、鼻翼、耳垂部、颈胸部、颈颏部、四肢关节等。长期瘢痕挛缩可引起神经、血管、肌腱缩短或弓弦状位移，骨关节变形及脱位等继发性病变。瘢痕挛缩若发生在幼年或青少年患者，又未及时给予治疗，可阻碍其正常发育，导致严重畸形。

7. 桥状瘢痕　桥状瘢痕多见于创口化脓感染及聚合性痤疮愈合后，创面肉芽组织下有潜行空腔，上皮细胞爬行进入空腔及肉芽组织表面，使瘢痕如桥状跨过愈合的空腔并连于两端的皮肤，使瘢痕呈桥状，如果瘢痕只连于愈合空腔的一端，则成皮赘状。这些瘢痕多见于睑、颞、颈前等皮肤松弛的部位，一般为多发。瘢痕虽然短小、也少伴有功能障碍，但因凹凸不平，有损外观，且其基底部难以清洗干净，易引起局部感染。

8. 蹼状瘢痕　瘢痕形似鸭蹼，呈皱襞状，故称蹼状瘢痕。这类瘢痕一般见于关节屈侧，偶见于管腔在体表的开口部位。蹼状瘢痕的生成是因为垂直跨越关节屈面的窄长条创面，或纵行直线切口和沿管腔开口游离缘的线状创口愈合后，瘢痕两端向中央收缩所致。烧伤是蹼状瘢痕形成的最常见的原因，偶可因皮肤的切割裂伤或手术切口的位置不当而发生。大型蹼状瘢痕多见于腋窝、颈前、会阴和腘窝；小型蹼状瘢痕多见于内外眦角、鼻唇沟、嘴角、指蹼、尿道口处。关节部位的蹼状瘢痕，使关节屈曲挛缩，继而脱位变形，功能严重障碍；管腔口的蹼状瘢痕可造成管口狭窄，通路受阻；内外眦角、鼻唇沟、嘴角的蹼状瘢痕影响外观与功能。

（三）瘢痕的诊断和鉴别诊断

对瘢痕做出明确的诊断和分类是非常重要的，这对治疗方案和治疗时机的选择具有重要的意义。

1. 瘢痕的确诊和分类　瘢痕多发生于各种原因所造成的皮肤损伤，根据临床表现，一般不难做出诊断，诊断时应明确瘢痕的类型。瘢痕疙瘩有时因其起始病因可能会被患者忽视而遗忘，故应仔细追问病史。

2. 瘢痕的病期

（1）瘢痕的增生活动期：瘢痕多在伤口愈合后1～3个月内开始增生，并逐渐加剧，6～12个月达到高峰，以后转入成熟期。不同年龄和不同部位，其增生活动期的长短不一。颜色始为淡红，渐变为鲜红，再转为深红或紫红，瘢痕表面可见扩张的毛细血管。厚度不一，高低不平，表面粗糙。质地早期软，渐变为坚硬无弹性。有明显痒痛不适等。

（2）瘢痕的成熟退化期：瘢痕的成熟时间由半年至数年不等，颜色由深红或紫红渐变淡，最后与周围皮肤颜色相近，瘢痕表面扩张的毛细血管消失，厚度逐渐变薄，表面变光滑，质地渐变软，较正常皮肤偏硬且弹性差，不适症状减轻或消失。

3. 增生性瘢痕和瘢痕疙瘩的鉴别诊断

(1) 瘢痕疙瘩的临床诊断标准：①皮肤损害超过原有损伤范围并向周围正常皮肤侵犯；②病程超过9个月而无自发消退征象；③以前作过手术切除而又复发者。

符合上述的任何一条或多条都可诊断。

(2) 增生性瘢痕和瘢痕疙瘩的鉴别诊断：增生性瘢痕与瘢痕疙瘩是病理性瘢痕的两种基本病理形式，两者均以胶原纤维在真皮大量沉积为组织学特征，有许多相似之处。过去临床上一般把增生病变局限于病损区域之内者称为增生性瘢痕；而超出病损区的增生状态称之为瘢痕疙瘩。即认为两者只有"量"的区别，随着研究的深入进一步认识到两者在很多方面有"质"的不同。瘢痕疙瘩的成纤维细胞比增生性瘢痕的成纤维细胞有更强的增殖能力与活性；有更强的抗破坏能力、重新修复能力及抗胶原酶降解能力；有较低的自身凋亡发生率及较强的抗凋亡能力。因而瘢痕疙瘩表现出顽强的增殖性和持久的病程，表现出向外的扩展性和对治疗的阻抗性。因而可把瘢痕疙瘩归入皮肤良性肿瘤的范畴。

4. 瘢痕体质的概念及和瘢痕疙瘩的区别　瘢痕体质的人在人群中比例极小，其表现为伤口愈合后表面瘢痕呈持续性增大，不但影响外观，而且局部疼痛、红、痒，瘢痕收缩还影响功能运动。瘢痕体质者其身体任何部位损伤后，都能出现如同瘢痕疙瘩样瘢痕的无限增生，而瘢痕疙瘩却可以出现在正常人群的某些部位，或者因某些原因引起的瘢痕愈合。换句话讲，瘢痕疙瘩是瘢痕体质的一种必然表现，而出现瘢痕疙瘩的不一定属于瘢痕体质的人群。无论是瘢痕体质的人群，还是正常人群出现伤口愈合后的瘢痕疙瘩，其治疗方法大都一致。

(四) 瘢痕的激光治疗

1. Nd：YAG激光　Nd：YAG激光的作用机理为抑制胶原合成。一些学者临床观察发现，Nd：YAG激光在无明显热作用时，就对瘢痕疙瘩有治疗作用，Nd：YAG激光照射皮肤，皮肤胶原含量60天仍明显低于正常，说明Nd：YAG激光能抑制皮肤胶原合成。有研究表明Nd：YAG激光能选择性抑制瘢痕成纤维细胞胶原合成和Ⅰ型前胶原基因表达。

早期临床上应用连续Nd：YAG 1064nm激光治疗瘢痕，输出功率20～70W，照射持续时间0.2～0.3秒，距离0.5～1cm，以瘢痕疙瘩局部颜色变白为准，每个病人治疗1～4次。目前临床上开始应用长脉冲Nd：YAG激光治疗瘢痕。

2. 超脉冲CO_2激光、铒激光　新型高能超脉冲CO_2激光和铒激光不同于以往的普通CO_2激光，它们采用高峰值短脉冲技术，能使激光在整个短脉冲期保持高峰值能量，可在瞬间准确地气化瘢痕组织，且其作用于瘢痕组织的时间短于向周围组织的热弛豫时间，因此可最大限度地减少组织热损伤。术后炎症反应轻、恢复快、色素沉着并发症少。配合电脑图形发生器(CPG)进行扫描磨削使操作更精确、快捷，病人痛苦小、疗效好。超脉冲CO_2激光和铒激光对真皮的热作用还能引起真皮胶原收缩、再生和重塑。

(1) 凹陷性瘢痕：先磨平凹陷性瘢痕边缘高起于正常皮肤的"坎"，再作整体性磨削。待新生上皮修复后，原有的"深坑"会变成"浅坑"，使皮肤从整体上看比较平整光滑而达到治疗目的。外观仍不满意者可于半年后再次行磨削术。

(2) 小的桥状瘢痕：可将皮桥挑起，用激光切断支桥及两端的基底部，再将基底部磨削气化平整。对于较大的桥状瘢痕，可先切断皮桥一端的基底部，掀起皮桥将桥下的瘢痕磨削清除，再将基底部磨削平整，然后将桥面的皮肤组织贴回创面处，加压包扎。

(3) 成熟的增生性瘢痕：用激光磨削平整即可。对于隆起明显的增生性瘢痕，可先用连续波将瘢痕组织从基底平面切割下，然后再磨削平整。

(4) 对于增生活动期的增生性瘢痕和瘢痕疙瘩行激光磨削治疗后，一旦创面愈合需立即采用皮质激素注射、放射治疗或用脉冲染料激光、可调脉宽倍频 Nd：YAG 激光、强脉冲光等进行治疗，否则易造成瘢痕复发甚至范围扩大。

3. 脉冲染料激光、可调脉宽倍频 Nd：YAG 激光、强脉冲光　瘢痕组织早期有丰富的毛细血管，组织为高度充血状态，可见较多大而弯曲，缺乏交通的微血管，随着瘢痕的发展，血管逐渐减少，瘢痕趋于稳定。因此血管或血供减少可防止或抑制瘢痕组织增生。

针对早期瘢痕富含血管，临床上用于治疗血管性病变的激光如 585nm 脉冲染料激光、可调脉宽倍频 Nd：YAG 激光以及强脉冲光等也可用来治疗瘢痕。此外，该类仪器的治疗机制可能还包括激光照射产生的热量刺激真皮胶原，以及因组织氧合作用缺乏导致胶原降解和胶原酶释放等。

治疗方法：

(1) 585nm 闪光灯-泵脉冲染料激光：术前一般不用麻醉，必要时可采用 EMLA 表面麻醉剂。治疗增生性瘢痕和瘢痕疙瘩一般用平均能量密度 6.0～7.0J/cm^2、5～7mm 光斑直径。膨胀纹对低能量密度（3.0J/cm^2）反应较好。每个光斑之间不重叠。治疗后会立即产生不同程度的充血反应，组织呈暗红色。膨胀纹的照射由于能量密度低的缘故不需产生典型的暗红色充血反应，但通常应出现轻度的粉红色反应。增生性瘢痕和瘢痕疙瘩在激光照射后，如不出现暗红色反应，可以使光斑重叠或重复两个激光脉冲。术后 4 周评价治疗效果，并按照疗效用同样或稍高的能量密度再次治疗。如果治疗后出现色素沉着斑，必须延长治疗间隔，以便有足够的时间使色素消退，再次评价疗效并进一步治疗。

用 585nm 脉冲染料激光治疗瘢痕和膨胀纹需要的治疗次数依赖于病损的表现形态和激光对瘢痕胶原及创面愈合的作用。一般情况下，增生性瘢痕需要 2～4 次的治疗，瘢痕疙瘩的治疗次数最多，需 2～6 次才能获得较好的疗效，而早期膨胀纹的治疗次数较少，大约 2 次左右即可。

(2) 可调脉宽倍频 Nd：YAG 激光：VersaPulse 可调脉宽倍频 Nd：YAG 激光系统，波长 532nm，其脉冲宽度在 2～100ms 可调。其在治疗血管性病变时疗效较理想，用于瘢痕的治疗同样能取得良好的疗效。治疗瘢痕是先试用较小能量密度治疗：能量密度 7～20J/cm^2，脉宽一般定为 5～15ms，以后再逐步调高能量密度，治疗一般为 2～3 周，经过 2～6 次的治疗，瘢痕的颜色和平整度可以得到改善。

(3) 强脉冲光：强脉冲光（Intense Pulsed Light）在血管性病变、色素性病变、脱毛等临床治疗中取得了令人瞩目的效果。治疗瘢痕一般选用 570nm 或 590nm 波长，脉宽用 2.5～15ms，能量 35～50J/cm^2。

4. 点阵激光　点阵激光依据局灶性光热作用理论进行治疗（见本章光老化部分），非气化型点阵激光（波长 1320～1550nm 范围内的中红外激光，仅引起组织柱状热变性）和气化型点阵激光（铒激光和二氧化碳激光，使组织产生真正微孔）越来越多地应用于瘢痕治疗，尤其是痤疮瘢痕和早期增生性瘢痕取得了明显的疗效。

5. 激光联合其他方法治疗　瘢痕的联合治疗往往可增强疗效并降低复发率。瘢痕疙瘩和增殖期的增生性瘢痕同时用皮质激素皮损内注射和 585nm 脉冲染料激光照射能更迅速地得到改善。病人主诉经 1～2 次联合治疗，瘙痒能立即停止，瘢痕能迅速变平坦。单纯应用激光磨削治疗瘢痕有复发的可能，因此激光磨削后常联合应用脉冲染料激光、可调脉宽倍频 Nd：YAG 激光、强脉冲光，也可联合应用皮质激素反损内注射或放射治疗等。

七、皮肤肿瘤及其他皮肤病

对于局部增生为主要表现的皮肤病，传统的治疗方法有冷冻、化学剥脱、电离子、普通 CO_2 激光和手术等。这些方法创伤较大，术后往往遗留瘢痕。新型超脉冲 CO_2 激光和铒激光等可对病变组织进行瞬间气化，其作用深度可精确控制，使病变组织逐层破坏、消除而达到治疗目的。新型激光的脉冲持续时间小于皮肤组织的热弛豫时间，因而对周围组织的热损伤微小，术后反应小、瘢痕发生率低，且操作简便快速、创面出血少、视野清晰。超脉冲 CO_2 激光和铒激光等已成为治疗一些以局部增生为主要表现的良性皮肤肿瘤、各种疣、睑黄瘤、酒渣鼻（鼻赘期）、结节性硬化症等的理想方法。

（一）良性皮肤肿瘤

1. 脂溢性角化病　脂溢性角化病又称老年疣、基底细胞乳头瘤。为中老年人最常见的良性表皮增生性肿瘤，一般发生于 30～40 岁以后。病因不明，可能与遗传、日晒、慢性炎症刺激等有关，个别情况下可以是内脏恶性肿瘤的皮肤表现。

脂溢性角化病好发于皮脂溢出部位及日晒处，如颜面、手背、胸、背等处；亦见于除掌跖外的四肢等其他部位。初起损害为一个或多数淡黄或浅褐色的扁平丘疹，圆形、卵圆形或不规则形，界限清楚，表面呈颗粒状。大小在 1cm 左右，以后缓慢增大、变厚，数目增多，颜色变深，呈褐色，甚至黑色疣状丘疹或斑块，表面常覆有油腻性鳞屑。一般无自觉症状。通常难以自行消退，呈良性经过，恶变者极少。

（1）激光治疗方法：术前局部常规消毒麻醉。

1）普通 CO_2 激光：中等功率密度进行烧灼，去除病损后，再降低功率均匀扫描创面，达真皮浅层，外涂 2%甲紫或抗生素软膏。普通 CO_2 激光如操作深度掌握不好时易留瘢痕。

2）UltraPulse、SilkTouch 或 Er：YAG：气化至恰好皮损脱落，创面呈粉红色。如气化到近皮损基底部，但又有少数色素残留时，即可用 VersaPulse 755nm 翠绿宝石激光进行补充治疗，能量密度 $6J/cm^2$，光斑直径 2～3mm 扫描，可听到细微的爆碎声。术后外用金霉素软膏，创面可暴露，一般术后 1 周愈合。

3）Q 开关 755nm 翠绿宝石激光：用于治疗较薄的皮损，能量密度 $4～8J/cm^2$，光斑 3mm 扫描，如皮损较厚宜先用新型超脉冲 CO_2 激光或铒激光气化治疗。

4）强脉冲光：可用于治疗外观扁平、无明显增生的脂溢性角化病，用 560nm、570nm、590nm 滤光片进行治疗，能量 $30～50J/cm^2$，用 2～3 个脉冲方式，脉宽 2.5～5ms。

（2）疗效及副反应：脂溢性角化病用新型激光治疗效果极佳，常可一次性去除，少数病例可能需数次治疗。部分病例治疗后可出现色素沉着，一般数月后可自行消退。极个别病例可能出现色素减退及瘢痕，与激光气化过深或体质有关。

2. 汗管瘤　汗管瘤是一种向末端汗管分化的一种汗腺瘤。女性多见，青春期、妊娠、月经期加重，故考虑与内分泌有关。部分患者有家族史。

多数患者皮损对称分布于下眼睑，亦见于前额、两颊、颈部、腹部和女阴。少数发疹性汗管瘤可全身广泛对称性发疹。皮疹为粟粒至绿豆大小稍高于皮面的正常肤色或浅褐色扁平丘疹。此病损很少自行消退，病损增大到一定程度不再长大，但未见恶变者。常无自觉症状，发生于女阴者常可伴剧痒。有些病人在热、出汗时，有轻度的烧灼感。

激光治疗方法：

首选 CO_2 激光。常规消毒局麻，用 5W 普通 CO_2 激光聚焦光束对准皮损烧灼，普通 CO_2 激光深浅度不易掌握。用超脉冲 CO_2 激光 UltraPulse 可以大大提高治疗的安全性。参数选择：光斑 1mm 的手具，能量 250～300mJ，功率 1.0～1.2W。由表皮向汗管瘤深处依次气化，术中应将淡黄色的较硬的沙粒样汗管瘤组织尽量瞄准气化去除，但不可气化过深，以免造成瘢痕，一般气化 2～3 遍即可。若仍有汗管瘤组织残留，术后 1 个月透过新生组织可见有清晰的瘤体，必要时可再次气化。为减少热损伤，每气化一遍均需用生理盐水纱布或棉签擦除创面干燥的组织碎屑。术毕外用金霉素眼膏，创面暴露，或用无菌纱布覆盖。

3. 色素痣　色素痣或黑痣或黑素细胞痣系良性黑素细胞肿瘤的俗称，指各种由增生的黑素细胞构成的非恶性肿瘤。对色素痣从防止恶变的安全角度考虑最好行手术切除治疗，尤其是先天性巨痣，尽量用手术治疗。对于直径小于 5mm 的普通后天性色素痣，出于美容需要或位于鼻翼、眼睑等手术确有困难的部位可考虑用激光治疗。治疗方法和步骤如下：

（1）消毒：用 0.5%的碘附消毒皮肤。

（2）激光和激光参数的选择

1）对于突起较明显、较深在的色素痣，可选用超脉冲 CO_2 激光，必要时结合 Q 开关激光治疗。具体方法：用 0.5%的利多卡因在痣组织基底部作浸润麻醉。对疼痛耐受性好、病损小及痣数目少的患者，在给病人以心理准备的情况下，可不麻醉或外用 EMLA 表面麻醉剂。①UltraPulse：较大的皮损，可选用 CPG 手具，能量 500mJ，功率 25W，光斑直径应小于痣的直径；直径小于 2mm 的痣，选用光斑直径为 1mm 的手具，能量 300mJ，功率 1.2W；对较大的半球形或有蒂的色素痣，可选用光斑直径 0.2mm 的手具，在皮肤切线方向切除，对存残余的较深的点状含色素的组织，可选用 1mm 的手具点状气化。②SilkTouch：可用 125mm 手具，光斑直径 0.6mm～3mm，功率 5～15W 进行气化，也可用连续波设定进行切割。③Er∶YAG（铒激光）：可用 3mm 光斑，频率 1～10Hz，功率 5～15J/cm^2，进行气化，铒激光对周围组织的损伤较 CO_2 激光小，气化更精细，但同样的治疗深度用铒激光比 CO_2 激光需要更多的脉冲次数，如痣较深，宜用 CO_2 激光治疗。

激光在气化组织时可以听到小的爆碎声看到痣组织蛋白干燥的碎屑。每气化一遍，必须用生理盐水、棉签或纱布擦除表面的碎屑物质，以免重复扫描时，产生不必要的热损伤，气化至黑色基本消失，并肉眼观察见到下列指征：在面部的创面上可见到粗颗粒的皮肤附件，呈白色颗粒状，这些颗粒样组织大多为皮脂腺腺体；如在四肢或躯干的创面上可见到较致密的结缔组织，组织致密度由真皮乳头层向深部逐渐减低，当继续气化时，真皮内可见到附件消失，组织密度变低，能看到粗的纤维束，看起来像浸在水里的棉线。这时已到达真皮的网状层，气化应停止。此时如仍看到丝状黑素或点状黑素向深部延伸，则可配合应用 Q 开关 755nm 或 1064nm 的激光进行治疗，光斑 2～3mm，能量 4～8J/cm^2，局部重复数个脉冲。

术后处理：若创面较小，可外用红霉素或金霉素软膏，并暴露创面，注意创面清洁，必要时可口服抗生素，以防创面感染。

2）对于表浅的色素痣，可用 Q 开关激光进行治疗。具体方法：可用 Q 开关 532nm、755nm 或 1064nm 的激光进行治疗，光斑 2～3mm，能量 4～8J/cm^2，局部重复数个脉冲。Q

开关不会造成瘢痕，但复发率较高。

(3) 激光治疗可能出现的问题

1) 色素残留或色素痣复发，这主要是气化不均匀或过浅，未彻底清除痣细胞所致。一旦发现，应再次气化祛除，并结合Q开关激光治疗。

2) 遗留瘢痕及色素减退，主要与气化过深、术后创面感染及瘢痕体质有关。因此，除避免在瘢痕体质患者进行气化术外，激光照射时应注意掌握治疗深度，创面力求平整，术后保持局部清洁、干燥。

3) 疑有恶变不能再用激光治疗，应采取手术切除治疗，并作病理检查。色素痣的恶变征兆是：①青春期后皮损显著增大或在斑疹上出现丘疹；②青春期后皮损出现疼痛不适；③青春期后皮损色素明显加深，周围出现红晕；④若皮损发生不明原因的出血、溃疡、附近淋巴结肿大、周围出现卫星状损害等，往往已不是较早期恶变的特点。

(二) 其他皮肤病

1. 寻常疣　寻常疣俗称"刺瘊"、"瘊子"等。多发生在青少年手足背、手指、足趾等处，一个或多个，针头至黄豆大小圆形角化性丘疹，表面粗糙，质略硬。常可见到首发的皮损较大，称为"母瘊"。周围的较小呈卫星状。被撞击或摩擦后易出血。病损可数年不愈，多数损害可在2年内自然消退。除在摩擦部位有碍活动，有压痛外，其他无自觉症状。若突然疼痒，病损底部发红肿大，疣体则可能会逐渐消退。发生在甲周者称甲周疣，发生在甲床者称甲下疣，甲可被顶起、变型。疣体呈细长状突起，顶端角化者，称丝状疣，好发于颈、眼睑。疣体表面呈参差不齐的指状突起者，称指状疣，好发于头皮及趾间。

激光治疗方法：

新型超脉冲CO_2激光和铒激光可简便快捷地使疣体组织气化清除，且对周围组织的热损伤极小，术后恢复快，不易遗留瘢痕。

(1) 常规皮肤及手具消毒、皮损下局部浸润麻醉。

(2) 激光和激光参数的选择

1) UltraPulse超脉冲CO_2激光：气化用CPG手具，能量500mJ，功率25～50W；切除用光斑0.2mm的手具，能量300mJ，功率12～15W。

2) SilkTouch激光：可用125mm手具，光斑直径0.6～3mm，功率5～15W进行气化，也可用连续波设定进行切割。

3) Er：YAG(铒激光)：可用3mm光斑，频率1～10Hz，功率5～15J/cm^2，进行气化，铒激光对周围组织的损伤较CO_2激光小，气化更精细，但同样的治疗深度用铒激光比CO_2激光需要更多的脉冲次数，如疣体较大较深，宜用CO_2激光治疗。用铒激光治疗扁平疣则比较合适。

(3) 治疗方法：以UltraPulse为例：可选用0.2mm手具，从疣体基底部沿反肤切线方向切割，再用直径2～3mm CPG手具将基底部气化，直至露出正常组织。应注意甲周疣的疣体常常侵犯到甲板的下面和甲板周围，位于甲上面的疣用CO_2激光气化，避免撕裂指甲，位于甲下面的疣应继续气化干净，但要注意尽量保留残余的指甲。

术毕，创面外用抗生素软膏，较小的创面暴露，较大的创面用无菌纱布包扎。

(4) 烟雾处理及防护：当疣或其他一些组织被激光气化时，会产生一种由蒸汽和细微粒组成的烟雾。在其烟雾中可检测到乳头瘤病毒DNA和病毒颗粒。这些颗粒是否有感染力还不能作出肯定答复，至今，激光手术时，人乳头瘤病毒自然传染还没有被证实。然而，疣传染的危险确实存在，因此，在激光手术时应使用功能良好的吸烟装置，并要戴较厚的口罩。使危险减小到最低限度。

2. 睑黄瘤　睑黄瘤又称睑黄疣，是脂质代谢障碍性皮肤病中的一种。黄瘤是指皮肤和肌腱有黄色或橙色的斑疹或结节。睑黄瘤是黄瘤中最常见者。

好发于上眼睑内眦部，皮疹为长约 2～30mm 的橘黄色圆形或椭圆形斑块，常对称分布，皮疹较持久，呈进行性多发，并可互相融合。无自觉症状。睑黄瘤可有或无高脂蛋白血症，好发于中年人，尤其是患有肝胆疾病的妇女。

激光治疗方法：

以往对睑黄瘤的治疗常采用化学剥脱、液氮冷冻、电凝固等，这些方法操作复杂且深浅度不易掌握，治疗过浅易复发，过深易出现瘢痕。较大的睑黄瘤多采取手术切除缝合的方法，但切口瘢痕可影响外观。

目前新型的 CO_2 激光和铒激光在治疗睑黄瘤中具有特别的优势，激光气化时减少了不必要的热损害，治疗较精确、彻底。治疗方法：常规消毒局麻，用生理盐水湿纱布保护皮损周围皮肤及眼睛。激光和激光参数的选择：①UltraPulse 超脉冲 CO_2 激光：用 CPG 手具，光斑直径 2～3mm，能量 500mJ，功率 25～50W；②SilkTouch 激光：可用 125mm 手具，光斑直径 1.2～3mm，功率 5～15W 进行气化；③Er：YAG(铒激光)：可用 3mm 光斑，频率 1～10Hz，功率 5～15J/cm^2，进行气化，铒激光对周围组织的损伤较 CO_2 激光小，气化更精细，但同样的治疗深度用铒激光比 CO_2 激光需要更多的脉冲次数。用上述激光逐层气化至完全清除黄色组织即可。治疗时，应掌握好范围和深度，不可气化过深以免引起较大瘢痕。如皮损大而深可采取分次治疗。

3. 酒渣鼻　酒渣鼻又称玫瑰痤疮、酒渣性痤疮，是一种发生于鼻、面中部，以红斑、丘疹及毛细血管扩张为主要表现的慢性疾病。

酒渣鼻病因尚不明了。可能与精神因素、颜面血管运动神经失调、胃肠功能紊乱、内分泌失调、蠕形螨感染等有关。

(1) 临床表现：可分为三期，但各期之间无明显界限。

Ⅰ期(红斑期)：先为鼻部潮红，以后累及额部、颊部等颜面部位，对称发生，红斑初为暂时性，在进食辛辣食物或热饮、外界环境温度升高、感情冲动时面部潮红充血，以后逐渐转为持久性浅表毛细血管扩张、毛囊扩大、皮脂溢出等，自觉灼热。持续数月至数年后向第二期发展。

Ⅱ期(丘疹脓疱期)：在第一期基础上成批发生针头至绿豆大小的红色丘疹、脓疱、结节，鼻部、面颊部的毛囊口扩大明显。皮疹时轻时重、此伏彼起，可数年或更久。少数病例可并发结膜炎、睑缘炎等。中年女性患者皮疹常在经前加重。

Ⅲ期(鼻赘期)：皮损逐渐加重，鼻部毛细血管继续扩张，增生，迂曲，结缔组织增生，皮脂腺异常增生肥大，使表面呈紫红色或暗红色，凹凸不平，皮脂腺开口明显扩大，皮肤粗糙形成大小不等的结节状、分叶状凸起，称为鼻赘，挤压时可有大量白色黏稠的皮脂溢出。从红斑期发展至鼻赘期需要数十年。仅见于少数患者，几乎均为 40 岁以上男性。

(2) 激光治疗方法

1) Ⅰ～Ⅱ期患者主要损害为丘疹、脓疱者，可用 He-Ne 激光局部照射或穴位照射。

2）Ⅰ～Ⅱ期患者主要损害为红斑、毛细血管扩张者，可用新型可调脉宽倍频 Nd：YAG 激光或强脉冲光治疗。参见本章第二节。

3）Ⅲ期（鼻赘期）的治疗：酒渣鼻鼻赘以往一直用皮肤机械磨削术、刀片削除、冷冻、电外科去除和普通 CO_2 激光治疗为主。这些治疗疗效均获一定疗效，但存在一些问题。新型超脉冲 CO_2 激光能很方便快捷地去除肥大的组织，瘢痕形成的危险性大大减少。

激光和激光参数的选择：①UltraPulse 激光，切割选用光斑 0.2mm 的手具，能量 300mJ，功率 12～15W；气化用 CPG 手具，能量 400～500mJ，功率 20～50W；②SilkTouch 激光：可用 125mm 手具，光斑直径 3～6mm，功率 5～15W 进行气化；也可进行连续波设定，功率 5～10W 进行切割。

治疗方法（UltraPulse 激光为例）：常规皮肤激光手具消毒及鼻部阻滞麻醉。首先用光斑 0.2mm 的手具切除过多的组织，然后用 CPG 手具气化。至达到理想的鼻外形为止。在气化过程中，真皮收缩，皮脂腺中的皮脂被挤出。皮脂被挤出是个标记，这表明未受损害的皮脂腺仍然存在，气化还没有涉及皮脂腺下，这样就不会引起瘢痕愈合。若皮肤气化过深，会有皮肤色素减退、瘢痕增生、鼻翼外翻产生。最常见的并发症是毛孔扩张，这是较大的腺管和皮脂腺滤泡暴露的表现。术毕外科包扎。术后数天内有较多的渗出，应注意换药。必要时可用 He-Ne 激光局部照射，每天 1 次，每次 10～15 分钟，连续照射 3～5 次，一般情况下 2～3 周即可愈合。

4. 结节性硬化症　结节性硬化症是由单一的常染色体显性遗传所引起的复合性发育不良。其临床主要特征为面部血管纤维瘤、智力障碍及并发癫痫。由于患病后导致受精机会减少，故甚少遗传给第三代。

病因至今尚不太清楚，可能属于常染色体遗传性疾病。现认为 1/3 的患者属常染色体显性遗传。

（1）临床表现

1）皮肤表现：临床上常见有四种皮肤表现。

Ⅰ面部血管纤维瘤为本病所特有的体征，以往称为 Pringle 皮脂腺瘤，实际并非皮脂腺，而是由血管及结缔组织所组成，颜色呈红褐色或与皮肤色泽一致，隆起于皮肤，呈丘疹状或融合成小斑块状，直径约 1～10mm，表面光滑无渗出或分泌物。散布在鼻的两旁及鼻唇沟部位的皮肤，数目多时可延及下颏部位，有时额部也可见到。面部血管纤维瘤出生时见不到，常在 3～10 岁间发生，到青春期迅速增多。此体征有诊断价值，但并非全部病人均有此表现，大约 70%～80%病人可见到。

Ⅱ甲周纤维瘤（Konen 瘤）：多在生后或青春发育期出现。自甲沟或甲板下长出乳头状瘤样坚硬的鲜红色赘生物，多 0.5～1cm 长，常为多发性。

Ⅲ鲛鱼皮斑：是一种不规则的增厚并稍高起的软斑块，常位于腰、骶部。青春期以后的病人，20%～30%可见到此病变。对诊断本病有帮助。

Ⅳ叶状脱失斑：也为皮肤常见的体征。表现为卵圆形、分叶状或叶状色素减退斑，大小不等，直径一般为 1～3cm 左右。多见于腹部、背部、下肢外侧或其他部位。叶状脱失斑可在婴儿期且在其他皮肤症状发生前出现，患儿常在出现白斑的数年内出现癫痫发作，所以出现这种白斑有重要诊断价值。

2）智力低下：大约有 90%的患儿智力低于正常水平。智力低下的程度可轻可重，一般

3岁左右才表现出来，随着年龄增长而逐渐明显，语言发育也相应迟缓。

3）癫痫：智力低下的小儿几乎都伴有癫痫。其发作可为局灶性或精神运动性，一般幼年期发病，且可渐变得频繁而严重，但其间尚可有较长期间的间歇。

4）各器官肿瘤：颅内肿瘤不常发生；约半数患儿发生视网膜晶状体瘤，视网膜透明性或囊性结节也较常见；皮肤、肺、肾、骨和心脏也可出现肿瘤；横纹肌肌瘤是引起早夭的一个重要原因，大多数有心脏病变的儿童在青春期前即死亡。此外，还发现本病患者中有多种内分泌异常。

（2）激光治疗方法：面部血管纤维瘤可用超脉冲 CO_2 激光或铒激光治疗，治疗方法基本同汗管瘤。如果皮损发红，可配合使用可调脉宽倍频 Nd：YAG（波长 532nm）激光进行治疗。脉宽可用 5～20ms，能量 7～18J/cm^2。照射后皮损颜色变暗变紫即可。

5. 痤疮　痤疮是一种青春期男女常见的毛囊皮脂腺单位的慢性炎症性疾病，痤疮的发病率极高，以往通常采用局部外用、口服抗生素和维A酸等治疗，但疗程较长，口服药物副作用较多。近来应用激光、强脉冲光及射频仪器已成为治疗痤疮的有效新方法，光疗技术治疗痤疮见效快、疗效好、不良反应少而在临床上得到越来越多的应用。

（1）病因和发病机制：痤疮的发病主要与雄激素、皮脂分泌增多、毛囊口上皮角化亢进、痤疮丙酸杆菌及遗传等因素有关。

皮脂腺的发育受雄激素支配，青春期雄激素的产生增加使皮脂腺增大，皮脂分泌增多，皮脂通过毛囊口排出到皮肤表面。痤疮患者的毛囊上皮角化异常，不能正常脱落，使毛囊口变小，皮脂淤积在毛囊口形成粉刺。毛囊内正常寄生有微需氧的痤疮丙酸杆菌（Propionibacterium acnes，P. Acnes）、马拉色菌及表皮葡萄球菌等，当毛囊内发生皮脂淤滞时，这些微生物增殖，其中痤疮丙酸杆菌产生的酶能分解皮脂，产生的游离脂肪酸刺激毛囊引起炎症反应。痤疮丙酸杆菌还产生一些低分子多肽，对中性粒细胞具有趋化作用，后者产生的水解酶使毛囊壁发生渗漏甚至破裂，毛囊内容物进入周围真皮组织，造成从炎性丘疹到囊肿性损害的一系列临床表现。这就形成了“皮脂增多-排脂受阻-细菌感染”为轴心的痤疮发病机制。

此外化妆品使用不当造成毛囊口的堵塞，精神因素所致的内分泌紊乱，烟、酒及辛辣食物的刺激，食入过多的糖、脂肪、药物性雄激素等均可成为加重或促发因素。

（2）临床表现：痤疮的初发年龄：女性为12～13岁，17～18岁高发；男性为13～14岁，19～21岁高发。损害主要发生于面部，尤其是前额、颊部，其次是胸部、背部及肩部，多对称分布，常伴有皮脂溢出。

皮损初始为粉刺，由毛囊漏斗过度角化而形成，分开放性及闭合性两种。开放粉刺亦称黑头粉刺，皮损针头大小，中央有明显扩大的毛孔，皮脂栓阻塞于毛囊口，表面因皮脂氧化而呈黑色，易挤出白色脂栓。闭合粉刺亦称白头粉刺，皮损白色或淡红色，针头大小，很难看到开口。

粉刺可发展为炎性丘疹、脓丘疹或脓疱、结节及囊肿等。炎性丘疹一般为米粒至绿豆大小，可因炎症较重或人为地抠剥继发化脓感染，中心有脓头或呈脓疱。深在损害则形成结节，紫红或暗红色，可高出皮面呈半球形，有的则仅能触及。部分深在损害液化明显而形成囊肿，正常皮色或暗红色，半球形高出皮面，触之有波动感。结节性痤疮及囊肿性痤疮多见于男性，不易消退。当继发细菌感染时皮损红肿明显，有压痛，愈后遗留萎缩性或增生性的瘢痕。临床上常以炎性丘疹最多见，亦可数种皮损并存，伴轻微痒痛，病程慢性，时轻时重，常持续数年或到中年缓解而愈。

痤疮分为轻中重不同的等级：轻（Ⅰ级）：粉刺为主要的皮损，可有少量丘疹和脓疱，总病灶数少于30个；中（Ⅱ级）：有粉刺，伴有中等量的丘疹和脓疱，总病灶数在31～50个之间；中（Ⅲ级）：有粉刺，伴有大量丘疹和脓疱，偶见大的炎性损害，分布广泛，总病灶数在51～100个之间，有少数结节；重（Ⅳ级）：除上述皮疹外，又伴有结节与囊肿，多数有疼痛并形成囊肿，结节囊肿在3个以上。

除上述典型的寻常性痤疮外，尚有许多特殊类型，如表现为严重的结节、囊肿、窦道、瘢痕的聚合性痤疮；痤疮突然显著加重，并出现发热等全身症状的暴发性痤疮；由雄激素、糖皮质激素、卤素等所致的药物性痤疮；接触石油、焦油、氯化烃等所致的职业性痤疮；婴儿期由于母体雄性激素在胎儿阶段进入体内引起的婴儿痤疮；与月经密切相关的月经前痤疮，等等。

（3）诊断及鉴别诊断：根据好发于青年男女，皮疹为散在性粉刺、丘疹、脓疱、结节及囊肿等，对称分布于颜面、前胸部等特点可以诊断。本病应注意与酒渣鼻、特殊类型的痤疮、颜面播散性粟粒性狼疮等鉴别。颜面播散性粟粒狼疮的损害为棕黄色或暗红色半球状或略扁平的丘疹，对称分布于眼睑、鼻唇沟及颊部，在下眼睑往往融合成堤状。

（4）治疗：痤疮的治疗原则是去脂、溶解角质、杀菌及消炎。

痤疮分级治疗：轻（Ⅰ级）：外用药为主＋日常护理＋物理治疗（包括光疗）；中（Ⅱ～Ⅲ级）：外用药＋口服抗生素＋物理治疗（包括光疗）；重（Ⅳ级）：外用药＋口服抗生素＋口服异维A酸/抗雄性激素/皮质激素＋局部注射皮质激素或α-糜蛋白酶等，并可配合应用光动力学治疗。

痤疮的光学治疗方法：

1）可见光治疗

Ⅰ蓝光：蓝光的治疗原理是：痤疮丙酸杆菌（P. Acne）是厌氧菌，P. Acnes在其正常的新陈代谢过程中会产生内源性卟啉，其主要化合物是内源性卟啉Ⅲ。当这些细菌受到蓝光的照射时（吸收峰值在415nm的波长），其所产生的卟啉物质会增多，并在局部产生不稳定的单态氧，这种单态氧具有细胞毒作用，可与细胞膜上的化合物结合并损伤细胞膜，从而使痤疮丙酸杆菌发生不可逆的功能丧失和死亡。随着新型蓝光设备不断出现，蓝光用于治疗痤疮得到了推广。如ClearLight痤疮治疗仪，波长在405～420nm，最高能量达到300mJ/cm^2；还有Omnilux. Blue蓝光痤疮治疗仪，输出415nm的窄谱蓝光，其最佳照射剂量48J/cm^2。蓝光治疗痤疮每次照射15～20分钟，每周照射2次，一般经过8次左右的治疗可获得较好的疗效。不良反应极少，仅有照射后引起局部干燥、瘙痒及出现皮疹报道。

Ⅱ红光：与蓝光相比，红光对卟啉的激发效应较弱，但能穿透更深的组织，受红光照射后巨噬细胞会释放一系列的细胞因子，刺激纤维原细胞增殖和生长因子合成，从而影响炎症过程、愈合和损伤修复，红光的穿透性和抗炎作用也可以对痤疮的治疗起到一定的作用。红光对于炎性皮损的治疗作用更好，红光、蓝光结合照射可安全有效地协同治疗痤疮炎性和非炎性皮损。Omnilux. Revive红光（波长633nm）治疗仪输出强度40mW/cm^2，一般每次照射15～20分钟，每周照射2次，经过8次左右的治疗可获得较好的疗效，治疗副反应轻微。

2）强脉冲光：应用420～1100nm波段的强脉冲光可用于痤疮的治疗，强脉冲光的波长范围较大，兼顾了卟啉的活化作用和光的穿透性，强脉冲光还能够使组织温度升得更高，加快化学反应速度，因此在痤疮的治疗中可取得较好的疗效。

3）光动力学治疗(PDT)：5-氨基酮戊酸(ALA)能够被毛囊皮脂腺单位吸收，参与血红蛋白合成途径，产生原卟啉Ⅸ，后者是潜在的光敏剂，一旦被光激发，可以产生单态氧和自由基，破坏线粒体、细胞核和细胞膜，因此能够选择性地作用于毛囊皮脂腺单位和痤疮丙酸杆菌，对周围组织损伤小。有报道应用20%ALA 3小时后照射550～700nm，能量密度150J/cm^2光，每周一次共4周，对于结节和囊肿皮损也有很好的效果；还有报道全身痤疮的患者口服ALA 10mg/kg，4小时后照射540～800nm的光，2～4周照射1次，共照射2次，结果皮损显著改善，副反应轻微，未见肝功能异常。

4）激光

Ⅰ1450nm激光(SmoothBeam)：为中红外波段半导体激光，可被水分较好吸收，产生热相应，通过多脉冲方式及动态DCD冷却系统保护表皮。1450nm激光已被美国FDA批准用于痤疮治疗，其作用机制与真皮水分选择性吸收激光，从而对皮脂腺产生热损伤，改变皮脂腺结构，以及抑制痤疮丙酸杆菌等有关。通常能量密度用8～11J/cm^2，间隔2～4周，共治疗3次左右即可获得显效。另外，1450nm激光因可被真皮水分选择性吸收产生热效应，可有一定的除皱紧肤作用和刺激真皮胶原再生的作用，因而可用于痤疮瘢痕的治疗。

Ⅱ1320nm激光(CoolTouch)：为中红外波段固体激光，其作用机制和治疗方法与1450nm激光类似，通常能量密度用12～16J/cm^2，间隔2～4周，一般治疗3次左右即可取得明显的疗效。1320nm激光也可用于痤疮瘢痕的治疗。

ⅢPDL激光：585nm和595nm的脉冲染料激光也可活化P. Acne的卟啉，同时可被炎性皮损中扩张的血管内的氧合血红蛋白吸收，产生的热效应可非特异性地抑制皮脂腺，因而能够治疗轻至中度的炎性痤疮。

Ⅳ超脉冲CO_2激光和铒激光：针对痤疮凹陷性瘢痕，采用点阵激光模式或磨削模式可以取得较好的疗效(见本章第一节瘢痕的激光治疗部分内容)。

5）射频：射频(见本章第三节)产生的热量可作用于皮脂腺而对痤疮治疗有效，有报道应用单极射频ThermaCool治疗痤疮，大多数取得非常满意的疗效。当射频与强脉冲光(IPL)两种能量联合使用时，可优势互补，一方面可活化细菌卟啉，另一方面可能由于热刺激而抑制皮脂腺功能，故而治疗痤疮的效果较明显。另外，射频对于痤疮瘢痕、毛孔粗大、皮肤松弛等也有一定的改善。

(5）治疗副反应及防治

1）红光、蓝光照射常见的不良反应有：红斑反应、光敏反应和光毒性反应、色素沉着。治疗前应询问有无光过敏史及有无服用光敏药物。

2）激光及射频治疗的不良反应有：一过性红肿、紫癜、暂时性色素沉着或色素减退，能量过高时可出现水疱、结痂等。应注意能量从低到高，缓慢增加，以防高能量对皮肤的灼伤，术后精心冰敷15分钟左右。如出现水疱时可外涂抗生素药膏以防感染。

3）超脉冲CO_2激光和铒激光磨削治疗的不良反应有：持续性红斑、色素沉着、色素减退、感染及瘢痕形成等。应注意不可磨削过深，术后注意保护创面防止感染发生。出现色素沉着应严格防晒，必要时可使用氢醌霜或左旋维生素C等加快色素淡化。

4）ALA光动力学治疗的副反应有：皮肤红斑、水肿、水疱、色素沉着或色素减退等，口服光敏剂以发生恶心，应注意光能量不可过高，照射后局部即刻进行冰敷，出现水疱应注意防止创面感染。

（孙林潮）

第二节 强脉冲光美容技术

一、概述

滤过性非相干性强脉冲光简称强脉冲光（Intense Pulsed Light，IPL）或强光，是20世纪90年代中期开始发展起来的治疗技术。它是由闪光灯产生和发射的一种波长约在500～1200nm的强的复合光，在本质上和日光非常相似，部分为可见光，部分为近红外光。

强脉冲光能量高、波长相对集中，在治疗原理上与激光相类似，同样遵循选择性光热作用理论，在治疗血管性病变、色素性病变、多毛症、痤疮以及光老化等方面取得了令人瞩目的临床效果，所以在临床上强脉冲光源被认同为与激光相似的治疗技术加以大量应用和研究。但强脉冲光不是激光，仍然属于普通光范畴。

（一）强脉冲光的产生

强脉冲光的产生原理非常简单，是以一种强度很高的光源（如氙灯等），经过聚焦和初步滤光后形成一束波长约在500～1200nm的强脉冲光，再在其前方放置一种特制的滤光片，将低于某种波长的光滤掉，最后发出的光是一特殊波段的适合于皮肤治疗的强脉冲光（图9-5）。

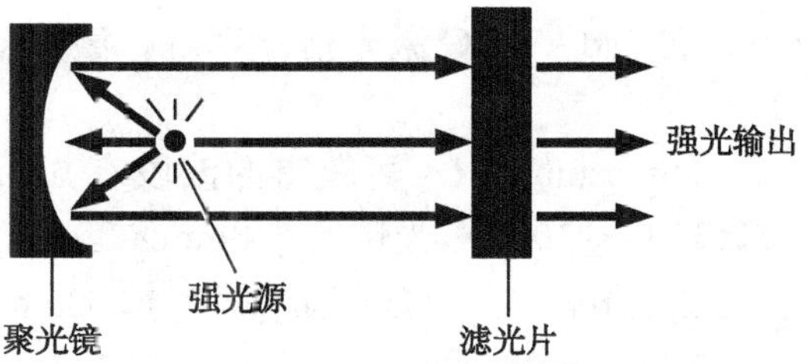

图9-5 强脉冲光产生示意图

临床上使用的滤光片主要有515nm、550nm、560nm、570nm、590nm、615nm、640nm、645nm、695nm、755nm等。若用570nm的滤光片则输出强脉冲光的波段为570～1200nm。滤光片滤过的短波越多，相对保留的长波就越多，光对皮肤的穿透就越深，作用部位就越深。强脉冲光脉宽连续可调；且每次击发可选择1～3个脉冲，选用脉冲方式释放能量可使靶组织持续升温，而让表皮充分散热，以保证安全。强脉冲光设备与机构设备的比较见表9-5。

表9-5 强脉冲光设备与激光设备的比较

	强脉冲光子设备	激光设备
单色性	宽光谱，可调节（400～1200nm）	波长难以调节
方向性	好	好
能量	高	高
脉宽	连续可调	一般不可调
脉冲个数	每次击发可选择1～3个脉冲	单个
光斑大小	35mm×8mm	直径一般为2～9mm
故障率	相对较低	相对较高

（二）强脉冲光作用原理

主要有两方面：

1. 光热解原理　IPL 中较短波长的光可被皮肤中的色素和血液中的氧合血红蛋白或脱氧血红蛋白优先吸收，光能转化为热能，在不破坏正常皮肤的前提下，使血管凝固，色素团或色素细胞破坏、分解，从而达到治疗毛细血管扩张、色素斑的效果。

2. 生物刺激作用　IPL 中较长波长的光可穿透到皮肤较深层组织产生光热作用和光化学作用，使皮肤的胶原纤维和弹力纤维收缩、重新排列和再生，恢复弹性。从而达到消除或减轻皱纹、缩小毛孔、恢复皮肤弹性的治疗效果。达到皮肤年轻化目的。

二、强脉冲光仪

从最初的 PhotoDerm（全波长强脉冲光治疗仪）、Quantum HR（光子脱毛仪）、Quantum SR（光子嫩肤仪），再到目前最新的 Lumenis One，十几年的发展中，强脉冲光技术不断成熟。其他很多激光公司也先后推出各种强脉冲光设备，均为毫秒级脉宽，光谱多在 500～1200nm 之间，临床适应证基本一致。

1. PhotoDerm　可以发出从 515～200nm 的连续光谱，利用不同波长的滤光片可获得不同的波段，常用的滤光片有 515nm、550nm、570nm、590nm、615nm、645nm、695nm、755nm 等，脉宽在 0.5～50ms 间可调；每次击发可选择 1～3 个脉冲，能量密度 3～90J/cm^2，光斑尺寸 8mm×35mm 或 8mm×15mm。PhotoDerm 仪的 VascuLight 型还带有波长 1064nm 的 Nd：YAG 激光治疗系统。激光输出能量密度最高可达 160W。但无同步冷却技术。

2. Quantum HR　可获得的波段有 615nm、645nm、755nm，能量密度可达 25～45J/cm^2，脉宽 15～100ms，光斑尺寸 8mm×35mm。内冷却温度：大约 0℃。

3. Quantum SR　可获得的波段有 560nm、640nm，能量密度可达 25～45J/cm^2，脉宽 2～7ms，光斑尺寸 8mm×35mm。内冷却温度：大约 0℃。

4. Lumenis One　可获得的波段有 515nm、560nm、590nm、615nm、640nm、695nm、755nm，脉宽在 1～100ms 间可调，1～3 脉冲任意调节，能量密度 10～35J/cm^2，光斑尺寸 15mm×8mm、15mm×35mm。内冷却温度：大约 0℃。其区别于旧仪器的要点在于采用了 OPT 技术（Optimal Pulse Technology），一种控制光子发生、发射过程的技术，使光子脉冲输出形态呈砖块式（图 9-6，图 9-7），能量稳定均一，能以较低的能量得到同样有效的治疗效果，安全性大大提高。此外，它还是多种治疗技术的平台，配有 Nd：YAG 1064nm 激光系统、Lightsheer 半导体脱毛系统及 Aluma 真空负压式双极射频系统等。

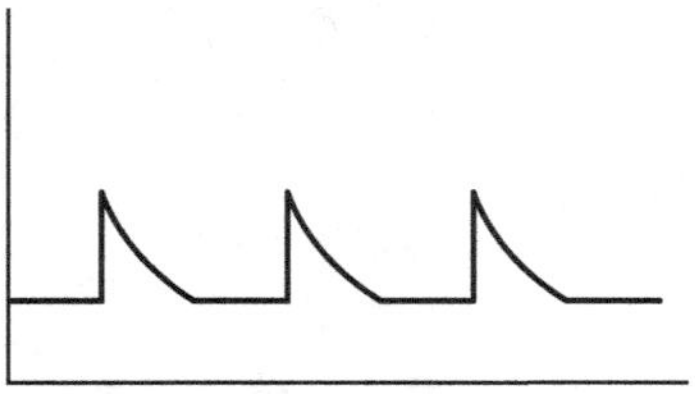

图 9-6　传统脉冲形态

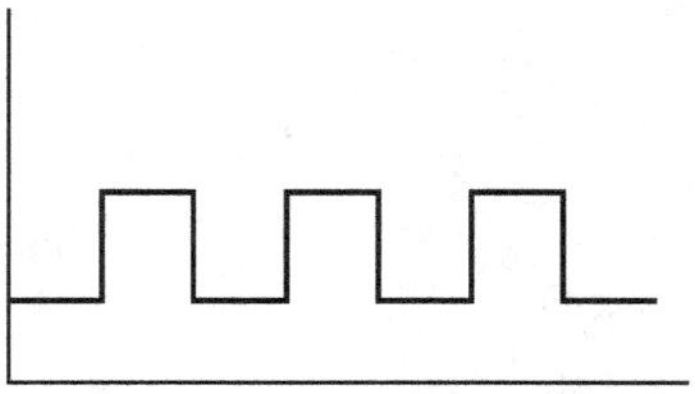

图 9-7　砖块式输出

三、强脉冲光技术相关参数

要取得好的治疗效果，必须对参数有深刻认知。从理论上来讲，较短的波长及短的脉宽、短的脉冲间隔对表皮层及真皮浅层内的黑色素及表浅的小血管的热效应相对来说强一些；较长的波长及长的脉宽对于皮肤纹理结构、细小皱纹、粗大的毛孔改善更有效。

1. 波长　借助不同滤光片，得到不同波谱的光，其中 560nm 治疗头等含大量短波长的光，对色素治疗作用较强，但因正常表皮中的黑色素也会竞争性吸光，因此引起皮肤灼伤及色素异常的可能性也是较大的；755nm 治疗头短波长的光基本都滤过了，穿透较深，对正常皮肤色素影响较小，但对色素性疾病的治疗作用也随之减小。

2. 脉宽　即对组织的加热时间，选择什么样的脉宽取决于靶组织的大小。子脉宽越短，对靶组织的加热效率越强，治疗作用就越强，同时对皮肤的损伤风险也会增加；反之，子脉宽越长，加热作用和治疗作用就越弱，同时对皮肤的损伤风险也会变小。两个脉冲之间的时间称为延迟时间，对它的选择与皮肤厚薄有关，一般表皮的热弛豫时间为 3～10ms，面部较厚的皮肤也可达 20ms，因此要想保证两个子脉冲的间隔时间中皮肤能有效冷却，一般脉冲延迟时间最好在 20ms 以上。但延迟时间过长的话，两个子脉冲疗效可能不能叠加。

3. 脉冲数　分为多个子脉冲的目的就是让靶组织平稳升温，其脉冲延迟可让正常表皮有一个有效冷却时间，从而避免表皮热损伤风险。一般说来，色素性疾病的改善选用单脉冲或双脉冲，而血管性损害选用双脉冲或三脉冲，改善细纹、毛孔及皮肤弹性等选用三脉冲。此外，肤色较深者子脉冲数宜多，反之，肤色浅者，子脉冲数宜少。

4. 能量密度　在一定范围内，能量越大，疗效越好，但超过一定范围，出现不良反应的风险就会增大。以嫩肤为例，治疗能量的设置是以能引起皮肤亚损伤、又不至引起灼伤的剂量为宜，在临床上治疗终点表现为皮肤适度潮红，不红或过红有可能是能量欠妥的表现。

5. 皮肤冷却　及时且适度的冷却可使表皮在治疗时保持在安全的温度范围，避免灼伤。

四、强脉冲光治疗

强脉冲光的适应证很广泛，并且治疗部位也不仅仅限于面部，也可用于颈部、胸背、四肢等。目前常用于治疗色素性、血管性疾病，脱毛，瘢痕及多种手术或非手术美容后的辅助治疗，同时仍然作为治疗光老化的“金标准”。

（一）强脉冲光治疗色素性疾病

见本章第一节第二部分。

（二）强脉冲光治疗血管性疾病

见本章第一节第三部分。

（三）强脉冲光脱毛

见本章第一节第五部分。

（四）强脉冲光治疗瘢痕

见本章第一节第六部分。

（五）强脉冲光治疗光老化

如前所述，光老化是多种皮肤改变的综合征，一种激光往往只能针对其中的一个问题加以治疗，效果可能会很突出，但仅单独治疗其中的某一个症状是不能扭转整体状态的，疗效肯定不会令人满意。并且光老化的逆转，除了应对外观可见的症状，如色斑、毛细血管扩张等进行祛除外，还需要有适合方法恢复真皮中的多种组织成分。

IPL 宽光谱的特点，使得它在治疗光老化上占据了得天独厚的优势。1999 年 Bitter 等进行了用 IPL 治疗光老化的研究，发现光老化的表现如皱纹、皮肤粗糙、不规则色素沉着、粗大毛孔和毛细血管扩张出现明显的改善。随后另一些学者如 Goldbery 等也作了类似报道，从此揭开了 IPL 治疗光老化，即光子嫩肤的序幕。

光子嫩肤技术被定义为使用连续的强脉冲光在低能量密度下进行的非剥脱性的去除光老化的治疗技术。简言之即是采用强光源对光老化的皮肤进行改善。真正的光子嫩肤不只是改善皱纹，同时还改善包括皮肤纹理、不规则色沉和毛细血管扩张在内的所有的光老化现象。应用 IPL 进行嫩肤治疗是一种非剥脱性的全新的方法，由于治疗所用的能量密度很低，因而基本无副作用，患者甚至无需停止工作，术后可立即恢复正常活动。

然而 IPL 对某一单一的皮肤症状的改善疗效可能并不及激光或其他技术好，但 IPL 综合解决各类皮肤问题的能力可能是所有治疗手段中最为突出的，这也可能是 IPL 风靡全球的部分原因。

1. 光子嫩肤适应证

A 组皮肤损伤：包括：①各种色素斑如雀斑、老年斑、日光性黑子等；②血管性病变如毛细血管扩张、Civatte 皮肤异色症的红斑等。

B 组皮肤损伤：包括真皮和表皮组织结构的改变，涉及胶原组织结构的变化，如皱纹、毛孔粗大和明显的弹力纤维改变等。

IPL 的光热解原理可用于治疗 A 组光损伤；生物刺激作用可实现对 B 组光损伤的治疗。单个病人或许存在 A 组或 B 组中任一病变或同时具有两种以上病变。

2. 光子嫩肤禁忌证

近期接受过阳光暴晒及将要接受阳光暴晒的人群；

光敏性皮肤及正使用过光敏性药物的人群；

近期口服异维 A 酸者；

具有瘢痕疙瘩史者；

孕妇；

糖尿病患者；

怀疑有皮肤癌的患者；

存有不现实期望的患者。

而对于治疗区有皮肤炎症性疾患、开放性伤口、活动性单纯疱疹、Fitzpatrick。

分型为Ⅵ型者，应非常谨慎地进行 IPL 治疗。

3. 光子嫩肤治疗

（1）术前准备

1）必需品准备：专用冷却胶（耦合胶）、纸巾、头巾、压舌板、护眼罩（可用湿纱布代替）、冷敷袋、EMLA 或其他表面麻醉品。

2）术前常规照相，填写手术同意书。对于较黑的皮肤、日光曝晒的皮肤或黄褐斑皮肤，治疗前外用漂白霜（氢醌霜、Retina-A 等）2～6 周。

3）治疗部位：颜面部通常都应进行不包括上眼睑在内的全脸治疗（少数男性受术者为了避免可能出现的毛发减少现象而不愿意治疗胡须部），颈、胸背和四肢均可视情况加以治疗。

4）麻醉和清洁：新型产品 Quantum SR 因配置有 0℃内置光导冷却系统可不使用麻醉剂。在应用 PhotoDerm 治疗时，疼痛较敏感的受术者可使用 EMLA 表面麻醉剂（术前 1 小时使用）；治疗前去除所有的化妆品，用纸巾清洁面部，给受术者戴上头巾和护眼罩（可用湿纱布代替）。

（2）操作方法：将无色的专用冷却胶直接涂在皮肤上，也可涂在治疗头上（滤光晶体表面）。将滤光晶体离开皮肤表面 1～2mm（对于敏感部分应抬高约 3mm 或降低能量 1～2J/cm^2，例如下眼睑，唇周等），如滤光晶体头带有集成冷却系统装置时也可将滤光晶体与皮肤轻轻接触进行治疗。治疗自耳旁区域开始并均匀向周围扩展，依次照射面部皮肤。注意改变滤光晶体的方向，随时使其表面始终与皮肤表面平行，从而使效果均匀。治疗下眼睑时，应仔细保护眼睛。治疗眼周和眉毛周围时可用压舌板遮挡保护以保护眉毛和睫毛。皮肤纹理改变明显处实施照射时可轻轻的伸展皮肤。

治疗参数选择及调整：

不同的强脉冲光仪器参数设置不同，同一台设备由于操作者手法习惯，如治疗头距离皮肤的远近以及仪器使用时间长短不同、能量可能衰减等情况，参数也不会恒定不变。一般别人的参数只可用来参考，应根据个体不同皮损性质和皮肤状态来确定参数，其中需要把握的就是治疗终点。

光斑测试：治疗前在耳前区进行光斑测试，这是不能省略的重要步骤，借助它，才能找到最佳治疗参数，在耳前区域进行数个测试光斑的照射后立即进行皮肤即刻反应的观察，能量密度合适时病人可能会有微热感觉，但持续时间不会超过 30 秒，照射后即刻至 1、2 分钟内皮肤会出现轻微发红，照射后 15～30 分钟后合理的治疗终点是：日光性黑子等浅表色素性损害颜色不同程度加深，或者有轻微水肿，但周围正常皮肤仅发生轻微红斑反应，或者皮肤潮红，同时受术者只感觉轻至中度疼痛。

能量密度调整：①当治疗部位皮肤无明显反应时需要调整能量密度，但每次增加能量密度不超过 1～2J/cm^2；②如果出现皮肤重度发红，受术者诉疼痛明显、表皮发灰甚至剥离等，均提示参数设置过高，应马上降低能量密度；③对肤色较黑的病人，可能会出现延迟的皮肤反应，应特别注意，不能因为即刻反应不明显而贸然增加能量；④对于病变严重部位可进行两次扫描，而对于皮肤即刻反应较重的部位禁止使用两次扫描；⑤对于颈部或胸部，应采用较低的能量密度，调整能量时的增量更小，每次治疗只进行一次扫描；⑥对于皮下组织较少的部位，如额部，则在抬高治疗头的同时，还应将能量降低 10%；⑦在每一次治疗时，要根据每一位受术者前一次治疗结果来改变每一个人特有的参数，在以后的治疗中能量密度每次提高 1～2J/cm^2。

（3）治疗间隔和次数：治疗每三周进行一次，获得理想的疗效所需治疗的次数为平均 3～6 次。对于特殊皮肤在两次治疗间实施皮肤护理，黄褐斑的患者治疗期间可使用氢醌霜。

（4）术后反应和护理

术后反应：术后典型的现象可能出现：轻微的热灼感，可能持续半小时到两小时；轻微发红，可能持续4～12小时；对于雀斑可能会出现轻微变深，一般一周内可逐渐脱落。

术后护理：术后治疗部位用冷敷袋冷却至少15～30分钟，直到热敏感减退。术后几天内应当避免使用热水清洗，应使用冷水柔和清洁皮肤，早晨涂抹维生素C合成霜及防晒霜，夜间清洁皮肤后涂抹保湿霜。

(5) 副反应及防治：如治疗参数设置合理，操作细致准确，术后应当无副反应发生。但能量设置过高及操作不当可出现下列副反应：

1) 暂时性的紫癜、水疱：原因是能量过高或治疗头与皮肤的间距过近所致，可以采用温和的皮质类固醇激素药膏或贝复济等外用，水疱破溃渗出时可用呋喃西林氧化锌油外用。

2) 显著水肿：提示受术者可能使用了光敏性的药物或草药。可用皮质类固醇激素口服及外用处理。

3) 出现色素减退或色素脱失：可能出现在肤色较黑或受日光曝晒的人中。对于此类受术者治疗前使用漂白霜(氢醌霜、Retina-A)2～6周，参数设置应适当加大脉宽，加大脉冲间隔，减低能量密度，重在预防。

(付　俊)

第三节　射频美容技术

一、概述

(一) 射频的定义及发展史

射频(radiofrequency，RF)也称为射频电流，是一种高频交流变化电磁波的简称。射频是介于声频与红外线频谱之间的电磁波，其频率为$1\times10^{4}\sim3\times10^{6}$ Hz，包括高频、超高频及特高频类电磁波。

自1868年Darsonval首次将射频技术应用于活体组织后，射频技术便逐渐应用于神经学、心脏病学、肝脏肿瘤等临床领域，直到1996年美国THERMAGE公司的Abraham MT发明ThermaCool技术，并于2002年获FDA批准后，射频技术开始用于皮肤美容领域，大量文献报道射频具有祛皱、改善皮肤松弛、改善皮肤质量等效果，为皮肤年轻化技术的发展又提供了一个新的台阶。

(二) 射频的作用原理及影响因素

1. 作用原理　人体组织是一个导电体，当射频电流经人体通过组织时，组织对射频电波的阻力，使组织内的水分子瞬间产生快速振荡，从而在电极之间产生一种急剧沿电力线方向的来回移动或振动。因各种离子的大小、质量、电荷和移动速度均不尽相同，在振动过程中互相摩擦或与周围的介质摩擦，产生热能作用于靶组织，从而达到治疗目的。

与激光或传统电外科器械比较，射频电波有如下特点：①选择性电热作用：射频转化的热能产生于组织内部，发射极本身不发热，无电流通过人体，所以局部作用温度低而热效应高，减轻了对周围组织的损伤和细胞的破坏，特别是皮下脂肪液化性坏死少，Sadick NS等称之为“选择性电热作用”。射频产生的热效应主要取决于皮肤阻抗而与皮肤色素关系不大，可以说其作用方式是“色盲”的，这一点与激光和强脉冲光不同，因此射频在治疗深肤色人群时具有较大的优势;另外还可用于激光和强脉冲光所无能为力的浅色或白色毛发的脱毛;②微创:透射电镜观察发现,射频电波刀对组织侧面的热损伤仅为15μm,而普通电刀>650μm,CO_2激光和钬激光均>500μm,手术刀虽对组织无热效应,但有机械损伤;③安全:由于射频对组织细胞的损伤极轻微故术后恢复快,瘢痕不明显,色素沉着少见。此外,射频对组织进行的是无压力切割,产生的切口光滑精细,止血良好,对病变组织气化完全,无炭化,温度可调,视野清晰;④操作方便:由于电极种类多,且可制成各种形状,工作面可以任意控制,灵巧精确,在身体任何部位均操作方便。此外,多数电极可重复使用,大大降低了成本。

2. 影响因素 由于个体差异,不同的人有不同大小的电阻,根据欧姆定律,在一定的电压下,通过人体的电流因人体电阻的不同而不同。而人体电阻的大小主要受以下几种因素影响:①皮肤的条件:角质层厚薄、干湿度及粗糙程度;②电流的频率:在接触相同电流的条件下,电流频率高对人体的总阻抗小,电流频率低对人体的总阻抗大;③接触条件:接触松紧度、接触面的大小、接触面的清洁度及耦合剂的存在;④治疗部位的不同:人体内各种组织的导电能力主要取决于它们的含水量和相对密度。例如:肌肉、脑的含水量较大,阻抗就小;而肌腱和腱鞘、骨的含水量较小,则呈现的阻抗就大。肌腱和腱鞘是不良导体,脂肪和骨骼是最差的;⑤其他因素:皮肤有无破损等。

3. 射频治疗系统 主要组成部分包括射频发生器、冷却系统、电极治疗头三部分。后者又分为发射极和接受极,目前用于皮肤美容的射频治疗仪主要分为两种:单极射频和双极射频。单极射频治疗时需另接一个导电板作为接受极,射频治疗手柄本身充当发射极,手柄与导电板之间构成射频电流的通路;双极射频治疗时无需导电板,治疗手柄本身具有两个电极,这两个射频之间构成射频电流的通路。

当射频电流作用于人体时,人体便成为电路的一部分,高频电流、中性电极和特殊制作的治疗头共同作用下在皮下形成深层均衡的电磁场,作用到胶原内的水分子,从而引起双极水分子以每秒几百万次的速度震动、旋转来产生热量,选择性作用于真皮深层和深部的纤维膈,引起胶原纤维的收缩和新生胶原纤维沉积,从而增加胶原纤维弹性,有效治疗皮肤松弛。

(三) 射频治疗的适应证和禁忌证

1. 适应证 ①面颈部皱纹及皮肤松弛,包括鱼尾纹、前额纹、眉间纹、上下睑皮肤松弛、鼻根横纹、颧部皮肤松弛皱纹、口角两侧皮肤下垂样囊袋、口周垂直纹、颏部皱纹、耳廓前下皱纹、下颌颈部松垂(羊腮)、颈部横纹等;②减肥瘦身及橘皮样组织改善,包括臀部、大腿橘皮样皮肤、手臂、腹部减肥及全身各处的皮肤松弛及皱纹;③腹部膨胀纹(包括妊娠纹);④痤疮及痤疮瘢痕、酒渣鼻;⑤脱毛;⑥小腿静脉。

2. 禁忌证 ①装有心脏起搏器或除颤器的患者;②治疗区域有金属置入的患者。③怀孕或哺乳期;④治疗区域有破溃或感染的区域;⑤皮肤癌病史或疑有皮肤癌变倾向的患者;⑥糖尿病、心脏病、癫痫症等。

二、常用射频治疗仪及临床应用

(一) 单极射频(ThermaCooL TC)

1. 仪器简介 ThermaCooL TC射频仪是最早被美国FDA批准用于皮肤松弛和皱纹治疗的单极射频,也是单极射频的代表。该设备有4个主要组成部分:射频发射器、手柄、冷却调节器以及可控制的治疗头。

射频发射器提供 6MHz 交流电穿过一个特制的单电极发射到靶组织产生柱状分布的热量，一块可随意放置的接受极垫子放在受术者的腹侧以产生一个射频信号通路。发射器由机器内部一个依赖集成电路块的计算器调节，这个计算器可处理反馈信息，包括治疗头和皮肤之间的温度、使用的压力、组织表面接触面积的大小，以及皮肤的实时阻抗。这些信息由手柄里面的微电脑收集，通过一种快速传导的光导纤维束传至发射器。射频能量发射前后及发射过程中，冷冻剂被喷雾到治疗头内侧的膜表面，以提供冷却保护作用，使皮肤不至于过热而产生损害。治疗头通过导电膜里面的热敏仪不断监测热从皮肤的传导。这使皮肤中产生一种反向的热量变化曲线，并且导致深层皮肤，甚至皮下组织的柱状加热效应和收紧。加热的深度取决于治疗头的几何形状以及冷却持续的时间。治疗头新的尺寸以及治疗的速度仍在研究中。新的设计将使治疗参数可以随意调节，以加热更深的靶目标，而且提供更强效的表皮保护。动物研究表明，ThermaCool TC 仪能使真皮乳头层至皮下脂肪层的胶原都得到加热。另外，动物研究检验了使用 1cm^2 治疗头，治疗时间为 2 秒或 6 秒的情况，这种治疗模式分别称之为“快速”和“标准”治疗头。结果表明，“快速”和“标准”治疗头的作用深度是相同的。

2. 治疗方法

（1）顾客选择：顾客选择的原则包括：年龄在 30～70 岁，皮肤厚度中等，轻至中等颌部和颈部松弛的受术者，使用合适的能量治疗。对松弛部位和邻近松弛部位的皮肤均进行治疗以增加疗效。因为 ThermaCool TC 仪在皮肤加热的同时也会冷却表皮。已证实不会引起皮肤色素加深或减退，因此，所有的皮肤类型均能有效治疗。患有严重光老化或更严重的皮肤凹陷者用 ThermaCool TC 仪治疗也会有效改善，但改善的程度可能小一些。

（2）麻醉：术前在治疗部位涂一层厚的 EMLA 乳膏（复方利多卡因乳膏），然后用薄膜包扎封闭 1 小时。治疗时太轻微的热效应可能无法获得足够的疗效，有作者认为仅使用设备的推荐值，往往疗效不佳，局部外涂麻醉药可提高治疗部位的疼痛“阈值”，在保证疗效的同时还可减轻顾客的不适。

除了表面麻醉外一般不推荐使用其他麻醉方式如神经阻滞麻醉或静脉麻醉等，因为过度的麻醉使得顾客没能感受到相应的疼痛而可能发生皮肤热损伤。

（3）治疗步骤：将治疗格的墨水面贴住皮肤，然后用乙醇在治疗格上搓擦。使治疗格纸完全浸湿，治疗格便标记到治疗部位上。使用治疗表格可使治疗部位不遗漏，并可避免在同一部位重复治疗，从而避免皮肤损伤。

将接收极的纱布垫统一放置于顾客左腹侧确保射频电流形成一个回路，接收极与仪器相连，手具内放置一个新的治疗头。

治疗头上有一个独特的电极，能量通过非常薄的绝缘材料均匀地释放出来，可形成一种均匀的电场。由于射频电热效应可深达真皮深层，因此治疗系统设置了主动冷却装置。每个治疗周期包括 3 个阶段：预冷却、冷却和治疗、延迟（后）冷却。如果使用传统的治疗头则治疗周期为 6 秒，若使用最新发展的快速治疗头则治疗周期约为 2 秒。当使用最新研发的快速治疗头时，如果治疗头的 4 个角没有与皮肤完全接触，则手柄的微处理器就不能发射治疗脉冲从而避免可能产生的灼伤。

治疗时由于射频的电热效应会使顾客产生一种尖锐痛感，一般使用顾客能忍受的最高疼痛作为治疗终点，这一点与激光或强脉冲光（IPL）进行皮肤年轻化治疗时常常把皮肤发红作为治疗终点有所不同。射频治疗在使用较高能量时通常仅照射一遍，一次治疗后3～6个月可见效果，疗效可维持2～3年。随着治疗顾客日益增多，人们对治疗中的疼痛感和术后瘢痕形成风险更加关注，Dover等进行了高能量一遍照射和中等能量多遍照射对比观察，结果表明后者不仅可以获得更好的疗效和满意度，也有助于减少术后副反应。另外还有研究表明经2次治疗后的效果比1次治疗的效果好，第1次治疗与第2次治疗间隔1～3个月。根据治疗面积的大小，每次治疗30～60分钟。

（4）术后不良反应及护理：治疗完毕如果部分受术者感觉面部烧灼感明显，可使用冰袋冷敷15～30分钟。术后顾客也不需要专门的皮肤护理，可以很快恢复日常工作和化妆，术后皮肤如有轻度脱屑或干燥，可使用温和的保湿剂。

只要操作得当，ThermaCool治疗很安全不良反应比较少见，主要有轻至中度的水肿、红斑，通常持续数天，少数可持续数周。偶尔治疗部位皮肤可暂时出现直径0.5～1cm大小的结节，通常不需处理数天至1个月内即可自行消失。过度的治疗可在治疗部位出现水疱、色素沉着甚至瘢痕形成。

Fitzpatrick等报道使用ThermaCool射频仪治疗皱纹术后可有轻度的红斑和水肿，皮肤即刻红斑发生率为36.0%，72小时后红斑发生率为16.7%，即刻水肿发生率为13.9%，72小时后水肿发生率为6.4%。治疗1个月后水肿完全消退，约有3.9%的受术者仍遗留有红斑，4个月后红斑完全消退。

（5）预期效果：ThermaCool用于紧肤除皱已有近10年的历史，其疗效已经得到广泛的认同，这主要归功于其较其他非剥脱性治疗设备的更深的穿透性，其射频电流的穿透深度可达2.5mm甚至更深，能使皮肤真皮深层甚至皮下组织都能得到加热。ThermaCool可治疗所有皮肤类型的轻至中度皱纹及皮肤松弛，也可用于治疗较深的皱纹，尤其对于眼周及前额的皱纹疗效较好，顾客有严重光老化或较严重的皮肤凹陷也可得到一些改善。ThermaCool术后的即刻反应是真皮胶原纤维的受热收缩，很多顾客会很快感受到皮肤紧致，大部分顾客在随后的3～6个月内还能看到持续的改善效果，这是由于射频能量激活了胶原纤维的自然的损伤修复机制，促进了真皮胶原的增生及重塑，使纤维隔膜收缩，从而得到皮肤年轻化的效果。中、青年人，尤其50岁以下者的疗效优于50岁以上者。

（二）双极射频（Aluma）

1. 仪器简介　Aluma（阿璐玛）射频仪采用双极结构，电流仅流经两个电极间很短的距离，Aluma双极射频同时使用了独特的真空负压技术，治疗头与真空泵连接，真空泵产生负压，将受治疗的皮肤吸入到射频头的两个平行电极之间，高频电流就会穿过电极之间的皮肤组织，刺激真皮新生胶原产生及胶原重塑，明显改善皮肤皱纹和松弛。真空负压、作用时间和脉冲强度可根据治疗部位情况和顾客的热感进行调节，这称为专利FACES（Functional Aspiration Controlled Electrothermal Stimulation）技术，即"可控吸入式电热刺激技术"。

相对于单极射频而言，Aluma双极射频其主要优点在于电流的分布易于控制，把射频的能量集中在两极之间的皮肤组织，不会对身体的其他部位产生多余的损伤，因此，Aluma双极射频更为安全，可安全用于眶周眼睑部位。在传统的双极射频系统中，电极放置于皮肤表面，能量的有效穿透深度局限于电极间距离的1/2，这意味着没有足够的能量到达皮肤深层，而Aluma双极射频将受治疗的皮肤折叠吸入到射频头的两个平行电极之间，因此射频电流能作用到皮肤的真皮深层乃至皮下组织，并且射频能量仅作用到两电极之间的皮肤组织，所需能量相对可降低，从而最大限度提高了疗效和安全性。使治疗时的疼痛感大大降低，甚至不需要表面麻醉，治疗后顾客即可恢复日常活动，无需“停工时间”。

Aluma 双极射频治疗头有两种型号：3mm×18mm 和 6mm×25mm，前者适用于皱纹的治疗，而后者适用于皮肤松弛的治疗。两电极间以 2～10W 的功率释放出 468kHz 的射频电流。脉宽通常为 1～5 秒，每脉冲提供 2～50J 能量。皮肤表层涂一层特殊的导电耦合胶，治疗头有电安全设计，并有一个过滤装置以防止耦合胶进入手柄和主机。

2. 治疗步骤

（1）治疗前用温水洗净治疗部位。

（2）一般无需麻醉，疼痛特别敏感者可在治疗部位涂一层厚的 EMLA 乳膏（复方利多卡因乳膏），然后用薄膜包扎封闭 1 小时。

（3）在治疗部位涂一层薄薄的耦合胶，最大厚度为 0.5mm。

（4）治疗时可根据顾客的具体情况调节治疗参数（通过改变功率、脉宽和负压大小）进行个体化治疗，原则上应选择大的脉宽和（或）较高的功率治疗皮肤弹性变性程度高的部位，负压以至少能使治疗的皮肤组织吸入到治疗头中并使电极和皮肤良好接触为度。治疗后的最佳反应是治疗局部皮肤轻度发红并有温热感。小治疗头通常用于治疗皱纹，大治疗头通常用于紧肤。治疗头的方向对治疗效果也有一定的影响。在除皱治疗时，治疗头长轴应与皱纹平行，皱纹的中点置于治疗头正中，距两边电极距离相等；紧肤治疗时，治疗头长轴应与收紧的方向垂直。在治疗头移位时，应覆盖上一治疗部位的 10％为宜。

（5）一个疗程约需 6～8 次，间隔时间为 2 周。

3. 术后护理　术后一般无需特殊处理，若有红肿现象，可予冰袋冷敷或做冷喷。建议受术者术后 2 日内避免接触热水。皮肤可能出现轻度脱屑或干燥现象，可使用温和的保湿剂。尽管治疗后发生色素沉着的可能性很小，仍建议顾客术后尽量避免日晒和使用光谱的遮光剂。

4. 术后不良反应

（1）红斑、水肿：轻度而短暂的红斑和水肿是治疗的正常反应，通常持续数小时。能量较高或负压吸引较大时红肿会较明显，并可持续数日。

（2）紫癜：负压值过大或同一部位反复吸引可能造成紫癜现象，持续数日可完全消退。

（3）皮肤灼伤、水疱：能量过高可造成局部灼伤甚至形成水疱、结痂。

（4）色素沉着：很少发生，多在皮肤灼伤和出现水疱后发生。

（5）局部皮肤瘙痒、接触性皮炎：极少数顾客会出现局部瘙痒、麻刺感觉，如对耦合胶过敏可形成接触性皮炎。

（6）皮肤萎缩、瘢痕：极少发生，能量过高皮肤损伤严重、出现局部感染时可能发生。

5. 预期效果　一项关于 Aluma 的临床研究，观察对象包括 42 名女性及 4 名男性，年龄范围为 33～71 岁（平均 52.1±8.7 岁），以 1～2 周的间隔进行全面部治疗，共治疗 8 次。按 Fitzpatrick-Goldman 皱纹及弹性分级（ES）对疗效进行评估，在治疗的早期即发现皱纹明显改善。随着治疗次数的增加，效果进一步提高，并在最后一次随访达到最佳。疗程结束后 6 个月，ES 评估由治疗前平均 4.5 分降低到 2.5 分以下，弹力纤维变性由Ⅱ级转为Ⅰ级，85％的受试者至少有一个 ES 单位的改善，90％的个体对治疗及效果表示满意。

（孙林潮）

第四节　高频电美容技术

（一）简介

医学上将 100 000Hz 以上的电流称高频电流。利用高频电流的热效应（电灼、电干燥、电凝、电切）和非热效应破坏病变组织或促进组织修复，达到美容治疗目的的美容技术称为高频电美容技术。其使用有近百年的历史，尽管近年来激光技术的迅猛发展从一定程度上取代了高频电的部分功能，然而高频电治疗仍然非常流行，因为它需要的设备很便宜，技术直观易掌握，大部分疗效也较满意，因此仍有相当大的应用价值和发展前景。

高频电的作用分热效应和非热效应两种：

1. 热效应　在高频电场下，人体组织中的电解质、离子、带电胶体快速震荡，氨基酸型偶极子急剧旋转，神经鞘磷脂型极性分子摆动均可相互摩擦并与周围介质相互摩擦产热，即热效应。在不引起产热的电场强度下，人体的红细胞等带电颗粒沿电力线分布排列成串珠状，从而改变该物质的物理性质，进而影响机能，此为非热效应。热效应根据产热的多少可起到组织修复或组织破坏作用。

组织破坏作用主要通过电灼（共鸣电火花）、电干燥、电凝、电切割四种方法祛除病理性损害达到治疗或美容目的。

2. 非热效应　主要起组织修复作用。组织修复则表现为：①毛细血管扩张，微循环改善，创口愈合加速；②局部组织代谢和酶活性加强，致痛物质、炎症介质、渗出物、代谢产物的排出加速；③降低肌肉张力和感觉神经的兴奋性，干扰痛觉传导，起镇痛作用；④增强吞噬细胞及网状内皮系统的功能，提高免疫力。

此外，由于高频电对肌肉神经无兴奋作用、对组织无电解作用，安全性得到更好的保证。

（二）仪器及使用

1. 常用高频电美容仪器　有高频电刀、多功能电离子治疗仪、扫斑仪、高频电子脱毛仪等。

2. 适应证及治疗方法

（1）肤浅表增生性损害：例如微小的色素痣、病毒疣、脂溢性角化病、睑黄瘤、化脓性肉芽肿、鲜红斑痣的增生结节等。

该法的优点为凝血效果突出、操作简单迅速，根据皮损的厚薄，具体使用方法又略有不同。以病毒疣为例，寻常疣从疣周围 1～3mm 开始，用电切法祛除突起部分，再用电灼法祛除基底部，直至露出正常基底，一般不出血，疗效确切，不易复发。扁平疣则用电灼法祛除疣体即可，对多发性、活动期扁平疣应先抗病毒治疗，待疣体稳定后再行电灼，祛除母疣后其他疣体可在几天内自行消失。近期疗效好，远期有可能在原位或其他部位复发，是否复发与全身免疫功能有关。皮脂腺囊肿则可先用电刀切开 3mm 小口，挤出内容物，用 3% 过氧化氢溶液和生理盐水冲洗，刮匙刮除囊壁至出血将创口充盈，加压包扎。

既往尚使用该法对黄褐斑、雀斑、不良文身等进行治疗，随着激光、强脉冲光技术的飞速发展，渐为更多高效、损伤性更小、副作用更低的方法所取代。

（2）修复治疗：脱发、冻疮、溃疡、带状疱疹、慢性丹毒、静脉曲张、酒渣鼻、痤疮等。

修复治疗以中、短波、超短波为主。急性病治疗时间为 8～15 分钟，慢性病为 15～20 分钟，每日或隔日一次，10～20次为一个疗程。

（3）其他：辅助修复各类局灶性陈旧性瘢痕等，部分地区还用来穿耳孔、脱毛等。

3. 禁忌证

（1）装心脏起搏器者。

（2）瘢痕体质。

（3）孕妇、经期妇女、婴儿。

4. 注意事项

（1）治疗前明确高频电美容仪工作正常，受术者应与地绝缘，并去除佩戴的金属饰品。

（2）选择适合的高频电参数、输出功率、治疗强度要控制恰当，力争用最小的能量设置取得需要的效果，否则不但延缓恢复，还易遗留瘢痕。

（3）受术者耐受力差或同时治疗多个部位时最好预先施行局部浸润麻醉以减轻受术者痛苦并避免意外损伤。

（4）局部用酒精消毒后，待完全挥发，皮肤干燥后才可开始治疗。防止电火花引燃酒精，造成周围正常皮肤的灼伤。

（5）及时祛除电极上的炭化物，以免影响输出功率。

（6）更换、清洁、移动电极时应随时关闭电极输出，以免灼伤受术者或操作人员。

（7）治疗室需安装通风设备，及时排除烟雾和废气，特别是在治疗病毒性疾病时，防止病毒附着在烟尘颗粒中被误吸。

（8）术后注意防晒，可配合遮光剂的使用，避免炎症后色素沉着。

（付　俊）

第五节　超声波美容技术

所谓超声波，就是超过16 000Hz不能引起正常人听觉的机械振动波。利用8.0×10^5～1.0×10^6 Hz的超声波作用于人体皮肤以达到促进血液循环、促进新陈代谢、改善皮肤渗透性、增强药物吸收的美容技术称为超声波美容技术。

（一）超声波作用原理

1. 空化效应　在超声波的作用下，引起介质和细胞内气体分子、气泡的振动以及气泡随后发生破裂形成空隙或空囊，称为空化效应。Bommannan在高频超声波导入中用电子显微镜观察到皮肤角质层可能由于空化效应引起的明显空隙，大小约为4μm。同时空化效应改变了皮肤细胞膜类脂层的有序排列，这些改变使得大量水分得以进入类脂层，形成了水溶性通道，从而有利于药物的吸收。这是超声波促进药物经皮吸收的主要作用机制。

2. 理化作用　理化作用主要表现在聚合反应和解聚反应。聚合反应表现为对损伤组织的再生有较强的促进作用。解聚反应使得大分子黏度降低，有利于降低药物的黏稠度，增加药物的渗透和吸收，以提高疗效。

3. 机械作用　超声波可引起药物、介质、细胞内微粒的高速振动，降低细胞的膜电位，改变皮肤脂层结构，增加细胞膜的通透性，因此促进药物经皮吸收。并提高组织细胞新陈代谢和再生修复能力，起到细胞微按摩作用。

4. 温热作用　超声波在传播的过程中，药物、介质、皮肤以及皮下组织吸收超声能量转化为热能，可增加药物及皮肤细胞膜内糖类化合物、脂类、蛋白质的动能，皮肤温度升高，扩大皮肤毛孔、汗腺导管口径，从而有利于药物的经皮扩散吸收。

（二）适应证

1. 抗衰老、减轻皱纹　超声波可促进血液循环和营养物质运输等，促进皮肤新陈代谢，具有提高皮肤抗衰老保健效果，延缓皮肤衰老。利用超声波的微按摩作用和促进药物渗透的作用，配合适当的营养护肤品可以减少细纹，延缓皱纹产生。

用法：先做皮肤护理，涂抹营养霜、抗皱霜，超声导入 10～15 分钟，每周 1～2 次，10 次/疗程。

2. 面部色素性皮肤病　超声波具有促进药物透入皮肤，可提高减轻色素药物的疗效，同时超声还具有破坏色素细胞之内膜，阻止或减少色素形成，并可改善血液循环，增强细胞膜的弥散作用，加速色素排泄的作用。超声波可改善黄褐斑，减轻或消除皮肤炎症后色素沉着以及冷冻、激光磨削、化学剥脱或高频治疗后的色素沉着。

用法：维生素 C、维生素 E、曲酸、氢醌、当归浸润液配成软膏或霜剂。局部涂抹后借助超声波促进药物吸收，增强疗效。每日或隔日 1 次，10～15 分钟/次，10 次为一个疗程。

3. 黑眼圈、眼袋　黑眼圈多与长期睡眠不足，疲劳过度导致眼部静脉循环不畅，静脉血液聚集过多有关。眼袋的形成，则与中老年人眶内脂肪、眶隔筋膜、眼轮匝肌及下睑皮肤等退行性变，致使肌肉、皮肤松弛，脂肪堆积有关。通过超声波的机械作用、温热效应，可以加强局部血液、淋巴循环，改善局部营养状况，分解脂肪，从而达到减轻或消除黑眼圈和眼袋的目的。

用法：小能量，动作轻柔，探头避免对准眼球。每日或隔日 1 次，每次治疗时间控制在 5 分钟以内，10 次/疗程。

4. 硬结性痤疮　好发于青年男女的颜面部，因其炎症部位较深，常形成硬结，不易吸收，愈后多有瘢痕形成。超声波可改善局部循环，促进炎症吸收，软化硬结，防止瘢痕。配以内服维生素，外用抗生素及按摩等方法，能获得较好效果。

用法：每日或隔日 1 次，10 次为一个疗程，配合维生素、外用抗生素效果更好。

5. 瘢痕　超声波有特有的物理特性，能产生一定的生物学效应，增生性瘢痕内有胶原酶，超声的化学效应可使胶原酶激活，超声波的热效应可使胶原酶的活性升高，从而为胶原蛋白加速分解提供条件；超声的机械效应可破坏胶原的交联，促进胶原纤维束的分散、分解。超声促渗技术对防治增生性瘢痕具有重要意义，在创伤愈合早期用超声波导入肝素，能够改善局部血运，预防瘢痕增生，在瘢痕组织已形成后，用超声波导入纤维溶解类药物，能够明显缩短瘢痕重建时间。超声波对浅表性、增生性、瘢痕疙瘩、瘢痕粘连均有效，尤其对新近形成的瘢痕。

用法：每日或隔日 1 次，3～10 分钟/次，10～15 次/疗程。

6. 减肥　单纯性肥胖病人，在服用减肥药期间，配合超声波减肥仪治疗，可收到较好效果。主要作用是超声波可活化细胞，分解脂肪，促进血液、淋巴循环，收紧肌肤。常用于腹部及下巴等部位的局部减肥。

用法：局部涂抹减肥膏，超声波治疗 20～30 分钟，每周 1～2 次。

（三）治疗步骤

1. 开机预热；

2. 清洁治疗区皮肤；

3. 在治疗部位均匀涂上一层厚度 1～2mm 的冷凝胶；

4. 根据治疗范围大小选择合适的超声探头，用苯扎溴铵消毒液擦拭消毒；

5. 超声波的参数调节：首次治疗予以较低能量做测试，治疗中再根据皮肤反应逐渐提高能量调试至合理的治疗参数，以受治者感觉温热舒适、皮肤微红为度；

6. 超声探头贴于治疗区皮肤，按照皮肤纹理以打圈或直线往返方式匀速移动，每个部位重复 3～5 遍，时间约 10 分钟；

7. 清洁治疗部位皮肤后涂抹保湿护肤乳液；

8. 使用过的超声探头再次用苯扎溴铵消毒液擦拭消毒。

（四）注意事项

1. 超声探头不可长时间空载，以避免声能反射，造成探头损坏；

2. 超声探头要紧贴皮肤，涂冷凝胶等以使探头与皮肤接触耦合良好，避免损伤探头或灼伤皮肤。

3. 探头使用前后应严格消毒。

4. 在治疗中如顾客感到有疼痛或烧灼感时，应立即停止治疗，找出原因予以纠正。

第六节　冷冻美容技术

（一）概述

冷冻美容技术是利用制冷剂作用于病变组织，引起病变组织细胞内外冰晶形成，细胞脱水，细胞内电解质浓缩，细胞膜的类脂蛋白复合物变性，血流淤滞，血栓形成，微循环闭塞等，直至病变组织坏死，达到治疗和美容目的的方法。冷冻治疗常用制冷剂有液氮、二氧化碳雪、一氧化二氮（笑气）、氯乙烷等。目前应用最广泛的是液氮（沸点－196℃，平时液氮都是储存在一个特殊的容器中，以防蒸发），其疗效好，价格低廉，使用安全方便。

（二）作用机制

在低温条件下，机体组织细胞会发生一系列的变化：

1. 细胞内外冰晶形成　细胞所含的水分形成冰晶，引起细胞机械性损伤，导致细胞结构瓦解，细胞死亡。

2. 细胞脱水　由于细胞外冰晶首先形成，导致细胞外渗透压升高，水分从细胞内的低渗区通过细胞膜移到细胞外的高渗区，导致细胞内脱水。

3. 细胞内电解质浓缩　细胞内脱水，电解质不平衡和细胞内溶质异常浓缩使细胞中毒死亡。

4. 类脂蛋白复合物变性　类脂蛋白复合物是细胞生物膜的主要成分，其性质不稳定，极易受到周围环境中物理和化学变化的影响而发生变性。低温时类脂蛋白复合物变性将直接影响细胞的功能。

5. 血液淤滞、组织坏死　小动脉、小静脉和毛细血管对冷刺激非常敏感，在冻融过程中，早期这些血管扩张充血，通透性增加，血浆外漏，导致水肿。随后，红细胞在这些血管中堆积、淤塞，血栓形成，局部血液循环发生严重障碍，导致组织因缺血缺氧而坏死。

6. 低温性休克　缓慢冷却到0℃，无结冰现象，对多数细胞是无害的；但当温度骤降到0℃时，对多数细胞是致死性的，其机理可能与突然冷却引起细胞内外冰晶和细胞内水分逸出有关。

7. 诱导免疫反应　冷冻后可使多种抗原释放，促进细胞因子和抗体产生，可使远处的损害好转或消退。临床上治疗多发性寻常疣、斑秃等就是利用该机制。

（三）适应证和禁忌证

1. 冷冻美容适应证

（1）血管性疾病：蜘蛛痣、静脉湖、草莓状血管瘤、海绵状血管瘤、血管淋巴管瘤、血管纤维瘤、老年性血管瘤；

（2）色素性疾病：雀斑、雀斑样痣、色素痣；

（3）病毒性疾病：寻常疣、扁平疣、跖疣、丝状疣、尖锐湿疣、传染性软疣；

（4）物理性皮肤病：鸡眼、胼胝、日光雀斑样痣；

（5）皮肤良性肿瘤：睑黄瘤、汗管瘤、脂溢性角化病（老年斑）、疣状痣、皮脂腺痣、毛发上皮瘤、皮肤硬纤维瘤、化脓性肉芽肿、皮赘；

（6）皮肤恶性肿瘤、癌前病变：黏膜白斑、增殖性红斑、光线性角化病、Bowen病、基底细胞癌、Paget病、Kaposi肉瘤、转移性皮肤癌；

（7）瘢痕疙瘩、增生性瘢痕；

（8）炎症增生性皮肤病：结节性痒疹、疥疮结节、肥厚性扁平苔藓；

（9）感染性皮肤病：着色芽生菌病、孢子丝菌病、疣状皮肤结核；

（10）非感染性肉芽肿：环状肉芽肿；

（11）角化性皮肤病：汗孔角化症。

2. 冷冻美容禁忌证　冷冻美容禁忌证包括寒冷性荨麻疹、雷诺氏病、冷球蛋白血症、丙种球蛋白缺乏症、冷沉淀纤维蛋白原血症、胶原病、自身免疫性疾病、坏疽性脓皮病、重症糖尿病等。

妊娠期及3个月以内婴儿不宜冷冻治疗。病灶部位有血管搏动者，应尽可能避免冷冻。老年人血供较差的下肢等应慎用。

部分血管性疾病、色素性疾病、皮肤良性肿瘤等目前采用现代激光治疗更为理想，需预先告知患者。

（四）治疗方法

冷冻剂的使用方法有多种。方法的选择应根据病损的种类、部位、形状、大小而定。一般浅表性病损多采用接触法、喷雾法，而倾注法和插入法等多用于肿瘤的治疗。

1. 接触法　又分为棉签法和冷冻头法。

（1）棉签法：把棉签浸入液氮中，取出后立即将棉签尖部稍用力贴敷于病损处，此法操作简单，但由于液氮挥发较快，需要多次重复浸蘸才能完成。此方法适用于小而表浅病损。

（2）冷冻头法：根据病变的形态和大小选择与之相适应的冷冻头。一般良性病损选择小于病损1～2mm的冷冻头，以避免损伤周围正常组织；恶性肿瘤选择大于病损1～2mm

的冷冻头，以彻底破坏病损组织。治疗时根据病变的特性施不同的压力并维持不同时间。本方法适用于深在的病损。

2. 喷雾法　即用特制的喷头把液氮以雾点状直接喷射至病变组织表面，具有迅速降温、破坏力强、不受病灶形状限制等优点。该方法适用于病损表浅、形状不规则、表面高低不平、范围较大的病损。但必须对周围正常组织加以保护。

3. 倾注法　以液氮直接倾注在病灶部位（病灶上加一层薄棉垫）持续2～3分钟，便马上形成一冰层。也可将冷冻头制成漏斗形，倒扣在病损表面，液氮从漏斗顶端倾注，直接作用于病损部位。倾注法冷冻速度更快，破坏力更强，适用于皮肤恶性肿瘤及较大的良性病损。

4. 插入法　用较尖长之针形冷冻头插入病损中心部位，形成同心圆状的坏死圈。适用于体积较大而柔软的肿瘤。

5. 冻切法　即先用倾注或接触法使病灶冻结为冰块，未完全解冻时以高频电刀或激光、手术刀切除，继之对切除后的病灶基底再加冷冻。此法多用于肿瘤的治疗。

6. 浸入法　即将病变部位直接浸入液氮中冷冻，2～3分钟取出。这是最强烈的一种方法，应用范围有限，且可冻伤正常组织，仅适用于特殊部位。

（五）冷冻的组织反应

大致有3期反应过程：

1. 反应期　冷冻后组织马上会有不同程度结霜及变硬，局部组织稍凹陷，呈苍白色。复温时，血管反应性扩张，局部呈淡红色风团样反应，同时有烧灼样胀痛感，持续数分钟。之后，局部水肿，出现水疱或血疱。

2. 坏死期　组织呈现黄白色或黑色，可表现为渗出、糜烂、溃疡。

3. 恢复期　指病变开始恢复到痊愈的时期，痂皮自然脱落一般需要1～4周，冷冻范围较大较深的可能需要超过2个月才能恢复，愈后可出现暂时性的色素沉着或色素减退，对于浅表的皮损冷冻治疗后组织破坏较少时可不留瘢痕。

（六）影响冷冻疗效的因素

1. 冷冻操作技术方面　主要与冷源、冷冻方式、作用时间、冻融次数、降温和复温速度等因素有关。

（1）冷源：制冷源是组织产生－20～－40℃温度时才能有效地杀伤细胞。在治疗体积较大的肿瘤时宜选用深低温的制冷源，如液氮等。

（2）冷冻方式：接触法温度下降均匀，作用表浅。而倾注、插入法、浸入法等冷冻速度更快，冷冻量大，破坏力更强。

（3）作用时间、冻融次数：从组织冻结，然后自然融化复温为一次冻融，再重复一次或二次冻融，随着冻融次数的增加，冷冻范围扩大，治疗效果提高，临床上多采用二或三次冻融。作用时间越长，冻融次数越多，对组织细胞的杀伤就越大。

（4）降温速度：降温速度越快，复温速度越慢，对组织细胞的损伤越大。

2. 病变组织本身的特性　主要与组织的类型、组织的导热性、含水量、自身温度、血管分布等因素有关。人体不同的组织对冷冻损伤的敏感性不同。黑素细胞对低温较为敏感，而软骨细胞对低温的耐受性较高。肿瘤细胞比正常细胞更为敏感。即使同一种细胞，其所在部位不同、血流供应不同均影响其对低温的耐受性，血液供应丰富的组织，温度相对偏高，直接影响降温和复温的速度，间接影响疗效。头、面、颈部血液供应丰富，应适当增加冷冻量。

（七）并发症及处理

1. 疼痛　疼痛程度常因治疗部位而异，持续时间为数小时至十余小时不等，一般可以耐受，不能耐受时可口服止痛片。

2. 水肿　冷冻治疗后均有不同程度的水肿，在眼周、口周、包皮和阴唇的组织疏松部位常水肿显著。一般不需处理，如水肿较剧时，可用生理盐水或硼酸溶液冷湿敷。

3. 水疱　对较为深在的皮损进行冷冻治疗时，可有水疱甚至血疱发生。如水疱较小、张力不大，可让其自然吸收；如出现大疱可在无菌条件下抽出疱液，保护疱面，避免感染，可外涂 2%甲紫液，糜烂渗出、水肿较重时可用 0.1%雷呋诺尔液冷敷。

4. 色素沉着　较常发生，一般在数月内逐渐消退。痂皮应让其自行脱落，不可强行剥脱；痂皮脱落后应避免日晒，防止色素沉着。口服维生素 C、维生素 E，配合敷面膜，严格使用防晒霜可以加快色素沉着消退。

5. 色素减退、色素脱失　冷冻治疗后色素减退较常发生，尤其易发生于肤色较黑的患者。轻者一般在数月内逐渐消退，严重者可发生永久性色素脱失。

6. 出血　少数血管瘤患者在冷冻后可引起出血，一般发生在冻融时或坏死的痂皮脱落时。在深部冷冻区血栓被除去后，亦可发生伤口出血。因此对这些患者进行冷冻后应严密观察 2 周左右，并教会患者压迫止血的方法，以防发生意外。

7. 继发感染　如发生继发感染时可致创面愈合延迟和瘢痕形成，因此治疗时应严格无菌操作，术后注意保护创面，防止感染。一旦出现感染应积极进行局部及全身抗感染治疗。

8. 慢性溃疡　糖尿病或伴有循环障碍的患者，在进行较深的治疗时，可形成经久不愈的慢性溃疡，对于慢性溃疡用氦氖激光或 LED 红光照射可以收到较好的疗效。

9. 瘢痕　皮损面积较大、位置较深、冷冻时间较长、组织破坏严重或有继发感染，可形成瘢痕。

10. 神经损害　神经损害是少数病例在冷冻治疗后的严重并发症，神经组织对冷冻敏感，有报道因面部皮损冷冻治疗而引起面瘫者。因此，在表浅部位有神经通过的区域如手指侧面、下颌角和耳旁等处冷冻时尤应谨慎。

11. 附属器损害　冷冻易损害毛囊和汗腺，常可致治疗局部的毛发脱落和少汗。

12. 组织缺损　冷冻深度过深可出现皮肤、软骨甚至骨组织破坏缺损，有报道因冷冻术后而引起鼻中隔缺损或穿孔者、也有有因耳部血管瘤冷冻后造成组织缺损者。在指端冷冻时，易使指骨受损，甚至坏死乃至畸形。故在这些部位冷冻时，剂量宜小，以免发生组织缺损等严重并发症。

13. 休克样反应　在冻或复温过程中，个别患者可发生面颈部潮红、头昏、头痛、心悸、出汗、血压下降及脉搏变慢等症状，严重者可引起休克，如不及时抢救，可造成死亡。故在冷冻过程中及复温时均应密切观察病人，一旦发生休克样反应的前期症状时，应立即停止治疗，让患者平卧，亦可肌注阿托品，并采取适当复温及吸氧、胸外按摩等抢救措施。一般于半小时内可完全恢复。

14. 其他反应　少数人于冷冻后全身泛发风团及喉痒呈急性荨麻疹表现，此可能与冷冻局部的损伤组织释放组胺等活性物质有关。尚有因冷冻治疗而引起哮喘、全身性水肿和精神障碍等的报道。

（孙林潮）

第七节　化学剥脱术

（一）简介

化学剥脱术又名化学换肤术，其历史可以追溯到几千年前，古埃及人、古希腊人、古罗马人使用各种腐蚀性的物质来使皮肤变得光洁，再后来，欧洲医生使用碘酒、巴豆油和各种酸以不同比例配成混合物来治疗皮肤的色素异常；如今化学换肤术有了长足的发展，所使用的物质越来越多样化，适应证也随之不断拓宽。

化学剥脱术的目的是通过化学试剂可控地破坏一定深度的皮肤，启动相邻表皮和附属器结构的修复过程，形成新的表皮和真皮上部，还可以促进真皮胶原重组，用新生的皮肤代替原来不完美的皮肤。

（二）化学剥脱术的分类与应用

1. 分类　依据剥脱的深度可分为三种：①浅层换肤：最深仅达真皮乳头层；②中层换肤：可达真皮网状层上部；③深层换肤：达真皮网状层中部。

化学换肤术的原理就是破坏与重建，要有彻底的重建就必须有明显的破坏。因此从理论上讲越是深层的换肤，效果就越明显，但并发症越大，恢复期也越长，尤其在有色人种，极易留下色素沉着，所以在黄种人很少采用中层和深层换肤。

2. 常用的化学剥脱配方　目前市售的换肤试剂琳琅满目，其中大部分是弱酸或中等强度的酸。同一种成分还可以使用不同浓度或与其他成分配伍来实现不同深度的剥脱，例如三氯醋酸既可以用于浅层换肤又可以用于深层换肤，完全取决于它的使用浓度。单独使用酚可以进行中层换肤，如果与巴豆油联用就可以达到深层换肤的效果。

（1）浅层换肤：目前为止，浅层换肤的试剂是最多的，例如：0.25%～5%维A酸、果酸（其中最常用30%～70%羟基乙酸）、10%～35%三氯醋酸（TCA）、20%～50%间苯二酚、Jessner溶液（水杨酸、乳酸混合液）等。因果酸目前使用广泛，以之为代表介绍弱酸在化学换肤中的作用。

1）果酸简介：从植物中提炼的一组化学结构相似的化合物，可分成三类：α羟酸（Alpha hydroxy acids，AHA）、β羟酸（Beta hydroxy acids，BHA）、α和β羟酸（Alpha and Beta hydroxy acids，BF）。

α羟酸：在很多食物，如甘蔗、西红柿中都可以找得到。甘醇酸是分子最小的α-羟酸，也是化学换肤中最常用的成分。AHA作用是保湿和抗角化。

β羟酸：又叫植物酸，是从柳树皮、冬青叶中提取的，又称杨桃酸、水杨酸。BHA的作用是溶解脂质和抗角化。BHA在稳定性、刺激性和敏感性方面都强于AHA。

2）果酸换肤作用：①提高皮肤真表皮含水量；②对抗光老化，改善肌肤质地；③提亮肤色；④高浓度可去除皮肤赘生物及浅表色斑等。不同浓度果酸制剂的运用见表9-6。

表 9-6　不同浓度果酸制剂的运用

果酸浓度	主要作用	治疗权限
1%～8%	提亮肤色、保湿	非处方
12%～15%	提亮肤色、红润、祛细小皱纹	医生处方
>30%	祛斑、祛赘生物、祛轻至中度皱纹	皮肤科医生
50%～70%	换肤、祛深皱纹	皮肤科医生

3）果酸换肤副作用：由其刺激性所致，轻度不良反应有皮肤发红、灼热，重度可出现水肿、渗液、糜烂等情况。

（2）中层换肤：常用制剂有中浓度 TCA、高浓度苯酚、干冰等，70%甘醇酸配合 35%的 TCA，果酸/Jessner 溶液加低浓度 TCA 的复合换肤也常使用。其中 TCA 最常用，而复合换肤的效果最好。复合换肤指两种或更多种浅层换肤液混合使用进行的换肤，例如 35%或更低浓度的 TCA 与另一浅层换肤液例如果酸合用，后者可将表皮细胞松解，使 TCA 穿透更深，分布更均匀。复合换肤在得到更深层换肤效果的同时，还降低了中层、深层换肤所对应的各种并发症的风险。

Jessner 溶液是间苯二酚、水杨酸、乳酸和乙醇的混合物，可以与 35%的 TCA 联合应用达到中层换肤的深度。顺序为洁面并清除皮脂后先使用 Jessner 溶液，然后再使用 TCA，其在治疗光老化及轻度细纹方面效果类似于单独使用 45%～60%的 TCA，但并发症可明显降低。

（3）深层换肤：常用中浓度苯酚或 50%～60%的 TCA，Baker Gordon 换肤液为深层换肤的一个常见配方，成分包括：88%的酚、液体皂、巴豆油及蒸馏水。由于其损伤大，恢复时间长，在白种人该方法也很少用，而有色人种则几乎不用。

3. 操作步骤

（1）术前沟通：首先，医生应深入浅出的介绍该治疗的原理，过程及最终可能达到的结果，同时说明潜在的风险及并发症，并对治疗前后的注意事项进行详细指导；其次，认真询问病史，明确受术者病况，并了解受术者治疗期望值，争取得到最大的配合及降低治疗纠纷发生率。

（2）术前试用：在治疗前 2 周让受术者先在局部（常选耳前）试用将用到的剥脱类产品，可帮助发现对成分高敏或不耐受的受术者，可对其终止治疗或选择降低浓度。

（3）术中操作：清洁皮肤后，用手术帽、手术巾将头发和脸周包裹起来；用丙酮或免洗洁面乳再度清洁面部，以彻底清除能阻止换肤液穿透的皮脂；统一皮肤表面的 pH 值，保证换肤液渗透深度均匀一致；在眼角、鼻唇沟、口角及皮肤有破损处涂上凡士林加以保护。将配制好的换肤液用软刷、棉花或纱布垫均匀涂布于皮肤表面后开始计时，达到时间后，喷以中和液至无泡沫出现。换肤时长需根据受术者主观感觉，如刺痒、灼痛及皮肤客观表现，如红斑等两方面反应来决定。

（4）术后护理：在治疗过的皮肤上轻轻涂布保护性软膏如凡士林并配以局部冷敷。术后 24 小时内避免使用护肤品、化妆品及一切可能引起刺激的物品。24 小时后可使用护肤品、防晒霜并尝试化妆。术后 1～2 天内，皮肤会轻度发红、疼痛；3～7 天后会出现结痂或细碎脱屑。换肤后由于角质层的破坏，保湿护理非常重要。浅层换肤需要连续多次才能达到明显改善，每次换肤间隔为2～4周。

4. 适应证　从健康与否的角度，化学剥脱既适用于治疗皮肤疾患，也适用于健康人群；从治疗深度来看，其既可以对付表皮问题，又可以解决真皮问题。

首先来看看浅层换肤术，适应证类似于光子嫩肤，痤疮、黄褐斑、皮肤粗糙和浅的光线性角化症等。中层换肤术用于表皮过度生长，如光线性和脂溢性角化症、雀斑样痣、轻到中度光老化、粗糙、皮肤变色、轻度痤疮瘢痕和轻度皱纹。深度换肤术用于严重光损伤和皱纹以及中度痤疮瘢痕。

5. 禁忌证　①有活动性单纯疱疹感染或治疗局部有复发性单纯疱疹病史者；②恶性皮肤肿瘤(如基底细胞癌、鳞状细胞癌等)；③黄褐斑(多因素参与，极易复发)；④有严重心、肝、肾疾病及其他重要脏器病变者；⑤精神紊乱、心理异常者；⑥明显色沉体质者。

6. 并发症　类似磨削术后并发症：①色素沉着：一般在25～40天内出现，这与受术者提前将痂皮剥脱或自行脱痂后，接受过多紫外线照射有关；应在术后做好防晒工作，外抹遮光剂，并可辅以局部外用左旋维生素C，口服维生素C，维生素E等；②粟丘疹：一般是在大面积化学剥脱后，少数人术后1个月出现，可予挑除或刮匙刮除；③瘢痕：国内极少报道，国外有调查发生率为1%，多在上下唇周围，一般术后3～4个月后出现。

7. 注意事项

(1) 如果使用酚类进行剥脱，因其良好吸收性，大面积使用可出现系统中毒症状，对心、肾等造成损害。故大面积皮损宜分次治疗，每次勿超过面部面积的1/4。

(2) 用棉签蘸取药液时量要适中，以免溢出至周围正常皮肤，造成新的损伤。避开毛发处如眉毛、头发以保护毛囊。

(3) 一旦药液误入眼内，应立即用大量生理盐水冲洗角膜及结膜；其余正常皮肤若不慎接触了药液，应即用50%酒精或水冲洗，以减轻药液腐蚀。

(4) 结痂后一定待其自行脱落，若提前强行撕脱，则极易出现色素沉着或加重色素沉着。

(5) 结痂后如果干燥不适，可涂布能保持创面半湿润的膏状物，如莫匹罗星软膏，凡士林等。

(6) 术后应做好防晒工作，并避免强烈冷热刺激。可口服维生素C 300mg，1日3次，维生素E 50mg，1日3次，连续3个月。或静脉注射维生素C 1000mg(加入葡萄糖溶液中)，每日1次，连续1个月，同时应禁止接触或摄入光敏物质以避免或减轻色素沉着。如色素沉着已发生，可局部外用Q开关1064nm激光进行大光斑小能量的治疗，初期间隔可在3～5天，之后视消退情况延长复诊时间，一般3次左右即可见效。同时辅以熊果苷、左旋维生素C等外用抑制色素产生，效果会更好。

第八节　微晶磨削技术

(一) 概述

微晶磨削技术是在传统的皮肤磨削术的基础上发展来的。1985年由意大利的Mattioli Engineering研制成功。它是利用微小的三氧化二铝或二氧化硅多棱晶体(简称微晶)经由真空密闭系统引导，一方面通过正压出口喷出微晶，高速撞击凹凸不平的皮肤表面，利用微晶锋利的棱角和硬度，打磨皮肤，造成皮肤表面蜂窝状损伤，达到磨平皮肤的作用；另一方面经负压吸口将磨削下来的组织碎屑和微晶颗粒的混合物吸走。由于微晶颗粒细小，作用力均匀分布在皮肤表面，因此能精细地进行表皮摩擦。微晶在与皮肤组织摩擦时，与组织碎屑及组织液黏合，原有的棱角变钝，所以不会打磨得过深而造成皮肤的损伤。

微晶磨削能彻底去掉角质及受损细胞，重建表皮细胞结构，同时刺激胶原蛋白再生，达到焕然一新的效果，是一种安全、逐渐改善的治疗方法(需要多次治疗)。微晶磨削技术既不像果酸换肤只作用于浅层表皮，难以奏效；又弥补了传统皮肤磨削技术粗糙、易出血、需麻醉、包扎复杂、恢复时间长、深浅不易掌握、易伤害深层皮肤而形成新的瘢痕和色素沉着等种种弊端，使受术者更易接受，因而在皮肤美容治疗上发挥了一定作用。

（二）适应证及禁忌证

1. 适应证

(1) 痤疮、水痘后遗留的凹凸不平瘢痕；

(2) 局部烫伤、烧伤、创伤或感染愈合后的浅表性疤痕；

(3) 手术后遗留的切口瘢痕和缝线瘢痕；

(4) 细小皱纹、妊娠纹；

(5) 日光损伤后的皮肤粗糙，肤色晦暗，质地色调不均；

(6) 雀斑、色素斑、黄褐斑、老年斑等；

(7) 毛孔粗大、油性皮肤、黑头粉刺；

(8) 白癜风表皮细胞移植术中受皮区创面的准备。

2. 禁忌证　治疗区域患有过敏性皮肤病或感染性皮肤病、位置较深的凹陷性瘢痕或明显高出皮肤的疤痕疙瘩。

（三）操作过程

1. 开启仪器电源，检查晶体能否均匀地从管口喷出，如不能均匀地喷出或有漏出现象，检查连接管和接口是否正确连接，或连接管是否有堵塞。检查正常后方可开始治疗。

2. 治疗前应清洁皮肤，去除油脂，清洗后用消毒棉纱轻轻擦拭直至皮肤干燥，工作人员的手部也应消毒。用左手拇指和食指固定要治疗的区域，始终保持皮肤平整。

3. 将微晶磨头置于磨削皮肤之间进行滑动、推拉。磨削深度与治疗效果密切相关，过浅效果不佳，而过深易出现色素沉着、色素减退甚至瘢痕形成。症状轻或无症状部位磨削至皮肤呈淡红色即可；症状较重部位可反复多次重点磨削，以磨削创面可见少量散在点状出血为宜，此时已磨削深度到达皮肤真皮乳头层，应终止治疗。

4. 术毕，用无菌的生理盐水清洁术区，涂薄薄一层抗生素药膏，不需要包扎。

5. 为达到更佳效果，可进行一些配套的辅助治疗：应用促进创面愈合的药物，如EGF、bFGF等；应用抑制瘢痕的药物，如海普林乳膏(肝素钠乳膏)；应用这些配套的辅助治疗，能使创面尽快愈合，提高效果。

6. 脸部做一次微晶磨削需25分钟左右。

7. 通常在2天后被磨削的部位会结一层薄痂，6～8天后薄痂自行脱落，对工作和生活没有太大影响。微晶磨削治疗后，皮肤比较细嫩，日常需要做好补水护理，避免使用太刺激的果酸用品，并要做好防晒工作，外出戴遮阳帽、墨镜，涂抹防晒霜。

8. 两次磨削间隔时间根据皮肤情况，一般间隔1～2周治疗一次。磨削效果与次数呈正相关系。针对不同病例，有的一次磨削就可达到良好效果，有的病例需多次磨削才能达到最佳效果。一般表浅病变如褐色老年斑、黯淡的皮肤老化和毛孔粗大经几次治疗即可有效。细小皱纹、日光损伤皮肤和其他皮肤问题需要治疗的次数要多一些。通常5～6次为一个疗程。一个疗程之后，可每1～2个月再接受一次治疗，以维持效果。

（四）术后护理

1. 术后几天内创面不能沾水，磨削比较表浅的部位可外用EGF、bFGF等，磨削较深的部位应注意防止创面感染，可外用抗生素药膏。痂皮让其自然脱落。尽量少进入温度较高的场所。

2. 需做好防晒工作以防色素沉着，如戴好遮阳帽、墨镜，避免在阳光下曝晒，皮肤愈合后需涂抹防晒霜。

3. 禁食辛辣食物。

（孙林潮）

第九节　穿耳洞技术

（一）简介

据史书记载，穿耳洞最初的目的并非是用来修饰外表，而是一种身份提醒作用，但经过时代的变迁，耳洞在时尚装饰上的作用几乎到了不可或缺的程度。目前市场上穿耳洞的方法多种多样，优缺点不一。以下对目前常用的几种分别加以介绍，可以根据自身情况和喜好，选择合适的方法，重点是清洁卫生，预防感染。

在解剖学上，耳朵分为三部分：外耳、中耳、内耳。外耳是由耳的可见部分（耳廓）和通向鼓膜的内耳道组成，穿耳洞就是在耳廓上进行的，主要是耳垂，由于人类的耳廓是由软骨、软组织组成的，这使得它非常柔软，从而也使得穿耳洞较为容易。

（二）耳垂穿孔位置定点

1. 耳垂分型　王国昌等根据耳垂外上角度的大小，将耳垂分为大耳垂型、普通型、小耳垂型三种（图9-8）。其分型方法是先画出一条通过耳屏切迹向外延伸的水平线，然后在耳垂内侧缘画出一条与水平线垂直的向下延长线，再由水平线外端经由耳垂顶点向内侧的垂直延长线延伸，相交组成一个直角三角形，再以其外上角度的大小进行耳垂分型。耳垂外上角大于55°，多为大耳垂型；40°～55°之间者，多为普通型，最为常见；小于40°者，则为小耳垂型，较为少见。

2. 穿孔定点　有多种。主要根据耳垂的形态、个人要求、职业特点，个别情况下还要考虑耳环形状大小来决定。一般所穿耳孔应位于耳垂正中央略偏向上方，部分人因耳垂过小或较大可稍向内外侧或上下侧平移1～2mm以保持平衡的美感。具体还应视个体情况决定。由于耳软骨血循环差，受损后恢复慢，易出现并发症，一般不主张在耳廓上部穿孔。

（三）手术方法

按照穿耳洞时有无使用工具以及所使用工具的不同，操作方法一般可分为手工法、机械法、激光法等。

1. 穿线法耳垂穿孔术　手工法的一种。现在使用较少，但在过去年代，由于缺乏相应

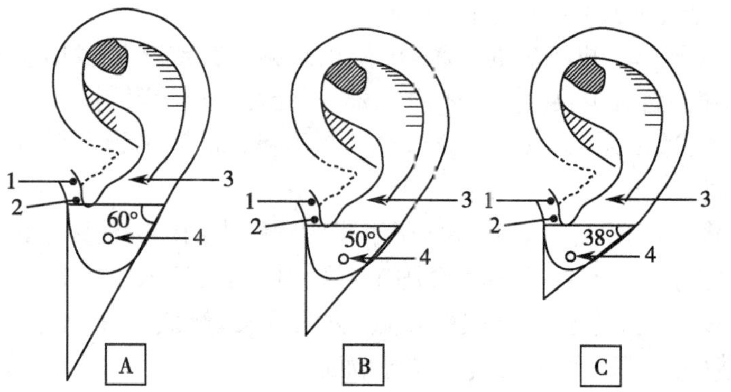

图 9-8　耳垂分型

A:大耳垂型;B:普通型;C:小耳垂型

1. 耳屏;2. 屏间切迹;3. 对耳屏;4. 穿孔点

工具,是人们主要使用的手段。

(1) 术前准备:适量无菌纱布、2%碘附、75%酒精、棉签。7 号或 4 号丝线、持针器、11×24 三角针浸泡在 1∶1000 苯扎溴铵消毒液内备用。

(2) 操作步骤:美兰标注穿孔位点后,操作者左手拇指、食指垫无菌纱布捏紧受术者在耳垂,持针器夹持穿有 7 号双线的 11×24 三角针,快速从耳前点处向耳后垂直穿出后,留 7 号双线,在耳垂打一环形松结。穿孔部位外抹少量莫匹罗星软膏,无菌纱布覆盖术区,术后 10 天拆线后即可佩戴耳环。

2."耳钉枪"耳垂穿孔术　机械法中最常见者,也是目前市面上最基本最流行的方法。将耳钉枪(图 9-9)上好耳钉后将耳钉瞄准标记点,扣动扳机即可。此法操作简便,缺点是消毒不严易发生感染,且选择的耳钉必须能与耳钉枪配套。

(1) 术前准备:2%碘附、75%酒精、棉签、枪式穿耳孔器。适配耳钉浸泡在 1∶1000 苯扎溴铵消毒液内备用。

(2) 操作步骤:标注穿孔位点后,操作者将枪栓拉开并局部消毒,将耳钉嵌入穿孔器耳钉槽内,将受术者耳垂夹在枪栓之间,将耳钉尖端对准穿孔点,扣动扳机,耳钉瞬时穿过耳垂,取下穿耳孔器,手术结束。术后外抹莫匹罗星软膏,所用耳钉可长期佩戴,也可在数周后取下更换新耳环。

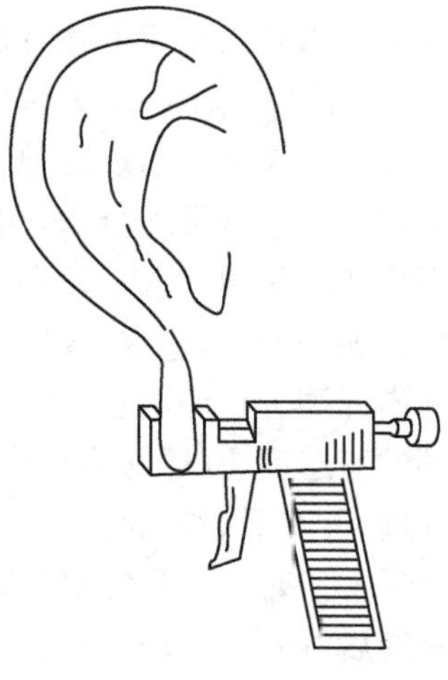

图 9-9　耳垂穿孔枪

3. 激光耳垂穿孔术　其优点为穿刺部位精准,无交叉感染,对周围组织损伤小,出血少;缺点为相对成本较高,对操作人员有一定激光技术要求。

(1) 术前准备:适量无菌纱布、2%碘附、75%酒精、棉签、消毒耳饰、二氧化碳激光仪。

(2) 操作步骤:标注穿孔位点后,操作者左手拇、食指夹持金属薄片或实验用载玻片与受术者耳垂背后贴紧,右手持激光输出手柄,对准穿孔点发射激光,见金属薄片或载玻片反光时,即为耳孔穿透。佩戴消毒耳饰并涂以莫匹罗星软膏。激光参数以耳垂软组织直接气化为准,光斑直径可按要求微调,耳后相应部位垫以硬物是为避免不必要损伤。此法应由专业激光医师施行。

4. 高频耳垂穿孔术　机械法的一种，可使用高频电针或高频多功能电离子治疗机等，本法操作简便、快捷、出血少、痛感小、不易感染，不受耳环形状限制。

(1) 术前准备：适量无菌纱布、2%碘附、75%酒精、棉签、消毒耳饰、高频电针或高频多功能电离子治疗机。

(2) 操作步骤：以 GX-Ⅱ型多功能电子手术治疗机为例。标注穿孔位点后，操作者选直径 0.5mm 粗的金属触头，在针杆中旋紧固定，将针杆插头插入机上输出插孔并选用短火。输出电压调至 10V 左右，将触头对准穿孔点，脚踏开关，触头快速垂直穿入耳后并快速拔出，耳孔即成。戴好消毒耳饰，外抹莫匹罗星软膏。

(四) 注意事项

1. 术前　在穿耳洞前，应向皮肤科医生咨询，确认无瘢痕体质时再实施，操作时应该注意严格消毒，必要时应用抗生素。选择耳钉时宜用纯金、纯银或铂金等质地，以减少变态反应发生的可能。如果以前曾发生金属过敏，应到医院做金属斑贴实验，确定是哪一种金属过敏，进而避免使用含有过敏材料的金属。除外个别对塑料过敏者，塑料质地的耳钉也是防过敏的不错选择。确定耳洞数量时，不宜过多，尤其耳朵上部，适量就行。

2. 术中　整个手术过程应严格无菌操作。

3. 术后　穿耳孔虽然是一项比较简单的技术操作，但是，如果处理不当，也会招致一些不良后果，因此要注意如下一些问题：

(1) 一般 7 天内应避免接触水及污物，保持创面清洁干燥。同时，打电话、梳头等情况下应小心避让，减少局部摩擦、触碰，避免初愈的创面裂开；

(2) 敏感体质的人一周内饮食相对清淡；

(3) 在耳钉尾部起固定作用的耳塞勿紧贴耳垂安放，以避免压迫组织，让局部血运保持通畅，利于创面愈合；

(4) 术后前三天可在耳洞周围涂抹少量莫匹罗星软膏，早晚各一次，保持耳朵清洁干燥，7 天内勿沾水，5～7 天后可适当转动耳钉；

(5) 如果局部出现红肿、渗液，伴疼痛或触痛感时，可能是因局部消毒不严导致的感染，可用莫匹罗星软膏配合 75%医用酒精对局部进行清理，清理时先拔下耳塞、取出耳钉，然后用酒精清洗耳洞、耳钉、耳塞，将耳钉的针放到软膏里扎一下再穿进去，同时在耳洞周围涂上软膏。加强卫生，避水，续用莫匹罗星软膏早晚各一次直至症状消失。有使用过氧化氢溶液对感染耳洞进行冲洗者，也能起到良好效果。如果在红肿、渗液之外，还伴瘙痒，则可能是对耳环的变态反应(通常为金属耳环)，应立即取下耳环，孔内先置入塑料小管，给以相应抗过敏处理，并在日后避免接触同一材质的耳环；

(6) 何时取下耳钉更换新耳环说法不一，但至少保持 2 周以上是较合适的，部分人建议在 4 周后，还有建议 6 周以上，具体要视个人创面愈复情况而定，一般而言，当转动耳钉无任何不适时，可进行更换，一般在 1 个月左右。保持耳钉时间越长效果越好，耳洞闭合率越低。

(五) 禁忌证

1. 耳垂局部患有急性炎症或病毒感染；

2. 瘢痕体质患者，极易在穿孔处形成瘢痕疙瘩，直接影响美容且治疗棘手；

3. 血液病等凝血异常患者；

4. 糖尿病或免疫系统功能低下致易感染或创面难愈复者。

近年来因穿耳洞导致耳部感染及其他并发症的情况较原来明显增加，有人将因扎耳洞感染、对佩戴物过敏、瘢痕体质等原因引起的耳部感染、破伤风、耳软骨炎、瘢痕疙瘩、耳垂畸形等病症统称为耳环综合征。此外不乏因该侵入性操作导致感染病毒性疾病，如乙肝、丙肝的报道。究其原因，首先更多的非专业美容机构及从业人员的出现让消毒、技术、禁忌证的甄别等无法保证；其次，追求时尚让更多的人选择在耳朵上部穿耳洞；最后，年轻人往往忽视对伤口的护理。

因为外耳主要由软骨构成，在整个头部器官中，外耳的血液循环量是最少的，用抗生素治疗很难见效。而耳朵上部的软组织血液循环又比耳垂差得多，因此穿洞后感染细菌的几率也要比在耳垂上穿洞大得多，可能会产生难以治愈的感染。耳朵的感染一旦扩大，可发展成为化脓性软骨膜炎，甚至耳廓坏死，永久的耳朵变形。此外在耳朵上部穿耳孔疼痛度较耳垂明显增加，故宜尽量减少在此处穿孔。

（付　俊）

10 第十章 注射美容技术

注射美容技术是将某些医用材料注射到人体组织内，矫正人体外形缺陷及畸形，以达到美容目的。近年来广泛应用于临床，这类技术具有操作简单方便、损伤小、手术时间短、术后反应小、恢复快等优点，且美容效果立竿见影，极易被求美者接受。但也存在着部分填充材料易吸收、过敏、取出困难等问题，部分材料需重复多次填充才能达到良好的美容效果。

第一节　注射美容技术的发展

1896 年，玻璃注射器在德国诞生了。3 年后注射美容手术的序幕缓缓拉开。1911 年，德国 Koll 医生报告了他用石蜡、凡士林加热混匀后注射隆鼻获得成功。于是，这项技术逐渐在德国、法国开展起来。许多国家的医生纷纷报告，他们用石蜡、凡士林隆下颏、隆胸等。1935 年，国外开始研制硅酮橡胶。硅酮橡胶分为室温固体硅酮橡胶和室温流体硅酮橡胶。室温流体硅酮橡胶又可分为可短时间经硫化催化变成固体和不可硫化催化变成流体两种，后一种称“硅液”。

在 20 世纪 50～60 年代，硅液被广泛用于注射隆鼻、半颜面萎缩，尤其用在注射隆乳上。20 世纪 80 年代，胶原注射美容技术在国外兴起。美国食品及药物管理局批准高纯度的牛真皮胶原悬浮液在临床上使用。一时间国内盛行胶原注射美容术，隆鼻、除面部皱纹、充填面部非正常凹陷都使用此技术。

20 世纪 90 年代初，人工骨注射隆鼻在我国出现。人工骨又称羟基磷灰石，它与人体骨中的羟基磷灰石极为相似，所以，这种材料在众多置入材料中，生物相容性最好，而且造价便宜。把人工骨研成细粉末加上助悬剂，用粗针头和普通一次性针管注射到需填充的组织中，尤其对鼻梁、下巴颏、额部等非正常凹陷部位填充极为有效。

第二节　注射美容求美者的心理

注射美容治疗的成功与否，与求美者的心理是否正常有很大的关系。一些求美者存在怕痛，担心效果差，期望值过高，借用美容解决生活困难以及从众盲目等心理。医生对正常与不正常心理都应正确分析，正确对待，以引导求美者正确看待美容效果。

1. 怕痛心理　尽管是注射美容，但是仍有小的创伤，而且多数情况下是局部麻醉，所以，求美者必然有一定的疼痛。因此，一些求美者有怕痛心理。对于这种普遍现象，医生必须加以耐心解释并予以安慰鼓励，让其密切配合。必要时在术前用少量镇静、止痛药物，消除或减少疼痛；在局麻手术中求美者诉疼痛时应该及时追加麻醉药，绝不能训斥求美者。对于个别疼痛非常敏感的人可给予全身麻醉。但是麻醉药用药的剂量一定要掌握在安全范围内。

2. 担心效果差的心理　不少求美者在术前对于术后的效果很担心，担心术后不能达到期望值。此时医生要给予求美者比较明确的答复，使之建立信心并密切与医生合作进行手术。必要时给予以往成功案例的术前、术后对比照片看效果，让求美者对医生有信心。医生应让求美者签手术同意书，当求美者得到认同并签字后，受术者就会较好地配合医生手术或治疗。

3. 期望值过高心理　有少数求美者希望通过美容手术使其外貌与某某明星一样。对于期望值过高者，必须予以耐心解释，降低期望值。应告知注射美容的局限性，且每个人有自己轮廓形象，有自己的容貌基础，美容手术只能在原来基础上改善和提升自己的外貌，绝不可能尽善尽美，千人一面。对这类求美者要进行多次谈话，进行教育与沟通，除非求美者完全同意医生意见，否则不能轻易为之手术。

4. 借用美容来解决生活困难的求美者　少数求美者因外貌影响了求职、求婚。但职业问题、婚姻问题相当复杂，不仅仅是外貌问题。临床工作中遇到许多求美者由于婚姻出现危机，寄希望于美容来挽救即将失败的婚姻。对于这些求美者，术前必须进行充分的沟通，讲明美容效果与生活困难没有必然和直接的联系，必须让求美者彻底放弃这种过分，不切实际的要求。

5. 从众盲目美容的心理　少数求美者看到他人进行注射美容后取得良好美容效果，创伤小，恢复快，要求医生仿照治疗方案。结果由于自身条件或要求不相同，引起医患双方的矛盾。因此，当医生发现求美者有从众盲目美容心理时，应该加以分析，如觉得其自身条件、本人要求与某个已经实施了注射美容求美者相同，则可以为之实行类似手术或治疗；如两者大相径庭，则应该坚决加以劝阻，以免产生医患纠纷。

6. 保密心理　绝大多数求美者不希望周围人知道自己做过美容手术。因此她们会瞒着家人、单位，或利用节假日，选择注射美容方法。美容医务工作者也应为其保密，尊重求美者隐私，绝不能把其美容之事公之于众，更不能未经本人同意公布其美容手术前后对比照片。

第三节　注射美容材料及技术

理想的注射充填材料应具备以下条件：组织相容性好；无过敏反应；非致热原；不致癌；不致畸；非微生物生存基质；与宿主组织具有一定的结合能力；不引起或少引起炎症及异物反应；无抗原性、不导致免疫组织相关性疾病；易于消毒、储藏；具有适当的流动性；置入宿主体内后易于成形、塑形及固定，效果持久或永久。临床上常用的材料可大概分为以下几类：透明质酸、自体脂肪颗粒、胶原纤维蛋白、羟基磷灰石，琼脂葡萄糖颗粒和真皮颗粒等。

一、透明质酸注射术

（一）概述

20世纪30年代，美国哥伦比亚大学眼科教授Meyer等首先从牛眼玻璃体中分离出透明质酸并分析其结构。后来应用于临床，主要用于眼科手术，由于透明质酸的不溶水性、低代谢率、高吸水、高保水以及不易在组织转移的特性，近来当做软组织填充材料应用于美容领域。作为丰唇、隆鼻、额纹、眉间纹、鱼尾纹等面部皱纹和凹陷的填充，取得显著疗效。

透明质酸原本以胶状形态存在于人体皮肤的真皮组织中，是支撑皮肤弹性的必要成分，负责储存水分、增加皮肤容积，让皮肤看起来饱满、丰盈、有弹性。但透明质酸会随着年龄增长而消失，使皮肤失去储水能力，逐渐变得暗沉、老化，并形成细小皱纹。随着科技进步，从脊椎动物的结缔组织，如鸡冠、眼球、脐带、软骨等部位，可以萃取出透明质酸。目前则由人工合成，已经过纯化，剔除过敏成分。所以在使用上相当安全，过敏几率很低，一般不需做皮肤的敏感实验。注入后会与体内原有的透明质酸融合，使真皮层组织量增加，达到抚平皱纹的效果。透明质酸注射后容易被机体吸收，一般可维持6～8个月。

（二）适应证和禁忌证

主要用于去皱和凹陷的充填。如：颜面皮肤除皱、保湿、五官整形、凹陷充填等。其常用部位是额头、眼角、眉间、唇部、鼻唇沟等。其余颜面部美容，如上眼睑皱纹或眼窝凹陷、唇纹、鼻背纹、鱼尾纹、口角纹、鼻唇沟、隆鼻根、面颊塑形、水痘及皮肤凹陷充填、干燥皮肤美容等均可使用。

对于局部有炎症或感染的皮肤、过敏性体质、孕妇或哺乳期女性、正在服用肌肉松弛症药物者、年龄在18岁以下的求美者不宜使用。

（三）手术操作方法

1. 术前准备　由于此类注射材料通过肝脏代谢，所以，必要时需对肝、肾功能等进行检测。同时，还要注意问诊和检查的全面性，特别要慎重对待过敏体质、瘢痕体质、免疫力低下、有血液性疾病和近期服用某些药物的求美者。在需要注射的相应部位做标记，以便确定注射量和范围。0.5%利丙双卡因乳膏表面麻醉30分钟便可进行手术。

2. 手术操作　在注射过程中，要严格把握进针角度、方向、层次和推药速度等，同时，还要针对不同部位采用不同注射手法，以取得最大临床效果。

（1）点状注射法：在做下眼睑凹陷填充时采用这种注射手法，使针头与皮肤表面成40°左右夹角，当针尖进入皮肤后，稍调小进针角度，继续将针头向需要注射的部位推进，然后，再缓慢匀速的将针头后退，同时，均匀的将填充制剂缓慢的推出，每侧首次用量0.5ml。如需再次注射，可在1～2个月后补充填充。

（2）线状注射法：此法适用于眼周、额头、眉间和口周等处的单条线状皱纹的注射。操作时用示指和拇指将皱纹抚平，从皱纹的远端开始进针，将针的2/3长度刺入真皮层，同样，需要注意退针的速度和推药速度的匀速性，以免出现“串珠样”情况。

（3）扇形注射法：多条线状注射放射状排列，以保证大面积的注射均匀。适用于颞部、颊部、唇部、鼻唇沟等部位的填充。但是，在每个扇状填充区域的衔接或覆盖不要太多，最后，局部按摩，使透明质酸分布均匀。术后需在每个针孔处涂抗生素药膏以防感染。

（四）注意事项

1. 针头的选择 一般情况下，这类制剂都要配相应的针头。可是，由于本产品黏稠度的不同在临床上分三种类型，所以，强调针头的内径和长度是至关重要的，因为，针头的内径越小，并且长度较长，这样一定会增加对抗压力，当压力达到一定程度时，就会破坏制剂中的颗粒组织，从而，加快了吸收。反之，内径也不能过于粗大，否则有悖于注射美容微创的宗旨，同时，又会使局部的药物进入量不均匀，增加并发症的几率。故此，在注射凝胶制剂的时候，最好采用内径为 0.22mm 或 0.2mm 的针头。

2. 注射层次 注射填充物所植入的皮肤层次是决定注射效果的决定因素。一般情况下，提倡将制剂填充到皮肤真皮的网状层。在临床上主要有两个指征，观察注射部位皮肤颜色的变化和推药时手感的变化等。如果在注射过程中看到针头在皮下的颜色，或者注射部位皮肤变白，注射层次过浅，位于真皮的乳头层以上，若不及时纠正，则会出现局部硬结、红肿时间长等不良反应；一旦在推药过程中，明显感到阻力较小，则注射层次较深，制剂很快被吸收，达不到支撑效果。

3. 透明质酸一般仅维持 6～8 个月，须重复多次注射。

4. 治疗前，必须保持肌肤清洁，使用冷水洁面，以使毛孔收缩。建议求美者在治疗前 3～4 天内，不要服用消炎药（如阿司匹林等），因为其有可能会加剧注射部位出血和肿胀。

5. 治疗后，保持面部放松，勿做过多的面部表情。在治疗后至少两周内，请避免接触高热环境（如桑拿等），因其可能会导致面部注射的透明质酸被很快分解，从而缩短填充效果。请勿触摸或按摩注射部位。一周内避免辛辣、酒精等刺激性食物。

（五）并发症及其防治

术后局部可出现红、肿、疼痛、局部血肿甚至感染，求美者可出现焦虑及异物感等。极少数人会出现过敏反应，在注射局部出现红肿、发痒等过敏症状，可进行对症治疗。另外，还有报道出现动脉栓塞、纤维化及肉芽组织的形成等并发症。对于一些合并皮肤病变造成的皱纹、皮肤松弛以及过浅的皮肤表面不规则皱纹等，不适宜应用透明质酸填充，均应采取其他治疗方法。

二、胶原注射技术

（一）概述

所谓胶原注射美容技术，就是采用注射性胶原整复人体软组织的缺损或畸形以达到整形美容的目的。自 20 世纪 80 年代初期开始应用至今已有 20 余年历史，有数十个国家的皮肤科、整形外科和头颈外科医生先后用胶原整复面部各种软组织缺损和病变，获得良好效果。近年来我国学者也开始研制注射性胶原并应用于临床。

胶原是由特异性动物细胞合成的一种高分子蛋白质。广泛存在于所有哺乳动物的皮肤，骨骼、肌腱和韧带中，是动物的主要结缔组织蛋白。胶原材料就是从这些组织中提取出来的一种天然生物材料，可分同种和异种，主要来源于人和牛。目前临床上应用较多的是异种胶原生物材料。异种胶原生物材料在医学上应用很广。可用于止血、促进伤口愈合、诱导组织再生等。并可制成注射性胶原溶液，用于面部软组织充填。

胶原材料具有以下特点:①胶原与宿主组织的胶原成分相同,能够被宿主整合为一体;②胶原被降解吸收后,可刺激机体自身的成纤维细胞增殖胶原纤维;③移植后的组织外形和硬度较为理想;④组织相容性较好;⑤组织炎症反应较轻。

目前,用于临床的胶原注射剂有两种:一种是高度纯化的人体胶原蛋白制成的,无菌无毒。高纯化的人胶原蛋白含有0.3%利多卡因和磷酸盐生理盐水缓冲液,这是为了使胶原具有流动性并利于注射器推注。在严格无菌条件下将胶原抽吸到特制的1ml一次性注射器内,放于4~10℃冰箱内存放备用。因此,运输也应在4~10℃条件下,严禁冷冻,有效期为一年。当加热至人体体温(37℃)时,就转化为半固体的胶状物;另一种是高纯化的牛胶原蛋白——爱贝芙,是荷兰籍Lemperle教授研制的一种对人体无伤害、安全的填充注射除皱材料。它的主要成分为25%聚甲基丙烯酸甲酯微球(PMMA)和75%牛胶原蛋白。在注射后当牛胶原蛋白逐渐被人体吸收的同时,由于聚甲基丙烯酸甲酯微球不被吞噬细胞吞噬,不易导致组织反应,能够较长时间刺激组织产生成纤维细胞、纤维细胞、胶原纤维从而在微球球体形成了结缔组织包裹,替代了逐渐吸收的牛胶原蛋白,达到填充皱纹沟或皮肤凹陷的作用。与相当多的暂时性填充材料,如胶原、透明质酸等不同,由于聚甲基丙烯酸甲酯微球不可降解,使爱贝芙具有永久性的治疗效果,最终治疗部位的新生自体胶原含量仍可达80%。

人体皮肤蛋白的1/3是胶原蛋白,当美容胶原注射进入皮肤后,脱水收缩重新排列至近似于体内自然态胶原蛋白。胶原注射于皮肤浅层后,其乳头层为紧邻表皮的薄层结缔组织,胶原纤维和弹性纤维较细密,含细胞较多。此层的结缔组织向表皮底部突出,形成许多嵴状或乳头状凸起的真皮乳头,使表皮与真皮的接触面扩大,有利于两者牢固连接。胶原注入真皮乳头层内,能支撑起凹陷。胶原有不同程度的吸收,脱水收缩重新排列成近似于体内自然状态的胶原纤维,数周后,成纤维细胞等向胶原注射物移行,并合成自身胶原蛋白,最终形成自身正常结缔组织,填充缺损,经数次补充注射,达到去皱,填充皮肤凹陷的作用。

(二)适应证

胶原注射美容技术主要用于面部软组织缺陷,皮肤静态性皱纹及组织轮廓的改善。包括:①面部皱纹:主要适用于眉间皱纹、鼻唇沟皱纹和鱼尾纹;②皮下缺损:疾病或外伤引起的小面积轻度皮肤萎缩;③颊部充盈;④嘴唇缺损:边缘不规则(丰唇);⑤鼻部不规则;⑥人中缺陷;⑦口周唇缘线;⑧下颏充填;⑨乳头充盈;⑩青年痤疮、水痘及天花后遗凹陷性瘢痕。

此外,胶原注射美容技术最适于治疗柔软、伸展性良好、边缘平滑的皮损及静态性皱纹,但对口周皱纹、过深的皱纹及高龄求美者的鼻唇沟、颏唇沟皱纹效果不佳。

(三)禁忌证

包括:①胶原过敏试验阳性者;②过敏体质者及使用免疫抑制剂者;③自身免疫性疾病及结缔组织病求美者;④利多卡因过敏者;⑤瘢痕体质者;⑥妊娠期及经期妇女、婴幼儿求美者;⑦风湿性疾病患者;⑧其他严重疾病患者。

(四)手术操作方法

1. 高纯化人胶原蛋白注射方法

(1)皮肤试验:接受胶原注射前可以先做皮肤试敏。用0.2ml胶原在前臂屈侧做真皮注射,过敏反应常发生在几天内,一般在72小时开始观察,并继续观察4周。阳性表现为:

注射区红斑、硬结、压痛及肿胀。可伴有瘙痒，持续 6 小时以上。全身症状有恶心、乏力、可伴有皮疹、关节痛及肌肉痛。阴性表现为：3～4 天后注射区变平、红斑、瘙痒消失，但尚需追问有无短暂的症状及体征。如自疑问或仅有不典型的局部反应，一个月后在对侧前臂再做一次试敏，以确定是否过敏。即使无过敏症状和体征，但皮试部位有硬结者，则表明在面部用小剂量也会出现同样情况。故此类病人不宜接受治疗。皮试出阳性症状后不需任何治疗，8～10 周后会自行消失；也可服用类固醇类药物。以免遗留下试敏区的瘢痕。

（2） 操作方法：将存放于冰箱内的注射胶原针剂置于室温 1 小时复温；用一次性注射器及 5 号针头吸取胶原；求美者取平卧位或使头部有依靠的半卧位；常规皮肤消毒；操作者手持胶原注射器，针尖斜面向上，左手绷紧皮肤，将针头与皮肤呈 15 度角缓缓刺入皱纹末端或皮肤缺损区内，进针深度为真皮乳头层内；边退针边均匀注入胶原，以皮肤逐渐变白，隆起或毛孔处溢出胶原为宜，若皮肤颜色未变白，说明进针过深；注射后用棉签将注射到皱纹以外的胶原轻轻挤压至皱纹中，使胶原均匀分布于其中，以获得更好的充填效果；凹陷性皮肤缺损可行放射性注射，注射后轻揉注射部位，使胶原均匀分布。因胶原注射液中含有 0.3%的利多卡因和磷酸盐缓冲液，注射 24 小时后水分吸收，胶原体积会缩小，故不应按压过于平整。

（3） 注意事项

1） 掌握注射深度：注射到真皮乳头层内，注射深度越准确，填充效果越好，不能注入血管。以免引起血管栓塞或梗阻；不能注入乳腺、肌肉及肌腱组织内；有报告因额部注射医用胶原而导致左眼失明，因此操作中应注意注射深度，不要过分按压，不要热敷。

2） 掌握注射剂量：因注射胶原中含有利多卡因及缓冲剂，注射 24 小时后水分吸收。胶原体积缩小，故应超量 100%～200%注射，即"矫枉过正"。另外，需间隔 2～4 周重复注射治疗以保证疗效持久。注射胶原注入人体后会有不同程度的吸收，注射后 6～12 个月，吸收率从 50%～90%不等，也有求美者治疗后 3～4 年仍保留完美的矫正效果。

3） 严格掌握适应证：对于坚硬的凹陷性瘢痕，瘢痕组织已纤维化、质硬，而周围正常组织相对较疏松，故注入后胶原分布于正常组织较多，分布于瘢痕组织中较少，即出现矫正异位，使原皮损凹痕更加明显。因此注射时应严格掌握适应证，另外保证瘢痕组织内注入足量的胶原。

4） 眼眶区特别是下眼睑不提倡使用胶原注射治疗。

5） 注入胶原后会有不同程度的吸收，故术前应向求美者讲明，以取得求美者理解。反复注射是胶原注射方法中的一项重要内容，经反复注射后的求美者，在治疗后一年或更长的时间内都可保持良好的效果。

6） 未注射完的胶原应弃掉不宜再用。

7） 注射后短期内不宜做面膜、勿食海鲜及饮酒、不要搔抓。

2. 爱贝芙注射方法

（1） 手术方法：注射前、后均对受试者进行照相。告之其相关知识及注意事项，签署协议书。求美者取卧位或半坐位，标记注射范围后进行常规消毒。注射采用隧道技术：用左手示指和拇指轻轻推挤或绷紧注射部位的皮肤后，与皮面约呈 5°夹角进针（针孔向上），将针头刺入真皮网状层进行注射，在皮肤折皱下面沿直线前后移动注射针，缓慢退针的同时将爱贝芙均匀注射至治疗部位，直至皱纹平整、注射部位形态或轮廓满意为止。在填充和塑形时将爱贝芙注射至深部骨膜处，用左手轻压注射部位，施力需均匀、缓慢，以便填充剂均匀分布在皮下，使皮肤平整，尽可能地避免填充剂注射过浅。若皱纹长，注射针头短，可接着做第二针注射，第二针进针应在前一针的末端刺入。对于水痘与痤疮凹陷瘢痕应采用凹陷中央垂直注射，较大的凹陷应进行多个放射状交叉注射的方法，使其整个凹陷平面整体抬起，防止皮内注射后条状突起。薄唇增厚则需均匀地在唇红部位注入爱贝芙。注射剂量视皱纹及凹陷深浅的不同可为 0.2～3ml，注射次数可进行 1～4 次，若不平可以适当加压按摩，使外观满意为止。注射部位用透明胶带固定，以防填充剂移位。

（2）注意事项

1）注射层次要准确，如偏深则吸收很快，效果不好、不持久。

2）由于爱贝芙含有异种蛋白，虽在工业生产中进行了去敏，但还是有可能出现过敏反应，故应在使用前详细询问过敏史。

3）对于浅皱纹如鱼尾纹及上、下眼睑细小皱纹不宜注射。

4）对于较深皱纹和较大凹陷，必须采取多次注射，每次注射量不宜大，应小剂量多次进行，两次注射间隔 3 个月。

5）较深的凹陷，如经济条件许可，求美者欲达到最佳效果，可在相应部位的骨膜上加以注射。

6）注射完毕最好用胶带固定 3 天，防止聚甲基丙烯酸甲酯微球在活动时移动而影响效果。

（五）并发症及其防治

高纯化人胶原蛋白注射术并发症：

医用美容胶原是人胶原蛋白，并具有与人体相同的酸碱度和渗透压。因此，不易引起人体免疫反应。但是，外源性生物材料进入张力较大的皮肤内，机体需要一个相容过程，一般性的非炎症反应是正常的，这些非炎症反应包括暂时肿胀、轻微发红及略感不适，以上症状多在 24～48 小时内基本消失，若有加重可适量服用抗过敏药及消炎药。有的求美者在饮酒、日晒等情况下，注射区周围有轻度水肿或阵发瘙痒，全身并发关节痛、肌肉痛、发热、无力、皮疹及红肿等，这是由于外周血管扩张所致，有自限性，随着诱因的撤出而消退，不会影响美容效果。若症状较重者可对症处理，短期服用类固醇药物可以减轻症状，服抗组胺药物可以止痒等。

爱贝芙注射术并发症：

（1）局部结节形成：这是由于聚甲基丙烯酸甲酯微球移动形成。因此术后应用胶带固定 3 天，洗脸时不要挤压注射局部。结节小者可注射激素治疗，大者可做小切口取出。

（2）瘢痕增生：这是由于注射过浅的缘故。因此，对于鱼尾纹及上下眼睑的浅皱纹最好不用此法，出现瘢痕增生可外用艾洛松等药膏。

（3）效果不理想：一是部位注射过深，失去填充效果。二是皱纹沟过深且皮肤松弛，此时仍应采取手术切除多余皮肤消除皱纹。

三、自体脂肪颗粒注射移植术

（一）概述

自体脂肪颗粒注射移植术是指将求美者脂肪较丰厚的部位，如腹、臀、大腿或上臂等处的脂肪，用湿性真空吸脂方法吸出，经过特殊处理成纯净脂肪颗粒后，注射植入需要改善的缺陷术区，以改善受区形态的一种手术方法。1889年，Van Der Meulen首先进行了脂肪组织的自体移植。1893年，Neuber应用自体脂肪移植填充软组织缺损获得良好的美容效果，至20世纪30年代，脂肪移植得到整形外科界确认。随着脂肪抽吸术的广泛应用，自体脂肪注射移植术越来越受到整形外科界的关注和青睐。近年来，已在国内外得到广泛应用。

自体脂肪颗粒注射移植术已经广泛应用于各种软组织缺损的修复，这一技术的优点：①移植物为自体组织，其生物学特性远远优于任何人工的组织代用品、异体或异种材料，脂肪组织取材容易，组织来源丰富，操作简单，安全可靠，易于成活；②传统的手术切除脂肪块或真皮脂肪块移植术，创伤大，手术瘢痕较大，而且可能造成供区缺损，而采用游离脂肪颗粒注射，移植创伤小，供、受区均不留明显瘢痕，受区形态均匀自然，无体表阴影，可重复注射，易于塑性；③吸脂减肥与软组织填充，特别是隆乳术一次完成，费用相对较低，痛苦小，求美者乐于接受。其缺点是脂肪颗粒的吸收率不稳定和不均匀，遇到吸收率较大时，需再次注射。

（二）适应证

1. 充填面部皮下凹陷性缺陷或畸形，如单侧或双侧颜面萎缩，面部软组织发育不良，颧、颞、额、眶区的凹陷、面部手术或外伤导致的凹陷，鼻唇沟过深，耳垂较小等。

2. 先天性乳房发育不良，哺乳后乳房萎缩，双侧乳房大小不对称，乳头凹陷畸形。

3. 吸脂术后的凹陷。

4. 身体其他部位软组织凹陷，如臀部、大腿、小腿弯曲等。

5. 手部软组织萎缩（俗称鸡爪手）。

6. 生殖器改形塑造，如阴茎增粗，阴道松弛，萎缩等。

7. 膨体、硅胶片、人工骨粉充填凹陷后，仍存留少部分凹陷的矫正。

（三）禁忌证

1. 术区或全身有炎症感染。

2. 身体瘦弱无法抽出脂肪。

3. 精神障碍或自控能力差，不能配合治疗者。

4. 对本治疗抱有不现实的过高期望者。

5. 利多卡因过敏者。

6. 其他严重疾病求美者。

（四）手术操作方法

1. 自体脂肪颗粒注射隆乳术

（1）术前准备及麻醉：应选择腰腹部或臀部脂肪较多需要进行吸脂减肥并想行隆乳术的受术者。术前务必和受术者讲清自体脂肪颗粒隆乳有50%的吸收率，并得到受术者认可签字后方能手术。设计吸脂范围以及隆乳注射脂肪的区域，取仰卧位。麻醉可选择高、中位连续硬膜外麻醉。手术区域皮肤常规用碘酒、酒精消毒及铺无菌巾。此外，应估计两次乳房注射的脂肪量。

（2）负压抽吸脂肪：在超量灌注肿胀液麻醉下进行。全腹部以及髂腰部吸脂需用肿胀液3000～4000ml。均采用髂前上棘后内方小切口，以长35cm、直径2mm的钝头空细金属管经切口进行灌注麻醉；也可用专用注液机灌注麻醉。达到手指难以提起吸脂部位皮肤为止。然后用直径4～5mm的吸引胶管连接无菌瓶，无菌瓶与负压吸引器相连，金属吸脂管管头最好选用对位双口型。有利于在对位双口吸脂时，纤维条不易缠绕在双口处，使吸脂省力。经上述切口，反复抽吸将脂肪吸入无菌瓶内，负压一般控制在0.8～1.0kPa。根据不同的肥胖程度，抽吸出2500～4000ml脂肪和肿胀液的混合液，脂肪基本在800～1500ml。

（3）纯化脂肪颗粒：抽吸出来的混合物除脂肪外，还混有血液、肿胀液、破裂脂肪细胞的脂肪滴及纤维组织碎块。注射前需要先进行纯化。纯化方法：将脂肪混合物倒在双层纱布面制作的滤袋内，以2000～4000ml的生理盐水加32万单位的庆大霉素反复冲洗，边冲洗边搅拌，去除纤维组织，较大块状脂肪应该剪碎，冲洗到滤过液清澈为止。然后由助手将约400～600ml的纯化脂肪颗粒分装入多个10ml一次性注射器中备用。

（4）颗粒脂肪注射：在乳房确定填充的画线定位区域，经乳房的外下象限皱襞作长1.5mm的皮肤小切口，将含有纯脂肪的注射器装上特制专用钝头长注射针头，插入需要填充的部位，分别将脂肪注射在皮下、乳腺后、乳腺体小叶间以及胸大肌上层间隙。注入脂肪颗粒时，注意少量、多间隙分散注射，边注射边退针，防止多量注射或集中于同一部位，以免脂肪堆积；并随脂肪的注入进行按摩，力求使注入的脂肪均匀分布在隆乳区。每侧注射脂肪量为100～200ml。

（5）术后包扎：术毕应适当加压包扎，防止渗血、瘀血、血肿。术后常规应用抗生素经脉点滴预防感染，一般需要5～7天。

（6）自体脂肪颗粒注射隆乳术注意事项

1）脂肪颗粒隆乳术的适应证选择非常重要，必须选择乳房发育良好，局部血运良好的小乳症求美者。此法不是由无乳者变成大乳者，而是由较小的乳房变成较大的乳房。并且供受区应绝对无感染灶。

2）颗粒脂肪必须采用多层次、多间隙均匀分散注入法，减少局部堆积，增加与受区组织的接触面，有利于脂肪成活，减少吸收。注射层次以皮下及乳腺后胸大肌前间隙为主。

3）过多脂肪细胞代谢需要受区基底提供更多营养，一旦不能满足，脂肪颗粒将难以成活。故一次注射量不能过多，一般每侧不超过200ml。

4）由于脂肪易被感染而坏死液化，应高度重视无菌技术。术后应用抗生素5～7天。

2. 自体脂肪颗粒注射面颊部凹陷矫正术

（1）脂肪的抽吸：用甲紫标出所要抽吸脂肪的范围。面颊部凹陷包括双侧颜面萎缩所需脂肪量不多，因此设计的吸脂范围不需太大。一般小范围的吸脂均采用局部浸润麻醉。先用0.5%～1%利多卡因在切口处浸润麻醉，切开约3mm切口后，用小剪刀稍加分离，用20号钝圆头带侧孔长针插入所标记的皮下脂肪层，将混合液均匀注入深浅两层脂肪层内，至皮肤稍发硬为止。将25ml 2%利多卡因，1ml 1∶1000肾上腺素和1000ml生理盐水配备好的混合液注入供区约 100～500ml。由于所需脂肪量较少，一般可选针管式吸脂法。针管式吸脂法具体操作方法是将 20 号带侧孔长针插入皮下脂肪组织内，连接 50ml 一次性针管，向后拉出针芯，用针栓套于针管和针芯之间，此时针芯前针管内形成负压，一手握住针管，一手紧压或抓紧吸脂区，使吸脂管在脂肪层内来回拉锯式抽吸，整个抽吸呈均匀放射状隧道式抽吸，吸满针管后将脂肪收集于无菌杯中，直到采够所需脂肪量。

一般双侧颜面萎缩，大面积软组织发育不良，所需纯脂肪量 10～40ml；颧、颞、额的凹陷一般需要脂肪量 10～40ml；鼻唇沟过深所需脂肪量 2～8ml，面颊部瘢痕或外伤所致软组织缺损则需根据凹陷范围、深度来确定所需的脂肪量。

抽脂后皮肤切口用 5/0 丝线缝合，切口部位敷料覆盖，抽脂部位加压包扎，于 24 小时或 48 小时后换药 1 次，7 天拆线。

(2) 脂肪的冲洗：将收集的脂肪用庆大霉素、生理盐水反复冲洗，留取纯净的黄色颗粒脂肪。注射用的脂肪应是不含血、纤维蛋白、脂肪筋膜、结缔组织等杂质，保留完整细胞膜的脂肪细胞组成的脂肪颗粒。

(3) 脂肪的注射：用甲紫标出颜面部位以及凹陷部位，缺陷最明显处要突出标识，以便重点注射。一般用 1%利多卡因加 1∶1000 盐酸肾上腺素做局部浸润麻醉，面颊部注射脂肪切口可选在耳垂下端隐蔽处或选在口角唇线处，颧部的注射切口可选在接近注射区的发际处。面部瘢痕注射区注射口可选在附近隐蔽部位或瘢痕边缘等。面颊部的脂肪注射，是将直径 2mm 的侧孔注射长针与 10ml 或 20ml 装有纯化脂肪颗粒的一次性注射器连接，将注射针先插入凹陷处的浅筋膜深层的最远端，边退边推出脂肪颗粒，一定要均匀铺开；注射完浅筋膜深层，可再注入浅筋膜浅层，应该依据面颊部的凹陷萎缩程度来决定注入的脂肪量。一般注入后面颊部比正常面颊部高 20%～50%。这样，水肿吸收后，整形效果才恰到好处。瘢痕或外伤软组织凹陷可将脂肪直接注入凹陷组织下。注射完毕后，切口用 5/0 丝线缝一针；对注入区进行塑形，使注入的脂肪分布更均匀，术后适当加压包扎，5 天拆线。

(4) 注意事项

1) 为了提高脂肪的成活率，可采用 12 号针头抽吸脂肪，这样抽吸的脂肪颗粒比较细，容易成活。但针孔小，抽吸较慢。

2) 为了注射通畅，注射脂肪时，可以含少部分生理盐水，二者相混更易从较小的 12 号针头将脂肪颗粒注入凹陷组织，其生理盐水可在当日吸收。

3) 严格无菌操作，术后应用抗生素 5～7 天。

3. 自体脂肪颗粒注射眼睑凹陷矫正术

(1) 脂肪的抽吸：选用甲紫标定出凹陷范围以及脂肪供区的抽吸范围。脂肪供区一般选在下腹部脐旁。根据面部凹陷大小确定抽吸范围大小及抽吸量。用注射器抽吸脂肪，在皮下脂肪层来回抽拉，这时有淡红色黄色的血脂及脂肪颗粒吸入注射器内。一般可抽吸出 3～5ml 脂肪颗粒及血脂。

(2) 脂肪的冲洗：根据脂肪组织与盐水密度不同的原理，利用生理盐水通过注射器反复冲洗血脂，洗出血液细胞，使注射器内存留较纯净的淡黄色脂肪颗粒，留作备用。然后用另一支注射器同法进行抽吸，直至估计需要填充的脂肪颗粒够量。

（3）脂肪的注射：在凹陷边缘选择较隐蔽处做切口，一般上眼睑选择在重睑线上做切口，下眼睑选择在离下睑缘 1.5mm 处作切口，如眼袋切口的外眦端。切口为 1～2mm 长，针头通过切口刺入皮下，将脂肪颗粒均匀注入凹陷区皮下，注射量应超过需要填充量的 50%左右。

（4）术后缝合：用 5/0 的丝线缝合切口，6 天拆线。脂肪吸收在 1～2 周内最明显，1 个月后基本吸收完毕，形态稳定。此外，将脂肪颗粒注射到眶隔内也可以达到矫正凹陷的目的，但注射到眶隔内的效果没有注射到皮下矫正明显。

（5）注意事项：

1）注射脂肪吸收率在 50%左右，手术时应超过估计需要量的 50%左右注射，待吸收后则基本可以矫正凹陷，如果效果欠佳，3～6 个月后可以重复注射。

2）抽吸脂肪应在皮下层进行，不宜过深，更不能用长针头误插腹腔。脂肪抽吸、注射尤其要注意无菌操作，以免感染导致手术失败。

3）注射前可用 9 号小针头将需要填充的范围剥离开，以便于脂肪准确注入凹陷部位，但剥离前应在剥离区使用小剂量含有肾上腺素的利多卡因做浸润麻醉以免出血。

4. 自体脂肪颗粒注射鼻唇沟矫正术

（1）用注射器吸脂法从腹部吸取自体脂肪颗粒 6～8ml 备用。

（2）面部用碘附或 1∶1000 苯扎溴铵溶液消毒。用带有 1∶1000 肾上腺素利多卡因 2ml 在鼻唇沟下进行浸润麻醉，待 2～3 分钟麻醉药基本吸收后用小尖刀在一侧鼻唇沟下方，与鼻唇沟平行作一 2mm 小切口，先用 12 号针头从小切口进入鼻唇沟皮下，将鼻唇沟皮肤与肌肉分离开；然后将自体脂肪颗粒由远而近均匀推注，按鼻唇沟的深浅一侧注射 3～4ml。另侧按同法进行。术后缝合切口一针，5 天后拆线。术后适当加压包扎。

（3）注意事项

1）分离鼻唇沟皮下与肌肉时应注意腔隙通畅，使鼻唇沟下有一完整的条状腔隙，便于脂肪颗粒的注入和存活。

2）如在分离时，出现局部出血形成小血肿，应暂缓注射脂肪颗粒，用手加压局部，待不出血和血肿消失后再行注射。

3）术后可用弹力网套，并用纱布折成纱条加压于鼻唇沟处 2～3 天，以使脂肪颗粒均匀分布在鼻唇沟而不至于流向鼻唇沟下端。

5. 自体脂肪颗粒注射颞部凹陷矫正术

（1）用注射器吸脂法从腹吸取自身脂肪颗粒 8～20ml 备用。

（2）术前先设计需要填充的范围，并反复观察两边是否对称，若两侧本不对称，应先设计不同大小范围，以达到术后两侧基本一致。用碘酒固定标志线，并标出注射切口。

（3）局部碘酒消毒，发际边缘头发可以不剪除但消毒应严格。用 1%利多卡因 2～4ml，加 1∶1000 肾上腺素 3 滴，在设计的充填范围内皮下注射。

（4）在颞部发际缘处作一 0.5cm 小切口切直至皮下。用特殊的小剥离器拨开充填范围的皮下，检查无明显出血后，先将切口用 3/0 线缝合一针，使切口仅能容许 16 号针孔进入，而注入的脂肪颗粒不会从切口流出。由于脂肪在 2 周左右会吸收 50%，一般充填量应为需要充填量的1倍。

（5）注射完毕，缝合切口，局部轻轻加压包扎。术后全身用抗生素注射，预防感染，7天拆线。

（6）注意事项

1）术中操作必须严格无菌，防止感染。

2）术毕应检查注射是否平整，如不平整可轻轻按摩，使脂肪均匀分布在充填范围，达到平整。若在一周内发现注入过多脂肪，可从原切口进入，用小刮匙刮出少量脂肪，再加压包扎。

3）术后应嘱咐受术者用双手局部按压2小时，一方面可防止渗血，另一方面可防止脂肪向凹陷的下方移动。

4）注射量精确程度难以估计，注射填满凹陷后再高出平面约1.5mm，待2周后部分脂肪吸收，即基本达到充填要求。注射量每侧一般在2～6ml之间，除特殊凹陷者外，双侧总量最多不超过15ml。

5）若不作分离，只要注射适当，直接将脂肪注射到凹陷部位，同样可以达到矫正目的。

6. 自体脂肪颗粒注射额部凹陷矫正术

（1）先从腹部或臀部用注射器吸脂法，吸出自身脂肪颗粒5～10ml备用。再设计额部需要充填的范围并予以固定，消毒铺巾后，选择发际缘或眉上缘等隐蔽切口处进针。

（2）将带有脂肪颗粒的注射器16号针头，插入凹陷处的皮下远端，如凹陷处皮下与额部肌肉粘贴过紧，可用针头来回将凹陷处的皮下与肌肉分离开，然后边推脂肪颗粒边退针。注射时，要“矫枉过正”，一般在填平凹陷后，还要超过凹陷1～2mm。注射完毕拔出针头后，用一个手指按住入针处，另一手示指轻轻按摩填充部位，使局部平整，缝合针口，轻轻加压包扎，7天后拆线。

（3）注意事项

1）注射部位一定要在额部皮肤与肌肉之间，不要注射到肌肉之下，因为肌肉下为骨膜，其脂肪颗粒难以在骨膜与肌肉之间存活。

2）由于额部皮肤肌肉之间连接紧密，所以要在凹陷区的皮肤与肌肉之间进行分离后才可进行注射，否则阻力过大，脂肪颗粒不易准确地注射到凹陷部位。

7. 自体脂肪颗粒注射薄唇增厚术　理想的唇形应是口唇轮廓线清晰，大小与鼻形、眼形、脸形相适应，唇结节明显，口角微翘，整个口唇富有立体感。

（1）从腹部用9号针头、5ml注射器吸取自体脂肪颗粒6～10ml备用，一般存于4个5ml注射器中备用。

（2）先进行手术设计，测量受术者上下唇的厚度，根据其与标准美容唇的厚度差距，估计所需的自体脂肪颗粒的量。

（3）用碘附消毒面部、唇部及口腔黏膜。用2%利多卡因加1∶1000肾上腺素2滴在上唇黏膜与肌肉间进行浸润麻醉，待3～5分钟麻醉药基本吸收后，先在一侧口角的唇红做1mm小切口，用9号针头2ml注射器刺入上唇中部唇红结节处的下方，然后往后边退针也边注射脂肪颗粒1.5～2ml直至进针处，然后缝合切口，此后在另一侧口角也按同法注射。

若下唇需要注射，可参照上唇注射方法进行。术毕涂抹金霉素眼膏。

(4) 注意事项

1) 术中要注意两侧对称，唇红结节处注射量稍多。

2) 术后肿胀较重，术前应告知受术者。特别是上下唇同做时肿胀更重。肿胀消失需要一周时间。

3) 防感染、术后应用抗生素，每天清洁唇红，吃饭、喝水避免将唇部扎伤或碰破。

(五) 并发症及其防治

1. 感染

(1) 原因：术中消毒不严格或吸脂、冲洗脂肪、注入脂肪时污染，或求美者本身有慢性炎症性疾病。感染一般于5～7天后出现，表现为局部红肿热痛，严重者局部皮肤潮红青紫或针口不愈合流脓。

感染较轻或早期应用抗生素后，一时症状未能出现为囊样脂肪继发感染，往往是条件致病菌，如乳酸杆菌和藤黄杆菌等，可于1～3个月出现，发作时局部红肿热痛，皮肤损伤。

(2) 防治：术中严格消毒，一旦感染，应早期积极应用抗生素治疗，包括局部针口换药，一般3～5天后可有明显的症状消除，严重者可切开患处用抗生素冲洗，去除坏死组织，留置负压引流，有空腔则需加压包扎。

2. 血肿

(1) 原因：吸脂时动作粗暴、吸头太粗、出血没能及时引流出去、注射时伤及乳房、术后加压包扎不当或患者有凝血机制障碍。

(2) 防治：注射和吸脂动作要轻柔，掌握好层次，尽量避开大血管部位，术后加压包扎适当，必要时可予负压引流。若血肿较大，可用针管抽吸后局部加压包扎。如有凝血机制障碍可给予肌肉注射或口服止血药。

3. 皮肤瘀斑

(1) 原因：抽吸后局部潜在创面较大，腔隙多等原因造成血液渗出而形成皮肤瘀斑。

(2) 治疗：皮肤瘀斑一般不需特殊处理，可在2～3周内消退。对严重者可于48小时后局部热敷或口服三七片。

4. 皮肤坏死

(1) 原因：大多发生在抽吸区，主要是抽脂动作粗暴，吸脂部位过浅，破坏了真皮下血管网，导致局部皮肤坏死。

(2) 防治：抽脂时动作要轻柔，留约1cm的浅层脂肪。若一旦发生皮肤坏死，则要尽量保护好周围皮肤，预防感染，及时换药，早期让瘢痕组织来覆盖缺损区，也可在皮肤坏死区条件较好时直接切除患处拉拢缝合。

5. 局部皮肤凹凸不平

(1) 原因：抽吸时不易确定脂肪量的多少，同时，抽吸是在全盲情况下进行，不易掌握抽吸层次；注射区凹凸不平，由于脂肪注入不同层次，每层的注射量也有差异，术后脂肪在每一层次吸收率的不同以及同一层次注射不均匀，术后一段时间内可出现凹凸不平。

(2) 防治：抽吸时尽量放射游走抽吸，动作轻柔、均匀，不要反复在一个隧道内抽吸过多。注入脂肪时尽量保持层次明确，注射均匀。一般术后 3～6 个月，其自身可自行调节，大多可恢复平整。

6. 术后局部硬结（以乳房为主）

（1）原因

1）注射不均匀或同一层次、同一部位注射过多脂肪造成脂肪颗粒聚集成块。

2）术后没有适当按摩、塑形，没有适当加压包扎。

（2）防治：注射时将脂肪颗粒均匀散开，广泛与移植体接触，尽可能多层次注射，术后按摩、揉压，使聚集脂肪散开。术后乳房出现硬结是由脂肪被周围纤维组织包裹所致，一般于手术后 3 个月出现，求美者一般无不适症状，可以不作处置。如求美者要求取出，可于出现硬结的中央切开约 2mm 切口插入吸脂管进行负压抽吸，并冲洗囊腔，或挤压硬结致破碎便可去除。

7. 吸脂后皮下积液

（1）原因

1）一般在术后 10～20 天出现。大都发生在下肢，由于重力作用；下肢静脉瓣被肿胀组织压迫致使静脉回流不好；加压包扎不当，致使吸脂区有较大空腔等。

2）抽吸时脂肪周围组织受到影响，伤口虽已愈合，但渐进性损伤的组织液化，渗出液不能排出，逐渐增加形成积液。术中尚有一些破损坏死的脂肪细胞未能吸出，而在伤口愈合后，坏死的脂肪细胞导致大量的酸性物质产生，使血管通透性增加，局部血浆渗出，滞留皮下形成积液。

（2）防治

1）在手术结束时，用吸引管彻底抽吸破裂的脂肪细胞、浸润液，避免液体残留。

2）术后加压包扎到位，避免留下抽脂区空腔。休息时，抬高下肢，促使血液回流，减少液体渗出。

3）术中抽吸应在不同层次均匀用力，避免在同一部位过多抽吸，动作轻柔、准确、到位。

4）对已经发生皮下积液者，取站位，常规消毒后在积液最低处用 10ml 或 20ml 注射器刺入，抽出淡黄色或血性液体，积液多者，每日抽吸 1 次，量少者隔日抽吸 1 次。抽吸后加压包扎。

8. 脂肪瘤形成

（1）原因：皮下注射的脂肪颗粒聚积，或刺激宿主细胞增生形成脂肪瘤。

（2）防治：注射时要均匀，术后要将聚集块揉捏散开。若已形成瘤样增生，须切开组织将增生切除。

9. 脂肪液化

（1）原因：注入失活的脂肪细胞过多，或注入脂肪不均匀，同一层次、同一部位脂肪注入过多，未能与移植床广泛接触，而自行聚集成块，周边组织可能成活，中央区则逐渐坏死、液化。或者移植床脂肪损坏严重，出现血肿、感染等，影响了注入脂肪的成活，造成脂肪坏死、液化。若液化的脂肪未能在受区很快吸收，则液化区在逐渐增多、增大时，出现液体流动感。

（2）防治：注射脂肪尽可能分层次注射，注入脂肪均匀散开，同一部位不可注入过多，要使注入的脂肪充分与移植床接触，以期最大可能地接受移植床的营养而成活下来。脂肪的冲洗、筛选时要轻柔仔细，使注入的脂肪成为纯净有活力的脂肪细胞颗粒。发生脂肪液化时，可于液化区边缘或附近隐蔽处进针，穿刺抽出液体，也可加抗生素冲洗，完毕后加压包扎。若液化区较大，需负压引流。

四、肉毒毒素注射术

（一）概述

肉毒毒素(BTX)是肉毒杆菌在生产繁殖过程中产生的一种细菌外毒素。根据肉毒毒素抗原性的不同，可将其分为 A、B、C、D、E、F 和 G 等 7 型。其中 C 型又有 C1、C2 两个亚型，除 C2 是细胞毒素外，其余均为嗜神经毒素。其中 A 型肉毒毒素毒力最强，稳定性最好、易于制备，在低温条件下保存时间最长而普遍用于临床。目前，国内外肉毒毒素注射治疗已涉及多个学科百余种病症。其主要是针对骨骼肌、平滑肌和腺体等靶组织。

首次记载肉毒中毒已有近 300 年的历史，1985 年比利时发生因食用生脯火腿后而死于以神经麻痹为特征的全身中毒病例，Van Ermengem 教授从中毒的尸体和食物中分离出了引发这场灾难的微生物，并称为肉毒杆菌。且每年都有类似事件发生。肉毒毒素是当今已知最剧烈的毒素，其毒性较氰化钾强 1 万倍，因此人们从未轻视对它的研究。

在自然状态下或人工培养基中，肉毒毒素通常以一种蛋白质复合体形式存在，即神经毒素或称衍生毒素和血凝素或非血凝活性蛋白的复合体，这种毒素复合体又称前体毒素，分子质量约 900KD。目前市场上流通的 A 型肉毒毒素制品都是这种复合体。同许多生物活性蛋白一样，肉毒毒素的生物活性与它的空间形态结构有关，血凝素在保持毒素的形态和三维空间结构上起着重要作用，维护着毒素毒力的稳定性。关于肉毒毒素的作用机理（图 10-1），由于其能从多方面作用于神经肌肉接头，使此处的膜联系/跨膜蛋白裂解，从而阻断神经介质的传递和抑制乙酰胆碱的释放，导致肌肉松弛性麻痹，从而治疗肌肉痉挛和肌张力障碍性疾病。A 型肉毒毒素的治疗最初是用于痉挛性神经肌肉运动功能障碍的治疗。相比外科手术，肉毒毒素注射美容技术简便易行，创伤小，痛苦轻，起效迅速、明显，已成为中青年人除去面部动力性皱纹的一种首选方法。

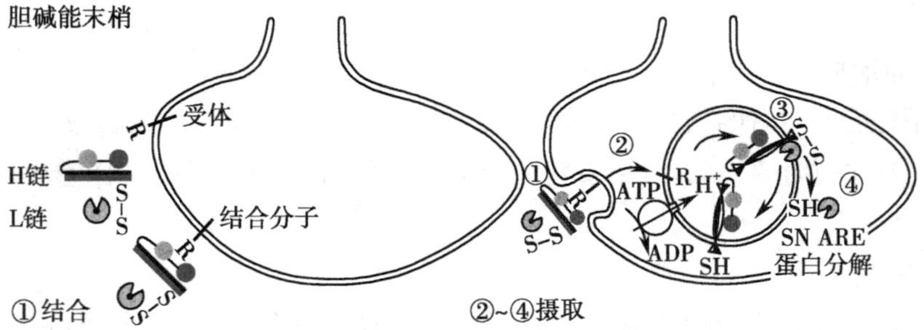

图 10-1 肉毒毒素进入神经末梢

（二）适应证

肉毒毒素在美容领域的应用已有 10 余年，从已有案例来看，是十分安全有效的。作为一种可逆性的治疗手段，符合医疗美容安全、简便、高效的原则，但仍要合理选择适应证以及正确认识肉毒毒素美容的意义，以避免并发症。其主要适应证为：

1. 用于面、颈部除皱　如用于除额纹、眉间纹、鼻背横纹、鱼尾纹、鼻小柱横纹、面颊部皱褶、口周放射纹和颈阔肌纹等。

2. 用于轮廓美容和改善动态美　如矫治单纯性咬肌肥大、鼻部畸形，改善鼻唇沟，矫治口角下垂，改善露龈笑、下颌皱褶和小腿轮廓等。

3. 用于美容眼科　如用于改善眉形、矫治眼睑和睑裂畸形，治疗斜视与弱视、眼球震颤和甲状腺相关性眼病等。

4. 治疗腺体疾病与创伤　如治疗多汗症、流涎症、涎瘘、鳄泪综合征和鼻黏膜变应性疾病等。

5. 其他方面的应用　如对美容手术的辅助功效；治疗瘢痕与肥胖症；治疗夜磨牙症；治疗疼痛与瘙痒症、皮肤血管运动功能紊乱症和外阴臭味症等。

（三）禁忌证

1. 精神障碍或自控能力差，不能配合治疗者。

2. 对肉毒毒素制品中任何成分或人血白蛋白过敏者，或过敏体质者。

3. 患有神经肌肉疾病如重症肌无力和 Lambert～Eaton 综合征等，或有先天性上睑下垂者。

4. 孕妇和哺乳期妇女不宜使用，肉毒毒素属于妊娠 C 类药。

5. 局部存在感染病灶者。凡有发热或急性传染病者应缓用。

6. 两周内有使用与肉毒毒素有相互作用的药物，如氨基糖苷类抗生素（庆大霉素、卡那霉素、新霉素、链霉素）、青霉胺、奎宁、环孢素、吗啡、钙离子传导阻滞药等，因为这些药物可增加肉毒毒素的毒性。

7. 患有心、肝、肺、肾等脏器疾患，活动性肺结核，血液病，结缔组织病的求美者和 12 岁以下儿童慎用。

8. 对本治疗抱有不现实的过高期望者。

9. 不能减少面部表情肌频繁活动者。

10. 体质非常瘦弱者不宜使用。

（四）注意事项

1. 在进行肉毒毒素注射治疗时，必须遵循以下基本原则：

（1）明确治疗指征：对于所选择的适应证，应明确疾病的性质、程度与预后，进行必要的检查与照相，明确受治者希望达到的效果。

（2）正确评价本疗法的优势与局限性：要实事求是的对受治者交代本治疗的疗效与不良反应。特别是有多种治疗方案时，应选择最佳方案或采取综合治疗方案。

（3）疗效目标与预测：不能追求一次注射效果即达到 100%，80%有效即属于满意。此外，应选择符合国家质量标准的药品，并注意注射的浓度、剂量。

（4）选择好注射部位：影响疗效的最重要因素是正确选择注射肌肉和注射位点。特别是注射的组织层次要准确。

（5）确定好注射剂量：肉毒毒素引起的化学去神经效应与注射剂量成正比，注射剂量要体现个性化原则，且宜从小剂量开始。纯化结晶的肉毒毒素 1mg 能杀死 2 亿只老鼠，对人的致死量是 0.1μg。美容除皱注射的 A 型肉毒毒素只用 25～50U，是人致死量的 3%，属于微小剂量。

(6) 正确稀释制剂：药物稀释溶解的方法不当将造成药效降低，同时还可增加抗体形成的几率。

(7) 掌握重复注射的频度：如需重复注射，应明确重复注射的间隔，每次治疗至少应间隔 3～6 个月，切勿短期反复注射。

(8) 防止注射本身带来的损伤：熟悉、掌握局部应用解剖学，严格执行操作规范，认真、仔细操作，并做好记录。

(9) 重视不良反应与并发症的防治：加强治疗后观察并做好交代工作，及时发现问题以便得到及时处理。

2. 本品系有毒生物制剂，应有专人保管、发放、登记造册，按规定适应证使用。

3. 操作者应是受过专门训练的医务人员，要熟悉肌肉的解剖位置，能熟练掌握肌电放大器使用技术，并尽量做到准确定量、缓慢注射、减少渗漏。

4. 不使用维生素 E、阿司匹林、非甾体类抗炎药物及抑制血小板功能的药物，包括中药。有凝血功能障碍的求美者除非治疗必须，在注射前 2 周应停用抗凝剂，特别是需要对深部肌群进行注射治疗的受治者。

5. 在妊娠、哺乳期及患神经肌肉疾病情况下，使用 A 型肉毒毒素不太恰当，需要在治疗期间谨慎严密地观察。

6. 所治疗的靶肌太多，应考虑其他治疗方案，或选用口服药物控制较广泛的病变后，再进行局部处理。

7. 氨基糖苷类抗生素（如庆大霉素等）能加强毒素的作用，使用本品期间应避免同时使用这类药物。特别应提醒使用非处方药物的受治者加以注意。

8. 应常规备有肾上腺素，以防偶发过敏反应时急救用。受治者在注射后应留门诊或医院内观察至少 15 分钟才能离开。

9. 按照保存、运输及使用期限要求，于 − 20～5℃避光保存和运输，在瓶签标明的有效期内使用。

10. 肉毒毒素注射后，可选择适当物理治疗或综合治疗，以加强并巩固疗效。

11. 剩余制品和治疗用具应集中保管，按要求进行废弃处理。

(五) 手术操作方法

1. 肉毒毒素注射在面颈部位的除皱应用方法　主要用于面部上半部分的早期皱纹，如额横纹、眉间纹和鱼尾纹；面中下部的皱纹，如鼻背纹、口周纹、额部皱褶；颈部皱纹，如颈横纹，颈部垂直条索。

(1) 除额纹：额纹俗称抬头纹，位于眉和眉间的上方至邻近前额发际处，呈横向排列，为额肌收缩所致，恰与额肌纤维走行方向垂直。额纹一般为 3～6 条，可分为正中组和外侧组，前者在眉间上方，后者在眉上方。一般额纹出现较早，少数人可在 20 多岁即开始展现，随着年龄增加，皮肤老化，弹性下降，额纹也随之加深。

额纹的治疗比较困难，设计时主要根据受治者美容要求与目的、额区形态特征，肌肉丰满情况和皱纹情况等综合考虑。通常注射点数量可为2～12个，但注射点不能太集中。由于额肌是唯一的升眉肌，若肉毒毒素注射过多，使额肌松弛可造成提眉功能减弱，加重原有的眉下垂或上睑组织过多，应引起注意以避免形成"怪相眉"。根据额肌解剖特点，上部正中区肌肉薄、少，两侧肌肉不相连，一般在中央区可不设计注射点，下部肌肉较上部肌肉丰厚，可适当增加剂量。剂量以10～12U为宜，女性最好用10U，男性可取20U。每点注射2.5～5U最好。联合多个部位治疗时，剂量可适当减小。注射层次在皮下或皮内，如能做定点额肌注射更好。此外，在额纹注射点的设计上要特别注意，注射点应在眉毛上1～2cm，以防止眉下垂。有人提出在"V"区内注射法，即在眉心取1点，两侧眉中间处1cm之上各取1点并与眉心点连接成"V"形，注射点在"V"区内，各点间隔1.5cm，每点注射0.1ml(2.5U)，可保证侧眉提升，从而可防止眉下垂。但值得注意的是，个体间额区的形态在水平及垂直方向都存在差异。皱纹线也不一样，一些人仅见单一的深纹，一些人可见多条细纹，对此应区别对待。注射时，受治者尽量采取坐位，并在注射后要求保持直立位2～3小时以上，以减少肉毒毒素通过眶中隔扩散。

(2) 除眉间纹及鼻背部横纹：眉间纹位于两眉之间，多为2～3条，主要为垂直走向，但下部纹常向两侧略呈八字形展开，与眉间肌纤维方向垂直。由皱眉肌、降眉肌、眼轮匝肌内上部肌纤维和额肌的下侧缘协同作用产生。鼻根纹是位于鼻根部的横纹，常为1～2条，位于左、右内眦连线上方，此为降眉肌和纵行的降眉间肌收缩所致。

通常的注射方法是，注射5个点。两侧的皱眉肌分别注射2个点。嘱受治者做皱眉动作，在水平皱纹线两侧或一侧注射，即将针头从眉内上方、刚好在眶缘上方刺入皱眉肌，第一点注射3～5U，然后再沿眉的上缘在已注射点外侧1.0cm的位置再次注射3～5U。降眉肌所在的皮下注射1个点。在两侧的眉头与内眦连线的交叉点的上方即在中线稍靠近鼻根的位置进针1.5cm，单点注射0.1ml(2.5～5U)。一般于3～7天后眉间纹及鼻背部横纹明显减轻。注射剂量，要考虑个体差异，尤其是性别因素。一般来说，女性肌肉较纤细，注射4个点即够，剂量>20U，以28U为最佳。男性肌肉较发达，需注射5个点，剂量30～50U，每个点注射2.5～5U，4～5个点共注射10～22.5U。鼻背横纹的治疗方法与眉间注射法相同。值得注意的是，注射点不能太靠近眶缘，特别是针刺入的方向应远离眶缘。且不能使肌肉完全麻痹，否则会影响表情。注射后2小时内，每分钟做一次肌肉收缩运动，有利于肌肉摄入肉毒毒素，减少向周围的弥散，4小时内不用力触摸或按摩局部，不卧床、不俯趴。

(3) 除鱼尾纹：眼眶侧方的皱纹俗称鱼尾纹，呈粗细不等的条纹状，沿外眦部作放射状排列，用力闭眼时因眼轮匝肌收缩致纹理更为明显。随着年龄增加，皮肤弹性降低，鱼尾纹会逐渐加深并向两侧稍延伸。鱼尾纹的形成机制复杂，主要是由于眼轮匝肌外侧缘肌肉即眶部收缩而形成。它不仅由于皮肤的增龄老化，上、下睑皮肤干燥、变薄、失去弹性和松弛，在外眦部堆积形成皱褶。另外，面部表情丰富者，眼轮匝肌频繁收缩，促使与它纵横交织的皮肤变得松弛。

由于眼轮匝肌通过闭眼和眨眼对角膜具有重要保护作用，因而治疗的目的是使这一区域功能变弱而不是使其完全麻痹。要达到该目的，应将A型肉毒毒素注射到外眦眼轮匝肌所在皮下，而非肌内注射，且每次注射量要小。注射范围控制在眉下区域和鱼尾纹所在的三角区域，注射点每侧 2～5 个。一般在眼眶外侧注射 3 个点，每点 2.5～5U，6 个点共 15～30U。在受治者眯眼状态做标记，即在外眦水平骨性眶缘外 1cm 处为第一点，在其上内及下内 0.5～1.5cm 处再各设一点，共 3 个点。值得注意的是，在设计治疗鱼尾纹的注射点时，要特别注意其对称、等距、等量。所注入的剂量要准确，否则会因双侧肌肉松弛不一而发生复视、睑下垂、下眼睑错位或出现不对称。另外，不能注射得太靠眼睑或眶缘。不能造成外眦韧带松弛或下睑缩肌麻痹，导致睑内翻、睑外翻或需要颧大肌来显露表情。最下一点的位置不能过低，否则可致颧大肌麻痹出现面瘫样症状，发生唇下垂和颊下垂，或加重下睑袋。注射后，可轻微按摩注射部位，以促进肉毒毒素向眼周外侧区轮匝肌扩散。这也是肉毒毒素治疗后唯一可进行即时按摩的部位。

（4） 除鼻小柱横纹：降鼻中隔肌收缩，可产生鼻小柱横形皱纹。降鼻中隔肌分深、浅两部。浅部起自口轮匝肌；深部起自上颌骨的内侧门齿的齿槽嵴，止于鼻中隔软骨的下面。收缩时，牵引鼻中隔下降，可使鼻尖降低，唇上部皮肤上拉，出现鼻小柱横形皱纹。注射可在鼻小柱中部皮下注射 1～2U，横形皱纹即可消除。

（5） 除面颊部皱褶：面颊肌皱褶位于颊区鼻唇沟纹的外侧，1 条或数条，略与鼻唇沟纹平行。较明显的颊纹常上延过颧区，并可与下睑外侧纹和下部鱼尾纹相连续，笑时更明显。面颊部皱褶形成的机制尚不明确。从口角至耳垂下端连线将面颊部分为上、下区。连线上区皱纹主要由颧大、小肌引起；而连线下区皱纹主要由颊肌或笑肌独立引起或二者共同引起。注射前，嘱受治者做较大的微笑动作，判断皱纹的数量、深度和范围。在此状态下，如连线上区皱纹明显可在颧大肌肌腹中注射肉毒毒素 0.1ml(1～2U)；连线下区皱纹明显则应在颊肌或笑肌内注射肉毒毒素，剂量 0.1ml(1～3U)。注意注射靶肌肉细小，位置较深，最好在 EMG 引导下进行，精确注射到肌腹中，注射容量要小，以减少药物扩散。

（6） 除口唇放射纹：唇纹是上、下唇的皮肤皱纹，在唇中部呈垂直状，两侧的纹理渐向外上（上唇）或外下（下唇）倾斜，在口角处则呈放射状排列。唇因缺乏皮下组织，皮肤与口轮匝肌紧连，口轮匝肌又较宽，故皱纹呈现出密而细的特点，唇红处较明显；拱嘴时皮肤可有 2～3 条粗纹，上唇较明显。

常用的方法是注射 7 个点，即上唇 4 个点，下唇 3 个点。注射部位在唇红边缘或在离唇红缘 3～5mm 处。具体方法是，上唇唇红缘均匀注射 4 个点，每点 0.05ml(1.25U)，在下唇唇红缘 1/3 分割点处各注射 1U。也可把唇分为 4 等份，每 1/4 处各注射 1～2U，但只适合于中、深度皱纹者。开始注射时宜采用小剂量，少位点的保守疗法并注意做浅层、对称注射。过度治疗会影响口唇的功能，影响说话、进食等，下唇注射过量对唇功能的影响更大。一般在上下唇各注射 2～4U，剂量不能太大，在外 1/4 处注射 A 型肉毒毒素不超过 2U，以免引起口角下垂或流口水。注射点不能离唇缘太远，一般不超过唇红缘 5mm，在唇红缘线上注射可获得类似软组织充填术后的丰唇效果。

（7） 除颈阔肌纹：颈阔肌是一扁平阔肌，覆盖颈前区和颈侧壁，起自上胸部胸大肌和三角肌筋膜，多在第二肋平面，少数到达第四肋，包括锁骨肩峰。

注射从正中线开始向外旁开，最后的注射点在侧面不要超过两侧胸锁乳突肌。A 型肉毒毒素每点注射 2U，总剂量可达 30～60U，最多不超过 150U。注射层次于真皮深层，注射后见皮丘出现。但后点位置不能太靠后以免影响肌肉功能，造成吞咽困难。纵行颈带也称“老人颈”或“火鸡脖”。用 A 型肉毒毒素在每条颈阔肌带注射 3 个点，每点间隔 1～1.5cm，每点注射 2～5U，总量 15～45U，但最多不超过 30U。颈长者，每条需注射 4～5 个点，每点间隔 2cm，但为了防声带或喉肌受影响而造成声音嘶哑、吞咽困难等问题，注射时可用拇指和示指把颈阔肌带捏住，提起来注射。设计注射点时，嘱受治者咬牙缩颈，以下颌线为起点进行设计，用记号笔每隔 1～1.5cm 标记出注射点。治疗一种皱纹往往具有双重作用，如治疗纵行颈带时也可减轻颈部横形纹，多点注射效果更好。

2. 肉毒毒素在轮廓美容和改善动态美的应用　主要用于矫治单纯性咬肌肥大、外鼻畸形、改善鼻唇沟、矫治口角下垂、改善下颏皱褶及小腿轮廓等。

（1）矫治单纯性咬肌肥大：咬肌通常由 3 层组成。表层起自上颌骨的颧突以及颧弓前 2/3 的下缘，向后下走行，止于下颌角部的咬肌粗隆以及下颌骨升支外侧的下部。中层起自颧弓前 2/3 的深面以及后 1/3 的下缘，止于下颌骨升支外侧面中部。深层起自颧弓的内侧面，垂直向下，止于喙突外侧面以及下颌骨升支外侧面的上部。咬肌肥大通常伴有下颌骨形态异常，形成咬肌下颌角良性肥大畸形。

注射方法：对于单纯性咬肌肥大者，注射时采用 2 点注射法，即在每侧咬肌分 2 点注射，第 1 点位于咬肌膨隆最明显处，注射量为 0.7ml，第 2 点选择在第 1 点的斜上方（间隔 1cm 以上），注射量为 0.3ml。单侧肥大受治者注射剂量可适当加大，注射点同前，但要避免注射到咬肌前缘及下层。也有人主张在双侧下颌角进针，呈扇形均匀注射 A 型肉毒毒素 30U，分 5～6 个点注射。

（2）矫治外鼻畸形

1）治疗鼻尖朝下畸形：鼻尖朝下畸形是由于鼻肌主要是降鼻肌收缩的结果。鼻的肌肉比较纤细，左右对称，有扩大或缩小鼻孔、提高或降低鼻尖等作用。注射时一般选 3 个点，即鼻尖两侧（鼻肌翼部）各 1 个点，降鼻中隔肌 1 个点，每点注射 4～6（或 2～3）U，剂量不能太大，以免引起注射疼痛及唇下垂。

2）矫治鼻背侧部“V”形纹：鼻背侧部“V”形纹又称皱鼻线或小兔线，是由于鼻肌横部过度收缩引起，特别是在笑时更明显。降眉间肌起自鼻背，止于鼻上方皮肤，是形成鼻根横纹的肌肉，也参与侧部“V”形纹的形成。

注射方法：在鼻背中线上注射 1 点，即注射在降眉间肌下部，1U 肉毒毒素即可。必要时，在鼻背上部两侧各加一个注射点，即注射在鼻肌横部上，注射层次要浅。剂量 2～5U。注射时要确保药物不注射到提上唇鼻翼肌和提上唇肌内，以免导致上唇下垂。注射的层次要浅，否则容易损伤血管，造成血肿。

3）改善鼻唇沟：鼻唇沟是将面颊区（鼻、颊）与唇及下颌（颏区）分开的解剖标志，也是面部表情肌区与多脂肪区（颧、颊—非表情区）的功能解剖标志，同时又是人类面部表情的重要形态结构，因此是研究面部动态美的起始部位。该结构随着年龄的老化而明显加深。鼻唇沟纹是由于上唇外上侧呈放射状排列的表情肌收缩所致，若下延至下颌体下缘，则视为明显老化的现象。故可将其看做混合性皱纹。

关于鼻唇沟的分类尚无统一的方法，目前主要包括形态学分类和解剖学分类。根据鼻唇沟的外部形态，将鼻唇沟分成3型：①凸出型；②直线型；③凹陷型。鼻唇沟的形态在长度、深度上个体差异很大。鼻唇沟是面颊部动力软组织和非动力软组织之间相互作用的结果。除面部皮肤老化以及肌肉的老化、松弛、下垂参与构成鼻唇沟外，微笑才是形成鼻唇沟的关键。

解剖学研究显示鼻唇沟存在和加深的主要因素包括：①沟外侧皮下脂肪比沟内侧厚；②颧脂肪垫松垂；③沟内侧纤维组织多于沟外侧；④沟内外3.0mm内有来自提上唇鼻翼肌、提上唇肌、颧大肌配列的肌纤维束；⑤沟外真皮下纤维附着比沟内少；⑥老化组织萎缩松垂。

注射方法：①注射于提上唇鼻翼肌和提上唇肌，其目的是要减弱肌力：②注射于颧大肌，可减轻鼻唇沟的皱褶，同时还可柔和鱼尾纹，对外侧段鼻唇沟效果好。但肉毒毒素注射治疗鼻唇沟动力性皱褶的效果不如注射充填术。

4）矫治口角下垂：口唇部的老化改变不仅表现在皮肤上，而且反映在支撑组织中。可出现上唇变长、人中和唇珠消失、唇红变薄、皱纹出现、口角下垂和唇凸度降低。口角下垂使人感到有哭丧、悲伤的面容。

注射方法：注射时最好在肌电图引导下进行操作，如无肌电图引导，则可将注射点设计在沿鼻唇沟的向下延长线与下颌骨的交叉线上，在下颌支上注射，注射于降口角肌的肌腹内。注射位置约在下颌缘上1.0cm，口角外侧1.0cm处，但要注意避免注入口轮匝肌和下唇方肌内。剂量为每侧2～5U，注射部位一定要靠近口唇。如果注射太近会发生颊部松弛，口角不对称，进食困难，微笑不对称等并发症。

5）改善下颏皱褶：下颏褶，也称橘皮样皮，是由颏肌收缩和颏区胶原纤维和皮下脂肪减少等共同所致。

注射方法：①1点注射法：注射时选择在颏区中央突出处注射，但通常是在下颌支下缘处，针头向上注射；②2点注射法：即沿下颌支下缘，在近中央两侧分别注射，注射剂量依据颏的大小、颏肌强度决定。总剂量为2～10U。但注射部位不可太高，否则会影响口轮匝肌的功能。下颏皱褶伴有明显颏肌肥大者，不能进行注射治疗，这种求美者很容易发生口功能障碍。

6）改善小腿轮廓：小腿腓肠肌肥大可通过注射肉毒毒素改善小腿轮廓。

注射方法：选择腓肠肌内侧头最突出部位，取3～6个点，两点间距1.5～2cm，浓度为4U/ml，注射剂量为32～72U，注射在腓肠肌肌腹中。

3. 肉毒毒素注射在美容眼科的应用　主要用于双侧眉和上眼睑外侧对称松弛的矫正、单侧眉头下垂、眉弓上抬、眉不对称、下睑肥厚和睑裂过小等。

（1）矫正眉形：眉位于眼眶上缘稍上方，由较密的丛生短毛组成，起自眼眶的内上角，沿眶上缘向外略成弧形分布，双侧对称，是上睑与额区皮肤的分界。眉是上面部的美容中心，眉毛是眉的外表形态的主要标志。标准眉的轮廓如下：①眉头位于内眦角正上方，两眉头间距一般为一个睑裂长度；②眉梢稍倾斜向下，与眉头大致在同一水平线上；③眉峰位于眉的中外1/3交界处。眉形异常者可通过注射肉毒毒素矫治眉形。

1）双侧眉和上眼睑外侧对称松弛的矫正：一般提升侧眉，注射点选择在眼轮匝肌上缘，注射点选择3个部位：①依据皱眉肌和降眉肌的肌力，每侧肌腹内各注入2.5～3.75U；②在眉中、外1/3交界处的垂线内侧，眶上缘上1cm至发际区内的额肌，按每平方厘米注射一点计算，每点注射2.5U；③再在每侧外眦部鱼尾纹明显区域注射3个点，剂量为每点2.5U（同治疗鱼尾纹方法）。

2）单侧眉头下垂：单侧眉头下垂者需要提升内侧段眉。注射部位应选择在患侧皱眉肌或降眉肌注射。

3）眉弓上抬：眉弓上抬者呈“吊眼”外观，可以0.1ml（1U）的A型肉毒毒素注射在外侧眶缘以减弱眼轮匝肌附着点的张力，也可在患侧眉毛上方的额肌选择注射点。

4）不对称眉：对于不对称眉，可通过平衡拮抗肌的力量，使左右对称并符合美学要求，起到修正眉形的作用。即在下垂较重的一侧额肌区为减少注射点或注射量，而在皱眉肌、降眉肌及外眦部眼轮匝肌内注射量适当增加。

（2）治疗下睑肥厚：眼轮匝肌分为眶部、中隔前部和睑板前部3部分。眼轮匝肌睑板前部过度肥大，可使眼睑膨起尤似“凝胶卷样”。可采用低浓度A型肉毒毒素，直接注射在下眼睑肥大肌肉的肌腹或其所在的皮下组织中。一般以A型肉毒毒素2U注射于眼轮匝肌睑板前部，注射后眼轮匝肌过度肥大肿胀即可消失。

（3）睑裂开大：上、下睑之间形成的间隙成睑裂，是由上、下眼睑的游离缘所围成的横椭圆暴露区。睑裂的高度、长度、倾斜度及形态均影响眼形美和容貌美。睑裂的形态取决于上、下睑缘间的距离与内、外眦间的长度。在注射A型肉毒毒素治疗鱼尾纹的同时，在瞳孔中线的睑缘下3mm处注射2U的A型肉毒毒素，可使睑裂开大。

4. 肉毒毒素注射对美容手术的辅助功效　肉毒毒素应用范围越来越广阔，与其他美容方法结合应用，可产生1+1>2的综合效应。目前已广泛用于上、下睑成形、面部提升、内窥镜去皱、激光或机械磨削以及软组织充填术，取得了更好和更持久的疗效。

（1）在整形或脂肪移植软组织充填术前1周局部注射A型肉毒毒素，可减少脂肪的吸收，从而增强手术效果。

（2）轻度乳头内陷，可在配合物理牵引的同时进行肉毒毒素注射治疗，既可提升乳头，又有扩大乳晕的作用。

（3）在软组织扩张和假体隆胸手术中，A型肉毒毒素与局部麻醉药物一起使用，可缓解因扩张和牵拉作用引起的肌肉收缩和痉挛，从而减轻手术后疼痛，并有增加手术效果的作用。

（六）疗效分析与并发症防治对策

1. 影响疗效因素　影响疗效的因素包括3个方面，即产品质量、求美者因素和医方因素。较为常见的原因包括：①病变性质；②肌肉或腺体在病理生理过程中的作用；③A型肉毒毒素制剂配制不当和储存不良导致药物效价降低；④首次注射剂量不足；⑤注射位点不准确或深度不够；⑥抗体出现，使后续治疗中对肉毒毒素的反应性降低；⑦年龄：50岁以上者不如50岁以下者疗效好。

对于每一个治疗对象，一旦没有达到预期效果，都应对整个治疗过程进行回顾、分析和检讨，特别是对治疗目标、治疗程序、剂量、注射位点等进行再评价。应该强调的是，肉毒毒素疗法只是一种对症处理手段，本身并不针对病因进行治疗，因此在使用时，不能忽略对病因的检查和治疗，并建议采用综合治疗模式。

2. 肉毒中毒的防治　注射治疗时，如误将肉毒毒素注入血管内则可出现肉毒中毒，肉毒中毒是肉毒杆菌神经外毒素所致的中毒性疾病。肉毒杆菌主要存在于土壤中，引起人类肉毒病，最常见的为肉毒中毒和婴儿肉毒病。肉毒中毒临床表现复杂多样，但以不同形式、不同程度的肌无力为主症。

（1）发生机制：肉毒毒素神经外毒素的前体分子在原始状态时与一些非毒性蛋白质形成一种大小不等的复合物，复合物中的毒性分子可稳定存在于外环境和胃肠道。复合物进入小肠后，在碱性环境下解离，被吸收进入血液循环。当肉毒毒素完全进入神经末梢后抗毒素即不能再起作用，其主要毒理作用为抑制乙酰胆碱量子释放，包括自发性及冲动依赖性量子释放均受抑制，但不影响神经或肌肉的点刺激感应性或传导性。

（2）临床表现：肉毒毒素对人的毒性主要表现以胆碱能神经功能障碍引起的症状为特征。肉毒中毒后潜伏期一般为数小时至数天。食物中毒者通常在吞食毒素 4～6 小时后出现急性胃肠道症状，迟者于 12～36 小时后出现。与其他食物中毒不同，肉毒中毒胃肠道症状很少见且较轻微。消化道症状主要为腹胀，前驱症状常为全身疲乏无力、头晕、头痛、食欲减退等。

典型临床表现为多发性延髓麻痹、对称性下行的松弛性麻痹，但求美者神志清楚，多无感觉障碍和发热。多数求美者先有脑神经对称性麻痹，最早出现眼部征象，如因眼内外肌麻痹引起的瞳孔扩大、睑下垂、复视、视力模糊等。继之或同时出现张口、咀嚼、伸舌、语言困难和声音嘶哑等，最后出现吞咽困难、呛咳等咽喉肌麻痹症状，如不及时治疗可发展为呼吸肌包括膈肌、肋间肌麻痹、出现胸闷、憋气及至周围性呼吸衰竭。

（3）治疗：①对求美者应尽早根据典型临床症状、可疑史作出诊断；②一旦做出诊断，应迅速给予 A、B、E 三型多价抗毒素治疗。使用剂量：A 型抗毒素 1 万～2 万 U/天，B 型抗毒素 0.9 万～1.8 万 U/天。重症求美者用量应加倍或间隔 6 小时再重复使用，至症状消失后停药；③维持呼吸功能，对呼吸肌麻痹者，及时气管插管、切开，人工或机械辅助通气，并控制呼吸道感染，可使死亡率从 70%降至 10%。轻者恢复快，无后遗症，重者恢复缓慢，需几个月至几年，直到被损坏的神经末梢重新长出。

五、羟基磷灰石人工骨注射术

（一）概述

羟基磷灰石（HA 或 HAP）是一类磷酸钙材料，其化学成分、晶体结构、物化性能都与人体正常骨的无机物相似。近 10 年来，羟基磷灰石成为学者们研究的重要非生物材料。无论动物实验或临床应用研究都已证明该材料具有极好的生物相容性，没有老化现象，材料周围细胞无死亡、溶解和变形，无局部和全身炎症及异物反应，不溶血、不致癌、不致敏。组织学方面，羟基磷灰石为正常骨的沉积和维持提供了一个持久的基面，其表面新骨直接沉积是靠一种直接的化学黏结机制。羟基磷灰石植入机体后，不但种植本身不被吸收，还可以预防周围的骨吸收，大量的研究工作已经证明羟基磷灰石是一种理想的人工骨材料。

本材料作为美容外科应用主要是用于低鼻与鞍鼻，而且主要应用于鼻根部凹陷者。它不能用作提高鼻尖，因为鼻尖部是软骨构成，若用羟基磷灰石，会导致鼻尖过硬。此外，对于颞部凹陷、下颌后缩应用效果明显。在额部外伤性骨凹陷时，也可用此材料填充。

此外，羟基磷灰石人工骨还可用于牙槽窝，防止牙槽嵴的萎缩、吸收。羟基磷灰石人工骨还具有良好的骨引导再生作用，植入牙槽窝内的人工骨微粒作为一种骨再生的支架材料能引导牙槽骨的再生，并与新生骨组织形成牢固的化学键结合；牙齿一旦缺失，牙槽骨也随之吸收、萎缩，因此，拔牙后牙槽嵴高度的丧失不可避免。其稳固的化学性质能使其长期存在于人体而不被吸收，使牙槽嵴的高度及形态能得到长期的保持，为以后义齿的修复提供了足量的牙槽嵴。

人工骨超微粒（悬浮）分子为乳白色膏状物，对人体本身不会引起免疫反应或排异反应，但注射隆鼻术后其肿胀持续时间稍长于羟基磷灰石人工骨隆鼻术，一般 10 天左右逐渐消失。术前，应告知求美者，做好精神准备，若肿胀严重，可行抗过敏处理，口服小剂量地塞米松或维生素 C，10％葡萄糖酸钙 10ml 静脉推注，3 天即可缓解。

羟基磷灰石是一种很有前途的人工骨替代材料，它的优点有以下几点：

1. 生物相容性极好　羟基磷灰石有无细胞毒性、无异物反应、不溶血、不致炎、不致敏、对机体免疫系统无影响并能引导新骨形成，与受植床基形成骨性结合等优良的生物性能。

2. 可替代硅胶　羟基磷灰石在隆鼻术、颏部充填术和颞部充填术方面具有造型自然，逼真的特点，并且无任何毒副作用，明显优于硅胶，其唯一的缺点是鼻翼和鼻尖部塑形不如固体硅胶，但随着黏合固位材料（如纤维蛋白黏合剂、胶原等）和固体成形人工骨的开发应用，人工骨可望替代固体硅胶。

3. 骨引导再生作用　羟基磷灰石在牙槽窝内与骨组织直接形成紧密结合，并通过骨引导作用与骨组织形成一个整体，能很好地长期维持牙槽骨的高度及稳定性，并能承受一定压力。将其植入牙槽窝内还可使牙槽窝内的血液迅速凝固，减少术后出血及干槽症的发生。

（二）适应证

鼻根部凹陷的鞍鼻或低鼻，颞部凹陷、额部外伤性凹陷，下颌后缩时的丰下颏，但严重小下颏畸形不宜用此法。

（三）手术操作方法

1. 注射隆鼻手术方法

（1）确定鼻根点：在两眼内眦连线与鼻中线相交点之上约 2mm 处，用甲紫标出，并用碘酊固定；常规消毒皮肤，铺好无菌孔巾，进行下一步操作。

（2）用 2％利多卡因局部浸润麻醉，用 5 号牙科针头，由鼻头皮下至鼻根部注入麻醉剂（须在肌肉下紧贴鼻骨骨面），一般用量 0.3～0.5ml。

（3）切口：在鼻小柱中部取横或纵切口均可。

（4）制备隧道：用长直止血钳，从切口外沿鼻中线矢状轴纵向钝性分离，越过鼻背软骨时注意突破鼻背筋膜层，形成鼻背筋膜下隧道，直达鼻根点，依情况扩大隧道。

（5）注射羟基磷灰石：用特制的无菌包（已装有 1ml 人工骨微粒）注射器，刺入鼻尖皮肤转至鼻根末端，贴骨面刺入，进针位置要正，不可偏斜，边退针边缓缓注入羟基磷灰石，注射越均匀越好，同时用左手拇示指控制，注意人工骨微粒在隧道中的连续性，切勿出现间断，直至鼻梁丰满，鞍鼻得到矫正为止。注射后立即揉捏平整，使之均匀，如果填充凹凸不平的鼻梁或原隆鼻术后鼻梁线条不够高，可直接进针注入凹处。

(6) 缝合及术后用药：缝合切口，无需包扎。口服抗生素及泼尼松3天，7天拆线。

2. 注射丰下颏方法

(1) 确定充填范围：以唇为中点垂直向下至下颌骨，用甲紫标出中轴线，根据具体情况定出所需宽度、深度。同时注意求美者的性别、年龄、脸形及其要求。

(2) 切开注射：用碘附消毒后，用带少许1∶1000肾上腺素的2%利多卡因2～3ml，在定出的填充范围局部浸润麻醉，局部按揉3分钟，待麻醉药基本吸收后，空腔内切口于唇龈沟中点行0.5～0.8cm长横切开，也可于唇系带面取0.5cm长纵切口，分离黏膜下层达骨膜，切开骨膜，沿骨膜下潜行分离至颏正中，深度以下颌骨内侧缘为限，经剥离扩展形成一充填的骨膜下腔隙，注入人工骨，从两侧开始逐渐向中线会合，边注入边成形，直至满意为止，缝合骨膜，肌层黏膜下及黏膜层，用胶布双交叉固定置入材料。

(3) 术后肌注抗生素5天，口服泼尼松3天，7天后拆线。

3. 注射丰颞法　与丰下颏类似。

(1) 剪去双侧颞部头发确定充填范围，用甲紫标记。

(2) 局部浸润麻醉：要求在颞深筋膜浅深层间即颞浅脂肪垫水平。

(3) 切口：在充填范围后上方约1cm的发际内作一长约2.5cm弧形切口。

(4) 形成置入间隙：在颞深筋膜浅层和深层之间即颞浅脂肪垫水平分离，范围稍比标记大，钝性分离在此层间隙很易进行，勿分离过深和分离范围过大以免损伤血管神经。

(5) 置入人工骨：注意边注入边成形，人工骨层中部厚，边缘逐渐薄，直至颞凹丰满为止。

(6) 伤口缝合两针，双侧颞部加压包扎2天，术后应使用抗生素5天，8天拆线。

(四) 注意事项

1. 置入的最佳位置　羟基磷灰石具有与受植床基形成骨性结合并能诱导新骨形成，在颞部充填术中。其理想的置入位置应在颞凹部颞骨膜与其骨之间，但由于颞部解剖关系较复杂，术中易损伤血管及面神经分支，手术创伤较大，而在颞深筋膜浅层及其深层之间分离较易且一般不会损伤血管及神经分支。实际上，羟基磷灰石置入的最佳位置应在颞深筋膜浅、深层之间；在颏部充填术中，置入位置应在下颌骨颏部骨膜下，由口腔前庭进入很易达到，即是颏部充填术羟基磷灰石置入的最佳位置；在隆鼻术中，其理想的置入位置应是鼻骨骨膜下隧道，但由于鼻骨骨膜菲薄且与鼻骨紧密相贴，手术时不可能分离出完整的骨膜下隧道式腔隙，故认为鼻背筋膜下隧道是隆鼻术置入的最佳位置。

2. 由于羟基磷灰石人工骨粉必须和骨组织接触才能与自体骨融合固定，所以不能用于鼻尖成形。

3. 术中分离隧道时要紧贴中线，在鼻背骨膜下分离，不宜过宽。所作隧道的大小决定充填物在隧道内的稳定度。如果隧道过大，充填物容易发生偏斜和移位；隧道过小则皮肤张力大，影响血液循环，可引起局部皮肤坏死。

4. 鼻根部的黄金点，即鼻起点，应在眉间及内眦间连线的 1/2 处。需要注意的是充填物有时并不能完全到达该点，由于鼻外表的隆起往往因为皮肤的移行会比充填物所到达之处显得靠上方一些，这恰好是鼻起点的黄金点。为了防止出现不自然的鼻外形，人工骨充填时应注意充填物不能超过鼻根部的黄金点，同时也不能注入软组织或其他间隙内。充填物一次注入过多，也会影响鼻形整复，所以应少量分次注入。

5. 注入局麻醉药液的作用　①局部浸润麻醉止痛的作用，只需 1～2ml，麻醉药使用过多使局部肿胀不利于术中掌握人工骨的充填量及观察鼻外形；②局麻醉药注入鼻背筋膜下，相当于用液体分离注入人工骨的隧道，故由鼻尖皮肤进针后刺入鼻根部的隧道宜直，不能歪斜，隆出的鼻梁线条才会直。

6. 羟基磷灰石人工骨粉的成品为颗粒状，植入后早期成形有一定困难，需要一段时间才能变硬、成形、固定，所以术后最好不用外包扎，求美者可以在 24 小时内根据自己的审美观，在医师指导下调整外形。鼻外形调整满意后，尽量不要碰撞鼻部，一个半月内不戴眼镜，避免发生偏斜和移位，导致整复失败。

7. 注射量尽量准确，遵循“宁少勿多”的原则，如注入量过少，还可再次追加，一旦注射过量时，只能手术取出。

8. 推注人工骨时，针尖的斜面方向很重要。隆鼻梁及垫高鼻尖针斜面都应向上。

9. 不能注入皮内，以免产生硬结或出现色素，影响外观。

10. 丰下颏时，剥离的腔隙及注射量，必须事先设计好，这样人工骨注入后，才便于塑形，并只需作外固定即可。

11. 置入硅胶隆下颌有过敏等反应改用此法者，需在取出下颌假体后 3 个月进行。

（五）并发症及其防治

1. 术后非炎症反应　人工骨粉为乳白色膏状物，对人体本身不会引起免疫反应或排异反应，但注射隆鼻或丰下颏术后其肿胀持续时间稍长，一般 10 天左右肿胀才逐渐消失。

2. 外形不理想或感染　人工骨粉注入隆鼻，有可能因经验不足，或无菌操作不严造成外形不美、感染等，此时必须尽快取出。否则，半年后，一旦新生骨长入或人工骨与原来的基骨融合在一起，取出较困难。一般两周内注入的人工骨粉，可采取鼻前庭小柱旁切口，用眼科剪沿鼻背筋膜下分离至鼻根部，然后用手轻轻由鼻根部向下推挤，即可将膏状或黏稠人工骨超微粒分子挤出。然后用刮匙轻轻搔刮，局部缝合即可。如果注入时间长达数月以上，仍可按照此法取出，以搔刮为主。如果注入时间在半年以上，人工骨与新骨以及原来的基骨完全融合在一起，可用眼科剪沿注入的人工骨复合组织块与周围分离，尽量整块取出。

（米雄飞）

11 第十一章 毛发美容技术

第一节 毛发的解剖与生理

毛发是皮肤的附属器之一，大部分皮肤表面有毛，但掌跖、指(趾)末节伸侧、唇红、龟头、包皮内侧及阴蒂大小阴唇无毛。毛发可分为终毛和毳毛。覆盖于体表大部分区域的细毛称为毳毛，毳毛软而细、无髓质，色泽淡。眉毛、睫毛、头发、腋毛、胡须、阴毛等粗长而黑的毛称为终毛，终毛含髓质，又分为长毛与短毛，其中长毛的特点是长、粗且硬，色泽浓，含有直径不等的髓质，常在1cm以上，如头发、胡须、腋毛、阴毛。短毛的特点为短、粗且硬，色泽浓，常不超过1cm，如睫毛、眉毛、鼻毛。胎毛软而细，无色素，无髓质，在胎内生长，出生后由长毛、短毛和毳毛替代。

一、毛发的结构

毛发由角化的上皮细胞构成。毛发位于皮肤以外的部分称毛干，位于皮肤以内的部分称毛根，毛根包含在由上皮和结缔组织形成的毛囊内，和毛囊下端融合成膨大的毛球。毛球中央向内凹陷的部分称为毛乳头，内含结缔组织、神经末梢及毛细血管，以提供毛发生长过程中的所需养分，毛球下层靠近乳头处称毛基质，是毛发及毛囊的生长区，相当于表皮基底层及棘细胞层，并有黑素细胞。

(一) 毛干

毛干是露出皮肤的头发，是表皮向外生长的特殊部分，由角朊细胞组成，其主要成分为角蛋白，占毛干总量的85%～90%，其他成分是水、色素、类脂质和微量元素。头发的剖面由外到内分毛小皮、皮质和髓质部分3层(图11-1，图11-2)：

1. 毛小皮　由无核的鳞状角化细胞呈屋瓦状重叠而成，约5～6层，每层厚350～450nm，其游离缘朝向毛发的末端，可呈鳞状、牙状或锯齿状。毛小皮细胞与内毛根鞘细胞相连接，使毛发牢固地位于毛囊中，透明而无色素。其超微结构在电镜下显示为角化细胞，呈扁平状，成层排列。能阻挡来自外界理化因素的损伤。一般而言，头发近端的毛小皮最光滑、齐整。越远离头皮部的毛小皮，尤其是头发的末端，越容易受到各种因素不同程度的影响，从而出现边缘轻度翘起、破裂或分叉等现象。

2. 皮质　毛皮质为头发的主体部分，由细长的梭形角化细胞紧密排列而成。细胞间隙由小的空气间隙填充，称为毛干梭，粗毛中较多且较大，在毛根下层较多。毛根下方不完全角化部分称为角质增生区，皮质细胞内含有黑素颗粒。其超微结构显示为角化细胞向上方移动，变细变长，出现与头发长轴平行的细纤维，数目和大小增加，呈束状，在角化部分有纤维成分，细胞境界模糊不清，含有黑素颗粒。横切面可见纤维束的高电子基质中有许多微丝

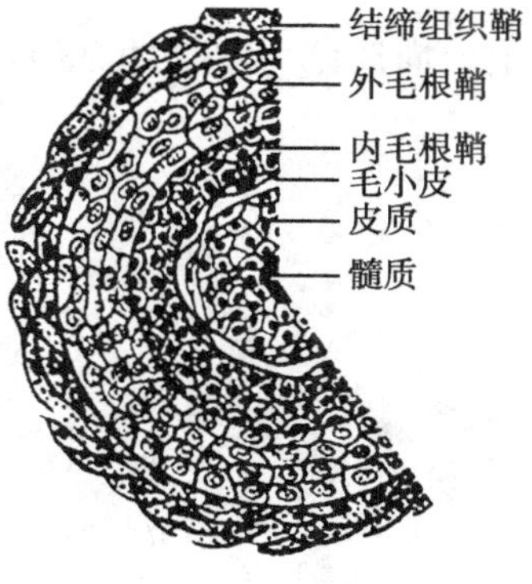

图 11-1　毛干横断面

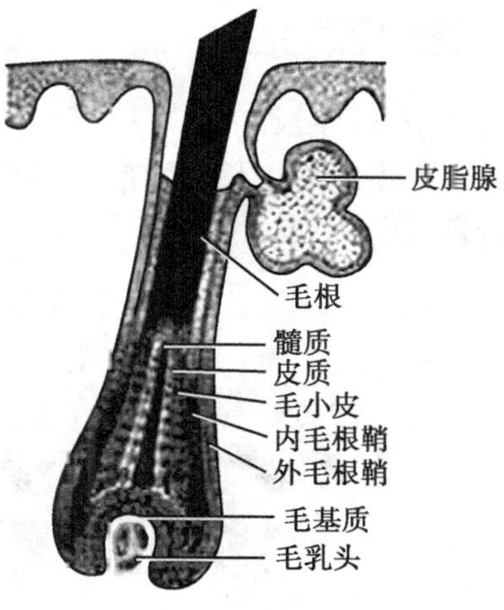

图 11-2　毛发纵切面

的圆形断面，排列成同心层，酷似指纹。

3. 髓质　位于头发中轴部位，由 1～2 列立方形细胞纵行排列而成，可连续或断续存在。细胞内和细胞间有空气。在电子显微镜下其超微结构显示为毛球上部髓细髓质细胞的胞核较大，细胞质中富含精氨酸，并有黑素颗粒存在。在较高部位，有不规则纤维形成网状，其间有大小不一的空泡核细颗粒状物质。毛发的末端和毳毛无髓质，髓质的作月是使毛发提高结构强度和刚性，毛髓质较多的毛发呈现硬性。

（二）毛根

毛根是位于皮肤内部的头发，它的末端膨大呈球状，称毛球。毛球位于毛囊内，中央内凹，接毛囊真皮乳头。毛根同样具有髓质、皮质和毛小皮 3 层结构。

（三）毛囊

毛囊是深入到真皮组织内的结构，毛发在生长时期，毛囊可伸到皮下组织。其生长过程中的营养成分靠毛乳头来提供。毛囊和毛发都是由毛球下部毛母质细胞分化而来，毛囊由内毛根鞘、外毛根鞘、结缔组织鞘构成(图 11-3)：

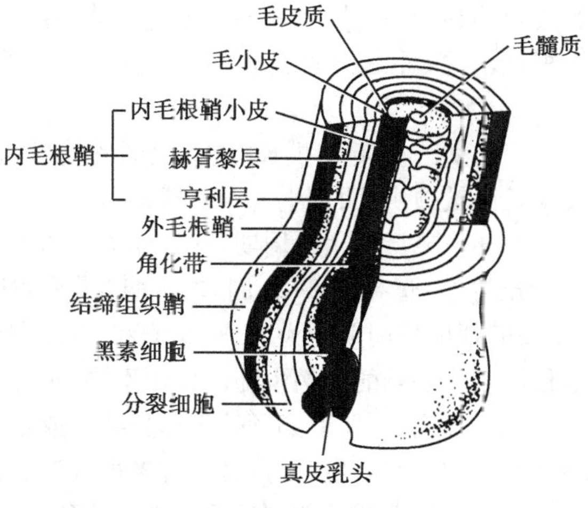

图 11-3　毛囊结构模式图

1. 内毛根鞘　由外向里分为三层：亨利层有单层较扁平的细胞排列构成；赫胥黎层有 1～3 层细胞组成，鞘小皮是一层相互连叠的细胞。

2. 外毛根鞘　相当于表皮的基底层和棘层，由一至数层细胞构成。

3. 结缔组织鞘　分为三层：内层为一层透明样薄膜，中层由波浪状致密的结缔组织构成，此层和周围的结缔组织无明显的界限。

二、正常毛发生理

（一）毛发的生长周期

人的毛发不断地生长和脱落，呈现周期性。毛发的生长周期分为生长期、退行期、休止期三个阶段（图 11-4）。

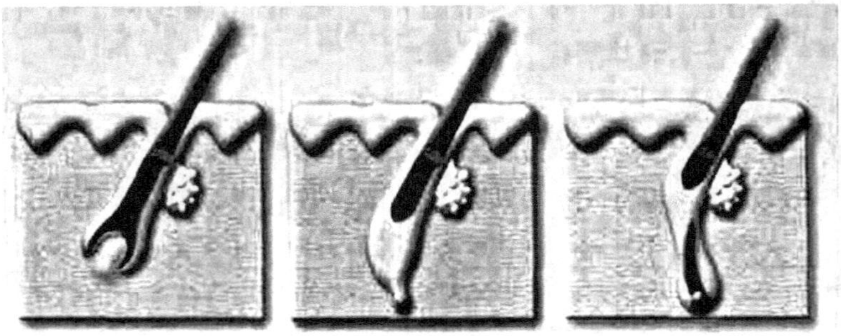

图 11-4　毛发生长周期模式图

1. 生长期　为毛发的增长时期，此期间毛乳头增大，毛母细胞增生活跃，毛发生长，毛囊可深入到皮下组织。在生长周期内，毛球中的黑素细胞产生黑色素，随着年龄的增长，黑色素逐渐减少，头发变白，但不影响毛发的生长。

2. 退行期　毛母细胞退化，毛乳头萎缩，毛囊开始退化，毛发停止生长、毛囊的底部向皮肤表面移动。退行期的最初特征是毛球部停止产生色素，毛母细胞减少增殖并停止分裂，内毛根鞘消失，外毛根鞘逐渐角化，毛球变平，毛根缩短回到立毛肌起始部的下部，进入休止期。

3. 休止期　即毛发生长终止，此期的毛囊与毛乳头分离，毛发由于新一代的生长期的毛发生长而被顶出、而发生自然脱落。

不同部位毛囊的生长周期不同，如头发的生长期为 2～7 年，有的长达 25 年，平均每月生长 1cm 左右；退行期 2～4 周，休止期 3～4 个月；眉毛的生长期为 30～60 天，休止期 105 天；下颏胡须生长周期约为 11～18 个月，生长期约 4～11 个月，休止期 10～75 天。毛发处于生长周期中各期的比例也随部位而不同，正常人的头发生长期占 85%，休止期占 14%，退行期占 1%，而眉毛则有 90%处于休止期。成年人头发平均每天脱落 70～100 根左右，同时有相同数量的毛发新生，保持着动态平衡，使毛发总数大致不变。

毛囊的周期性活动的调控机制尚不清楚，可能与先天因素有关，其他影响因素包括健康状况、营养、气候、药物、激素水平等，如妊娠中晚期，头皮的生长期毛囊明显增多（大于 90%），分娩 3 个月后头发大量脱落。毛发处于不同的生长周期对外界刺激因素的反应也不同：X 线照射或口服醋酸铊可影响生长期的毛囊，使所有在生长期的头发脱落；而刺激物如乙醚、苯会使休止期毛发脱落。

（二）毛发的生长速度、数量和密度

毛发的生长速度因部位不同而不同，如头发每日生长 0.27～0.4mm，平均 0.37mm，腋毛生长速度接近于头发；颏部毛发生长速度为每日 0.21～0.38mm，其他部位毛发生长速度

约每日 0.2mm。并与年龄、性别、季节等有关，如女性的头发比男性长得快，男性腋毛生长速度超过女性；从年龄来说，15～30 岁是毛发生长最快的时期；从季节说，头发在夏天比春天长得快，秋天比冬天长得快。毛发的密度随性别、年龄、个体和部位而异，成人全身约有 500 万根毛发，其中头发约 10 万根，胡须约 1.5 万根，头顶部毛发密度 300 根/cm^2，后颈部 200 根/cm^2，前额和颊部毛囊的密度为躯干和四肢的 4～6 倍。毛囊的密度是先天生成的，到成人期不再增添新的毛囊数。

（三）毛发的功能

1. 头发　头发是人体的重要组成部分。有保护头皮，减少和避免外来的机械性和化学性损伤、防止头部遭受紫外线伤害，同时有保温和散热作用。头发是外表健美的重要标志之一，不但具有单独的审美价值，而对头部、面部、颈部、肩部以至整个体态都有很重要的协调作用。

2. 其他毛发　眉毛可使汗水、雨水等不流入眼，减少对眼的损害，眉毛也是颜面部审美的重要组成部分；睫毛对眼有保护作用，防止灰尘等异物的入侵，阻挡强烈阳光直射，是眼部审美的重要组成部分；鼻毛可阻止灰尘进入呼吸道，延续冷空气进入呼吸道的时间，从而减少灰尘、冷中气对呼吸道的刺激；阴毛、腋毛能减少局部皮肤的摩擦而避免感染，并能帮助汗液的蒸发。体毛阻挡细菌进入体内、有助调节体温。

第二节　常见的毛发异常

毛发异常是指毛发的分布、数量、颜色和结构上的改变，临床上可由多种因素引起，如药物、激素等。常见的毛发异常为：

一、脱发

脱发的种类：

脱发广义上划分为生理性和病理性两种。病理性脱发也称秃发。

生理性脱发是指在正常的新陈代谢状态下的头发脱落，一般有以下几种情况：①自然脱发：头发是不断地生长、脱落和再生的。一般来说，每日自然脱落的头发数目为 50～100 根，同时也有相应数目的新发萌出，总体保持着动态平衡；②婴儿脱发：1 岁内的婴儿头发均以同一速度生长，当婴儿 2～3 个月时，颈后部的第一批毛发会自然脱落，接着其他部位的头发也先后更换；③产后脱发：一般发生在产后 2～7 个月之间，约有 45%的产妇发生；④老年脱发：中年以后，新生的毛发数量日渐减少，休止期的毛发数量逐步增加，头发逐渐稀疏脱落和色素脱失。

1. 按生长周期分类的脱发类型

(1) 休止期脱发：一般分以下两型：①急性休止期脱发：病程一般 6 个月，常可完全缓解，产后脱发、药物引起的多属于急性休止期脱发；②慢性休止期脱发：病程在 6 个月以上，可长达数年，期间病情时好时坏。手术、精神紧张、严重疾病等可以诱发急性发作。

(2) 生长期脱发：处于生长期的毛发对许多化学性或物理性因素非常敏感。引起生长期脱发的病因较多，主要包括细胞毒药物及抗代谢药物、大剂量 X 线、铊、砷、铅等重金属等等。

2. 按病因分类的脱发类型

(1) 神经精神性脱发:包括精神压力过度导致的脱发及精神心理因素所致的脱发。

(2) 内分泌性脱发:与雌激素水平不足、甲状腺功能异常、垂体功能异常、甲状旁腺体功能减退、肾上腺肿瘤等有关。

(3) 营养代谢性脱发:蛋白质铁锌等营养物质缺乏,糖、盐摄入过多等引起脱发。

(4) 物理性脱发:机械性刺激或局部摩擦刺激,放射性因素,日光中的紫外线、热吹风温度过高、使头发含水量降低,角蛋白变软断裂,毛发干燥脆弱,并易断裂脱落。

(5) 化学性脱发:①药物:抗癌药物、抗代谢药、植物碱类、未定类的顺铂等常引起脱发。抗凝剂、醋酸铊、细胞毒类药物、砷剂、避孕药等也可以导致程度不同的脱发;②烫发剂:烫发直接损伤毛小皮,水分易从毛皮质中丢失从而使头发干燥易断;③洁发剂:会程度不同地损伤头发和刺激头皮,加速头部皮肤的老化,招致脱发、断发;④染发剂:染发时氧化过程导致头发受侵蚀,水分丧失头发干燥易断,有的染发剂含重金属,易引起生长期脱发。

(6) 感染性脱发:①病毒感染:人类免疫缺陷病毒(HIV)可以感染、水痘-带状疱疹病毒也可以引起脱发,甚至成为瘢痕性秃发;②细菌感染:麻风杆菌感染、金黄色葡萄球菌感染、结核杆菌感染均可以引起不同程度的秃发;③真菌感染:感染真菌、卵圆形糠秕孢子菌会引起脱发;④其他微生物感染:梅毒苍白螺旋体引起的虫蚀状脱发。

(7) 症状性脱发:见于贫血、肝病、系统性红斑狼疮、干燥综合征等慢性疾病或头部局部疾病如损伤性秃发、脂溢性脱发等。

(8) 先天性秃发　指发育缺陷所引起的头发完全缺如或稀疏。①全身性秃发:全身毛发很少生长。如全身性毛发脱落症;②局限性秃发:局限于头皮,毛囊数目并不减少,但毛发周期缩短,生长期极短以致毛发不能伸出毛囊,见于先天性非瘢痕性局限性斑秃。

(9) 免疫性脱发:与免疫因素有关的疾病引起的秃发,如斑秃、红斑狼疮等。

(10) 不明原因脱发:原因尚不明确,如假性斑秃。

二、雄激素源性秃发

又名早秃,俗称"谢顶"。为进行性毛发密度减少,包括男性型脱发和女性弥漫性脱发。

(一) 病因

可有家族史,由雄激素引起。

(二) 临床表现

本病多见于男性,常在20～30岁发病。有遗传倾向者一般发病较早。

脱发大多先从前额两侧鬓角部开始,呈M形逐渐内上扩展,呈慢性经过后头顶部毛发逐渐稀少,终至大部分脱落。也有前额鬓角和顶部脱发同时发病或头发自顶部开始脱落的病例。头发逐渐变细软,尤其是新生的部分。额上部和顶部的头发可完全脱光,皮肤滑、毛孔缩小或遗留少量毳毛,而枕部及两侧颞部仍保留正常的头发,呈马蹄形外观(图11-5)。本病仅头发受累,胡须及其他毛发不受侵犯。

脱发速度和范围因人而异,有的仅轻度秃发,时好时坏,或可持续多年不变,有的在短短几年就可达到老年秃发的程度。一般在30岁左右发病者病情进展最快。

自觉症状缺乏或仅有轻痒。患者常伴有皮脂溢出,导致头屑增多,头皮油腻、瘙痒明显,头发油腻而光亮。

女性患者症状较轻，呈弥漫性脱发，表现为头顶部头发稀疏，呈弥漫性脱落，但前额部的发际线并不后移，颞部头发很少脱落，不会引起全秃（图 11-6）。30%～40%的女性合并内分泌异常，部分患者伴有痤疮、多毛症等雄激素过多的表现。

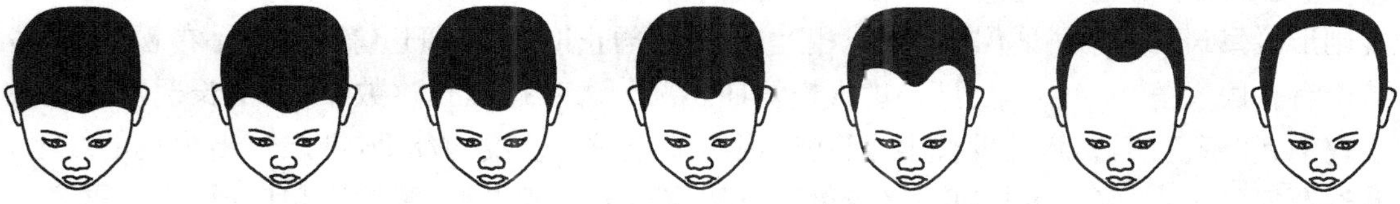

图 11-5　男性雄激素源性脱发动态模式图

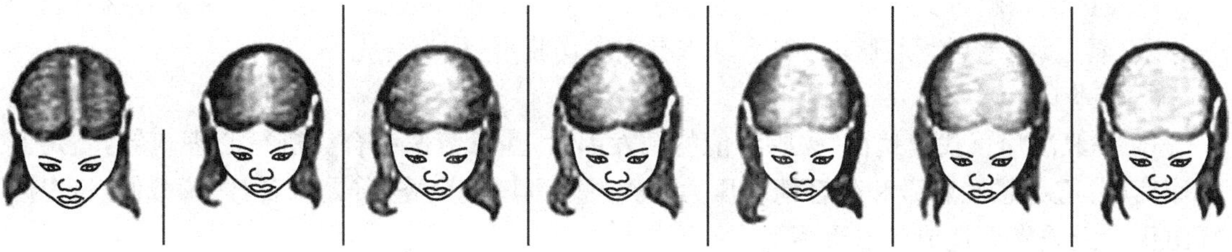

图 11-6　女性雄激素源性脱发动态模式图

（三）防治

1. 保健和护理　合理洗发，不应太频繁。正确地进行头部按摩。科学地安排饮食，减少摄入如咖啡等刺激性食物，少饮酒。坚持体育锻炼，保持身心健康。改善生活习惯，减轻精神压力，保证足够定时的睡眠。避免使用劣质洗发剂、生发剂和护发剂，以及易引起头皮外伤的用具。

2. 局部治疗　①米诺地尔：浓度为 2%～5%的溶液；②黄体酮：常用 2%～4%酊剂；③己烯雌酚：0.05%酊剂；④香波型洗剂：2.5%二硫化硒或 2%酮康唑洗剂（采乐）等洗发。

3. 全身药物　①非那雄胺：每天 1mg，连续使用 6～12 个月；②螺内酯：每次 10～20mg，每天 3 次；女性患者可用至每天 100～200mg，连续 6 个月；③西咪替丁：每次 0.2～0.4g，一日 4 次，疗程 5 个月或以上。

4. 美容治疗　枕部的头发生长良好者可以做毛发移植。

三、斑秃

斑秃亦叫圆形脱发（圆秃），俗称鬼剃头，以头部发生圆形或椭圆形、非炎症性、非瘢痕性的突然脱发，局部皮肤正常，无自觉症状为特点。

（一）病因

尚未完全明了，可能与毛囊黑素细胞受损和自身免疫有关。遗传因素和神经精神因素常是斑秃发病的诱因。

（二）临床表现

男女均可发病。多见于 30～40 岁，也有发生在老年人或儿童。不少患者发病前有精神创伤或精神刺激等发生史。大多数患者发病前头皮无不适。

按病期可分为进展期、静止期及恢复期：①进展期：突然在头部出现圆形或椭圆形的脱发斑，直径1～10cm，数目不等常在无意中或为他人发现。进展期脱发斑渐增大，边缘处头发松动，易于拔下，又称头发轻拉试验阳性，表明病变处于进展期。将拔下的头发在放大镜下观察可见毛发近端逐渐萎缩变细，如惊叹号(!)样。脱发区的头皮外观是正常的，无炎症发红、无鳞屑平滑光亮，触摸感较松软。脱发斑境界清楚，多数发展至钱币状或稍大，也有不规则形脱发斑，或脱发斑不断扩大或相互连接；②静止期：脱发斑边缘的头发不再松动，大多数患者在脱发静止3～4个月后，进入恢复期。部分患者病程长达数年，甚至长期不愈或仅生毳毛；③恢复期：有新毛发长出，最初出现纤细、柔软、色浅的毳毛，继之长出黑色的终毛，并逐渐恢复正常，绝大多数斑秃患者可以自然痊愈。一般来说，脱发区越广泛，头发再脱落的机会越大，复发率越高，完全恢复的几率越小。

脱发区面积超过头皮的1/3，或病程超过一年属于重型斑秃。全部头发脱落，称全秃；若头发、眉毛、睫毛、胡须、腋毛、阴毛等所有毛发均脱落，称为普秃。

(三) 防治

1. 一般治疗　找出病因，去除可能的诱发因素，注意劳逸结合。进行心理疏导，坚定其治疗信心，避免恶性刺激和减轻精神压力。秃发范围广或全秃、普秃患者，建议戴假发，以减轻由于广泛秃发而造成的心理障碍。

2. 全身治疗　服用胱氨酸片、维生素E及B族维生素有助于生发。

3. 局部治疗　10%辣椒酊、5%～10%斑蝥酊、30%补骨脂酊、2%～5%敏乐啶溶液。

4. 物理疗法　①可用梅花针扣刺秃发区域，每日1次，直至有新发长出；②液氮冷冻治疗：局部冻融反复3次为完成，程度以发生红斑、脱屑或结痂为限，不宜产生水疱，每周1次，4次为1个疗程；③氦氖激光照射：每片损害每次10分钟，每日1次，6次为1个疗程，其后停照1日，然后再视情况决定是否需加用1个疗程。

四、假性斑秃

假性斑秃临床表现上类似斑秃，大多出现多发性圆形、椭圆形或不规则的秃发区，并渐进性地导致毛囊萎缩和永久性脱发，患处可见头皮萎缩。

(一) 病因

无明显致病原因的秃发统称为假性斑秃。常与发育缺陷、肿瘤、感染、物理化学性损伤、或继发于某些疾病。

(二) 临床表现

男女均可发生本病，以中年患者居多。通常无自觉症状，偶尔在损害扩展时可伴瘙痒感。

在头顶部或枕部出现一个或数个小的圆形、椭圆形或不规则形脱发斑，脱发斑一般数目多而小如硬币，边缘头发不松动。头发轻拉试验阴性，头皮表面光滑、柔软、稍萎缩变薄而略显凹陷，呈白色或蜡色，斑片边缘可微红。无脓疱，断发或严重炎症。本病可缓慢地、进行性地或间歇性地存在许多年，引起永久性脱发，不能恢复。许多小的皮损可融合，仅极少导致完全脱发。

(三) 防治

去除病因，如属于感染性者使用抗生素，属于症状性者先治疗原发病，头发移植术使局部再现毛发。戴假发改善外观、有一定的美容效果。

五、头发侵蚀

为发干异常的一种。

（一）病因

长期或反复摩擦、日光、热吹风、环境潮湿等因素，游泳池中的化学物质或海水中的盐类等，只要接触足够长的时间，都会产生严重的头发侵蚀的表现。

（二）临床表现

头发发干的最外层是毛小皮，越远离头皮部的毛小皮，由于接触外界的时间长，越容易受到各种因素的程度不同的影响，边缘可轻度翘起或破裂，这种情况即为侵蚀。但若毛发末端的毛小皮受到长时间较严重的侵蚀，毛皮质被一定程度的裸露，内含的水分丢失，头发变干燥和脆弱，头发易打结，不易梳理，并有发梢分叉、失去光泽，甚至完全断裂。显微镜下可见发梢分叉。电镜易见到毛小皮剥脱，毛皮质裸露。

（三）防治

1. 保健和护理　对轻微的头发损伤，平常多使用免洗护发素，或洗发后多加护发素，或用洗发护发二合一洗发剂；修剪发梢，以免患处受到的侵蚀进一步扩大。

2. 全身治疗　口服维生素C片、维生素E胶丸、维生素AD胶丸等促进毛小皮修复。

六、分叉发

为发干异常的一种。

（一）病因

长期或反复烫发、摩擦、热吹风等因素使头发不断被侵蚀，可能是本病的部分病因。

（二）临床表现

有较多断发，严重时肉眼也能看到头发末端分叉。可同时存在结节性脆发症。显微镜下可见发干有间歇性分叉，出现有两平行的分支，一段后又融合。有的毛发在分叉处呈沟状，接着分叉。各病发的分叉不一定同时出现。毛发的分叉可以是暂时性的。

（三）防治

有些患者的病发可以自行消失。多使用免洗护发素，或洗发后多加护发素。

七、多毛症

多毛症是指体表任何部位的毛变长、变粗、变黑、密度增加超出正常界限或毳毛处有过多的终毛生长。多毛症病因复杂，一般分为先天性和获得性两种。先天性多毛症常与遗传和种族有关，而获得性多毛症则常与机体的内分泌系统功能紊乱有关，常见的如妇女多毛症。临床也常按多毛累及的范围不同将其分为全身性多毛症或局限性多毛症。

（一）全身性多毛症

常见的全身性多毛症为先天性全身性多毛症、获得性毳毛增多症、医源性多毛症等。

1. 先天性全身性多毛症　表现为患儿生下即全身多毛，皮肤被毛处胎毛比健康婴儿显多而长，可长达数厘米或更长，通常表现为面部长毛特别明显，眉毛浓而长，两眉常可连接起来。前额、面部、颈部体毛均密而长。

2. 获得性毳毛增多症　常见于壮年和老年人。起病突然，一般先在面部长出丝绸状细长而柔软的胎儿毛发样毳毛,此种毛发生长速度远快于普通的毛发,一周可生长 2.5cm 继续生长可以布满全身并代替其他的毛发(手掌、足底除外),甚至已秃发的头部也可以产生。毛发总长度可以超过 10cm。常与多种内脏恶性肿瘤合并存在,一些较严重的疾病如皮肌炎、营养不良型大疱性表皮松解症等也可合并获得性毳毛增多症。

3. 医源性多毛症　由药物引起的多毛一般均在应用药物 6 个月～1 年才开始出现,但也有少数药物可以在较短时间内出现,如苯妥英钠可以在应用后 2～3 个月即开始出现多毛。此种毛发一般比胎毛粗,比终毛细,可长达 3cm。医源性多毛一般均是暂时性的,停药后 6 个月～1 年内可逐渐消失,但也有些药物(如苯妥英钠)引起的多毛可持久存在。不同的药物可引起不同的多毛表现。

获得性毳毛增多症应针对原发病,原发病治愈则多毛现象逐渐消失。医源性多毛症停药后绝大多数患者的多毛可逐渐消退,个别停药后不消退者,可采用美容方法去除。

(二) 局部多毛症

1. 先天性局部性多毛症　常常有家族性,临床表现多样。青春发育期前腋下、阴部、上唇等部位提早长出硬毛的,称为"异时发生";在应该长毳毛的部位长出硬毛的,称为"异位发生";女性在男子长硬毛部位如上唇、须、耳前部、胸、腹及大腿前侧部亦长硬毛的,称为"性征异常"。可用激光、电解法等脱毛。

2. 痣样多毛症　是先天性局部性多毛症的一个较常见类型,为先天性局限性发育缺陷。可出生即有或幼年发病。常和痣合并存在,往往在色素痣的表面长硬毛或颜色改变的毛发。多毛界限鲜明,多毛范围与色痣范围可以一致也可以不一致。多毛部位毛的长度、直径和颜色与其生长的部位和患者的年龄不相称。本病无需治疗,如有美容需求者,可用电解法等脱毛。

3. 获得性局限性多毛症　由局部皮肤在慢性炎症或慢性刺激后发生。可见于内分泌功能障碍性疾病、长期大量应用睾酮、皮质类固醇激素类药物的患者。摩擦、搔抓、烧灼、石膏固定、局部注射等也可引起后天性局部性多毛症,有时在疤痕处也可发生。表现为局部性的毛发变黑、变粗、变长、变密,多毛部皮肤往往伴有色素沉着。本病无需特别治疗,主要是找出致病原因,去除局部刺激因素后多毛可逐渐消失。

八、妇女多毛症

妇女多毛症指妇女在雄激素依赖部位如上唇、额、耳前部、胸、腹及大腿前侧部位,部分或完全有过多过密的粗毛生长,呈男性型的毛发分布。

(一) 病因

妇女多毛症病因复杂,受遗传因素、种族因素及患者年龄的影响,与卵巢、肾上腺、垂体的功能障碍、药物有关,最直接的因素由雄激素过多引起。

(二) 临床表现

在雄激素依赖的部位长出长而粗的终毛。最常见的部位为上唇,其次为颊旁和下颌等处,躯干和四肢较少见,偶见耳前区也有明显的粗毛。

(三) 治疗

治疗的关键是去除病因。治疗之前,应认真的检查以找出原发病灶、对于肿瘤及增生性病灶,能切除的应予外科治疗。对由药物引起者应及时停药。切除原发病灶后,妇女多毛症可部分或完全消退，但也有部分病人多毛持续不退。

美容疗法：美容疗法简单易行，其缺点是多不能阻止粗毛的再生，必须多次或长期的治疗。

(1) 剃毛：剃毛是最容易和廉价的方法，反复的剃毛并不会使毛发变粗或生长加快，医生应向患者解释以消除其顾虑。局限于四肢的多毛症可用此法。

(2) 拔毛：由于有痛感，只适用于小面积多毛症。拔毛时要注意局部的清洁及消炎，以避免发生毛囊炎。

(3) 蜡脱：蜡脱是一种拔毛的办法，一般用于上唇脱毛，主要的不良反应为局部感染。

(4) 化学药物脱毛：化学药物脱毛是使用脱毛霜外涂于多毛部位，数分钟后，毛发溶解脱落。化学药物脱毛霜的脱毛是暂时的，皮面毛干脱落后，皮内的毛根仍然会长出毛干来，因此要经常使用。脱毛霜有一定的局部刺激性，使用时一旦毛发溶解，应立即用清水洗净，并注意其可能引起局部的过敏反应

(5) 漂白法：漂白法是使用脱色剂使黑毛变白或变为淡黄色而不显眼。常用的脱色剂有过氧化氢、氨水(10∶1)混合液，每日2次外涂多毛处，一般2～3周后起效。

(6) 高频电针脱毛法：是利用直流电直接破坏毛囊基底，造成永久性的脱毛。疗效好坏的关键是要控制好针刺的深度及通电的时间。过浅脱毛后可再生，过深易形成瘢痕，电解面积太大可导致淋巴回流障碍，局部的感染此法适用于小范围多毛症。

(7) 激光脱毛：激光脱毛的治疗作用，是建立在选择性光热效应的原理之上的。使整个毛囊结构被选择性的破坏，达到永久性脱毛。激光只能对生长期的毛发起作用，因此其治疗并非都是一次性的。常见的不良反应有局部的色素改变、水疱、瘢痕形成等。

第三节　毛发检测技术

对判断毛发生长情况，评价毛发疾病病情、治疗状况，除根据临床表现外，还应采取特殊的毛发检测技术。

(一) 物理检查

1. 拔毛试验　方法是用拇指和示指以中等力度捏起患者前额或颞区的一束大约50～100根毛发的根部，然后沿头发纵轴缓缓向外拔。在不司部位重复6～8次。在正常情况下，总共有2～5根休止期松动头发可以拔出。急性休止期脱发患者，其拔毛试验脱落的毛发是正常的3～4倍，即每束毛发拔后有1～5根头发脱落。

2. Jacquet征　也称为“挤捏征”，该方法对于前额和头顶的脱发有一定诊断意义。除斑秃外，大多数脱发患者的毛发不可再生，由于该区域的毛囊的连续性遭到破坏，使部分张力减低，此时挤捏可出现嵴样隆起。

3. 钳发试验：选择可疑脱发部位的头皮，剪短约50根毛发至离头皮0.5cm以利于钳发。用止血钳或持针器夹住5～10根毛发，快速用力拔出。钳发试验可反复进行，直到取出所需的50根毛发为止。拔出的毛发近端固定在载玻片上，进行常规毛发显微镜观察，并进行生长期和休止期毛发比率计数。

4. 毛发脆性试验　该试验只要检测毛发的脆性大小。方法是以一只手的大拇指和示指固定一毛发，另一只手牵拉这簇毛发，如果毛发的脆性降低则很容易被拉断，反之则不易

拉断，该项试验是对拔毛试验的补充。若两项试验都是阳性，患者可能属于毛发脆性较高的人群。

5. 脱发定量分析：方法是连续 7 天，让患者收集自己脱落的头发，并将每天的头发分别放置在塑料袋中，然后计算出每天的平均脱发量。正常每天脱落头发 50～100 根，在急性休止期可脱落多达几百根。

6. 毛发弹性试验　最常用的就是拽拉测试，即用拇指和示指捏紧 2～3 根头发，慢慢拉扯，记录拉长前后的长度，并观察毛发是否能恢复到原来的长度若头发伸展开而不易断，表示头发弹性很大，伸展后还可慢慢缩回；若弹性不良，拉扯时很快伸展，但也容易断裂：健康的头发一般可被拉长其长度的 25%～30%，而干性头发拉长的长度往往小于 25%。如果弹性不好则说明发质较差，需护理，近期不宜做美发。

7. 卷曲性试验　本试验是用来对毛发的弹性和脆性进行粗测的方法。取患者患处一根较长毛发，左手固定一端，右手将毛发从拇指和示指间指甲下拉过，可见毛发呈螺旋状弯曲，再将其拉直，过几秒钟再松开，观察头发的变化。如果还能重新卷曲，说明发质较好；若不能或仅少部分卷曲，说明发质很差或欠佳，需要定期养护。

（二）实验室检查

1. 毛发光镜直接检查　主要用来对钳发试验拔出的毛发的性质进行鉴别，低倍镜下主要观察毛发有无弯曲，扭曲旋转以及旋转的程度，毛发粗细是否一致，有无分叉，毛干有无膨大，毛干中间有无纵向分裂和变形和毛球形态，内外毛根鞘的情况等。

2. 毛发图像分析技术　使用配置的近距离放大功能的相机在患者事先处理过的头皮处近距离拍摄毛发照片，经过一定的间隔时间（1 周内）在相同的地方再次摄片。通过对比几次拍摄的照片，分析判断患者该处毛发的生长情况，如该区总毛发数量、毛发直径、毛发密度、生长期/休止期毛发的比例、单根毛发的线性生长率等。

毛发的动态摄像检查方法从定量、定性和毛发动态变化等方面提供了较为可靠的局部毛发生长信息。该技术由于不对毛发和头皮造成有创性伤害而不影响患者的美容，因此依从性强、随访率高，且数据来源可靠而充实，是临床判断毛发疾病病情、治疗状况以及进行科学研究的重要的工具。

第四节　美发与养发技术

发质特征和调养护理

头发护理是头发健美的重要环节，也是自我健康美容的重要内容之一。由于每个人的头发性质有一定的差异，所以头发的护理与保健要因人而异。这里主要介绍干性、油性头发。

（一）干性头发

由于缺乏皮脂或水分而引起头发干燥的一种头发类型，称干性头发。

1. 成因　干性头发大多数是由后天的护理失误或病理因素造成的：过多的日晒、包括电吹风；长期在气候干燥或多风沙的环境生活和工作、头发受损缺乏护理所致；经常在含氯过多的游泳池或海水中游泳等头发长期而缓慢受侵蚀，渐形成干性头发；洗发次数少，产生大量头垢，甚至堵塞皮脂腺，造成头发干燥。

2. 表现 头发粗糙僵硬，弹性下降，暗淡无光，容易缠结成团或断裂；发干总是曲着或发梢分裂；较难梳理，定型也困难。结合头发弹性试验可以较准确地判断出头发的性质。健康的头发一般可被拉长其长度的 25%～30%，而干性头发拉长的长度往往小于 25%。

3. 干性头发的调养护理

（1）饮食调理：一般干性头发的人皮肤也容易呈干性，多食富含油脂、尤其是含植物油的食物；多摄入蔬菜和水果，补充必需维生素和矿物质；限制食盐的摄入，以免头皮水分过多而增加头垢；多吃富含碘的海藻类食物，有助头发的光泽的恢复。

（2）适时梳洗：干性头发一般一周清洗一次为宜，并坚持每次洗发后使用适宜的、优质的护发素；干性头发缠结时，就应及时洗发，洗发时，不可用双手在整个头发上摩搓，而要舒缓地洗，一任水流将之冲洗干净，然后用较多的护发素将头发彻底渗透，保留 5～10 分钟，以便令护发素浸润头发，再耐心地梳理头发；梳头时，应从发梢梳起，逐步梳向发根，梳顺之后，再用轻缓的水流将头发梳洗干净，最后将头发彻底梳通，让头发自然风干。

（3）个人护理：对于头发轻度干燥的人，也可做个人护理，即干发油浴。方法是选用优质的植物油或橄榄油，加热至微温后倒于手心，擦到头发分缝处并沿整个头发往下擦，使油均匀分布，然后再分头发，每次分缝间隔开 2～5cm，依次进行，直到所有的头发都被温油浸染。此时用手指搓揉头发 5 分钟，将油按摩进去。按摩后，用毛巾把头包起来罩上浴帽，至少要让油在头发上停留半小时以上。然后用温和的洗发剂如婴儿洗发液将油洗掉并施以护发剂。油浴视头发干燥的程度每周做 1～2 次。也可在睡前做油浴，然后戴上帽套睡觉，让油整夜发挥作用，保证头发含水量较长时间保持不变，油润发干和减轻外皮粗糙，并使发干尽可能地吸收油液。

干性头发缺乏弹性，做发型以简单为好，以免人为地损伤头发。如果没有特别的原因，尽量不使用电吹风，而使湿发自然干燥。如发梢已分叉，将分叉的部分剪掉，并选用弱酸性的头发保养用品。

（二）油性头发

油性头发由于皮脂腺分泌过多的油脂而使头发油腻的一种头发类型。

1. 成因 其发生的原因主要有以下方面：多与遗传有关，头发细者发生率较高，皮脂腺开口于毛囊，头发的粗细与皮脂腺的大小呈负相关，即一般毛发粗大者皮脂腺小，而细毛则伴有大的皮脂腺；其他因素如还可能与精神压力和雄性激素有关；皮脂分泌较多，使表皮寄生的、嗜脂性的糠秕孢子菌有良好的生长、繁殖的环境，于是大量该菌增加，严重时还会引起局部炎症，继而发生头皮糠疹、脂溢性皮炎。

2. 表现 多见于成年人，头发油光发亮，紧贴头皮，手感油腻。头皮出现成块脱落，形成肉眼能见到的头皮屑。可见小片的银灰色板层或糠秕状鳞屑积聚于头顶、枕部和颞部。可局限于一处或多处，通常为对称性，有时可累及整个头皮。鳞屑多为粘着性，只有刷或梳后才脱离毛干，掉落在衣服上。若将鳞屑强行剥去，其下头皮潮湿而发红。患者可有头皮瘙痒感。头发弹性试验显示头发伸展超过 30%。

3. 油性头发调养和护理 油性头发的养护关键在于使用适宜的洗发剂和正确的洗发，以及合理的饮食。

（1）饮食调理：饮食宜清淡，多饮水，多食蔬菜水果，荤菜以低脂蛋白质为宜，如河鱼、鸡肉(去皮)等;饭后可饮用温热的薄荷茶;并服少量维生素 E 和酵母片;应忌食黄油和干酪、奶油食品、肥肉、鱼子酱等含防腐剂的肉制品和油炸制品。

(2) 合理洗发:尽可能做到每周洗发 2 次或以上,不要每天洗发,以免过多地刺激、损伤头皮,反而使皮脂分泌更加旺盛;应少用热水加肥皂洗发,用质地温和的洁发剂,可以选用专门用于油性头发洗发香波;患者合并有头皮糠疹、脂溢性皮炎时,可选用含有抑制卵圆形糠秕孢子菌成分的洗发香波,所含的成分主要有二硫化硒、酮康唑和吡啶硫酮锌等。

(3) 使用头发定型剂:细而油腻的头发常难以做成发型或保持所做的发型,从而使人们的审美的要求与头发保健的需要发生矛盾。可以考虑使用头发定型剂。一般来说,应在充分洗发、除去过多油脂的基础上,采用头发定型剂如发胶、水溶性发蜡或摩丝。

(4) 其他:缓解精神压力,保持精神愉快,并尽量使头皮部避免各种机械性刺激,也是减少皮脂分泌和头皮屑产生的有效措施。

(三) 美发和护发

头发的美化首先是头发质地的优化,即在头发保持健康的情况下,再考虑发型、颜色等形态美的选择。因此,美发和护发密不可分,护发是美发的基础。而美发不能在损害头发的情况下进行。

1. 洗发　洗发是美发的基础,不但可以清除头皮屑及头发中的污垢、致病微生物,保持头发的柔软、弹性,而且由于洗头时的揉搓、按摩,可以促进头皮的血液循环和皮脂腺的正常分泌,有助于头发、头皮和人体的健康。洗发方法不当,可能损伤头发、头皮,甚至影响美容与健康。

(1) 洗发的程序:①清水洗发:用微温的清水洗发。可以先将头浸入清水中,使头皮屑和头垢浮出来,然后再洗发,这样可以获得较好的效果。在使用洗发香波之前,用温水先将头发完全湿透;②香波洗发:将洗发香波或洗发剂均匀地涂抹在头发上,以头发为中心轻柔地进行搓洗,使之产生泡沫,然后用水将泡沫冲洗掉。可同时进行头部按摩,时间大约 3 分钟;③加淋洗护发素:头发先用香波洗净,然后将护发素置于手掌上,用双手摩擦数下,再均匀地将其涂到头发上。较长的头发可沿发根到发梢的方向涂抹。涂抹时应有一种滑溜的感觉。若这种手感中途消失了,则说明用量不够,要追加一些护发素。护发素涂均匀后,留置在头发上 1～2 分钟,再用水冲洗干净;④干发:洗发后让头发自然地阴干,所需要的时间较长。可用毛巾揩干头发中的水分,然后再让头发自然风干。或用吹风机把头发吹干,应尽量少用吹风器,以免热气引起头发过度失水。

(2) 洗发的注意事项:①尽量将香波或洗发剂泡沫冲洗干净,残余物会影响头发的光洁度;②防止洗发香波或洗发剂直接进入眼睛;③不要将头发托至头顶部揉洗,尤其是头发已受损伤,毛小皮翘起或断裂使头发的摩擦系数增大。毛小皮相互向相反方向接触,令头发互相缠绕形成一大团,很难松开,这种情况称鸟窝状发。一旦出现应将成团的头发整个剪去。

2. 梳发　梳发是头发保养基本的也是第一道程序。可以加速头皮的血液循环,促进头发的新陈代谢,减少脱发,使头发保持光亮;可避免油脂的聚集,清除粘在头发上的尘土;梳齿在头皮划过,轻柔而不断地刺激头皮的神经末梢,松弛头脑神经的紧张状态,调节大脑皮层的功能。梳头可以给头发做一些简单的定型。

(1) 梳子的选择:梳头宜用齿间宽窄适度的梳子,梳齿排列均匀,尖端不过锐,以免损伤头皮。用密齿的或金属的梳子梳理头发,会增加对头发的牵拉力和摩擦力,容易对毛干的毛小皮产生机械性损伤；尼龙、塑料、金属质的梳子，与头发接触摩擦时会产生静电，给头皮不良刺激；钢丝梳、密齿梳、圆筒刷形梳应用于长厚头发、缠结头发、卷烫头发或纷乱头发，会引起头发剥蚀、断裂，结节性脆发症、羽状脆发症，进而导致脱发。梳子应保持清洁，梳子不宜混用，以免相互传染疾病。

(2) 分段梳理：发长者应先从发梢开始分段梳理，然后逐段梳通，至发根部。不易使头发被拉断。梳理短发则可从发根部开始。

(3) 力度和方向：当头发有缠结时，用力梳理牵拉易损伤毛小皮，故应小心轻柔，避免暴力。梳理的方向为从头发近端到远端，逆行梳理最易损伤头发，因逆行梳理头发，方向与毛小皮覆盖的方向相反，人为地将毛小皮翘起，甚至会将毛小皮剥去。

3. 染发 染发是利用化学物质人为地改变头发天然的颜色。染发的基本目的：其一是把灰白发染成黑色，以改变衰老的形象；其二是把头发染成不同颜色达到装饰美化的效果。

头皮上有疖、痈、癣、毛囊炎或外伤等易感染因素时，应予治疗并暂缓染发；当头皮有伤口时或怀孕期间，不宜染发。永久性染发应隔 3～4 个月或以上时间才染发 1 次，即可掩盖新生发，又可避免染发过于频繁，引致损伤头发或增加染发皮炎的发生率。

(1) 染发的方法：①染发膏使用方法：先用温水将头发简单冲洗，用毛巾揩去水分后，再用染发膏涂在头发上，经反复梳理，然后让染发膏停留在头发上约 1 小时，最后用温水予以冲洗干净即可；②洗发香波式的合成有机染料类永久性染发剂使用方法：a. 清洗头发后，在额部、发际、耳廓周围及颈部发际涂一些冷霜或羊毛脂，以免染发水直接涂在皮肤上，局部刺激引起皮疹。b. 戴上染发专用的手套，把第一液和第二液混合，留下 1/4，然后洒在头发上，按照洗头的方法揉搓头发，让头发出现皂沫。顺序由颈部发际、两侧、头顶部到前额部，时间约 20 分钟。c. 20 分钟后洒上其余的混合液，同样让头发出现皂沫，约需时 10 分钟。在上述过程中禁止用手指搔抓头皮，以防头皮被抓破后局部刺激加剧甚至大量染发剂被吸收引起中毒。d. 用棉花等揩去头发上的皂沫，确信已经染好以后，再用温水清洗干净。e. 洗头后，用毛巾揩干或用吹风机吹干头发，涂上发乳或发油，使头发保持光泽。

(2) 染发皮炎的预防：①首先要注意产品卫妆准字号，还要了解生产日期和有效使用日期等，以减少由于不符合卫生标准或变质的染发剂引起的头发和头皮的损害；②斑贴试验：主要是避免原发性刺激或第二次接触致敏原所引起的染发皮炎，在染发前选耳后或前臂内侧皮肤，用准备使用的染发剂(使用浓度)涂在上面，范围约 2cm×2cm，保留 24～48 小时。如果此处皮肤有痒感或刺痛感，并出现红斑、丘疹、水疱、糜烂或水肿等不良反应，说明对此染发剂过敏，马上把局部清洗干净，以后禁用该染发剂；③染发当天避免使用发膏或中药；最好不要同时染发和烫发，不可用染发剂染眉毛、睫毛、胡须。皮肤或双手沾上染发剂，一定要用肥皂或碱性的洗发香波清洗干净。

4. 烫发 烫发是为方便制作各种发式，采用化学或物理的方法使自然的头发卷曲或伸直的一种方法。

(1) 烫发的种类和方法：目前，烫发的方法主要有四种：水烫、电烫、热烫和冷烫。烫发的原理都是通过高温或化学药剂使头发纤维产生化学反应或物理的变化，使之按照发型要求重新组合。

水烫：先将头发弄湿，然后把头发缠绕在卷发棒上并令之干燥，或者加上蒸汽处理，最终使得头发受到牵拉变形，从而达到头发卷曲的目的。一般能保持的时间不长。

电烫：既是物理性处理，同时也使头发的化学性质发生变化。因此，所形成的卷发保持的时间较长。

热烫：先将烫发剂敷于头发上，然后将头发绕在卷发工具上加热至100℃左右。加热完成后，再用水或中和剂冲洗烫发时留下的碱类物质，使头发回复到原来的酸碱度。烫发过程可使头发的化学性质发生了变化。热烫可使烫过的头发褪色，做成的头发有发卷形态较柔软自然的优点。

冷烫：在烫发前先用香波清洗头发，将烫发剂浸透头发，然后把头发分成一束束，分别绕在卷发工具上。也可以先把头发卷好，然后再用烫发剂令之润湿透。根据烫发剂的强度和头发的卷曲度，控制所接触的时间在2分钟～2小时内，然后再先后以水、中和剂冲洗。冷烫具有易成波浪和发型保持时间长、发梢有弹性、容易成形的特点。

（2）烫发后护理：多用护发素，烫过的头发，缺少光泽和柔顺性，洗头后头发互相缠结，不易梳理。需要综合护发。可选用二合一香波加淋洗或免洗护发素。选择含有蛋白质的洗发剂，维持头发角蛋白的健康。同时还要注意头发的酸碱平衡，使用酸性含蛋白量高的洗发剂，采用食醋洗发，也有一定效果。定期做干发油浴。应尽量少用或不用电吹风干燥头发。两次烫发之间间隔的时间不宜太短。

（四）美发化妆品的选用

随着物质生活水平的提高，美发化妆品（又称发用化妆品、毛发化妆品）已广泛地被使用。现介绍一些常用的美发化妆品。

1. 护发素　护发素顾名思义是用来保护头发，并使之免受外界损伤的物质。

（1）护发素的种类：按使用方式可把护发素分成淋洗护发素和免洗护发素两大类。

淋洗护发素：淋洗护发素按护发效果的强弱分为普通发质用的“一般护理型”和损伤发质用的“强化护理型”两种。后者有时以焗油护发素的形式出现。有些护发素有特殊功能，如强调防止头发开叉等。

淋洗护发素多为白色乳状黏稠液体，与香波比较，黏度较高，一般是用香波将头发洗净，冲掉香波泡沫后，再将护发素涂抹于头发上。数分钟后淋洗，护发素即均匀地分布在每根头发上。也有护发素和洗发香波配套或制成二合一产品，使用效果也不错。

免洗护发素：免洗护发素的形式多种多样，常见的有护发水、护发胶、护发发乳。在作用原理上，免洗护发素与淋洗护发素基本一致。使用免洗护发素与洁发剂无关，既可用于干发，又可用于刚洗过的湿发上。免洗护发素涂抹于头发上，不需再用水冲洗，使用方便，并常有不同程度的定型效果。

（2）护发素的成分：护发素的载体是水或水和乙醇的混合物。有效成分为：①阳离子型表面活性剂：常用的如化二甲基二琼蜡基胺、氯化二甲基苄基硬脂基胺等。比例在1%～4%之间。能使头发变软而柔顺、防静电作用；②硅氧烷类化合物：又称硅酮类化合物，比例在2%～10%之间。这类化合物的主要作用是令头发表面变得光滑而有光泽；③油状化合物：主要有矿物油、羊毛脂油分支或不饱和的脂肪醇等，有些护发素有近10%的油状化合物，这类化合物可起到防止头发中的水分挥发的作用，从而保持头发的柔软性和易于梳理；④直链脂肪醇和脂肪酸：常用的类型有油醇、油酸、硬脂醇、琼蜡醇等，这类有效成分的比例一般不超过10%。有奶油般的手感，并可增加头发表面的光滑性，梳理更容易。

（3）护发素的作用：直接修复头发出现的表面损伤，有效地预防头发将要发生的损伤。

增加头发自然的光泽。防止头发间静电的作用。能使头发变得柔软、顺滑，易于梳理。

2. 洁发剂　洁发剂主要的功能是清洁头发和头皮，同时为头发梳理造型做好准备。

(1) 洁发剂的种类：按其发展历程分为传统洁发剂、普通洁发剂、现代洁发剂。

传统洁发剂：如肥皂，仍是是经济落后地区的人们最常用的洁发剂。含碱量较多的称为硬皂，如洗衣皂；含碱在0.25%以上的称为软皂，如各种香皂；不含碱的称为过脂皂，如婴儿浴皂、硼酸浴皂。

普通洁发剂：如香波，洗发香波的主要原料为清洁剂。为了使头发洗后不致干燥，人们往香波中加入一些油脂类物质。

现代洁发剂：是具有不同功能的洗发香波，从酸碱度比例上分为碱性、酸性和中性三种；从外观上分为液体、胶体、膏体、乳状、粉状五种；从应用对象分，有中性发用、干性发用、油性发用、营养型、去屑型。

(2) 洁发剂的成分：以去除油脂的化学物质为主要成分。

肥皂：肥皂是用牛油、椰子油、棕榈油等为主的油脂、与碱水溶液混合，经加热后皂化加成。肥皂洗发时肥皂中的油脂与头垢中的油脂有亲和性，碱可提高头垢的酸碱度，加速水对头垢的分解、稀释，从而使头垢脱离头皮和发干，溶解于皂液之中。

洗发香波：①清洁剂：占洗发香波的10%～20%。所用的清洁剂绝大多数是表面活性剂，以阴离子表面活性剂常见，如烷基硫酸盐、聚氧乙烯烷基等；②泡沫稳定剂：占3%～5%。常用的泡沫稳定剂帮助清洁剂产生足够的泡沫，同时延长泡沫持续的时间，最常用的泡沫稳定剂有氧化胺等；③黏度调节剂：占洗发香波的0.1%～1%。适当的黏度是使洗发香波较长时间均匀地分布在头发上的基本条件，常用阳离子盐类如氯化钠、氯化镁等，浓度要求少于3%；④外观调节剂：用于调节透明度和反光度的成分，占洗发香波的2%～5%，可以是不溶性的长链脂肪醇；⑤特殊成分：占洗发香波的1%～3%。特殊用途洗发香波属于现代洁发剂，常见的有营养成分如维生素、蛋白质、矿物质；药物成分如抗生素、去头皮屑剂；止痒成分如薄荷醇、辣椒酊、斑蝥酊、麝香香草酚等；抗硬水成分如EDTA类螯合剂；天然表面活性剂如卵磷脂、植物性肽等；调节pH值在6～9范围内的柠檬酸或磷酸。

(3) 洁发剂的作用：洁发剂主要的作用是清洁头发和头皮的油脂、灰尘，特殊功能的洁发剂并有营养头发、去头屑等作用，同时为头发梳理造型做好准备。

(4) 合理选用洁发剂：①中性发质者宜选用pH值7左右的洁发剂，避免使用碱性洁发剂；②干性发质选取用pH 4.5～5.5呈弱酸性的洗发精较为合适，绝不能用pH>8的碱性洗发精，否则会加速毛发的老化，终至脱落；③油性发质者最适合的是pH>7左右的中性洗发剂，可去除头发上过多的油腻性污垢，并保留对毛发有益的皮脂成分；④烫发、染发者在烫发、染发时所用的药水都属高碱性溶液，头发乃至毛囊都会受损伤，这种受损发质最好使用中性或pH 4.5～5.5的弱酸性洗发剂，借以中和碱性药水对头发的破坏，以保持头发的弹性和韧度；⑤对皮肤易过敏、发质较差、易脱发的人，以选样温和型的洗发剂较适合，不宜选用成分复杂的洁发剂。

3. 烫发剂　是一种能使头发卷曲或伸直，并由此做成既定发型的美发化妆品。它主要由还原剂和氧化剂组成，通过与头发中的角蛋白发生化学反应而起作用。

(1) 成分和种类：常用的有普通烫发剂、冷烫剂、中和剂。

普通烫发剂：主要含成树脂和亚硫酸盐，在常温甚至在60℃的较高温度下可以和头发发生反应，而且速度很快。在碱性环境下卷发效果可以加强，最好水溶液的 pH>9。

冷烫剂：冷烫剂的主要成分是各种硫醇，标准的冷烫剂是由硫基乙酸用氨水调配 pH 值达 9 以上而制成。

中和剂：不是烫发剂的一部分，是烫发后用来清除烫发剂，使头发维持卷曲的化学剂，1.5%的过氧化氢，多加有如醋酸、柠檬酸、酒石酸等有机酸。溴酸钾等氧化剂常用作冷烫的中和剂，再加入季铵类阳离子型表面活性剂有使头发润泽柔软的作用。

（2）烫发剂的作用：头发的主要成分是角蛋白，其多肽链结构是通过各种侧链键结合在一起呈阶梯状。其中氢键比较脆弱，尤其是在水中，更易断，使得毛发可以伸长和具有弹性。这是烫发的基础，所有的烫发过程都离不开水溶液。在各种侧链键中最重要的是二硫键（S—S 键），烫发时，卷发器将头发的角蛋白中的多肽链拉长，这时还原剂如亚硫酸盐等很容易使二硫键断开，在碱溶液和空气中氧的作用下，可以在拉长后的新的位点重新结合。通过过氧化氢溶液、溴酸钾等氧化剂氧化反应，尽快连接成新的二硫键，头发形成和维持新的形态。

4. 染发剂　是一种能使头发颜色改变的美发化妆品。

（1）染发剂种类：染发剂按染色后持续的时间长短分为暂时性染发剂、半永久性染发剂、永久性染发剂和头发漂染剂等。由于暂时性染发剂使用简单、安全，近年来特别获得人们的喜爱。它又分为冲洗型、洗发精型、粉状型、喷雾型等。永久性染发剂则常分成天然有机染料、合成有机染料和金属粉染料三大部分。平时所谈及的永久性染发剂一般是指合成有机染料类染发剂。

（2）染发剂的成分和作用：按染色后持续的时间长短来区分的不同染发剂有不同的成分和作用。

暂时性染发剂是利用水溶性聚合物和油脂的吸附性，或利用高分子树脂的黏合性染料或固定在头发表皮最外层毛小皮上，如染发摩丝、凝胶染发剂、喷雾染发剂等。这类染发剂化学分子大，不易渗透头发，不能使头发的色素发生变化，只用于暂时性的装饰。一般经过香波洗发 6～8 次后，所染上的颜色基本消除。

半永久性染发剂是通过将酸性染料浸透到头发的皮质和髓质内，由于离子键的作用而沉淀、染色。有些分子量较大的染料，可利用苄醇等溶剂作为载体，帮助其达到浸透的目的。染发的效果可持续 1 个月左右。

常见的永久性染发剂为合成有机染料类染发剂和金属粉染发剂。合成有机染料类染发剂是利用低分子的氧化染料中间体，如胺类、酚类和氨基酚类的化合物，使其浸透到头发内部，并在氧化剂如过氧化氢等的作用下发生氧化聚合，形成高分子的色素并沉着到髓质内。这种高分子色素由于不易从头发中游离出来，所以染色的效果持续的时间很长。

金属粉染发剂也属于永久性染发剂。利用在头发表面形成一层膜，改变头发的色彩。如果含银，头发会变绿；如果含铅，头发会变紫；如果含铜，头发会变红。一些乌发乳含较多醋酸铅。由于本类染发剂不能与烫发剂和有机染料等共处，使用受到了限制。

第五节　头部按摩保健

头皮上神经末梢丰富。经常进行头部按摩，能促进头皮的血液循环，加强毛囊营养，令头发维持亮泽柔软，防止头发过早变白；同时可以松弛神经，消除疲劳，甚至延缓衰老。

祖国医学认为，头为诸阳之会，头为精明之府，是精神所居之处，中藏脑髓，发为血之余。督脉及三阳经经脉皆上于头面，阳明经行于颈，太阳经行于项，少阳经行于两侧。在经络学说理论的基础上进行头部按摩可疏通经络，调节气血，令头发健美。常用的方法有：

1. 手指按摩　具体做法是将双手的五个手指略微分开，用指尖在头皮上从前至后运行按摩头皮，左右手先分别按摩左右两边顶部头皮，再按摩左右两侧（颈侧）头皮，一般持续 5 分钟，可重复上述步骤多次，直至头皮发热为止。此种按摩每天早晚各 1 次，不仅能使头发健美，而且还有助于消除疲劳。

注意手指按摩头皮，并非手指头在头发上滑动，要转动按压，并要求每处 3 次。为了加强按摩效果，完成头皮按摩后，可用五指依次做太阳穴按摩。由拇指开始，按摩太阳穴，其他手指张开，同时在头皮上旋转按摩 3 次。然后用双侧的示指、中指依次进行类似程序。

2. 指尖按摩　分别由前、后、左、右四个鬓角，以最小的幅度向上缓慢、轻力揉擦头皮，直至头顶。然后，再由头顶揉向枕部。早晚各一次，每次 3～10 分钟，视个人情况而定。一般按摩的时间越长，促进头发生长效果越好。

注意切勿搔伤或抓破头皮，应利用指尖向上做画圆圈或螺旋形的运动。

3. 按摩头部可自己进行，若有他人帮助施行效果更好，可按顺序进行如下操作：

(1) 开天目：用大拇指指面按于印堂穴（位于两眉中间）皮肤，以前臂带动手指，自下而上，做双手交替，有节律的抹法。双手共 20 次，注意力量轻柔，以前额皮肤不变红为度。

(2) 推前额：用大拇指指面按于前额正中皮肤，以指根带动指尖两手分别向左右两旁做抹法，至眉梢处再推回前额中央。注意力量不宜过大。

(3) 点按攒竹、鱼腰及太阳：用双手拇指指端持续用力，作用于攒竹穴（位于眉毛内侧端）、鱼腰穴（位于瞳孔直上的眉毛中）、太阳穴（位于眉梢与外眼角之间向后约一横指的凹陷处）。持续数秒或半分钟。如头痛、头晕、昏迷不醒可适当用力。如失眠则不宜用力，应以轻揉为主。

(4) 点按四白及迎香：用双手拇指指端持续用力，作用于四白穴（位于瞳孔直下，正对鼻翼处）、迎香穴（位于鼻翼旁凹陷处）。如眼痛眼涩可重按四白穴，如鼻塞流涕可重按迎香穴。持续数秒或半分钟。

(5) 摩掌熨目：两掌互相摩擦，搓热后将两手掌心放置在两眼上，使患者有温热的舒适感。重复操作 3～5 次，对于用眼疲劳，视力不佳者可多做几次。

(6) 疏通经络：用两大拇指指端沿头部经络线依次点按。自头发发际前沿正中开始到发际后沿正中为正中线；正中线旁开一横指为第二线；自额角处开始，平行于正中线至发际后沿为第三线；自太阳穴（定位见上）开始绕耳廓至发际后沿为第四线。如遇痛点可适当做局部的反复弹拨，轻重以患者能耐受为度。

(7) 梳头栉发：两手十指弯曲，从前至后做梳头的动作。重复操作 5～10 次。此动作建议患者可经常自行操作，有助于缓解各种头部不适。

(8) 双鸣天鼓：两掌按住双耳，两手放置在患者后头部，用手指轻敲耳后头部数次，两手放松，再反复上述操作 3～5 次。

(9) 拿捏肩井：以大拇指顶住肩井穴（位于肩背处，肩外侧端与脊柱连水平线的中点），其他四指轻扶于肩前，与大拇指相对用力，提拿起整个肩部肌肉，一拿一放地交替进行。

(10) 整理放松:用双手掌根自颈肩部向两侧沿肩—上臂—前臂的路线轻推数次,以空掌轻轻拍打肩部及后背肌肉,治疗结束。

在按摩头皮前,可以根据发质选择适当的发乳涂于发根处。头皮若有破裂或炎症,不可作头皮按摩,以防进一步损伤头皮或令炎症扩散。

第六节　常用护发药物

一、内用药物

(一) 抗真菌类

1. 灰黄霉素　治疗头癣常用药物。

(1) 适应证:头癣。

(2) 用法:5 岁以下每天 0.25g(10～20mg/kg),6～10 岁每天 0.375g,11～15 岁每天 0.5g,15 岁以上每天 0.75g,每天 3 次分服,成人每天 0.8～1g,连服 2～3 周。饭后或油类食品有助于吸收。疗程结束后复查真菌,以确定是否应继续服药。

(3) 不良反应:本药不良反应较多,有较强的肝毒性,肝功能不全者慎用,孕妇禁用。常见消化道症状、神经精神系统症状、白细胞尤其是粒细胞减少、蛋白尿等,因此用药期间应定期检查肝、肾功能,血、尿常规。

2. 特比萘芬　商品名兰美舒。

(1) 适应证:丙烯胺类抗真菌药。可用于头癣。

(2) 用法:体重 18.5kg 以下,每天 62.5mg,18.5～25kg 者每天 125mg,大于 25kg 者 250mg,顿服,治疗头癣疗程 4～12 周。

(3) 不良反应:主要是胃肠道反应和皮疹。很少肝毒性,肝肾功能不全要减量使用。

3. 伊曲康唑　商品名斯皮仁诺。

(1) 适应证:为三唑类抗真菌药。可用于头癣。

(2) 用法:成人每天 200mg,体重小于 20kg 者用 4～5mg/(kg・d),20～40kg 者用 100mg/d,40～60kg 者用 100～200mg/d,饭后顿服,连服 4～6 周。

(3) 不良反应:本药不良反应少,有少数患者转氨酶升高。大剂量时仍可有胃肠道反应。个别患者可出现低钾血症和水肿。

(二) 维生素药物

1. 维生素 B_6

(1) 适应证:适用于脂溢性脱发、皮脂溢出症。

(2) 用法:常用剂量每天 40～100mg,可分 3 次口服,或肌注或静脉用药。

(3) 不良反应:大剂量的维生素 B_6 可抑制催乳素的作用,对哺乳妇女来说要慎用,以免乳汁分泌减少。

2. 泛酸　为辅酶 A 的重要组成部分,参与糖、脂肪、蛋白质的代谢。

(1) 适应证:除假性斑秃和瘢痕性秃发外,各类秃发均适用。

(2) 用法:通常制备成钙盐,一般口服 10mg,每天 3 次。

3. 维生素 E　抗氧化剂,增加卵巢功能,增强孕酮的作用。

(1) 适应证:适用于各种脱发症。

(2) 用法:每次 10～100mg,每天 2～3 次。

(3) 不良反应:长期大剂量服用,可有疲乏、恶心、头痛、头晕、月经失调、血栓性静脉炎等。

(三) 其他

1. 胱氨酸　胱氨酸是毛发的基本成分,并可促进细胞氧化还原功能。

(1) 适应证:通用于各种脱发症和秃发病。

(2) 用法:每次 50～100mg,每天 3 次。

2. 四环素　抑制皮脂腺的分泌、抑制痤疮丙酸菌的生长。

(1) 适应证:适用于脂溢性脱发、脂溢性皮炎。

(2) 用法:成人常用剂量每次 0.25～0.5g,每天 3～4 次。宜空腹服用,以免食物影响其吸收。

(3) 不良反应:本药对消化道刺激较大,剂量大时容易发生肝毒性。孕妇、哺乳妇女和 8 岁以下的儿童均应禁用。

3. 谷维素　本药能调整自主神经功能,减轻精神紧张程度,缓解内分泌失调。

(1) 适应证:适用于精神压力过大或睡眠不足引起的斑秃、头发干枯、弥漫性脱发、更年期脱发等。

(2) 用法:每次口服 10～20mg,每天 3 次。

(3) 不良反应:可有轻微的胃肠不适。个别患者会出现皮脂分泌增多,体重增加等。

4. 泼尼松或泼尼松龙　抑制自身免疫,减少炎症渗出,抗过敏。

(1) 适应证:适用于严重秃发。

(2) 用法:每次 5～20mg,每天 3 次。

(3) 不良反应:大量或长期应用可引起肥胖、高血压、血糖升高、伤口愈合不良、感染病灶活动或扩散等。

5. 螺内酯　降低雄激素酶活性,也是二氢睾酮的竞争性抑制剂,降低雄激素对皮脂腺、头皮毛囊等靶器官受体的刺激。

(1) 适应证:用于雄激素源性脱发(男性型脱发)。

(2) 用法:常用剂量是每天 6～100mg,每天 3 次。女性患者可用至每天 100～200mg,连续 6 个月。

(3) 不良反应:长期应用会使男子出现女性型乳房,性功能减退;女子可出现月经不调,黄褐斑等。不良反应停药后一般会消失。肾衰竭者及血钾偏高者忌用。

二、外用药物

外涂药物前,应先清洁头部,上药要顺着毛流方向搽在头皮上,一般不宜超出头皮之外。涂药后不要马上戴帽或假发,也不宜短时间内洗头、睡觉。

(一) 角质剥脱剂

本类药物通过将表皮水分吸去,使已经松解、干燥而堆积在表皮上的角质脱落,或使液体渗入表皮而令角质层浸渍、肿胀,然后逐渐促进角质剥脱。一般同时有抗真菌作用。多用于头皮屑较多的情况。

1. 10%间苯二酚溶液　由雷锁辛和乙醇组成。使皮肤角质层干燥松弛和易于剥离脱落。脱落的皮屑很细小。5%或以下的浓度有止痒、收敛的功能。

2. 5%～10%水杨酸乙醇　由水杨酸和乙醇组成。通过溶解角质层细胞间结合物而使角质层松解和脱屑。对皮肤癣菌、致病性酵母菌、革兰阳性和阴性细菌等均有抑制作用。

（二）香波型洗剂

过去的洗剂一般用水加上30%～50%的粉剂混合而成，因此不宜用于有毛发的部位。现在针对头皮、头发的特殊性。开发的以洗发香波为基质的洗剂，非常方便于临床应用。

1. 2.5%二硫化硒　商品名希尔生。可脱脂，降低皮脂中脂肪酸的含量，并能杀真菌，特别是对卵圆形糠秕孢子菌有特效；还可杀寄生虫和抑制革兰阳性或阴性细菌。对脂溢性皮炎有较好的功效。

2. 5%煤焦油洗剂　一般加有5%的水杨酸，以10%的软皂液作基质，能起止痒、清洁、角质层松解等作用。

3. 2%酮康唑洗剂　商品名采乐。特别善于抑制真菌尤其是卵圆形糠秕孢子菌的繁殖，还可降低局部睾酮水平，降低皮脂腺细胞的活性。

（三）消炎止痒剂

本类外用剂有助于红斑、鳞屑和瘙痒的改善。还对头皮外病变有显著效果。

1. 1%氢化可的松霜　有抗炎和免疫抑制作用。每日外用2次。不良反应少，体内吸收也少。

2. 3%～5%新霉素糠馏油糊剂　糠馏油特别适用于儿童和皮肤薄嫩处，有吸湿、干燥的作用。加0.5%的新霉素有较强的杀菌作用。

3. 1%煤焦油霜或2%～5%硫黄煤焦油糊剂　低浓度的角质形成剂煤焦油有较好的消炎止痒作用，而硫黄有杀灭细菌和真菌的功效，两者相结合效果显著。

（四）抗真菌剂

1. 5%～10%硫黄霜或软膏　与皮肤接触后变成硫化氢和五硫黄酸，有杀灭细菌和真菌的功效，还能杀疥虫，并有止痒、脱脂和角质形成的作用。

2. 5%硫黄炉甘石洗剂　除有硫黄的作用外，炉甘石与氧化锌发生化学反应后生成的主要成分碳酸锌有止痒、收敛的功能。

3. 2%酮康唑霜或溶液　局部外用，其治疗机制为抑制真菌尤其是卵圆形糠秕孢子菌的繁殖，酮康唑还可降低睾酮水平，影响角质形成细胞或皮脂腺细胞的活性。

（五）头发促长剂

1. 米诺地尔　又称敏乐啶。可使脱发区毛囊延伸和正常化，但无新毛囊形成。无内分泌作用，但直接扩张血管。局部应用，可使皮肤血流增多，并与剂量有关。

（1）适应证

1）雄激素源性脱发：对累及顶部的秃发效果较好，而对前额的秃发较差。女性患者头发弥漫性脱落，外用米诺地尔也有效。对于大多数患者来说，减缓脱发的发展是应用本药的主要效果。

2）斑秃：有效。对于脱发面积少于50%，病程少于2年的患者，效果较佳。

3）化疗性秃发：对于接受化疗而出现秃发者，外用2%米诺地尔，可使头发更快地长出，但不能预防化疗药物导致的脱发的发生。

(2) 用法:配成2%~5%的溶液,每天2次患处涂抹。可以用乙醇作为主要溶剂,也可加入少量的丙二醇。

(3) 不良反应

1) 临床观察所见,米诺地尔治疗脱发时与螺内酯合用有拮抗作用。

2) 外用米诺地尔个别人出现局部接触性皮炎的情况,但病情一般均很轻微。

3) 大面积或高浓度(5%)外用米诺地尔,部分人会出现全身性多毛症,停药3个月内,面部、上肢毛发渐减少至正常,5个月毛发基本上可恢复如前。

2. 维A酸 是一组与维生素A结构类似的药物,为维生素A的中间代谢产物。在毛发病的治疗中,主要是通过同源转化基因蛋白的作月,加速了毛囊的形成和分型,从而增加毛发的生长率,促进毛发从生长期向终毛转变。维A酸的溶解角质、减少皮脂分泌、促进上皮细胞增生分化等其他作用,在毛发病的治疗中也有一定的价值。

(1) 适应证:主要用于各种脱发,尤其是休止期脱发,毛囊角化症、毛发红糠疹、脂溢性皮炎等。

(2) 用法:外涂0.025%~0.05%的维A酸霜剂、溶液剂或凝胶剂与米诺地尔合用时,因配伍禁忌不要同时在同一位置外涂。

(3) 不良反应:有胎儿致畸作用妊娠妇女禁用。停药后1年内仍应避孕。局部应用可出现红斑、灼热感等不适。

3. 环孢素A 是一种免疫抑制剂,在使用过程中出现有多毛的不良反应。

(1) 适应证:主要用于斑秃、雄激素源性脱发。

(2) 用法:外涂用5%~10%的溶液,连用4个月。

4. 二氮嗪 原用于高血压病。对磷酸二酯酶有抑制作用,使毛囊生长期延长。

(1) 适应证:主要用于男性型脱发、斑秃等。

(2) 用法:临床多使用3%的溶液外涂。

第七节 脱毛技术

脱毛技术是去除毛发的方法,简称脱毛术。分为暂时性脱毛和永久性脱毛。毛发的生理解剖因素决定了永久性脱毛有一定难度,其复发率在30%~70%。暂时性脱毛技术有剃除法、镊除法、脱毛膏法、蜡脱等。永久性脱毛主要指物理脱毛,包括高频电针脱毛、电镊式脱毛机脱毛、激光脱毛等。

(一) 脱毛术的适应证和禁忌证

1. 适应证 ①多毛症,主要表现为毳毛变为粗黑的长毛;②正常毛发出现的过长、过密、过粗等症状;③腋下、小腿、前臂和口唇等部位的毛。

2. 禁忌证 ①外耳道、鼻腔内、黑痣上的毛;②支肤有感染者;③正在接受激素药物治疗、化疗者;④病理性多毛。

(二) 常用脱毛技术

1. 剃除法 局部涂滑石粉,用剃须刀逆向刮除。

2. 镊除法 局部用0.1%苯扎溴铵或75%乙醇消毒后,用眉镊顺着毛发生长的方向逐个拔除,常用来修整眉形。

3. 药物脱毛　药物脱毛主要指化学药物脱毛。有膏、霜或水剂，局部皮肤涂抹脱毛药物后，用面巾纸轻轻擦拭即可去除。需要注意的是用化学药物脱毛时往往刺激皮肤，皮肤敏感的人需小心使用。可以在使用前先在手腕内侧上涂钱币大小的一块做试验，24 小时后无反应方可使用。常用的脱毛霜有 5%硫代乙醇酸钙霜、45%硫化钡糊剂和 10%硫化钠糊剂等。

4. 蜡脱法　属暂时性脱毛，是用脱毛蜡的特殊黏合性，粘在毛发根部，然后快速将毛发拔出，分为热蜡和冻蜡脱毛两种：

(1) 热蜡脱毛法：①清洁局部皮肤，用 75%乙醇消毒去脂；②将蜡加热熔化，等凉至不烫伤皮肤温度时使用；③将熔化的蜡液涂匀在布条上，紧贴在脱毛的部位；④冷却后左手绷紧皮肤，右手掀起一角，而后逆毛发生长方向快速揭起。敏感皮肤不能用热蜡来脱毛。

(2) 冻蜡脱毛法：①清洁局部皮肤，用 75%乙醇消毒去脂，以增加蜡的附着力；②用压舌板面冻蜡抹在一块长条布上，注意涂抹要薄而均匀，然后贴到要脱毛的皮肤上，顺着毛的方向用手将布抹平，压紧，使布与蜡和毛紧密粘贴；③待冻结稍干后，一只手绷紧皮肤，另一只手掀起一角，逆毛发生长方向快速揭起；蜡布条可在此时反复贴揭几次；④用苯扎溴铵将局部擦净，可涂抹一点收缩水或消炎药膏，安抚皮肤。配合使用脱毛膏，可以延缓复发。

5. 高频电针脱毛法　是利用电极针插入毛囊，通过电解作用，破坏毛囊，以达到毛发不再生长的目的，属永久性脱毛。具体步骤如下：①局部皮肤常规消毒，剪去过长毛发，保证视野清晰；②局部麻醉；③电流调整到电针能粘出黑色毛球为佳，进针深度应达到 0.5cm，从毛孔进针，一般与皮肤呈 45°角，上唇和下颌呈 60°角；④脱完后再用新洁尔灭消毒局部皮肤，注意局部清洁干燥，预防感染。七天左右结痂脱落痊愈，一般去除率一次能达 50%～70%。

6. 电镊式脱毛机脱毛法　①局部皮肤常规消毒；②电流强度调节在 3mA 以内，以受术者能耐受而又能脱掉毛发为度；③用电镊夹住毛体中段 5 秒钟左右，而后顺毛发生长方向轻轻拔出，有黑色毛球者为脱毛成功。注意电镊前端勿触到皮肤。

7. 激光脱毛法　详见第九、十章。

（三）常见并发症及其处理

①有轻微疼痛，治疗过程中，可采用表面麻醉；②治疗区出现红斑或毛囊性水肿，通常在数小时内会自行消退；③在治疗后 1～3 天脱毛区可能出现紫癜，数周后可自行消退；④治疗区浅表的皮肤糜烂，可使用抗生素软膏；⑤暂时性色素减退或色素加深，术后数周可恢复。

第八节　美　睫

（一）睫毛的生理与功能

人体的毛发是由表皮细胞角化衍生而成，为或长或短的圆柱形角质构造，斜插于真皮毛囊内。分为长毛、短毛，睫毛属于短毛。睫毛生长在眼睛上下睑缘灰线外的边缘处。上睫毛长 8～12mm，约 100～150 根，下睫毛长 6～8mm，约 50～80 根，向斜下方生长。睫毛的生长周期约 2～3 个月，分生长期、退行期和休止期。

睫毛的功能：①防止风尘、汗水等异物侵袭眼睛；②有传递触觉的作用，碰触睫毛能引起闭眼反射；③能美化眼睛，长而浓密的睫毛使眼睛显得深邃有神。

（二）烫睫毛

浓密上翘的睫毛，能增加眼部的美观，然而大多数人睫毛平直不上翘，于是每天用睫毛夹卷睫毛，这样不仅费时，容易夹断睫毛，而且保留的时间较短。烫睫毛术是使睫毛上翘，改观平直睫毛的方法。烫睫毛主要是烫上睫毛，是用化学或物理的方法使睫毛上翘，并能保持2个月左右，这是因为睫毛的生长代谢周期为2～3个月。以下所述均指烫上睫毛法。

1. 烫睫毛的原理　睫毛同人体其他毛发一样均为蛋白质构成，同样可用化学试剂（如碱性试剂）或物理方法（如加热）使其发生化学反应从而改变形状，烫睫毛是利用这两种方法使睫毛达到固定上翘的目的。这和烫头发一样，需用特制的用品。

2. 烫睫毛的种类　①电烫：主要是给上好卷的睫毛用红外线照射加热；②冷烫：即用专用的化学制剂冷烫精来卷睫毛，此种方法简便易行，使用广泛。

3. 烫睫毛的适应证与禁忌证

（1）适应证：①眼睛和睑缘健康无炎症和其他疾病者。②睫毛长、浓密且下垂者。③睫毛较短希望上翘者。④睫毛稀疏者。

（2）禁忌证：①有眼部疾患者。②皮肤过敏及对冷烫精过敏者。

（三）冷烫睫毛法

1. 所需用品　①药水：1号：冷烫精；2号：护眼液；3号：清洁水；4号：定型液；其中2号和3号可用眼药水代替。②辅助用品：卷蕊，分粗、中、细三中；专用胶水；棉片；毛巾；牙签；棉签；小眉刷；塑料膜。

2. 烫睫毛的操作程序　①将受术者眼部卸妆，用0.1%苯扎溴铵消毒眼部皮肤，观察其眼部是否有疾患，眼部健康者进行下一步；②根据受术者睫毛状况选择合适卷蕊：睫毛较长者可选粗卷蕊；睫毛中长者可选中粗度卷蕊；睫毛较短者可选细卷蕊；③将卷蕊剪成与睑缘长度约相等长，顺着睑缘的自然弧度弯成一定弯曲状；④利用卷蕊自身的黏性，将其贴在睫毛根部处的睑缘皮肤上；⑤在卷蕊挨着睫毛的这一面上涂一薄层胶水，用牙签将睫毛一根一根呈放射状整齐地粘在卷蕊上。每根睫毛不要交叉排列，尽量从靠近根部的地方粘起，不要只粘住睫毛尖；⑥用两片干净棉片滴上护眼液盖在下眼袋处，对眼部皮肤加以保护；⑦再将1号药水（冷烫精）均匀涂敷于粘好的睫毛上。等候20～30分钟，注意不要因涂太多的冷烫精而使其渗入眼睛里，导致眼睛受损，在睫毛应翘起的部位，可略多涂一些冷烫精；⑧有些冷烫精需要加热，可用干棉片保护所有可能受到加热的皮肤表面，再在上面盖一层塑料膜，然后用烫手的湿毛巾（以不往下滴水为准）盖上，在热毛巾上盖一层干毛巾防止热量散失。10～15分钟更换一次热毛巾以保持必要的温度；⑨时间到后，用棉签蘸3号清洁水将冷烫精清洗干净，再涂上4号定型液，保留10～20分钟；⑩用棉签蘸3号清洁水把定型液擦净，轻柔地用牙签一根根把睫毛从卷蕊条上剥离，再将卷蕊揭下。不要硬拽卷蕊，以免把睫毛拉断；⑪用眼药水冲洗眼睛，然后用小眉梳将卷好的睫毛梳理好，需要时可刷上睫毛膏。

3. 注意事项　烫睫毛前首先检查药液是否过期，药液有效期一般为一年。操作时注意保护瓶中剩下的药液，不要使其受到污染。用后要将瓶口盖紧。冷烫药水要放置在冰箱内保存，防止失效。药水用量要适当，不可过多或过少。过多造成浪费，又易流入眼睛内损伤眼球；过少又使烫睫毛的效果差。

（四）植假睫毛

植假睫毛是通过特定的胶水，根据眼睛形状的需要，将假睫毛一束一束地粘贴在眼睫毛上，增添眼睛的美感，免去每天涂抹睫毛膏或夹翘睫毛的不便。保持时间较长，一般可持续2周左右。

1. 所需用品　①假睫毛（短、中、长）、专用胶水、洗睫液、洗面奶、消炎药水、75%酒精；②辅助用品眉镊、棉棒、棉片、牙签、保鲜膜、吹干器。

2. 假睫毛的选择　①短型号睫毛：适合眼睛小、毛较短、稀疏及想达到自然逼真效果者；②中型号睫毛：适合眼睛大小适中，睫毛密度适中及想达到一般修饰效果者；③长型号睫毛：适合大眼睛，睫毛密度适中及想达到使眼睛黑亮、具有舞台修饰效果者。

3. 植假睫毛操作方法　①美容师消毒双手和用具；②清洁受术者眼部皮肤及睫毛；③将微湿的棉片或保鲜膜放在下眼睑处；④根据眼睛形状，选择假睫毛的型号；⑤在假睫毛的根部（下1/3处）涂专用胶水，并将它紧紧粘贴在受术者的睫毛根处，后用眉镊将真假睫毛夹紧在一起。同样方法将一束一束假睫毛粘在受术者的睫毛上，至完成为止，一般情况下，每两束假睫毛的间距在2mm左右；⑥最后用吹干器吹干，去除保鲜膜或棉片。

4. 去除假睫毛操作方法　①美容师消毒双手及用具。清洁顾客眼部皮肤；②将微湿的棉片放在下眼睑处；③左手持眉镊，轻轻夹住假睫毛，右手持棉棒，蘸取洗睫液，在假睫毛根部，轻轻向下施力推擦将假睫毛洗下来，至全部去除为止；④将消炎药水涂于睫毛根部的皮肤。

5. 植假睫毛注意事项　①选择假睫毛的型号要根据顾客的睫毛的长短、浓密及眼形的大小；②涂抹胶水的用量要适中；③粘贴睫毛的动作要快，否则胶水易干，造成浪费；④粘贴睫毛的位置必须要在睫毛根处，并留一点空隙，方显自然；⑤去除假睫毛时，切勿使洗睫液渗入眼睛；⑥假睫毛一般保持在2周左右，如有掉假睫现象，应及时进行补粘。

（王小丽）

附录一 各级美容医疗机构的基本标准

美容医院

一、床位和牙椅

住院床位总数 20 张以上，美容治疗床 12 张以上，牙科综合治疗椅 4 台以上。

二、科室设置

（一）临床科室：至少设有美容咨询设计室、美容外科、美容牙科、美容皮肤科、美容中医科、美容治疗室、麻醉科。

（二）医技科室：至少设有药剂科、检验科、放射科、手术室、技工室、消毒供应室、病案资料室。

三、人员

（一）每床（椅）至少配备 1.03 名相关专业卫生技术人员。

（二）每床（椅）至少配备 0.4 名护士。

（三）至少有 6 名具有相关专业副主任医师资格以上的主诊医师和至少 2 名主管护师资格以上的护士。

（四）每科至少有 1 名本专业的具有主治医师资格以上的主诊医师。

四、医疗用房

（一）每病床建筑面积不少于 60 平方米。

（二）病房每床净使用面积不少于 6 平方米。

（三）每牙科综合治疗椅建筑面积不少于 40 平方米，诊室每牙科治疗椅净使用面积不少于 6 平方米。

（四）每美容治疗床建筑面积不少于 20 平方米，每美容治疗床净使用面积不少于 6 平方米。

五、设备

（一）基本设备

呼吸机　心电监护仪　自动血压监测仪　电动吸引器　体外除颤器　麻醉机　吸脂机　无影灯　紫外线消毒灯　高压蒸气灭菌设备　器械柜　美容外科手术相应的手术器械　X

线机及暗室成套设备　喷砂洁牙器　光固化治疗机　正颌外科器械　X线牙片机　银汞搅拌机　技工设备　口腔全景X线机　牙科必备的消毒设备　电凝器　激光机　电子治疗机　皮肤磨削机　离子喷雾器　文眉机　皮肤测试仪　超声波美容治疗机　多功能健胸治疗机　恒温培养箱　电冰箱　洗衣机　消毒柜　检验科需要的配套设备及具有上网功能的计算机

（二）病房每床单元设备，与二级综合医院相同。

（三）具有与开展的诊疗科目相应的其他设备。

六、制定各项规章制度、人员岗位责任制；有国家制定或认可的医疗美容技术操作规范、医院感染管理规范、消毒技术规范，并成册可用。

七、注册资金到位，并保证医院的运营。

医疗美容门诊部

一、床位

至少设有美容治疗床4张，手术床位2台，牙科综合治疗椅2张，观察床位2张。

二、科室设置

（一）临床科室：至少设有美容咨询室、美容外科、美容皮肤科、美容牙科，可设置美容中医科、美容治疗室。

（二）医技科室：至少设有药剂科、化验室、手术室。

三、人员

（一）每台手术床应至少配备2.4名相关专业卫生技术人员。

（二）每张观察床、牙科综合治疗椅至少配备1.03名相关专业卫生技术人员和0.4名护士。

（三）至少有5名执业医师，其中至少有1名具有相关专业副主任医师资格以上的主诊医师和1名具有护师资格以上的护士。

（四）每科目至少有1名本专业的具有主治医师资格以上的主诊医师。

四、医疗用房

（一）建筑面积不少于200平方米。

（二）每室独立。

（三）手术室净使用面积不少于20平方米。

（四）诊室每美容治疗床、牙科综合治疗椅净使用面积不少于6平方米。

五、设备

（一）基本设备

手术床和成套美容外科手术器械　无影灯　紫外线消毒灯　高压蒸气灭菌设备　电凝器　电动吸引器　离子喷雾器　多功能美容仪　皮肤磨削机　文眉机　激光治疗机　电冰箱　消毒柜　牙科必备的消毒设备　具有上网功能的计算机

（二）具有与开展的诊疗科目相应的其他设备。

六、制定各项规章制度、人员岗位责任制；有国家制定或认可的医疗美容技术操作规范、感染管理规范、消毒技术规范，并成册可用。

七、注册资金到位，并保证门诊部的运营。

医疗美容诊所

一、床位

至少设有美容治疗床 2 张，或手术床 1 张及观察床 1 张，或牙科综合治疗椅 1 张。

二、科室设置

（一）临床科室：美容外科、美容皮肤科、美容牙科、美容中医科 4 科目中不超过 2 个科目。

（二）医技科室：根据开设的科目，设置相应的医技科室。

美容外科：至少设有手术室、治疗室、观察室。

美容牙科：至少设有诊疗室。

美容皮肤科：至少设有美容治疗室。

美容中医科：至少设有中医美容治疗室。

三、人员

每一科目至少有 1 名具有相关专业主治医师资格以上的主诊医师和 1 名护士。

四、医疗用房

（一）建筑面积不少于 60 平方米。

（二）每室必须独立。

（三）手术室净使用面积不得少于 15 平方米，或每美容治疗床、牙科综合治疗椅净使用面积不少于 6 平方米。

五、设备

（一）基本设备

美容外科：手术床及相应成套美容外科器械　消毒柜　吸引器　无影灯　紫外线消毒灯　电凝器　高压蒸气灭菌设备。

美容皮肤科：皮肤磨削机　离子喷雾器　多功能美容仪　激光机或电子治疗机　超声

波　治疗仪　消毒柜　文眉机　高压蒸气灭菌设备。

美容牙科：消毒柜　牙科必备的消毒设备　高压蒸气灭菌设备。

（二）具有与开展的诊疗科目相应的其他设备，具有上网功能的计算机。

六、制定各项规章制度，人员岗位责任制；有国家制定或认可的医疗美容技术操作规范、感染管理规范、消毒技术规范，并成册可用。

七、注册资金到位，并保证诊所的运营。

医疗美容科（室）

一、床位

至少设有美容治疗床 4 张，手术床 1 张，牙科综合治疗椅 1 张，观察床 1 张。

二、科目设置

（一）临床科室：至少设有美容咨询室、美容治疗室。在美容外科、美容皮肤科、美容牙科、美容中医科 4 个科目中至少设 2 个科目。

（二）医技科室可与医疗机构共用。

三、人员

（一）每台手术床配备 2.4 名相关专业卫生技术人员。

（二）每张观察床、牙科综合治疗椅配备 1.03 名相关专业卫生技术人员和 0.4 名护士。

（三）每科目至少有 1 名本专业的具有主治医师资格以上的主诊医师和 1 名具有护师资格以上的护士。

四、医疗用房

（一）建筑面积不少于 100 平方米。

（二）每室必须独立。

（三）手术室净使用面积不少于 20 平方米。

（四）诊室每美容治疗床、牙科综合治疗椅净使用面积不少于 6 平方米。

（五）应远离传染病诊疗区。

五、设备

（一）基本设备

美容外科：手术床和相应的成套美容外科手术器械　电凝器　吸引器　紫外线消毒灯　无影灯　必备的消毒灭菌设备。

美容皮肤科：离子喷雾器　多功能美容仪　皮肤磨削机　文眉机　激光治疗机　必备的消毒灭菌设备。

美容牙科：牙科必备消毒设备　电冰箱。

（二）具有与开展的诊疗科目相应的其他设备，具有上网功能的计算机。

六、制定各项规章制度、人员岗位责任制；有国家制定或认可的医疗美容技术操作规范、感染管理规范、消毒技术规范，并成册可用。

附录二 美容机构的经营管理

（一）美容机构的分类

为规范美容行业，促进中国美容事业的快速发展，卫生部制定了《医疗美容服务管理办法》和《美容医疗机构、医疗美容科（室）基本标准（试行）》（详见附录一），对医疗美容从业人员的资质和美容医疗机构提出了具体要求。美容医疗机构是指：美容医院、医疗美容门诊部、医疗美容诊所和医疗美容科（室）。

（二）美容机构的创办

1. 美容机构开业前企划

（1）熟悉政策，根据市场和自身条件，准确定位：认真研读卫生部相关文件，深入了解市场需求和消费水平，确定开设哪一层次的美容医疗机构。

（2）亲身观摩其他美容机构：定位后，必须亲身体验市面的美容机构，尤其是和自己定位差不多的美容机构。参观时要扮演求美者的角色，观摩其整体设计、经营气氛、收费标准、待客方法以及美容操作过程，体会其优点、缺点。这些临场的体验都是最好的参考教材。

（3）建立相对稳固的消费群体思路：可通过多方式、多渠道建立相对稳固的消费群体。一是建立会员制，设立贵宾卡，运用积分制，使普通求美者成为固定会员。二是拟订计划设法拉近与顾客的距离，如安排美容讲座、免费美容、产品演示等活动来回馈求美者。三是用真心换得求美者的信任。所有工作人员一定要仔细观察、分析、思考、解决求美者的所需服务，包括接待服务和医技服务，赢得他们的信任。四是经常保持和求美者的联系。随访美容效果，反馈服务信息，以及时发现不足。

（4）选择适当的服务项目，合理确定价位：求美者的定位和医务人员的医技水平是确定服务项目和价格定位的主要依据。服务项目收费标准的确定是相当重要的，除了考虑求美者群体外，也要考虑价格的弹性。经营者应根据美容机构的实际情况，搜集详细资料（如护理系列、护理名称、疗程内容、使用仪器、材料类别、产品用量、护理时间等），然后加上投资应得的回报率，制定一套公道的价目表，这不仅能使求美者更安心消费，也能显示出美容机构的专业水准。

（5）核定开业成本，估算利润：开业成本是指：租房＋员工工资＋装潢＋水电＋设备＋培训＋消耗品＋税收＋管理费＋卫生费＋办证费等。一般利润估算：用品占 14%，工资福利占 44%，其他占 24%（含房租、水电费、税收等），剩下的 18%是经营者的纯利润。

（6）制定标准的服务流程：服务流程的制定包括硬件和软件两方面。硬件指空间设计的配合，软件则需要经营者多方设想后确定。例如：在咨询台与求美者沟通→说明方式和解答疑问→由美容医、技师确定求美者的问题及需要→选择适合的服务项目→选择适合产品、假体→护理操作、治疗过程→招待求美者结账→术后跟进服务。一般来讲，美容机构应在服务后第二天以电话联络对方，随访施术后情况。

2. 美容机构的整体形象设计与布局

(1) 美容机构的整体形象设计：必须符合以下要求即：具有现代气息；可满足美容心理需求；满足求美者对服务的需求；安全、卫生、有信用。

(2) 美容机构设备的基本要点：有医学美容项目的机构必须达到卫生部对相应层次美容医疗机构的设备要求；必须给予求美者现代感；必须给予求美者安全感可靠感；必须给予求美者最大的效率；必须让求美者感觉到独创性和个性；必须适合各层次求美者；必须体现最先进和充满活力的美容技术；必须有可灵活运用的活动空间。

(3) 美容机构的整体布局：基本要求是：临床科室、医技科室、手术室的设计及医疗用房面积符合医疗卫生标准要求；必须了解美容机构所在位置的地理、人文特性，如：居民的风俗观念、消费水平等；必须体现经营者的个性和努力方向，如墙壁、物品和器材的颜色以及照明情况，努力让机构的风格从布局中体现出来。

美容机构的布局是基本形象的直观表现，合理的布局不仅能从外观上吸引更多的求美者，也容易让求美者产生信赖感。常见有3种形象表现方式：

1) 高格调的形象表现：确切评定设备投入的效率，进而根据经营者的实力去做统筹规划。如果没有考虑到与周围环境的协调性，则很容易让人产生难以接近的感觉。因此，若想走高格调的形象之路，必须去仔细研究众多的高格调机构，然后再去进行自身的设计。

2) 新颖的形象表现：机构内部的颜色设计，可以很容易地制造出一种舒适悠闲的气氛，经营者应充分运用这一条件。

3) 时髦性的形象表现：内、外部的装潢上使用丰富艳丽的色彩，让求美者产生强烈的视觉效果来加深对机构的印象。

3. 美容机构开业前的准备工作　如机构为独立开设的医疗美容机构，需准备如下：

(1) 申办开设手续：到卫生局申请办理医疗机构执业许可证(无医疗美容项目可不办此证)；到工商局办理营业执照；到技术监督部门办理《法人代码证书》；到税务局办理税务登记；到卫生监督所办理卫生许可证；到物价局办理收费许可证；到银行开户；到工商局申请开业登记。

(2) 设备选购：基础设施：美容床、离子喷雾机、多功能美容仪、皮肤测试仪、美容镜台、消毒柜等。医疗美容设施：开设医疗美容项目者须参照卫生部对不同层次美容医疗机构的设备要求配置。如：麻醉机、呼吸机、心电监护仪、激光治疗机等。美容用品：专业护肤用品，如：洗面奶、按摩膏、倒膜粉、精华素等；文绣用品：文眉机、绣眉针、色料等；美甲用品：修用工具、护甲油、洗甲水等；美睫用品：睫毛套装、假睫毛等；化妆用品：粉底、眼影、胭脂色、唇膏、眉笔等。医疗美容用品：消毒液、药品、假体、医疗器械等。

(3) 人员配置：包括总负责人(院长、所长等)、皮肤护理部主任、医疗美容部主任、美容师、美甲师、美容医师、咨询接待人员、购销员、后勤人员等。从事医疗美容服务的机构必须按照卫生部文件要求配备专业技术人员。

(三) 美容机构的经营

1. 美容机构经营项目的选择　一般来说，选择经营项目应考虑以下几方面因素：

(1) 项目的安全性：安全性是选择项目的首要标准。建立的项目是否安全，直接影响着机构的经营状况。因为美容行业具有一定的特殊性，不可能有太多的人愿意去冒险。所以选择项目时要以项目相关技术和产品质量安全作为一个衡量标准。

(2) 项目的实效性:美容效果如何是求美者最关心的问题之一。美容机构所选择的项目要有确定的效果,而且这种效果最好能让求美者看到、感受到,只有这样才有说服力。良好的效果会带来一个庞大的求美者网络,创造出惊人的社会效益和经济效益。所以项目的实效性是美容机构的生命。

(3) 广泛的求美者群体:建立的项目如果适合大多数消费者,预示着它有广阔的发展前景。求美者群体的广泛与否,主要取决于收费标准和项目本身所适应的消费群。在国内,其求美者大多在25～50岁之间,因此选择项目时应以为这个年龄段的人服务为主。

(4) 完善的服务体系:要把选择的项目开展好,完善的服务体系是非常必要的,首先要知道这个项目的内容,它有些什么功效,怎样操作才是规范,不同的求美者有不同的个性设计,做好实施的随访等,只有这样才能引导求美者认同这个项目。

(5) 品牌效应:选择知名品牌的用品和设备无疑是明智之举。设备作为硬件设施基本上是一次性投资,选择好的品牌无疑会带来更多的信任和效益。名牌产品在工艺和技术上一般已比较成熟,其性能比较稳定,很少出现事故。知名品牌的厂商和销售商还会从多方面给消费者提供更加完善的售后服务,从而使美容机构和求美者成为最终的受益方。另外,从求美者角度来讲,他们更容易接受知名品牌的东西,非但如此,他们还会带动周围的一些人来接受其认同的品牌。这就是在品牌效应影响下形成的一个潜在的、庞大的消费网络。

(6) 适当的价格:美容机构上什么档次的设备或项目,一是要看求美者的需求,二是考虑自身的经济实力,技术实力,在此基础上确定适当的价格。

2. 美容机构的营销策略

(1) 学习别人的经验,与时俱进:多去看一看其他的美容机构,从中比较发现一些自身存在的问题,同时借鉴别人的成功经验。对于一名经营者来说,最重要的不只是要懂得美容技术及服务质量的重要性,还要懂得跟上时代变迁的脚步。

(2) 效益以服务为前提:要吸引求美者来消费,除了采取一些策略外,最重要的还是要提升服务水平,卫生品质等,让求美者感觉到美容消费是一种享受。

(3) 不断提高业务水平,对未来充满自信:求美者素质提高,消费行为的逐渐理性及日趋激烈的市场竞争表明,要维持美容机构的经营也不是件容易的事。求美者的评价是很重要的,如果能得到好评,不久的将来,就能得到市场的认可。因此,要突破经营的"瓶颈"就必须不断提高专业人员的业务水平,并鼓励全体员工一起努力。

(4) 合理调节供求:一是通过不同的策略和方法,设法改变求美者的需求时间,减少因供求失衡造成的服务不周或设备、人员闲置的问题。如:实行差别定价;发展非高峰期服务;增加高峰期辅助性服务等。二是根据服务需求的变化及时调整机构服务供给量,达到服务供求的基本平衡。如:调整服务供给时间和地点;雇用临时性兼职员工;加强对员工的一专多能交叉训练等。

(5) 采取适当的价格策略,如根据技术人员的职称、声望定价:在实际生活中,如果某个美容机构的声望高,即使价格高,人们也愿意光顾。

(6) 加强质量管理:服务质量大体由四要素构成,一是服务设施,指服务场所、服务设备等固定资产投资;二是服务材料,指形成产品中的物质成分,如美容化妆品等;三是外显的服务,指看得见的服务,如场地的干净整洁、器具的清洁卫生等;四是隐含的服务,指求美者心理上的感受,如受重视程度,社会地位感的满足等。加强质量管理从以下三方面入手:制订出标准的服务程序;在可能的情况下,用机器代替人;建立美容行业与求美者的沟通渠道。

(7) 重视宣传和传播:针对美容服务产品无形性特点,在进行宣传时,一般采取几种策略:

1) 进行形象化宣传:即把美容服务与某种有形物体联系起来进行宣传。比如要服务人员有鲜明的制服,穿着整齐,设计代表美容机构的吉祥物或标志物。

2) 注意对技术人员的宣传:如对某个美容医师、技师的水平、技能和信誉进行宣传等。

3) 重视宣传美容机构的自身形象。

4) 使无形的服务有形化:如给每个服务项目设计一个象征性标志,可以增加消费者的偏好等。

(四) 美容机构的管理

1. 员工管理　一个成功的美容机构管理者必须要了解员工需求,包括经济收入、工作能力、日常生活等。要解决好员工后顾之忧必须处理好以下这些问题。

(1) 签订劳动合同,建立员工档案:合同本身可以制约双方,合同一旦形成必须严格执行。这样有利于人才的稳定,使双方利益得到保障。

(2) 完善制度,明确职责:用制度管人,做到事事有章可循,使员工自觉遵守规章制度,按照岗位职责要求做好自己的工作。

(3) 选好机构负责人,充分授权,减少官僚管理:机构负责人选极为重要,他(她)是贯彻、落实、执行经营方针、政策、目标、制度等的具体监督者。最好是既懂技术又懂管理,在二者无法兼备的情况下,懂管理更为重要。负责人一旦选定,老板应将财务、人事等一切日常处理权下放,并通过层层负责、层层授权,让员工感到机构需要他们每一个人。

(4) 展示机构发展目标:给员工展示机构目标,让他们了解未来的发展,使员工对机构充满信心。

(5) 召集例会,建立以人为本的企业文化:每天上班前召集例会,总结昨天的工作如业绩、劳动纪律、求美者意见等,同时安排今天的工作,鼓舞员工的士气。

(6) 鼓励团结协作:要求在工作中提倡团结协作精神,告知员工团结的力量,协作的结果,那就是大家整体利益得到增长,即"我为人人,人人为我"。

(7) 与员工谈心,了解员工的需求,建立员工福利制度:掌握员工的思想状态,是减少工作障碍,增加工作效率的一种管理方式。在不违反原则的前提下,尽量为员工解除后顾之忧,让他们心态平衡,舒心工作。

(8) 帮助员工设计未来:一个人只有有了目标、理想,才会努力奋斗。管理者要为员工设计适当的宏观目标,并将实现这一目标与现实工作巧妙的结合起来,调动他们的工作积极性。

(9) 定期技术培训,紧跟行业潮流:对员工的技术培训可以多种方式:如定期办班、参加学术交流、短期进修、学术讲座等。只有不断学习,掌握最新专业技能,才能吸引更多的求美者,在激烈的市场竞争中立于不败之地。

2. 求美者管理

(1) 收集资料:对于初次上门的求美者应填写基本资料,内容包括:姓名、性别、学历、籍贯、爱好、生日、职业、婚姻状况、工作单位、收入、联系电话、住址等,建立基本档案库。

（2）密切联系：在求美者生日时打电话、发短信或寄贺卡表示关怀，定期寄发最新美容资料及本机构的活动内容资料，在特殊的节日若能赠送小礼品，求美者会倍感温馨，无形中拉近了与求美者之间的感情距离。在进行打折活动时应及时通知求美者。

（3）掌握心理：要掌握求美者心理，一方面在治疗、护理过程中与他们沟通，另一方面可以通过意见卡进行调查。

大多数求美者的心理都是希望在相同的价格下，能得到最好的服务。尤其在消费文化日渐成熟，求美者的识别能力越来越强的今天，人们的观念在不断变化，对于美的追求，不仅局限于接受单纯的技术服务，同时希望获得美容保健方面的知识。不同年龄层次的求美者对美的认识和需求有明显差异，美容师应制订不同的方案来适应求美者。

（4）提高维系率：就是提高求美者的回头率。美容机构必须明确降低维系率的原因，对于那些脱离了所在区域的求美者可能无力挽回，但对那些因低劣服务，劣质产品或定价过高等原因离开的求美者，美容机构应做出具体分析，及时加以改进。

附录三 医学美容图片资料的管理

在实施美容治疗时应做好翔实的病历文字记录，医学摄影以其真实客观的特点，直接地反映了医学美容的治疗效果，是对病历的最好补充。

（一）图片资料的重要性

1. 图片资料是美容效果的直接评价　医学摄影是摄影技术与医学科学相结合的产物，医学摄影可以及时、准确、形象、生动地反映客观存在，具有高度的可信性，被称为“形象语言”和“视觉文学”。从病历文字资料中不能直接看出医学美容的确切效果，但只需将术前、术后的照片放在一起进行分析比较，美容效果就可一目了然，大大提高了手术的说服力，成为评价手术成功与否的最直接、最可靠的依据。

2. 图片资料是科研、教学、学术交流的原始资料　医学美容临床工作中不同阶段的照片可反映出“美容”前、后及恢复变化的整个过程，而同类病人多次手术或典型病例照片的积累，则为我们提供了宝贵丰富的资料。目前研究人员撰写文章、著书、参加会议、介绍一种新技术、新方法，往往借助照片、幻灯等多媒体技术，而这一切有赖于医学摄影。医学摄影作为信息的传播媒介，与语言文字相匹配，使之图文并茂。没有一套完整的照片，即使您费尽口舌，也不能给人留下鲜明的感性认识，空口无凭。在教学医院，采用照片或其他多媒体手段会使讲课栩栩如生，印象深刻直观，提高教学质量。对于科研工作，则能及时记录研究各阶段的发展，加强科研工作的科学性。对于疑难手术，可利用计算机远程会诊系统，将收集到的病人相关资料传输给国内外同行进行远程会诊治疗。所以，医学摄影是医、教、研的“人工语言系统”。

3. 图片资料是解决美容纠纷的主要依据　随着我国市场经济体制改革和社会医疗保障体制改革的逐步推行，医患纠纷已成为医院工作中必须面对的一个重要问题。对于某些有争议的美容纠纷，越来越多的人拿起法律武器来保护自己。图片资料作为法律凭证则可客观、准确地反映美容效果，不仅维护了求美者的权益，同时也可以保护医疗美容技术人员。目前，图片资料是解决美容行业纠纷的主要法律依据之一。

4. 图片资料具有广告效应　在某些美容单位或杂志中用图片作为广告媒体传递信息，往往可产生“事半功倍”的效果，提高了医学美容的可信度、有效性和真实性。

（二）如何拍好医学照片

1. 医学摄影的要求

(1) 医学摄影与商业摄影不同：商业摄影是力图通过摄影技术、化妆艺术等手段来掩饰或减轻缺陷，展示给人以美的形象；而医学摄影则属于纪实性摄影，是人们在认识、探索人类疾病，提高健康水平和生活质量过程中的客观忠实记录。所以，对于医学美容的病人，要实事求是地反映畸形或缺陷，不允许采用任何形式的夸张手法，或者弄虚作假。其次，摄影者不仅要具有摄影知识，而且还应了解相关学科的摄影要求及专业知识。

（2）重点突出，减少陪衬：取景范围以缺损畸形部位为中心，对病变部位作近似特写处理但不能使原物变形，并要能从说明问题的几个角度或体位进行拍摄。如正位、侧位、斜位、仰位等。

（3）画面整洁严肃：术前拍照女性忌化妆或配戴耳环、项链等装饰物，头发梳理整齐，男性术前理发、剃须。表情自然，仪态大方。拍摄时应脱则脱，该露则露。另外，也不宜用病人姓名、病历号的纸片贴在病人身上拍摄。破坏了照片的完美性(手术设计例外)。术中拍摄伤口应干净，周围手术巾平整无血迹、水迹，如果术野内纱布、手术巾和器械等暂时无法整理，可改变拍摄角度，增大光圈减少景深，使背景模糊，突出主题。术后拍摄伤口应去除痂皮、血迹、污垢以及伤口周围皮肤的胶布印迹。

（4）鲜明的对比：包括手术前、手术后的对比及自身的对比，以加强说服力。如面部美容、形体重塑的患者，术前、术后的对比，便能说明手术的效果。

（5）双光源照明：摄影学就是用光的科学。医学摄影在灯光处理上力求简单，不宜用多光，也应尽量避免用闪光灯从正面照射，而尽可能使用碘钨灯做主光源。在灯光的布置上，运用主光源侧 45°角方向照射、并结合另一辅助灯的方法，对于反映局部皮肤表浅病变效果好。辅助光可使用白炽光，其亮度应弱于主光源，也可使用一块反光板，减弱光亮度。辅助光主要作用是对主光源造成的阴影部进行曝光，使被摄者具有立体感。在用光时也应避免一般灯光与闪光灯混用。在手术室拍摄时应将手术灯关掉，以免所拍照片色彩混杂。布光时还应防止阴影的形成，有三种方法可以防止阴影的产生：①将被摄对象移至背景前 1～2m；②用反射闪光灯办法，即将闪光灯头转向天花板，被天花板反射回来的光线比较柔和，平衡布满画面；③将闪光灯放在照相机的一侧，使影子落在画面之外。

（6）背景的选择：选择合适的背景是拍好医学照片不可忽视的重要因素之一，如何选好背景取得高质量的照片是拍摄者应重视的环节。应力求做到被摄物与背景在色调、构图等方面达到和谐的对比。黑白摄影多以灰色为背景，彩色摄影以被摄物补色为背景最能突出主题，但这样有时太繁琐。一般常规以浅灰色或淡蓝色或灰蓝色平布做背景为宜。特殊拍摄时可选用补色背景的方法，可获得满意的效果。被摄部位充分暴露、切忌杂乱无章，以免削弱了对主题的突出表现。在病床前拍摄时，在条件不允许的情况下可直接选用洁白的床单或治疗单为背景，但应注意光和距离的选用，防止产生浓重的阴影影响照片质量。

（7）照片的标准化和一致性：在照片尺寸大小、横或竖幅选择、手术前后的曝光量、体位、拍摄角度、用光和解剖标志等应该是一致的，否则无从比较手术前、后有何变化，因而使手术效果的说服力减弱，使文章资料的科学性、严谨性大大降低。

（8）资料完整成套和系统化：包括术前、术后的照片及必要的术中及随诊照片，缺一则不能说明问题。另外应该系统的收集病例资料，既可包括单一病种，又可包括在其他病种系列之中，如唇裂既是一个单一的病症，也可是唇颚裂系列病种，既要求摄取病例本身的资料，又要考虑收集其家族性、遗传性等资料。

（9）特殊部位的拍摄：在拍摄眼、耳、鼻、口等局部特写时，可选用合适的微距镜头或加近摄镜拍摄。

2. 医学美容常见部位摄影要求

（1）头面部：头部正位像、侧位像(90°)、半侧位像(45°)。头部正位像画面应包括头部全部边缘，下至胸锁关节，上衣不能覆盖颈前区域。侧位像以面部正中线为一侧轮廓线。半侧位像头偏向一侧转至鼻尖与面颊部轮廓线重叠。如面部瘢痕或除皱术的摄影。

(2) 鼻部摄影：体位为正位像、侧位像、鼻底位(后仰 45°)。摄影范围包括上至眉毛，下至下唇。如隆鼻术、唇裂术的摄影。

(3) 耳部摄影：头部正位像、侧位像、半侧位像、耳后侧位像、耳局部像。摄影范围同全头部。如小耳畸形手术的摄影。

(4) 眼部摄影：体位为正位、侧位、睁眼、闭眼或微笑像。摄影范围上至前额部，下至鼻尖，左右两侧颞区。如眼袋整复、重睑术的摄影。

(5) 唇部摄影：体位为正位像、侧位像、鼻底位、张口、闭口。摄影范围上至眼部，下至下颏。如唇裂修补术、小口开大术的摄影。

(6) 颏部摄影：头部正位像、侧位像、半侧位像、头后仰 45°。注意颌颈角位。如下颌角截骨术的摄影。

(7) 胸部摄影：体位为正位像、侧位像、半侧位像。摄影范围上至锁骨，下至脐部，双臂自然下垂。如隆乳术的摄影。

(8) 腹部摄影：体位为正位像、侧位像、半侧位像、后侧位像。摄影范围上至剑突下缘，下至膝部。如吸脂术的摄影。

(9) 手足部摄影：镜头轴线与摄影部位垂直，以病变部位为中心。体位为掌、背和功能位。

(三) 资料的收集与保管

1. 资料收集　照片资料的收集从开始就必须高度重视，作为医学美容的一项常规工作。首先，应固定专人负责，负责此项工作的人员要熟练掌握摄影技术，并要求有一定的美容医学专业知识，工作认真细致，这是做好临床医学摄影工作的根本保证。其次，建立医学摄影照相的申请单(其中包括病人住院号、姓名、性别、年龄及照相部位的要求等等)。对每个求美者进行施术前、后照相，并常规填写申请单，摄影师按照相申请单要求对病人进行照相。

照片资料的收集要及时完整，一般常规照相，照完后及时冲洗、及时分类、登记，底片与照片编号(最好与住院号一致)归于同一照片袋中，卡片按编号放于专门的卡片柜中存档。检查拍摄登记本是否有漏拍或拍坏以及没有归档的情况，如发现上述情况应立即补拍。

2. 几种照片资料的管理方法

(1) 照片放入资料袋中保存：此方法将照片放入求美者的个人资料袋中保存，查找时从资料室借阅。其优点是资料完整，照片由资料室统一保管安全可靠，求美者前来复查或再次美容时，非原主管美容医生可了解掌握求美者的全面情况及时处理。缺点是一个医院科室众多，各科不能单独存放，不易查找。

(2) 卡片法保存：这种方法目前最为常用。此方法是用特制的照片底片袋保存照片和底片，按施术部位、施术种类等进行分类建立相应的卡片，可根据实际情况分得很细致，就如同图书馆存放书籍一样。其优点是分类清晰易于对比，查找便利，井井有条。弱点是类别多较繁琐。

以上两种方法存在以下缺点：①分类整理工作量大而且需要内行人负责管理，费人、费时、费物力；②需按事先既定的分类进行检索，但不能进行交叉检索、模糊检索，检索速度太慢;③分类简单,用途单一,通用性较差;④无法脱离传统的拍照方式,照相费用昂贵。

(3) 计算机医疗信息管理系统的应用:图片信息管理软件是将数码相机、扫描仪、摄像机、内镜等输入设备所拍摄到的图片资料,按软件各项的要求输入计算机中。一个求美者一个新文件,写入一定量后刻入光盘保存或备份。美容医生可根据自己的需要行各种类型的检索,进行讨论、经验总结、统计、远程会诊等,选择有用的资料打印或储存。这些软件采用菜单法,界面简洁,操作方便,避免大量的文字输入。

附录四 服饰的选择与搭配

一、服饰搭配观念

1. 整体观念　服饰是立体活动彩色雕塑，所以不要把上下装分开来看造型，而要于整体上往瘦长袅娜型装扮。

2. 肤色观念　脑子里要先有适合自己肤色的色彩系列。一定要注意所有服装是要穿在自己的“肤色”之上的，而绝不是配在白墙上或白色黑色模特儿架上的。

3. 体型观念　体型不佳的人尤其要会用服饰发挥，让人首先觉得你的体型的美丽与长处。比如说臀部较大，让人苦恼，但穿上皱褶的长裙。让人感觉出潇洒的田园风格。

4. 配饰观念　配饰品与服装密不可分，买完衣服仅仅是万里长征走完了第一步，要预算出一半的钱来考虑配件。配件可有可无或不重视的人会被人认为是没有品位的。

5. 发型观念　服装设计师的最新作品，有时是通过奇特的发型展示出来的，头式的风格（尤其是色彩）决定着服装配搭，发型变换较少的人更应注意这点。

6. 妆型观念　不同的服装要搭配不同的妆型，能化更多不同风格的妆型，当然是最好的办法。如果妆型比较单一，就会影响服装的表现力。

7. 个性观念　年轻人对于流行服装有很敏锐的反应，但往往是粗线条的直觉，再加上不会搭配，反而显出没有品位。最聪明的人是把流行当“调料”放进当季衣服中，使自己永远时髦又别具一格。

8. 经济观念　肯定是质量越高服装越贵。衣服越是满街过剩，选择越是本事。最佳办法是确定购衣价格单，买衣服单价高一些，数量少。同时列出配饰品的价钱来。

9. 保养观念　这是一般国人所有功课中最差的一项。这包括两个方面，一方面是服装的洗涤、熨烫、收藏和保管，另一方面是每周提前衣着计划。

其实，一般中国人的着装在质地设计款式方面与国外已几乎没有差距，但穿出来皱巴巴，都半新不旧。而国外发达地区的人大部分旧衣服也显得很新，原因就是专业洗涤，精心熨烫，收藏方式科学。好服装要定期送到洗衣店做处理，而衣柜也应选购国际流行的内部定向划分非常细致的现代衣橱，使衣物做到归类存放。

二、服饰搭配的TPO原则

自古以来，深居简出、依赖男人生存的女性，其服饰并不仅仅为了取悦男性，还是显示身份、维护尊严的手段。因此要符合介绍国际通用的着装规范——TPO原则，TPO是三个英语单词的缩写，分别代表时间（Time）、地点（Place）和场合（Ocasion），说的就是着装要符合时间、地点和场合，不同场合的服装有不同的着装特点。

1. 职业装　较为正式的场合，应选择女性正式的职业套服；较为宽松的职业环境，可选择造型感稳定、线条感明快、富有质感和挺感的服饰，以较好地表现职业女性的职业能力。服装的质地应尽可能考究，色彩应纯正，不易皱褶。服装应以舒适、方便为主，以适应整日的工作强度。

办公室服饰的色彩不宜过于夺目，以免干扰工作环境，影响整体工作效率。应尽量考虑与办公室的色调、气氛相和谐，并与具体的职业分类相吻合。袒露、花哨、反光的服饰是办公室服饰所忌用的，服饰款式的基本特点是端庄、简洁、持重和亲切。

2. 外出职业装　服装款式应注重整体和立体的职业形象，注重舒适、简洁、得体，便于走动，不宜穿着过紧或宽松、不透气或面料粗糙的服饰。正式的场合仍然以西服套裙最为适应；较正式的场合也可选用简约、品质好的上装和裤装，并配以女式高跟鞋；较为宽松的场合，虽然可以在服装和鞋的款式上稍作调整，但切不可忘记职业特性是着装标准。

外出工作，最忌着装具有强烈的表现欲，这是需要努力克制和避免的。色彩不宜复杂，并应注意与发型、妆容、手袋、鞋相统一，不宜咄咄逼人，干扰对方视线，甚至造成视觉压力。所用饰品则不宜夸张。手袋宜选择款型稍大的公务手袋，也可选择优雅的笔记本电脑公文手袋，表现女性自信、干练的职业风采。

3. 晚礼服　晚礼服是用于庆典、正式会议、晚会、宴会等礼仪活动的服饰。晚装服饰的特色、款式和变化较多，需根据不同的场合和需求的风格而定。闪亮的服饰是晚礼服永恒的风采，但全身除首饰之外的亮点不得超过两个。晚装多以高贵优雅、雍容华贵为基本着装原则，西式的晚装多为开放型，强调美艳、性感、光彩夺目；中式传统晚装以中式旗袍为主，注重表现女性端庄、文雅、含蓄、秀美的姿态。晚装既讲究面料的品质，也讲究饰品的品质，好的品质可以烘托和映衬女人的社会形象和品质。女人最恰到好处的美是精致，晚装是凸显女性魅力的代表着装，讲究细部的款式和做工的精美。

4. 公务礼服　公务礼服是用于较为正式、隆重的会议、迎宾接待的服饰。公务礼服是服饰中品位和格调具有代表性和典型性的。服饰的优良品质是最为重要的。色彩应以黑色和贵族灰色为主色，忌用轻浮、流行的时尚色系。做工要精致得体，并应特别注意选配质地优良的鞋子。佩饰应小巧而精美，服饰和佩饰的重点是衬托女人高雅迷人的气质。此类活动较少有充分的交流机会，手袋是身份的显要表征，应选择质地优良、色彩和谐、款式简洁、精美的手袋。

5. 休闲服　休闲服是为适应现代个性化的生活方式而产生的一类服饰，具有生活服饰和职业服饰的双重性。不少职业场所，已在职业空间提供了较大的宽松条件，休闲服也成为一些轻松的职业场所适用的服饰。穿着舒适大方，是休闲服的基本特点，成熟优雅是休闲服较高的着装层面。休闲服较多地体现了回归大自然的生活理念，从面料、款式上更好地与人体亲密接触，体现了服饰与人体之间更亲密、更坦诚、更自由、更从容的生命规律，是新时尚、新观念的服饰语言。面料多天然、优质，色彩应亲切、柔和，易于吸汗，不需熨烫等复杂打理。休闲服要特别避免体臭和服装异味，其高度洁净所表现出来的品质和魅力，甚至会高于其他服饰。

三、体型与服饰

对于许多各式各样身材的人而言，流行似乎是一件有点麻烦而又有点残酷的事。身材比例不佳或天生在某部分不太完美的人，其实占了人口的大多数。究竟该如何隐藏缺点，发挥优点，选择适合的服装，首先得从了解自己的身材来说：

1. 标准型 身材呈现优美的曲线，胸围和臀围等大，腰部纤细，腿较长，是一般所谓的性感体型。这种标准型的体型，只要好好地研究流行趋势，怎么穿都可以。

2. 运动型 基本上仍属于苗条型，但上半身比例较长.腿较短，看起来也较标准型略平坦。此种体型基本上仍然是瘦长型身材，只是需要修饰看起来较短的腿。有些人误以为窄紧或高腰的裤子，可以显得腿较长，其实更突出了腿部实际长度。适当宽松的长裤，如中直筒是最佳的选择，明亮色系的格子裤，可适度拉长比例又不会太夸张，可同时解决腿短的烦恼。

3. 西洋梨型 身体呈现上窄下宽的形态自肩膀到腰部较小，但腰下到臀、腿较粗壮。此种体型需要同时修饰上下半身，因重量感集中在臀部，所以绝对不能穿紧身的衣服。可以强调上衣的色彩、图纹或带一点挺度的上衣搭配深色打皱裤。记住，让上半身成为视觉及比例上的焦点是此种体型的修饰要点。

4. 正方型 整体上看起来是方方正正，腰部及胸臀之间的差距不大，多属于超重身材。此种体型最大的问题在于腰部并不明显，故不宜强调腰线。上衣最好能盖过腰臀，不要扎进去。用柔和的潇洒线条带出此类体型的飘逸感，减少庞大的重量感。

5. 苹果型 上宽下窄，腰臀部较小，上半身较大，而且腿较一般比例来得长，呈现中性特色的身材。较宽裤管或低腰的裤子可以说都是这种体型的最佳搭配，但因为上身较大，所以不宜太强调肩线及扩张的色彩，以自然垂坠的布料或略合身为佳。

四、肤色、妆色、服装的和谐

“色彩季节理论”体系是首次把人体色特征与纷繁的色彩科学地对应起来，并形成和谐搭配规律的理论。其重要内容就是把生活中的常用色按基调的不同进行冷暖和明度、纯度划分，进而形成四大组自成和谐关系的色彩群。由于每一组色群的颜色刚好与大自然四季的色彩特征吻合。因此，便把这四组色群分别命名为“春”、“秋”(暖色系)，“夏”、“冬”(冷色系)。

接下来，这个理论体系对于人的肤色、发色和眼珠色等“色彩属性”同样进行了科学分析，总结出冷、暖色系人的身体色特征，并按明暗(明度)和强弱(纯度)程度把人体分为四种类型，并为它们分别找到了和谐对应的“春、夏、秋、冬”四组装扮色彩。

“色彩季节理论”解决了人们在装扮用色方面的一切难题。一个人如果知道并学会运用自己最适合的色彩群，不仅能把自己独有的品位和魅力最完美、最自然地显现出来，还能因为通晓服饰间的色彩关系而节省装扮地时间，回避浪费。最重要地是，由于你清楚什么颜色是最能提升自己的、什么颜色是你的“排斥色”，你会在一生中地任何形象中轻松驾驭色彩，科学而自信地装扮出最漂亮的自己。

(一) 色彩四季

分析方法：最好的方法是在自然光充足地时候卸净妆，由自己或家人、朋友帮助，在镜前分析一下自己的肤色类型，以便接下来进一步了解自己的色彩。另外，在自测时最好用白布遮住上半身，如果你染了发，最好用白布把头发包上，以免影响视觉。

1. 春季型

肤色特征：浅象牙色、暖米色；细腻而有透明感；红晕呈珊瑚粉色。

眼睛特征：像玻璃珠一样奕奕闪光；眼珠为亮茶色、黄玉色；眼白感觉有湖蓝色。

发色特征：明亮如绢的茶色；柔和的棕黄色、栗色；发质柔软。

2. 夏季型

肤色特征：粉白、乳白色皮肤；带蓝调的褐色皮肤；小麦色皮肤；红晕呈淡淡的水粉色。

眼睛特征：目光柔和；整体感觉温柔；眼珠呈焦茶色、深棕色或玫瑰棕色。

发色特征：轻柔的黑色、灰黑色；柔和的棕色或深棕色。

3. 秋季型

肤色特征：瓷器般的象牙色皮肤；深橘色、暗驼色或黄橙色；不易出现红晕。

眼睛特征：深棕色、焦茶色；眼白为象牙色；或略带绿的白色。

发色特征：褐色、棕色；铜色、巧克力色。

4. 冬季型

肤色特征：青白色或略暗的橄榄色；带青色的黄褐色；不易出现红晕。

眼睛特征：眼睛黑白分明；目光锐利，眼珠为深黑色；焦茶色。

发色特征：乌黑发亮；黑褐色、银灰、深酒红。

（二）四季型的人着衣色彩搭配原则

1. 春季型　春季型人使用范围最广的颜色是黄色，可以多多使用，但要感觉明亮才算成功。选择红色时，以橙色、橘红为主。春季型人选择自己最适合颜色的要点是：颜色不能太旧、太暗。

春季型人的服饰基调属于暖色系中的明亮色调，如同初春的田野，微微泛黄。服饰中的点睛之笔是春季色彩群中最鲜艳亮丽的颜色，如亮黄色、杏色、浅水蓝色、浅金色等，都可以作为主要用色穿在身上，在色彩搭配上应遵循鲜明、对比的原则来突出自己的俏丽。

对春季型人来说，黑色将不再“安全”。过深、过重的颜色与春季型人白色的肌肤、飘逸的黄发不和谐，使春季型人十分黯淡。如果现在衣橱里还有深色衣服，可以把春季色群中那些漂亮的颜色靠近脸部下方，与之搭配起来穿。

春季型人适合的白色是淡黄色调的象牙白。在炎热的夏天穿上象牙白的连衣裙，搭配上橘色的时尚凉鞋与包，鲜明的对比会让春季型人俏丽无比。

春季型人在选择灰色时，应选择光泽明亮的银灰色褐由浅至中度的暖灰色；注意让它们与桃粉、浅水蓝色、奶黄色相配，会体现出最佳效果。

春季型人适合带黄色调的饱和明亮的蓝色。浅淡明快的浅绿松石蓝、浅水蓝适合鲜艳俏丽的时装和休闲装；而略深一些的蓝色如饱和度较高的皇家蓝、浅海军蓝等，适合用于职场。穿蓝色时与暖灰、黄色系相配为佳。

2. 夏季型　夏季型人适合柔和且不发黄的颜色。选择黄色时，一定要慎重，应选择让人感觉稍微发蓝的浅黄色。选择红色时，以玫瑰红色为主。选择自己最适合的颜色的要点是：颜色要柔和、淡雅。

夏季型人适合以蓝色为底色调的轻柔淡雅的颜色，这样才能衬托出她们温柔、恬静的个性。夏天自然界中的常春藤、紫丁香花以及夏日海水和天空等浅淡的自然颜色，最能够与夏季型人的肤色相融合。

夏季型人适合穿深浅不同的各种粉色、蓝色和紫色，以及有朦胧感的色调。在色彩搭配上，最好避免反差大的色调，适合在同一色相里进行浓淡搭配，或者在蓝灰、蓝绿、蓝紫等相邻色相里进行浓淡搭配。

夏季型人不适合穿黑色，过深的颜色会破坏夏季型人的柔美，可以用一些浅淡的灰蓝色、蓝灰色、紫色来代替黑色，做上班的职业套装，既雅致又干练。

夏季型人适合乳白色，在夏天穿着乳白色衬衫与天蓝色裤裙搭配有一种朦胧的美感。

夏季型人穿灰色非常高雅，但注意选择浅至中度的灰；不同深浅的灰色与不同深浅的紫色及粉色搭配最佳。

蓝色系对夏季型人非常适合，颜色的深浅程度应在深紫蓝色、浅绿松石蓝之间把握；深一些的蓝色可做大衣、套装，浅一些的蓝色可做衬衫、T 恤衫、运动装或首饰；但注意夏季型的人不太适合藏蓝色。

3. 秋季型　秋季型人最适合金色、苔绿色、橙色等深而华丽的颜色。选择红色时，一定要选择砖红色和与暗橘红相接近的颜色。秋季型人选择自己最适合的颜色要点是：颜色要温暖、浓郁。

秋季型人的服饰基调是暖色系中的沉稳色调。浓郁而华丽的颜色衬托出秋季型人成熟高贵的气质，越浑厚的颜色也越能衬托秋季型人陶瓷般的皮肤。

秋季型人较适合棕色、金色和苔绿色，它们也是秋季型人的最佳代表色，可将她们的自信与高雅的气质烘托到极致。

在服装的色彩搭配上，不太适合强烈的对比色，只有在相同的色相或相邻色相的浓淡搭配中才能突出华丽感。

秋季型人穿黑色会显得皮肤发黄，秋季色彩群中的深砖红色、深棕色和橄榄绿都可用来代替黑色和藏蓝。

秋季型的白色应是以黄色为底色调的牡蛎色，在春夏季与色彩群中稍柔和的颜色搭配，会显得自然而格调高雅。

灰色与秋季型人的肤色排斥感较强，如穿用，一定挑选偏黄或偏咖啡色的灰色，同时注意用适合的颜色过渡搭配。

秋季型人适合的蓝色是湖蓝色系，与秋季色彩群中的金色、棕色、橙色搭配可以烘托出秋季型人的稳重与华丽。此外，还有沙青色等纯度不强的颜色可供选择。

4. 冬季型　冬季型人最适合纯色，在各国国旗上使用的颜色，都是冬季型人最适合的色彩。选择红色时，可选正红、酒红和纯正的玫瑰红。冬季型人选择自己最适合的颜色的要点是：颜色要鲜明，有光泽。

冬季型色彩基调体现的是“冰”色，即塑造冷艳的美感。原汁原味的原色，如红、绿宝石蓝、黑、白等为主色，冰蓝、冰粉、冰绿、冰黄等皆可作为配色点缀其间。

在四种季型中，只有冬季型人最适合用黑、白、灰这三种颜色，也只有在冬季型人身上，“黑白灰”这三个大众常用色才能得到最好的演绎，真正发挥出无彩色的鲜明个性。但一定要注意的是穿深重颜色的时候一定要有对比色出现。

冬季型人适合纯白色。纯白色是国际流行舞台上的惯用色，通过巧妙的搭配，会使冬季型人奕奕有神。深浅不同的灰色，冬季型人都能穿用，与色彩群中的玫瑰色系搭配，可体现出冬季型人的都市时尚感。藏蓝色也是冬季型人的专利色，适合作套装、毛衣、衬衫、大衣的用色。

（三）服饰与口红色彩的搭配

口红的颜色：一般而言，服饰在色系上分为冷色系和暖色系，因而口红的颜色也应在冷暖性质上和服饰相一致。如穿紫色、蓝色等冷色系服装时，就可以用桃红、粉红、玫瑰红、紫红等带有冷色倾向的口红。如果穿上有光泽的鲜红、橘红衣服时，就不能沿用粉红色口红，否则就显得太淡了，深红、玫瑰红又嫌撞色和不够鲜明，而以鲜红、偏橙色的口红搭配，就会显得柔美、秀丽。一般来说，穿黑、白、灰色的衣服时，口红的颜色可以比较随意些，只要不跟配件的颜色相冲突即可。蓝色可以和深红、玫瑰红、粉红配合，而黄、绿、蓝绿、棕色、米色等应配以橙色和珊瑚红。

此外口红的颜色还可以作为服装色彩的点缀。如穿着黑色服装再点上朱唇，艳丽动人；着玫瑰色口红会显得妩媚神秘；着橙红色口红则清新跳跃。如果服装的颜色是两种以上的多种颜色组合，那么选择的口红颜色就应取服装主要的色调，可以加强色彩的整体感染力。若上衣与裙子或者裤子是两种颜色，口红的颜色就应和上衣协调一致。

参加宴会时，由于灯光较暗，服装比白天华丽，发型及配戴的首饰也比较讲究，眼部化妆更是强调眼影膏的色彩，因而唇部化妆也可以跟着这个趋势来着手。可以采用含有金彩或银彩的口红，这种口红也是最新时尚，色调较深，而质料闪耀着金银色彩，就好像在黑夜中的星光，闪闪迷人，娇艳欲滴，从而达到增添神韵的目的。

五、男士服饰搭配

在商场如战场的现代社会中，如何通过整体的形象规划，突显自己的独特魅力，并借此创造成功契机，提升自身价值，已经成为现代男性所关心的焦点。

一直以来，外界评价男性价值的过程中，服饰起者相当重要的作用，他的衣着可以决定其是否受到信赖，是否对异性具有吸引力，以及是否被所处的社会环境所接受。从这个意义上来说，男性应该比女性更加在乎形象。

（一）如何根据场合穿西服

男性在职场中扮演着重要的角色，由于不同男性所处行业及经常出席场合的不同，其西服着装要求也不一样，比如从事文艺工作的男性和在政府机关及大型企业就职的男性，即便同样是西服着装，往往也有区别。

经常需出席正式会议、正式谈判、演讲会以及那些要求以正式服装出席的场合，如社会活动家、政府职员等人士就要穿风格传统的西服，即剪裁合身、造型平直、样式严谨的传统西服，如三件套式、双排扣式等，色彩以沉稳的藏青色、灰色等中性色系为主。

而一般的办公场合或休闲场所的商务活动等则可以选择样式时尚感略强的西服，领带、衬衫可以时髦一些，色彩可鲜亮些，这样显得既正式又不拘谨。

（二）怎样搭配西服

应该先根据将要出席的场合确定所要穿的西服，然后挑选出颜色适合的衬衫，最后取出合适的领带。西服着装“主配角”搭配时要以西服的颜色、款式、质地为三者的主导，遵循对比配色和同质同调，即西服“主配角”的风格及面料的同属性，如毛呢西服应配以针织面料的领带；精梳羊毛西服应配真丝领带；麻质西服则配以棉质领带。

（三）整套西服搭配三种单色搭配原则

若衬衫为白色，领带和西服的颜色要成对比，如白衬衫＋藏青色西服＋宝蓝色领带的搭配组合就很经典；若衬衫为白色以外的其他颜色，则三者中必须要有两者是同色系的。

两个单色＋一个图案的搭配原则图案中必须要有这两个单色中的任一颜色，以相呼应，如衬衫为白底蓝条纹，则西服或领带必须有一者是蓝色系。

两个图案＋一个单色的搭配原则当三者中的两者都有图案时，要注意图案应分宾主、强弱。安全的搭配法则为：领带最好选择无方向性的图案如圆点、小的规则图形等；如果西服或衬衫有条纹，可以尝试斜条纹的领带；如果是格子西服或衬衫，就只能搭配无方向性的图案的领带，否则看上去很乱。

（四）半身西服搭配上下身同色系搭配原则

领带可以和上下身成对比色，也可以是同色系。若配以同色系，必须是深浅度与西服对比的同色系，如浅灰色长裤＋深灰色西装＋葡萄紫或银灰色领带的组合。

上下身不同色系搭配原则上下身不同色系时，领带最好和下半身同色系；若领带有图案，则图案最好呼应下半身的颜色。此种搭配法则尤其适合个子不高的男性。

（五）休闲装扮须知

高大型这类体型的男士在选择休闲服时要注意 4 点：避免色彩过于鲜明或图案复杂的上衣；灯芯绒质地的裤子、条纹或格子长裤都很适合；“上深下浅”的配色，能使身材看起来更完美；上身同色系的搭配能提升你的品位。

发福型这类体型的男士选穿休闲服时要注意 5 点：选择不松不紧的款式；面料不可过厚或过薄或过于贴身，要有一定的挺度；胸膛以上有图案的上衣穿着效果较好；如果将上衣放进长裤里，有显瘦效果；皮带不能和上下身形成强烈对比；可以考虑吊带装。

瘦小型这类体型的男士在选穿休闲服时要注意 3 点：选择条纹、格子或图案明快的上衣；上衣外可加上背心或短夹克；裤长可稍微长一点，但不能拖地。

附录五

主要参考书目

1. 吴继聪.医疗美容技术.北京:科学出版社,2001
2. 孙翔.医学美容技术.北京:人民卫生出版社,2002
3. 中华医学会.临床技术操作规范.美容医学分册.北京:人民军医出版社,2004
4. 邓创.美容院经营管理实务.沈阳:辽宁科学技术出版社,2006
5. 张春彦.美容管理师教程.北京:化学工业出版社,2006
6. 贺孟泉.美容化妆品学.北京:人民卫生出版社,2002
7. 乔国华.美容师.北京:中国劳动社会保障出版社,2001
8. 李金宝.专业美容.沈阳:辽宁大学出版社,2001
9. 潘福晶.时尚服饰新概念.北京:中国林业出版社,2002
10. 李君.实用美容技术.沈阳:辽宁大学出版社,2000
11. 裘名宜.美容医疗技术.北京:科学出版社,2006
12. 张晓梅.美容师.北京:中国劳动社会保障出版社,2006
13. 吉米.吉米造型.北京:中国轻工业出版社,2008
14. 周存才,杨晓惠.注射美容术.沈阳:辽宁科学技术出版社,2006
15. 董春姬,董莲花.微创与无创医学美容新技术.北京:学苑出版社,2007
16. 杨海平.肉毒毒素与美容应用.北京:人民军医出版社,2005
17. 严振国,张建华.中医应用美容解剖学.上海:上海科学技术出版社,2005
18. 王向义.人体美学解剖学.北京:科学出版社,2006
19. 王光超.皮肤病及性病学.北京:科学出版社,2002
20. 谢英彪,周琮棠.泡足验方.长沙:湖南科学技术出版社,2004
21. 张学勋,杜琳,林兵宾.足部疗法治百病.北京:人民卫生出版社,2003
22. 林俊华.临床中医美容学.北京:中国医药科技出版社,2004
23. 陈军生,许德清,范瑞强,毛发学.北京:北京科学技术出版社,2004
24. 赵丽.实用美容技术.北京:中国中医药出版社,2006
25. 易少波,何伦.美容医学基础.北京:科学出版社,2003
26. 吴荣忠,段瑞平,曹汝智.现代实用医学美容学.北京:学苑出版社,2009
27. 彭庆星.医学美学导论.北京:人民卫生出版社,2002
28. 邱琳枝,彭庆星.医学美学.天津:天津人民美术出版社,1988
29. 陈言汤.美容外科学.北京:人民卫生出版社,2002
30. 高景恒.中国实用美容整形外科.沈阳:中国实用美容整形外科编辑部,1990
31. 王向义.人体美学解剖学.北京:科学出版社,2006
32. 周展超.皮肤美容激光与光子治疗.北京:人民卫生出版社,2009
33. 卢忠.皮肤激光医学与美容.上海:复旦大学出版社,2008
34. 高天文，孙林潮.美容激光医学.北京:人民军医出版社,2004

35. 何黎，刘玮. 皮肤美容学. 北京：人民卫生出版社，2008
36. 郑荃. 美容皮肤治疗技术. 北京：科学出版社，2006
37. 中国就业培训技术指导中心. 美容师（初级）. 北京：中国劳动社会保障出版社，2005
38. 中国就业培训技术指导中心. 美容师（中级）. 北京：中国劳动社会保障出版社，2005
39. 中国就业培训技术指导中心. 美容师（高级）. 北京：中国劳动社会保障出版社，2005
40. 张信江，涂彩霞. 美容皮肤科学. 北京：人民军医出版社，2004
41. 张学军. 皮肤性病学. 北京：人民卫生出版社，2008